谨以此书
献给人类医学事业

董竞成题

U0279069

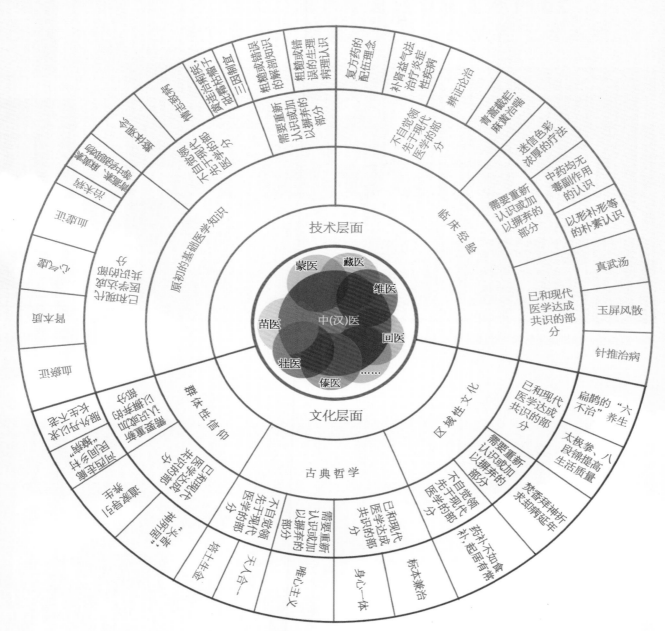

基于本书创新性核心理念的中国传统医学架构图

2011年多种传统医学与现代医学
诊治若干常见疾病异同性比较专题研讨会

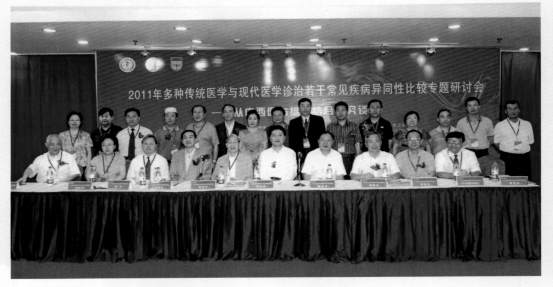

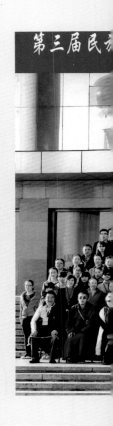

第一届传统医学与现代医学比较国际学术会议

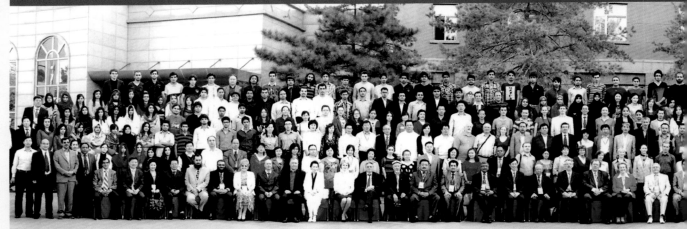

第二届传统医学与现代医学比较国际学术会议

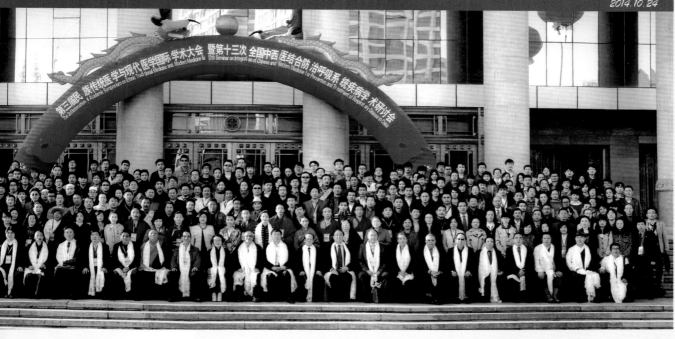

与现代医学国际学术大会暨第十三次全国中西医结合防治呼吸系统疾病学术研讨会
2014.10.24

第三届传统医学与现代医学比较国际学术会议

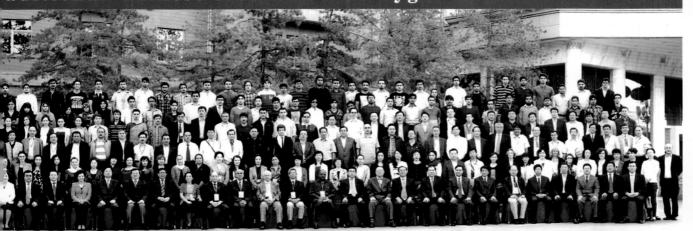

学 国 际 学 术 大 会 2012.9.16 新疆·乌鲁木齐
aditional Chinese Medicine and Uygur Medicine

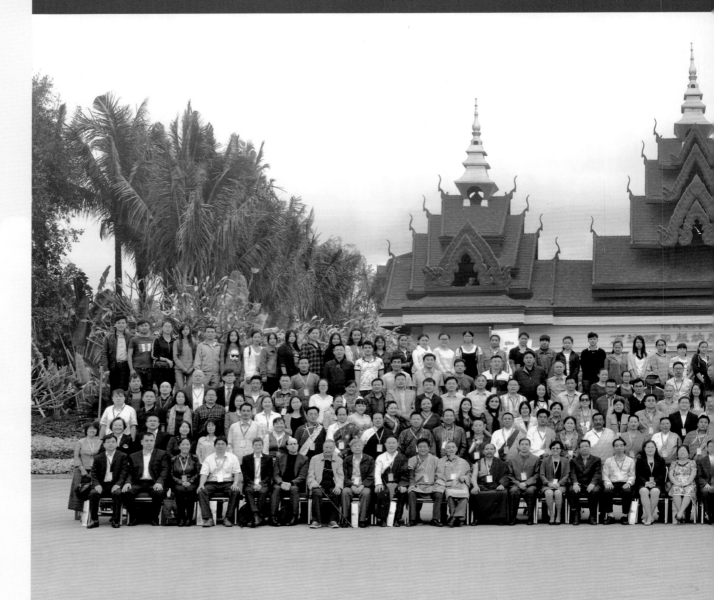

第四届传统医学与现代医学比较国际学术会议

中西医结合学会呼吸病专业委员会2015年工作会议

Work Conference of Committee of Respiratory Diseases in Chinese Association of Integrative Medicine

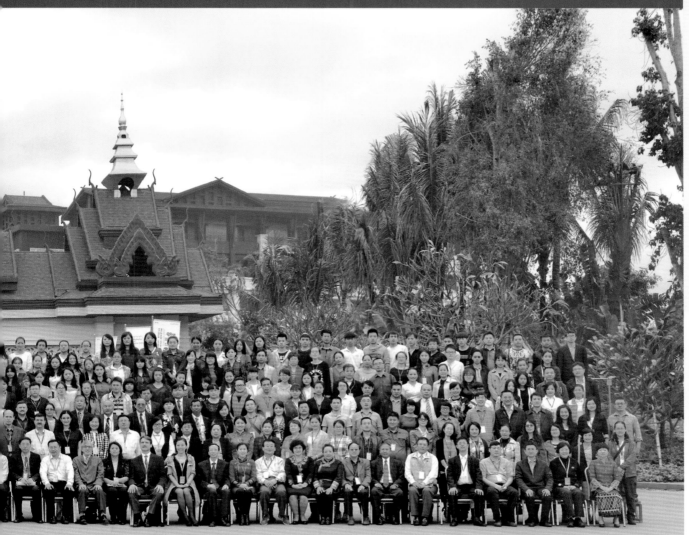

中国·云南·西双版纳
2015年11月27日

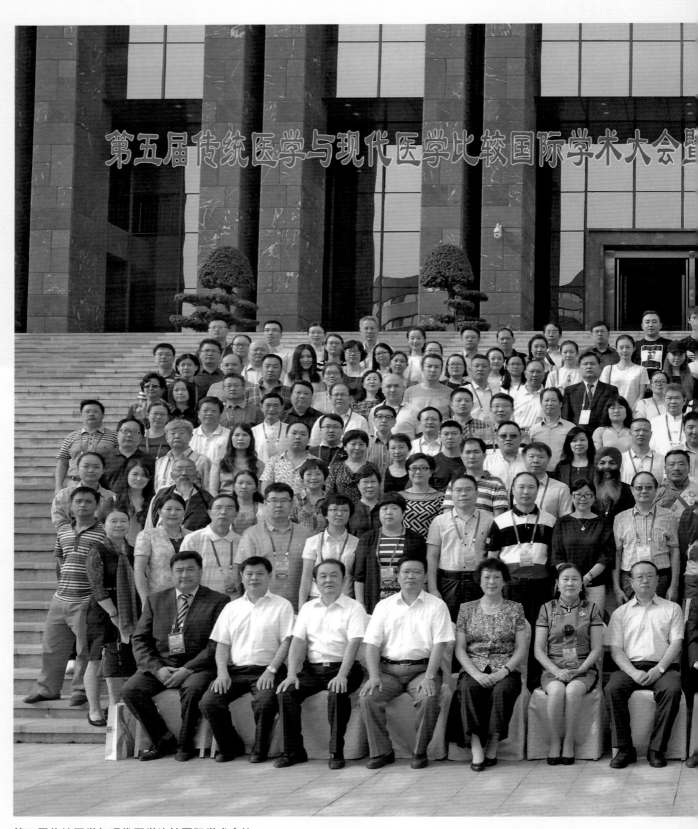

第五届传统医学与现代医学比较国际学术会议

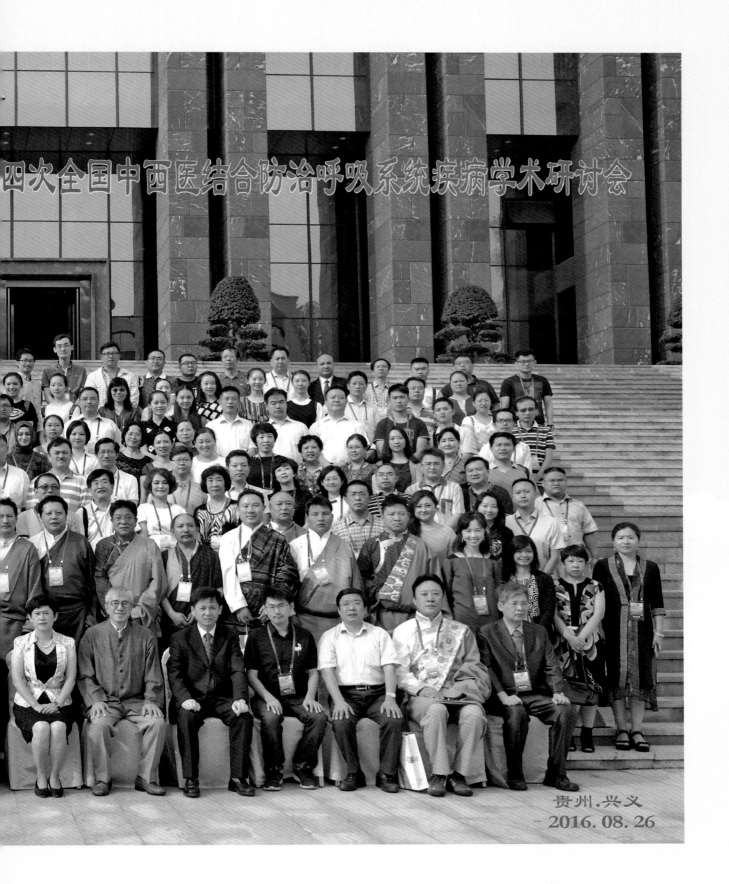

四次全国中西医结合防治呼吸系统疾病学术研讨会

贵州.兴义
2016.08.26

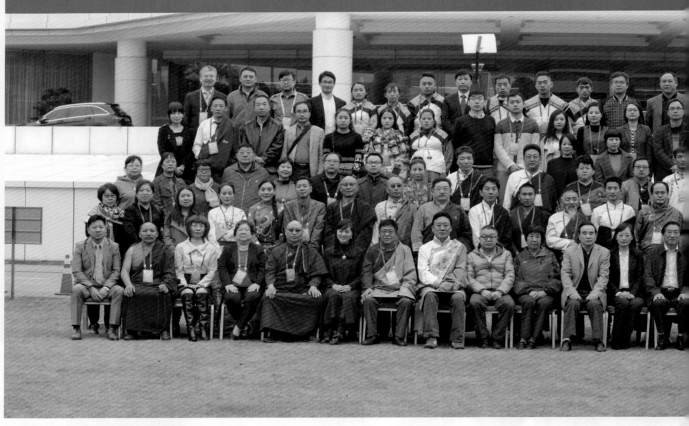

第六届传统医学与现代医学比较国际学术会议

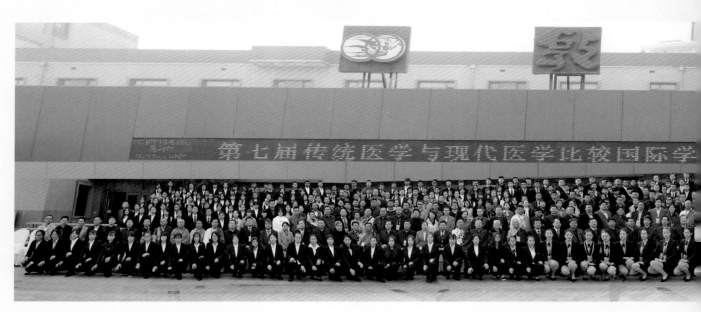

第七届传统医学与现代医学比较国际学术会议

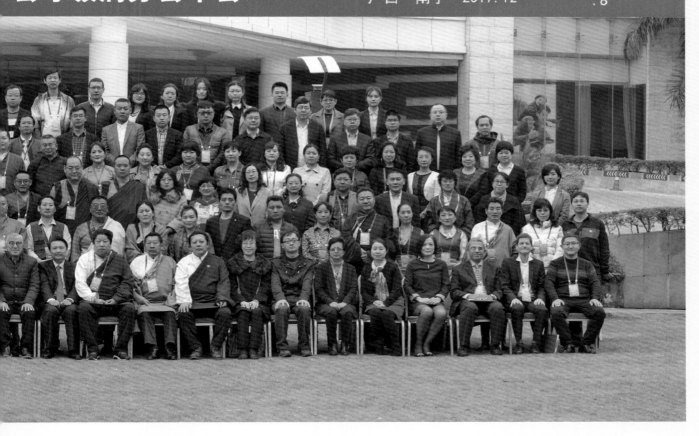

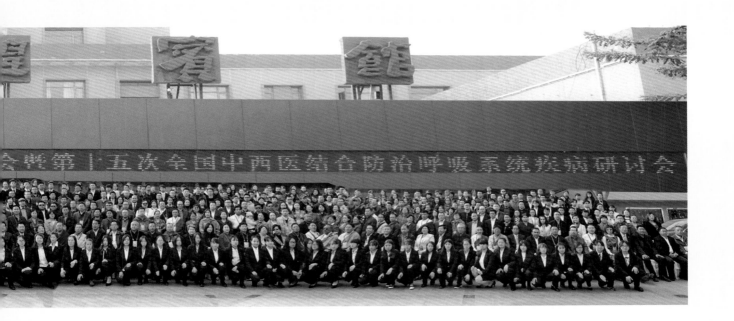

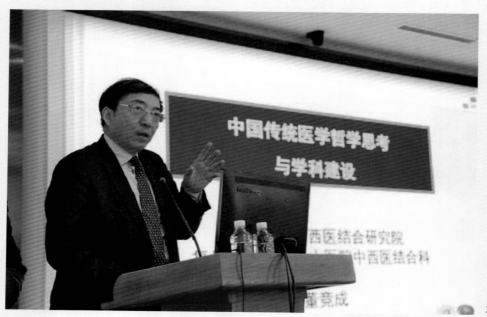

本书主编作大会报告

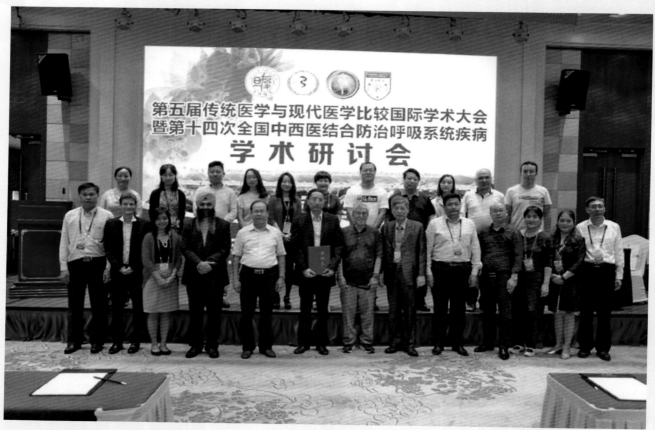

本书主编与苏国辉院士等参会者合影

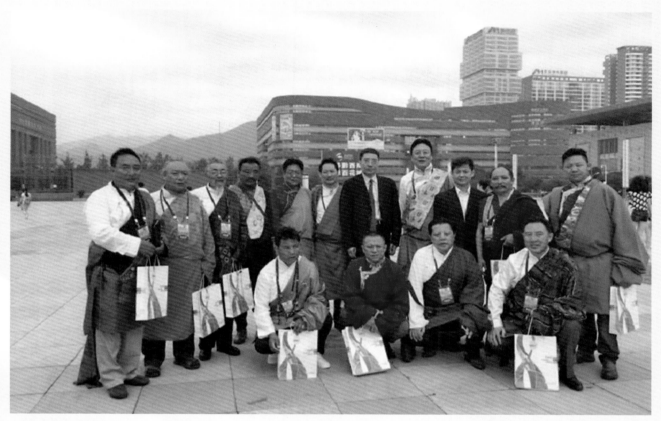

本书主编与部分藏医学合作伙伴合影

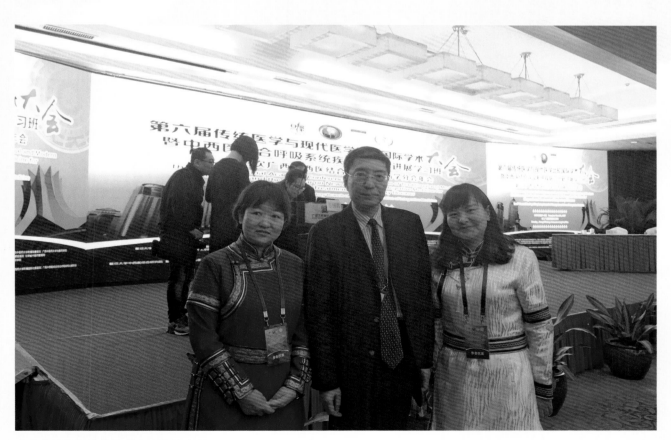

本书主编与部分蒙医学合作伙伴合影

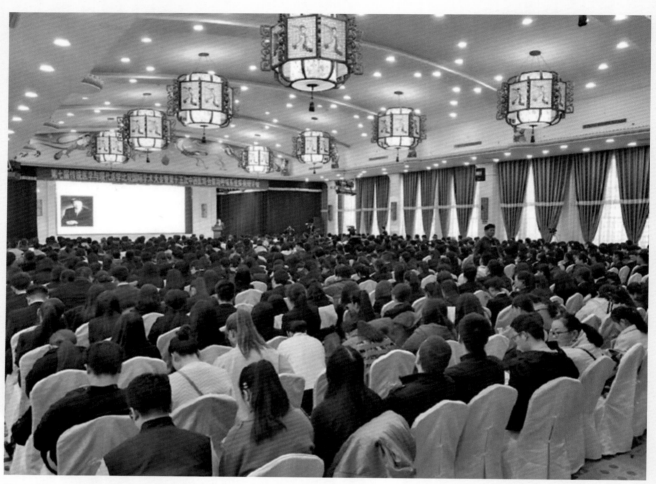

第七届传统医学与现代医学比较国际学术会议会场一角

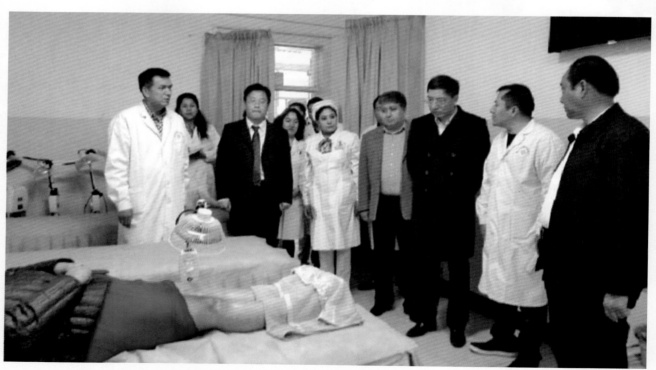

本书主编及其团队在新疆维吾尔自治区维吾尔医医院交流学习

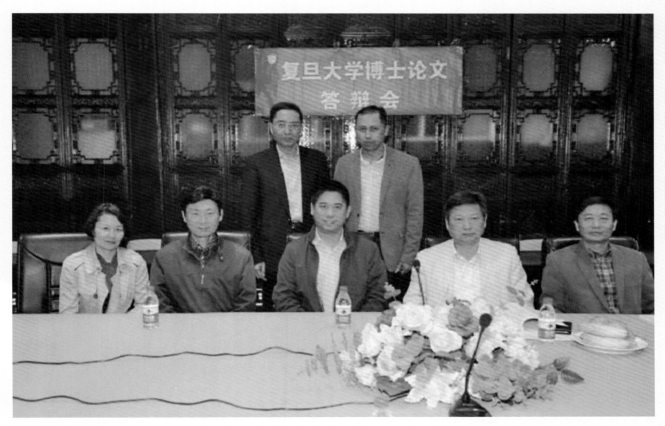

本书主编为边疆地区培养"三融合"医学人才

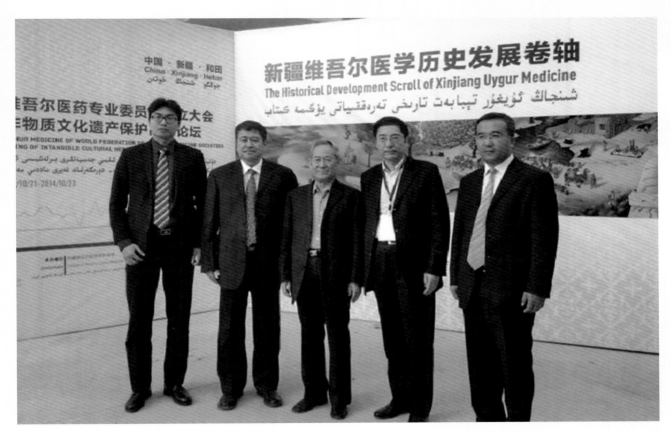

本书主编及其团队在新疆和田参加维医药学术交流会

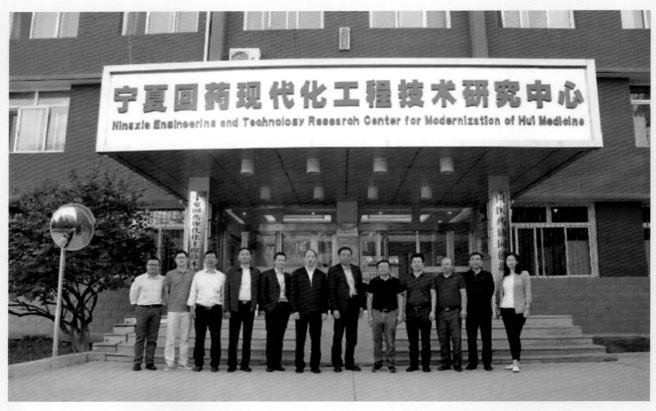

本书主编及其团队与回医药方面的合作伙伴

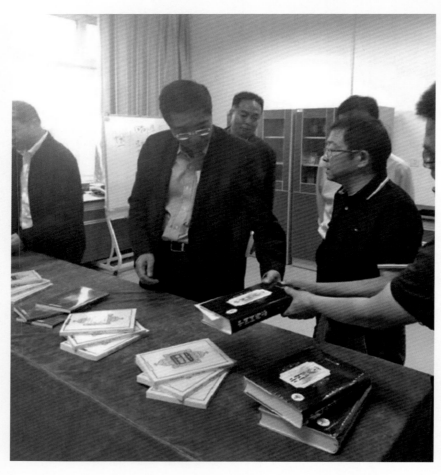

本书主编及其团队与回医药方面的合作
伙伴相互交流及学习

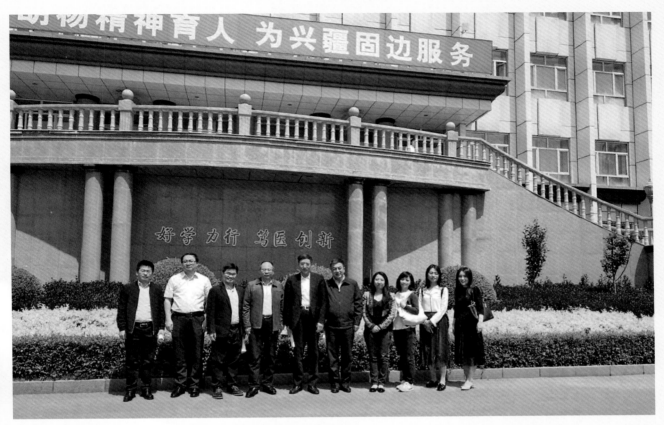

本书主编及其团队到新疆医科大学组织召开维药开发项目推进会

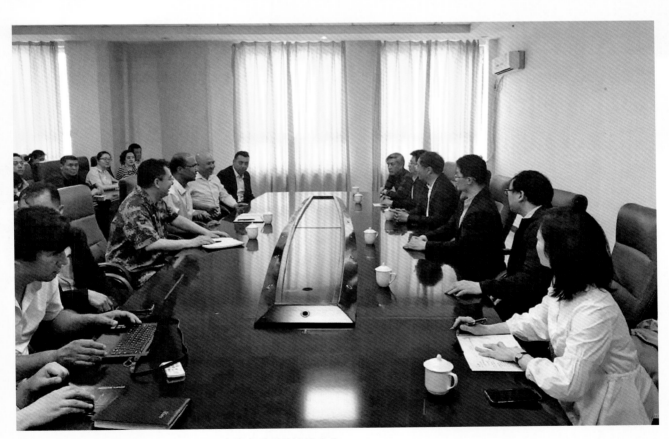

本书主编及其团队在新疆和田维吾尔医高等专科学校洽谈合作

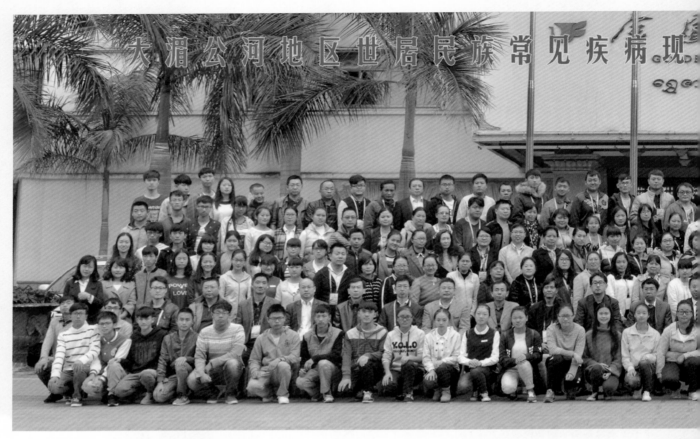

本书主编及其团队为傣医药的发展构建学术交流平台（一）

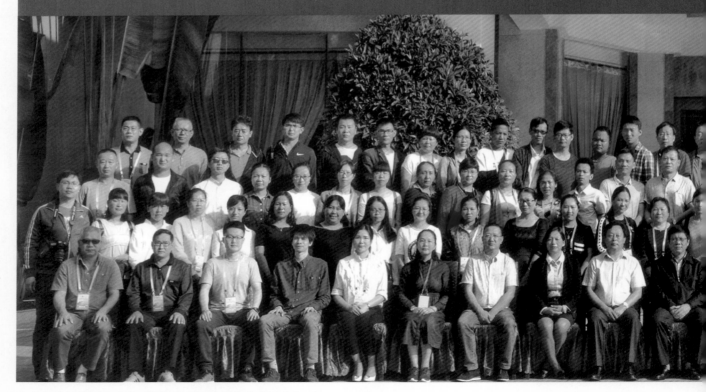

本书主编及其团队为傣医药的发展构建学术交流平台（二）

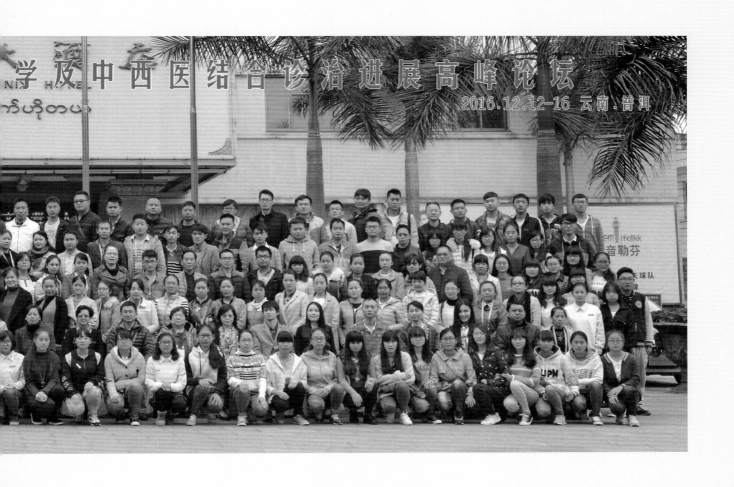

学及中西医结合诊治进展高峰论坛
2016.12.12-16 云南·普洱

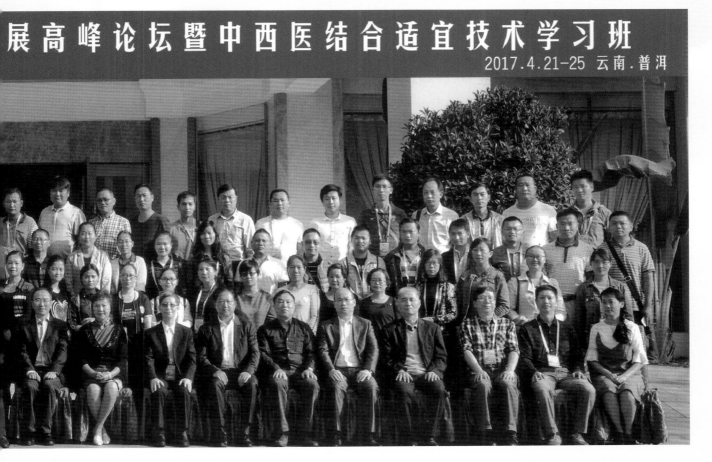

展高峰论坛暨中西医结合适宜技术学习班
2017.4.21-25 云南·普洱

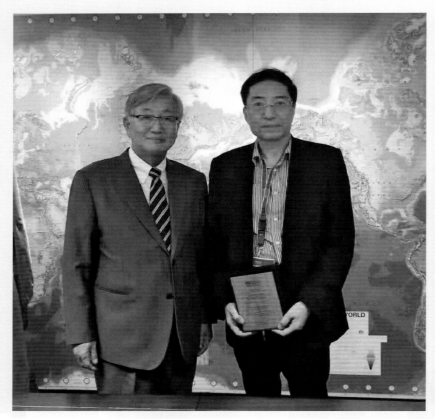

本书主编获聘世界卫生组织复旦大学传统
医学合作中心主任

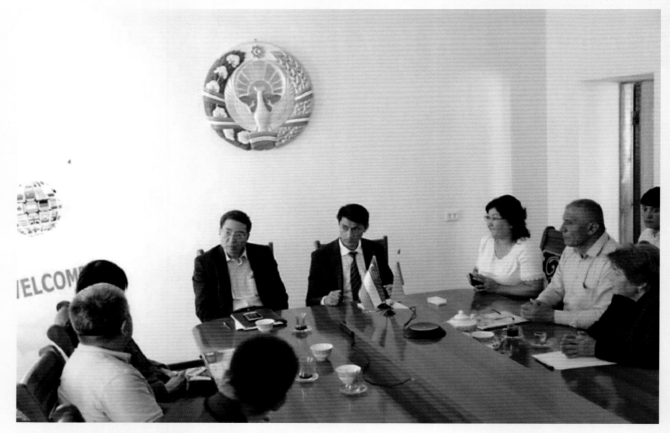

本书主编及其团队访问乌兹别克斯坦伊本西拿大学

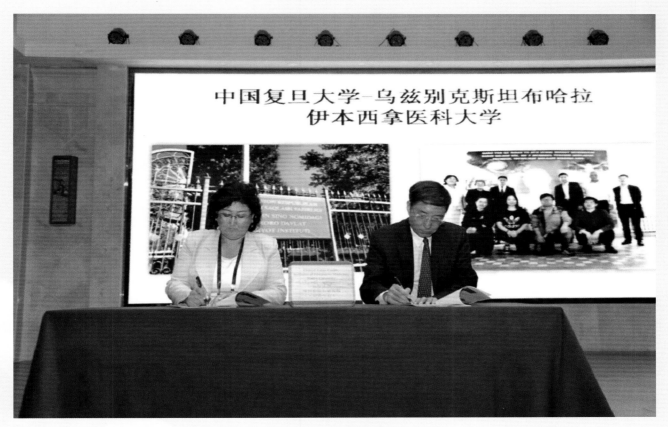

本书主编代表复旦大学中西医结合研究院与乌兹别克斯坦伊本西拿大学签署合作协议

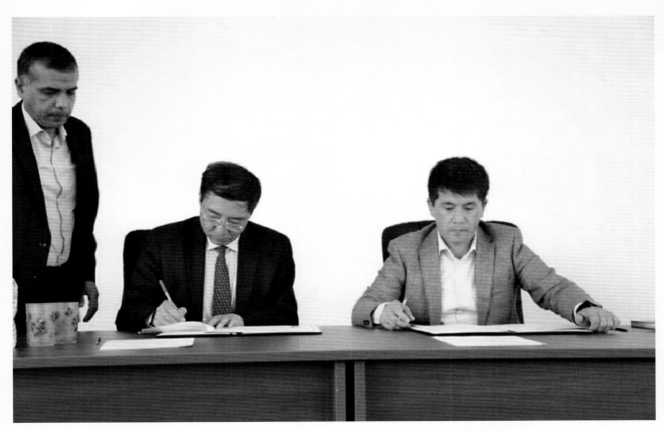

本书主编及其团队访问乌兹别克斯坦国家科学院并代表复旦大学中西医结合研究院签署合作协议

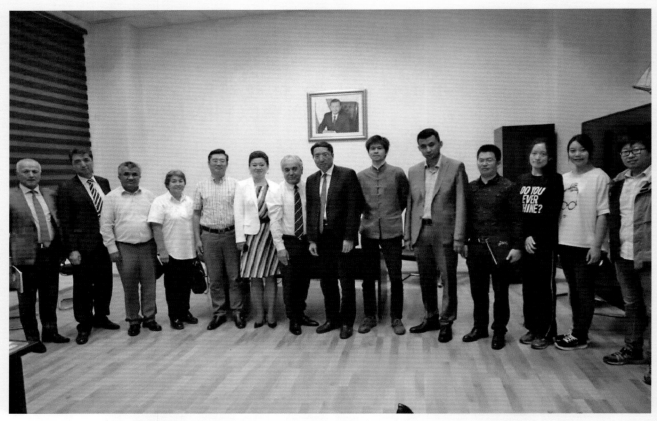

本书主编及其团队访问乌兹别克斯坦国家科技部

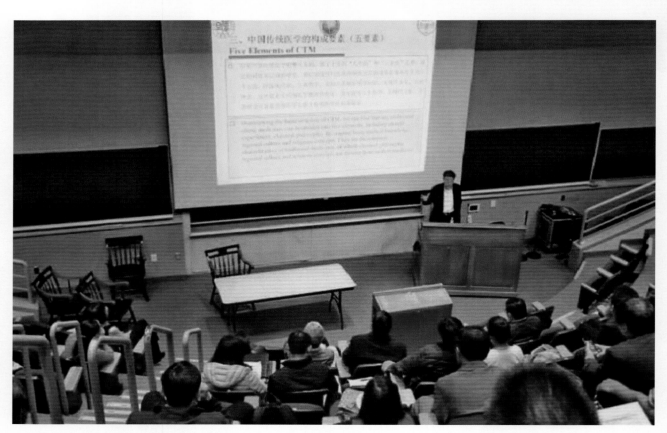

本书主编访问美国哈佛医学院并进行学术讲座

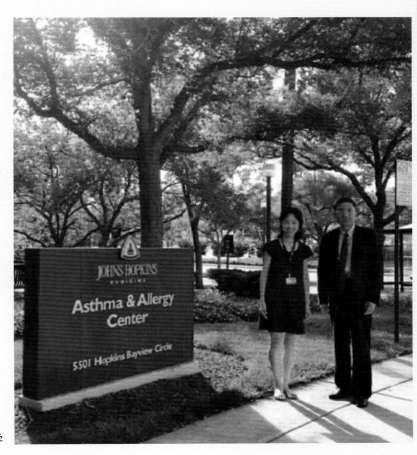

本书主编访问美国约翰·霍普金斯大学

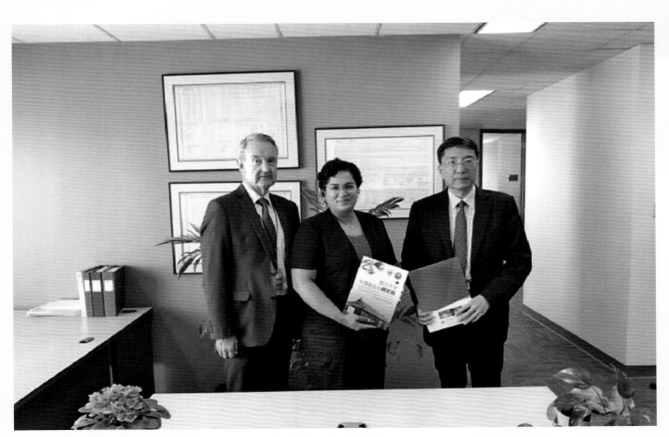

本书主编访问加拿大阿尔伯特大学并代表复旦大学中西医结合研究院签署合作协议

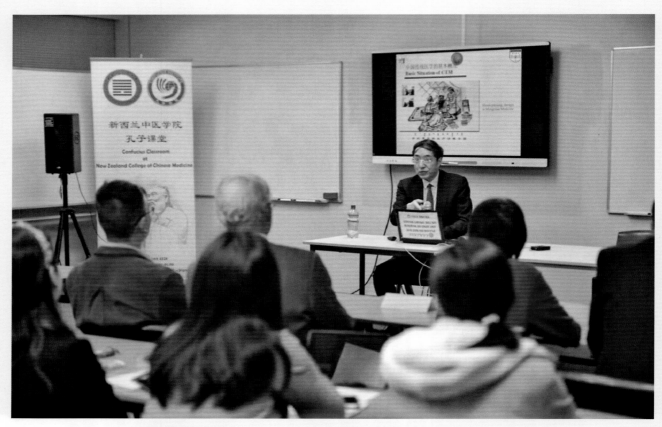

本书主编访问新西兰中医学院并进行学术讲座

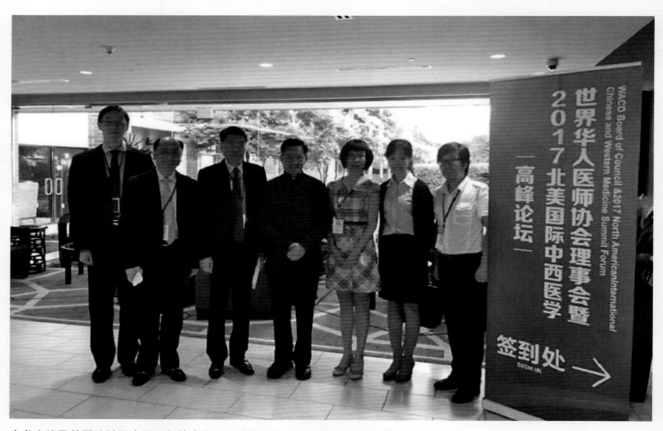

本书主编及其团队随同中国医师协会张雁灵会长参加北美国际中西医学高峰论坛

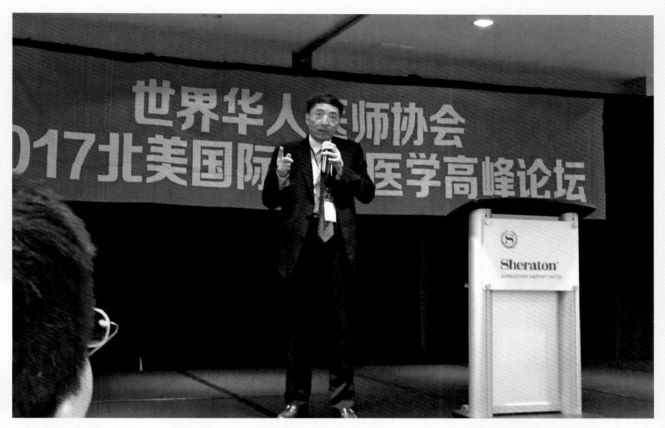

本书主编应邀在北美国际中西医高峰论坛做学术报告

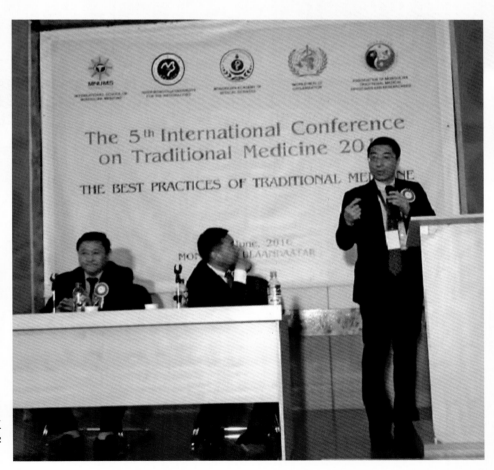

本书主编应邀出席蒙古国第五届国际传统医学大会并进行学术报告

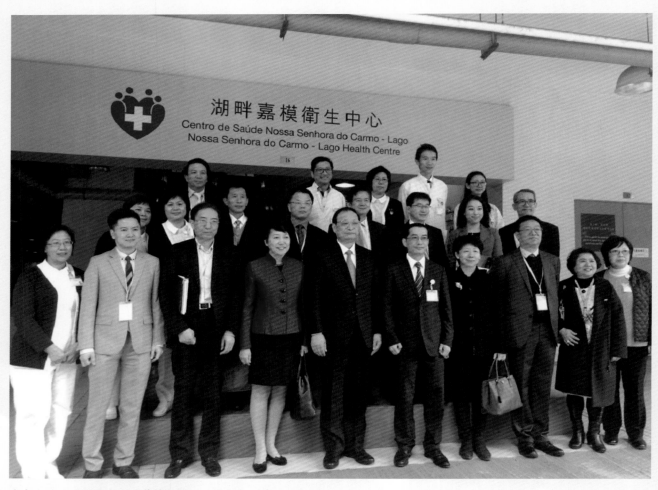

本书主编随同原国家中医药管理局王国强局长到澳门特区访问

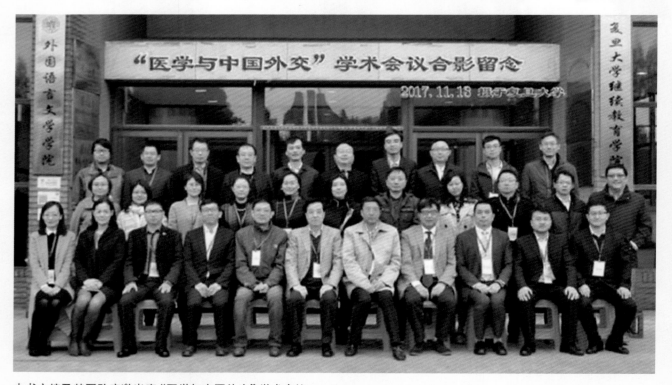

本书主编及其团队应邀出席"医学与中国外交"学术会议

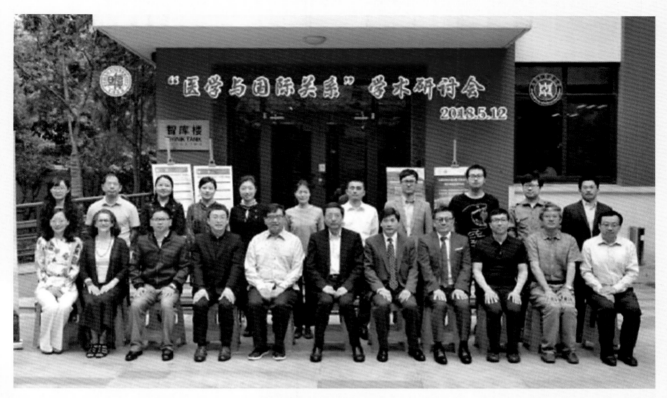

本书主编及其团队应邀出席"医学与国际关系"学术研讨会

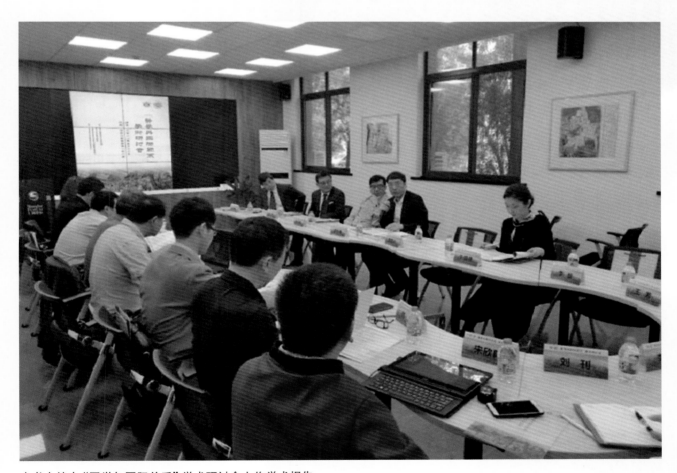

本书主编在"医学与国际关系"学术研讨会上作学术报告

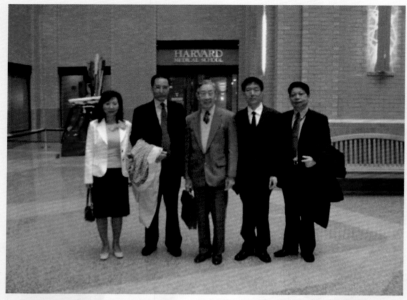

本书主编陪同导师沈自尹院士访问美国哈佛医学院

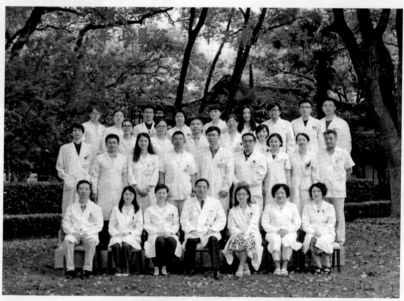

本书主编与复旦大学附属华山医院中西医结合科科室骨干

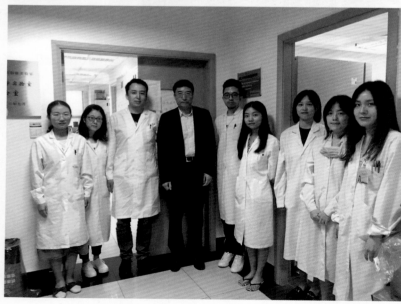

本书主编与部分研究生

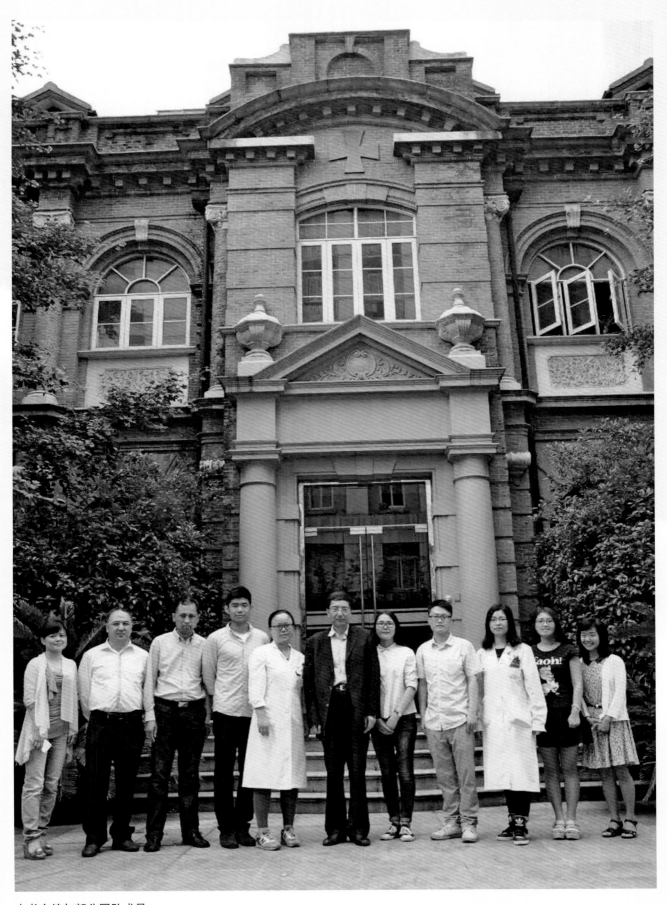

本书主编与部分团队成员

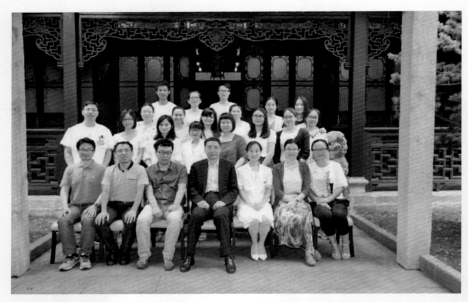

本书主编与后备学科骨干

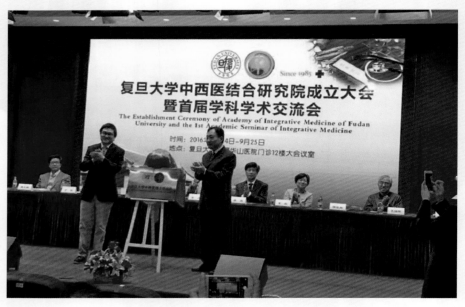

复旦大学中西医结合研究院成立大会

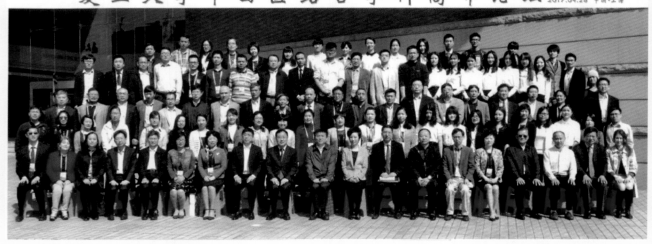

我们的中西医结合事业始终得到国家中医药管理局、复旦大学等的大力支持

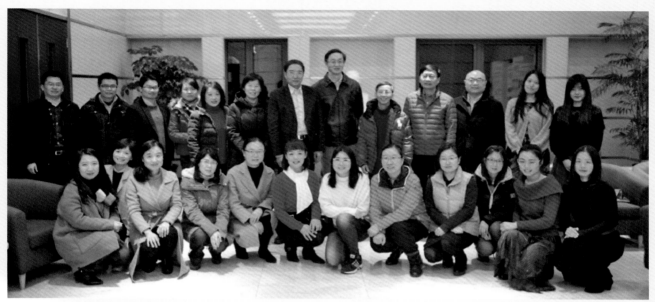

本书主编与复旦大学中西医结合
研究院骨干

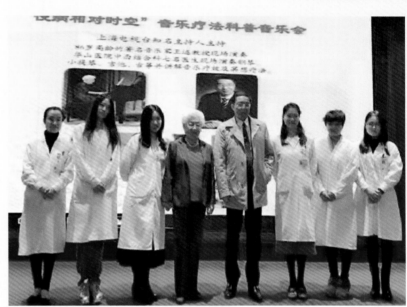

本书主编和王伲教授与慢病相对时空
项目音乐疗法小乐队成员

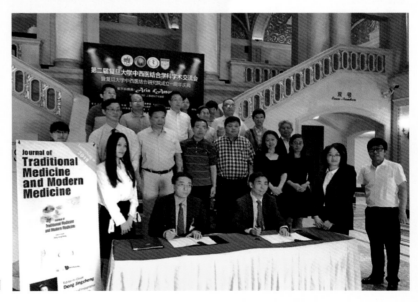

《传统医学与现代医学》(英文版)杂志创刊

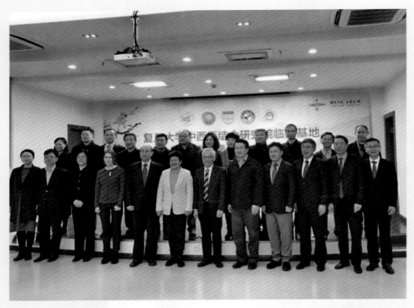

复旦大学中西医结合研究院临床基地成立
仪式

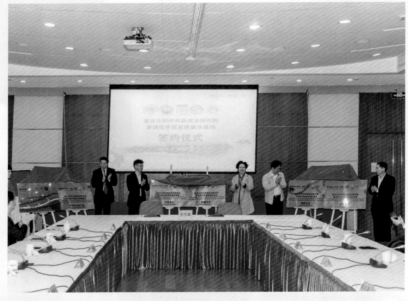

复旦大学中西医结合研究院临床基地签约
仪式

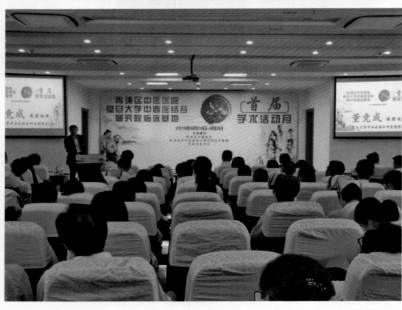

本书主编在复旦大学中西医结合研究院临床
基地进行学术讲座

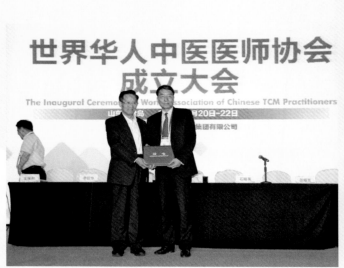
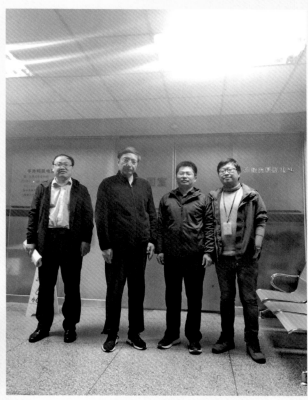

中国医师协会会长张雁灵在世界华人中医医师协会成立大会上　本书主编与部分副主编于华山医院0号楼
为本书主编颁发聘书

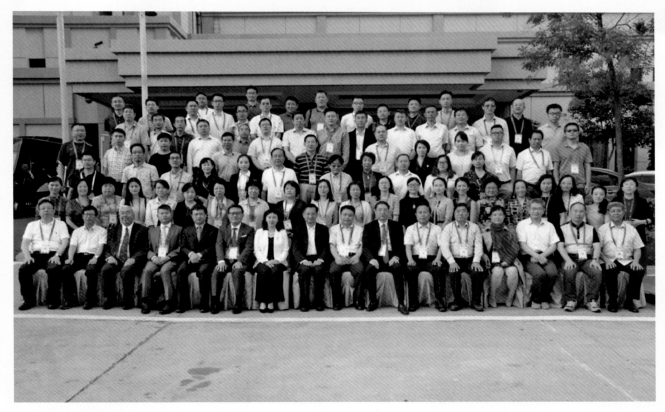

世界华人中医医师协会成立大会集体留影

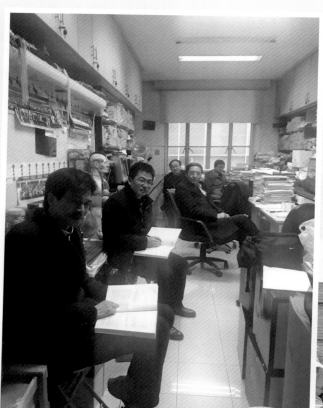

本书主编与助手们在华山医院0号楼讨论《中国传统医学比较研究》书稿

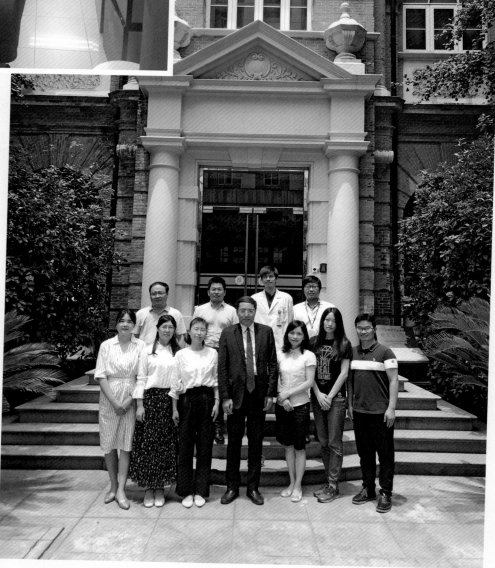

本书主编及骨干对未来充满了期盼

国家科学技术学术著作出版基金资助出版

中国传统医学

比较研究

主编／董竞成

上海科学技术出版社

图书在版编目(CIP)数据

中国传统医学比较研究 / 董竞成主编. —上海：
上海科学技术出版社,2019.8(2021.1 重印)
ISBN 978 - 7 - 5478 - 4523 - 3

Ⅰ.①中… Ⅱ.①董… Ⅲ.①民族医学－对比研究－
中国 Ⅳ.①R29

中国版本图书馆 CIP 数据核字(2019)第 148708 号

中国传统医学比较研究

主编 董竞成

上海世纪出版(集团)有限公司
上海 科 学 技 术 出 版 社 出版、发行
(上海钦州南路 71 号 邮政编码 200235 www.sstp.cn)
浙江新华印刷技术有限公司印刷
开本 889×1194 1/16 印张 41.75 插页 16
字数 1000 千字
2019 年 8 月第 1 版 2021 年 1 月第 3 次印刷
ISBN 978 - 7 - 5478 - 4523 - 3/R・1885
定价:168.00 元

主　编

董竞成

副主编

刘文先　高　振　张红英　张元浩　魏　颖　罗清莉

编　委

（按姓氏笔画排序）

才让南加　久　道　弓唯一　王怀振　王晓华　扎　西　牛　阳

仁青东主　乌　兰　卞　琴　巴拉克·派祖拉　孔令雯

玉苏甫·买提努尔　玉腊波　甘培尚　甘　霖　艾尔肯·玉逊

艾麦尔江　厉　蓓　龙　巴　卢健棋　田丰年　付　义　付青梅

尔西丁　包哈申　包·照日格图　兰科加　毕力格　吕玉宝

朱常忠　任小巧　刘　丰　刘向明　刘宝君　安冬青　许光兰

孙　婧　买尼沙·买买提　买买提·努尔艾合提　杜懿杰

李风森　李志勇　李金田　李密辉　更藏加　吴玉华　何正义

汪　毅　张　超　张汉燊　张建青　陆林玮　阿古拉　阿尔甫

陈　堃　邰先桃　林艳芳　易　韬　罗永军

凯赛尔·阿不都克热木　图门乌力吉　周　则　庞宇舟

泽翁拥忠　居来提·托合提　钟　鸣　秦　倩　秦　晶　聂　曲

顿　珠　徐　晶　徐一喆　徐以骅　高　晞　高婧娴　唐子惠

唐友明　萨如拉　曹玉雪　梁龙甫　博　格　斯拉甫·艾白

斯　琴　蒋智林　朝鲁门　蔡外娇　端　智　谭玉萍　谭志刚

潘天舒　薛国庆　戴丽冰

编写者

（按姓氏笔画排序）

乃比江·麦图荪　才让南加　才曾卓玛　久美彭措　久　道

弓唯一　马　骋　王怀振　王垣苹　王晓华　扎西东主

牙合甫江　切羊让忠　毛　萌　仁青东主　仁青加　仁增多杰

乌　兰　卞　琴　孔令雯　玉苏甫·买提努尔　玉腊波　甘培尚

甘　霖　艾力·孜瓦　艾尔肯·玉逊　艾麦尔江

艾克拜尔·安扎尔　艾克拜尔·买买提　古扎丽努尔·艾则孜

厉　蓓　龙　巴　卢健棋　田丰年　付　义　付青梅　付婷婷

尔西丁　包哈申　包·照日格图　兰科加　宁　友　尼玛才让

尼罗法·塞提瓦尔地　毕力格　吐尔洪·艾买尔　吕玉宝

吕泽玺　朱学懿　朱常忠　任小巧　刘　丰　刘　斌　孙　婧

刘文先　刘向明　刘宝君　刘家齐　刘露梅　安冬青　许光兰

买尼沙·买买提　买买提江·阿布都瓦克　买买提·努尔艾合提

买买提哈斯木·斯地克　严　辰　苏木亚　杜文静　杜懿杰

李　桢　李风森　李志勇　李金田　李秋平　李彦文　李晓雪

李盛旺　李密辉　李璐璐　杨　瑞　杨叶娇　杨林蓉　更藏加

吾布力·吐尔地　吾尼且木·吐拉克　吴玉华　邱　健　何正义

库热西江·托呼提　库热西江·托呼提　汪　毅　沈思佳

张　艺　张　虎　张　原　张　超　张　嫚　张元浩　张汉燚

张红英　张建青　陆　沛　陆林玮　阿古拉　阿尔甫　陈　堃

努尔古扎丽·居麦　邰先桃　林艳芳　易　拉　易　韬　罗永军

罗清莉　帕尔哈提　帕提曼·买买提　凯赛尔·阿不都克热木

图门乌力吉　和媛媛　周　则　周思涵　庞宇舟　泽翁拥忠

宝　龙　居来提·托合提　降拥四郎　赵正晓　胡玲丽　胡锦东

钟　鸣　姜　珊　祝日荣　秦　倩　秦　晶　秦静静

热木茹仙古丽·沙吾尔　聂　曲　顿　珠　徐　飞　徐　晶

徐一喆　徐以骅　高　振　高　晞　高　琪　高方明　高婧娴

郭慧娟　唐　照　唐子惠　唐友明　娘毛加　萨如拉　曹玉雪

梁龙甫　梁明坤　博　格　斯拉甫·艾白　斯　琴　董竞成

朝鲁门　朝鲁门　程祖亨　温且木·买买提　蔡外娇　端　智

谭玉萍　谭志刚　增太加　德　洛　潘天舒　薛国庆

穆巴拉克·派祖拉　戴丽冰　魏　凯　魏　颖　魏雅改

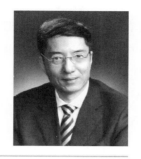

　　董竞成，男，医学博士、教授、主任医师、博士生导师、博士后合作导师，上海市政协第十三届委员会委员，国家中医药传承与创新"百千万"人才工程(岐黄工程)岐黄学者，复旦大学中西医结合学科带头人，复旦大学中西医结合研究院院长，复旦大学临床医学院中西医结合学系主任，复旦大学附属华山医院中西医结合科主任，复旦大学中西医结合(临床)博士后流动站站长，世界卫生组织复旦大学传统医学合作中心主任，科技部国家"973"项目首席科学家，卫生部国家临床重点专科负责人，教育部高等学校中西医结合类教学指导委员会委员，国家中医药管理局重点学科建设(中医老年病)负责人，中国中西医结合学会理事兼呼吸病专业委员会主任委员，世界华人医师协会理事，世界华人中医医师协会副会长兼秘书长，中国医学促进会中医分会副会长，中华中医药学会综合医院中医药工作委员会常务委员兼副秘书长，中国民族医药学会肺病分会副会长，世界中医药学会联合会音乐疗法专业委员会副会长，世界中医药学会联合会综合医院工作委员会副会长，世界中医药学会联合会维吾尔医药专业委员会副会长，世界中医药学会联合会藏医药专业委员会常务理事，国家中医药管理局"十二五"呼吸病重点专科协作组大组长兼主攻病种哮病协作分组组长，恽氏中西医汇通派基地建设负责人，新疆医科大学及新疆维吾尔医高等专科学校客座教授，大连医科大学客座教授，湖南中医药大学客座教授，甘肃中医药大学客座教授，内蒙古医科大学蒙医药研究院客座教授，云南省普洱学院客座教授，青海省果洛藏族自治州喜马拉雅藏医药研究学会会长，青海省果洛藏族自治州卫生发展与改革总顾问，青海回医药研究会以及青海红十字医院院士专家工作站进站专家，贵州黔西南州人民政府大健康医药产业工作顾问，宁夏回族医药研究所特邀顾问，中国民族医药学会回医药分会特邀顾问，新疆生产建设兵团第七师医学顾问，云南省普洱市中医医院、江苏省盐城市中医医院特聘教授。1998年入选上海市卫生系统"百人计划"，2008年荣获复旦大学"上海医院杰出贡献奖"，2009年入选"上海市优

秀学科带头人计划(A 类)",2010 年入选"上海市医学领军人才",2017 年荣获复旦大学"十大优秀医生"。《传统医学与现代医学》(*Traditional Medicine and Modern Medicine*)主编,《中华医学杂志(英文版)》《中国中西医结合杂志》《中国实验方剂学杂志》《世界华人医师杂志》编委,《世界中医药》编委会常务委员,《中国医学人文》特邀编委。

董竞成长期从事中西医结合内科及异病同治、肺肾相关、补肾益气、清热活血理论与应用(包括理、法、方、药)相关的医教研工作,特别在肺部疾病、肿瘤和老年病,如呼吸道感染、慢性阻塞性肺疾病、支气管哮喘、肺癌、特发性和继发性肺间质病变、肺结核、肺源性心脏病、支气管扩张、免疫紊乱性皮肤病和原发与转移性脑瘤及乳腺癌等领域,以及相关中药的研发等方面有较高造诣。对若干炎症性疾病和肿瘤性病变的认识较为深入,对人类心理—神经—内分泌—免疫网络、应激系统、机体自身致炎/抑炎平衡调控机制以及相应中西医的防治等充满了学术兴趣,也致力于多个民族传统医学的研究、比较研究及其整合,如维医、蒙医、藏医、苗医、壮医和傣医等的比较研究与中国传统医学的一体化构建。

董竞成所领导的专科 1997 年被上海市卫生局批准为"上海市中西医结合支气管哮喘和过敏症医疗协作中心",2000 年被定为上海市特色专科建设项目,2004 年成为上海市中西医结合哮喘和过敏症特色专科,2006 年被上海市卫生局定为"上海市中西医结合优势专科",2007 年被国家中医药管理局确定为"十一五"呼吸病重点专科协作组主攻病种哮病(支气管哮喘)组长单位,所领导的科室被定为"全国综合性医院中医药工作示范单位",2011 年所领导的专科成为"国家临床重点专科",创建了复旦大学附属华山医院中西医结合哮喘实验室、肺炎症肿瘤研究室和组分中药联合实验室,所负责的老年病专科则于 2012 年成为国家中医药管理局重点学科建设单位,2012 年又主持申报成为恽氏中西医汇通派基地建设单位,2015 年承担上海市高峰高原建设项目(中西医结合学科),2016 年创建复旦大学中西医结合研究院并整体成为世界卫生组织(WHO)传统医学合作中心。2017 年所领导的中西医结合学科入围国家"双一流"学科建设名单,是我国在该领域入选的两个团队之一,成为继 2015 年该学科入选上海市高峰学科后又一里程碑事件。2019 年所领导的学科入围复旦大学上海医学院高水平地方高校建设的重点学科。

董竞成承担包括国家"973"计划项目(首席科学家)、科技部重点研发计划项目和国家自然科学基金在内的国家级、省部级科研项目 20 余项,获得省部级以上奖项 6 项,完成和发表论文 250 余篇,包括 SCI 论文 80 余篇,主编、参编专著 8 本,申请专利 17 项,授权 4 项。

本书中国主要民族传统医学简称一览

汉族传统医学：中(汉)医学

藏族传统医学：藏医学

蒙古族传统医学：蒙医学

维吾尔族传统医学：维医学

傣族传统医学：傣医学

苗族传统医学：苗医学

回族传统医学：回医学

壮族传统医学：壮医学

本书共四篇。第一篇为中国传统医学的战略性思考,对中国传统医学做了全面、系统、多维度的梳理和阐释,包括从时空角度对中国传统医学的历史、现状和未来的思考和梳理,从哲学、文化、宗教等多种角度对传统医学进行了跨学科的思考和切入,从结构要素方面对传统医学乃至整个医学进行了系统思考和解析。第二篇是中国主要民族传统医学构成,分为中国各主要民族传统医学概况和特色研究两个部分。分别对中(汉)医、藏医、维医、傣医等中国各主要民族传统医学,从理论体系、代表人物、代表著作、理法方药、特色疗法、现代研究等进行了全面与细致的概述。第三篇是中国主要民族传统医学的相似性与差异性,在主要的民族传统医学中遴选某两个或三个,从其理论学说、病因病机、理法方药、诊治方法等方面进行互相的比较和研究,或者具体到传统医学的某一构成部分,比如解剖学、生理学、病理学、护理学、药理学等,进行传统医药之间的解构研究,在比较的基础上得出其异同,发现中国各民族传统医学皆根植于优秀的中华传统文化,立足于中国传统哲学思辨,彼此之间相似性大于差异性,从而展示了整合与重构中国传统医学的坚实基础。第四篇是医学的本原和未来,以人类医学作为整体和宏观的观察对象,对人类医学包括传统医学和现代医学、中国传统医学和西方传统医学等进行探讨,主要针对几种主要医学形态的内涵、人类医学文明的既往发展历程、当下医学的问题和挑战、未来医学的展望和构建等重要问题,以期促进人们对人类医学的思考、研究和构建,以期助推未来医学更加科学健康地实践与发展。在整部书中,一以贯之的是笔者及其团队提出的诸多关于认识和架构中国传统医学的原创性理论与方法,总结为"大中医""三分法""五要素""两个层面""三个融合""六个阶段"等。这些创新性理念和方法,既有对世界医学及其体系整体认知上的宏观把握,也有在具体医学研究和实践中的微观呈现,相信会有利于人类对医学的整体了解,对传统医学的深入解析,以及对未来医学发展的把握与展望。

　　本书可供中医临床工作者、中医科研人员、中医院校师生以及中医爱好者参考阅读,也适合全世界对此有兴趣的相关专业人员阅读。

Abstract

This book is composed of four chapters. The first chapter reflects upon Chinese Traditional Medicine's connotations. The author has compiled a comprehensive, systematic and multi-dimensional interpretation of Chinese Traditional Medicine, including reflections on the past, present and future of Chinese Traditional Medicine. By employing perspectives from disciplines like philosophy, culture and religion, the author is able to construct a deep and interdisciplinary analysis of Chinese Traditional Medicine from small and structural elements. This can even be extended to the medical field as a whole.

The second chapter describes traditional medicines with regard to China's major ethnic groups. It is divided into two parts: (1) a survey of traditional medicines as used by China's major ethnic groups and (2) a description of the medical research that is characteristic of China's major ethnic groups. These traditional medicines, including Han Medicine, Tibetan Medicine, Uyghur Medicine, Dai Medicine, etc., have been comprehensively and meticulously summarized using existing theoretical systems, figures, literature, prescriptions, specialized therapies, and modern research.

The third chapter analyzes the similarities and differences between the traditional medicines of China's major ethnic groups. Comparative studies of two or three traditional medicines that focus on etiology, pathogenesis, prescriptions, diagnosis, treatment, etc., or deconstructive studies of traditional medicines specifically from the aspect of anatomy, physiology, pathology, nursing, pharmacology, etc., contribute to offering insights into their similarities and differences. These sorts of comparisons reveal that traditional medicines of China's major ethnic groups are all rooted in excellent traditional Chinese culture and philosophical thinking, and the similarities outweigh the differences, therefore demonstrating that there is a solid foundation for the integration and reconstruction of Chinese Traditional Medicine.

The fourth chapter ponders the origin and future of medicine. The author takes human medicine to be an object of holistic and macroscopic observation, which includes traditional medicine and modern medicine, Chinese Traditional Medicine and Western Traditional Medicine, and so on. The author focuses on the implications of balancing several major medical knowledge systems and the past cultural development of human medicine. Additionally, important issues such as current medical problems and challenges, future medical prospects and establishment must be considered in order to promote further thinking, research and construction of human medicine as well as its scientific practice and positive development.

Throughout the book, the author and his team have proposed many original theories and methods to improve consistent understanding and construction of Chinese Traditional Medicine, including concepts like *Chinese Traditional Medicine* (*Dà Zhōng Yī*), *Trichotomy* (*Sān Fēn Fǎ*), *Five Key Elements* (*Wǔ Yào Sù*), *Two-level Cognition* (*Liǎng Céng Miàn*), *Three-dimensional Integration* (*Sān Róng Hé*) and *Six-stage Development* (*Liù Jiē Duàn*). These innovative theories and methods not only encapsulate macro-level understandings of the world's medical systems as a whole, but also micro-level representations of specific medical research and practice. This will contribute to the overall understanding of medicine, the perception of traditional medicine, and the prospect of medical development in the future.

This book's target audience includes clinicians, researchers, teachers, students, and other personnel in the field of Chinese Traditional Medicine, and it is also suitable for professionals interested in this field from all around the world.

序言

　　传统医学不仅是世界文明的重要组成部分,而且在维护健康方面作用巨大。根据世界卫生组织发布的 2019 年全球传统医药报告,至少有 170 个国家和地区的政府认可传统医药在本国的应用。中医药学作为目前世界上应用最广泛的传统医学体系,其如何产生,发展过程怎样,未来又如何发展,其他国家医学特别是传统医学是否以及如何从中医药学近年取得的巨大成就中获取经验和参考,是国内外医学界普遍关心的问题。我赞赏并推荐这本既包罗万象又言简意赅的书,希望读者能够从中受到启迪。

　　说它包罗万象,因其内容涵盖了中医药学(包括汉族和少数民族医药在内)的产生和发展,又涉及世界其他国家传统医学,其思考的是人类医药学的整体发展趋势。说其言简意赅,指在"大中医"的前提下两个关键词即可概括全书的主旨,一是"分",二是"合"。所谓"分"即"两个层面""三分法",其目的在于将传统医学分为技术和文化"两个层面"后更便于采用针对性的方法来传承发展;而"三分法"则实现了我们要传承什么、发展什么这个后续问题。关于"合",又可从地域和时间两个维度展开讨论。从地域论,先实现中医药学(包括汉族和少数民族医药在内)的内部融合,再实现中医药学与世界其他国家和地区传统医学的融合。当然,这两者之间并不存在先后之次序。从时间论,则是要打通古代和近现代在传统医学临床实践和学术发展上的隔阂,立足当下,融古今、贯中西。

世界卫生组织传统医学、补充医学与整合医学处处长

张 奇

2019 年 6 月

随着国家改革大政方略的推进,中国发展与改革的宏图日益完善,影响中国社会健康发展的观念与问题正不断得到认识与解决。同样,在中国传统医学领域,也存在一些不够准确的观念与认识,涉及宏观与微观多个层面,影响其发展。比如至今人们依然面临这样的困惑:什么是"中医",什么是"西医",什么是现代医学,什么是传统医学,什么是中国传统医学,什么是民族传统医学,什么是中西医结合,如何正确认识、运用和研究传统医学,等等。这些困惑造成的问题显而易见,大到中华民族认同感,小到每个患者的具体诊治方法。因此,我们有责任逐渐厘清和解决这些困惑。2016 年 12 月 25 日颁布、2017 年 1 月 1 日起实施的《中华人民共和国中医药法》的总则第二条中明确提出:"中医药,是包括汉族和少数民族医药在内的我国各民族医药的统称,是反映中华民族对生命、健康和疾病的认识,具有悠久历史传统和独特理论及技术方法的医药学体系。"为中国传统医学的构建和发展指明了基本方向。

中国传统医学(Chinese traditional medicine, CTM)是中华民族在生活及长期医疗实践中不断积累、总结而形成的具有独特风格的医学体系。中国传统医学是中国各民族传统医学的统称,主要包括汉族、藏族、蒙古族、维吾尔族等民族的传统医学,由于汉族人口最多、文字产生最早、历史文化源远流长,相应的中(汉)医学理论与实践也就更完善,其在中国乃至世界上的影响力也就最大。在1840 年鸦片战争前后,当时的"西方医学"大举传入中国并逐步普及后,从汉族传统医学为主的中国医学开始有了"中医"之称,以此有别于"西医",即当今的现代医学。组成中国传统医学的各民族传统医学现在看来往往自成体系、各具特点,其实各自的成熟度和完整性存在着诸多差别。中(汉)医学在春秋战国时期已基本确立了自己独特的理论体系,强调整体观念和辨证论治,以气、神、虚、阴阳、五行等古典"中国哲学"的概念作为理论基础,思维方式体现古典"中国哲学"的整体性、有机性与动态性,文化多元一体性明显;藏医学历史也较长久,受中(汉)医学的影响,其以阴阳、四元学说作为理论基础;蒙医学 13 世纪初成,18 世纪形成相对独特体系,深受中(汉)医学和藏医学的影响,也以阴阳、五行、五元学说作为理论基础;维医学成医时间不长,除了深受中(汉)医学的影响以外,也借鉴了古印度医学的部分精华,在后续的发展过程中,也将古希腊哲学中的气质论、体液论乃至阿拉伯医学的部分成果作为自身发展的重要知识来源予以吸收、改造和利用;傣医学的历史也较为长久,深受中(汉)医学的影响,以古代唯物论和具有朴素辩证法思想的南传上座部佛教哲学思想为核心;回医学以人天浑同与整体思想为主导,受汉族传统医学的影响,也以元气与阴阳七行学说为基础;壮族传统医学唐宋之后有所发展,受中(汉)医学的影响,也以阴阳为本、三气同步的天人自然观为理论基础。综观中国各主要民族传统医学的基本概念、成医时间、哲学基础、代表人物、代表著作、解剖、生理、病名、病因、病机、诊断、治则治法、组方用药特点等方面并加以比较,可以发现它们在诸多方面有很大的相似性,均符合经验医学发展的一般规律,强调朴素辩证唯物主义和对立统一,基本上均以中国古典哲学的阴阳学说、五行学说等作为构建理论体系的基础或者参考,它们当中又以中(汉)医学为最完整、最成熟和最具影响。

中国是世界上传统医学最发达的国家,许多民族拥有自己的传统医学,除了汉族以外,藏族、蒙古族、维吾尔族、回族、壮族、傣族、苗族等民族,也都拥有自己的传统医学。这些传统医学,共同铸就了中国传统医学的灿烂文明,其为保障中国乃至世界人民的繁衍昌盛做出了贡献,并引领着世界范围内传统医学的发展,这就是我们所谓的"大中医"理念。认识中国传统医学,包括它的概念内涵、哲学基础、历史地位、组成结构、理论、经验、技术、方法和方药等,明确它的长处和短处,借助现代科学技术与方法,如流行病学、循证医学等的方法,进一步确认其理论、经验、技术、方法、方药的科学性和有效性,当然也包括不科学与不合理性,并开展横向比较,遵循优胜劣汰、择优发展的观念,使中国传统医学的精粹能够不断地脱颖而出,进而推动医学的整体发展,造福中华民族,助力构建中华民族命运共同体和人类命运共同体。

中国各民族传统医学历史悠久、理论精深、师出同宗,但又各有特色、自成体系,为保障中华民族繁衍昌盛做出了贡献。但也应承认,中国传统医学发展历程与西方近现代医学迥然不同,它始终围绕病证诊治和解决眼前患者实际问题这个中心,集中所有智慧,并借助古代朴素唯物主义哲学,建立了以"阴阳五行学说""脏腑学说""三根(因)学说""四大物质学说"等为核心的理论体系,这个体系特别是中(汉)医学体系和其所体现的深邃的中国哲学思想,代表了当时世界经验医学与哲学形态的最高成就,并始终处于世界传统医学领域的引领地位。当然,在这个过程中,也能发现一些以还原论为基础的理论科学和医学基础科学研究的踪迹及其所做出的贡献。古代朴素唯物主义哲学的共同特点就是不能将自然界多样性统一抽象为客观物质性,而是用形象化的、具体的物质或运动形式来描绘和解释现实世界的图景。用一种、两种或多种物质及其运动方式来解释大千世界,形成了所谓的一元论、二元论和多元论。这种哲学理论多样性无论在古希腊还是在同时期古代中国的许多民族传统文化中都存在。值得注意的是,无论是中(汉)医学还是前述其他随之成医的传统医学在其构建理论体系时,几乎都不约而同地选择了多元论。中(汉)医学采用的是五行学说,受中(汉)医学的影响,蒙医学等采用的也是五行学说,维医学、藏医学等则采纳四元学说,但对比五行和四元学说等的本质,不难发现两者的相似性大于差异性,可以说是师出同宗,都源于中国古典哲学等朴素唯物主义哲学。古代中国多种民族传统医学之所以都选用汉族的多元哲学,主要是因为它可以提供形式化的动力学模型,而一元论、二元论由于过于抽象而难于在自然科学领域得到具体的应用,也就是说多元论不仅提供了哲学思想,同时也提供了构建多种民族传统医学理论体系的基本框架。

阴阳学说是在元气论基础上建立起来的,是中国古代关于对立统一规律的认识,气是阴阳对立的统一体,物质世界在阴阳二气的相互作用下,不断地运动变化。阴阳是中国古代哲学的一对范畴。阴阳的最初涵义其实是很朴素的,表示阳光的向背,向日为阳,背日为阴,后引申为气候的寒暖,方位的上下、左右、内外,运动状态的躁动和宁静等。中国古代的哲学家们从中体会到自然界中的一切现象都存在着相互对立而又相互作用的关系,因此就用阴阳这个概念来解释自然界两种对立和相互消长的物质势力,并认为阴阳的对立和消长是事物本身所固有的,进而认为阴阳的对立和消长是宇宙的基本规律。阴阳学说在中(汉)医学中主要应用于说明人体的组织结构、生理功能、病理变化以及疾病的诊断和治疗。

"三因"学说是藏医学理论体系的核心,三因是指隆(loong)、赤巴(tripa)和培根(beygen)这三种因素的总称,是藏经的音译。藏医学认为,隆、赤巴、培根三大因素是构成人体的物质基础,也是进行生命活动不可缺少的物质及能量的基础,同时也是产生一切疾病的根本因素。因此,藏医学把人体的生理功能和病理机制概括为隆(气、风)、赤巴(胆、火)、培根(涎、黏液)三大因素,对于人体的生理功能和病理机制的认识,均以此三大因素的生成变化为理论依据。藏医学三因学说是藏族人民认识事物、人体和疾病的哲学观,藏医学运用这种认识和观点来阐述和解释人体功能错综复杂的变化及其相互关系。藏医学认为,三大因素不是孤立的而是相互关联的,将三大因素之间的相互关系概括为三因的依存关系、制约关系、对立关系,这种关系的成立,决定着机体生命活动的质量。藏医学三因学说所表述的观念,就其本质而言,应该是与阴阳学说类似的对立统一观。

蒙医学也认为,世界是物质性的整体,世界本身是阴阳对立统一的结果,宇宙间的任何事物都包含着阴阳相互对立的两个方面,如白昼与黑夜、晴天与阴天、热与冷、动与静。一般来说,凡是活动的、上升的、明显的、无形的、轻清的、功能亢进的或属于功能方面的都属于阳;凡是静止的、下降的、隐晦的、有形的、重浊的、功能衰退的或属于物质方面的都属于阴。从事物的运动变化来看,当事物处于沉静状态时便属于阴,处于躁动状态时便属阳。由此可见,阴阳既可代表两个属性相互对立的事物,也可代表同一事物内部存在的两个相互对立的方面。事物的阴阳属性并不是绝对不变的,而是相对的,是根据一定的条件来决定的。蒙医学将这种阴阳观念及阴阳变化的相互关系用来说明人体的组织结构、生理功能、病理变化以及疾病的性质和发展,并以此作为确立疾病诊断、治疗原则和治疗方法等的重要依据之一。

借助临床经验、原初的基础医学知识、古典哲学、区域性文化和若干群体信仰等构建的中国传统医学本质上始终是世界上最先进的经验医学,其庞大体系中充满逐渐被现代医学认同的技术与经验,也蕴含预示现代医学某些未来发展方向和面貌的胚芽,同样,带有时代和文化烙印的朴素甚至于错误认识也俯拾可见。因此,就整体而言,中国传统医学基本结构主要有以下三部分组成:即已和现代医学形成共识的部分、不自觉地领先于现代医学的部分和需要重新认识或加以摒弃的部分,这就是我们提出的所谓"三分法"。

中华人民共和国成立后,"中医"和"西医"的发展均进入新阶段。随着现代医学影响日趋加深,特别是始于20世纪50年代末的"中西医结合"的发展,中国传统医学特别是汉族传统医学的一些理论、治则治法、方药等的现代科学内涵得以部分阐明,中国传统医学结构也日趋明确,其中一个组成部分,就是所谓已和现代医学形成共识的部分,涉及中国传统医学基础和临床的许多环节。沈自尹院士的研究表明,"肾虚证"与现代医学的早衰或衰老性变化相关。陈可冀院士关于活血化瘀治疗冠心病等的系统研究,早已获得中国传统医学和现代医学等领域专家的一致认同。许多中(汉)医学古方所能主治的病证,基本可以等同现代医学目前所能认识的某些特定疾病或状况。同样,许多中药单药或复方均有较好疗效,且千百年反复使用疗效稳定,随着现代医学的发展,这些中药作用的环节和物质基础日趋明确。比如"麻黄治喘",现代研究表明,麻黄所含主要组分麻黄素等属于生物碱类物质,是拟交感神经药,能作用于β肾上腺素能受体,是典型的支气管扩张剂;而洋金花平喘止咳解痉功效的物质基础,部分来源于其中所含的胆碱能受体阻断剂东莨菪碱、莨菪碱和阿托品等。当然,此种所谓"已和现代医学形成共识的部分",在以汉族传统医学为代表的中国传统医学的针灸科、推拿科、外科、骨伤科等领域更是比比皆是。

中国传统医学是建立在经验基础上的实践医学,理论体系主要借助古代朴素辩证唯物主义哲学而构建,大都采用"辨证论治"诊治方法,运用天然手段治疗疾病,强调疗效,曾经不强调与同时代科技发展相一致。不同于现代医学以"自然不能被认证就不能被征服"观点为基础,强调还原论,重视实验室证据,要求与同时代科技同步前进,这就使得中国传统医学除了古老、朴素和经验的特征以外,也可能具有不自觉地超越时代的认识。以理论思维为例,中国传统医学在此方面对现代医学始终有所引领,如中(汉)医学自古就有"人与天地相应也"之说,这是机体与环境的统一观,现代医学近年来发现了控制昼夜节律的分子机制,研究者被授予2017年诺贝尔生理学或医学奖。陈竺院士等2008年在《美国科学院院报》(PNAS)上发表研究成果,从分子生物学和生物化学角度,阐明了复方黄黛片治疗急性早幼粒细胞白血病的配伍理论及分子机制,影响深远,陈竺院士凭借此项成果获得2018年度瑞典舍贝里奖。在青蒿素发现之前,国际药理学界认为抗疟药的设计,首先必须要从含氮的杂环结构开始,而青蒿素结构的发现,推翻了这种结论,屠呦呦教授也因此获得了2015年诺贝尔生理学和医学奖,成为我国首位获得科学类诺贝尔奖的学者。复旦大学中西医结合研究院及复旦大学附属华山医院中西医结合科董竞成团队对中(汉)医补肾益气方药干预若干慢性炎症性疾病疗效及相关机制与物质基础研究表明,淫羊藿、黄芪、生地等组成的补肾益气方药,能有效干预慢性炎症,该方药所含有的多种活性成分,通过多靶点群的整合作用,重塑或改善了机体致炎/抑炎平衡调控机制,这种多靶点的整合性干预方式很可能是现代医学未来发展的方向之一,这些均对现代医学产生了较大影响。另以针灸为例,针刺根据机体不同状况,选用不同穴位和针刺手法,通过影响多个靶点干预疾病过程的若干个环节,激发机体自身内在调节能力而达到治疗目的,这些也早已被现代医学所认可。

任何科学理论,只有不断认识与修正自己的短处才能进步,而其进步的标志则是新概念、新方法和新理论的产生。对中国传统医学理论应采取一分为三的办法,展示其风貌,发扬其精华,摒弃其糟粕。如中(汉)医学认为"心主神明",现代科学研究已说明"心主神明"之"心"在很大程度上应是大脑;孙思邈《千金翼方》对硝石的记载是:硝石,味苦辛,寒,大寒,无毒。现代研究发现,硝石中含有硝基化合物,可诱发肝癌;又比如对杜若的记载是:杜若,味苦辛,微温,无毒。其实杜若又名杜衡,含马兜铃酸,会造成患者肾衰竭,还可能导致淋巴瘤、肾癌、肝癌等一系列病症等。对于诸如此类的时代产物,我们也有责任加以修正或者摒弃。

传统医学体系是在医学本体的基础上糅合了哲学概念,医学本体体现得更多的是技术层面的问题,而其所糅合的哲学概念则更多体现了传统医学所依附的世界观和方法论,应该是文化层面的问题。传统医学基本上都是由临床经验、原初的基础医学知识、古典哲学、区域性文化、群体性信仰等五个要素组成,也就是我们所提出的传统医学构成的"五要素"的理念。在"五要素"中,原初的基础医学知识、临床经验基本属于技术层面的问题,在这个层面,传统医学均较易吸收其他医学的先进认识,以便不断提高自己的水平。但如果认识涉及古典哲学、区域性文化、群体信仰等文化层面的问题,情况就会变得复杂,因为文化层面的变化往往会引起传统医学本身属性的改变,还会牵涉到其体系归属的问题,更会引起诸如到底是此医学还是彼医学等的争执。所以,研究传统医学的归属分类不仅是对其所使用技术方法的比对,更是对这些技术方法背后所依附的古典哲学基础和方法论的思考,而往往后者似乎才是决定因素。以维医学为例,维医学产生于中国古代西域(现新疆)地区,由于地处祖国边陲,与异域医学文化接触交流较多而特色鲜明,但其与中(汉)医学在学术产生和传承方面其实有着更重要的渊源。

维医学等中国少数民族传统医学具有各自鲜明特色,但究其根本,绝大部分都是植根于汉族传统医药文化的土壤演变发展而来,是中国传统医学与其民族优秀传统文化相结合的产物,与中(汉)医学是同宗同源,血脉相连。维医学等既不是土生土长的,更不是舶来品,而是在中华传统文化的哺育下,在中国古代西域(现新疆)等地区原初医疗经验和用药习惯的基础上,经过中(汉)医学的激荡发蒙而产生的,是中国传统医学与当地民族优秀传统文化相结合的产物。就维医学而言,中国古代西域(现新疆)等地区有着悠久历史的中(汉)医学对维医学的形成和发展起了决定性的作用,构成其发展的基石;而波斯医学、古印度医学乃至后来的阿拉伯医学经由丝绸之路等途径与之交流,也成为维医学发展过程中的重要知识来源。在诸多类似的过程中,纸的发明及后来活字印刷术的发明均在技术层面为中(汉)医学的传播和影响力提升提供了技术保障。也可以说，虽然维医学等经过长期的发展形成了自己的理论体系，但中(汉)医学和维医学等依然具有源头上、理论上、诊断和治疗上的可通约性。

现代医学是当今人类共同的医学文明，是当代人类医学认知的共同阶段，但传统医学能够丰富和助推现代医学文明的发展。传统医学和现代医学，其方向和力量在于融合，借融合之势，不断激发中国传统医学的特色与优势，丰富传统医学的内涵，推动现代医学的发展，从而催生出兼容传统医学与现代医学的新医学。鉴此，我们提出了"三融合"的理念。所谓"三融合"的理念，是对未来新医学实现路径的一种构想，其一是中国各民族传统医学之间的融合，建立一种基于中华民族命运共同体之上的中国传统医学新体系；其二是世界各民族传统医学之间的融合，建立一种基于人类命运共同体基础之上的世界传统医学新体系；其三是传统医学和现代医学的融合，利用现代科学和现代医学的技术、理论与方法挖掘和阐释传统医学的精华，丰富现代医学的内涵，提高现代医学的发展水平。此三种融合之间并无发展先后的关系，而是一种同向并行的关系。

中国传统医学，特别是所谓的"中医"，是一个随着中国传统医学史的演进和医学实践的发展而不断变化、深化和丰富的概念。从学科的角度而言，其经历了从一个原初的区域性的医学概念，到一个具有等级层级的医学概念，再到一个表述与西医/现代医学某种程度上相对应的医学体系的概念的变迁过程；从主要表述单一的汉族传统医学的概念演变为表述包括汉族和少数民族医药在内的中国各民族传统医药统称的概念的变迁过程。从"中医"一元格局，到中西医二元格局，再到大力发展中医、西医、中西医结合三支力量，实现中医独秀、中西医并存、中西医汇通、中西医结合等医学格局的变迁过程。鉴此根据中国传统医学的发展历程，我们提出了中国传统医学发展的"六阶段论"(详见本书第一篇第一章)：第一阶段：大约从原始社会、春秋战国至秦汉时期。中(汉)医理论体系基本形成而分布在当时边疆或不同民族聚居地区的地方医学萌生，是这一阶段的主要特征。第二阶段：大约从秦代到明代。有着相对较高疗效水平的中(汉)医对各地原初的医疗实践和用药经验产生影响。受此影响，同时结合当地气候环境、病理特点、民族习俗、语言文字、区域性文化等因素，当地或本民族传统医学逐步寻求自我建构的过程，是这一阶段的主要特征。第三阶段：与第二阶段多有重合，尤其体现在隋唐宋元，乃至后来的明代。中(汉)医在影响各地传统医学的同时，也从各相对落后地区传统医学及外来医学中吸收有益成分尤其是药学等方面的知识进行融合，是这一阶段的主要特征。第四阶段：清代尤其是"闭关锁国"政策实施后,现代医学兴起、周边国家传统医学式微,医学在世界范围内酝酿新的格局与变化。与此同时,中(汉)医历经千年的理论和实践体系已经相对完善,呈现创新不足而承续有余的特点,而各民族传统医学,特别是主要的少数民族医学在博采众长的构建中发展亦相对完善,中国传统医学的"多元一体"格局进一步巩固和完善,是这一阶段的主要特征。第五阶段:"西医"的东渐及其带来的中国传统医学之变(19世纪下半叶至今)的阶段。前期:从中西医对抗、中西医汇通直至走上中西医结合道路,以及积极挽救、保护、扶持各民族传统医学发展;后期:"大中医"理念、《中华人民共和国中医药法》、中西医结合,越来越成为我国重要的医药相关政策和理念,是这一阶段的主要特征。第六阶段:新时代,秉承更加开放包容的精神,不同医学在更高水平上的融合发展阶段。积极促进中国传统医学的内部融合、世界各主要传统医学之间融合发展、中国传统医学与现代医学融合的"三融合",是这一阶段的主要特征。上述中国传统医学的六个阶段不是截然分开的部分,而是有不同程度的叠加,是具有历史阶段性的发展趋势或主流。

我们通过引入"大中医""三分法""五要素""三融合""技术层面贯通,文化层面求大同存小异""六段论"等创新性的医学理念、医学认识论和方法论,对未来医学的发展趋向和体系构建进行思考与展望,提出存异求同、和而不同、创建兼容传统医学与现代医学的新医学观点,表达构建中国传统医学新体系以及人类共同医学学科体系的期盼。

我们撰写本书的目的在于,借助多种民族传统医学之间及与现代医学之间的比较研究,通过相互之间全方位的交流与比较,促进彼此之间的认识、交融与提高,汲取各民族传统医学的精华,促进中国传统医学体系的重构和人类医学文明的发展。中国传统医学与世界上许多民族的传统医学有渊源,特别是亚洲、欧洲的许多民族传统医学,它们和中国传统医学相似性大于差异性。中国传统医学与现代医学同样有深厚的渊源,紧密相连,和谐共存于当今医界,共同谱写着人类医学文明的伟大篇章。因此,交流、比较、认识、发扬和融合,是本书的宗旨;而本书的基本主题为开展比较、促进融合、共同提高,更好地为全人类服务。

复旦大学中西医结合研究院

复旦大学附属华山医院

董竞成

公元 2019 年 5 月于华山医院 0 号楼

第一篇

中国传统医学的战略性思考

第一章　中国传统医学概况 / 3

—— **第一节**　中国主要民族传统医学的概况 / 3

—— **第二节**　同一种植物药在不同传统医学理论体系中所呈现的共性与
个性 / 13

—— **第三节**　中国传统医学的个性与共性分析 / 21

—— ＊结论 / 26

第二章　中国传统医学的主要构成要素分析 / 28

—— **第一节**　医学的起源及发展 / 28

—— **第二节**　传统医学构成的五要素解析 / 35

—— ＊结论 / 70

第三章　"中医"作为学科概念及其实质的古今变迁 / 71

—— **第一节**　"中医"作为学科概念的古代含义 / 71

—— **第二节**　"中医"作为学科概念的近现代含义 / 73

—— **第三节**　"中医"作为学科概念的最新含义 / 76

—— ＊结论 / 77

第四章　中国传统医学的哲学思考 / 79

—— **第一节**　中国传统医学的基本概况 / 79

—— **第二节**　以阴阳五行理论为主的中国古典哲学 / 80

—— **第三节**　中国传统医学的哲学基础 / 82

—— **第四节**　中国传统医学的基本结构 / 85

—— ＊结论 / 94

第五章 中国传统医学的兼容性与国际化 / 95

—— 第一节 中国传统医学的兼容性 / 96

—— 第二节 中国传统医学的国际化 / 100

—— 第三节 中国传统医学的国际化特点 / 102

—— 第四节 推进中国传统医学的国际化进程 / 105

—— * 结论 / 105

第六章 中国传统医学中的人文精神 / 106

—— 第一节 关于医学人文 / 106

—— 第二节 中国传统医学中的医学人文 / 109

—— 第三节 中国医学人文精神在新时代的发展 / 114

—— * 结论 / 116

第七章 新时代传统医学多维度资源融合理念与发展路径 / 117

—— 第一节 传统医学的时代背景 / 117

—— 第二节 新时代传统医学多维度融合的理论基础与必要性 / 118

—— 第三节 新时代传统医学融合发展的路径思考 / 120

—— * 结论 / 122

第八章 中国不同民族传统医药学对若干药材利用的理论基础及其异同 / 123

—— 第一节 中国不同民族传统医药学的基础理论 / 123

—— 第二节 中国不同民族传统医药对于若干药材利用的异同比较分析 / 124

—— 第三节 中国不同民族传统医药融合发展的思考与建议 / 136

—— * 结论 / 137

第九章 传统药理学与现代药理学相结合 / 139

—— 第一节 传统药理学与现代药理学 / 139

—— 第二节 传统药理学与现代药理学理论层面的结合 / 143

—— 第三节 传统药理学与现代药理学临床层面的结合 / 146

—— 第四节 传统药理学与现代药理学药物研发层面的结合 / 151

—— * 结论 / 158

第十章 中国传统医学的研究与分析方法介绍 / 159

—— 第一节 中国传统医学研究与分析方法概论 / 159

—— 第二节 中国传统医学的具体研究和分析方法 / 160

—— 第三节　大数据和人工智能技术 / 164

　　第四节　肺系疾病证型和证素分布的真实世界证据研究及其范例 / 168

—— ＊结论 / 181

第十一章　中国传统医学体系新架构之展望 / 182

—— 第一节　进一步促进传统医学和现代医学形成共识 / 183

—— 第二节　进一步梳理和揭示传统医学中的精华 / 200

—— 第三节　进一步厘清和摒弃传统医学中认识有误的内容 / 209

—— 第四节　基于"两个层面"的探索 / 211

—— 第五节　中国传统医学(大中医)新体系的构建 / 221

—— ＊结论 / 224

第二篇

中国主要民族传统医学构成

第十二章　中国主要民族传统医学概况 / 227

—— 第一节　中(汉)医学 / 227

—— 第二节　藏医学 / 238

—— 第三节　蒙医学 / 254

—— 第四节　维医学 / 262

—— 第五节　傣医学 / 272

—— 第六节　苗医学 / 293

—— 第七节　回医学 / 305

—— 第八节　壮医学 / 309

—— 第九节　其他民族传统医学 / 315

第十三章　中国主要民族传统医学的特色研究 / 323

—— 第一节　基础理论研究 / 323

　　南派藏医药学术思想对藏医学发展的影响 / 323

　　藏医学对尿诊的认识及研究思路 / 325

　　维医学异常黑胆质证的研究概况 / 328

　　维医学轻度体液型气质失调状态 / 333

　　南传上部座佛教思想对傣医学精神康复的影响 / 336

　　新时期傣医药与中(汉)医药结合的探索 / 338

　　藏医药人才培养中加强医学人文素质的重要性 / 340

第二节　临床研究 / 342

肾阳虚证、异常黑胆质证及与哮喘病证结合的科学内涵 / 342

藏医学经典《四部医典》京尼萨克病因病机探讨 / 348

基于藏药药性理论的《四部医典》治疗心脏疾病方剂内在规律

研究 / 350

高原红细胞增多症的国内研究现状及藏医学诊治特色探析 / 352

藏药六味獐牙菜丸治疗便秘 280 例临床观察 / 357

藏医学白脉疗法对脑卒中后遗症的治疗特色 / 361

云南民族医药治疗肝病用药特色研究 / 363

蒙医学放血疗法 / 372

蒙医学、现代医学诊治肺结核进展 / 375

蒙医学治疗脑震荡的临床疗效观察 / 377

维医学优势病种疗效评价研究 / 382

急性冠脉综合征维医学异常体液分型与冠状动脉病变及血脂相关

性的临床研究 / 387

维医学特色疗法蒙孜吉（成熟剂）和木斯合力（清除剂）/ 391

维医学对祖卡木（感冒）和乃孜乐的认识和常用药 / 399

白癜风治疗过程中维医学特色护理效果研究 / 402

维医学诊断子宫平滑肌瘤回顾性调查分析 / 405

"治未病"——亚健康状态的维医学干预治疗 / 411

第三节　药物研究 / 415

"以毒攻毒"少数民族的"毒药"理论与方法 / 415

藏药帕果嘎用药现状和品种整理研究 / 418

一个好的起点：反向药理学的方法学 / 421

藏药甲泻类方的历史渊源与对应的病证 / 427

维药桑椹果对常见细菌的药物敏感性试验研究 / 431

第三篇

中国主要民族传统医学的相似性与差异性

第十四章　基础理论比较研究 / 439

第一节　中国主要少数民族传统医学与中(汉)医学比较研究 / 439

中国传统医学视野下维医学的产生与发展 / 439

藏医学五源学说与中(汉)医学五行学说 / 466

藏医学与中(汉)医学在病因病机认识上的异同 / 468

蒙医学与中(汉)医学对病因认识的异同 / 471

蒙医学与中（汉）医学诊断技术比较研究 / 476

傣医学四塔理论与中（汉）医学五行理论的异同分析 / 477

傣医学与中（汉）医学的"望、闻、问、切"的比较 / 484

傣医学推拿与中（汉）医学推拿的比较研究 / 488

苗医学、傣医学、中（汉）医学经络、针刺相似性与差异性比较 / 490

苗医学外治法与中（汉）医学外治法在理论、运用及方法上的
差异 / 495

回医学七行学说与中（汉）医学五行学说的异同探析 / 499

回医学元气学说与中（汉）医学精气学说、"元气"的比较 / 505

宗教文化对藏医学与中（汉）医学的影响 / 507

从《内经》《难经》与《四部医典》浅析藏医学、中（汉）医学解剖学的
异同 / 510

维医学、蒙医学、藏医学、中（汉）医学护理的特点对比 / 520

第二节　中国主要民族传统医学与现代医学比较研究 / 524

维医学原发性力气与现代医学免疫学的相互关系 / 524

中国传统医学与现代医学在解剖学上的比较 / 525

第三节　中国主要民族传统医学比较的综合研究 / 537

傣医药文化与多种文化的关系 / 537

中国主要民族传统医学心理学理论的比较 / 540

第十五章　临床比较研究 / 546

中国各民族传统医学治疗支气管哮喘比较 / 546

中国各民族传统医学对高血压认识及诊治的异同 / 550

中国各民族传统医学推拿手法治疗腰椎间盘突出症的比较 / 553

维医学、蒙医学、藏医学、中（汉）医学对肺系疾病认识及诊治的
比较 / 556

《内经》与《四部医典》放血疗法适宜病证初探 / 565

蒙医学与现代医学对传染病病程认识比较 / 567

第十六章　药物比较研究 / 571

藏医学、蒙医学、维医学、傣医学及中（汉）医学等传统医药理论体
系对药物的认识 / 571

基于中国各民族医学核心理论基础上的民族药物的性味归经理论
比较 / 574

枸杞子的传统药用与现代药用比较 / 585

木香在我国各民族传统医药中的临床应用比较 / 588

五味子在藏医学、蒙医学、傣医学及中（汉）医学中的应用
比较 / 590

茜草在藏医学、蒙医学、中（汉）医学中临床应用异同 / 593

第四篇
医学的本原和未来

第十七章　医学的定义 / 599

第十八章　医学发展简史 / 601

第十九章　医学的当下 / 605

第二十章　医学的未来 / 608

参考文献 / 610

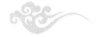

第一篇

中国传统医学的战略性思考

中国传统医学概况

所谓医学(medicine),是指以防治疾病、保护和加强人类健康为目的,研究人体自身及人与自然、人与社会关系的一门综合学科。其包括各种传统医学、基于"社会—心理—生物"模式的现代医学以及后基因组时代系统生物学兴起后形成的系统医学等。所谓现代医学(modern medicine),目前一般认为世界上绝大多数国家只有主流医学[常规医学以及补充和替代医学(complimentary and alternative medicine)]之分,现行的医学就是现代医学。现代医学开端于19世纪中叶,以当时新兴的实验生物学中的细胞学、微生物学和实验生理学应用于医学,以实验医学为标志。而在中国,现代医学通常是指"近代以来的西方国家医学体系",是指建立在现代科技基础上,以解剖学、生理学、组织胚胎学、生物化学与分子生物学等学科为基础的防治疾病的科学与实践。此医学虽起源于西方国家,但如今早已发展成为世界的主流医学。所谓传统医学(traditional medicine),是指在现代医学产生之前,已经独立发展起来的多种医疗知识体系,它有别于现代医学的主流体系部分——对抗医学(allopathic medicine)。世界卫生组织对此的定义是:利用基于植物、动物、矿物的药物,利用精神疗法、肢体疗法和实践中的一种或者多种方法,进行诊断、治疗和防止疾病或者维持健康的医学。世界上许多文明古国和古老民族都有或者曾经有过自己的传统医学,比如古印度医学、古希腊医学、古罗马医学等。中国传统医学(Chinese traditional medicine,CTM)是中华民族在长期的医疗、生活实践中,不断积累、反复总结而逐渐形成的具有独特理论风格的医学体系。中国传统医学是中国各民族传统医学的统称,主要包括中(汉)医学、藏医学、蒙医学、维医学等民族传统医学。在中国传统医学中,由于汉族人口最多,文字产生最早,历史文化源远流长,古典哲学发达,相应的传统医学理论体系也就更完美,临床实践更丰富,学科体系成熟也相对较早,并始终处于引领地位,因此,中(汉)医在中国乃至在世界上的影响也最大。在19世纪左右西方医学传入中国并被普遍接受以后,以汉族传统医学为主的中国传统医学又有了"中医"之称,以此有别于"西医",即现代医学。中国各民族传统医学丰富多彩,各有特色,但就总体而言,应该是师出同宗,彼此之间相似性大于差异性,均主要源自中(汉)医或深受中(汉)医的影响。

第一节
中国主要民族传统医学的概况

中国传统医学是中国各民族传统医学的统称,主要包括中(汉)医学、藏医学、维医学、蒙医学、傣医学、回医学、苗医学等民族传统医学。发展至今,它们当中大都似乎自成体系,且各具特点。中(汉)医学以阴阳、五行学说等为理论基础,以脏腑经络为生理病理基础,注重天人相应、整体观念与辨证论治,以望、闻、问、切四诊合参，依据脏腑、气血等理论辨证，创立了汗、吐、下、和、清、温、消、补等八大治法，根据君、臣、佐、使原则组方用药；藏医学也以阴阳、四行学说作为理论基础，对解剖学认识较为深入，除四诊外，更注重尿诊，且诊疗也具辨证论治之特点，根据药物的性味、功能及消化后性味组方，讲究调伏增效、适当配制；蒙医学则以阴阳、五行、五元学说作为基础，对人体解剖认识也较深刻，除常用问、闻、望、切诊外，还重视按、嗅之诊察方法，同时重视尿液诊察与疾病寒热之辨别，蒙医学方剂是以蒙医学基本理论为指导，依据辨证及治则，选择合适的药物，按照组成配伍原则，妥善配伍，并按一定剂型、用量和用法组合而成；维医学以物质论、气质体液论等作为理论基础，除重视四诊外，还将望诊范围内的尿诊、观察大便、痰诊另立诊法，维药分为植物药、动物药、矿物药三大类，其气质(属性)分为热、寒、干、湿四种，每种又分为四级，即弱、较弱、较强、强，每一属性的第四级是毒药，并依据此理论调理药性，治疗疾病；傣医学对人体结构理解较透彻，注重四塔五蕴辨证与三盘辨证，治则讲究、治法丰富，组方分为单方、小方、大方；回医学以人天浑同与有机结合的整体思想为主导，也以元气与阴阳七行学说为基础，以辨质为主，结合辨证、辨病、辨经，注重辨证论治，治法较灵活、丰富，回药、阿拉伯药物及传统中药并用，组方时无明显君、臣、佐、使之配伍；苗医学把一切疾病归为冷病、热病两大类，冷病热治、热病冷治，治法较丰富，组方有配单不配双和三位一体两个特点；壮医学以阴阳为本、三气同步的天人自然观为理论基础，重视目诊，注重辨病与辨证相结合，对动物药的使用非常重视且有规律。下面仅就中国各主要民族传统医学的概念、成医时间、哲学基础、代表人物、代表著作、解剖、生理、病名、病因、病机、诊断、治则治法、组方用药特点等方面逐一列表进行比较(表1-1～表1-13)。

表 1-1　中国主要民族传统医学的基本概念

民族传统医学	基 本 概 念
中(汉)医	中(汉)医学是研究人体生理、病理，以及疾病的诊断和防治等的一门学科，它有独特的理论体系和丰富的临床经验，是以整体观念为主要指导思想，以脏腑经络为生理病理基础，以辨证论治为诊疗特点的医学理论体系
藏医	藏医学兴起于松赞干布至赤松德赞时期，受汉文化的影响，在藏医学理论的基础上，吸收和借鉴中(汉)医学、印度医学理论而形成的一门学科
蒙医	蒙医学以长期与疾病斗争中所积累的实践经验为基础，受汉文化影响，也吸收了藏医、中(汉)医及古印度医学理论的精华，逐步形成了具有鲜明民族特色和地域特点的传统医学理论体系。其以阴阳寒热学说、三根学说、五元五行学说、七素和三秽及六基症等学说为理论基础
维医	维医学受汉文化影响，是在以四大物质学说为理论核心，同时也以气质学说为指导思想，以体液、力、素质及器官的生理与病理为基础，以整体观念、辨证论治为特点，进而形成的一门具有独特理论体系和丰富实践经验的学科
傣医	傣医学主要起源和发展于中国西南地区，受汉文化的影响，以傣族贝叶文化为背景，以四塔、五蕴、雅解、三盘、风病论为理论核心，以聚居区天然药物为资源，进行防病治病的民族传统医学
回医	回医学以人天浑同与有机的整体思想为主导，深受汉文化的影响，以元气与阴阳七行学说为基础，以动态和谐与过程论的观念，探索生命活动中身心健康的整体规律及其与疾病过程的关系。以辨质为主，结合辨证、辨病、辨经论治为特点的一门综合性实用学科
苗医	苗医学是苗族在长期生活与生产实践中形成的以特定地域药材为基础的一种医学实践体系。在其形成之初具有巫医合一，兼有神学、巫术等特点，此后发展成为特色较鲜明的民族传统医学
壮医	壮医学是壮族人民在长期的生产、生活实践中，在同疾病作顽强斗争的过程中，经过对积累和总结出的宝贵医疗经验进行提炼和升华而逐渐形成的独特的理论体系。受汉文化的影响，以阴阳为本、三气同步为特征

表 1-2　中国主要民族传统医学的哲学基础

民族传统医学	哲 学 基 础
中(汉)医	阴阳、五行学说(木、火、土、金、水)
藏医	阴阳、四行学说(风、火、水、土)
蒙医	阴阳、五元(土、水、火、风、空)
维医	四大物质(火、气、水、土)学说和气质与体液论
傣医	以古代唯物论和具有朴素辩证法思想的南传上座部佛教哲学思想为核心,四塔学说(风、火、水、土)
回医	四元(水、火、气、土)、真一七行学说
苗医	巫医合一,兼具神学、巫术等特点
壮医	阴阳为本、三气同步的天人自然观

表 1-3　中国主要民族传统医学的代表人物

民族传统医学	代 表 人 物
中(汉)医	华佗、扁鹊、张仲景、李时珍、孙思邈、叶天士等
藏医	宇妥·元丹贡布、碧棋列贡、吾巴曲桑等
蒙医	罗布桑丹津扎拉桑、伊喜巴拉珠尔、龙日格丹达尔、占布拉道尔吉等
维医	拜德热丁·苏皮、西拉汗等
傣医	瓦几腊别、古马腊别、雅当拿摩雅捌顿等
回医	马世奎、马金良等
苗医	—
壮医	罗家安等

表 1-4　中国主要民族传统医学的代表著作

民族传统医学	代 表 著 作
中(汉)医	《黄帝内经》(以下简称《内经》)《难经》《神农本草经》《伤寒杂病论》《本草纲目》
藏医	《居悉》(即《四部医典》)
蒙医	《四部甘露》《蒙药正典》《方海》
维医	《回回药方》《验方锁要》
傣医	《嘎牙山哈雅》《档哈雅龙》
回医	《回回药方》《回族医药概览》
苗医	—
壮医	《痧症针方图解》《壮族医学史》

民族传统医学	解 剖 学 认 识
中(汉)医	以五脏(肝、心、脾、肺、肾)为中心,以六腑(胃、小肠、大肠、膀胱、胆、三焦)为配合,支配五体(筋、脉、肉、皮毛、骨),开窍于五官(目、舌、口、鼻、耳),外荣于体表组织(爪、面、唇、毛、发)等,形成了以五脏为中心的结构系统
藏医	重视五脏六腑,其认为人体是以五脏六腑为中心,由三因素(隆、赤巴、培根)、七精华(饮食精微、血、肉、脂、骨、髓、精)、360 块骨头、九大孔窍以及黑脉、白脉组成
蒙医	以"七素"作为构成人体的基本物质,包括水谷精微(透明液体)、血、肉、脂、骨、髓、精液。"三根"(赫依、协日、巴达干)与"七素"之间有着相互依存的密切关系,进而构成人体
维医	器官学说:人体各器官分为支配器官和被支配器官两大类。支配器官是维持生命力和精神力的器官,主要包括脑、心和肝;被支配器官主要包括脑、心和肝
傣医	人体是一个有机的整体,主要由 1 500 多种"哈滚暖"(相当于现代所讲的细胞)组成。具体而言人体由 300 块骨,50 根筋,60 根小筋(最细的有 7 000 根),500 万根头发,900 万根毫毛,20 片指(趾)甲,32 颗牙齿,九大类肌肉,五脏、六腑、七官(双眼、双耳、双鼻孔、口)、九窍(七官加前后二阴),五蕴、四塔,以及 10 大类 80 个支系 1 500 种组织、"暖"(似细胞)等构成
回医	—
苗医	按人体某一部分的功能表现将人体划分为 9 个架组(脑架、脚架、肝架、肾架、性架、肚架、牙架、窟架)
壮医	壮医学认为内脏气血骨肉,是构成人体的主要物质基础。其中位于颅内和胸腔、腹腔内相对独立的实体都称之为脏腑,但其没有明确的脏和腑的区分观念

注:各民族医学关于人体解剖结构的认识详见本节附

表 1-6　中国主要民族传统医学的生理学认识

民族传统医学	生 理 学 认 识
中(汉)医	强调阴平阳秘、五脏平和,藏精气而不泻、六腑传化物而不藏。气、血、津液和精充足,且输布有序、升降有度、润泽有节,能正常发挥作用。其生理根本特点即为平衡理念
藏医	人体内存在着隆(气)、赤巴(火)、培根(土和水)三大因素以及七种物质基础,还包括大便、小便、汗液三种秽物。三大因素支配七种物质基础和三种秽物的运行变化。隆、赤巴、培根三因素在人体内有固定的容量和居处,相互依存,相互制约,需均衡发挥功能
蒙医	以赫依、协日、巴达干等三根的关系来解释人体的生理现象。赫依(气)强调各种生理功能的动力;协日有火热之意;巴达干(水、土)指体内的一种黏液状物质,具有寒性的特征。在人体阴阳、五元、三根、七素之功能相互协调,维持平衡的情况下,生命处于生理状态
维医	四大物质(火、空气、水、土)学说是维医的理论核心和哲学理论基础,气质学说、四体液学说、艾扎学说和力学说等是主要支撑。生理状态下,胆液质、血液质、黏液质和黑胆质四种体液,保持平衡状态,三大类器官正常发挥作用,保持气质平衡。其生理根本特点也为平衡理念
傣医	风、火、水、土是构成自然界物质的四种基本元素,人体生命的构成也离不开这四种基本物质,即四塔。人体内风、火、水、土四塔应相互平衡,同时其还应与自然界的风、火、水、土四种物质达到相互平衡与协调。此外还提出五蕴(色、识、受、想、行),并认为"四塔、五蕴"先天禀受于父母,受后天水谷的补充和滋养,保持着相对动态平衡和协调关系,维持人体的生命活动
回医	侧重于从功能角度、整体角度、变化角度把握人体生命规律。其基本理论为"四元""三子"(七行)学说,其各行气组分之间密切相连,真一、阴阳、七行系统在不断的演化过程中,必须保持其内部的相对稳定,以适应不断变化的外部环境。尤其是"三子",协调其行气之间的关系,使之和谐有序地活动,从而保证正常的机体生理功能。同时四气、四性、四液、三子之间互相生化和制约,并最终达到平衡

民族传统医学	生 理 学 认 识
苗医	物质、能量、结构三大根本要素紧密联系,互相统一,相资相制,在发展变化中寻找平衡状态
壮医	阴阳为本,三气同步,人体与自然和谐平衡;同时脏腑、气血、骨肉,谷道、水道、气道制化协调,龙路、火路相贯通,以此来适应外界的各种变化,最终实现"三气同步"的生理平衡

表 1-7 现代医学与中国主要民族传统医学的病名举例

医 学	病	名	
现代医学	糖尿病	高血压	支气管肺癌
中(汉)医	消渴病(分上、中、下消)	眩晕、头痛(根据症命名)	肺岩
藏医	消耗性尿频症,简称消尿症(由于水土之性的培根与脂肪过盛,未能化为人体所需之精华而被混入尿液)	血隆病(根据病因命名),据三因与七情关系	胸痞
蒙医	消瘦巴达干病、尿频症(由巴达干偏盛、精华与糟粕分离失常)	黑脉病(根据证命名),由于巴达干偏盛、三根失调引发	胸痞
维医	消渴(分热性消渴和寒性消渴)	juxani hun	—
傣医	—	—	—
回医	—	—	—
苗医	热毒病		
壮医	—	—	—

表 1-8 中国主要民族传统医学的病因认识

民族传统医学	病 因 认 识
中(汉)医	古代中(汉)医病因学说主要有"三因学说",即六淫(风、寒、暑、湿、燥、火)为外因,七情(喜、怒、忧、思、悲、恐、惊)为内因,饮食不节、劳逸损伤、外伤、虫兽伤、溺水等属于不内外因。现代中医主要将病因分为两类,即将七情过极、劳倦损伤和饮食失调等能导致气机紊乱、脏腑受损的病因成为内伤病因;将六淫和各种疫疠病邪统称为外感病因;同时将跌扑、虫兽伤、烧伤、冻伤称外伤病因
藏医	分内因、外缘(外因)两方面,内因指隆、赤巴、培根三种基本物质出现偏盛偏衰,形成"三邪",外因指四时不正、疫疠正气、饮食失节、行为起居及环境失宜等
蒙医	赫依、协日、巴达干、血、黄水、虫六种病因,而前三种为基本病因
维医	分为内因、外因和不内外因。四种体液(胆液质、血液质、黏液质、黑胆质)在数量和质量上处于异常状态,是人体产生各种疾病的内因;自然界的四大物质(火、气、水、土)及其他因素,对四种体液影响而产生疾病,属于外因
傣医	认为发病有内因和外因之分,内因与"四塔五蕴"失调相关,外因多为自然界的致病因素
回医	"黑红黄白"四液、"温湿冷热"四际
苗医	毒、亏、伤、积、菌、虫是导致人体生病的六种因素
壮医	毒虚论为壮医的病因论

表 1-9　中国主要民族传统医学的病机认识

民族传统医学	病 机 认 识
中(汉)医	邪正盛衰、阴阳失调、气血失调、津液失常、经络和脏腑功能紊乱等
藏医	三大因素隆(气、风)、赤巴(火)、培根(黏液)与七种物质失衡
蒙医	三根(赫依、协日、巴达干)、七素(食物精华、血、肉、脂、骨、骨髓、精液)功能失衡
维医	气质失调
傣医	四塔、五蕴平衡失调
回医	四元(水火气土)失衡
苗医	毒气侵犯人体发病
壮医	认为百病皆由毒虚所致,毒虚致"天地人"三气不能同步则致病

表 1-10　中国主要民族传统医学的诊断方法认识

民族传统医学	诊 断 方 法 认 识
中(汉)医	望、闻、问、切四诊合参,具有整体观念与辨证论治特点
藏医	除望、闻、问、切外,更注重尿诊,且具辨证论治之特点
蒙医	除常用问、望、切诊,还重视按、闻、嗅之诊察方法,同时重视尿液诊察与疾病寒热之辨别
维医	气质失调及其虚和实为其辨证大纲,除重视四诊外,还将望诊范围内的尿诊、观察大便、痰诊另立诊法
傣医	四塔、五蕴辨(病)证,三盘辨(病)证
回医	望诊是其诊断学的一个重要内容,尤其望四毛、口舌、鼻、指纹、指甲、掌纹方面独具特色
苗医	将一切疾病归纳为冷病、热病两大类,通过望、听、嗅、问、摸、弹等方法,结合天时地域及其他条件进行综合分析,辨清冷热。通过纲、经、症、疾的辨证隶属关系认识每个疾病
壮医	重视目诊,同时运用问诊、闻诊、脉诊、甲诊、指诊、腹诊等。而问诊主诉是症状诊断的主要依据。主张辨病与辨证相结合,以辨病为主

表 1-11　中国主要民族传统医学的治则特点

民族传统医学	治 则 特 点
中(汉)医	整体观念与辨证论治。具体包括未病先防,既病防变,治病求本,扶正与祛邪,调整阴阳,调整脏腑功能,调整气血关系,三因制宜等
藏医	基本同中医学,以辨证论治为基本法则。内服药物采取热者寒之、寒者温之的治疗原则
蒙医	辨证论治为本,具体包括纠正药力过大或者过小,与时令相结合,结合患者体质、年龄及生活习惯进行治疗
维医	调整失调气质,表根慢急,助防祛邪,七因定则和及治防变等
傣医	调平四塔,调平寒热,未病先解,先解后治,急缓分治,或急缓同治,补抑并用,动静结合,通利三盘,内病外治,外病内治,内外合治,上病治下,下病治上,上下合治,因时、因地、因人制宜,左右分治等
回医	辨证论治为根本,具体包括净心洁体,抑浊扬清,理气调性,扶衰平盛,成熟清除以及固金抑木、扶木刑金等治则

民族传统医学	治 则 特 点
苗医	两纲即冷病热治、热病冷治
壮医	调气解毒补虚

表 1-12 中国主要民族传统医学的治法特点

民族传统医学	治 法 特 点
中(汉)医	主要包括汗、吐、下、和、清、温、消、补等,实施治疗的手段多样
藏医	治疗分内服和外治两种。外治有灸疗、放血、拔罐、热酥油止血、青稞酒糟贴敷外伤患处、导尿、熏蒸治疗等
蒙医	营养之法、削弱之法和手技之法
维医	护理疗法、饮食疗法、药物疗法和用手疗法等。用手疗法分为全身性排泄和局部性排泄两类。全身性排泄指放血疗法;局部性排泄包括拔罐法、放水蛭法、催吐法、灌肠法、塞栓法、发汗法、鼻舌流涎法、利尿法、吸闻法、热敷法等
傣医	内治法主要有哦喝(汗法)、哈(吐法)、鲁(下法)、皇(下法)、耶(消法)、替(清法)、添(补法)、罕(止涩法)、泵(通法)和解(解法)等。而外治法主要包括烘雅(熏蒸疗法)、暖雅(睡药疗法)、达雅或咱雅(擦药疗法)、阿雅(洗药疗法)、难雅(坐药疗法)、沙雅(刺药疗法)、果雅(包药疗法)、过(拔罐疗法)、闭(推拿按摩疗法)和芬雅(磨药疗法)等
回医	偏方、验方、食谱、气功保健、内病外治、刺治、放血疗法、火针、挑法、拔火罐、吹鼻、捏法、熏法、点眼、滴鼻法、涂抹法、膏药丸散等
苗医	分内治法和外治法,其(内病)外治法尤为丰富,并体现了浓郁的民族特色和治疗特点。具体包括赶毒法、败毒法、攻毒法、止痛法、冷疗法、热疗法、提火法、退火法、止泻法、健胃法、帮交环法、补体法、表毒法、退气法、止塞法、解危法等
壮医	刺血、放血、补血是壮医治疗多种疾病的常用方法。有许多简便廉验的治疗技术和预防方法,如壮医药线点灸疗法、壮医药物竹筒拔罐疗法、壮医针挑疗法等

表 1-13 中国主要民族传统医学的用药特点

民族传统医学	用 药 特 点
中(汉)医	以君臣佐使原则组方,对药物间的配伍极为重视。根据辨证论治、药物归经、性、味等特点组方用药,对剂量、剂型、服法亦有讲究
藏医	根据药物的六味、八性、十七效辨证组方。讲究调伏增效、适当配制。药材的根对治骨骼病,枝对治脉络病,茎对治肌肉病,叶对治六腑病,叶液对治骨髓病,芽对治骨血精液病,花对治眼病,果实对治内脏病,尖对治头部病,外皮对治皮肤病,韧皮治筋病,树脂对治四肢病
蒙医	蒙医方剂是以蒙医基本理论为指导,依据辨证治则,选择合适的药物,按照组成配伍原则,妥善配伍,按一定剂型、用量和用法组合而成
维医	维药分为植物药、动物药、矿物药三大类,其气质(属性)分为热、寒、干、湿四种,每种又分为四级,即弱、较弱、较强、强。每一属性的第四级是毒药。依据此理论调理药性,治疗疾病
傣医	组方分为单方、小方、大方(一般单味药治病的称单方,两味药或五味药以下的方称小方,七八味或几十味乃至百味药组成的方称大方)
回医	回药、阿拉伯药物及传统中药并用。组方时无明显君、臣、佐、使之配伍

民族传统医学	用　药　特　点
苗医	苗医组方有两个特点,配单不配双和三位一体。配单不配双,是只用成单的药物种数配方;三位一体,则是领头药、铺底药、监护药三类药物共组成方
壮医	药有动物、植物和矿物药。以功用区分有毒药和解毒药、治瘴气药、治跌打损伤药、清热药、补益药、治痧症药、祛风湿药、杀虫药等。总而言之,可分为解毒和补虚两大类

附：中国主要民族传统医学关于人体解剖结构的基本认识

(一) 中(汉)医学

1. **心**　心是分布在脊柱之前,胸骨之后的一个重要的脏器。心尖搏动在左乳之下。心脏呈尖圆形,色红,中有孔窍,外有心包络围护,心居其中。

2. **肺**　肺位于胸腔,左右各一,在膈膜之上,上连气道,喉为门户,覆盖着其他脏腑,是五脏六腑中位置最高者,故称"华盖",为五脏之长。

3. **脾**　位于腹腔上部,膈膜下面,在左季胁的深部,附于胃的背侧左上方,"脾与胃以膜相连"。脾是一个形如刀镰、扁平椭圆弯曲状器官,其色紫赤。

4. **肝**　肝位于腹部,横膈之下,右胁下而稍偏左。"肝居膈下上着脊之九椎下"。

5. **肾**　肾有二,精之居也,生于脊齐十四椎下,两旁各一寸五分(一寸≈3.33 cm),形如豇豆,相并而曲附于脊外,有黄脂包裹,里白外黑。

6. **六腑**　胆、胃、小肠、大肠、膀胱、三焦等的合称。其中胆是中空的囊状器官,胆内贮藏胆汁;胃的外形为曲屈状,有大弯、小弯;小肠附后脊,左环回周叠积,其注于回肠(即大肠)者,外附于脐上,回运环十六曲;而膀胱位于下腹部,居肾之下,大肠之前。在脏腑中,居于最下处。

7. **奇恒之腑**　脑、髓、骨、脉、胆、女子胞六者合称奇恒之腑。

8. **形体**　其广义者,泛指具有一定形态结构的组织,包括头、躯干和脏腑在内;其狭义者,指皮、肉、筋、骨、脉五种组织结构,又称五体。

9. **官窍**　官包括耳、目、口、鼻、舌,又称五官,它们分别为五脏的外候。七窍包括眼二、耳二、鼻孔二、口。九窍又称九宫,指七窍与前、后二阴。

10. **其他**　提出经络是构成人体的关键性部分。包括十二经脉、奇经八脉等。

(二) 藏医学

1. **骨骼**　"骨骼用量类系二十三,其中脊椎骨节二十八,肋骨数量共计二十四,牙齿数量共计三十二,全身骨骼三百六十块,四肢骨节共计十二种,细小骨节二百一十块。"而且指出骨骼的生理功能主要在于支撑和构成机体的框架,保护机体内脏和行使运动功能。

2. **脏腑**　五脏者肝、心、脾、肺、肾,六腑者大肠、小肠、胃、胆、膀胱和三姆休(指男性的精囊、女性的卵巢),并对其形态功能作了形象类比,如"胸膈上下走廊有上下,胰脏犹如房内拉幔帐。心脏如同国君正危坐,肺五母叶就是五大臣,肺五子叶好像五太子,肝脾犹如大小两嫔妃,肾如外相力士顶大梁,胃可消食屋内有锅灶,大小二肠嫔妃有使女,苦胆就是炉旁挂皮袋,膀胱犹如缸内满了水,下部两门如同出水洞"。

3. **脉**　有黑、白两脉。联结脉分黑白两大类:"身体命脉犹如一树干,又如杆生树枝往上分,增长血肉大脉二十四,脏腑内联八大隐脉藏,四肢外联十六脉路现,分出放血脉点七十七。要害脉有一百一十二,混脉共计一百八十九,内外中层一百二十种,细脉分成三百六十条,由此再分毫脉七百整,再分微脉如网遍全身。""生命根本之变两类脉,命脉所生黑脉向上散,脑系所生白脉向下延。"认为"白脉"主感觉和运动,"黑脉"是跳动的,并且有很多部位是放血疗法的穴位。

4. 绘制人体解剖图 藏医不仅有叙述记载,而且绘制了人体结构的彩色挂图。现在的藏医解剖图是以"医学唐卡"的形式保留下来的。

5. 胚胎描述 男女同房时,男子精液进入子宫同女子经血混合即可受孕,胎儿发育过程中要经历鱼期(相当于水生动物)、龟期(相当于爬行动物)和猪期(相当于哺乳动物)等,并记载胎儿形成到成熟分娩需要 38 周时间。

6. 肌肉 男性全身肌肉约合 500 拳(握拳),女性约合 520 拳,原因是女性的胸部及臀部的肉多出 10 拳的量。

(三)蒙医学

1. 心 五脏之首为心,位于胸中巴达干之总位,外有心包络保护。其为五元之空元素精华所藏之处,是全身所有脉管孔道之中心。

2. 肺 位于胸中巴达干之总位,五元中之气元素精华所藏之处,运行于鼻、喉、气管等呼吸道之司命赫依。

3. 脾 位于左侧上腹,协日之总位,五元中之土元素精华所藏之处。

4. 肝 位于右侧上腹,横膈之下,协日之总位,五元中之火元素精华所藏之处,也是变色协日之所舍。

5. 肾 位于腰部赫依之总位,五元中之水元素精华所藏之处,也是病变巴达干窜行之道。

6. 六腑 胃位于膈下上腹部,上接食管,下通小肠,协日之总位;小肠位于腹中协日之总位;大肠位于腹中赫依之总位,上端与小肠相通,下端为肛门;胆附于肝,协日之总位;膀胱位于下腹部,赫依之总位;蒙医学中没有三焦的认识,取而代之的是精府,其位于下腹,赫依之总位,储藏饮食五元之精华,包括红、白精。

7. 形体 骨骼为七素之一,是全身坚硬的支架。骨由本身的白脉和黑脉来滋养。肌肉也为七素之一,根据形态结构、分布及功能的特点,分为不同的肌肉组织。分布在体内的脉道和管道成为内孔窍。

8. 官窍 孔窍分为内外两种,向体表开口的为外窍。包括眼裂、耳孔、鼻孔、口裂、尿道口、肛门、乳眼及阴道等较大的孔窍以及遍布全身的汗孔等。五官则包括眼、耳、鼻、舌和触感器。

9. 其他 提出了腺,腺在蒙医学中主要指淋巴腺、胰、泪腺、唾液腺和扁桃体等。其为体内黏液性成分聚集之所,七素中属于脂肪。其还描述了腺体分布的位置,包括颈部、腋部、肘部、胸部、腹股沟及脏腑等处。

(四)维医学

1. 心 支配器官,保存人体的精神力。同时也是主要被支配器官。其位于两肺叶之间,并且有血液不断通过心脏流动。

2. 肺 主要被支配器官之一。其在支配器官的作用下,对其他器官有重要影响,并通过其他被支配器官进行自身功能活动。

3. 脾 主要被支配器官之一。其在支配器官的作用下,对其他器官有重要影响,并通过其他被支配器官进行自身功能活动。

4. **肝** 支配器官,主要保存人体的自然力。同时也是主要被支配器官。

5. **肾** 主要被支配器官之一。其在支配器官的作用下,对其他器官有重要影响,并通过其他被支配器官进行自身功能活动。

6. **胆、胃、小肠、大肠等** 为主要被支配器官。其在支配器官的作用下,对其他器官有重要影响,并通过其他被支配器官进行自身功能活动。并未提出三焦概念。

7. **脑** 为支配器官,保存人体的生命力。其分为前脑、中脑、后脑,即主脑、间脑、长脑和后脑。而皮质区处于支配地位。

8. **肌肉、筋、骨、脉等形体结构** 次要被支配器官。它们能将人体各结构相互联结,以保持人体形态为有机的整体,并在体力运动中起间接的服务性作用。对其解剖学结构的认识基本同现代解剖学。

9. **耳、目、口、鼻等官窍** 决定体内感觉力形成的器官。对其解剖学结构的认识基本同现代解剖学。

10. **其他** 特别提出了神经是构成人体的重要结构。且对于多种人体结构特别是脑有了更深入的认识。

(五) 壮医学

颅内容物壮语称为"坞",含有统筹、思考和主宰精神活动的意思;心脏为"咪心头",有脏腑之首的意思;称肺为"咪钵",肝为"咪叠"等。骨(夺)以及肉(诺)构成人体的框架和形态,并保护人体内的脏器在一般情况下不受外部因素的伤害。骨肉还是人体的运动器官。而且人体内的谷道、水道、气道,以及龙路、火路,都往返运行于骨肉之中。

中国各民族传统医学皆根植于优秀中华传统文化而产生,具有明显的中国哲学思维特点,如朴素的辩证唯物主义思想、对立统一观念等,这首先从文化层面促成了中国主要民族传统医学的相似性。中国周边被沙漠、海洋、高山所环绕,自然而然地形成了一个相对封闭的自然地理单元,在这个文明区域中,中(汉)医学不仅起步最早,并且水平也是最高的,其他民族除了对汉文化的认同外,不同传统医学体系之间对技术层面内容的借鉴和吸收也更加趋之若鹜,且往往具有自发性,中(汉)医在技术层面也引领着中国其他民族的传统医学,这也是中国主要民族传统医学在文化和技术层面相似性大于差异性的主要原因之一。当然,还有一个不容忽视的因素是中(汉)医学在发展过程中始终争取集中中国各民族各地区的医疗经验于一体,这种努力往往也促进了彼此之间的融合,使得相似性更加明显。而且这种相似性不仅体现在对疾病的病因、病机、诊断、治则治法和具体用药等方面,也体现在这背后的哲学思辨和方法学基础等方面,即医学思维过程中。当然由于中国地大物博、地形复杂,民族众多,加之古时交通不便,信息交流并不密切,故而传统医学的表现形式仍具有一定的地域属性与民族属性,在不同的民族传统医学之间理论和实践手段也各有侧重,这种差异性主要体现在具体的医学概念表述的形式和临床涵义上。

中(汉)医在漫长的发展时空内在传统医学领域取得了辉煌的成就,并且产生了巨大的影响力,除了引领中国各民族传统医学以外,甚至日本的汉方医学,韩国的韩医学,朝鲜的高丽医学,还有越南的东医学等也都是以中(汉)医学为基础而发展起来的,所以在中国疆域版图内中(汉)医更是各民族医学争相效仿和主动学习的对象。同时由于起源于中国的造纸术和活字印刷术的助推作用,使得中国成为世界上出版图书最早的国家,这些无疑为中(汉)医学知识的记载保留、系统传承和传播提供了必要的载体。中(汉)医植根优秀中华文明,医技、医理、医道相得益彰,一经传入当时缺医少药甚至部分尚处于巫医不分阶段的中国边疆地区,便对当地的原初医疗实践和用药经验产生激荡发蒙作用,被用于另一种与当地文化、风俗习惯和语言表述特点相适应的方式予以记录表达,进而促使当地传统医学的产生与发展,并最终参与构成当地传统医学产生的源头。在此过程中,中(汉)医本身也得到了充实和发展,成为中国传统医学的集大成者。

中国主要民族传统医学的产生,脱胎于各地的原初用药习惯和医疗实践,经过中(汉)医的激荡发蒙而产生。即不论中国传统医学所涵盖之民族传统医学曾经所用的语言、表述方式,以及分析、诊断、防病治病的方法等方面是否存在差异,但其形成之初和过程中植根优秀中华传统文化,其所针对的主体始终是患病或者易于患病的人;其所用的诊断方法和中(汉)医类似,皆以望、闻、问、切等宏观诊断方法为主,皆由他体感来认识患者气机变化的程度和轻重,医家必须通过自己的觉知去感知病家。其诊断所形成的结论皆类似中(汉)医"证候"对于患者症状与体征之综合表述;其借由治病的药物和中(汉)医绝大部分相同或相似,皆出于自然[比如植物药、动物药、矿物药等,而且多数收录于历代中(汉)医本草学著作],皆成于炮制,其剂型也多为丸、散、膏、丹等。其导引、推拿、针灸、放血疗法、祝由术等也皆异曲同工。且随着现代生命科学的发展,其疗效评价的指标体系亦逐渐趋于一致,即渐渐分成中国传统医学的疗效指标评价体系和现代医学的疗效评价体系两种。不同民族传统医学有关病因和现象的解释、解决问题的手段虽有不同,但相似、相通之处远远多于不同。因此,中国各主要民族传统医学具有相互融合与一体化的基础。

第二节
同一种植物药在不同传统医学理论体系中所呈现的共性与个性

在鸦片战争之前,中(汉)医药学始终是中国社会的主流医学,它与其他民族医药学相比既有共性又有个性,共性大于个性。共性主要表现在原初的医疗经验和基础医学知识、用药习惯和所依据的核心理论等环节,而个性则主要表现在一些地域文化和特色的理论等方面。其他各民族传统医药学在各自的文化背景中感受着中(汉)医药学的影响,既独立创造,又兼收并蓄,从而在一定程度上逐步先后自成体系,并各具特色。我国有 55 个少数民族,他们在从远古走向现代的过程中,有过无数的医药创造,流传至今的只是其中一部分。由于各民族的文化及医药学发展不平衡,感受、继承和传播的能力也存在很大差异,所以时至今日,只有藏、蒙、维、傣等传统医药学,建立了各自相应的医、教、研体系。

中(汉)药的认识和使用是以中(汉)医理论为基础,具有独特的理论体系,其药性理论是中(汉)药理论的核心,主要包括四气、五味、归经、升降沉浮、毒性等。跟中(汉)药一样,藏、蒙、维吾尔、傣等民族亦有它们自己的医药理论体系,但万变不离其宗,这些民族传统医药理论体系和中(汉)医药理论体系相比,相似性大于差异性,即其对药物的具体认识虽有差异,但其认识和分类原则却是一致的。藏药按其性质分为"热性"和"寒性"两大类,具有六味、八性、十七种功效,可治疗二十种属性的疾病。蒙药的基本药味有甘、酸、咸、苦、辛、涩,根据药性独立地降或升,并遵循药味形成理论,总结出药物的八种效能,分别为重、腻、寒、钝、轻、糙、热、锐,称为性味八能。维药有"四大物质学说""气质学说"等,其药物学说包括草药、动物药、矿物药及其药物性级,将药性分为干、热、湿、寒,及干热、湿热、湿寒、干寒,并将药物性味分四级。傣药有"四塔学说""五蕴学说"。苗医的内治法强调热病冷药治,冷病热药治,虚病用补药的原则,药味香、辣、甘、麻的归热药,酸、辛、涩的归冷药,用药多以经验为主。

　　从各民族传统药用植物资源来看,相同基源的植物药在不同民族传统医药理论体系中存在着认识上的异同。另外,有些民族传统医学地区长期使用的药用植物,它们大多以地方名相称。现挑选几味常见的药用植物为例(表1-14～表1-23),以比较藏、蒙、维吾尔、傣、苗五个民族的药用植物与中(汉)药之间在认识上的异同。

表 1-14　麻黄(拉丁名:EPHEDRAE HERBA)

项目	中(汉)药	维 药	藏 药	蒙 药	傣 药
药名	麻黄	查康达	策敦木、才敦木	哲格日根	托叶努滕(铜钱麻黄)
别名	龙沙、狗骨、卑相、卑盐	胡木、艾米苏合、索米开力巴	—	策都木	—
基原	为麻黄科植物草麻黄、中麻黄或木贼麻黄的草质茎	为麻黄科植物木贼麻黄的干燥草质茎	为麻黄科植物木贼麻黄及同属多种植物的地上部分	为麻黄科植物草麻黄、木贼麻黄或中麻黄的草质茎	为豆科植物宿苞豆的全草
性味	性温;味辛、微苦	二级干、一级寒;味微苦涩	性寒;味苦、涩	性寒;味苦、涩。效钝、燥、轻、糙、淡	味苦,性凉
归经	归肺、膀胱经	—	—	—	入土塔
功效	发汗散寒,宣肺平喘,利水消肿	生干生寒,清热平喘,止咳,燥湿止汗,补脏升气,止泻,愈创	清骚热、肝热、新旧热,止血	清肝,止血,破痞,消肿,愈伤,发汗解表	清火解毒,祛风止痛
主治	风寒感冒,胸闷喘咳,风水水肿,支气管哮喘。蜜麻黄多用于表证已解,气喘咳嗽	湿热性或血液质性疾病,如热性哮喘、咳嗽,感冒,肺炎,湿性自汗、盗汗,腹泻不止,脏虚疝气,各种疮疡等	骚热病,肝热病,脾热病,陈旧热病,痹证,衄血,外伤出血	肝脾热,震热,讧热,外伤出血,吐血,便血,咯血,子宫出血,痞证,内伤,新、陈热	"兵哇皇,唉乎火接"(风热感冒,咳嗽咽痛)
用法用量	内服:2～10 g,宜后下。解表生用,平喘炙用;捣绒缓和发汗,小儿、年老体弱者宜用麻黄绒或炙用	内服5～10 g,外用:适量。可入糖浆剂、汤剂、散剂、敷剂等	配方或单用煎膏,常用量6～9 g	内服:煮散剂,3～5 g;或入丸、散	内服:煎汤,15～20 g

表 1-15　甘草(拉丁名:GLYCYRRHIZAE RADIX ET RHIZOMA)

项目	中(汉)药	维 药	藏 药	蒙 药	傣 药
药名	甘草	曲曲克布亚	相额尔	希和日-乌布斯	沙美
别名	甜草根、红甘草、粉甘草、美草、蜜甘、蜜草、国老、粉草、甜草、甜根子、棒草	速西、艾斯鲁思、苏斯、比合苏斯	—	兴阿日、苏达勒杜-归格其、毛敦乃-希莫、希和日-宝雅(巴音淖尔盟)	—

项目	中(汉)药	维 药	藏 药	蒙 药	傣 药
基原	为豆科植物甘草、胀果甘草,或光果甘草的根及根茎	为豆科植物甘草、光果甘草、胀果甘草的根及根茎	为豆科植物甘草的干燥根及根茎	为豆科植物甘草、胀果甘草、光果甘草的根及根状茎	为豆科植物甘草的干燥根及根茎
性味	性平;味甘	药性为平。若有偏向可偏于热性和湿性	性平;味甘	性平;味甘效稀、软、柔	味甜,性平
归经	归心、肺、脾、胃经	—	—	—	入水、风、土、火塔
功效	补脾益气,清热解毒,祛痰止咳,缓急止痛,调和诸药	生湿生热,调节脓性体液,滋补胸肺,润肺化痰,定喘止咳,散风退热,调和药性	清肺热	止咳润肺,滋补,止吐,止渴,清热解毒	和中,缓急,润肺,解毒,调和诸药,补脾益气
主治	脾胃虚弱,倦怠乏力,心悸气短,咳嗽痰多,脘腹、四肢挛急疼痛,痈肿疮毒,缓解药物毒性、烈性	干寒性或黑胆质性疾病,如咳嗽胸痛,气短哮喘,顽痰不化,喉干失音,感冒发热等	肺病,脉病	肺痨,肺热咳嗽,吐血,口渴,各种中毒,白脉病,咽喉肿痛,胃肠宝日病,血液病	头重晕眩,恶心呕吐,咽喉肿痛,久咳不愈,胃、十二指肠溃疡,药物及食物中毒
用法用量	内服:煎汤,2~10 g(大剂量30~60 g)。外用:适量,煎水洗渍;或研末敷	内服:3~6 g。外用:适量。可入糖浆、汤剂、片剂、小丸剂、舔剂、散剂、敷剂、眼粉、软膏、滴剂等制剂	常配方用,6~9 g	内服:煮散剂,3~5 g;或入丸散	内服:1.5~9 g,研粉服
使用注意	不宜与京大戟、芫花、甘遂、海藻同用	对肾脏和脾脏有害,若对肾病使用时需配西黄芪胶,若对脾脏疾病使用时需配玫瑰花	—	—	

表 1-16 肉桂(拉丁名:CINNAMOMI CORTEX)

项目	中(汉)药	维 药	藏 药	蒙 药	苗 药
药名	肉桂	达尔亲	相察	嘎毕拉音-海力斯,兴萨	香桂枝、桂枝
别名	玉桂、牡桂、菌桂、筒桂、大桂、辣桂	撒里哈、赛力合、达尔斯尼、达日其尼	—	兴萨、杜瓦匝、扎日图-嘎必担	—
基原	为樟科植物肉桂的树皮	为樟科植物肉桂和大叶清化桂的干皮、枝皮	为樟科植物肉桂的干燥树皮	为樟科植物肉桂的干燥树皮	为樟科植物肉桂的嫩枝及茎枝
性味	性大热;味辛、甘	二级干热	性热、燥、轻;味辛、甘、涩、微咸	性热;味甘、辛、涩、微咸。效轻、燥、锐、动	性热,味甘、辛、涩
归经	归肾、脾、心、肝经	—	—	—	—
功效	补火助阳,引火归源,散寒止痛,温经通脉	生干生热,去寒温中,燥湿开胃,除胀止泻,温补肝脏,增强消化,补心除悸,温肾壮阳	补益胃阳	镇赫依,祛寒,止泻,排脓	发汗解肌,温通经脉

项目	中(汉)药	维 药	藏 药	蒙 药	苗 药
主治	阳痿宫冷,腰膝冷痛,肾虚作喘,虚阳上浮,心腹冷痛,眩晕目赤,虚寒吐泻,经闭痛经,寒疝腹痛	胃寒偏盛,湿重纳差,腹胀,腹泻,肝脏虚弱,消化不良,心虚心痒,肾寒阳痿	胃寒证、寒泻、培根病	胃寒食积,寒性腹泻,肝胆病,宫寒带多,腰膝冷痛,肺脓	风寒感冒,经脉疼痛,风寒湿痹,闭经腹痛,膀胱气化无力
用法用量	内服:1～5 g	内服:成人 3～6 g。外用:适量。可入汤剂、消食膏、蜜膏、敷剂、软膏、粉剂等制剂	常配方用,1～4.5 g	内服:煮散剂,1.5～5 g;或入丸、散	内服:1.5～5 g
使用注意	阴虚火旺,里有实热,血热妄行出血及孕妇均禁服。畏赤石脂	对膀胱有害,矫正药为西黄芪胶或欧细辛	—	—	—

表 1-17 没药(拉丁名:MYRRHA)

项目	中(汉)药	维 药	藏 药	蒙 药
药名	没药	木尔买克、没勒麦克	格格勒曼巴、格格勒	毛乐木勒
别名	末药、明没药	木儿、没而、木而、谟、母瓦、木里、木尔、依拉波里	—	—
基原	为橄榄树科植物地丁树、哈地丁树树干部渗出的油胶树脂。分为天然没药和胶质没药	为橄榄科植物没药树及同属他种植物树干皮部渗出的油胶树脂	为橄榄科植物没药树及同属植物的树干皮部渗出的油胶树脂	为橄榄科植物没药树或爱伦堡没药树的树脂
性味	性平;味苦,辛	二级干热,味苦、辛	性凉;味苦	性平;味苦
归经	入肝、脾、心经	—	—	—
功效	散瘀定痛,消肿生肌	生干生热,祛湿寒,止疼痛,祛寒止咳,燥湿化痰,防腐生肌,通经利尿	清疫疠	活血,止痛,消肿,生肌
主治	胸痹心痛,胃脘疼痛,痛经经闭,产后瘀阻,癥瘕腹痛,风湿痹痛,跌打损伤,痈肿疮疡	瘀血作痛,肠痈腹痛,跌打损伤,闭经,痛疽肿漏,皮肤诸病;湿性或黏液质性疾病,如湿寒性关节疼痛,坐骨神经痛,口腔疼痛,咽喉疼痛,寒性咳嗽,湿性痰多,支气管扩张,湿疹脓疮,月经不调,小便不利等	隆毒,疫疬,疔疮,邪魔病,炭疽,瘟疫疼痛病症,新旧肝脏疾病,星曜魔症,类中风,树脂烟熏治心痛病,邪魔病	跌打损伤,疥疮,协日乌素病,金伤
用法用量	内服:3～5 g,炮制去油,多入丸散。外用:研末调敷	内服:2～3 g。外用:适量。可入小丸、解毒丹、散剂、舔剂、片剂、牙粉、滴剂、漱口剂等制剂	常配方用,内服:0.6～1.5 g	内服:煮散剂,3～5 g;或入丸散。外用:适量,研末调敷
使用注意	孕妇及胃弱者慎服。痈疽已溃不宜用	对热性气质者有害,矫正药为蜂蜜和湿寒性食物	—	—

表 1-18 马钱子 (拉丁名: STRYCHNI SEMEN)　　　　　17

项目	中(汉)药	维 药	藏 药	蒙 药	傣 药
药名	马钱子	库其拉	敦母达合、果齐拉	都木达克、马钱子、公齐勒	骂过伯
别名	番木鳖、苦实把豆儿、火失刻把都、苦实、马前、牛眼、大方八等	阿扎拉克、开初拉	—	都木达克、普日勒布、札普日勒布	—
基原	为马钱科植物马钱的干燥成熟种子	为马钱科植物马钱、长籽马钱的种子	为马钱科植物马钱的干燥成熟种子	为马钱科植物马钱、长籽马钱的成熟种子	为马钱科植物马钱、云南马钱的成熟种子
性味	性温;味苦。有大毒	三级干热	性凉、糙;味苦	性凉;味苦。效轻、钝。有大毒	性凉,味苦,有大毒,傣医一般不使用
归经	归肝、脾二经	—	—	—	入火、风、土塔
功效	通络止痛,消肿散结	除寒燥湿,强筋健肌,散气止痛,固精壮阳,收敛固涩	止痛,解毒	平喘,清热,解毒,消肿,止痛	解毒,止痛
主治	咽喉痹痛,痈疽肿毒,风痹疼痛,骨折,面神经麻痹,重症肌无力,风湿顽痹或拘挛麻木,外伤瘀肿疼痛等	湿寒性或黏液质性疾病,如瘫痪、面瘫、半身不遂、肌肉松弛、四肢麻木、腰膝酸软、关节炎、遗精、阳痿、子宫下垂、遗尿及皮肤瘙痒、痤疮、某些痈肿等皮肤疾病	血隆上亢,血隆病,血热病,胃肠绞痛,咽喉痹痛,风湿关节痛,虫牙,痞块,痈疽,肿毒,毒热病,急腹症,血隆上壅病	胸背刺痛,赫依引起身体发硬,气血相搏,胸闷气喘,胸胁刺痛,狂犬病,咽喉肿痛,炭疽	肿毒,疥癞
用法用量	内服:炮制后入丸、散,每日0.3~0.6 g(大剂量0.9 g)。外用适量,研末撒,或浸水、醋磨、煎油涂敷,或熬膏摊贴	内服:0.2~0.6 g。外用:适量。炮制去毒后可入蜜膏、丸剂、散剂、油剂、敷剂等制剂	常配方用,0.3~0.6 g	内服:研末,入丸、散	内服:研末,入丸、散
使用注意	不宜生用、多服久服;体质虚弱及孕妇禁服。过量中毒可引起肢体颤动、惊厥、呼吸困难,甚至昏迷	本品有剧毒不宜生用。炮制去毒,内服1~2个月后需停药一段时间再用。孕妇禁用。因本品有剧毒,炮制加工后才能使用,若超量服用可引起全身抽筋僵硬,甚则出现生命危险。若出现上述现象并且恶心时,立即饮鲜牛乳、芳香药物配砂糖服之,争取在毒性扩散前催吐,或尽快洗胃	—	—	—

表 1-19　诃子（拉丁名：CHEBULAE FRUCTUS）

项目	中(汉)药	藏药	蒙药	傣药
药名	诃子	阿如拉	阿如拉	码蜡(德傣)；戈麻酤、麻贺莱、摆马纳
别名	诃黎勒、诃黎、诃梨、随风子	—	额莫音-芒来、浩日音-达日拉嘎	—
基原	为使君子科植物诃子或绒毛诃子的干燥成熟果实	为使君子科植物诃子及其变种绒毛诃子的果实	为使君子科植物诃子、绒毛诃子、恒河诃子的果实	为使君子科植物诃子的果实
性味	性平；味苦、酸、涩	性温；味苦、酸、涩	味甘、涩、酸、辛、苦；性平；效糙	性平，味苦、酸、涩
归经	归肺、大肠经	—	—	入火、水、土塔
功效	敛肺止咳，涩肠止泻，降火利咽	协调隆、赤巴、培根病	祛三弊所引起的诸疾，调理体素，解毒，强壮补命脉，助消化，健胃等	敛肺，涩肠，降气
主治	久泻久痢，便血脱肛，肺虚喘咳，久咳不止，咽痛音哑	血病、隆病、赤巴病和培根病及四者合并症	赫依、协日、巴达干合并症和聚合性诸症	慢性肠炎，慢性气管炎，喉头炎，溃疡病，痔疮出血，心烦，腹胀，消化不良
用法用量	内服：3～10 g	配方用，每次 3～6 g	内服：煮散剂，3～5 g；或入丸、散	内服：6～9 g

表 1-20　人参（拉丁名：GINSENG RADIX ET RHIZOMA）

项目	中(汉)药	维药	蒙药	傣药
药名	人参	阿代木格亚	奥尔浩代	补罗能(德傣)
别名	山参、园参、人衔、鬼盖、棒槌、神草、黄参、血参、地精、百尺杵、海腴、金井玉阑、孩儿参	君萨	乌布宋-嘎日布其格图布、混-额木、干查日-查达格其-查干	—
基原	为五加科植物人参的根	为五加科植物人参的根	为五加科植物人参的根	为五加科植物人参的根及根茎
性味	性平；味甘、微苦、微温	性平；味甜、微苦	性温；味甘、微苦	性平，味甘、微苦
归经	归脾、肺、心、肾经	—	—	入水、土塔
功效	大补元气，复脉固脱，补脾益肺，生津养血，安神益智	益守精神力、生命力和自然力，产生良性体液，补脑增知，补心提神，滋补神经，滋补肺脏，增强食欲，增强性欲，固表止汗，补肠止泻	滋养生津，补益正精，安神宁心	补气，固气生津，安神，益智
主治	体虚欲脱，肢冷脉微，脾虚食少，肺虚咳喘，津伤口渴，内热消渴，气血亏虚，久病虚羸，惊悸失眠，阳痿宫冷	身体虚弱，血虚面苍，脑虚健忘，心虚神乏，神经虚弱，肺虚气短，胃纳不佳，体虚出汗，大便溏薄等	心悸怔忡，久病体虚，心衰，气短喘促，赫依性疾病，正精耗伤，口渴多汗，气短喘促，昏厥，面色苍白，大汗肢冷，呼吸微弱，脾胃久虚，精华内耗，呕吐泄泻等	心悸健忘，口渴多汗

项目	中(汉)药	维 药	蒙 药	傣 药
用法用量	内服:煎汤,3~9 g,大剂量10~30 g,宜另煎兑入;或研末,1~2 g;或敷膏;或泡酒;或入丸、散	内服3~9 g。本品可入汤剂、蜜膏、心舒膏等制剂	内服:煮散剂,3~5 g;或入丸、散	内服:1.5~3 g
使用注意	实证、热证而正气不虚者忌服。反藜芦,畏五灵脂、恶皂荚,应忌同用	本品不能与铁筷子同用	—	不能与藜芦、五灵脂同用

表 1-21 黄芪(拉丁名:ASTRAGALI RADIX)

项目	中(汉)药	藏 药	蒙 药
药名	黄芪	塞玛赛保	混其日
别名	绵芪、黄耆、箭芪、内蒙古黄芪、王孙、独根、大抽、二人抬、元芪、白皮芪、黑皮芪、膜荚黄芪、东北黄芪、炮台芪等	—	协日-萨日得马、布如拉那格-扎他召尔
基原	为豆科草本植物蒙古黄芪、黄芪的根	为豆科植物膜荚黄芪、单蕊黄芪的全草	为豆科植物黄芪、膜荚黄芪或蒙古黄芪的根
性味	微温;味甘	微温;味甘	性凉;味甘
归经	归肺、脾经		
功效	补气升阳,固表止汗,利水消肿,生津养血,行滞通痹,托毒排脓,敛疮生肌	清热,止血,续脉,愈疮	清热,愈伤,止血,生肌
主治	气虚乏力,食少便溏,中气下陷,久泻脱肛,便血崩漏,表虚自汗,痈疽难溃,久溃不敛,血虚萎黄,内热消渴,气虚水肿,半身不遂,痹痛麻木,炙黄芪益气补中,生用固表托疮	根,治久病衰弱,慢性肾炎水肿,消化不良,贫血,自汗,盗汗,糖尿病,痈肿疮疖,痢疾,月经不调及带下,创伤,狂犬病,小便不通;根或全草,治溃疡病,胃痉挛,水肿;根或全草,熬膏外用治创伤	金疮刀伤,脏腑内伤,子宫脱垂,跌打损伤,疮疡,脉热症
用法用量	内服:9~30 g	内服:配方用,每次 9~15 g。外用:适量,鲜草捣烂榨汁涂抹患处,用于热毒疮疡	内服:煮散剂,3~5 g;或入丸、散
使用注意	表实邪盛,气滞湿阻,食积停滞,痈疽初起或溃后热毒尚盛等实证,以及阴虚阳亢者,均须禁服	—	—

表 1-22 枸杞子(拉丁名:LYCII FRUCTUS)

项目	中(汉)药	维 药	蒙 药	苗 药
药名	枸杞子	阿勒卡特	朝您-哈日莫各	锐叉谋、野枸杞
别名	枸杞、苟起子、枸杞红实、甜菜子、西枸杞、狗奶子、红青椒、枸杞果、地骨子、枸杞豆、血杞子等	—	旁巴来、旁荚布柔、西润-温吉勒嘎、赫日亚齐	

项目	中(汉)药	维 药	蒙 药	苗 药
基原	为茄科植物宁夏枸杞的干燥成熟果实	为茄科植物枸杞或宁夏枸杞的成熟果实	为茄科植物宁夏枸杞的成熟果实	为茄科植物枸杞的成熟果实
性味	性平;味甘	性平;味微甜	性平;味甘。效轻、钝、软	性平;味甘
归经	归肝、肾经	—		
功效	滋补肝肾,益精明目	增强性欲,固精填精,补肝增视,补脑养神,消脂净血,消除尿糖	散恶血,清热	清热,止血,补虚
主治	虚劳精亏,腰膝酸痛,眩晕耳鸣,内热消渴,血虚萎黄,目昏不明,阳痿遗精	性欲减退,遗精少精,肝虚视弱,神经虚弱,血脂升高,尿中带糖等	血郁宫中,血痞,闭经,心热,乳腺肿,陈热等	根皮、叶,治阴虚发热,盗汗,心烦,口渴,肺热咳喘,咯血,吐血,衄血,消渴;果、根皮、叶,治虚热咳喘,跌打损伤,气血不通,指头发炎红肿,补虚,劳咳;全株,治虚劳精亏,肝肾不足
用法用量	内服:煎汤,6~12 g;或入丸、散、膏、酒剂	内服:6~12 g。可入汤剂、糖浆剂、果酱剂、酒剂等制剂	内服:煮散剂,3~5 g;或入丸、散	内服:煮散剂,3~5 g;或入丸、散
使用注意	—	本品对肠道吸收功能较差,大便溏薄者有害,矫正药为小茴香	—	—

表 1-23 拳参(拉丁名:BISTORTAE RHIZOMA)

项目	中(汉)药	维 药	藏 药	蒙 药	苗 药
药名	拳参	安吉巴尔	—	莫合日	杠扭达、蛙肝溜、枳稿倒
别名	紫参、山虾、草河车、倒根草	安格巴尔	—	嘎都尔、利嘎都尔	回头草、草血竭、渊鸡头等
基原	为蓼科植物拳参的根茎	为蓼科植物拳参或耳叶蓼的根茎	—	为蓼科植物拳参的根茎	为蓼科植物草血竭的根茎
性味	性微寒;味苦、涩	三级干寒	性温、平;味辛、甘;效钝、燥、柔	性凉;味苦、涩;效钝、柔、燥	性冷;味苦、涩
归经	归肺、肝、大肠经	—	—	—	—
功效	清热解毒,消肿,止血	止血,止泻	温病时疫,清胃热,脉病,燥协日乌素	清肺热,解毒,燥"黄水",止泻,消肿等功效	止血,止痛,止泻
主治	赤痢,热泻,肺热咳嗽,痈肿,瘰疬,口舌生疮,吐血,衄血,痔疮出血,毒蛇咬伤	内脏出血,痔疮出血,尿血,鼻衄,咳血,月经过多,肝源性腹泻,痢疾等	感冒,肺热,瘟疫,脉热,肠刺痛,关节肿痛	主治感冒,肺热,瘟疫,脉热,肠刺痛,关节肿痛	外伤出血,胃痛,跌打损伤,痢疾

项目	中(汉)药	维 药	藏 药	蒙 药	苗 药
用法用量	内服：煎汤,3~9 g;或研末作丸、散。外用：捣敷、煎水含漱或洗涤	内服：6~10 g。外用：适量。可入糖浆、片剂、煎剂、小丸、散粉、蜜膏、舔剂;软膏、洗剂、伤粉等制剂	内服：煮散剂,3~5 g;或入丸、散	内服：煮散剂,3~5 g;或入丸、散	内服：煎汤,10~15 g;或研末 15~30 g;或浸酒。外用：适量,研末调敷
使用注意	无实火热毒者不宜,阴证外疡忌服	对寒性气质者有害,若用需配干姜或蜂蜜	—	—	—

第三节
中国传统医学的个性与共性分析

中国民族传统医学理论精深、诊治技法灵活、组方用药考究,各有特色,为保障中华民族的繁衍昌盛做出了重要的贡献。以中(汉)医为代表的中国传统医学自形成之日起,主要发展的是临床经验医学而不是实验医学、基础医学,但它达到了人类经验医学的最高境界。这些宝贵的经验有些已经被证明和现代医学的认识一致;而有些经验则很有可能蕴含着现代医学某些未来发展的方向;当然,产生于几千年前的经验医学毕竟有其历史局限性,在这种医学体系中,除了宝贵的经验以外,也存在许多带有当时时代和科技、文化烙印的认识。其实世界其他文明古国传统医学最初的情况也基本如此,比如在1870年人类较彻底地认识了微生物和疾病的关系之前,所有的感染和化脓现象均被传统医学笼统地描述为"毒素""瘴气""戾气"等;而人类相应的免疫等抗病机制则被笼统地称为"正气"等。西方历史学家L. H. Banar对于1878年以前世界的医学发展做过如下论述:"那时医学的科学性还不具备,医学实践大半还是一种医学技术,对疾病的治疗主要是减轻症状而不是纠正病理的根本演变。当时应用通便、放血、浸膏、酊剂及多种药物合剂,其中有许多地方的构成物今日看来是仅有一点点或毫无药理作用的,但是当时却是普遍的治疗方法。作为预防疾病的一般卫生措施,此时刚刚开始被注意到。"虽然这种说法也有一定道理,但也存在某些认识上的偏见,难免以偏概全,因为传统医学有先进与落后,精华与糟粕之分;传统医学有科学的一面,也有能纠正病理变化的方药,尤其是特别发达的传统医学。总之,通过对中国传统医学概况的系统梳理和分析,我们可以初步得到如下结论。

一、中国主要民族传统医学相似性大于差异性

中国传统医学虽说均根植于灿烂悠久的中华文明,具有明显的中国哲学思维或者特点,但也吸取了一些其他文明的精华,而且正如《素问·异法方宜论篇》所描述的:"故东方之域,天地之所始生也……故砭石者,亦从东方来。西方者,金玉之域……故毒药者,亦从西方来。北方者,天地所闭藏之域也……故灸焫者,亦从北方来。南方者,天地所长养,阳之所盛处也……故九针者,亦从南方来。中央者,其地平以湿,天地所以生万物也众……故导引按跷者,亦从中央出也。"在中国传统医学的形成过程中,始终争取集中中国各民族各地区的医疗经验和用药特色等于体系之内,并不以来源为取舍标准,

而是以实用为主要原则。但由于中国地大物博、地形复杂、民族众多、文化各异,加之古时交通不便,信息交流并不密切,故而中国传统医学各学派的表现形式往往具有一定的地域属性,理论和实践手段也各有侧重。

传统医学按其特性可以分为技术层面和文化层面两部分,技术层面的借鉴与吸收是由医学的实用性决定的。中(汉)医认为"天覆地载,万物悉备,莫贵于人"(《素问·宝命全形论篇》),维医认为"金银若是能赎买死亡,人们将把金银做成献祭"(《福乐智慧》),这正是由于人们这种对于生命的重视决定了医学在技术层面的通行无碍,即不同地区、不同民族医学之间对技术层面的借鉴和吸收趋之若鹜,往往具有自发性,这也是中国主要民族传统医学在技术层面相似性远大于差异性的主要原因之一。当然,还有一个不容忽视的因素是中(汉)医学在发展过程中始终争取集中国各民族各地区的医疗经验于一体。

通过前述对比分析可以发现,在哲学基础方面,中国传统医学基本离不开中(汉)医阴阳学说、五行学说内容本身或者影子,阴阳学说体现的是一种对立统一的思想方法,五行体现的是具体物质运动形式以及相互关联和转化关系,是朴素辩证唯物主义的产物。即使是傣医四塔学说、维医四大物质学说等与此也有异曲同工之妙。在对脏腑的认识上,维医把器官分为支配器官和被支配器官,不过是脏与腑的关系表达不同,意在突出主次而已。从上述的梳理中不难看出,无论中(汉)医、蒙医、维医还是壮医都把"心"放在突出重要的位置,中(汉)医认为"心者,君主之官,神明出焉",是位于脊柱之前,胸骨之后的一个重要脏器,外有心包络保护。藏医认为心脏是脏腑之君,身体精华,魂、命之位。蒙医学认为心为五脏之首,位于心中巴干达(水、土)之总位,外有心包络保护。维医学则认为心是支配器官,可保存人体精神力,位于两肺叶之间。而壮医同样认为心是脏腑之首。可见不同民族传统医学对心的位置和功能定位与中(汉)医学比虽然表述语言有别,但实质内容基本一致。对于机体的生理功能认识上,无论是中(汉)医强调的阴平阳秘、藏医的三大因素、蒙医的三根、维医的四大物质,还是傣医的四塔都强调不同组成部分之间存在相互依存、相互制约的关系,阴平阳秘的和谐状态是身体健康的前提,而疾病的病机则主要在于这些关系的失衡。在疾病的诊断上几乎都采用相似的望闻问切。尤其在脉诊方面,同样的桡动脉,在西方医学医者是在触摸全身一律的心脉,基本没有超出脉与心脏的关系范围;而在中国传统医学内则是在触摸反映人体不同部位信息的众多的脉象,这不仅体现出中国传统医学与西方医学的不同,更是体现出了中国传统医学内部的一致性。正如日本学者栗山茂久对中(汉)医脉诊的描述"中国医学界对于切诊的辩论几乎都是围绕在诊断师应触摸什么部位,以及每个部位所代表的意义"一样,中国传统医学的相似性不仅体现在对疾病的病因病机、诊断、治则治法和具体用药特点上,更体现在这背后的哲学思辨和方法学基础等方面,即医学思维过程上。而差异则主要体现在具体的概念表达形式和临床涵义上,而且相似性远远大于差异性。

二、中国主要民族传统医学大都始终受到中(汉)医学的影响

中国主要民族医学在起源和发展过程中大多受到了中(汉)医的影响,这不仅体现在技术层面,更体现在文化层面。在中国的疆域范围内,汉文化的发展始终具有领头和示范作用。如《宋史》中《吐蕃传》言吐蕃人"不知医药,疾病召巫觋视之,焚柴声鼓,谓之'逐鬼'"。从中我们可以了解当时巫医盛行的情况。成书于11世纪中国西域喀喇汗王朝的《福乐智慧》中记载"医生不相信巫师的言语,巫师也常对医生翻脸。一个说:吃了药能消除疾患,一个说符咒可使鬼怪逃散"。这也说明此时的回鹘医学已经基

本脱离了巫医的阶段。反观中(汉)医,不仅在周代实现了巫与医的分离,如《周礼·天官》载"医师掌医之政令,聚毒药以供医事",且至少在春秋战国时代已经认识到巫是影响医发挥作用的障碍之一,如成书于西汉的《史记》一书在《扁鹊仓公列传》中即明确提出"故病有六不治……信巫不信医,六不治也",说明当时中(汉)医学的起步要明显早于边疆地区的民族传统医学,按照医学的发展规律看,其认识水平也更为先进。

得益于文字的创建与使用,更得益于中华文化的博大精深和中国古代先民勇于实践和创新的精神,中(汉)医的产生与发展不仅起步较早,而且技术理论水平相对较高。中(汉)医在漫长的发展过程中,在医学领域取得了辉煌的成就,并且产生了巨大的影响力,甚至日本的汉方医学、韩国的韩医学、朝鲜的高丽医学,还有越南的东医学等都是以中(汉)医学为基础而发展起来的。更不用说在所谓周边被沙漠、海洋、高山所环绕,自然形成了一个相对封闭的自然地理单元的中国古代疆域范围内,中(汉)医更是各民族争相效仿和主动学习的对象。如与吐蕃、回鹘等部比邻并同样位于我国西北的西夏就曾向宋朝请赐医书:"丙戌,以国子监所印《九经》及《正义》《孟子》、医书赐夏国,从所乞求。"(《续资治通鉴长编》)。而且由于起源于中国的造纸术和活字印刷术的助推作用,使得中国成为世界上出版图书最早的国家,这些当时属于十分先进的媒介,无疑为中(汉)医学知识的记载保留、系统传承和传播提供了必要的载体。中(汉)医根植于优秀中华文明,医技、医理、医道先进且相得益彰,一经传入当时中国缺医少药甚至部分尚处于巫医不分阶段的边疆以及落后地区,便会对当地的原初医疗实践和用药经验产生激荡发蒙作用,并被用另一种与当地文化、风俗习惯和语言表述特点相适应的方式予以记录表达和传播,进而促使当地传统医学的产生与发展,参与构成当地传统医学产生的源头。如中(汉)医的脉诊经过藏医学的吸收传入蒙古地区成为蒙医学的诊断方法之一。当然,在此过程中中(汉)医也得到了充实和发展,成为中国传统医学的集大成者。

三、中国主要民族传统医学具备融合与一体化的基本条件

由于中(汉)医学在历史发展进程中本身所具有的吸收各民族传统医学所长的特点,使得中(汉)医学在被赋予该名称的时候已经在一定程度上成为各民族传统医学的集大成者。这固然与中(汉)医学的开放包容特性有关,也与中(汉)医学所处的政治、经济、地理等的位置有关。因为围绕中国中央政权并为之提供医疗服务的基本都是中(汉)医学这个群体,这使得这个群体有机会接触到中国各地甚至域外进贡的医书方药,而这些医书方药则基本是各地贡献的精挑细选的精华。正是在这种不断的临床实践和交流过程中,融合程度高的内容基本上已经成为中(汉)医的一部分,融合程度相对较低的内容则构成了今天中国各民族医学的部分特色与特点。

通过梳理可以发现,中国各主要民族传统医学的产生,基本是脱胎于各地的原初用药习惯和医疗实践,经过中(汉)医的激荡发蒙而产生,而且在此过程中,尽管各地民族传统医学还或多或少吸收了周边域外的医学知识,融进自身,但基本的源头来源于中(汉)医则始终未变。即不论中国传统医学所涵盖之民族传统医学曾经所用的语言、表述方式,以及分析、诊断、防病治病的方法等方面是否存在差异,但其形成之初和过程均根植于优秀中华传统文化,其所针对的主体始终是患病或者易于患病的人;其所用的诊断方法和中(汉)医类似,皆以望、闻、问、切等宏观诊断方法为主,皆由他体感来认识患者气机变化的程度和轻重,医家必须通过自己的觉知去感知病家。其诊断所形成的结论皆类似中(汉)医"证候"对于患者症状、体征之综合表述的方法;其用以治病的药物和中(汉)医绝大部分相同或相似,皆出

乎自然,比如植物药、动物药、矿物药等,而且多数收录于历代中(汉)医本草学著作,皆成乎炮制,其剂型也多为丸、散、膏、丹等。其导引、推拿、针灸、放血疗法、祝由术等也皆异曲同工。且随着现代生命科学的发展,其疗效评价的指标体系亦逐渐趋于一致,即渐渐分成中国传统医学的疗效指标评价体系和现代医学的疗效指标评价体系两种,或者是两种的混合体。不同民族传统医学有关病因和现象的解释、解决问题的手段虽有不同,但相似、相通之处远远多于不同。故而,未来可以开展中国主要民族传统医学的融合与一体化进程。

随着循证医学理念的兴起和推广,医学界关注的焦点已经不是中国传统医学各学派之间在具体干预手段上的细微差异,而是"强调任何医疗决策应建立在最佳科学研究证据基础上",即以患者获益为中心的理念,以疗效为本。即处于较低层次、未能"成统"的固有医药知识与治疗技艺自然会逐渐淡出本民族的文化传承与实际生活。纵观中国传统医学发展历史,不难看出,中国传统医学的发展脉络是"合—分—合"的模式,即初始阶段散布各地的中国先民积累了丰富的用药经验和零星理论认识,通过主动或被动的交流融合,形成了相对的集大成者中(汉)医(traditional Chinese medicine),这是中国传统医学发展史上的一次大融合,大融合的结果是让中(汉)医学和现代医学一起构成了中国"二元医学"的时代,也使得中(汉)医学作为中国传统医学的优秀代表在全世界医学之林占有了一席之地。

无疑,第一次融合已经在当时的技术水平和认识上把简单的容易融合的部分基本融合完毕,余下的除了小部分外,要么是难以融合的部分、要么是在各自的认识中无法达成"有益"共识的部分。无法达成有益共识的原因主要受制于科学技术水平的限制,如对于某味药物的功效,不同传统医学可能有不同的认识,但随着药物研究方法的丰富和临床试验方法的规范,这些都将不再是壁垒,即"疗效的存在与评价"成为解决所有这些争议的钥匙之一。但同时,也存在少许思维方法和理念的差异,这个需要在临床实践的过程中进行交融互鉴。道路虽然曲折,但无疑,随着第二次融合中国传统医学(Chinese traditional medicine)阶段的到来,必将有力推进中国医疗事业再上新台阶,也更有利于提振中医文化自信、促进中国传统医学的内部融通,并形成合力。

四、中国传统医学产生和发展的几个重要历史时期

通过梳理,根据中国传统医学的发展历程,我们在此提出了中国传统医学发展的六阶段论。

1. **第一阶段** 大约从原始社会、春秋战国至秦汉时期,这一时期经历了百家争鸣、百花齐放以及各种思想的大碰撞。随着《内经》《难经》《伤寒杂病论》和《神农本草经》的成书,中(汉)医理论体系已经基本形成。在这一阶段中国古代疆域范围内除中(汉)医外,各地不同民族聚居地区也存在由原初的基础医学知识和用药经验等构成的地方医学,且大部分处于技术层面的独立发展阶段;当然,也不排除有的民族地区直接引进了中(汉)医学知识。

2. **第二阶段** 大约从秦代到明代,这一时期为中(汉)医对各地原初的医疗实践和用药经验产生影响的阶段。秦朝作为我国历史上第一个大一统的王朝,实行书同文、车同轨,统一度量衡,为中(汉)医的规范化发展和传承传播奠定了基础。此阶段随着中国大一统思想的形成和疆域范围的扩大,加之中(汉)医本身相对较高的疗效水平,使中(汉)医对各地原初的医疗实践和用药经验产生影响成为本阶段的特征。植根于优秀中华文明的中(汉)医学,一经传入当时中原周边缺医少药甚至部分尚处于巫医不分阶段的地区,便对当地的原初医疗实践和用药经验产生激荡发蒙作用,并被用另一种与当地文化、风俗习惯和语言表述特点相适应的方式予以记录表达和传承,进而促使当地传统医学的产生与发展,并

参与构成当地传统医学产生的重要源头。而这些地区由于受各种因素影响,其形成自身医学的过程明显滞后,一般仍以当地的民间治疗为主,仍是一种未上升至理论的经验医学。例如,边疆的开发和中(汉)医辐射圈的形成,西域之地的开发、百越之地的开发等,带来了西北医学、岭南医学等。其中,分三种情况:一是仍以汉人为主的地区,比如今甘肃河西走廊段、古被称为蛮夷之地的今岭南一带,接受和发展中(汉)医的条件好,因而发展迅速,其医学与中(汉)医基本无异,只是略带地方医派特色;二是开发相对较晚,且少数民族聚居和少数民族政权相对独立的地方,虽然在政权上归属中原王朝,在医学上也深受汉文化和中(汉)医影响,但是因为受到民族习俗、语言、区域性文化等综合影响,其一方面接受中(汉)医的知识和理论,另一方面也结合当地的气候、特殊的致病环境等特点,包括利用本民族的语言文字等,开始了建构自己的医学的过程。三是在某些隶属于中原王朝的医学知识相对匮乏的少数民族聚居地,其医学的产生虽与当地原初的医疗实践和经验积累有一定关系,但更多的是同时受到中(汉)医和域外医学的双重影响,这种影响的结果就是产生了既不同于域外医学,又不完全与中(汉)医一致的第三种医学,即当地民族医药。

3. **第三阶段** 为中(汉)医在影响各地传统医学的同时,也从各落后地区传统医学吸收有益成分尤其是药学等方面的知识进行融合的阶段(与第二阶段多有重合,尤其体现在隋唐宋元,乃至后来的明代)。隋唐时期采取开放政策,中国疆域内各种信息交流频繁,在此过程中,各地传统医学尤其是边疆和经济社会发展相对落后地区的传统医学也开始相互借鉴,同时由于地缘关系的影响也不断引进和吸收周边域外医学的成分。而这些过程中有的是主动的,有的是被动的,甚至有些是被强加的。

4. **第四阶段** 清代尤其是"闭关锁国"政策实施后,中国传统医学与域外医学的交流陷入停滞,即从此阶段开始,域外传统医学对中国传统医学基本就没有再产生过什么影响。同时,伴随着现代医学的兴起,周边国家传统医学出现衰落和影响力的式微。中国的主要少数民族传统医学虽与中(汉)医同源,但由于在发展过程中受到不同知识源的影响而同时带有了中(汉)医、本地医和外来医的成分,且由于这三种成分的比例不同而呈现出不同的特点,但其核心源于中(汉)医始终未变。前面已述,在接受中(汉)医的速率和程度方面,受到来自政权、民族、语言、区域性文化等综合因素的影响,民族区域和汉族区域的进度和程度是不一样的,显然要滞后一个时期。而且随着陆上和海上丝绸之路的开通,民族聚居地区除了受到汉文明的主要影响外,尚有其他外来文明的影响,体现在医学上,以中(汉)医的知识和理论为主体,同时也开始吸收其他医学知识作为补充,同时在自己民族习俗、区域性文化等框架内进行加工,在这些综合因素的影响下,加速了"各民族传统医学"的形成(包括从经验到理论的构建)。在民族传统医学"博采众长"的构建中,中(汉)医的影响是最早的,也是最深远的,外来医学的影响是具有一时的,具有时效性的,而本民族的宗教习俗、语言文字、哲学思维等,往往赋予该医学强烈的个性化色彩。

5. **第五阶段** 为"西医"的东渐及其带来的中国传统医学之变(19世纪下半叶至今)。前一阶段,鸦片战争后,"西医"的发展和东渐,带来了中国传统医学的震荡,深刻影响了中国的医学格局,从此中国走上了中西医对抗、中西医汇通、中西医结合的道路。后一阶段,中华人民共和国成立后,国家开始大力发展中(汉)医的同时,积极挽救、保护、扶持各民族传统医学的发展,这一时期,既提升了中(汉)医的发展水平、中西医的发展水平,也极大地促进了民族传统医学的发展。需要强调指出的是,在积极推动民族传统医学的拯救、传承、发展中,往往强调其个性、特性,忽视了它们在历史上的互相借鉴和互相影响,忽视了中国传统医学在中华文明滋养下的同构性、整体性;此外,在这个过程中,对所谓"西医"的现代医学性的认识与强调存在着不足。另外,在此过程中中西医结合学发展尤为瞩目,中国主要民族传统医学也亦步亦趋。

6. **第六阶段** 新时代,秉承更加开放包容的精神,笔者提出要实现不同医学在更高水平上的融合。这个融合包括中国传统医学的内部融合和中国传统医学与现代医学的融合两个方面。

(1) 中国传统医学的内部融合除了药物层面外,还包括对人体生理病理、疾病诊断分型和疗效评价等层面;同时开展中(汉)医与其他中国民族传统医学对人体及疾病认识文化层面的对比研究,以求大同,存小异。

(2) 中国传统医学与现代医学的融合则更多地表现在运用现代科学技术及现代生命科学的理论、技术与方法研究和挖掘传统医学领域内的精华,使之推动现代医学的发展,这也是所谓"中西医结合"工作的现代内涵。这个阶段及未来中国传统医学的发展方向:一是《中华人民共和国中医药法》的界定,大中医理念的形成,为中国传统医学的发展提供了指导思想和根本原则,未来一个时期,先从理论和实践上予以贯彻落实,在新的指导思想和顶层设计引领下,重构中国传统医学的体系。二是要注意处理好传统医学与现代医学的关系,积极促进"三融合"。比如中国传统医学与现代医学的融合更多体现出"增效"和"减毒"两个效应;在病证结合方面进行中医证候与现代医学指标的关系研究,中医证型分型指导现代医学临床决策的研究,并揭示现代医学参与治疗对中医辨证论治的影响等。在哲学思维层面,以整体观念、辨证论治、元气论、阴阳学说、五行学说为抓手推进中国传统医学的一体化发展。在病证描述及诊断上主要从赋予传统医学诊断以现代科学内涵和赋予现代医学诊断要素以传统医学意义两个方面开展。而在技术(药物)层面则需要实现对传统技术(药物)的科学化阐释、有效成分鉴定、提取和验证。对现代技术(药物)进行"中药化"处理,探寻其在辨证论治中的意义;即打通技术(药物)的古今之别、中西壁垒。

当然,上述六个阶段不是截然分开的部分,每个阶段之间或有不同程度的叠加和(或)重复。但每个阶段都有自己的发展方向和趋势,此分类更多的是对其大致过程和趋势的描述(图1-1)。

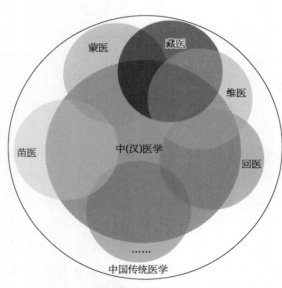

图 1-1 中国传统医学的内部构成与关系

✱ 结论

中国传统医学是包括汉族和少数民族医药在内的我国各民族医药的统称,是反映中华民族对生命、健康和疾病的认识,具有悠久历史传统和独特理论及技术方法的医药学体系。中国传统医学皆植根于优秀的中华传统文化,其间的相似性大于差异性,而且这种相似性不仅体现在对疾病的病因、病机、诊断、治则治法和具体用药方面,更体现在其背后的哲学思辨和方法学层面等医学诊疗思维过程中。这种相似性使得中国传统医学内部具有较大的交集,有利于针对同一个医学问题统一思想、凝聚共识。而差异性则主要体现在因不同语言、表达方式和习惯以及所处地域环境的不同而对具体医学概念、临床涵义、药物功效等方面的表达形式,正是这些差异性的存在,在进行并集分析时,有利于从多个方面认识疾病和药物的对应关系。但毋庸置疑,由于历史上中(汉)医的率先产生、发展和成熟,也由于在这过程中中(汉)医对中国各民族医学精华的引进和吸收,使得中(汉)医学事实上成为中国传统医学的集大成者。经过分析也可以发现,中国主要民族传统医学的产生,脱胎于各地原初用药习惯和医疗实践,经中(汉)医的激荡发蒙而产生。而且在这过程中,部分域外医学也成为此过程中的有益知识源。通过分析,提出中国传统医学发展的六阶段论,其主要目的即以史为鉴,实现中国传统医学在新时代高水平的融合、创新发展。

第二章

中国传统医学的主要构成要素分析

结构是一切事物所固有的基本属性及分布状态,当然,这是指事物除功能以外的基本属性,是一事物区别于其他事物的核心要素及关联方法。就目前而言,传统医学是与现代医学相对应和有所区分的医学形态,在现代医学诞生及兴盛之前,传统医学是世界上各主要文明区域中占主导地位的古代医学形态。世界各地的区域性传统医学既有来自地域、民族、文化等方面的差异性,也有来自作为医学这一特殊学科所共有的相似性;也就是说,传统医学和现代医学相比,技术层面具有高度的相似性与连续性,而文化层面传统医学所展示的面貌应该是更加丰富多彩。鉴于传统医学结构的特殊性,我们提出了所谓"五要素"的创新性理念,即任何传统医学的结构要素基本上可以分为临床经验、原初的基础医学知识、古典哲学、区域性文化和群体性的信仰等五个方面,这些医学技术要素和传统文化要素兼容的状态,是具有普适性的传统医学构成要素的特征,适用于认识和解释历史上曾经和现存的世界各国的传统医学。显然,我们可以很清晰地从人类医学学科的诞生及成长的过程中,发现其结构的变化以及与相关构成要素的关联方法。

第一节
医学的起源及发展

人类医学的起源,正如人类的起源一样,是一个复杂的科学问题,它是一种本能行为、自然选择、劳动改造、大脑及体格发育与进化等多种因素长期综合作用的结果。一般而言,人类的医疗实践活动,与人类的日常活动相伴相生,正如人类第一次学会直立行走、第一次发现和使用火。介于人类本能的防御保护行为与人类具有治疗意义的医疗活动之间在其最初总是难以区分的,医学源于圣人和医学源于巫医最初实际上也并无严格和清晰的界线。处于孩提时代的人类,认识和适应大自然的能力十分有限,对自然界充满了热爱、恐惧和敬畏之情,特别是病痛的时候,此时除了本能反应和最原始的医学行为以外,巫术和原始的宗教便"趁虚而入",因此,古代的巫术、宗教、哲学等,与医学的起源必然有着密不可分的内在关联,而区域性的文化习俗与特点,则为这些古代的巫术、宗教和哲学等增添了个性。关于医学的起源,除了我国医学史界长期以来公认的"医学起源于劳动"说外,尚存在以下三种观点,即医学源于动物本能、医学源于巫、医学源于圣人,三种观点各有千秋,也都有关联,下面分别予以介绍。

一、传统医学起源的三种学说
(一)医学源于动物的本能
众所周知,面对危险、不适、痛苦等,所有生物都会产生保护性的本能反应,包括动物和人类。当然,人本质上也是一种高级动物,相同情况下,人既有和动物一样的本能反应,也会有高于一般动物反应能力的行为举止。动物本能和人类行为是人类区别于动物的重要特征,也是区别人类医学行为和动物本能反应的基础。动物的本能行为,是指完全正常的动物不需要经过学习、练习、适应、模拟或经验,即能表现出某种协调一致的复杂与固定性行为或者反射。本能不单是对简单刺激的局部性反应,而且是按预定程序进行的一系列行为活动或者反射过程,其程序或过程有繁、有简,延续的时间有长、有短,但都是同种动物所共有的,是一种与生俱来而且不会轻易丧失的行为能力或者生理特征。动物本能行为可以分为两个层级,一是不借助于任何工具的动物本能行为,这种行为遗传性和固定性均比较强,这种遗传的固定行为,是一种"天性使然",一般不被纳入医学行为范畴。纳入医学的是动物更高一级的本能行为,这一层级应该是介于"天性"又高于"天性"的行为,这类本能行为,一般要借助自然物或外力,并带有一定的救护与护理意义的动物行为,通常指动物缓解疾病或痛苦、躲避危险的行为(表2-1)。

表2-1 动物本能举例

条　目	举　例
"天性使然"的本能(非医学)	老鼠打洞;蜜蜂采蜜;蜘蛛织网;孔雀开屏;鸟类筑巢迁徙;舔舐伤口、休息、饮水救护行为;遇到危险时的退缩、变色、变形、伪装等
介于天性又高于天性的本能(一般动物的类医学行为)	水牛入水以解热驱蚊;老鼠中毒寻饮泥水以祛毒;犬类肠胃不适吃草以促成呕吐;动物舔舐伤口以减轻疼痛;虎中药箭,自食青泥;野猪中箭,自荠而食;雉被鹰伤,自地黄叶贴之;野牛身患皮肤癣,通过泡泥浆的方式减轻痛痒
灵长类动物的类医学行为	南美洲热带森林中的猴子,易得疟疾,通过啃食金鸡纳树的树皮减轻症状;黑猩猩伤口出血,自行找来树叶等予以敷盖或者用前肢摁住以止血

同样,人类残存过一些动物本能,但是在人类进化过程中,人类越进化,本能越退化。作为动物本能的自救行为,因为是内源的、遗传的,故学习和经验的色彩很淡,很少因经验的积累而有所进步和改变,故很难发展成为一类有意识调控的、自觉的、较系统的医疗救护行为。这就是千百万年来动物的救治本能基本上依然踏步于原地的根本原因所在。即使是和人类的早期医疗行为相比,动物的那种自救本能依然还有层次上和本质上的差别。所以我们认为,人类的医疗行为,源于动物本能又高于动物本能,人类进化的过程和医学发展的过程,是一个人或一个族群之经验、技能、理论等愈加凸显而本能愈加退化和弱化的过程。人类的医疗行为是一种由下意识的本能行为逐渐发展成为有意识控制的行为举止(表2-2)。

表2-2 人类主动的医学行为举例

条　目	举　例
人主动的医学行为	"神农氏尝百草,一日而遇七十毒。"古代藏族先民天葬传统丧葬习俗促进了藏医解剖学的发展。青藏高原地区受青稞酿酒和酥油提取技术启发,发明了消毒、止血、治疗外伤的方法。古代新疆地区浸泡温泉以缓解劳累,形成了温泉疗法。古代新疆地区细沙掩埋肢体来解除关节疼痛,形成了埋沙疗法。商州有人患大风,乌蛇坠酒罂中,患者不知,饮酒渐瘥,发现了乌蛇治热毒风。下有穴生青泥,出穴外即变为砂石,土人取之以治皮肤病。犬咬人,仍杀所咬犬,取脑敷之,后不复发。蝎螫人,取苋、

条 目	举 例
人主动的医学行为	大蒜,又嚼干姜,涂之,佳。受马啃食野草,尿血症状好转启发,取此草煎煮,人服用症状好转。发现公羊啃吃一种小草后,发情次数明显增多,阳具勃起久而不软,与母羊交配次数增多,交配时间延长,从而发现了淫羊藿及其功效。毛利人咀嚼当地产的灌木或乔木的树叶、茎、根和皮,可治牙齿疼痛、脸部肿胀、胃部疼痛;还将之捣成泥,用于外伤的涂抹、止血等。古埃及人咀嚼柳树皮以治疗疼痛和发热,从而发现水杨酸苷。黑猩猩会咀嚼扁桃斑鸠菊的树皮以缓解症状,人们受此启发从扁桃斑鸠菊的苦汁中提取出了新的生物活性物质,用于抑制阿米巴原虫等病原体与肿瘤等病变

通过上述的列举及比较,我们可以发现,动物的救治行为,始终处于本能的水平,不能也不可能发展成为有意识的医学行为。而上述这些人类的行为,和动物本能已有质的区别,已然从动物的本能行为跃升为人类原初的医疗行为,已经有了人类医学学科的最初的曙光。

(二) 医学源于巫

在人类的早期,有人类就有相应的疾病,但肯定不会立刻就有治病的医生。同样,人类作为高级动物的本质属性,有人类就有相应的出于防御和保护目的的动物本能行为和原始的医疗行为,而其中同样不存在医生这一角色。在审视人类"医"之诞生的"患者、疾病、医生"等核心要素中,作为第三者身份出现的医生,无疑是最为重要的要素,这是人类医疗行为区别于动物本能行为的本质所在。狭义地讲,只有"看病的人"介入的医疗活动,才是人类"医"的开始,人类的医事行为才能和动物的本能行为等分道扬镳,呈现本质的差异。正因为如此,一般认为,医学往往起源于巫术,医学在其发展的早期,是一个医巫共混的时期。因为限于古代的生产力水平和古人的认知能力,古人的病痛及其治愈似乎无不倚赖于神的护佑,如同当时的人们在自然灾害面前,完全诉求超自然的力量一样,神的意旨和力量才是疗愈的唯一良药和方法,然而普通人显然不具备这种能力。随着体力劳动者和脑力劳动者的分离,"巫"作为古代的先知率先登上了历史舞台,掌握咒语、祈祷、占卜、托梦等治病方法(或法术)的"巫医"也成为了最早的医生。比如古埃及最著名的医生印和阗,既是古埃及祭司,也是左塞法老时期梯形金字塔的建筑师。《山海经》中多次提到"巫"这一社会角色。《山海经·大荒西经》云:"大荒之中……有灵山,巫咸、巫即、巫盼、巫彭、巫姑、巫真、巫礼、巫抵、巫谢、巫罗十巫。"《山海经·海内西经》云:"开明东有巫彭、巫抵、巫阳、巫履、巫凡、巫相。"所以,从某种意义上可以认为,巫术是早期人类将"万物有灵"意识运用到人的生、老、病、死等生命现象之中,并与具有一定治疗作用的方法、技术(做法)等相结合的产物。

医巫共混是中外传统医学早期共同的历史现象,人类早期医学较发达的两河流域美素不达米亚地区的医生基本有两种类型:一为阿苏(A-zu),是指原则上依靠药物以达到治疗效果的医生;一为阿什普(Ashipu),是以巫术类的精神治疗为主的医生。为了确保患者康复,两种医生偶尔也会使用彼此的方法进行治疗。技艺精通的阿什普对 6 000 种不同名称的恶魔非常熟悉,一旦确定疾病是由何种恶魔所为,就能进行治疗。阿什普主要利用存储的神奇咒语和符咒,也可能用药物辅助治疗。考古及文献学研究发现,阿什普也会用蛇毒、烂肉、尿液、粪便、死老鼠等一些尽可能使人厌恶的东西来驱逐恶魔。在他们看来恶魔似乎和人一样,会被此类垢物倒尽胃口,从而尽快从宿主体内离开。埃及纸莎草医书中也有巫术成分的体现,比如有一种治疗烧伤的药方中,一段咒语明确说明它本身就是药方的组成部分:"哦神的儿子荷罗斯! 大地上有火啊! 尽管有水,但现在没有,水在你的口中呢,你来灭火的时候,尼罗河在你脚边。"念诵此咒时把生育过儿子的妇女的乳汁、糕饼、公羊毛等的混合物敷在烧伤处。此外,古埃及纸莎草医书中还提到如何判定婴儿性别的方法：每日用女人的尿液浸湿一小撮大麦或小麦，如果大麦生长，则是男婴；如果小麦生长，则是女婴；如果大麦、小麦都没有生长，则没有怀孕。

中国古代巫术、祝由术在医学中，特别是早期阶段，使用甚为普遍。比如《素问·移精变气论篇》言"余闻古之治病，唯其移精变气，可祝由而已"。《说苑·辨物》中对巫医行巫术之情形更是作了具体的描绘："吾闻上古之为医者，曰苗父；苗父之为医也，以菅为席，以刍为狗，北面而祝，发十言耳；诸扶而来者，舆而来者，皆平复如故。"刍狗系用草扎成的狗的样子，"刍狗，束刍为狗，以谢过求福"，是汉以前巫术仪式程序中的一种。当然，对古代的巫医、巫术以及医巫共混的阶段也要辩证地看待：一方面，我们要看到其对医学发展的阻碍作用，在中国古代医学中巫术治病的例子大量存在，其中不乏夸张、荒谬者。如《世本》曰："巫咸祝树树枯，祝鸟鸟坠。"《抱朴子》曰："吴越有禁咒之法，能禳灾祛鬼，蛇虫虎豹不伤，刀刃箭镞不入；又能禁水使逆流，禁疮使血止，禁钉使自出。"可见巫医巫术之"法力无边"。连孙思邈在《千金翼方·禁经》中也提及古人认为的毒法咒语具有的神乎其神的力量："百药之长，不如吾之膏唾；吾仰天唾杀飞鸟，唾南山之木，木为之折；唾北山之石，石为之裂；唾北方之水，水为之竭；唾百虫之毒，毒自消灭；唾百疮之毒，生肌断血，连筋续骨，肌充肉实。"另一方面，巫术确实孕育了人类早期的医学，古代巫医在为患者驱魅除病、解除病痛的过程中，除了使用一些画符、咒语、所谓的法术以外，其中也加入中草药，从而有了医巫共混的状态，促进了古代医学的进步。一些古代文献在介绍古代巫医的同时，同样也提到巫医是掌握古代"医药资源和技术"的人。比如《山海经·大荒西经》云："巫咸、巫即、巫盼、巫彭、巫姑、巫真、巫礼、巫抵、巫谢、巫罗十巫，从此升降，百药爰在。"《山海经·海内西经》云："巫彭、巫抵、巫阳、巫履、巫凡、巫相，夹窫窳之尸，皆操不死药以距之。"《吕览·尽数篇》："巫医毒药，逐除治之。"《逸周书·大聚》："乡立巫医，具百药以备疾灾。"除了中（汉）医学，少数民族传统医学在其发展过程中也大量存在巫医巫术的成分，且其医学发展整体水平与中（汉）医比较，处于一个较低的水平，巫术的影响也就更深。如《宋史》中有《吐蕃传》言吐蕃人："不知医药，疾病召巫觋视之，焚柴声鼓，谓之'逐鬼'。"从中我们可以了解当时吐蕃巫医盛行的情况。成书于公元 11 世纪中国西域喀喇汗王朝的《福乐智慧》中记载："医生不相信巫师的言语，巫师也常对医生翻脸。一个说：吃了药能消除疾患，一个说符咒可使鬼怪逃散。"

总之，巫医巫术以及医巫共混，是特定人类文明发展程度和早期人类的认知水平等决定的，是中西方传统医学无一例外的早期特征和必经阶段。剔除巫术的成分，摆脱宗教、迷信的束缚，是传统医学发展步入成熟时期的主要特征，是传统医学进步的主要体现之一。

（三）医学源于圣人说

人类的病痛从何而来，医药又是如何解除人类的病痛至今仍是一个备受关心而又未全解决的科学问题。囿于自然科学知识和对人体自身了解的匮乏，中国古代先民对此更是好奇而不解。而作为经验医学，绝非一时一地一人所能为，但众多的人又不可遍数，为突显"医"的神奇与珍贵，于是只能将之托名某圣人所为。这种现象，在古代东西方传统医学皆如此。例如古埃及医学的医神印和阗，古希腊医学的阿斯克勒皮厄斯，中国传统医学的伏羲、炎帝、黄帝等。"世俗之人，多尊古而贱今，故为道者必托之于神农、黄帝而后能入说"（《淮南子·修务训》），也即所谓圣人如神农、伏羲、黄帝甚至后来的扁鹊者皆是多人的集合体，正如历史学家范文澜在《中国通史简编》所谓："故书凡记载大发明，都称为圣人。所谓某氏某人，实际上是说某些发明，正表示人类进化的某些阶段。"当然，另一方面也反映了古代信息交流的不发达，也许某个方法、技术或书籍由某人传递过来，而某人为了凸显自己方术的有效性故而将之神秘化,托名上古,而当地人便以讹传讹流传了下来。如《刘涓子鬼遗方》据说是晋末的刘涓子在丹阳郊外巧遇"黄父鬼"时所遗留的一部外科方面的专著,又称《神仙遗论》。当然,不独中原,当时中国西域等地区也是如此,如《西域诸仙所集药方》《西域婆罗仙人方》等,皆托名神仙所著,意在引起人们对本书的重视。另一方面,医学源于圣人的"圣人"也是杰出医家的意思,突出了对杰出医家推动中国传统医学的进步和跨越式发展的一种纪念。如在中(汉)医的发展过程中张仲景创立了六经辨证、叶天士创立了卫气营血辨证、吴鞠通创立了三焦辨证、李时珍编写了《本草纲目》等,于是就有了医圣张仲景、药圣李时珍等的称谓。再者,医学起源于圣人说也是对当时无法理解和很好解释医学到底如何起源的一个托词,因为当时无论哪种医学起源的学说都存在着无法解释的现象和问题,于是只好将之解释为圣人为之。医药的出现不可能是任何个人的聪明才智和短暂的一生所能创造的,但是一定程度上折射了医学起源的真实历史进程。"圣人"是先民集体智慧的代称。所以圣人的医学的背后,其实还是一种实践的医学。当然,社会的变革或任何一门学科的发展都需要这样的人或圣人,医学也不例外。没有他们,医学只能有量的发展,难于出现质的变化。

二、传统医学发展与其他文化的关系

(一) 医学与宗教的关系

医学与宗教共生。在文明处于开化初期的历史阶段,当时极其艰难和原始的生存条件,使人们对自然界以及自身所遇到的生、老、病、死等的各种现象无法解释,对自然的崇拜、对神灵的信仰,逐渐成为人类认知世界的原初的方式,所以各地各类的原始宗教、群体性信仰以及神话传说等都不约而同地产生并且催生成为了古典哲学的萌芽,也成为了各种传统医学的起源。古希腊唯物主义哲学家德谟克利特首次提出宗教之根源是对森严恐怖的自然现象的畏惧。贝内狄克特·斯宾诺莎也认为宗教的产生是人类对自身力量深感迷惘以及无时不置身于憧憬与恐惧之间所致。从医学角度看宗教,大概就是由于早期人类处于对宇宙及自然的未知而产生的万物有灵、灵魂不死的观念,这种观念同样充斥于古人对生、老、病、死、痛等生理病理现象和生命认知的整个过程。这些现实世界之外超自然的神秘力量或实体,以及对它们产生的敬畏及崇拜,逐渐引申出信仰认知及相关的仪式活动程序,从而发展成为宗教。古代苏美尔人相信整个世界到处都充满着那种支配着发生于人、动物、植物和矿物之上的每一件事的神秘力量。一大群神决定着疾病或健康,每种疾病都有着不同的恶魔在管辖。有时疾病由恶魔所致,而有时疾病本身就是一个恶魔。在中国古代这种"万物有灵"的民间信仰也普遍存在,《尚书·尧典》曰:"肆于上帝,禋于六宗,望于山川,遍于群神。"《礼记·表记》曰:"夏道尊命,事鬼敬神而远之……殷人尊神,率民以事神,先鬼而后礼……周人尊礼尚施,事鬼敬神而远之。"其所言指出,虽然夏商周对待政令、礼仪等政策有所不同,对鬼神的态度也不尽相同,但是"事鬼敬神"是三个朝代的共性。所以,面对事关个人健康、疾病、生死等以及事关王室子嗣繁衍的生孕等内容,无疑是古代敬神、占卜的重要内容之一。医学与生俱来就不可避免地和宗教"捆绑"在一起。列维·布留尔认为:"疾病总是被看成是由一种看不见、触不到的原因造成的,而且这种原因是以许多各不相同的方式来被想象的。"同样,古代朴素的医疗行为,需要凭借神的力量,才能更好地发挥作用。比如埃及的灌肠疗法,就被认为与古埃及的智慧之神,同时也是月亮、数学、医药之神的图特(Thoth)有关。相传,图特(Thoth)化身白鹭,飞降水面,在喙中吮满河水,插进自己的肛门中,岸边的僧医受到启示,于是发明了灌肠剂,这就为古代的灌肠疗法赋予神性色彩。而藏医之中,至今仍然有人相信药物经加持以后,疗效会更好。而诸如中国的"神农尝百草、伏羲制九针"等神话传说；古希腊关于神灵阿波罗缔造人间的医术，其子半神半人的阿斯克勒皮俄斯发明了人类的医学，半人半马的开隆发现了人类的药物等，都是宗教这种人类共有的庞大的原生认知体系在医学上的体现。医学的诞生过程，最初就是在宗教的大熔炉中催生或共生的过程。所以自有医伊始，医学就不可避免地和宗教有密切关系，这是早期历史和早期医学发展的特点。纵然如此，我们还必须认识到，宗教在与医学共生的阶段，虽然在特定时期对医学发展有一定的助推作用，但是两者终究不是同道中人，自然科学包括医学，从宗教这个大的体系中分离出来，是人类文明发展的必然趋势。

（二）哲学为医学先导

医与宗教共生，医术与巫术共存，究其本质，古代的医学孩提时代还是处于崇拜神灵、笃信巫术的宗教体系之内，医学并未有独立分科的发展。人类古典哲学的萌芽和成熟，带来了医学的觉醒与独立。"古代先民对世界万物和人类本身根源性和整体问题的思考，标志着哲学的萌芽。"哲学作为对自然界抽象的、概括性的解释，为包括医学在内的科学提供了基本的认知图式或解释框架，并作为一种方法论，为古代的科学研究提供了适当的方法。因此，包括医学在内的任何科学形态都必然会打上相应的哲学烙印。正如恩格斯所说："不管自然科学家们高兴采取怎样的态度，他们总还是在哲学的支配之下。"作为一门学科从无到有、从简易到成熟的发展，人们总是先认识世界，再认识医学，哲学要早于医学，哲学的萌芽和发展，推动着传统医学作为一门学科，完成理论体系的构建和修正。在西方文明的早期，以泰利斯、阿那克西曼德、阿那克西米尼、赫拉克利特、毕达哥拉斯等为代表的一批启蒙时期的唯物主义自然哲学家，开始反对世界的神创说，开始用水、土、火、气等物质性元素及其运动变化规律，来解释世界的本原和运行的规律。古希腊希波克拉底用于解释人体病理生理现象的四大体液说即是在这些自然哲学理论基础上不断成熟完善并与医学相结合的产物。同样，中国古代先哲在对自然界和人类社会的观察、分析和解释中，也逐步萌发了中国古代朴素的唯物主义辩证法和原创的中国古典哲学思维。中国的古典哲学，也是中国传统医学的先导，构建和奠定了中（汉）医阴阳、五行学说和气一元论等核心理论。阴阳五行学说是古代自然哲学思想，它建筑在对客观事物认识的基础上，反映古人对天地自然现象等变化规律的观察与认识。把一切事物的变化包括在阴阳五行变化的范畴中，阴阳五行成为表达一切事物，认识社会、历史、文学、自然科学本质属性的基本概念及运动规律的理论思维工具。如前所述，早在西周时期，就已经出现了阴阳的概念，《国语·周语上》载："阳伏而不能出，阴迫而不能蒸，于是有地震。"认为地震是阴阳二气的对立、消长，破坏了大自然的秩序（平衡）而产生的，阴和阳被认为是自然运动的两股力量。"阴阳"理论实际上对医学启发最大，《周易》虽为周人问凶道吉的卜筮之作，其中却孕育了一些原始的中国古典哲学智慧和古朴的辩证思维。其认为事物都分为互相对立的两个方面，它们彼此之间互根转化，共同促使和推动事物不断的运动和变化。比如"《易》有太极，是生两仪。两仪生四象。四象生八卦""一阴一阳谓之道""刚柔相推而生变化""二气感应以相与（二气指阴阳二气）……天地感而万物化生""广大配天地，变通配四时，阴阳之义配日月，易简之善配至德"等，认为自然界和社会间的任何事物的形成和变化都是由阴阳、天地、日月、刚柔、动静等这些对立两个方面的消长、交感、向摩、激荡而萌生和发展的。关于"五行"理论，据《国语·郑语》载："夫和实生物，同则不继……故先王以土与金木水火杂，以成百物。"这里虽然未明确提出"五行"的概念，但是其认为土与金、木、水、火等五种不同的元素，"和则生物""以成百物"，无疑具有了"五行"概念的雏形。"五行"学说的建立要晚于"阴阳"学说，"五行"作为一种学说的成熟，大约是在战国或更晚的时期，一般认为其与医学有较密切的关联始于《尚书·洪范》的描述，因为其中对五行的性能做了高度的概括："五行者，一曰水，二曰火，三曰木，四曰金，五曰土。水曰润下，火曰炎上，木曰曲直，金曰从革，土爰稼穑，润下作咸，炎上作苦，曲直作酸，从革作辛，稼穑作甘。"而阴阳理论与五行理论两者的汇流综合，并成功移植到医学领域并成为医学理论，则是从《内经》开始。中国传统医学也以此为理论雏形和方法论基础，找到了以人为中心广泛联系天地万物，并以阴阳、五行为核心的医学模型，并逐渐架构起了一套阐明人体生理、病理、诊治以及后续的方药等的系统理论，也使得中国古代医学基本实现了从巫术到医术、从哲学到医学的转变。

正是因为有哲学的先导，有哲学这个认识和解释整个宇宙、自然界和社会各类现象，包括它们的运动变化规律的思维工具和方法，系统理论与丰富实践兼而有之的世界各民族传统医学才得以建立，并逐渐挣脱宗教巫术的枷锁，走上独立发展的道路。

（三）特有的语言及文化为区域性的传统医学增色添彩

随着时代的进步，理论和实践日渐成熟的传统医学，在完成和完善自身理论和体系构建的同时，其对外辐射和拓展的能力也日渐增长。以中国传统医学为例，其延伸和发展的动力因素主要有：一是自身医学理论的趋于健全完善，以及社会进步带来的逐渐增长的健康需求；二是随着中国疆域变迁和扩大、交通的便利、交流的频繁等，医学的延伸特别是先进医学对新开发地区医学的覆盖和渗透，是社会发展和医学学科发展的必然；三是中国地大物博、地理和人文差异较大，中(汉)医学传播延伸之地，当地相对独特的自然条件，比如西北的寒燥、南方的湿热，与之相适应的不同病因病理特点，当地道地的药物和自己的用药习惯等，又使得经典的中(汉)医学与当地的医药实践相结合，故而在中(汉)医核心理论、治则治法等基本不变的情况下，又在中国传统医学的大版图内形成了不同的地方医学，比如新安医学、旴江医学、岭南医学等，以及藏医学、蒙医学、维医学、傣医学等。虽然这些地方医学(或称之为中国传统医学学派或中医学派)在长期的历史发展中受到区域性文化、本民族信仰习俗以及外来医学等因素的影响而有所差异，但是其核心的医学思想、医学理论、治则治法等并没有质的改变，在其与中(汉)医学依然是同根同脉的沿袭和发展的关系的前提下，这些文化层面的差异还是为不同民族传统医学增添了特有的色彩，比如藏族的天葬文化、藏传佛教、高原文化等就给藏医学增添了许多相关的色彩，例如藏医学的解剖学基础由于受到天葬文化等因素的影响，相对于其他民族传统医学而言，其解剖学就更为先进。藏传佛教、高原文化也使得藏医学宗教色彩、高原元素更加丰富。又例如维吾尔族地处祖国西部边陲，与域外交流甚多，古印度文化、古希腊文化、阿拉伯文化等都在维医学中可以寻觅到踪迹。语言和文字是传统医学区域性文化要素中的又一个特色构成。从信息传播学的角度看，语言和文字，是包括医学等学科发展的重要媒介。在中国古代，除了古汉语和古汉字是使用人群最多最广泛的语言文字外，还有藏语藏文、蒙语蒙文、维吾尔语维吾尔文、傣语傣文等，以及一些曾经在历史上有记载被使用过但是现在基本已经消亡的波斯文、梵文、佉卢文等。它们作为一种地方性的语言和书写体系，无疑促进和固化了地域性医学的形成，促进了我国少数民族地区传统医学的发展。也正因为如此，才有了今天中国传统医学多彩纷呈的发展状态。我们今天可以看到用文言文书写的《内经》《本草纲目》，藏文书写的《四部医典》《晶珠本草》，蒙文书写的《四部甘露》《蒙药正典》，维吾尔文书写的《福乐智慧》等。当然，随着历史的发展和医学的进步，在开放、发展和融合的大潮中，这种地域性的语言和文字，一定程度上阻碍了不同传统医学之间的交流，也阻碍了传统医学自身在新的时代实现更好更快地发展。甚至有些民族传统医学的所谓独特性、神秘性，也主要来自语言文字和表述习惯的不同。

综上所述，人类医学从本能及巫术走向现代化的过程中，自然而然地产生与吸纳了许多基本的结构要素，其中最重要的当属临床经验、原初的基础医学知识、古典哲学、区域性文化和若干群体信仰，即所谓的"五要素"。

第二节
传统医学构成的五要素解析

一、临床经验

在长期的生活、生产和医疗实践中，人们积累了大量感性材料，通过思考形成判断并逐渐向医学理论提升。比如早在中国西周，医学家通过观察医学实践，就提出了发病和药物治病等理论。《内经》总结了春秋战国以前的治疗经验和医疗认识，它的问世标志着中（汉）医学理论体系的形成。我国现存最古老的医学方书《五十二病方》中有记载："令金伤毋痛，取荠孰（熟）干实，（熬）令焦黑，冶一；（术）根去皮，冶二，凡二物并和，取三指最（撮）到节一，醇酒盈一衷栖（杯），入药中，挠饮。不者，酒半栖（杯）。已饮，有顷不痛。复痛，饮药如数。不痛，毋饮药。"说明当时人们已知道对于刀剑等外伤疼痛可以麻醉止痛，且特别指出过了有效时间，如果继续疼痛，可以再照原来剂量服药，如果已达到麻醉要求，就不需多服。中（汉）医自古有"神农尝百草，一日中七十毒"之说。这些均展示了经验医学形成的最初过程。

传统医学，作为一种人文与自然交织的科学或是一种古代较为质朴的科学形态，就其本质而言，它是建立在人类认识人体、疾病和健康的经验之上，同时又受到不同地区、不同民族不同的思维范式、切入角度、区域文化等影响，对这些人类共性经验的不同描述和表达，就形成了不同的传统医学。这种不同的描述和表达，是传统医学之"外形"，而人类对自然、宇宙、人体、疾病、健康的共性认知及经验，则是传统医学的"内涵/内核"，就传统医学总体而言，其处于经验医学的范畴。

（1）医学的启蒙来源于人们在同客观事物直接接触的过程中，通过感觉器官获得的关于人体、疾病、健康等客观事物的现象及其与外部联系的认识，外部的联系诸如自然现象、宗教信仰、古典哲学、区域性文化等，这些整体认识形成了传统医学的知识来源。比如世界上各传统医学的启蒙，包括原初的基础医学知识框架的搭建，皆以人体的现象比附周围自然现象而成。关于人体构成的基本元素，亦比附自然界的基本构成物质，古希腊医学认为人体由气、火、水、土四种基本元素组成，进而形成了其胆液质、血液质、黏液质、黑胆质等四大气质和四大体液学说。古印度阿育吠陀医学认为人体由土、水、火、气和空间（大气）五种基本元素组成，进而形成了气、胆汁、黏液三因理论。中（汉）医认为"二气感应以相与（二气指阴阳二气）……天地感而万物化生"，人体由阴阳及金、木、水、火、土五种基本元素组成，进而形成了阴阳理论、五行五脏理论等。包括我国传统医学中的藏医、蒙医、维医、傣医等皆类似。世界各民族传统医学，也皆以这种取类比象的方法，其实质就是一种共性的认知和经验，在此基础上逐渐为其传统医学找到了理论的雏形和方法论基础，找到了以人为中心广泛联系天地万物的医学模型，并进而架构起了一整套阐明人体生理、病理、诊治以及后续的方药等系统理论。经验医学逐渐上升为经验和理论共存的医学，但是究其实质，还是一种经验医学。

（2）医学的技术、疗法和实践等大多源于经验，是人类长期的生产生活及与疾病斗争的经验总结。比如"咳逆倚息不得卧，小青龙汤主之""咳而上气，喉中水鸡声，射干麻黄汤主之"（《金匮要略》）、"麻黄治喘""青蒿截疟"均来自古代医者的经验总结，而"藕节止血出于庖丁，牵牛利水传自野老"，也是来自这种日常生活中的发现和积累。又比如茵陈，或叫茵陈蒿，草本植物，经冬不死，因陈根而生，嫩苗可食，可入药。其可药用的时间和药效却遵循着一套自古沿袭的经验，谚云："三月茵陈四月蒿，五月六月当柴烧。"只有三四月的茵陈可采食或入药，而到了五六月只能当柴烧了。又比如传统药学的药性理论中，往往取药物生态之象，比附人体相应的生理过程，来获得药物的性质，如花、叶质轻的药物多升浮，籽、果实质重的药物多沉降等，就是一种日常生活常识和药性知识的经验总结。包括现代人对医学的理解和思维方式，也仍然离不开这种日常生产生活和医学实践杂糅的经验之谈。比如关于中西医及其关系的区别，有人喜用拍西瓜和切西瓜的不同来解释中医和现代医学的不同；用修理危房时更换问题之"砖"和添加使其牢固之"柱"来形容中医和现代医学治疗方式的不同；用清理河道时单纯的不停地打捞脏污和在源头拦截的方式来形容中医和现代医学疾病预防和治疗的区别等。而这种思考和比较医学的方式，仍然是传统的医学思维在当代的延伸，或者说是一种人类共有的较为感性和主观的经验，这与现代医学的科学性、实证性截然不同。

二、原初的基础医学知识

原初的基础医学知识是指在医学的孩提时代所积累的那些比较粗浅的解剖学、生理学、病理学和药物学等方面的知识，在古代的历史条件下，能称为基础医学知识的可能主要涉及这几个学科。传统医学尽管诞生于数千年之前，主要以哲学思辨和天然药物为理论与实践的主要特征，但是其实质还是以原初的基础医学知识为基础，同时借助于古典哲学理念和思辨方式等共同铸就的医学理论体系和实践方法。

（一）原初的解剖学知识

1. 中（汉）医　上古名医俞跗诊治疾病时就不仅仅限于"对症下药"，而是已经懂得使用"割皮解肌，洗涤五脏"的现代外科技术。《列子·汤问》则记载了扁鹊进行的开胸探心术。马王堆出土的《五十二病方》中也有关于刀箭金创的外科处理等。西周甲骨文中即有人体部位"首、耳、目、齿、项、肱、臀、趾、心"等的描述。但最早提出"解剖"一词的是《内经》，《灵枢·经水》曰："若夫八尺之士，皮肉在此，外可度量切循而得之，其死可解剖而视之，其脏之坚脆，腑之大小，谷之多少，脉之长短，血之清浊，气之多少……皆有大数。"这里所说的"其死可解剖而视之"，说明当时的人体解剖已是常见之事；"皆有大数"，大数指平均数或常数，没有一定数量是得不出平均数的，这说明当时的解剖量已是相当可观，也说明尸体解剖已作为了解人体构造的方法。其中对五脏六腑的描述已较为准确，诸如："心居肺管之下，隔膜之上，附着脊之第五椎。"《内经》提到解剖学姿势为"圣人南面而立，前曰广明，后曰太冲"。

《灵枢》已建立起完备的表面解剖学认识体系，如《骨度》篇里已完成了 40 处体表标志间距的测量。骨度（即体表测量）在临床上的用途，除了可以用来寻找穴位和解释经脉循行路线以外，还可以用来推测脏腑的大小和位置。《灵枢》里还有两种利用体表组织结构的状态来判断体内脏腑情况的方法，如《五色》的颜面色诊和《本脏》的五"应"望诊，这两种判断方法和《骨度》篇里的躯干形态望诊共同组成了《灵枢》的司外揣内法。此时的解剖方位术语已经非常清晰，上下：上，在人体靠近头部的位置，或朝向头部的方向；下，指靠近足部的位置，或朝向足部的方向。如《灵枢·太阴阳明论》曰"故阴气从足上行至头，而下行循臂至指端"；左右：主要指人体矢状面两侧的两个部分，有时也表示方向，如《灵枢·九针十二原》曰"正指直刺，无针左右"；前后：前，指靠近或指向腰胸腹侧的部位或方向；后，则反之。内外和表里：相当于现代解剖学的内、外和内侧与外侧。中（汉）医解剖学姿势和方位术语与现代解剖学基本上是一致的。中(汉)医强调肢体的自然状态，同时更注重与外界方位的对应，这使得人体的结构与天地自然联系起来。

《内经》确立了人体众多脏腑器官(脾、直肠、膀胱、子宫等)、骨骼官窍(头骨、肩骨、胸骨、椎骨、腰骨、髋骨、耻骨、股骨、胫骨等)、体表各部位(眼睑、发际、颜面部肌肉、耳郭、会阴部、尿道口等)的名称，其中多数被后世医学所继承，并沿用至今；从体表测量了人的头围、胸围、腰围的尺寸，以及头面、颈项、胸腹、四肢等各部位骨的长短、大小和宽窄，用以探知经脉的长短以及脏腑的大小，同时《内经》还对人体内脏器官的位置、形态、大小进行了观察描述。由于人的性别、年龄、身高、体重等各方面存在个体差异，为了使依靠解剖及测量取得的数据适用于有不同差异的个体，古人巧妙地设计出"同身尺寸度量法"。这种方法是将每一个被测量对象的前额发际至其下颚，或前臂小指侧的骨骼(即尺骨)长度，定为"同身尺寸度量法"的标准一尺，然后运用丈、尺、寸，分十进位制测量人体的各个部分。这种度量方法的优势是适合于所有人体，适用范围广，测量结果可以不受个体差异的影响。如《内经》中根据"同身尺寸度量法"测得的人体食管与肠管长度之比为 1.6 尺：55.8 尺 = 1：34.87，而现代医学解剖测量成人食管与肠管长度之比为 25 cm：850 cm = 1：34，两者误差很小，足见这种"同身尺寸度量法"对于准确测量人体结构的可取之处。运用解剖手段，《内经》将人体分为躯壳和内脏两大部分，躯壳在外属阳，有外侧面和内侧面，有头、颈、胸、腹及四肢，躯壳的胸腹部为身形的主干而称为躯干。躯干有胸和腹两部分，"脏腑之在胸胁腹里之内也，若匣匮之藏禁器也。各有次舍，异名同处""夫胸腹，脏腑之廓"，将躯干外壳喻为一个珍藏"禁器""宝藏"的匣子，生命活动中具有十分重要作用的五脏六腑全都包容其中。

在《内经》成书之前，脏、腑的概念并不明确，方士"或以脑、髓为脏，或以肠、胃为脏，或以为腑"，殊无定准。至《内经》问世，始对脏、腑有明确定义。凡"藏精气而不泻，满而不能实"者，称为脏，包括心、肝、脾、肺、肾。凡"传化物而不藏，实而不能满"者，称为腑，包括胃、大肠、小肠、膀胱、三焦、胆。凡"藏而不泻"者，称为"奇恒之腑"，包括脑、髓、骨、脉、胆、女子胞。《内经》还指出分布于躯干内的"五脏六腑，各有畔界"，心、肺、心包在膈膜以上的胸部，肝、胆、脾、胃、小肠、大肠、膀胱、子宫等在膈膜以下的腹部。"夫腰者，肾之府也"，附于腰部脊膂的肾是人体唯一有两枚即成对的内脏，气化所生成的"溺"液从输尿管到达膀胱，人们经过解剖观察，发现了成对的肾脏及其位置，还发现肾与膀胱相连的关系，以及膀胱是"盛溺"的器官。《内经》通过解剖不但发现五脏六腑"各有畔界""各有次舍"，还发现相关内脏的解剖关系。就上焦胸腔而言，发现肺是分叶性器官，位居各脏腑之上的最高处，"肺叶"像伞盖一样覆盖在心脏之上，所以有"肺者，脏之长也，为心之盖也"的认识。居于肺叶之下的心脏之外廓被称作"膻中"的"心包络"裹护其外，认为"膻中者，心主之宫城也"。《内经》中藏象学说所提之五脏六腑与现代医学解剖所描述的相关器官大体一致。《灵枢·平人绝谷》对消化系统的描述中有"胃大一尺五寸，径五寸，长二尺六寸，横屈，受水谷三斗五升，其中之谷常留二斗，水一斗五升而满，上焦泄气，出其精微，慓悍滑疾，下焦下溉诸肠……"对其形态与功能做了实际的观察。把人体划分为阴阳两大系统，再以"会通六合"把人体五脏六腑通过十二经脉表里相合，成为相互影响、相互参照、相生相克的动态体系。如《灵枢·经脉》肾脉之"直者，从肾上贯肝膈，入肺中，循喉咙挟舌本。其支者，从肺出络心，注胸中"，揭示了肺肾同源，肺属金，肾属水，金生水，为母子关系。躯干、四肢的层次结构同样运用解剖手段获得，通过对躯干外壳和四肢进行较深层次的解剖观察，《内经》将肢体横断面从表至里分为皮肤、肌肉、血脉、筋膜、骨骼五个层次，并称其为"五体"。"五体"中分布于人体最外层，面积最大者称之为"皮"或"皮肤"，由于皮肤上有毫毛，有一定的纹理，于是又将皮肤称为"皮毛""皮腠"或"腠理"。皮肤上还有汗孔分布，汗孔开合启闭的机制很玄妙,因此称之为"玄府",又叫"气门"。肉是五体之一,又称肌肉,肌肉纤维也有其相应的纹理,所以又称为"肉理""肉腠",与皮肤之纹理合称为"腠理"。《内经》运用解剖手段发现了五体之一的筋(又叫"筋膜")的分布规律及其功能。"诸筋者皆属于节""膝者筋之府",都是运用解剖手段,发现全身的筋都分布在骨关节周围的事实。脉是五体之一,又称为血脉、经脉。《内经》运用解剖学方法发现人体所有的红色血液广泛存在并循行于人体上下内外、大大小小的血脉之中,而血脉之外是没有血液的,这即是"夫脉者血之府也"论断产生的解剖学依据。体表官窍分为头面七窍和下体两窍,头面七窍又称"五官"或"五官七窍"。《内经》将眼部外观和"目系"分为两个解剖层面。眼部外观又分解为瞳子、黑眼、白眼、内外眦部血络和约束(上下眼睑)五部分。"下窍"的解剖部位是在人体最为隐秘之处,由于部位在下属阴,故将其称为"二阴"。男子的前阴称为"茎(阴茎)"和"垂(阴囊)",阴囊内有"睾"或"卵","茎"又分为"本"和"首"。女子前阴有"溺(尿)孔"上通膀胱,有"廷孔"上通于子宫,正因为将阴道及阴道口称为"廷孔"的解剖名称,所以后世将子宫脱垂病称为"阴挺"。

中(汉)医另外一部经典《难经》对解剖学同样做出了巨大贡献,它补充了《内经》的不足,增添了对五脏形态、重量等的记录。关于脏腑重量《内经》没有记载,但《难经》却对每个脏腑的重量均有描述,《难经》曰:"心重十二两,中有七孔三毛,盛精汁三合,主藏神。"其对心脏的内部构造及功能已相当清楚,而且补充了喉咙、胆、膀胱、肛门的形态和重量以及后三者之所盛。《难经·四十四难》提出,食物从进入人体到排出体外要经过七道关隘,并将之称为"七冲门",其中贲门、幽门的名称与部位与现代解剖学完全相同。史书对两汉至宋代这段时期的解剖记载不多,仅在《汉书·王莽传》和《南史·顾觊之传》中有记载,汉代王莽,曾派太医与屠夫进行解剖,度量五脏,以竹枝测血脉的走行,但并无具体器官的解剖内容。公元2世纪,张仲景总结了汉代以前的医学成就,撰用《素问(九卷)》《八十一难》《阴阳大论》《胎胪药录》,并平脉辨证,为《伤寒杂病论》,合十六卷,结合自己的临床实践,《伤寒杂病论》原书序言即曰:"夫天布五行,以运万类,人禀五常,以有五脏,经络腑俞,阴阳会通,玄冥幽微……"既有把人看作有机整体的整体观,又有把人作为一个与自然环境和社会环境相统一的天人合一的自然观。宋代绘《欧希范五脏图》,另有当时名医杨介著《存真图》一卷。元代滑伯仁的《十四经发挥·十四经脉气所发》更加形象、细致地描述了五脏的形态及具体位置。明代李中梓的《医宗必读·行方智圆心小胆大论》结合前人的成果有所发挥,其中包括《新改正内景脏腑图》和其他脏腑的解剖图。张介宾《类经图翼》更为精确地描述了脾脏的位置,进一步详细计量了全身骨度,对大肠也做了细致分类。及至清代,解剖学研究最著名的当属王清任和他的《医林改错》,王清任再次通过尸体解剖,纠正了很多长期存在的错误认识,然而其本身也存在着一些错误的认识。《医林改错》附图25幅,首先记载了人体腔由隔膜分为胸、腹两腔,而非古书图中所写两个隔膜、三个体腔(三焦),改正了古图肺有六叶两耳二十四管的错误。他记有:"肺有左右两大叶,肺外皮实无透窍,亦无行气二十四孔。"他认为肝有四叶,胆附于肝右第二叶,纠正了古图肝为七叶的错误;他肯定了"脑主思维",并发展了瘀血理论。此外,吴谦等人编的《医宗金鉴·刺灸心法要诀》也有大量解剖学记录。

中(汉)医藏象学说认为,五脏指心、肝、脾、肺、肾五个功能活动系统,人体是以五脏为中心、通过经络联结六腑、形体、官窍的有机整体,与自然环境相统一。中(汉)医中另一重要的解剖知识体系即经络与腧穴系统。经络遍布全身,是人体气血运行的主要通道,内属脏腑,外络于肢节、五官、皮毛,沟通内外,贯穿上下,将人体各部的组织器官联系成一个有机的整体。津液是体内各种正常水液的总称,包括各脏腑组织内的液体及其正常分泌物,如涕、泪、唾液、胃肠液、关节液等。津液是血液的组成部分,是构成人体和维持人体生命活动的基本物质。中医学所说的津液，部分其实就是体液。气是流动着的三元素"信息、能量、物质"混合的统一体，气是构成宇宙的最基本物质。气在宇宙中有两种形态：一种是弥漫而剧烈运动的状态，由于细小、弥散，加上不停的运动，难以直接察知，故称"无形"；另一种是凝聚状态，细小而弥散的气，集中凝聚在一起，就成为看得见、摸得着的实体，故称"有形"。"神"通常是作为人体生命活动现象的总称而出现的，它包括大脑的精神、意识思维活动，以及脏腑、经络、营卫、气血、津液等全部机体活动功能和外在表现。"神"的生成主要以先天之精为基础，以后天的精气为补养，共同培育而成。所以"神"的盛衰与精、气的盈亏密不可分。上述这些描述，都是原初的解剖学知识和若干古典哲学理念的混合体。

2. **藏医** 藏族自古就有丧葬习俗，与藏医解剖学的产生和发展关系较为密切的是断尸葬、二次葬和天葬，这些风俗习惯为探讨和论述人体的结构及功能奠定了朴素的唯物主义基础。自公元6世纪后半叶开始，藏族先民们广泛吸收其他民族的先进医疗技术，并不断地总结概括前辈们的医疗经验，编撰医学著作；公元7世纪，已有藏医学最早的两部古籍《医学大全》和《无畏的武器》问世；至公元8世纪，随着《尸体图鉴》《活体及尸体测量》《内脏展显·神奇大镜》《月王药诊》和《四部医典》的问世，标志着藏医解剖学已趋成熟。8世纪上半叶著成的《月王药诊》论述了人体生理功能和胚胎形成、人体骨骼构造、人体的测量及五脏六腑等内容。8世纪下半叶，由著名藏医学家宇妥·元丹贡布编著的《四部医典》，对人体解剖生理及功能进行了详论和评述。

《四部医典》藏文名为《居悉》，是藏医学重要的经典著作，总结了藏医学的基本理论和具体临床实践，共分四部分：《根本部》《论说部》《秘诀部》《后续部》，有156章，内容涉及藏医学的基础理论、生理解剖、病因病理、临床各科、诊断治疗原则、药学知识、方剂和疾病的预防及保健方法等诸方面，充分体现了藏医学的独特内涵和民族特色。该著作中解剖学的内容较为丰富，有许多关于对人体解剖学知识的记载和描述。藏医解剖学有其独特而深入的研究，如认为人体有七种基础物质和三种排泄物。这七种基础物质，分别为食物精微、血液、肌肉、脂肪、骨骼、骨髓和精液，三种排泄物则是指粪便、尿液和汗液。按《四部医典》中对一名正常成年男女按计量方法来计算，如女子的月经量和男子的精子量各为2捧量（双手合拼作碗状为捧），人的脑髓也只有2捧。男性全身的肌肉量，约合500拳（握拳），女性则是520拳，其原因是女性的胸部及臀部的肉各多出10拳的量，一般的血液，不论是男是女，其量均一样，为14捧。人体还有三种排泄物，即汗液、尿液和粪便。藏医认为，人体内的汗液共有4捧，尿液共有8捧，粪便有14捧。这三种排泄物有固定的量，保持固定的比例，无论哪一种失调都可使人致病。这里的汗液、尿液、粪便量指在正常人体生理状态下所有肉眼可见与不可见的排泄物。《四部医典》在充分总结藏族先民知识的基础上，对人体的构造已有了比较具体和深入的研究，还系统地论述了人体的五脏六腑、骨骼、经脉。藏医认为：人体内的器官有五脏、六腑。五脏是心脏、肺脏、肝脏、脾脏、肾脏，六腑为小肠、大肠、胃、胆、膀胱和三姆休（指男性的精囊、女性的卵巢），五脏六腑的孔窍有9处。藏医对人体骨骼有较深入的研究，认为骨有23种，椎骨28块，肋骨24条，牙齿32颗，四肢大关节12个，小关节有210处，人体全身共有骨头360块，其中：头颅骨共有61块、颈躯体骨共有159块、上肢骨共有70块、下肢骨也共有70块，合计360块骨。《四部医典》第四章对脉学作了详细记载，认为人体有定、有、联结、寿数四种脉，可针刺的脉道有77条，不能针刺的要害脉道有112条。《四部医典》：定脉，一形成大脑，二于中部主血脉运行，三贯注成隐处；有脉可分四类，一司官能，二司记忆，三司发育，四司繁衍；寿数脉又分三路，一条遍住全身首，一条随呼吸运行，一条"犹如灵魂"。而对联结脉的论述最为详细，人体存在有各种脉络,种类繁多,其中有些是相互连接的,叫联结脉。联结脉分白脉(即神经)和黑脉(即血管)两种。脑为白脉之海,白脉发源于脑髓,从脑部脉的海洋里,像树根一样向下延伸,布于五脏六腑及四肢,主司感觉和运动。白脉无气无血,从体外看不见,是像乳汁一样的细丝状,其中司管传导的水脉有十九条,这里六条显脉分布于四肢,双臂各两支,每支有四个小分支。双腿各一支,每支又有八个小分支。还有十三支隐脉分布于胸腹内的各脏腑,如白脉发生病变,丧失功能,则受其支配的肢体相应部位就会出现麻痹和运动障碍,不能活动。黑脉,则相当于血管,并明确区分出了动脉和静脉,指出黑脉有会搏动的"如玛脉"(动脉)和不搏动的"江玛脉"(静脉)两种,大致有初成脉、普遍脉、联合脉和维持生命脉。藏医认为"如玛脉"有二十四支分布于脏腑和四肢,其中八支隐脉分布于脏腑,十六支显脉连接四肢,包含颈部的左、右四支睡脉。藏医认为所有黑脉系有几个中心,像车轮一样向四周辐射分布:脐轮、冠轮、喉轮及阴部轮。

需要特别指出的是,藏医学在人体解剖方面不仅对人体结构有系统精细的叙述记载,而且还绘制了人体结构彩色挂图。在《四部医典》第三部《秘诀部》中的第八十五章,较详细地叙述了人体内脏腑图的具体划线和测量方法。现在的藏医解剖图是以藏医的稀世珍宝——"医学唐卡"的形式保留下来的。《四部医典系列挂图全集》第五图"人体胚胎图"中,我们可以看到世界上最早、最先进的人胚发育图,它极为形象地表达了人胚由父精和母血的结合开始,逐周发育至 38 周左右准备分娩的概况,其中需经鱼期、龟期和猪期三个阶段,第五周至第九周为鱼期(椎动物),第十周至第十七周为龟期(爬行动物),第十八周至第三十八周为猪期(哺乳动物),形象地表明人胚的发育是动物进化过程的重复。第九、第十图"人体骨骼"基本正确描述了骨骼形态和位置,绘出的 32 颗牙齿,前 12 颗用于语言,后 12 颗用于咀嚼。另有若干图专绘人体脉络,对脉络的分布、放血的穴位、白脉的构造等的介绍,都表明了藏医对人体内血管与神经系统构造的认识。例如第十五图"人体的白脉",显示出从头部发出的神经向全身的走向,其中可看到从坐骨大孔处发出的一支大的白脉,其所绘行程可以认为是坐骨神经。第五十一图为"人体脏腑解剖形态",是公元 17 世纪由藏医兼画家洛扎·丁津诺布根据尸体解剖后亲自观察,随后正确地绘制了心脏在胸腔正中偏左的位置,心尖朝左下方,同时对食管、肺、腹腔内各脏器的形态部位都进行了精确的描绘,纠正了长期以来心脏在胸腔正中而且心尖朝上的错误认识。

《四部医典》还记载了 60 余种外治器械,这些器械各有其特点和不同的用途,它们主要是根据不同的解剖学部位而制作的,这些更有力说明了藏医对解剖学的贡献以及藏医解剖学的不断发展和完善。至公元 12 世纪前后,天葬体制形成时,藏医解剖学已比较完善。在此期间以及其后的几个世纪里,藏医学家不断概括总结解剖学研究成果,编撰了《伤疗复活秘诀》《解剖明灯》,绘制了人体解剖挂图等难得的解剖学资料,为藏医学的成熟奠定了坚实的基础,也极大地促进了藏医学稳步快速的发展。形成了以三因素(隆、赤巴、培根)学说为理论核心,以五源学说(空、风、水、火、土)为指导思想,以七物质(血、唾液、骨、髓、脂肪、肉、精)、三秽物(汗液、尿液、粪便)及脏腑经络的生理病理为基础,以整体观及辨证论治为特点的独特理论体系。《四部医典》对人体胚胎的形成和发育有着许多独特的见解和先进的理论。藏医认为胎儿是由父亲的精与母亲的血,还有中间的魂魄三者结合而成的,还需要正常的"五源"(土、水、火、风、空)为条件,其中土源可使胚胎固硬,水源使之聚合,火源使之发育成熟,风源使之发育长大,空源为其发育所需空间。并对胎儿的发育做了深入细致的观察,对胎儿 38 周的发育情况做了详尽的记录。

3. **蒙医** 蒙医是以五元(土、水、火、气、空),三根(巴达干、协日、赫依)学说为理论基础的中国民族医学。人体之内脏总称为脏腑,五元精华所藏之实心器官为脏(如:心、肝、肺、肾、脾),五元精华之糟粕积聚的具有空腔的器官为腑(胃、肠、胆、膀胱),蒙医认为脏腑与机体各种组织(皮、肉、脉、筋骨等)、各器官(五官)之间通过基本物质元素(七元素)的运化收藏形成了各种联系,进而构成人体完整的统一体。这与中(汉)医学的藏象理论较相似。

4. 傣医 傣医以四塔(风、火、水、土)、五蕴(色、识、受、想、行)为理论核心,以聚居区天然药物为资源,适应于本民族生产生活的行医方式为医疗模式,研究人的生命规律及疾病的发生发展及防治规律。傣医学的内脏器官所指基本建立在实体解剖基础之上,这与现代医学相同。傣医学的解剖学经典著作《嘎牙山哈雅》详细地描述了人身体的各种内脏器官、骨骼、肌肉、肌腱等结构与组织,基本上与现代人体解剖学一致。

(二)原初的生理知识

1. **中(汉)医** 《内经》在对各内脏所在"畔界"部位不同的解剖认识前提下,又运用事物阴阳属性的规律性和可分性原理来进一步研究其生理和病理,对胸、腹、背及内部五脏六腑的阴阳属性分别进行了确定,指出"阴中有阳,阳中有阴""夫言人之阴阳,则外为阳,内为阴。言人身之阴阳,则背为阳,腹为阴。言人身之脏腑中阴阳,则脏者为阴,腑者为阳。肝、心、脾、肺、肾五脏皆为阴,胆、胃、大肠、小肠、膀胱、三焦六腑皆为阳""故背为阳,阳中之阳心也;背为阳,阳中之阴肺也;腹为阴,阴中之阴肾也;腹为阴,阴中之阳肝也;腹为阴,阴中之至阴脾也。此皆阴阳、表里、内外、雌雄相输应也,故以应天之阴阳也"。这里要特别注意的是肝为"阴中之阳"的属性划分,"阴"指肝位于膈之下属阴的腹部,何以为"阳"?虽然肝气应于春季,有主升特征支持其属"阳",但此处确定五脏阴阳属性是以肝、脾、肾三者在腹腔解剖部位之发现为前提的,肝的实体解剖部位在右胁肋之内的腹腔最高处,这应当就是"腹为阴,阴中之阳,肝"结论形成的基本依据。《内经》从解剖学基础形成"肝合胆,胆者精之府"、肝胆表里关系及胆有贮藏胆汁功能理论,并将其运用于临床,这也是中医将胁肋不舒及疼痛症状(尤其是右侧)定位于肝胆的依据。通过肾、膀胱延伸部分的解剖观察后发现,排泄尿液和担负生殖作用的前阴都与肾相通,由此确定了肾与膀胱为表里,"开窍于二阴"的理论。根据心脏之外有"膻中"裹护,又有肺叶覆盖,又有胸腔、胸壁像城郭一样卫护,心脏自身又有血脉支撑及维系等解剖发现,《内经》便将心脏类比为一国之"君主",是生命之根本。

《内经》在解剖直视下发现肌肉呈不均匀分布,肌肉块的大小也不一致,故有"谷属骨,各有条理"的认识,说明肌肉的分布有一定规律可循,并包裹和连接骨骼,参与肢体的运动。这就从解剖学角度确立了肌肉的大小分布规律、与骨骼的关系及其主运动的生理功能。《内经》运用解剖手段,发现全身的筋都分布在骨关节周围的事实,在此基础上,又观察到筋的牵拉可使骨关节产生屈伸运动,因此便有了"宗筋主束骨而利机关"的生理作用认识。《内经》认为全身所有的脉是营运全身血液的通路,并与心脏连通,因此,身体一切正常的血都由心主宰,是心脏推动着血液沿着与心连通的全身血脉不断地"阴阳相贯,如环无端""往复不已""周流不休"地循环运动。还发现人体血脉中有的用手触摸不搏动,相对静止。有的则"独动不休",如寸口、人迎、足背上的血脉,正因为这些血脉触摸时搏动不已,《内经》将其命名为"动输"或"动脉"。还发现这些部位动脉的搏动与肺的呼吸之间呈现"一呼脉再动,一吸脉亦再动,呼吸不已,故脉动而不已"的动态比率关系。还发现刺破血脉后有的"血黑以浊,故不能射";有的则"血滑,刺之则射"。可见,《内经》运用对血脉等的认识,结合长期积累的丰富的临床实践经验,并根据"心生血""心在体为脉""诸血者,皆属于心""心藏血脉之气""心主身之血脉""心者,生之变也,其华在面,其充在血脉"等相关认识形成了"血—脉—心—人体生命之本"的理论。《内经》对骨骼已有深刻认识,不但发现骨骼居于五体的最深层,而且是主体。认为人的躯体是以"骨为干,脉为营,筋为刚,肉为墙,皮肤坚而毛发长"的结构模式。筋、脉、肉、皮肤四者必须在以"骨为干"的支撑下才构成相对稳定的外表形态,筋、脉、肉、皮肤才能发挥其相应的作用。在解剖学基础上对全身的大骨骼、骨关节和骨骼的体表标志予以度量和命名,并发现骨骼上分布有一定数量的骨孔,血脉出入其间,以输送气血精微,充养骨骼,化生骨髓,但长骨有骨孔而扁骨无,以及还有"诸髓者皆属于脑"和"骨者髓之府"的重要解剖发现。在此基础上,根据长期积累的丰富临床实践知识,从骨髓或脑髓与生殖之精的解剖直视形状近似的角度出发,运用"精气是万物形成来源"的哲学理论和认识方法构建了"肾—精—髓—骨"这一独具特色的理论。其他脏腑功能及相关理论的建立也有与此基本相同的认知经历。

《内经》对五官九窍的认识及相关理论的建立,主要是在对生命活动的长期观察基础上形成的,官窍外部特征及主要生理功能的发现属于广义解剖学范畴,但对其中部分官窍的认识仍借助了狭义解剖学知识。《内经》中人体阴阳之气运动的规律是阳主升、阴主降,头面的五官七窍不但解剖部位在上(上者为阳),而且是在五脏化生的阳气充养下发挥着"目能辨五色""耳能闻五音""鼻能知臭香""口能知五谷""舌能知五味"的功能,所以有"清阳出上窍"及"五脏六腑、十二经脉、三百六十五络,其精阳气皆上于面而走空窍"之论,其中《内经》对目的认识及以目为主体的相关理论构建最具代表意义。《内经》以解剖观察为基础,联系临床实践知识和经络等相关理论,产生"五脏六腑之精气,皆上注于目而为之精。精之窠为眼,骨之精为瞳子,筋之精为黑眼,血之精为络,其窠气之精为白眼,肌肉之精为约束,裹撷筋骨血气之精而与脉并为系"的经典论述。其中"骨、筋、血、气、肌肉"分别指代肾、肝、心、肺、脾五脏,这是以眼睛局部大体解剖观察为基础建立的眼睛局部与五脏六腑密切相关的理论,自此以后成为后世运用脏腑辨证、六经辨证方法治疗眼病的理论源头和依据。

《内经》认为,"目系"是由包括五脏六腑精气凝聚形成并营养着的"筋骨血气之精而与脉并为系,上属于脑",从而依据解剖学知识解决了眼球与大脑连通并受大脑支配的相关生理学问题。如果邪气"入于脑则脑转,脑转则引目系急,目系急则目眩以转矣",这也是以解剖学发现为出发点,提出眼睛及其视觉功能是直接受其所在头部大脑的支配和影响的生理学观点,头面部其他器官的生理学认识过程也基本如此。"下窍"受人体内具有沉降重浊特性的阴气的滋养,又有排出内脏代谢后的污秽浊物之作用。《内经》以解剖术语将大肠末端称为"肛",发现其有排泄胃肠消化后食物残渣及机体代谢所生成糟粕的功能,又称其为"魄门",并据此提出了"魄门亦为五脏使,水谷不得久藏"的著名观点。《内经》是在借鉴腹腔中三对脏腑的表里关系认识的基础上,认为心肺能输布"荣卫",而小肠和大肠下传秽浊属阴的水谷残渣。心与小肠、肺与大肠的解剖部位相离虽然较远,但是小肠由于血脉丰富而色赤,其色与心及心主的血一致;大肠的颜色灰白,与肺叶一致,此中还有五行归类的理念,于是运用经络联系、功能配合、病理变化相互影响的实践观察和验证,形成了"肺合大肠""心合小肠"表里关系的生理理论。

《内经》对内脏部分主要生理功能的认识和研究也是通过解剖学知识实现的,解剖中发现心脏有四支大血管支撑和维系着,《难经》补充心脏有多孔多腔的解剖特征,还发现人体血液是贮藏脉中的,全身血脉都与心连通的解剖事实,于是便确定了"夫脉者,血之府也"和心"其充在脉""诸血者皆属于心""心藏血脉之气"以及"心主身之血脉"的生理学观点,这就是心主血脉生理学理论发生的背景及其解剖学基础。《内经》中肺是位于左右胸腔中的多叶性器官,有粗大气管(即"息道"),与喉咙及口、鼻连通,"口鼻者,气之门户也"。由于有血脉与心脏相连,所以肺通过心脏而汇积分布全身的血脉中的血。"肺朝百脉"的结论就是以解剖学发现为前提产生的,《内经》通过解剖总结肺的这一生理功能模式可概括为:

肺—脉—心—全身血脉及其中运行的血液,由此抽象出肺助心行血的生理功能。自然界新鲜空气经口鼻、喉咙吸入到肺,由心肺间相连通的大血脉到达心脏,在心脏作用下,气随着血输布于全身。体内各脏腑代谢产生的浊气也随血脉到达于肺,由肺经喉及口鼻呼出体外。故曰"呼则出,吸则入"。这也就是《内经》"天气通于肺""五气入鼻,藏于心肺,上使五色修明,音声能彰……以养五脏气"的认识基础,并进一步抽象出"肺者,气之本"这一重要理论。可见肺主气、司呼吸、主喉、开窍于鼻,以及"肺朝百脉",助心行血等主要生理功能的确定是无法摆脱解剖学发现这一事实的。再次,"肾者水脏,主津液"理论的确定仍然是以解剖学发现为前提的。古人在进行腹膜外腔的解剖时,发现了附于腰背脊膂部位两旁的肾与膀胱、尿道连通,膀胱所"盛溺液"来自肾气化处理后津液中的残液,然后经前阴的"溺孔"排出体外,是人体代谢后废水清除的主要途径。还通过解剖发现了男子的"茎""垂"及女子的"溺孔"与"廷孔"都与膀胱和肾的部位相连或邻近。"茎,垂者,身中之机,阴精之候,津液之道也。"上述的器官除排尿外还有排精、排出月经等与生殖有关的活动,并将此解剖学发现与生理活动的观察、生殖活动的切身体验,以及积累的丰富实践知识等结合起来,总结出了肾藏生殖之精、肾主生殖的相关生理学理论。尿液的生成与排泄对全身水液代谢的影响相当重要,因此,《内经》在解剖学发现的基础上逐渐有了"肾合膀胱,膀胱者,津液之府""膀胱者,州都之官,津液藏焉,气化则能出矣"等相关认识,这就是肾主水液这一重要生理功能发生的背景。至于胃肠生理功能的确定,更是主要凭借解剖学知识完成的。

在解剖直视下发现咽喉之下的食管与胃相通连,胃体膨大,可容纳较多谷物,故称之为"太仓",为"水谷之海"。其外形"纡曲",胃下口与小肠相连通,胃消化后的糊状食糜的蠕动从其胃下口幽门传送到小肠。"小肠后附脊,左环回周叠积,其注于回肠",回肠下至广肠,食物残渣在大肠中转化为粪渣糟粕,从其末端魄门排出体外。还发现胃肠在消化过程中,通过蠕动,其内容物的运行是自胃至肠不断地"胃满则肠虚,肠满则胃虚,更虚更满,故气得上下,五脏安定,血脉和得,精神乃居"。在解剖学观察的基础上,《内经》形成了"胃为水谷气血之海";肠胃"能化糟粕,转味而入出者也,其华在唇""脾,胃者,仓廪之官,五味出焉""大肠者,传道之官,变化出焉。小肠者,受盛之官,化物出焉"等主要相关的胃肠生理学理论。就膈下腹膜内腔(即中焦)中的脾胃而言,指出咽喉至胃上口贲门为"嗌"(即食管)的长度为"长一尺六寸",位在膈上胸中。脾"与胃以膜相连",是《内经》确立脾胃为表里关系的解剖学基础。《素问·太阴阳明论篇》《难经》在此基础上进一步通过解剖发现脾有两部分,主体部分"扁广三寸,长五寸",有"主裹血"作用。另一部分是"散膏半斤",能"温五脏"。胃的下口为幽门,与小肠(又称"赤肠")连接,小肠在阑门处与位于下焦的大肠相连(《难经·四十二难》)。肝胆虽然也在右上腹之胁肋下,但其与肾、大肠(的末端)等内脏一样,都在腹膜外腔,这就是《内经》确定肝胆位于下焦的解剖学依据。在《内经》对肝、胆及肝胆解剖关系认识的基础上,《难经》对此又加以量化、细化而近乎精确。如在肝也是分叶性器官认识的基础上,将"肝叶"细分为"七叶",这同现代医学将肝脏局部解剖分为七区段的认识相一致;还发现"胆附于肝之短叶(即右叶)间",能盛肝脏分泌的"精汁""三合"(《难经·四十二难》)。这就准确地发现了肝胆的解剖位置、肝分七叶、肝胆解剖关系、胆为"囊"状器官且能盛胆汁的生理功能等。赵献可《医贯·玄元肤论·内经十二官论》不仅记载了咽喉、会厌、食管、呼吸道的位置与解剖结构,还说明了咽喉与食管、呼吸道相通,食管与呼吸道并列而不相通,其中会厌起到了协调呼吸与进食的生理作用。张介宾《类经图翼》详细记叙了肺的形态、组织结构,进一步解释了"肺得水而浮"的原因,说明肺为内含腔隙的疏松组织,并记录了其一呼一吸式的形态变化。

由于中(汉)医在其形成时期解剖学发展的局限性,必然导致其功能的涵盖范围要超出现代医学中目前所指的范围。比如"心主神明"，说明心具有了现代脑的生理功能；"脾主运化"说明脾具备了现在胰腺等消化器官的生理功能。再如"肾藏精、主水、主生长发育"的认识说明中医肾的功能涉及现代生理学中泌尿、生殖、内分泌的功能（即下丘脑—垂体—甲状腺、肾上腺、性腺轴的功能）。所以藏象理论中的脏腑不能理解为现代解剖学上的完全同一的概念，也可能有自觉不自觉地超前于现代医学的认识，如五脏通过经络—筋膜的联系，使之与六腑相联系，由内而外联系形体、官窍，再在五华、五液、五志有所表现，即所谓见微知著。"肾主耳"（《素问·阴阳应象大论篇》），"肾气通于耳，肾和则耳能闻五音矣"（《灵枢·脉度》）。《灵枢·决气》和《灵枢·经脉》对中医先天之精的论述都指明一点：精，是在人体形成之前已经存在，是男女交合的产物，据此可部分将精解释为受精卵。明代张介宾将先天之精的本质作了更深入的揭示："元阳者，即无形之火，以生以化，神机是也，生命系之。元阴者，即无形之水，以长以立，天癸是也，强弱系之。"（《景岳全书·阴阳篇》）指出元阳元阴共同起着孕育生命，决定人出生后的生长、发育、强壮、羸弱。其生理功能总的是孕育生命，支配人体生长、发育，这与现代医学的基因决定表象的生理功能基本相同。另外，还有后天之精来源于饮食水谷，即饮食物经消化吸收后，变成水谷的精微物质，进入人体血液中，营养五脏，灌溉六腑，从而保证了人体继续生长发育，以维持人体生命活动，由于这种水谷之精微，是由脾胃与其他脏腑协作所化生，所以称其为"后天之精"。这与现代医学消化系统的生理功能相近似。中医认为血在脉中，循行全身，血是水谷精微与营气结合所化生，因此血携带大量营养物质供给全身组织器官，身体各处依赖血的滋养才能发挥其生理功能。正如《素问·五脏生成篇》所说的："肝受血而能视，足受血而能步，掌受血而能握，指受血而能摄。"中（汉）医学认为肾精可化生血液，即"精不泄，则归精于肝而化清血"。同样，"营气者，泌其津液，注之于脉，化以为血。"营气，即是消化系统生理功能和血液循环系统的生理功能，消化系统把饮食消化吸收变成营养物质（泌其津液），送入血液循环系统（"注之于脉"），成为血液的组成物质（"化以为血"）。津液不仅仅在血管内运行，它还能"外溢"和"渗出"于血管外，因此津液不是血浆而是体液。

中（汉）医认为元气是人体中最基本、主要之气，乃由肾中精气、脾胃水谷之气及肺中清气所组成，分布于全身各处。其现代医学的本质部分主要体现为"机体所有细胞基本功能及它们之间联系的有机集合"，肾精化生元气和脏腑之气的异常与衰老及衰老性疾病相关；宗气由清气（氧气）及谷气（食物消化吸收到血液中的营养成分）相合而成，贯心脉以行气血，走息道以司呼吸。营气是谷气之精专部分，旨在化生血液、营养全身；"卫气者，为言护卫周身，温分肉，肥腠理，不使外邪侵犯也"（《医旨绪余·宗气营气卫气》），表明卫气温养脏腑、肌肉、皮毛，卫气的这一作用是气的温煦作用的具体体现，卫气可以保持体温，维持脏腑进行生理活动所适宜的温度条件。"卫气者，热气也。凡肌肉之所以能温，水谷之所以能化者，卫气之功用也。虚则病寒，实则病热。"（《读医随笔·气血精神论》）可见卫气与现代医学的新陈代谢、免疫调节机制有关。脏腑经络之气和全身的气一样，是精气、清气与水谷之气，经肺、脾、肾共同作用而化生，可转化为推动和维持脏腑经络进行生理活动的能量，并可更新充实脏腑经络的组织结构，并生成五脏六腑之精而贮存。

"神"的生理功能主要体现在它是人体生命活动的主宰上。人的整个机体，从大脑到内脏，从五官七窍到经络、气血、精、津液，以至于肢体的活动，都无一不是依赖"神"作为维持其正常动转的内在活力。中（汉）医对神志的认识与现代心身医学的概念基本是一致的，如《灵枢·通天》和《灵枢·阴阳二十五人》的人格体质学说与埃克森的人格维度图高度的吻合。中（汉）医学认为五脏六腑和皮、肉、脉、筋、骨等形体组织，以及口、鼻、舌、眼、耳、前后二阴等官窍组织之间存在着有机的联系，形成一个整体，共同完成人体统一协调的生理功能活动,而且脏腑组织彼此之间的关系也是相互分工合作、相互制约调节的不可分割的关系。

2. **藏医** 《四部医典》认为人体内存在着三大因素:隆、赤巴、培根,藏医三因支配着七大基础物质及三种秽物的运动变化,三者相互协调、平衡,维持着人体正常生理功能。藏医还按自身计量法详细记载了血管及神经的种类及量、位置、形态、功能,各种脏器和每块骨的位置、形态、功能。对于身体各器官结构生理功能的描述也非常具有科学性,精华是促使身体生长发育所必需的物质,血液滋养身体、维持生命,肌肉覆盖全身,脂肪润泽各部分,骨骼支撑整个身体且产生运动,骨髓能生精,精液起生殖作用等,与现代医学的生理认识基本一致。《四部医典》中运用形象的比喻描述了各脏腑:心脏如同国君,其他脏腑都是他的属下;肺五母叶就是五大臣,肺五子叶好像五太子;肝脾为大小妃嫔;肾如托屋梁的外臣;三姆休(生殖器)就像珍宝库;胃可消食,屋内有锅灶;大肠、小肠是王后的使女;胆是悬挂起的鼓风皮袋;膀胱犹如缸内盛满了水;胸腔腹腔如同上下两庭院;胰脏犹如中间拉帐幔等。同时《四部医典》中还强调:大臣丧命则王亦驾崩,意喻"呼吸终止会导致心脏停搏",形象地体现了呼吸与心跳的密切关系。这与中(汉)医的"心为君主之官,肺为相傅之官"等说法颇为类似。同时也运用形象的比喻对脊椎、胯骨、肋骨、胸骨、锁骨、肩脚骨、头盖骨、四肢等形态结构进行了记载和描述,指出骨骼的生理功能主要在于支撑和构成机体的框架,保护机体内脏和行使运动功能。人体内的脉络是气血运行的通道,是维持生命的根本。心脏是血液运行的总枢纽,肝脏为造血之海,气是血液流动的动力,血液流动产生知觉。比如:藏医认为从心脏发出的脉络有八支;其中四支血液丰盈,充斥气流;另有四支只有血液而无气;有四支向上经胸沿颈两侧至头,再绕行上肢;另四支下行分别入肾、胃、肠、膀胱、股,其中一支沿脊椎进入下肢,经足趾绕行。上、下行的脉络经绕行后又回到心脏。藏医认为,主管人体的主要脉络是命脉,又称"正中脉""魂魄脉"。其中会聚成五个脉络中心,各有各的作用。头脉,又称"头顶脉",主管五官部的感觉;颈脉,又称"咽喉脉",与语言和发音有关;心脉主管记忆活动;脐脉主管人体的生长发育;生殖器官脉主管生育。藏医也认为人体有五脏六腑,但其功能的叙述较笼统,不如中医明确,如藏医认为心脏主要与人的精神状态,甚至意识形态有关;六腑中没有"三焦",而代之以"三姆休",其功能与生殖有关,指男性的睾丸,女性的卵巢。

3. **维医** 当前维医在主要脏器形态和生理功能上的认识与现代解剖学与生理学已基本相同。四大物质是维医的理论核心和哲学理论基础。体液学说是维医的基本理论之一。维医理论认为,所有生物之起源、疾病之形成,与自然界的水、土、火、空气与四大物质关系密切,是它们之间在变化过程中相互作用和反应的结果。维医认为四大物质产生气质,气质产生四津,四津化为精神,精神产生各种力,力能化为各脏器的功能。四大物质在人体的影响是形成四种体液。四种体液是人类食用自然界的各种营养物质后,被人体消化吸收到肝脏形成的复杂体液,它包括血液质、黏液质、胆汁质和黑胆质。此四种物质在维医中曾一度称为"四津",即血津、痰津、胆津和黑胆津。在正常人体内,这4种体液数量和质量上保持相对稳定状态,如在体液中的数量和质量发生变化,失去其相对稳定状态,可引起功能性疾病。四种体液中胆液汁的性质是干热型,血液汁是湿热型,黏液汁是湿寒型,黑胆汁是干寒型。故胆液质是"火"的,血液质是"气"的,黏液质是"水"的,黑胆质是"土"的在体内的代表。维医的气质学说认为四要素相互结合而形成的新物体具有相应的性质。人类气质可分为干热、湿热、湿寒、干寒型等4种。如构成某一人体的四要素含量中"火"(高能物)的含量占优势,其气质为干热型;如"气"的含量占优势,其气质为湿热型;如"水"的含量占优势,其气质为湿寒型;如"土"的含量占优势,其气质为干寒型。根据

"气质"学说的概念,组成人体的各器官、组织、细胞都有一定的气质。用自然界动、植、矿物制成的药物也有一定的气质,故维医使用气质相反的药物可以达到治病的目的。

维医认为,全身器官按其功能性质可分为支配器官和非支配器官,支配器官可分为主要支配器官和次要支配器官。主要支配器官为保持人体生命活动而服务,包括心、脑、肝,其中心通过自己附属器官(血管等),给全身器官分配和运输热量、营养物质及体液,给予生命。脑通过自己的附属器官(神经纤维)感觉、监督、控制和调节全身器官活动。肝通过自己的附属器官(胃、肠、门静脉、胆囊)生产热量及各种体液,加工营养物质,以及进行解毒,为生命活动提供供给。次要支配器官,为了延续人类繁衍生息而服务,它包括男女性腺,其附属器官包括男女附属性器官。非支配(单纯)器官可分为主要非支配器官及次要非支配器官。主要非支配器官包括各种血管、神经、肺、心包、肾、胃、肠、门静脉、胆囊等,其任务是为支配器官服务。例如肺是为心的分配和运输功能提供氧气,以及把心脏运送来的二氧化碳排出体外。肾脏把心脏运送来的废物排出体外,清洁血液。胃、肠、胆囊、门静脉,将食物内对人体有营养的部分收集给肝脏。眼、耳、鼻、舌、皮肤等五官为脑的感觉功能而服务。神经通过传送信息,为脑的控制、调节功能服务。次要非支配器官包括骨、软骨、肌肉、肌腱、筋膜等,其功能是为人体运动而服务。与中(汉)医对心的认识基本一致,维医认为心脏能进行单独活动,并供给自己和其他器官生命力,但也可以接受脑的支配,这与现代人体生理学认为心脏有自主节律性兴奋的能力。

4. **蒙医** 和中(汉)医相似,蒙医的脏腑不单纯是解剖学的概念,更重要的是生理学方面的概念。比如"心"虽然在解剖学的实体上以及主管血液运行的功能上与现代医学大致相同,心为五脏之首,位于胸中巴达干之总位,外有心包络裹护,为全身脉管、孔道的中心,主宰生命活动,故称为君主器官。与现代医学不同的是它还与协日关系密切,具有增强智力、使精神饱满的功能;"肺"位于胸中,巴达干之总位,五元之中"气"元素所藏之处,运行于鼻、喉、气管等呼吸道之司命赫依及上行赫依,同肺有着密切关系,所以肺主气、主声、司呼吸。与现代医学不同的是肺与大肠的联系,气元素的精华藏于肺,而其糟粕聚积于大肠,如肺有疾病,大肠功能亦出现异常,有些类似于中(汉)医的"肺与大肠相表里"的理论。"肾"除生成排泄尿液之外,还与人的生长、发育、生殖功能有关。

5. **傣医** 傣医的解剖学经典著作《嘎牙山哈雅》是傣医对生命起源、胎儿生长发育、人体的基本组织结构及脏腑生理功能的认识和论述。该书记载,人体是由1 500多种组织、32种"说嘀"(细胞)组成,生命来源于父母所授,男性体内的物质"巴敌先体"(似精子)与女性体内的"阿书的"(卵子)相互结合,再在"四塔"的作用下,尤其是"塔菲"的温煦下产生生命。另外还有《三界五蕴四元素》《巴腊麻他坦》等古籍也都反映了傣医学对生命的孕育生长及人体结构有一定程度的认识。傣医学的内脏器官所指基本建立在实体解剖学基础之上,这与现代医学相同。在一些生理功能上的认识又与中(汉)医相似,均注重运用司外揣内、援物比类和经验反证等方法,说明其思维体系与中(汉)医同源或有很大程度上的借鉴。但中(汉)医的脏腑更为注重"以象测脏",本质上是人体的一种唯象功能模型,脏腑的名称不一定表示或等同物质实体,如三焦、脾、肾,只是一组功能的代称,如胰腺在中医来看,其功能隐含在脾脏中。而傣医的内脏概念与实体联系紧密,这与现代医学较接近。傣医"四塔"理论的现代解读,所谓"四塔"即组成生命的四种基本物质——"风、火、水、土",也是促进生命生长发育的四种基本要素。风以动为性,是生命生长发育的动力所在;火以热为性,是生命的势能所在,凡体内新陈代谢及生化反应均属火塔主管;水以湿为性,是生命的营养所在,是体内物质运输及信息交换的载体及网络;土以坚为性,是生命的结构所在。按照四塔理论对人体部分器官结构与功能的解读列举见表2-3。

表 2-3　傣医四塔理论与人体部分器官结构与功能　　　　　　　　　　　　　　　　　47

脏　器	四　塔　的　功　能			
	风	火	水	土
颅脑	脑血管的血流、脑脊液及组织液的流动	控制脑内组织细胞的新陈代谢及生化反应,调节温度	脑脊液、脑血液、脑组织液、血脑屏障间物质交换及信息传递的载体	维持颅脑各组织及附属器官的结构及形态
心脏	心脏及大血管搏动,瓣膜开合以及血液、组织液传送的动力	负责心肌细胞的新陈代谢及生化反应,调节温度	心脏动静脉系统中营养输送、物质交换及信息传递的载体	维持心脏、瓣膜、心脏血管及其附属器官的形态及结构
肺	肺及其附属器官活动的功能,是呼吸动力、血流动力和排痰动力的基础	控制肺组织的新陈代谢及生化反应,调节温度	肺血管、淋巴管、肺组织间液物质交换及信息传递的载体	维持肺及其附属器官的形态及结构
肝脏	肝内血流、胆汁、淋巴流动的动力	负责肝细胞的新陈代谢及生化反应,调节温度	肝内血管、淋巴管、胆道系统、组织间液物质交换及信息传递的载体	维持肝及其附属器官的形态及结构

(三) 原初的病理和(或)病理生理学知识

中(汉)医　《内经》将心类比为一国之"君主",是生命之根本。并在此认识的前提下,论证了心与心包在生理和病理上的关系。认为"心者,五脏六腑之大主也,精神之所舍也,其脏坚固,邪弗能客也。客之则心伤,心伤则神去,神去则死矣。故诸邪之在于心者,皆在于心之包络也",从而产生了心包保护心脏,代替心脏感受邪气的重要理论,并成为至今指导相关病证机制分析和治疗用药研究的依据。《内经》认为由于皮肤像屏障一样位于人体最表层,所以在临床实践中发现当人感冒时,在出现头痛、鼻塞、流清涕、打喷嚏、咽喉痒痛、胸闷咳喘咯痰的同时,常伴有怕冷、发热、不出汗,甚至皮疹等表皮的症状。于是在解剖直视和临床实践观察的基础上,逐渐形成了"肺在体合皮,其华在毛"以及"肺主身之皮毛"的认识。《内经》从解剖学角度确立了肌肉的大小分布规律、与骨骼的关系及其主运动的功能。在此基础上,结合长期观察到的临床表现,发现脾胃虚弱的患者,不能运送水谷精气营养四肢肌肉等组织,四肢的"筋骨肌肉,皆无气以生",肌肉松软,张力下降,甚至"痿废不用"。可见,脾"在体为肉"及脾"病之在肉"理论的形成是以肌肉的解剖发现为其认识的起点,并逐渐发展为脾主肌肉、脾主四肢的理论。《内经》是在形体解剖中对筋的分布规律及其约束骨骼、构成关节、与肢体运动有关功能的发现的基础上,结合临床实践观察和反复验证,形成了筋的相关理论,认为"宗筋弛纵,发为筋痿""阴阳虚,则宗筋纵,带脉不引,故足痿不用""膝者筋之府,屈伸不能,行将偻附,筋将惫矣""大筋软短,小筋弛长。软短为拘,弛长为痿"。《内经》有"魄门亦为五脏使,水谷不得久藏"的著名观点,成为后世在临床实践中通过调理五脏六腑治疗肛门局部疾病,或者通过"魄门"调治脏腑之病的重要理论依据。

在病理上相互影响、相互转变的整体观,主要表现在病变的相互影响和传变方面。如脏腑功能失常可以通过经络而反映于体表;而体表组织器官的病变亦可以通过经络而影响脏腑。同时,脏与脏、脏与腑、腑与腑之间,也可以通过经络而相互影响,发生疾病的传变。在诊断上司外揣内,以表知里,中(汉)医临床诊察疾病,其主要理论根据是"有诸内,必形诸于外",故"视其外应,以知其内脏,则知所病矣"。这就决定了中(汉)医学可以通过五官、形体、色脉等外在的异常表现,由表及里推断和了解内脏之病变,从而作出正确的诊断,并作为治疗的根据。如舌体通过经络直接或间接地与五脏相通,人体内部脏腑的虚实、气血的盛衰、津液的盈亏,以及疾病的轻重顺逆,都可通过经络而呈现于舌,所以察舌可以测知内脏的功能状态。中(汉)医治疗学强调治疗要从整体出发,辨证论治,注意整体的阴阳气血失调情况,并从协调整体阴阳气血及脏腑的平衡出发,扶正祛邪,消除病变对全身的影响,切断病变在脏腑间相互传变所造成的连锁反应,从而通过整体的治疗效应,达到消除病邪、治愈疾病的目的。如心开窍于舌,心与小肠相表里,所以可用清心泻小肠火的方法治疗口舌糜烂。其他如"从阴引阳,从阳引阴,以右治左,以左治右""病在上者下取之,病在下者高取之"等,都是在整体观指导下确定的治疗原则。中(汉)医临床治疗学的辨证论治,实际上即是整体治疗观的具体体现。

季节气候对人体的影响因一年四季的气候变化而各不相同。春温、夏热、秋凉、冬寒,这是一年四季中气候变化的一般规律。人体在四季气候的规律性影响下,也以不同的生理功能来适应。如春夏阳气升发在外,气血容易浮于体表,故皮肤松弛,腠理开泄,人体就以出汗散热来调节。秋冬阳气收敛内藏,气血闭于内,故皮肤致密,出汗减少,体内必须排出的水液就从小便排出。在病理上人体也同样受自然界气候变化的影响,当气候变化过于剧烈,超过了机体调节功能的一定限度,或由于机体本身不够健全,不能与外在的变化相适应时,就会产生疾病。如春天多温病,夏天多热病,秋天多燥病,冬天多伤寒。临床上某些疾病如痹证、哮喘之类,也往往在气候急剧变化之际,或节气交替时节,病情复发或加剧。昼夜晨昏对人体也有影响,《素问·生气通天论篇》说:"平旦人气生,日中而阳气隆,日西阳气虚,气门乃闭。"这说明了人体内阳气的昼夜波动,这与现代生理学研究所揭示的体温日波动曲线吻合,说明人体功能随着昼夜的寒温变化出现节律性的改变。昼夜晨昏的变化,同样对疾病有一定的影响。《灵枢·顺气一日分为四时》指出:"夫百病者,多以旦慧,昼安,夕加,夜甚。"即一些疾病多在清晨、上午比较轻微,从下午起逐渐加重,特别是夜晚更甚,这是由于昼夜阴阳之变化,人体正气也有消长的缘故。不同地区对人体的影响,因地区气候的差异、地理环境和生活习惯的不同,在一定程度上,也影响着人体的生理活动。如江南多湿热,人体腠理多疏松;北方多燥寒,人体腠理多致密。生活在这样的环境中,一旦易地而处,环境突然改变,初期多感不太适应,但经过一定时间,也就逐渐地能够适应。生活在不同的地理环境条件下,在病理上也有不同的变化,特别是某些地方性疾病,更是与地理环境有密切关系。如处于低洼潮湿之地的人,多发关节疼痛或痿弱不能行走等病;居住高山上的人,多出现瘿病(大脖子病);湖区多见虫臌病等。许多地方病都与当地地理环境及生活习俗密切相关。

三、古典哲学

(一) 中国古典哲学与医学

和古希腊传统医学类似,中(汉)医学的诞生也是从"对世界本原"这个举世皆同的根本问题开始的。

1. **道** 如果说古希腊第一个提出世界本原问题的人是米利都学派的创始人泰勒斯,在中国第一个提出世界本原问题并开宗立派的人是老子。不同于泰勒斯的"水"原说,老子提出的是"道"原说。"道"是中国古典哲学思想的原点,是世界上独一无二的中国智慧,也是中国思想独特的表达方式。什么是老子认为的"道"? 这个问题的提出似乎就陷入一个悖论。因为在《老子》的开篇就提到了"道,可道也,非恒道也。名,可名也,非恒名也"的问题,"道"在老子看来本来就是一个不可名状、不可言说的东西。

(1) 自然之道:虽然如此,我们还是要分析一下老子"欲言又止,止而又言"的道。作为世界本原和本体的哲学范畴,它首先是自然之道。《老子》第二十五章曰:"有物混成,先天地生。寂兮寥兮,独立不改,周行而不殆,可以为天地母。吾不知其名,强字之曰道,强为之名曰大。""道"是一种限于天地而生的浑然一体之物,无声而无形,寂静而空虚,独立而遗世,周而复始,行而不止,但是又不可名状、不可具体。这就是老子描述的"道"的特点。同样对"道"的描述还集中在《老子》第十四章:"视而不见名曰夷,听之不闻名曰希,搏之不得名曰微。此三者不可致诘,故混而为一,其上不皦,其下不昧,绳绳兮不可名,复归于无物,是谓无状之状,无物之名象,是谓惚恍,迎之不见其首,随之不见其后。"所以,老子的"道",首先貌似是"无状之状,无物之象",是一种"无",正如其自言"无,名天地之始"(《老子》第一章)。如此,老子"道"的这种虚无性,岂不是和有神论并无二致?而事实上并非如此。老子的道也有"有"的一面,"有"是什么?老子曰:"有,名万物之母。"(《老子》第一章),再具体描述这种实有性,就是"道之为物,惟恍惟惚。惚兮恍兮,其中有象;恍兮惚兮,其中有物。窈兮冥兮,其中有精,其精甚真,其中有信"(《老子》第二十一章),所以,道从一种恍惚的混沌,又变成了一种"有象、有物、有精、有信"的实有。那如何实现"道"之虚无至实有呢?老子古朴又玄奥的思维依然藏着其周密和严谨,他告诉我们:"人法地,地法天,天法道,道法自然。"(《老子》第二十五章)"道生一,一生二,二生三,三生万物。万物负阴而抱阳,冲气以为和。"(《老子》第四十二章)这里,老子实际上已经给我们描绘了一幅"道"从恍惚浑然的一体逐渐分解的过程,所谓"道生一,一生二,二生三,三生万物"中的一就是有,二就是阴阳,三就是阴气、阳气和冲气,然后阴气、阳气和冲气"和"而为万物。

所以老子的"道"是"玄之又玄,众妙之门",但是依然是可以解释的。它是独一无二,虚中藏实,无中生有,有生阴阳,阴阳和生万物的过程。严格地说,它不仅提出了构成世界本原的"道",还提出了这种"道"的生成和演变模式,实际上是不仅提出了"道",还指出了"道"之道(道路、方法),从其简单玄奥充满辩证的言语中,我们可以看出其思想虽然带有主观唯心的思想,但是究其根本实际上已经摆脱了天命和鬼神论思想的影响,其智慧和其提出的这种模式,影响重大且深远。

在世界本原的问题上,庄子继承和发展了老子的"道"论。但如果就创新性而言,庄子的"道"还主要是以继承为主。比如庄子曰:"道不可闻,闻而非也;道不可见,见而非也;道不可言,言而非也。""夫道,有情有信,无为无形;可传而不可受,可得而不可见;自本自根,未有天地,自古以固存;神鬼神帝,生天生地;在太极之上而不为高,在六极之下而不为深;先天地生而不为久,长于上古而不为老。"对道的"形和状"的描述和老子类似。但是庄子在老子"道"基础上,将"气"的概念融入"道"中,是对老子学说和世界本原论的另一个方向的开拓。

(2)天人之道:老子之道,并非仅仅是围绕世界本原的自然之道,它还看到了寓于自然之道的天道和人道,讲求天地运行规律和人事规律。《老子》中多处提及这种规律,比如"功成身退,天之道也"(《老子》第九章),"执古之道,以御今之有"(《老子》第十四章),"以道佐人主者,不以兵强天下"(《老子》第三十章),"天之道,不争而善胜,不言而善应,不召而自来,繟然而善谋"(《老子》第七十三章),"天之道,其犹张弓欤?高者抑之,下者举之;有余者损之,不足者补之。天之道,损有余而补不足。人之道,则不然,损不足以奉有余。孰能有余以奉天下,唯有道者。"很明显,上述老子之"道",实为天地之间和人事之间的客观规律、存在和运行法则。又如其著名的关于"上善若水"的论述:"上善若水。水善利万物而不争,处众人之所恶,故几于道,居善地,心善渊,与善仁,言善信,正(政)善治,事善能,动善时。夫唯不争,故无尤。"(《老子》第八章)在此,以水论道,其中亦可见良善、仁信、政治,可见道家之"道"的范围是宽泛的,道家在讲自然之道时,也讲天道、人道,只是道家之人道和儒家之人道又有区别,前者注重规律法则,后者注重人伦和关系。

(3)辩证之道:"有无相生,难易相成,长短相形,高下相倾,音声相和,前后相随。"(《老子》第三十章)如果从医学的角度来看,在老子关于自然之道、天人之道、辩证之道中,实已提到了多组蕴涵丰富医学思想和生命原则的概念,比如轻重、动静、盈缺、刚柔等,虽然老子是无意识或潜意识提及,其超然的智慧实际上已经涵盖了丰富的生命、健康和疾病意识,所以其道亦可为我国传统医学"医道"之始源。"重为轻根,静为躁君。"(《老子》第二十六章)"致虚极,守静笃。万物并作,吾以观复。夫物芸芸,各复归其根。归根曰静,静曰覆命。覆命曰常,知常曰明。"(《老子》第十六章)"见素抱朴,少思寡欲。"(《老子》第十九章)"知其雄,守其雌,为天下溪。为天下溪,常德不离,复归于婴儿。知其白,守其黑,为天下式,为天下式,常德不忒,复归于无极。知其荣,守其辱,为天下谷。为天下谷,常德乃足,复归于朴。"(《老子》第二十八章)凝神于虚,养气于静,才能复本归真,复归于朴,而"抱朴""归根"就是一种由动返静、由繁至朴的过程。生命的病死衰亡等,皆是因为失去了真常的规律、真常的素朴,趋于失常而不能得以长久。老子的这种生命观,对后世的"贵生""养生"观念,以及医学上重预防养生和心神调理等观念的形成,都具有启蒙作用。从后世中国传统医学的养生理念,包括《内经》中治未病思想等,从其同性质和近似度的分析看,其中有着一脉相承的联系。又比如"刚柔"的观念,"天下之至柔,驰骋天下之至坚"(《老子》第四十三章),"弱之胜强,柔之胜刚"(《老子》第七十八章),这和《易传》中的"刚柔相推,变在其中矣""刚柔相推而生变化""是故刚柔相摩,八卦相荡。鼓之以雷霆,润之以风雨。日月运行,一寒一暑"等阴阳理念如出一辙。

所以,不仅是老子"道"的思想,老子的辩证法思想,对于中(汉)医辨证施治、司外揣内等理念和方法的形成,应有重要的启蒙作用,从医学与道家的密切关系看,不排除其中存在一定的因袭。

老庄之后关于"道"的学说和思想一直为后续继承。特别是 1973 年长沙马王堆出土的《老子》甲乙本以及和《老子》甲乙本一起出土的《黄帝四经》,其中进一步延续了道家的思想,也使得道家和后世的稷下道家和黄老学说的传承脉络得以清晰。关于"道"的论述,帛书《黄帝四经》有比较集中的描述,如《道原》篇认为"道"之形成和形状谓"恒先之初,迥同大虚。虚同为一,恒一而止。湿湿梦梦,未有明晦",这和老庄笔下的"道"可以说是一脉相承的,都为混沌状、虚无态,且都认为道是天地之本原。其《名理》篇还提及"道者,神明之原也",进一步体现了"道"之自然性和唯物性。另《黄帝四经·道法》:"天地有恒常,万民有恒事,贵贱有恒立(位)。"《姓争》篇:"夫天地之道,寒涅(热)燥湿,不能并立。刚柔阴阳,固不两行。两相养,时相成。"不仅从自然之道法(规律)推演为天地之道法(规律)、人事之道法。可见,道法,作为天地和人事运行的规律,在帛书《黄帝四经》中也得到了进一步的阐明,无疑可视为老庄"道"论的继承。

帛书《黄帝四经》之后,被认为是稷下道家(战国中后期)的代表作的《管子·内业》中又体现了对老庄"道"论的进一步发展,其曰:"夫道者,所以充形也,而人不能固。其往不复,其来不舍。谋乎莫闻其音,卒乎乃在于心;冥冥乎不见其形,淫淫乎与我俱生。不见其形,不闻其声,而序其成,谓之道⋯⋯万物以生,万物以成,命之曰道。"从语言的组织和对道的论述来看,《管子·内业》显然要比《黄帝四经》成熟,而且从"人不能固""乃在于心""与我俱生"等描述看,至《管子·内业》,关于人之形态、五官、生理、病理现象开始逐渐融入"道"论,自《管子》起,哲学与医学的关系逐渐汇合并变得紧密起来。

而到了《内经》,则广泛地运用了作为规律或原理的"道"的概念,来描述、揭示客观事物的变化过程和必然趋势,如"天地之道""阴阳之道""经脉之道""营气之道""卫气之道""持脉之道"等。《素问·征四失论篇》即指出:"窈窈冥冥,孰知其道?道之大者,拟于天地,配于四海。"认为道是不能直观的,但它无处不在,大至天地、四海,小至万事万物,无不受其支配。人体的生理、病理现象也有其一定的变化之道,防治疾病也有其不易之道,所谓"有道以来,有道以去。审知其道,是谓身宝"(《灵枢·五乱》),即把握了生理、病理变化之道,就意味着抓住了生命的根本。因此,顺应自然规律来养生防病与诊治疾病,也就成为《内经》的基本原则。

在中国哲学史上,老子首先提出"道"为先于天地生的宇宙本原及其特性。老子提出的"道"论被包括黄老学派的道家各派继承弘扬,当然其中无疑也包括《易传》以及医著《内经》。老子说,"道常无名补",又说"补散为器",和《系辞》"形而上者谓之道,形而下者谓之器"近似,后者是对老子道器说法的提升概括。

2. 气　除了"道"这个哲学范畴,中国古典哲学领域还有一个重要的范畴,也是和医学密切关联的范畴,就是"气"以及由"气"逐渐延伸发展而来的"精气"和"精气神"等概念,这些都是传统医学的重要思想。

天地如何成为万物的本原,亦即如何化生万物?"道"的解释显然是比较宏观和模糊的,所以,"道"之外还有"阴阳"和"气",准确地说阴阳论和气论在早期解释世界或宇宙本原时,作为一种自然观,他们的概念和内涵是相通的,"气"就包含有阳气、阴气等,后来这两组范畴共同进入传统医学领域,很明显出现了区分,成为中(汉)医中两个平分秋色的重要理论,从不同方面演绎着中(汉)医之于生命和健康的关系,化生成为中华医学的一脉。

"气"之概念的形成,推测最有可能和人类最先能够感知到的人体呼吸之气、天地之间流动充盈之气(风、雾、雪等状态)等有关,因此,这种存在很容易纳入世界或宇宙本原的构成体系中,老子说"道"的恍惚状、混沌状,大概类此。所以在老子时就认为,天地两气相感而生物,"万物负阴而抱阳,冲气以为和"(《老子》第四十二章)。庄子在老子的基础上,进一步发展了气说。"气也者,虚而待物者也"(《庄子·人世间》),认为气是宇宙间的客观存在,同时,还分为阴阳二气:"天地者,形之大者也;阴阳者,气之大者也。道者为之公。"可见,庄子论"气",其基础还是沿着老子设计的模式而进行的,其创新之处在于,它将"气"从老子的一种自然观,引入到了生命观的领域,因而和最早的医学产生了更加紧密的联系。如:"人之生,气之聚也;聚则为生,散则为死。若死生为徒,吾又何患!故万物一也……通天下一气耳。"(《庄子·知北游》)"杂乎芒芴之间,变而有气,气变而有形,形变而有生;今又变而之死,是相与为春秋冬夏四行也。"(《庄子·至乐篇》)在庄子看来,生与死同为自然现象,人的生死过程和自然界春夏秋冬四时运行一样,都是气的聚散过程,都是自然界的变化,所以从浩瀚的宇宙来看,一个生命的消失,就是另一个生命的开始,生不足以喜,死不足以悲,体现了其一种豁达的生死观,所以庄子在其妻子死后,"鼓盆而歌",这种死生境界今人虽能理解亦恐不能及。

另一方面,庄子认为,如果阴阳二气合和,则化育生命,"两者(阴阳)交通成和而万物生"(《庄子·田子方》)。如果阴阳不和失衡,则危及生命,"阴阳并毗,四时不至,寒暑之和不成,其反伤人之形乎"(《庄子·在宥》),"阴阳不和,寒暑不时,以伤庶物"(《庄子·渔父》)。比如《庄子·大宗师》中提到,子舆之疾的原因是"阴阳之气有沴",子来之病的根源也在于阴阳,"阴阳于人,不翅于父母",故只能"唯命之从"。但作为哲学家和思想家,庄子的主要目的可能意在通过"阴阳气论"的运行规律,来引导人们正确看待疾病和死生,借此表达庄子的一种理想的豁达的人生观和生命观,"夫大块以载我以形,劳我以生,佚我以老,息我以死,故善吾生者,乃所以善吾死也"(《庄子·大宗师》),但是无疑,在这个过程中,通过其对阴阳和气的综合论述,我们还是得知其"气"论,实际上已经一定程度上较为全面地阐释了人之疾病和生老病死的原因,如阴阳不和、气之聚散等,体现了当时的社会和人们对于健康和疾病的一种认知程度和水平。庄子之后,道家的"气"论逐渐转化为"精气"论,"精气"或"气"日益表现为一种构成人体的精微物质,这使得"气"这一哲学范畴逐步过渡到医学范畴。庄子的思想中已露出精气的概念,比如"天气不和,地气郁结,六气不调,四时不节。今我愿合六气之精以育群生"(《庄子·在宥》),长沙马王堆出土的帛书《黄帝四经》也提到精气的思想,如"□□生慧,慧则正,(正)则静,静则平,平则宁,宁则素,素则精,精则神"(《黄帝四经·论》),后来在战国中后期被认为是稷下道家的作品合集《管子》中比较集中地提到了"精气"。比如《管子·内业》中多次提及:"精也者,气之精者也;凡物之精,此则为生;下生五谷,上为列星;流于天地之间,谓之鬼神;藏于胸中,谓之圣人。""凡人之生也,天出其精,地出其形,合此以为人。和乃生,不和不生。""精存自生,其外安荣,内藏以为泉源,浩然和平,以为气渊。渊之不涸,四体乃固,泉之不竭,九窍遂通。"

到《内经》,介绍"气"的地方较多,如:"在天为气,在地为形,形气相感而化生万物矣。"(《素问·天元纪大论篇》)"人以天地之气生。""人生于地,悬命于天,天地合气,命之曰人。人能应四时者,天地为人之父母。"(《素问·宝命全形论篇》)。这些说法和老庄的本原论或自然观并无二致。故到了《内经》的时代,气、精、神的概念得到进一步发展,气能生精,精能化气,精气生神,神驭精气,三者结合融通的趋势加强,哲学思想淡化,医学意味的精气神概念得以建立,并始用来形容人的形体状态和解释病理生理现象。黄帝请教何为"六气"的问题,岐伯曰:"上下之位,气交之中,人之居也。"故曰:"天枢之上,天气主之;天枢之下,地气主之;气交之分,人气从之,万物由之。"(《素问·六微旨大论篇》)之前的阴、阳、风、雨、晴、晦、明"六气"已经不再是自然现象,而是形成了在天地人之间三者的分布。"神气舍心,魂魄毕具,乃成为人。"(《灵枢·天年》)"苍天之气清净,则意志治,顺之,则阳气固。虽有贼邪,弗能害也。此因时之序。故圣人传(通'专')精神,服天气,而通神明。失之则内闭九窍,外壅肌肉,卫气解散,此谓自伤,气之削也。"(《素问·生气通天论篇》)

至此,我们可以认为,如果从哲学和医学的角度来看老子和庄子之于医学的开拓性、原创性的贡献,老子之贡献在于"道",庄子之贡献在于"气",而基于老庄思想逐渐发展壮大成形并引入到医学理论和实践的"阴阳""精气神"等理论,则成为了道家和中国传统医学密不可分的渊源关系。

3. **阴阳**　阴阳是中国古典哲学史上最具中国元素的概念范畴,相比于古希腊医学的水、土、火、气之四元和血液质、胆液质、黏液质、黑胆质之四体液,以及古印度阿育吠陀医学之人有水、土、火、气和空间之五元和气、胆汁、黏液之三体液,中国以"道"和"阴阳"为医学核心理论的表述,显然更具哲学化和抽象性。"阴阳"概念的产生很有可能是因为古时人们在日常生活和农业生产,从观察日月出没、昼夜交替和阳光向背中萌发了最初的阴阳概念,所以有向日为阳,背日为阴。《说文解字》中"阳"义为高、明也;"阴"义为闇也,水之南,山之北也。《诗经·大雅·公刘》"既景(同影)乃冈,相其阴阳"中的描述就是日光向背之本义。从哲学史看,最早提出"阴阳"作为一种哲学概念的是老子,其名言"万物负阴而抱阳,冲气以为和",以阴阳的变化运动来解释万物的构成和运动,阴阳脱离最初的本义始有抽象的意味。庄子承续发展了老子的阴阳学说,他在《庄子》中提出"天地者行之大者也,阴阳者气之大者也"(《则阳》)、"自以比形于天地,而受气于阴阳"(《秋水》)。应该说阴阳的概念,在老庄的学说当中,和道的概念类似,具有两层意思:一层是作为自然之道的阴阳,是宇宙万物的运动和存在方式,是和"气"的概念交叠在一起的,所以有阴气、阳气和冲气的说法。另一层是作为社会和人事之道的阴阳,是指宇宙万物运动和化生的规律,阴阳是"道"之分解,所以庄子说"易以道阴阳"(《天下》)、"父母于子,东西南北,惟命之从。阴阳于人,不翅于父母"(《大宗师》)等,"静而阴同德,动而阳同波"(《天道》);"阴阳四时,运行各得其序"(《知北游》)等。自周以来，出现了以"阴阳"来解释事物运行规律发展的记载，成为当时抗击天命鬼神理论的有力武器。信史记载西周时期的太史伯阳父最早以"阴阳"来解释地震的发生，所以伯阳父也被认为是最早使用阴阳概念的人。据《国语·周语》载，幽王二年(公元前780年)，西周泾、渭、洛三川皆地震，伯阳父认为地震的原因是："阳伏而不能出，阴迫而不能蒸，于是有地震。"后《左传》载僖公十六年(公元前644年)春天，宋国落下五颗陨石，并发生了"六鹢退飞过宋都"的怪象。宋襄公认为这是不祥之兆，而周内史叔兴亦认为这是"阴阳之事，非吉凶所生也，吉凶由人"。帛书《黄帝四经》也有类似关于阴阳的论述，如《称》篇曰："凡论比以阴阳□大义，天阳地阴，春阳秋阴，夏阳冬阴，昼阳夜阴。"《观》篇曰："无晦无明，未有阴阳。阴阳未定，吾未有以名。今始判为两，分为阴阳，离为四时。"《果童》篇曰："观天于上，视地于下，而稽之男女。夫天有干，地有恒常。合□□常，是以有晦有明，有阴有阳。夫地有山有泽，有黑有白，有美有亚(恶)。"《姓争》篇曰："刚柔阴阳，固不两行，两相养，时相成。"可见帛书《黄帝四经》的阴阳多为天地自然界之阴阳。《管子》中也有不少关于阴阳的论述，如《管子·正》："阴阳同度曰道。"《管子·枢言》："凡万物阴阳两生而参视等。"特别是《管子·四时》曰："阴阳者，天地之大理也，四时者，阴阳之大经也。"此句颇似我们熟知的《内经》关于阴阳的叙述("夫阴阳者，天地之道也，万物之纲纪，变化之父母，生杀之本始，神明之府也")，不仅有形似之同，更有神似之同。

到了《系辞》，阴阳的概念已经运用得非常普遍，而且意义更加抽象。比如我们熟知的"一阴一阳谓之道""阴阳不测之谓神""阴阳之义配日月"等。所以《易传》用阴阳解释《周易》，而且将阴阳概念一般化，提出一阴一阳之谓道这一命题，应该说本于老庄又高于老庄。而阴阳学说无疑是《内经》中一以贯之的指导思想和主体思想，诸如"阴平阳秘，精神乃治，阴阳离决，精气乃绝"(《素问·生气通天论篇》)等表述和内容众多，不再赘述。

所以，从阳之向背、昼夜之别、寒热之异等，阴阳后来涵义不断得以引申延展，其结果就是几乎自然界中所有的事物和现象都可被神奇的"阴阳"囊括。在医学领域更是如此，阴阳理论成为中医的最高法则。从最初的阴阳互感互生，到阴阳对立制约、阴阳消长平衡、阴阳互根互用、阴阳互相转化，阴阳的概念顺着哲学开辟的道路，在医学领域中找到了滋养壮大的沃土，以其内涵的丰富性、概念的抽象性、朴素的规律性和科学性，成为古人解释人体运行规律、阐释病理生理机制、制定疗愈疾病、促进健康治则的不二法则。

4. **五行** "五行"也是中国古代哲学和医学的重要范畴。五行学说，最早滥觞于殷商时期的东、南、西、北、中五方观念。五方说之后，西周出现了五材说。五材说表明，古人试图从五种物质构成的关系上来把握一切有形物体的整体。由五方说和五材说发展而来的五行学说将金、木、水、火、土所具有的自然之性视为五种功能符号。但是"五行"作为一个有明确所指的概念则最早出现在成书于商周之际的《尚书·洪范》："五行，一曰水，二曰火，三曰木，四曰金，五曰土。水曰润下，火曰炎上，木曰曲直，金曰从革，土爰稼穑。润下作咸，炎上作苦，曲直作酸，从革作辛，稼穑作甘。"

五行的概念体现了先民对宇宙自然的最早萌生的结构性认识，是中国最早的哲学系统理论，从最早《尚书》中的记载中可以看到，其最初产生于人们在当时与洪水肆虐的抗争中总结出的经验认识。鲧治水和禹治水的巨大反差，就在于对"五行"之道不同的掌握和运用。《说文解字》："行，人之步趋也。"这是行字的本义。"行者，道也"(《尔雅·释宫》)，可见，五行依然是关于"道"的一种方式，较之关于"道"模糊的意象式呈现，五行则已经具有具体的外在表现和特点，而且呈现出明显的规律性。当然，在《尚书·洪范》中五行还仅仅只是指金、木、水、火、土五种物质单一的特性，他们彼此之间还没有组合的趋势。西周末年,史伯第一次从宇宙本原的高度阐释了"五行"与万物的联系,提出了"五行相杂,以成百物"的哲学命题。《国语·郑语》曰:"夫和实生物,同则不继,以他平他谓之和,故能丰长而物归之。若以同裨同,尽乃弃矣。故先王以土为金、木、水、火杂,以成百物。"史伯在原始"五行"说的基础上,不但开始把"土"提升到五行之首,使之成为构成宇宙万物的基础材料,而且认为"以同裨同""同则不继",即单一事物相加不可能产生新事物,只有"以他平他",即把金、木、水、火、土等不同的元素结合在一起,才能"成百物"。

可见,在周代的时候,"五行"的概念逐渐开始有了组合之意,即为"和则生物"的哲学理念。到了春秋时期,在天道观的问题上,又出现了以"天六地五"来解释自然和社会现象的方法,"天六",就是阴、阳、风、雨、晦、明,"五行"就是金、木、水、火、土,这是"气论"和"五行"首次结合。《左传·昭公二十五年》曰:"天地之经,而民实则之。则天之明,因地之性,生其六气,用其五行。气为五味,发为五色,章为五声。"以天之明为法则,以地之性为遵循,就是说要遵循"天六地五"这个"天地之经"。齐国晏婴进一步发挥史伯"五行相杂,以生百物"的思想,进一步演绎了"五行"说。他说:"先王之济五味,和五声也,以平其心,成其政也……若以水济水,谁能食之?若琴瑟之专一,谁能听之?"可见,在春秋时期,"五行"学说已明显覆盖了生活的方方面面,方位是五方,声音是五声,颜色是五色,气味是五味,粮食有五谷等,"尚五"逐渐成了中国早期哲学和社会生活领域的一大特点。所以,五行学说如何移植应用到人体身上,从一个哲学范畴过渡为医学范畴,似乎是一个迟早要发生的命题。这个命题是通过"五行配五脏"来达到的。五行的概念在医学上的成熟,一是相互的组合,二是提出相生相克的关系。肝喜条达而恶抑郁,主疏泄,故肝属木;心阳(火)温煦,故心属火;脾主运化,运化水谷、化生精微,故属土;肺具有清肃之性,气肃降,以肃降为顺,故属金;肾主水、藏精,故属水。这就是目前我们熟知的"五行配五脏"的配属模式,这些都是根据五行具有的功能进行的阐述,五脏也依据本身的功能和五行进行了搭配,实现人与自然的相统一的观点。在此基础上,又产生了五行的相生和相克,使得这一配属模型更加具备操作性和科学性。"相生",一方面,看到五行之间相互资生、助长、促进,没有相生,就没有事物的发生和成长,总结为木生火、火生土、土生金、金生水、水生木的相生次序;相克,另一方面,看到五行之间有相互克制、制约,没有相克,事物就会过分亢盛而为害,总结为木克土、土克水、水克火、火克金、金克木的相克次序。从辩证法的角度,其意在看到事物之间的对立性,更看到事物之间的统一性,追求一种动态的平衡。"五行"从哲学到医学,其配属关系模式经历了从五行方位配属、五行特性配属再到五行功能配属的过程。从医学的形成看,这标志着中(汉)医启蒙于哲学并独立于哲学,并进而形成独立的医学理论及其方法的过程。从五行到五脏,这是医学理论形成的一个重要突破和发展,它直接导致了后来的藏象、经络等后续医学学科内容的诞生和发展。

(二)古希腊哲学与医学

哲学在古希腊称为"智慧之学",并被赋予其循理论智、探究天地社会人间万象演变因由的任务。人类置身于宇宙万物,难免会有羡慕宇宙之浩瀚、"哀吾生之须臾"诸如此类的感慨和探究世界本源的猎奇。所以当文明达到一定程度的时候,总是有一批率先站出来反对神灵创世的观点,而认为世界的本原至少应该是可触可感的物质性的元素,而不是具有无边法力却无法感知的神灵。这种源自对世界本源探究基础之上的唯物主义哲学家,就成了我们已知的探索世界本源的先驱,他们最早用自然本身来解释世界的生成和变化规律。故从文明发展的共性和规律而言,摆脱对神灵创世说或神灵决定论等牢固的意识(精神信仰层面除外),而转向对自然物质世界及其规律的探索,是一个漫长和艰难的过程,也是一个巨大的文明进步。在公元前 7 世纪—公元前 5 世纪，一批古希腊有影响力的人物对此问题的探究一度形成了百家争鸣的现象，是西方哲学最初发生和发展的阶段，也是医学作为一门科学的起源时期。

1. **泰勒斯的水本原说**　西方对世界本原的探索开始于最早的希腊哲学学派米力都学派，学派的代表人物泰勒斯(约公元前 624—公元前 546)被认为是古希腊及西方的"科学与哲学之祖"。在哲学方面，泰勒斯认为万物皆由水生成，水是世界初始的基本元素，水生万物，万物复归于水。这个观点的形成来自其游历尼罗河看到河水涨退后，不但留下肥沃的淤泥，还在淤泥里留下无数微小的胚芽和幼虫，于是受到启发。埃及的祭司宣称大地是从海底升上来的，而泰勒斯则认为地球就漂在水上。关于世界的本原是什么，这个人类经典永恒的问题，泰勒斯肯定不是第一个思考的，但是泰利斯从哲学上提出这个问题，拒绝认为是超自然的力量，选择以经验的观察、理性的思维和哲学的层面来寻找合理的答案，这的确把人类的思维带入了一个新的领地。泰勒斯的这种创新和突破，还不仅仅在于此，他在科学方面的建树也很突出。学过几何的我们都知道，如果一个圆上三点，这三点连成的直线中，如果有一条线是直径的话，那么这个直径所对的那个角一定是直角。这个大家并不陌生的基础的几何学现象，就是由泰勒斯首先发现和证明的，所以叫泰勒斯定理。同样，泰勒斯被认为是第一个利用日影来测量金字塔高度的人，这个在我们今天看来还是比较容易实现的目标，在当时人类还不知何为科学、科学为何的时代，确实不可思议，泰勒斯同样以智慧和亲身的实践告诉人们，什么是科学，什么是哲学，什么是科学和人文精神。所以，泰勒斯的思想对他的学生以及毕达哥拉斯、德谟克利特等都产生了重要的影响。

2. **阿那克西曼德及其无限定本原说**　阿那克西曼德(约公元前 610—公元前 545)，泰勒斯的学生，他认同泰勒斯关于万物都出自一种简单的元质，但是那并不是水，或者是我们所知道的任何其他的实质，而是一种他称作阿派朗的无限定。这种无固定限界、形式和性质的物质在运动中分裂出冷和热、干和湿等对立面，从而产生万物。世界从它产生，又复归于它。他的名言，万物所由之而生的东西，万物毁灭后复归于它，这是命运规定了的，因为万物按照时间的秩序，为它们彼此间的不正义而互相补偿。充满哲思和辩证，耐人玩味。和泰勒斯一样，阿那克西曼德致力于把古巴比伦和古埃及的科学传播到希腊，据说他是绘制世界上第一张全球地图的人，是第一个使用日晷的希腊人。阿那克西曼德的这种说法，显然只是一种猜测和想象，但却是最早试图用物质本身来说明宇宙起源和状况的一种朴素唯物主义的宇宙论。

3. **阿那克西美尼及其气本原说**　阿那克西美尼(约公元前 570—公元前 526)，他是阿那克西曼德的学生，他认为气是万物之源，不同形式的物质是通过气体聚和散的过程产生的，其中火是最精纯或是稀薄化了气体，他继承了前两位米利都学派哲学家的传统，努力以生活中的客观存在来支撑他的理论，解释世界。比如他从固态的香料和气态的香味来说明，气体是稀薄化了的固体，固体是压缩了的气体，第一次向人们展示了密度的概念。从气到火，从火到风，从风到土，从土到石，都是一个气体不断压缩的过程，也是一个自然界不断演化循环的过程。

4. **齐诺弗尼斯的土本原说**　与阿那克西美尼同时期的齐诺弗尼斯(约公元前 570—公元前 480)认为世界的本原是土，他根据在山顶上发现贝壳这一事实，认为地球外貌随岁月而发生变化的结论，是地质学说最早的思想雏形。

5. **赫拉克利特及其火本原说**　赫拉克利特(约公元前 530—公元前 470)是一位富有传奇色彩的哲学家，是爱菲斯学派的代表人物，他的理论学说一定程度上是米利都学派的拓展和深化。赫拉克利特的理论以毕达哥拉斯的学说为基础。他借用毕达哥拉斯"和谐"的概念,认为在对立与冲突的背后有某种程度的和谐,但是他更倾向认为冲突使世界充满生气。他认为这个有秩序的宇宙既不是神也不是人所创造的,它过去、现在和将来永远是一团永恒的活火,按一定的方式燃烧和熄灭。但是以何种方式,他却并没有明确说明。火是诸元素中最精致,并且是最接近于没有形体的东西;更重要的是,火既是运动的,又能使别的事物运动。

赫拉克利特的至理名言"人不能两次踏入同一条河流",至今仍被世界津津称道,后期哲学关于世界是不断变化发展的,他用一句名言就解释完美了;虽然他自己并没有明确提出"对立统一"这样的命题,但他注意到各种对立面统一的现象,注意到了运动变化的同时的矛盾对立。没有什么东西的性质不变,没有什么东西具有永恒的性质。有这种对立,才能有世界。对立和矛盾统一起来才能产生和谐。万事皆有规律,毕达哥拉斯用数与和谐来解释,他用一个词"逻各斯",就已经将米利都时期的世界的本原论深入到了世界的本质;发展变化、矛盾统一、有规律,这些超前的理念集于一身,不得不说赫拉克利特是个天才的哲学家。他当之无愧被称为辩证法的奠基人。

6. 德谟克利特及其原子学说 德谟克利特(约公元前 460—公元前 370),是古希腊极具预见性的哲学家,他继承和发展了留基伯的原子论,认为万物的本原是原子和虚空。原子是不可再分的物质微粒,虚空是原子运动的场所。原子没有性质上的差异,只有形状、排列、状态的不同。人们的认识是从事物中流射出来的原子形成的"影像"作用于人们的感官与心灵而产生的。德谟克利特的原子论,是近代物质结构学说的先导,为现代原子科学的发展奠定了基石。"原子""影像"这些我们今人依然在使用,并仍然觉得是富有"科技含量"和专业性的术语,无不表明古人那种穿越时空、历久弥新的智慧。虽然德谟克利特的学说只是当时所有唯物主义哲学家的一种,他的原子学说也可能仅仅是一种哲学上的推测,但是其超前的思想足以成为现代原子论等现代科学的萌芽,形成古今科学的交相辉映的现象。

7. 毕达哥拉斯及其数本原说 毕达哥拉斯(约公元前 580—公元前 500),毕达哥拉斯学派认为数是万物的本原,事物的性质是由某种数量关系决定的,万物按照一定的数量比例而构成和谐的秩序。从他开始,希腊哲学开始产生了注重数学的传统。毕氏曾用数学研究乐律,而由此所产生的"和谐"的概念也对以后古希腊的哲学家有重大影响。他的哲学思想具有一定的神秘主义特点。毕达哥拉斯还第一次将四季及其冷热燥湿与"数"建立了联系,认为从数量上看,夏天是热占优势,冬天是冷占优势,春天是干占优势,秋天是湿占优势,最美好的季节则是冷、热、干、湿等元素在数量上和谐的均衡分布。

8. 恩培多克勒及其四元本原说 恩培多克勒(约公元前 483—公元前 435)在前人相继提出水本原论、火本原论、气本原论、土本原论后,提出了土、气、火与水四元素共同构成世界本原的观点,并且这四种物质是永恒存在的,他们的量是恒定的,产生的年代也相同,每一种元素代表不同的特性,并且具有制约其他元素和被其他元素制约的特点,其主要意义还是在于抛弃了一元论。人体和其他生物一样,都由四种元素按照不同组合和排列构成的,并且在力的作用下使得元素产生分离并以新的排列重新组合,如此物质就发生了质的变化。这是他思想的可贵之处,他和赫拉克利特都认识到事物发展的对立统一的关系或者说是不和谐与和谐的转化关系,所以他用爱和斗争两个原则来解释这种力的牵引和变化,似乎比赫拉克利特直接的矛盾对立显得柔和。当四种元素在内部达到和谐的状态的时候,就处于健康状态,反之则是疾病状态。此外,恩培多克勒认为机体与外界物质间的交换是由极小的物质(类似于现在的分子)通过皮肤的毛孔等完成的。他认为人体的呼吸,不仅仅通过肺,还通过皮肤。这些学说可能受到了阿那克西曼德无限定本原说和德谟克利特原子本原说的影响,且进一步将这些理论移植到了医学。所以,恩培多克勒是古希腊医学形成链条中的关键一环,他直接影响了希波克拉底医学等。

9. 阿尔克迈恩及其医学学说　　阿尔克迈恩(约公元前510)生活在毕达哥拉斯晚年的时代,他是当时的一位名医,他被认为是第一位以研究为目的而实施解剖的人物,在解剖方面有重要发现。据说他是毕达哥拉斯学派的成员。和毕达哥拉斯不同的是阿尔克迈恩的医学哲学中没有"数"的概念,但是"对"的概念比较看重,比如冷热、干湿、轻重、高低等,且对毕思想中"对立物中的和谐"观点,更多地从医学的角度,与疾病和健康联系了起来,主张用平衡的观点解决人体生理上的对立矛盾。他是第一个提出并且身体力行将医学和哲学进行结合的人,他提出同律(isonomia)的理论,认为构成人体的物质是完全和谐的,所以他认为保持健康,一方面要使各种能力平衡,湿和干、冷和热、苦和甜等,一旦其中之一占优势,就产生疾病,因为任何一方占优势就是破坏;另一方面,健康是这些性质按比例地融合。在涉及健康向疾病转化的根源时,阿尔克迈恩就充分显现了他的专业特点,提出了医学上的科学根据:疾病的发生直接由于冷或热的过度,间接则由于营养的过量或不足,而其中心或者是血液,或者是骨髓,或者是大脑。就医学发展的轨迹看,阿尔克迈恩关于健康与疾病间转化的认识及体质能影响疾病发生的思想,对希波克拉底的四体液病理学说有着直接影响。西方科学史家认为,《希波克拉底文集》中有些篇章是出自阿尔克迈恩门生之手,看来是有道理的,因为他认为不正常的营养,外部的气候、环境,或患者家乡的地理特点等原因,都能扰乱元素相互间的关系,因而致病。不管是否部分章节出自阿尔克迈恩,毫无疑问,其医学的专业水准以及医学与哲学结合的水平都处于古希腊希波克拉底医学诞生之前的峰值。

10. 希波克拉底时期的医学　　历史的发展,除了自身内部发展的历史规律,从其形式上看,也必须符合一定的规律。就像一部电影,总要有一些看点,才能吸引观众,历史也是一样,璀璨的文明、标志性事件和杰出人物,就是历史的看点,她必然要出现于历史的那个特定节点,当她出现的时候,必然闪耀于人类文明的星空,以其足以改变历史的卓越,出现在后人的史书中。对于西方而言,伯里克利就是这样一个傲视全球的辉煌时代;对于西方医学而言,希波克拉底医学,就是这样一个流芳后世的医学。从当时的医学发展情况而言,伯里克利时代的良好氛围、古希腊哲学家们关于世界的探索成果,阿尔克迈恩、恩培多克勒的在医学上的已有积累,为希波克拉底医学的诞生创造了各种天时地利的条件。关于希波克拉底,在他在世的时代,他并没有像我们冠之于他的那些名目和荣誉,关于他本人的记载,只有在柏拉图的《普罗塔哥拉篇》《斐多篇》,亚里士多德的《政治篇》中能够寻得只言片语。他的生平不详,据2世纪的希波克拉底传记的作者索兰纳斯记载,希波克拉底于公元前460年生于科斯岛,他的作品《希波克拉底文集》部分篇目的作者依旧认为存疑待考,但是这丝毫不影响其作为最有名的医生、最渊博的医家和最温暖的医者形象,丝毫不影响其之后与日俱增并直至今日的影响力。

希波克拉底学派集前人之大成,形成了四大体液的医学思想,奠定了古代西方传统医学的理论基石。希波克拉底体液论观点在其《体液论》和《自然人性论》中有较充分的体现,例如:① 血液、黏液、黄胆液和黑胆液,这些要素决定了人体的性质。人体由此而感到痛苦,由此而赢得健康。当这些要素的量和能互相适当结合,并且充分混合时,人体便处于完全健康状态。当这些要素之一太少或过多,或分离出来不与其他要素化合时,人体便感到痛苦。② 疾病因体液过盛或不足而形成。过盛或不足各有量的差异,故病与病不同。医疗旨在纠正偏差……疖肿、体液凝结、肿瘤、腹胀、停食、蠕虫、炎症或其他疾病,均因体液紊乱而生。

在希波克拉底时期,该学派除揭示了健康和疾病皆因体液,体液的不足、过盛、紊乱是疾病和痛苦的根源等体液论核心要义,对后世医学产生了深远的影响,该学派的其他主要贡献还有诸如:提出了环境与医学及健康的重要关系,主张治疗因时、因地、因人制宜;制定了医学的道德规范,《希波克拉底誓言》在世界范围内产生了重大深远的医学的人文力量;提出了自然力的学说,可能会成为日后中西医学结合的重要抓手。希波克拉底医学强调要注重临床经验和对患者的观察,强调临床规范,为后世西方传统医学所沿袭和遵循。

医学发展到古希腊,逐渐开始呈现出科学的曙光。一是呈现出明显的摆脱巫术迷信的束缚,从经验主义开始过渡到理性思维、科学思维。从古希腊医学开始,医学第一次开始试图在人与世界之间找到科学的联系,探寻医学与世界的内在关系;试图回答医学从哪里来,要如何发展,要到哪里去的问题。他们不再迷信神灵,拒绝以超自然的力量解释自然现象;他们从周围的客观世界中思考问题,并以细致的观察、理性的思维、哲学的语言、严谨的推理、科学的证明来解释和回答他们的问题;尊崇师长但不迷信师长,学术体系传承中更不乏创新,真正体现了"吾爱吾师,吾更爱真理";他们为了真理,周游列国,如饥似渴学习先进的东方文明精华,以一己之力丰富和迎接一个科学时代的到来。二是开启了医学和哲学交融的时代,人类历史上较早地从医学以外的学科去关照医学的发展。医学和哲学的进步是人类文明发育成熟的体现。因为人类文明成熟的一个重要标志就是摆脱对神魔的崇拜和对魔术巫术的迷信,转向对宇宙、世界、物质、生命的探索,对时间、空间、运动、灵魂等的解释,并最终对"人"与"自然"及其关系作出论断。哲学家们除了猜想和推理,他们还借助医学实验结果和医疗活动经验为解释自己观点提供实证依据。与此同时,医生们受制于医疗技术和对人体、疾病认识的匮乏,也需要从当时各类哲学思潮中汲取营养,再运用到医学层面的观察和实践当中,进而凝练为医学知识或理论。三是突破医学实用主义的范畴,开启了医学理论和医学实践并行的时代。在古巴比伦和古埃及,简而言之,医学就是一种职业,一种看病的职业,医生就是为人看病、为人解除病痛的人,和其他陶工瓦匠等手工业者没有区别,缺乏科学的理论作为指导。即使有一些操作规范、标准的记录或总结,也主要还是以实用为目的的医学经验和技术的总结,依然属于实践层面的范畴。四是古希腊唯物主义哲学家的群体创造,为后来医学黄金时代的到来创造了条件。米利都学派泰勒斯的水本原说、阿那克西曼德的无限定本原说、阿那克西美尼的气本原说以及赫拉克利特的火本原说等,对古希腊医学的水、土、火、气四物质学说的产生创造了有利条件,毕达哥拉斯学派关于数的本原说及其关于数的比例、和谐理论,赫拉克利特关于事物对立发展、万物皆有逻辑的理论及观点,影响了后来恩培多克勒、阿尔克迈恩关于将四大元素进行整合并运用于人体的尝试,为迎接希波克拉底医学的到来,创造了各种天时地利人和的环境和条件。从某种意义上说,古希腊医学的精神根底和爆发力在于,她不是一个人在奉献智力和创造,她是一群人在奉献和创造,是一个优秀的民族在奉献和创造。古希腊的哲学与医学对中国的传统医学也产生了一定的影响。

(三) 古印度哲学与医学

1. **古印度哲学简介**　古印度、古巴比伦、古埃及和中国一起并称"四大文明古国",其中古印度文明最早兴起于印度河流域,是人类主要文明之一。古印度哲学是古印度文明的核心成分,在古代即传到中国,加快了东方特色哲学体系的形成,促进了不同文化体系的互鉴与融合。古印度哲学的主要理论形态是婆罗门教哲学、佛教哲学、耆那教哲学、顺世哲学等。古印度婆罗门教哲学在后世主要表现在所谓"六派哲学"中,这六个派别是:数论派、瑜伽派、胜论派、正理派、弥曼差派、吠檀多派。婆罗门教哲学在印度思想史中位居正统或主流,在印度本国的影响力比佛教大得多,虽然在古代也传到了中国,但其在中国的影响力远远没有佛教思想的影响大。其中数论派的根本文献《数论颂》及其重要注释《金七十论》被译成了汉语,《金七十论》并被收入佛教的汉文《大藏经》中,使得中国人较系统地了解了数论派的基本思想体系和学说特点。数论派持一种"转变说"的理论,认为世间事物和人生现象是由物质性的"自性"和精神性的"神我"这两大实体(二元)结合后转变出来的。古印度较为明确的哲学思想产生于《奥义书》时期。在万物的产生方面,《奥义书》描述了地、火、风、水等物质要素的概念,并提出地、火、风、水是世间万物的基础,认为事物是由这些要素组成的,这些也是《奥义书》的重要内容。后来的顺世论在哲学上提出一种"四大"的理论,认为世间一切事物的基础是地、火、风、水这四大元素,认为人的意识归根结底来源于物质元素。佛教哲学在印度哲学的发展中占有重要地位,也是对中国影响最大的。早期佛教理论的重点是分析人生现象,提出了"五蕴""十二因缘"等学说。佛教在孔雀王朝阿育王的支持下,开始在葱岭以东、新疆广大地区传播,公元1世纪传入中国西域于阗。广德在位时在汉使班超的大力协助下,于阗完成了佛教化。佛教最早传入西域,后经由西北传至内地。

2. 古印度哲学(佛教哲学)对我国传统医学的影响　在医学产生的最初阶段,由于缺少解剖及病理生理学等客观实体的证据,于是医家开始想象或引入一些抽象的概念作为解释人体、疾病机制及其诊疗过程的凭借,而这或多或少会引进当时的哲学概念。如古印度《无有歌》提出了"太一"的概念,认为"太一"是万有最初存在的东西。《原人歌》则认为世间万物是原人的部分或由他产生,把万物与人紧密联系起来。无独有偶,中国的《易传》也提出"太极生两仪,两仪生四象,四象生八卦",而"两仪"主要是指"阴阳",阴阳学说促进了中医学理论体系的形成和发展,并且是中医学理论体系的构成基础与重要组成部分。同样,《素问·宝命全形论篇》认为"人生于地,悬命于天,天地合气,命之曰人",把人与天地的关系说得很明白,与最初的哲人认识世界具有原初的相对一致性。

历史上,印度哲学——主要是佛教对中医学也产生了一定影响,这种影响主要体现在采用何种方法或表述构建医学的哲学基础上,即如何认识人体或疾病。如东汉末年安世高翻译的佛经中有《人身四百四病经》《人病医不能治经》等域外佛教医学的内容,并很快被中国传统医学吸收利用,对中(汉)医也产生了较大影响。如陶弘景《华阳隐居补阙肘后百一方》直接引用了佛教的医学理论:"人用四大成身,一大辄有一病。"唐王焘在《外台秘要》中引文曰:"身者,四大所成也。地、水、火、风,阴阳气候,以成人身八尺之体。骨肉肌肤,块然而处,是地大也;血、泪、膏、涕、津润之处,是水大也;生气温暖,是火大也;举动起来,屈伸俯仰,喘息视暝,是风大也。四种假合,以成人身。"唐代孙思邈在《备急千金要方》中记载:"地水风火,和合成人……一气不调,百病一生。"后有医家试图将"四大"与"阴阳五行"两者结合起来,如:"佛说四百四病,地水火风各居百一,是则四百四病,皆为阴病矣。"(《医门法律》)隋巢元方认为:"凡风病,有四百四种,总而言之,不出五种,即是五风所摄。"(《诸病源候论》)当然,这些学说虽也对中(汉)医理论产生了一定的影响,但并没有深入中(汉)医学术体系内部,更没有动摇中医理论之基础,更多的是作为一种参考,但对中国少数民族医学的影响却更大,下面分别以傣医、维医、藏医为例来说明佛教哲学对其发展的影响。

傣医借鉴了佛教的"五蕴学说"和《奥义书》中地、火、风、水等物质要素的概念,作为自己哲学基础的一部分。提出"五蕴""四塔","五蕴"即色(物质成分)、受(感受)、想(表象、观念等)、行(意志之类)、识(意识活动,如区别与认识事物)。"四塔"即认为风、火、水、土是构成自然界物质的四种基本元素,人体生命的构成也离不开这四种基本物质。即佛经中的一些观点尤其是医学知识对傣医理论的形成和诊疗思想的确立有着极大的影响。傣医也认为风、火、水、土四种物质的平衡与否决定着人体的患病与否。而且总结出人体内四种物质的内平衡、人体内四种物质与自然界四种物质的外平衡必须协调,否则会产生疾病的理论,与中(汉)医的观点也如出一辙。

维医《福乐智慧》和《金光明经》对四大特性的论述基本一致,佛教认为"四大,地、水、火、风也……实之四大",有学者认为"四大理论"直接来源于佛教。四大物质学说(即火、气、水、土)是维医的理论核心和哲学理论基础,为维医理论的形成奠定了基础。维医基础理论之一的四大物质说也认为火、气、水、土四种物质对人体有重大影响,于是对四大物质的属性进行研究,并采用取类比象的方法,把各种体液、器官、组织、生理和病理现象,按事物的不同属性、作用、形态分别归属为四大物质,并描述四大物质的生、克、太生、太克的变化规律,借此说明人体的生理病理现象以及人与外界的相互作用,并以此为基础对各种疾病进行辨证论治。这个认识的方法、过程和结果均与中(汉)医有着极大的相似性。"四大"在人体内则表现为寒、热、干、湿四种状态,经常保持或基本保持着平衡,如果关系失调,就会诱发疾病。这种思想在《佛说北斗七星延命经》中有明确的表述:"由于地、水、火、风失调而生病。"在佛教医学思想支配下形成的寒、热、干、湿医学理论,始终是维医辨证论治的基本方法。

藏医也以阴阳、四行学说作为理论基础,但藏医受佛教的影响却较中(汉)医更为深刻,其影响涉及藏医关于疾病的病因、病机、治疗甚至医德等多个方面,这在藏医经典著作《四部医典》里有充分的反映。如"还有一百零一种疾病,是前世宿孽果报病,无法治疗属于必死症"。就像《内经》托名黄帝与岐伯对话一样,《四部医典》是由佛陀显化的两位仙人以问答的形式而成书的。北派第一位绘制藏式挂图的医生伦汀·都孜吉美甚至认为《四部医典》是佛祖亲口所授教诫。

当然,佛教在中国的最初传播之所以比较顺利,与佛教的某些思想同中国原有传统文化的一些观念相似有关,也与当时的许多佛教传播者用中国传统文化的概念来解释佛教有关。所以有些托名佛教影响的语言与思想,其背后蕴藏着丰富的中国哲学理论思维体系。

四、区域性文化

医学的发展和演变,绝大多数情况下受社会文化生态环境的制约,当时的社会文化思潮影响着医学观念和理论。比如儒、道、佛文化对中国汉族传统医学形成和发展影响很大,如《内经》中"天人相应""恬憺虚无、精神内守"等理论充分体现了儒道文化的世界观、方法论和认识论。中国传统医学是中国各民族传统医学的统称,包括中(汉)医、维医、回医、藏医、蒙医等传统医学,各民族传统医学具有独特的理论体系、丰富的临床经验、科学的思维方法等,是以自然科学为主体,与人文社会科学、哲学等多学科知识交互的科学体系。任何科学的发生、发展都与其所处的历史文化环境息息相关,医学因其人文属性而与文化的关系尤为密切。因而文化作为中(汉)医等传统医学的构成要素之一,对其有着广泛而深远的影响。

(一)中(汉)医理论体系与中国传统文化一脉相承

1. **中(汉)医理论体系与中国古代哲学** 中国传统文化博大精深,源远流长,包括哲学、宗教、经学、史学等,其中中国古代哲学为其核心组成部分。恩格斯曾说:"不管自然科学家采取什么态度,他们还得受哲学的支配。""一领其纲,万目皆张",中国传统哲学即为中医学之纲,为中医学的实践提供了方法论与指导思想。中(汉)医理论体系的特色之一为其哲学化,具体体现之一为哲学概念的运用、转化。在中医理论体系成立之初,古代医家将"气一元论""阴阳五行"等哲学范畴移植至医学领域,并加以中医学的改造,使其具有鲜明的医学性质与内涵。中医基础理论经典著作《内经》把同时代的哲学思想与医学知识融为一体,其中随处可见传统哲学思想的闪光点,其和阐述阴阳学说的《易经》成书于同一时代,两书均融汇了同样的自然哲学思想。如《易经》认为事物形成和变化都是由阴阳、刚柔、动静这些对立的消长与交感所引起的。《素问·阴阳应象大论篇》曰:"阴阳者,天地之道也,万物之纲纪,变化之父母。生杀之本始,神明之府也,治病必求于本。"具体体现之二为将哲学理论作为阐述医理的工具,如"气一元论"是一种自然观与生命观,为中医理论提供理论框架与逻辑方式;阴阳五行则为中医理论体系提供了基本方法;"气—阴阳—五行"为中医学基本思维模式,用以阐释人体健康、疾病及生命发生发展的机制与规律。如精气学说(气一元论发展而来)的加入使藏象学说构建了精为脏腑精气生成之源、精气运行不息促进脏腑生理功能的藏象理论。具体体现之三为将哲学命题当成推理前提与基础,藏象学说中运用大量哲学命题做类比推理,如以"气"这一哲学命题为前提的"心化赤为血、脾宜升则健"等。

中(汉)医的发生发展受当时传统哲学思想的影响,并呈现同步发展。同步则主要体现于性质的同步与发展高峰的同步。性质同步:春秋战国一直到秦汉时期,"以表知里""类比推理""类比说理"的医学实践,就是"气一元论"文化在医学领域中的体现;宋元时期的医学理论中则处处透露着"辨证论治"的思想;发展至明清时代,西方原子论学逐渐传入我国,中(汉)医也开始出现本体论实践等。发展高峰的同步:春秋战国时期,百家争鸣使中国出现了第一次思想文化高峰,作为中医四大经典的《内经》《伤寒杂病论》《神农本草经》《难经》就成书于此时,其作为中医理论体系创立的标志,又被称为"原创中医学体系"。宋、元、明、清出现理学思想争鸣,中医理论体系也得到发展,学术流派与分科开始出现。

2. 中(汉)医理论体系与道儒佛文化

(1) 中(汉)医理论体系与"道家"文化:道家指春秋末年老子创立的以"道"为世界本原的学派,包括其后继者庄周、黄老学者及其思想,在中华文化发展的历史长河中,医与道相互影响,密不可分。《内经》成书之际为道家发生发展之时,故中(汉)医理论体系的形成深受道家哲学影响,其道本论、气一元论、形神观等无不渗透于中(汉)医思想之中,即道家哲学为中(汉)医学之思想基础。道家奉《周易》《老子》《庄子》为经典,提倡"无为而治""天人相应""贵清静、法自然"等,这些思想与主张为中(汉)医所接受并用以养生防病,在《内经》和医学帛书简书中均有体现,对中(汉)医养生学的生成、发展也有着深远影响。《素问·上古天真论篇》曰:"恬惔虚无,真气从之,精神内守,病安从来。""贵清静"在中(汉)医养生学中,即意为神识、情志不被繁杂的外物所乱,保持内心的平静与安宁。《素问·阴阳应象大论篇》又曰:"圣人为无为之事,乐恬惔之能,从欲快志于虚无之守,故寿命无穷,与天地终,此圣人之治身也。""法自然"的养生学意义为效法自然,随遇而安。"贵清静、法自然"即为养心与养身并重,从而实现养生防病。道家还强调"天地与我并生,而万物与我为一"。《道德经》言:"人法地,地法天,天法道,道法自然。"天人相应即为人法自然,人应适应自然界规律的一种自然天道观,这种观念被中(汉)医所接受和运用。同时也应注意到,中(汉)医所说的"无为",并非毫无作为,而是在顺应自然条件的前提下有所作为,如《素问·上古天真论篇》曰:"其知道者,法于阴阳,和于术数,饮食有节,起居有常,不妄作劳,故能形与神俱……而尽终其天年,度百岁乃去。"

(2) 中(汉)医理论体系与儒家文化:儒家作为中国传统文化中固有流派之一,在我国政治、经济、社会、文化风俗等各个领域均留下了深刻的烙印。这种烙印在中(汉)医学中体现尤为明显,从病因、病机理论到治则治法,儒家思想不仅渗透于中(汉)医医药理论,更成为中(汉)医的人生态度与言行准则,更有"儒不必医,医必须儒"一说。"中庸"作为儒家方法论原则,为历史上"尚中"思想的继承与发展,大到治国平天下,小至修身齐家,儒者言行思想渗透于上述各个方面。《中庸》曰:"中也者,天下之大本也;

和也者,天下之达道也。致中和,天地位焉,万物育焉。""中庸",又称"中和""中道",即不偏不倚,无不及、无太过的自然平衡状态。体现在中(汉)医中主要为生理和治则治法上强调阴阳调和,以中为度。《内经》言:"阴平阳秘,精神乃治。""阴阳者,天地之道也。"治法治则上则有"谨察阴阳所在而调之,以平为期"等。儒家的伦理思想对中(汉)医医德影响广泛而深远,"仁"是儒家关于道德规范的核心范畴,所谓"仁"即指发自内心的"爱人",杨泉《物理论》言:"夫医者,非仁爱之士,不可托也。"孙思邈《大医精诚》一文作为中(汉)医医德准则处处体现了"仁"对中(汉)医医德观的深刻影响。医术在古代又称"仁术",众多儒士将学习医术作为自己的业余爱好,从儒入医者不计其数,推动着中(汉)医的发展。如儒医张仲景所著《伤寒杂病论》将中(汉)医理论同实践结合起来,使得中(汉)医进入新的发展高度。对于儒士而言,"仁术"与"德政"相当,故古时亦有"医而优则仕""不为良相,便为良医"之说。此外,儒家思想作为古时伦理政治学说,强调"君君、臣臣、父父、子子"等社会关系,受此思想的影响,中(汉)医有君臣关系的脏腑十二官,《素问·灵兰秘典论篇》曰:"心者,君主之官,神明出焉。""肺者,相傅之官,治节出焉。"中(汉)医在组方原则上也遵循"君臣佐使"。

(3)中(汉)医理论体系与佛教文化:佛教,起源于古印度,两汉时期传入中国,且昌盛于中国。佛教素来重视医学,其本身的理论体系中即存在着医学,称为佛医学。传入中国后,佛教吸收了本土文化,佛医学也与中(汉)医相互渗透,共同发展。因传入之际中(汉)医已有较为完备的理论体系,佛医学未能对其理论体系有所改变。但佛医学(古印度医学)的一些理论与医疗技术、药物、卫生习惯为中(汉)医所吸收,并被纳入其体系之中。中(汉)医有"五行"理论,古印度医学则有"四大"理论,即地、水、火、风四大,并将疾病归纳为404种,每"一大"下有101种疾病,不同病症采用不同治疗方法,这与中(汉)医之辨证论治的思想不谋而合。佛典中记载草类、木类、动物类等药物数千种,常用药物320种,随着佛教的传入与兴盛,许多印度、东南亚和西域药物,如木香、丁香、龙胆、诃子、郁金等被中(汉)医所认知,成为中药的重要组成部分,此在《本草纲目》等经典中多有体现。孙思邈的《千金方》中亦收录了不少佛传方。佛医学之眼科、外科在当时较为发达,也为中(汉)医带来新的医疗技术,其中眼科技术中影响最大的当属治疗白内障的金针拨障术,《外台秘要》卷二十一多有关于佛传眼科治疗技术的记载。佛教之禅定传入中国后发展为中国禅学,通过调身、调息、调心,达到不同的入静状态,中(汉)医将其发展成一种对身心有益的活动,促进养生防病,健康长寿,此即为中(汉)医养生气功法。此外,佛教"慈悲为怀"的理念也对中(汉)医医德观念有所影响。

(二)其他

除了古典哲学、道儒佛等文化对中(汉)医理论体系的影响以外,汉族的其他传统文化对中(汉)医的影响也很大,比如在中国古代,青龙、白虎、朱雀、玄武又称四象,源于中国远古的星宿信仰,是中国神话中的四方之神灵,分别代表东、西、南、北四个方向。四神四象在中国古代文化中有广泛的体现,比如古代中国军事上,在战国时期,行军布阵就有"前朱雀后玄武,左青龙右白虎"之说。当然,类似的文化也在中(汉)医中得到了充分的体现。东之青龙,西之白虎,南之朱雀,北之玄武,中为黄龙,与金、木、水、火、土"五行"对应。青龙为木,白虎为金,朱雀为火,玄武为水,中央黄龙为土。所以中医的经典方剂中,就有著名的小青龙汤、白虎汤、朱雀汤、玄武汤(真武汤)、黄龙汤等。诸如此类,概而论之都是古代区域性文化对该区域性医学的深刻影响。又比如众所周知,藏医的解剖学较为发达,而这和藏族古代的传统丧葬方式天葬不无关系,这种特殊的丧葬文化,无疑助推了藏医解剖学的发展。

五、若干群体的信仰

各国传统医学在起源和发展过程中几乎都受宗教和(或)民间信仰的影响,甚至与它们有同一起源,源之于巫或者说医巫同源。医学与宗教都是从不同方向来阐释生命的起源与发展。"哲学起源于宗教,哲学的发展过程就是进一步摆脱宗教束缚的过程。"而哲学是万王之王,凌驾于科学之上的科学。因此,起源于宗教的哲学必然影响科学的研究,医学也必然会受到宗教的影响。在中国传统医学形成与发展的早期阶段,深受宗教文化和民间信仰的影响,正确认识和看待宗教文化和民间信仰对传统医学的影响和作用,可以更加全面深刻地理解本民族的传统医学。多种宗教并存,而不以某一种或两种宗教为主是我国历史上宗教发展的特点,中国古代以儒学、佛教、道教为主,天主教和基督教主要是在近代才从西方国家传入到中国,故对中(汉)医影响较大的是道教和佛教。中国汉民族传统医学深受儒学和道、佛二教影响,蒙医学、藏医学受藏传佛教文化的影响,傣医受南传上座部佛教影响,维医受佛教和阿拉伯文化的影响,苗医、壮医受我国南方区域文化影响。

(一) 儒学、道教和佛教对中(汉)医的影响

儒家思想,是先秦诸子百家学说之一,儒家思想也称为儒学,由孔子创立,后来成为中国传统文化的主流,影响深远。其本质并非宗教,只是在孔子思想体系中有一些类似宗教的因素。它是在中国影响最大的思想流派,也是中国古代的主流意识。儒家学派对中国、东亚乃至全世界都产生过深远的影响。"儒学""儒家"这些概念有所不同,儒学作为一种学说,儒家作为一个阶层,两者相同也不同,需要区分开来。至南宋时朱熹集理学之大成,以近40年时间撰写《四书章句集注》,将"三教"(所谓"三教"是通常用法,儒是教化,而佛道才是宗教)统一在以儒学为主的思想体系内,影响了元、明、清三代。在中国这块古老土地上不论是汉族还是少数民族建立的政权,历代王朝皆尊儒学,以儒学为正宗。据徐中舒《甲骨文字典》考释,甲骨文的"儒",象人沐浴濡身之形,上古原始宗教举行祭礼之前,司礼者必斋戒沐浴,以示诚敬。儒学的本质特征主要包括四个方面:开放包容、实事求是、经世致用、与时俱进。

道教是中国本土宗教,以"道"为最高信仰。道教始源于黄帝,集大成于老子,发扬于张道陵天师,对中华哲学、文学、科技、艺术、音乐、养生、宗教、书法、美术、体育、史学、商业、军事等影响极为深远。道教在中国古代鬼神崇拜观念上,以黄、老道家思想为理论根据,承袭战国以来的神仙方术衍化形成。东汉末年出现大量道教组织,著名的有太平道、五斗米道。祖天师张道陵正式创立教团组织,距今已有1 800年历史。道教为多神崇拜,尊奉的神仙是将道教对"道"之信仰人格化。古代道家是一种思想流派,最早追溯到上古时代,道家用"道"来探究自然、社会、人生之间的关系。道家提倡道法自然,无为而治,与自然和谐相处;道家思想是无所不能、永恒不灭,有辩证法因素和无神论倾向。春秋时期,老子集古圣先贤之大智慧,总结了古老的道家思想的精华,形成了道家完整的系统理论,标志着道家思想已经正式成形。其学说以"道"为最高哲学范畴,认为"道"是世界的最高真理,"道"是宇宙万物的本源,"道"是宇宙万物赖以生存的依据。"道散形为炁,聚形为太上老君。"(《老子想尔注》)比如人们以追求长生不死为核心的神仙信仰在某些领域也影响了传统医学发展。汉初神仙信仰处于低谷,医学研究和实践兴盛繁荣,涌现出诸如《五十二病方》《内经》等丰富系统的医学著作。汉武帝时期掀起求仙热潮,这一时期医学没落,有影响的医学著作甚少。汉武帝以后,求仙热潮再次陷入低谷,医学再次繁荣发展,诞生了《伤寒杂病论》等著作及张仲景、华佗等医学大家。

道教是世界上最重视生命存在的宗教之一,道教养生的鲜明特色是:养生即修道。养生在修道中具有重要意义,并且认为是必不可少的。"天人相应"是道教的宇宙观,同时也是道教养生的重要思想

基础。道教认为人的行为应该仿效自然、服从自然、顺应自然而动,而不应违背自然、破坏自然,如此人与自然才能保持和谐统一的状态,这对传统中(汉)医"整体观念"具有重要影响。中(汉)医整体观念中一个重要的方面就是形神的统一,"形者神之质,神乃形之用",形无神则无所立,神无形则无所依,"形"是人体的一切组织结构,"神"即精神意识思维活动。形神统一是形体与精神的结合,是形态与功能的统一。道教《太平经》云:"人有一身,与精神常合并也。常合则吉,去则凶。"

中(汉)医的哲学思想和基本理论在某些方面与道教是统一的,如"阴阳""五行"等学说。而从时间点上来看,道教的理论体系建成应当是早于中(汉)医理论体系面世的,这可以从道家的理论经典《道德经》和《庄子》与中(汉)医经典著作《内经》问世的时间得出结论。因此我们可以推断在中(汉)医理论形成的早期阶段是借鉴吸取了道教的理论精髓。

中(汉)医吸取了道家"道"的养生概念,"道"是道家思想体系的核心,老子认为"道"为宇宙的本体,为万物变化之始源,为"万物之宗",《淮南子·天文训》云:"道者,规始于一,一而不生,故分为阴阳,阴阳分而万物生。"而《素问·阴阳应象大论篇》曰:"阴阳者,天地之道也,万物之纲纪,变化之父母,生杀之本始。"说明人只有掌握宇宙运动的规律,掌握阴阳之道,方能养生防病。

佛教起源于古印度,大约在公元纪元前后传入中国,到三国两晋南北朝时期获得很大发展,佛教传入中国后,至唐代时期佛教发展最为兴盛。佛教文化作为中国古代文化的重要组成部分,对中国传统医学理论的发展和体系的建立产生了重要影响。中国佛教文化中的"百一"理论是佛教的核心理论,《佛说佛医经》中说:"人身中本有四病,一者地,二者水,三者火,四者风。风增气起,火增热起,水增寒起,土增力盛。本从四病,起四百四病。"中(汉)医是在天人合一的整体观念基础上吸取佛教中的"百一"理论的,两者的共同特点就是都把人与自然当成一个整体,都承认物质是第一性的朴素唯物论,认为世界上一切事物现象都不是永恒的,而是具有生、长、化、收、藏的属性。在病因方面,佛教医方明(医学)认为:"病起因缘有六,一四大不顺故病,二饮食不节故病,三坐禅不调故病,四鬼神得便,五魔所为,六业起故病。"这与中(汉)医病因学中的"三因"学说相似,其将病因分为内因(饮食劳倦、情志所伤)、外因(外感、六淫、外力所伤等)、不内外因。佛教医学宣扬四大皆空,六根清净,力求精神超脱,其修禅养性,摄生保健内容在一定程度上影响中(汉)医学心理疗法。佛教最擅长者当为心理疗法,有学者认为,在疾病扰身之时,通过静养、暗示、调息起到保健康复的作用。佛教中的禅修作为调节心绪的一种手段,作为精神心理治疗的一种传统的方法,已被中(汉)医学纳入养身康复的范畴。

(二) 佛教对藏医的影响

佛教是藏族地区最主要的宗教形式,在其历史文化发展进程中起着非常重要的作用。它对西藏的政治、经济、文化、艺术、民俗风情等有着极为深远的影响,其作为藏族地区重要的文化形式对藏医学的发展有着重要的影响。与汉传佛教对中原地区传统医药学发展的影响相比,藏传佛教对藏族医药学发展的影响更加明显。《四部医典》是一部对藏医发展具有深远影响的重要经典著作,是藏医教学的主要教材,也是研究藏医的重要文献资料。全书涉及藏医药的起源、人体构造和胚胎发育、病因病机、诊断方法、治疗方法和药物方剂等各方面内容。该医典中"三因学说"即与古印度佛教文化紧密相关,该学说认为构成人体最根本的元素是隆、赤巴、培根。在病因方面,认为疾病的诱因有三种:一是今世体内固有的隆、赤巴、培根三邪在体内外因素影响下,发生太过、不足、紊乱而产生的疾病;二是前世做下十恶,也报应于今生产生的宿孽疾病;三是上述两原因兼有而产生的疾病。这说明藏医学医理的形成借鉴了佛教中的理论,而佛教与藏医学之间的渊源从藏医萌芽发展阶段就形成了紧密的联系。在佛教中,讲自然界的物种元素成为"五大种",包括土、水、火、风、空五大元素,佛教学依次解释万物的形成与发展,藏药的理论体系也在中(汉)医的五行学说及这一思想影响下应运而生,这就是五源学说构建的藏药理论体系,因此藏药非常重视药物与自然环境的统一关系。在藏族地区,在配置藏药时,会请喇嘛念经,以示加持,然后进行加工配置。因此,藏药也被称作宗教与精神、科学与艺术的结合体。西藏地区几乎每个寺院都设有门巴札仓,即医院和医学院,是培养藏族医药学人才的地方,学院分为初、中、高不同等级,僧人们依次进行学习、进修。课程设置包括了《药王经》《四部医典》等理论学习以及教学实践、采集标本、配置药剂等,这非常鲜明地体现了藏族地区佛教与医学紧密联系的特点。这种佛医结合的教学方式使得藏传佛教与藏医结合更加密切,使得藏医学带有鲜明的宗教特点。药师佛在藏传佛教密宗中有着崇高的地位,药师佛信仰在藏民中也很普遍。由于对佛教和药师佛的信仰,藏民在患病后会前往寺庙求拜,或延请精通医术的喇嘛进行治疗。喇嘛在治病之前通常也会进行一些简单的宗教仪式。佛教对藏医学的影响具体表现在对藏医药发展、人体胚胎形成的认识、疾病的病因和诊治、医德、养生起居等诸多方面。

受佛教影响,《四部医典》框架结构类似佛经,其作为藏医学经典著作,整体框架类似《甘珠尔》中各经典的框架结构,均以一问一答的形式成书。《四部医典》第一章中叙述了药师佛在药王城入禅定后先后化身了两位圣人,两位圣人以一问一答的形式讲述了整篇《四部医典》。因此,也有人认为《四部医典》是佛法经典。

佛教对藏医学发展的影响:藏医学的发展与佛教密不可分,很多有名的历代藏医名家都是佛学大成就者,在佛教理论和修心方面都有很高的造诣。其中包括宇妥·元丹贡布、金巴才旺、苏喀·洛哲杰布、第司·桑杰嘉措、帝玛尔·丹增彭措等赫赫有名的医学家。在很长一段时间里,藏医学主要在佛教寺院和佛教修行人员中传播和传承。17世纪五世达赖喇嘛的功绩最为显著,五世达赖喇嘛非常重视藏医事业的发展,培养了大量藏医学的继承人。他以宗教领袖的名义委托第司·桑杰嘉措在哲蚌寺、药王山等多处设立了学习藏医学的机构,这些机构命名为利众医明学院,这些学校都设在寺院。学生即学僧,都是各地选送的优秀青年僧侣,在寺院内有比较严格的教育制度,一般是小孩入寺后要学习藏文,诵佛教经文,经过四五年的学习后,优秀的经过老师的推荐才能去利众医明学院学习医学经典、辨别药物、研究医药,行医治病。第司·桑杰嘉措还亲自校对重印了《四部医典》,并组织绘制了80幅《四部医典》唐卡(教学挂图),堪称藏医稀世珍宝。其主要代表《四部医典疏·蓝琉璃》,被定为利众医明学院的教材。除此之外,藏医学随佛教的传播而传入蒙古。1788年至1920年在蒙古地区建立了以《四部医典》为教学内容的曼巴扎仓(医学院校)共19所,为藏医学在蒙古地区的推广发挥了重要作用。

除了中(汉)医的影响以外,佛教哲学思想对藏医学理论基础也产生了重要的影响:佛教哲学体系中,土、水、火、风称之为"四大种",有些佛教典籍在上述四大种的基础上加了"空",认为土、水、火、风、空这五种元素(又译作"五源")是构成世间万物的基本元素。藏医学也同样认为世间的一切物质都是由土、水、火、风、空构成,与中(汉)医的五行学说类似。人体的骨骼、肌肉、血液、脂肪等各个系统及器官和组织,甚至细胞和分子等微观成分都是由五源构成。藏医学认为,我们的肉体除了由可见的各个系统构成之外,还有隆、赤巴、培根三种功能体——三大基因或三因构成,而三因同样由四大种构成:隆是风,赤巴是火,培根是土和水。五源是构成人体的基本元素,其平衡便健康,五源失调则生病变。药物也是由五源或四大种构成,按四大种的不同比例,形成六味、八性和十七效。因人体、疾病以及药物都是由五源构成,所以可以相互作用。可以说,藏医学是完美地吸收和应用了中(汉)医的阴阳五行学说和佛教哲学中的五源或四大种理论,形成了藏医药理论基础。

佛教轮回思想对藏医胚胎学的影响:藏医学对人体胚胎的形成发育内容阐述详尽,认为胎儿是由父母正常的精血和胎儿的"识"在宿业因缘的促使下结合形成,若父母与投胎的生命不具备宿业因缘就不会受孕。藏医学认为,人实际上就是"体"和"识"的结合,寿命即是"体"与"识"结合的时长。精子和卵子是"体"之因,投胎的"阿赖耶识"是所有"识"之因。人生即是从精卵"识"结合开始,"体""识"分离时终。与体分离的"识"又可能继续在轮回中漂泊,直至解脱。这反映了佛教轮回思想对藏医学的影响。

佛教对藏医病机学的影响:藏医学认为疾病的总因是"无明","无明"是一个佛教术语,是指由于没有真正地理解世界一切事物皆无独立实在自体的本性;因为"无明",会产生贪欲、嗔怒、痴愚等"三毒"。贪欲之因生成隆之果,嗔怒之因生成赤巴之果,痴愚之因生成培根之果,均为致病之因,隆、赤巴、培根三者的紊乱即是疾病。此外,疾病的诱因概括为恶劣的时令、鬼神的作祟、不合理的饮食和不当的起居。而且有一类疾病称之为鬼魅病,其病因不明,一般都是突然发作,发病后神志不清、胡言乱语、疑神疑鬼,病情变化多端;脉象上成邪脉,即脉搏表现为时强时弱,时快时慢,变化多端,这是鬼魔等作祟,在治疗过程中邪魔病要用麝香、安息香等,再加以各种佛教的祭祀手段才能根治。鬼神的作祟定为诱因和鬼魅病的诊治都是宗教对医学影响的具体体现。

佛教对藏医医德的影响:《四部医典》对医生的医德有很高的要求和约束力。医生应具备聪明智慧、慈悲和怜悯心、为患者服务的决心等六个基本条件。其中聪慧和慈悲心是最主要和必备条件。慈悲是佛道之根本,以慈悲之心行医,解救患者于痛苦之中,医者可成为药师佛。此外,因受到佛教影响,在《四部医典》日常起居行为一章中指出:平时人们应该勤学苦修佛法,访求各师,还要做到不杀生、不偷盗、不淫乱、不挑拨离间、不搬弄是非、不恶语伤人、不得心中存恶。总之,要具有菩萨一样的慈悲心肠,放弃十恶。综上所述,佛教对藏医学的影响深远,可以说藏医学的哲学思想和中国古典哲学及佛教哲学思想是一脉相承的。在医药实践中,部分地方迄今依然保留着以增强疗效为目的的宗教仪轨,如藏药炮制和制备过程中对药物的加持,行艾灸术时持咒语等宗教活动。

(三)佛教对蒙医的影响

16 世纪末,藏传佛教中的黄教在蒙古地区大量传播,逐渐取代了原来的萨满教,印度、藏族文化也随之传入蒙古地区。与此同时,古代印度医学阿育吠陀和西藏医学也传入了蒙古地区。蒙古族在古代传统蒙医药的基础上,结合自己的生活和自然环境的特点,合理地吸收了印度医学、藏医学的营养,使蒙医学理论逐步走向系统化。

藏医和古印度医学伴随着黄教在蒙古地区传播:印度的《甘珠尔经》(勒令之译)、《丹珠尔经》(经卷之译)的藏文版也传入蒙古地区,后被译成蒙古文。17 世纪,蒙古文《甘珠尔经》在北京出版了木刻版,发行于蒙古地区,同时《甘珠尔经》《丹珠尔经》中的阿育吠陀的多部著作在蒙古地区传播。在这些著作中,克什米尔学者马鸣著的《医经八支精义集要》是包括阿育吠陀在内的重要文献,也包括了天文历法的五源学,以赫依、协日、巴达干、七素、三秽理论为指导,分八支 120 章,其中包括生理学、病理学、诊断治疗原则和治疗方法、药物、疗术、饮食起居、临床等各学科。与此同时还有马鸣所著的《八支自释》、克什米尔班智达·达瓦恩噶所著的《月光》、天竺堪布姿纳迷札等著的《药诊三十一章》等巨著,达瓦恩噶著的药典《药名释词》、龙树论师著的《寿世经颂》《阿瓦药仪轨》《百方篇》《珍宝药物次第》《炭疽四瘟疗法》等诸多著作,相继传入蒙古地区。

蒙医在系统接受中(汉)医学和藏医学等的影响下逐渐走向成熟:16 世纪末,随着黄教在蒙古地区大量传播,不少蒙古族医生相继到西藏学习藏医,藏医的很多著作便随之传入蒙古地区,有的文献被译成蒙古文出版发行。如17—18世纪,咱雅班智达·那木海扎木苏(1599—1662)、敏珠尔·绰尔济(1720—1767)等人把藏文的《甘露精要八支秘诀续》(《四部医典》)译成蒙古文。于18世纪用木刻版出版发行。18世纪40年代,西藏第司·桑杰嘉措著的《医疗补遗》被译成蒙古文出版,并在蒙古地区流传。这些对于蒙医学的发展产生了很大的影响。此外,《医药月帝》《蓝琉璃》《晶珠本草》等很多著作也以藏文形式传入了蒙古地区。中(汉)医基本理论、佛教等传入蒙古地区后,蒙古医学界最大受益就是蒙古传统医学由经验发展为理论化、系统化的蒙医药学。其中公元17世纪以后,在广大的蒙古地区格鲁派寺院出现的曼巴扎仓这样一种寺院医学教育模式,使得蒙医药学教育更加有组织化、体系化,加速了蒙医药学在蒙古地区的传播。曼巴扎仓教育体制完备、教学内容充实,教学方法极具特色,培养造就了大量的蒙医学人才,并且翻译、注疏、编写了大量的蒙医药学典籍。佛教的分支黄教传播于蒙古地区的同时广泛建立起寺庙中的曼巴扎仓(医学部),既是蒙医学医学生的培养基地,也是蒙古农村牧区广大老百姓治病的重要基地。

(四)佛教对维医的影响

在古代,佛教对新疆影响很大,《福乐智慧》和《金光明经》对四大特性的论述完全一致,佛教认为"四大,地、水、火、风也……实之四大",可以说"四大理论"也受到了佛教的影响。维医基础理论之一的四大物质说也认为火、气、水、土四种物质对人体有重大影响,于是对四大物质的属性进行研究,并采用取类比象的方法,把各种体液、器官、组织、生理和病理现象,按事物的不同属性、作用、形态分别归属为四大物质,借此说明人体的生理病理现象以及人与外界的相互作用,并以此为基础对各种疾病进行辨证论治。这种认识的方法、过程和结果均与中(汉)医有着极大的相似性。"四大"在人体内则表现为寒、热、干、湿四种状态,经常保持或基本保持着平衡,如果关系失调,就会诱发疾病。这种思想在《佛说北斗七星延命经》中有明确的表述:"……由于地、水、火、风失调而生病……"在佛教医学思想影响下形成的寒、热、干、湿医学理论,始终是维医辨证论治的基本方法。

(五)南传上座部佛教对傣医的影响

南传上座部佛教传入以后,掌握了傣泐文化的傣族,在认真总结民间流传的傣医、傣药基础上,吸收了随佛教经典传入的印度医学、药学知识,同时又在主要汲取中(汉)医药学知识的基础上,创造了具有民族特点和地域特色的傣医学、药学理论,发明了许多辨别疾病、治疗疾病的方法及奇方妙药,使傣医药文化得到了快速发展。

"八正道"为八种正确的思维和行动方法,是南传上部座佛教的根本教义。八正道是指"正见、正思、正语、正业、正命、正精进、正念和正定"。其要旨主要体现在八个方面:正见,正确的见解;正思,根据四谛真理进行思维;正语,不说妄语,诚实;正业,不偷盗;正命,正当生活;正精进,工作生活毫不懈怠;正念,相信真理;正定,内心清净。原始南传佛教中的许多思想被傣医学的经典所吸收,最终参与形成了独具特色和优势的傣医药理论体系。

"四塔五蕴"理论:"四塔五蕴"理论是傣医学的核心理论,用以解释人体的生理现象、病理变化、指导临床辨证用药及立法组方。"四塔五蕴"理论是傣医学的认识论和方法论;是傣医对人体和自然界一切事物性质及其发展变化规律的认识;是用以解释和阐明人体的生理和病理变化,并指导临床辨病、立法选方用药的学说。"四塔五蕴"理论是傣族人民在总结长期与疾病斗争经验的基础上,借用佛教四大(地、水、火、风)和五蕴或五阴(色、识、受、想、行)概念等而创造的富有特色的中国传统医学基础理论,是

"四塔理论"和"五蕴理论"的合称。傣医"四塔五蕴"理论的主要内容记载于傣族《罗格牙坦》(傣语名《坦乃罗》)、《巴腊麻他坦》《嘎牙山哈雅》《档哈雅龙》《帷苏提麻嘎》等经书和文献中,是傣族人民解释人体生理现象、病理变化、生理解剖的重要基础理论,对傣医学术的发展有深远的影响。

四塔(塔都档细)理论:"塔都档细"为巴利语,古傣语称"塔档细",现简称四塔。"塔都档细"一词有认为源自佛经"四大",即把世界万物归属于四大类来认识,是佛教的哲学理论和哲学基础。佛教进入傣族地区后,逐渐成为占主导地位的宗教信仰,对傣族社会、经济、文化诸方面产生了非常深刻的影响。佛教哲学理论和概念渗透到医学领域,为傣医药基础理论体系的建立提供了部分的基本架构。傣族人民在总结长期与疾病做斗争的实践经验基础上,借用四塔等的基本概念,逐渐创造并形成了傣医药惯用的思维方法和理论依据,四塔理论对傣医探索和揭示人体的生命活动规律,以及预防和诊治疾病的过程具有重要的指导意义。

四塔的含义及其基本内容:四塔是"塔都档细"的简称。"塔"是音译,有界别、种类、元素、要素之意。四塔包括"瓦约塔都",简称塔拢(风塔);"爹卓塔都",简称塔菲(火塔);"阿波塔都",简称塔喃(水塔);"巴他维塔都",简称塔拎(土塔)。傣医基础理论体系在其形成过程中,受到了中(汉)医理论的影响,也受到了南传上座部佛教的影响。"四塔"一词源自佛经,在南传上座部佛教经典《大念处经》《大象迹喻经》中有"四界""四大",即地界、水界、火界、风界。傣医四塔概念是对佛教"四界""四大"等概念的借用。"四大"为梵文 caturmahabhuta 的意译,即地、水、火、风,都是佛教教义的名数,系指构成色法(相当于物质现象)的四种基本元素。佛教认为,世界万物和人之身体均由四大组成,其因缘凑合而成,因缘凑合则生,因缘分散即灭。《俱舍论》卷一阐述四大的作用分别是以地为持(保持)、水为摄(摄集)、火为熟(成熟)、风为长(成长),其属性分别为坚、湿、暖、动。佛教以此说明人生无常、不实、受苦。《圆觉经》谓之:"我今此身,四大和合……四大各离,今者妄身当在何处?"佛教四塔的概念虽对傣医学四塔理论产生了一定的影响,但傣医四塔理论是在对事物和人体生命现象直观、朴素认识的基础上进行抽象思维而逐渐形成的理论概念,是用以识别各种事物四塔属性的基本依据,两者既有联系又有显著区别。如在对四塔的属性及特性的认识上,傣医四塔与佛教四大的坚、湿、暖、动基本一致,但佛教以此说明人生无常、不实、受苦,劝诫众生不应执着,而傣医则用以阐释人体生理现象和病理变化规律,并指导临床诊治和预防疾病。四塔是构成世界万物和人体最基本的物质元素,是傣医学对自然界事物和人体之属性和功能表现特点的概括,是从各种具体事物和现象中概括出共同、本质的特性而形成的抽象概念。如塔拢(风、气)以动为性,易流动游走,有支持、运动和自主的特性;塔菲(火)以热为性,具有温煦似火的特性;塔喃(水、血)以湿为性,表现为黏滞性和流动状态,有维持和收敛、聚合之特性;塔拎(土)以坚持为性,有坚硬、固体的特性。四塔理论是傣医学核心之一,是傣医对人体和自然界一切事物性质及其变化规律的认识;是用以解释和阐明人体的生理和病理变化,并指导临床辨病、立法、选方用药和预防保健的理论。四塔是构成世界万物和人体的基本物质元素,世界上一切事物,都是由风、火、水、土四种基本物质之间运动变化生成的。人体之四塔先天禀受于父母,受后天水谷的补充和滋养,维持着人的生理功能,四塔既是生命活动不可缺少的物质元素,也是机体组织器官生成的本源。万物有形,人身有形,形不离四塔,四塔是人体物质基础,并主管机体的各种生理活动。人体没有四塔就没有生命,四塔随生命的发生而存在,随其终结而消亡,傣医将其概述为"四大元素"。人类和其他一切生物的繁殖、生长、发育,都必须依赖风气的资助、火的温煦、水血的滋润、土的运载。傣医认为"没有土,万物难生;没有水,万物就枯死;没有风,万物就不能生长;没有火,万物就没法成熟"。因此,土可使万物生,水可使万物润,风可使万物长,火可使万物熟。四塔之间相互滋生、相互依赖、相互支持,保持着内外的相对动态平衡,以维持人体正常的生命活动,傣医将其概述为"四大生机"。

在傣医学领域,四塔理论的基本内容主要包括五个方面:第一,在人体解剖(脏腑组织器官)方面,傣医以四塔阐述了人体组织、器官、脏腑的物质属性和功能。如巴他维塔都(土塔)属物性而有形,是生命生长发育延续的基础,具体有 20 种组织器官和脏腑组成这个塔都,故为"四塔之本"。第二,在生理学方面,以四塔特性和功能论述了人体生理功能活动。第三,在病因病机方面,以四塔失调(不足、过盛)、衰败对疾病进行分类和阐述病因及病理基本变化规律。第四,在诊断疾病方面,应用四塔辨病(证)以说明因四塔所致疾病的临床表现、性质、严重程度与转归预后。第五,在治疗方面,根据风、火、水、土各自不同的致病因素,各个塔都的生理功能和病理基本变化,对药物进行分类归塔,确定了调补、调节"四塔"等治疗法则及方药。制定了雅塔巴龙(治疗四塔失调所致疾病的总方)、四类不同的雅塔(土塔方、水塔方、火塔方、风塔方)及其预防原则。

五蕴(夯塔档哈)理论:五蕴,古傣语称为"夯塔档哈"。"五"即五种、五类之意;"蕴"即蕴积、蕴藏之意。五蕴具体指鲁巴夯塔(色蕴)、维雅纳夯塔(识蕴)、维达纳夯塔(受蕴)、先雅纳夯塔(想蕴)、山哈纳夯塔(行蕴)。"五蕴"一词来源于佛经,傣医借用佛教的五蕴一词来说明人体的五种变化,其内容与佛教的五蕴既有区别,又有联系。五蕴是梵文 shandha 的意译,在释迦牟尼的南传三藏经(是佛教经典的总称,分为经藏、律藏、论藏)的八部经法之中都有记载。在佛教中,把人和一切有情感的生物都叫作"有情"。佛教的缘起论认为,所谓的"有情"是种种物质和精神要素的聚合体。从身体的组织来说,"有情"是由于地、水、火、风、空、识六种元素所构成,依借前五种元素而有身体的机关及其作用,地为骨肉,水为血液,火为暖气,风为呼吸,空为种种的空隙;依借后一种元素(识)而表现种种的精神活动。从心理的要素来说,"有情"的组织分为色蕴、受蕴、想蕴、行蕴、识蕴。"蕴"就是堆,把种种不同的现象分类,每类作为一堆。在佛教中,五蕴指色、识、受、想、行,是物质世界和精神世界的总和,即"心身"的概括,是佛教教义分析研究的基本对象。

佛教的传入主要从以下几方面对傣医药的形成、发展产生了深远的影响。第一佛教传入,为傣族人民学习医药文化知识提供了有利条件,佛寺成为培养傣医医生的学校。第二,佛教传入为傣族人民完善了傣文,为傣医药的记录、学习、交流、传播提供了工具。第三,傣医的世界观和核心理论"四塔、五蕴"皆受到了傣传佛教的重要影响。第四,傣医的很多思想和治疗方法是对佛教理论的运用或者直接来源于佛教医学。第五,佛寺中保留的大量佛经,也保留了大量傣医药文化遗产。

此外,"口功"是西双版纳傣族聚居地,一种传统的、未被正式列入典籍的民间治疗方法。在骨折、外伤等一些疾病的治疗过程中,傣族民间医生主要采用"口功",即一种以念口诀为主的治疗方法。"口功"的学习人选必须经过寺庙大佛爷的挑选,经过寺庙的培训、背诵内容并把背诵内容纹在身上,学成以后经过佛寺佛爷正式授权以后才能对患者进行医治。其中"口功"经文的内容就包括"玛哈步他"的哲学思想和"八正道"的要旨。通常在进行治疗前,手臂刺有佛教经文的傣族民间医生会给患者念诵佛教经文的内容,同时全身运气到口中,再将口中之气吹到患者伤痛的地方,以此达到行医治病的目的。这种止痛效果类似于精神心理暗示的止痛疗法。傣族民间医生通过念诵经文的过程,调整患者的呼吸,运用患者对宗教的信仰进行自我暗示,消除患者因为疼痛引起的紧张心理,转移分散注意力,再运用物理方法(如冷刺激)让局部疼痛缓解而达到机体自我修复的目的。

最后,患者在疾病康复过程中,往往会到寺庙中求佛诵经。傣医部分古籍中也有提到通过宗教活动可以加速患者治愈的过程。在宗教活动过程中,转移注意力,缓解焦虑抑郁情绪,促进新陈代谢,提高机体对外界环境的应对能力,并激发患者兴趣爱好,通过各种活动,增加与周围环境的接触,改善认知,促进社会功能恢复。

* 结 论

  人类文明发展至今,人类的医学学科也从本能、巫术、宗教、原初的医学形为以及所谓"圣人"的贡献等的混合体发展成为目前的医学学科。但是迄今为止的医学学科依然是科学性、普适性和人文性等的统一体;依然是一门具有复杂性与多样性特点的学科。不管是当今的传统医学还是现代医学,都在某种程度上符合上述规律或特征,只是传统医学科学性、理性相对薄弱一些,人文性则自觉不自觉地占据了更重要地位。传统医学和现代医学,两者的诞生机制、历史条件、时代特点、社会环境、知识基础、思维和运行模式、呈现方式等在具有基本相似性的前提下,也存在较大程度的差异性。传统医学较之于现代医学,文化的特点、经验的成分、地域的色彩、宗教哲学的影响等,这些不被纳入现代医学考量的构成要素,恰恰是漫长的传统医学发展和演进历史中其一直倚重和遵行的,也是传统医学有别于现代医学的鲜明特征。因此,我们将传统医学的构成要素归类总结为所谓的"五要素",即临床经验、原初的基础医学知识、古典哲学、区域性文化、群体性信仰。其中,前两类要素属于"技术层面",后三者与文化息息相关,故属于"文化层面",此即所谓的"两个层面"创新性理念。并据此提出各民族传统医学之间在技术层面融会贯通,文化层面求大同存小异的发展原则,以期构建大传统医学体系。此外,明确指出尽管传统医学与现代医学之间也存在着相似性与差异性,但这并不意味着两者的融合不可信或不可能,反而这种异同性、复杂的统一多样性,正意味或预示着医学的融合(殊途同归)可能是未来医学发展的重要方向。"五要素""两个层面"等创新性理念将有利于人们对医学的整体了解,对传统医学的深入解析,以及对未来医学发展方向的大致把握。总之,就整体内容及关联方法而言,中国传统医学构成要素可分为临床经验、原初的基础医学知识、古典哲学、区域性文化和若干群体的信仰等五个方面。其中,临床经验和原初的基础医学知识应该是在发展过程中,自觉不自觉地积累的科学基础,因此属于技术层面的构成要素;古典哲学、区域性文化和若干群体的信仰这三方面思辨、习俗和精神特征明显,应该属于文化层面的构成要素。就其技术层面的特征而言,各民族传统医学之间存在着高度的通约性,例如解剖学、生理学、病理学等应该具有全面贯通的可能性和可行性;根据文化层面的现状,在现阶段可以以"求大同存小异"的原则为指导,逐步推动融合的过程。

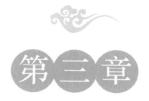

第三章

"中医"作为学科概念及其实质的古今变迁

　　"中医"学,植根于中国传统文化土壤,受中国传统哲学思维影响,是一个主要包括阴阳、五行、运气、藏象、经络等学说,以及病因、病机、治则、治法、预防、养生等内容的传统医学学科,是几千年来中国人民防病治病丰富经验的总结与提升。严格意义讲,古代没有明确的"学科"概念,因而也没有中医学科的说法,随着历史的发展,"中医"一词的概念本身也处于一个不断演变的过程。"中医"不管是作为一个学科概念,还是作为一种代表中国传统医学的统称,都是在近代伴随西方科技和西方医学发展并影响中国而变革后生的产物。所以,在中国历史的不同时期,"中医"既有沿袭之同,又表现为演进之异。梳理"中医"学科内涵和外延的千年变迁,对进一步厘清"中医"学的概念,特别是其在不同历史时期的演进,发挥其在人类共同医学学科体系构建、促进人类卫生健康事业中的作用,具有重要意义。

第一节
"中医"作为学科概念的古代含义

　　一般而言,学科是一门相对独立的知识体系。学科概念的形成大抵经过以下过程。先是在人类的实践活动中产生经验,继而经验的积累和消化形成简单的认识,认识通过思考、归纳、理解、抽象而上升为知识,知识再经过运用并得到验证后进一步发展至科学层面,进而形成知识体系,处于不断发展和演进的知识体系根据某些共性特征进行划分,最终逐渐形成不同的学科。中医学的发展演进过程,当然也是一个经验累积、知识总结、实践运用、科学凝练并归属为一门独特和相对独立知识体系的过程。

　　这里需要说明的是,正如在中国近现代以前,并无称谓上的"中医"概念一样,"学科"的概念也是一个现代意义上的概念。但是"学科"的内容,有宽泛的指向,既可以是历史的范畴,也可以是当代的范畴,并不是要先有"学科"的概念,才有具体的"学科"内容。同样,"中医"虽然是一个后起的概念,但是"中医"作为中国传统医学[最早是中(汉)医学]的历史范畴和实际内容,原本在古代就已经存在并且不断演变发展。

一、古之已有"中医"概念的古代阐释

　　古之"中医"概念及其内涵是"中"与"医"概念的组合叠加。"中",《说文》载:"中,内也,从口,上下通。"其为象形字,甲骨文的书写像旗帜形状,字形中的"口"的形状即为旗帜的中央,所以此字本义为古代氏族社会的旗帜,后引申为与两端等距离的时间或位置,或范围之内。"中"作动词使用时(去声zhòng)有合乎心意、达到目标、遭受、受到等字义。"医"字究竟起源于何时,无法可考,但是其丰富的字

义和演变,反映了丰富的古代医学文化元素。简体"医"和繁体"醫"本是两个不同的字。《说文》:"医,盛弓弩矢器也,从匚,从矢。"很明显"医(yī)"在古代与战争有关,而为士兵取箭之人就是"医生"。"医"后来逐渐成为"醫"的简化字。"醫",从殹(yì)表示箭伤,从酉(即酒,古代医病用酒)会意,表示用酒调治箭伤,这个字非常形象地把古代医生的作用、治病的手段、方药的使用、诊治的场所等这些和医(医学)有关的元素集于"醫"字。后来又有异体"毉"字,从殹(yì)从巫,表示医学发展早期巫与医同源、混杂的阶段。周代以后,人们逐渐摒弃从巫的"毉",更多保留和使用从酉的"醫"。

上述从构字法的角度分析了最早"中"和"医"的丰富含义,作为一个组合——"中医"一词的出现,目前史料可知始于东汉时期的班固,其所著《汉书·艺文志》记载:"经方者,本草石之寒温,量疾病之浅深,假药味之滋,因气感之宜,辨五苦六辛,致水火之齐,以通闭解结,反之于平。及失其宜者,以热益热,以寒增寒,不见于外,是所独失也。"故谚云:"有病不治,常得中医。"该谚语并非是要讳疾忌医,贻误病情等之意。从班固所述上下文字的比较来看,首先论经方治疗适宜的原理和预期效果,后论经方治疗失宜的表现和后果,综合比较可知谚语所言"有病不治,常得中医"的含义。宋代叶梦得在《避暑录话》中对此作过解释:"不服药,胜中医。此语虽不可通行,然疾无甚苦,与其为庸医妄滥投药,反害之,不得为无益也。"可见班固本意并不是指有病不医治,而是指有病不乱投医,如此相当于得到了中等水平医生疗治的效果。在此最初的"中医"之意浮出水面,无疑是指中等水平的医生或中等水平的医术或中间水平的一个治疗效果。所以溯源"中医"的概念以及古人最早对"中医"的理解,关键在于对"中"字的理解。今天我们所谓中医之"中",主要是一个基于地理上或者民族及政权等层面的概念,而最早的"中",特别是与"医"相结合,往往倾向于是一个上中下的层级或等级概念。

针对这一点,我们还可以通过"上医"概念,来对古人"中医"概念进行补正和推论。据现有史料记载,"上医"概念出现在春秋时期,较之班固"中医"的概念要早约600年。《国语·晋语》载:"平公有疾,秦景公使医和视之⋯⋯文子曰:医及国家乎?对曰:上医医国,其次疾人,固医官也。"医和认为,关心参与国政,是上等医生职责所系。所以远在班固关于"中医"概念之前,"上医"以及"上医医国"的概念已经存在,这里"上医"无疑是指上等的医生或医术。班固在《汉书·艺文志》中正巧也提到:"论病以及国,原诊以知政。"尽管前后相隔约6个世纪,很明显班固"中医"的概念受到"上医"概念的影响,这其中的承袭关系可见一斑。后又有唐代孙思邈所谓"医有三品,上医医国,中医医人,下医医病""上医医未病之病,中医医欲病之病,下医医已病之病""上医听声,中医察色,下医诊脉"等说法,皆沿袭医和、班固等观念,如此"中医"意指中等医生或医术的概念在古代中国逐渐得以推广传播,后世宋元明清时期关于"中医"概念的理解和表述,几乎不出其右。当然,也有人认为中医之"中",应为"中(zhòng)"是"符合"之意,或应为"中和""中庸"之意,取天人合一、阴阳中和、阴阳平衡等意义,我们认为这些都是后续在医和、班固、张仲景、孙思邈等人"中医"基础意义之上的延伸扩展。概而言之,古代有"中医"一词,但是古之"中医"与今之"中医"并非等同。

二、今之"中医"概念的古代阐释

如何理解今之"中医"概念在古代的表述和阐释,应回到古代医疗的原点,特别是"中医"作为一门医学学科的起点。

首先,"中医"学作为中国古代汉文明唯一的医学门类,不管是作为理论学科还是应用学科,其在古代最早的表现形式和承载就是医(毉、醫),前面并无"中"字作为限定。所以很大程度上可以说,古代之

"医"学,虽无"中医"之名,但具备"中医"之实;虽无"中医学"之名,但具备"中医学"之实。

从汉语"医""醫""毉"不尽相同的构字元素和组合,反映了古人对医学的原初认知。在中国汉文化最早的文字形态——殷商甲骨文中,已有不少含疒、疾、病等意思的字形以及简单的医疗相关的名词。《山海经》《周易》《尚书》《左传》《诗经》《周礼》《礼记》等也有零星的医药学知识,主要以药名、病名、医生(主要是巫医)名、病状、病因等简单的描述为主。这表明我国在商周及春秋战国时期,"中医"学初具雏形,但是显然只具有"中医"学的早期零星的知识,而没有"中医"学科的概念。从以经验为主的医疗活动到以理论为标志和支撑的医学学科,中间尚需时间的积累和医学自身的精进成熟。直到《内经》的出现,才"奠定了具有辩证思维的'中医药'学理论体系"。《内经》充分借鉴和运用古代古朴而深邃的哲学思想,系统地整理前人留下的医疗经验和医药知识,使得中医学第一次拥有了独立于神学巫术之外的系统理论体系,并结束了中医学有医学知识而无系统医学理论的历史。《汉书·艺文志》的记述可以说是从学科角度对汉以前的"中医"学的一个总结,它把"医"分为四类:曰医经者,如《内经》《外经》《扁鹊内经》《白氏内经》等;曰经方者,如《五脏六腑痹十二病方》《五脏六腑疝十六病方》《风寒热十六病方》《汤液经法》等;曰房中者,如《容成阴道》《尧舜阴道》《黄帝三王养阳方》等;曰神仙者,如《宓戏杂子道》《上圣杂子道》《道要杂子》《右神仙十家》等。当然上述古籍不少已经亡佚。从《汉书·艺文志》对医学的初步分类来看,先秦两汉正处于"中医"学理论体系初步形成的历史阶段。《内经》《难经》《神农本草经》《伤寒杂病论》等著作的相继问世,标志着"中医"学理论体系的确立,即理、法、方、药等几大主要支系的基本形成。

张仲景进一步将《内经》的理论系统化、具体化,奠定了中医辨证施治和理法方药的基础,中医学第一次展示了中医理论和临床实践相互融合的优秀成果和强大的前行力量。然而仲景以伤寒、杂病为主论医,从学科分科和深化的角度,又为后者留下了进一步开拓的空间。唐宋以后,中医学下面各分支不断兴起,王叔和的脉学、孙思邈的方药、巢元方的病理、皇甫谧与王惟一的针灸、钱乙的儿科、唐宋的官方本草等,中医学各学科专业在理论和实践层面均得到了丰富和发展。特别是经过刘完素、张子和、李东垣、朱丹溪、叶天士、吴鞠通等人的推动,中医学从以伤寒为特色、方药为主的医疗实践步入伤寒、方药、热证、温病、内、外、妇、儿等各专科全面发展的时期。至此,中医学作为一门传统医学学科,在理论层面其体系和内容趋于完备,在实践层面其作为中华民族基本医疗保障体系主力军的重要地位和作用也得到充分的发挥。

当然,中国古代通称为"医"的学科,是既作为一门理论学科,又作为一门自然学科,同时还兼有人文学科性质的学科,这种特点决定了在学科的演变发展中,其还具有其他的称谓。以中(汉)医学为例,医学作为一门技艺方术,称之为医术;鉴于黄帝和岐伯对医学的重要影响,称之为岐黄;在实践中因高明医术和高尚医德产生了不少传说佳话,因而又有杏林、悬壶、橘井等别称;对于医生的称谓也是五花八门,除了北宋以后惯用的以官职尊称医生为郎中、大夫以外,尚有从不同视角和对象范围等对医生的称谓,如基于传统文化背景分类的儒医、道医等,基于主要服务对象不同的御医、走方医,基于医疗水平的上医、大医、良医、神医、庸医等。

第二节
"中医"作为学科概念的近现代含义

众所周知,今天的"中医"之谓,主要从文明和文化、国家和民族归属而言,是专指中国的传统医学;

从医学体系而言,是相对于西医(现代医学)而言的。中医学作为我国的传统医学,虽然已有数千年的历史,但是真正以"中医"之名对应今天一般所以为的"中医"之义,通常认为是从近代开始,是当时国门打开和西方现代医学兴起之后的一个概念,是当时对外开放和不同医学比较、竞争下的产物。

马克思指出:"时间是人类发展的空间。"这揭示了人类时空发展的共性规律。在一定时期,每种事物的构成不论表面上看来如何简单、恒定与稳固,然其在本质上不过是一种发展状态而已。从医学的动态发展和动力层面分析,中医学、现代医学的发展也是如此。至鸦片战争,一方面,以古希腊—罗马医学为代表,以气质学说、体液病理学说为核心的西方传统医学,已被现代医学所取代,其时的西医已非古代的西医。现代医学在文艺复兴的刺激和西方科学技术的助推下,历史虽然短暂,但是发展迅猛,生理学、病理学、微生物学、寄生虫学以及细胞学等学科不断取得突破,很快形成了具有还原论思维以及对抗治疗为主要特点的现代医学基本架构以及学科体系和治疗体系,并以破竹之势从西方到东方,逐渐发展成为世界医学的主流。另一方面,如前所述,中医学发展至明清时期,在医学理论、病因病机、理法方药、传统技艺、专科发展,特别是医疗实践及其诊治水平等方面实现了长足的发展,可以说是达到了人类经验医学的最高境界。中医学在几千年中华文明繁衍生息中体现出来的学科实力和学科积淀,既表明中医学至鸦片战争时期已经到了一个相对完善与较高的发展阶段,同时预示着中医学在一定程度上已具备与现代医学抗衡角逐的能力以及未来两者融合的可能。

综观整个中国医学史,近现代时期的中医学,是历史上中医学变化最大最剧烈的一个时期。近现代时期"中医"作为学科概念及其实质的演变,是"中医"学作为一门学科向纵深和横向发展的体现。

一、从"中医"独秀到"中西医"并存

鸦片战争后国门的打开,在西学东渐的大背景下,很多新事物和新说法应运而生,特别是"舶来品"往往都会被加上"洋"或"西"的定语予以表述和称谓,比如大家熟知的火柴叫洋火,肥皂叫洋皂,钉子叫洋钉,镜子叫洋镜或西洋镜,衣服叫西服等。对于医学而言,自然也必须要有区分,所以逐渐有了西医、中医的说法。今义"中医"一词使用至今为 160 年左右。现代意义上的西方医学传入我国大约在 16 世纪中叶的明末清初,距今 360 年左右。在西方医学进入我国最初的两个世纪里,医学在称谓上并无中、西之分,直到英国传教士医生合信 1857 年在上海编译出版《西医略论》,才开启"中医"一词的叫法。该书"例言"曰:"后附锯割手足等图,系西国习用之法,不得不载,恐'中医'一时未能仿行。"而 1936 年国民政府训令颁布的《中医条例》,与 1930 年颁布的《西医条例》相对应,条例中正式确立了"中医"作为当时中国传统医学的法定称谓。应该说,正是在近代这样的时代背景和中、西医学学科巨大差异的前提之下,才有"中医"及其相关和相对应概念的应运而生。比如称"华医""汉医""旧医""国医"等,比如称"华医—洋医""中土医学—西土医学""旧医—新医""中土医士—西国医士"等。这些概念的涌现,既反映了中西方不同医学体系之间的竞争、对立、碰撞,也折射出当时外强入侵、西学东渐的时代背景和国人救亡图存的心理。

二、从"中西医并存"到"中西医汇通"

20 世纪之前中国医界是"中医"一元格局,但到了清末民国初年之后,随着现代医学(西医)的输入,中国医界逐渐形成了中医、西医二元格局。近代以来,随着封建社会的瓦解和科学主义在中国的勃兴,"中医"的生存空间被急剧压缩。为了谋求发展,近代"中医"不断抗争、改良,直至尝试"科学化中医",希

望改造"中医"，使其融入近代科学的体系。而中西医汇通是中国传统医学发展过程中的一个特殊阶段，它是明末清初西学东渐的产物。

鸦片战争之前，"中医"一枝独秀，未有受到外来医学的有力冲击。鸦片战争之后，西医大规模输入中国，开始触动中国传统医学的根基。中医界开始出现分化，保守者认为中医学已尽善尽美，无须向别人学习；激进者认为中医学一无是处，要全盘接受西医学的内容；折衷者认为，中西医各有所长，必须吸取西医之长，为中医所用，这就是中西医汇通思想，这部分人称为"中西医汇通派"。1881年罗定昌著《中西医粹》，将中西医并列；1890年李鸿章为《万国药方》作序时提出："倘学者合中西之说而会其通，以造于至精极微之境，与医学岂曰小补。"1892年唐宗海出版著作《中西汇通医经精义》，开始运用"中西医汇通"这一词，并公开宣传自己中西医汇通的医学思想主张："盖西医初出，未尽周详；'中医'沿讹，率多差谬。因摘《灵》《素》诸经，录其要义，兼中西医之说解之，不存疆域异同之见，但求折衷归于一是。"后更有中西医汇通学派的代表人物恽铁樵、张锡纯、朱沛文等，正是在这些远见卓识者的奔走呼喊和积极实践中，中西医学才从相互对抗甚至你死我活中走向了融合汇通。而从整个中国传统医学史的宏观角度看，这一时期，无疑是中医经历阵痛，迎来新生的时期。从中医学作为学科的角度分析，其完备缜密的医学理论体系、确切有效的医疗实践、历经千年的代传发展等，无疑使得中医学也具有了与西医学(现代医学)抗衡、融合的基础以及继续前行的力量。

上海是我国最先受西方文化侵袭和冲击的地方，是我国中西医汇通之滥觞，是早期汇通思想的起源地之一，又是我国近代中西医汇通医家集中之地。代表人物如蕴育期(清末至1903年)的王宏翰、刘仲衡等开始阐述汇通见解，著书立说。发轫期(1904—1916)的周雪樵、张山雷、何廉臣等，他们在"中西医汇通，改造中医"的旗帜下创办社团，出版刊物，制造舆论，开展讨论。成熟期(1917—1937)的恽铁樵、陆渊雷、余无言、张赞臣等，他们在中西医汇通方面开展了大量的探索和实践。充实期(1938—1949)的姜春华、钱今阳、吴涵秋、朱小南等，他们取西医之长，补"中医"之短，冶新旧于一炉，以振兴固有医学。

三、从"中西医汇通"到"中西医结合"

从中西医汇通到中西医结合，使中医学发展迎来新契机和新动力。毛泽东主席1956年提出："把中医中药的知识和西医西药的知识结合起来，创造我国统一的新医学、新药学。"在历届党和政府的坚强领导下，我国的中西医结合事业取得了巨大发展。在临床上提倡中西医互补"病证结合"，提出微观辨证、潜隐证、生理性肾虚、血瘀临界状态等概念，并研发出系列药物，让中医的辨证论治更加准确，提高临床疗效。教育方面，我国开始培养中西医结合研究生(包括硕士和博士)，1981年国务院学位委员会设置"中西医结合"学科，1985年第一位中西医结合专业博士研究生通过论文答辩，开拓了培养中西医结合高级人才的途径。科研方面，在中西医结合领域，我国取得了青蒿素治疗疟疾、现代科学技术研究肾本质和活血化瘀、三氧化二砷治疗白血病等为代表的一批标志性成果。陈可冀、李连达两位院士领衔完成的"血瘀证与活血化瘀研究"获得国家科技进步一等奖，沈自尹院士的"肾阳虚证的神经内分泌学基础与临床应用"获得国家科技进步二等奖，屠呦呦因在疟疾治疗研究中取得的成就获得2015年诺贝尔生理奖和医学奖。

中西医结合的医药卫生方针，从20世纪50年代提出一直延续至今并不断发扬光大，中国医学中西医(传统医学与现代医学)并存共同发展的二元格局不断深化巩固，成为我国医学不同于其他国家医学的一个显著特点和独特的竞争优势。

第三节
"中医"作为学科概念的最新含义

历史在螺旋式上升和否定之否定中赋予中医学和现代医学新的更宽广的发展空间。不同的文明形态、文化土壤、不同的国度及其医学政策、参差不齐的传统医学学科发展水平等,决定了不同的医学选择和医学发展道路。西方国家通过取代传统的希波克拉底医学建立新医学的方式(新旧更替)完成了医学脱胎换骨般的转型和继续向前发展,其原来的传统医学几乎销声匿迹。中国医学则选择了传承创新传统医学同时大力发展现代医学的方式(新旧结合)对医学进行改造升级,其原有的传统医学医学依然是国家医药卫生和健康中的重要力量。同时,中医学还作为中华文化的重要软实力和中华民族伟大复兴的一支重要力量,其发展和振兴越来越受到重视和推进。在这个新的时代背景下,"中医"的称谓及其内涵外延,也从国家法律层面予以重新界定。2014 年,董竞成教授在《人民日报》等主流媒介撰文,提出了"大中医"的理念。2016 年 12 月颁布、2017 年 7 月实施的《中华人民共和国中医药法》(以下简称《中医药法》),其"总则"中明确指出:"中医药,是包括汉族和少数民族医药在内的我国各民族医药的统称,是反映中华民族对生命、健康和疾病的认识,具有悠久历史传统和独特理论及技术方法的医药学体系。"同时指出:"中医药事业是我国医药卫生事业的重要组成部分;国家大力发展中医药事业,实行中西医并重的方针。"至此,"中医"作为一个学科的概念及其实质,真正由之前以汉族为主的中国传统医学(旧"中医"),正式科学法定为包括中国各少数民族传统医学在内的、具有中华民族命运共同体意识的中国传统医学(新"中医")。此意义重大而深远。

具有战略意义的顶层设计及其推动实施,往往需要有优良的理论架构作为支撑。新时期如何贯彻落实党和国家的"中医"政策和战略部署,认知和理解并推动"中医"学朝着正确的方向继续前行发展,则需要在正确理解学科概念及其内涵、学科知识谱系、学科历史发展、学科发展定位和目标等基础之上,掌握科学的医学认识论和方法论知识。董竞成教授团队在此研究领域精研数十年,其提出并倡导的"大中医""三分法""五要素""三融合"等理念,对于廓清横亘在中医学、西医学、中西医学之间的认知和实践误区,促进未来医学朝向正确、健康发展具有重要意义。

所谓"大中医"理念,指中国传统医学是包括中(汉)医、藏医、蒙医、维医、傣医、壮医、苗医、瑶医、回医、哈医等中国各民族传统医学在内的,是建立在中华大地、中华民族命运共同体之上的我国各民族传统医学的统称。"大中医"不是中(汉)医"一枝独秀",也不是各少数民族医学的"各自为阵",而是中华民族共同体内各民族传统医学竞相发展的"满园春色"。

所谓"三分法",是针对中国传统医学整体构建,并有利于认识和区分与现代医学的关系而言的。如何看待当今医学,特别是中医、现代医学交织共处于同一时代的医学,我们提出任何传统医学的基本结构均可分为以下三个部分:即不自觉地领先于现代医学的部分、已和现代医学达成共识的部分、需要重新认识和加以摒弃的部分。如此,可为中西医学、传统医学和现代医学正确地认识和看待自己,存异求同,和而不同,共同发展,提供有力的认识论和方法论指导。

所谓"五要素",即任何传统医学,均为临床经验、古典哲学、区域性文化、若干群体信仰、原初的基础医学知识等的混合体。过去我们习惯于看各民族传统医学之间的差异和特色,而对于它们的共性很少关注。各民族传统医学核心理论,如中(汉)医的阴阳五行学说、藏医的三因学说、蒙医的三根学说、维医的四体液学说、傣医的四塔五蕴学说,实际上相似性大于差异性。各民族传统医学之间的很多诊疗手段、遣方用药等在某种程度上亦趋于相似。"五要素",是"大中医"理念的扩展和延伸,是架构存异求同、多元一体中国传统医学的核心要素。

当然,从历史发展的角度看,跳出中国从世界医学的角度看中医,日本汉方医学、韩国韩医学、朝鲜高丽医学、越南东医学等都是以中医学为基础发展起来的。所以,我们对"中医"学科概念及其实质的科学认识与理解,似乎更应基于当今传统医学与现代医学的发展实际,以及对未来医学的展望中去思考。

不管是当今医学,还是未来医学,无非传统和现代之分。传统医学与现代医学融合,才能创造人类共同的医学文明。医学作为玄奥的系统科学,目前,不论传统医学还是现代医学,我们对于这门系统科学的认知还非常有限,我们的实践还尚有望洋兴叹之难并有很大的提升空间。尽管如此,现代医学已是当今人类共同的医学文明,是人类医学认知的共同阶段,而传统医学能够丰富和助推现代医学文明的发展。为此,我们在积极倡导"大中医""三分法""五要素"的基础之上,提出了未来医学发展的"三融合":一是中国各民族传统医学之间的融合,建立一种基于中华民族命运共同体之上的中国传统医学新体系;二是世界各民族传统医学之间的融合,建立一种基于人类命运共同体基础之上的世界传统医学新体系;三是传统医学和现代医学的融合,利用现代科学和现代医学的技术、理论与方法挖掘传统医学的精华,丰富传统医学的内涵,并使其逐步融入现代医学,提高现代医学的发展水平。

历史和时代的发展越来越证明,中医学和西医学,传统医学和现代医学,属于各有特点、各有千秋的医学体系,谁把谁诋毁,谁把谁打倒甚至废除,都不是未来医学发展的正确道路。未来医学,是传统医学与现代医学共谱的恢宏与和谐的交响乐章,是一种"各美其美、美人之美、美美与共、天下大同"的医学。未来"中医"学科概念及其实质,其核心在于传承创新好"中医"学科之所以为"中"的独特品质,特别是"中医"独特的原创思维、天人合一的整体观、辨证论治的个性治疗、众多理法方药的实践经验、治未病的养生理念等。与此同时,其方向和力量在于融合,与现代科学和现代医学有机融合,借融合之势,不断激发"中医"学的特色与优势,丰富"中医"学的内涵,提升"中医"学的现代水平,借以推动现代医学的发展,从而催生出兼容传统医学与现代医学的新医学。

✳ 结论

概念是反映事物特有属性的思维方式,概念的形成往往是将特殊经验、知识等纳入一般规则或归类的过程。人思考事物时常涉及类的概念和知识的范畴。概念在不同的发展阶段、不同的文化地域、不同的历史时期可以有不同的存在形态和内容,所以概念自身也在变化和发展。起初与人们的基本物质交往和语言交织在一起,只对周围事物进行简单而又直接的概括,抽象程度不高,认识也不深刻。随着文明的进步和社会实践的发展,概念反映客观世界的广度和深度也随之而发展。它既有确定性,又有灵活性;既是恒定的,又是变化的。但只有经过长期实践证明是符合客观实际和规律的概念才是正确的概念。

"中医"作为一个学科门类的概念及其实质,就是一个随着历史演进和实践发展不断深化和丰富的概念。鸦片战争之前,它在最初的"医(醫、醫)"的概念基础上产生,最初的"中医"概念只是表明古代医学或医生及其医术的一个等级,但是后来作为中国古代汉文明唯一的医学门类,古"中医"的概念及实质其实无疑是指中国古代的汉族传统医学,其中包含了丰富的中(汉)医思想、理论及其实践。鸦片战争之后,"中医"作为与西方医学/现代医学相对应的概念,才有今之"中医"的概念,即中国传统医学的概念,但其实质仍然是以汉族传统医学为主,人们习以为常认为的"中医"其实就是中(汉)医,一般不包括藏医、蒙医、维医、傣医等少数民族传统医学。同时,西学东渐的大背景以及中华人民共和国成立后国家大力发展"中医"的举措,使得"中医"作为学科的外延得以扩展,分别形成了"中医—中西医并存—中西医汇通—中西医结合"的发展局面。后董竞成教授等提出"大中医"等系列理念,2017 年国家《中医药法》明确法定"中医"的最新定义,"中医"作为一门学科门类的概念及其内涵与外延有了科学的明晰的界定,广义"中医"实际是包括中(汉)医、藏医、蒙医、维医、傣医等我国各少数民族传统医学在内的中国传统医学的统称。与此同时,从时代发展和人类医学整体而言,现代医学是当今人类共同的主流医学,然而传统医学的重要性和地位同样应该受到重视。"中医"作为目前世界传统医学领域中的中坚力量,其必将也应该在坚持"中医"本色的同时,以开放的姿态拥抱现代科学和现代医学,并且在此新的进程中,得到新的发展,展现新的内涵,从而共促共建人类共同的医学学科体系。

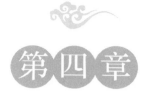

中国传统医学的哲学思考

在中国传统医学领域，目前存在诸多不够精确的观念与认识，包括在宏观层面，影响着中国传统医学的发展。比如至今人们始终面临着这样的困惑：什么是"中医"，什么是中国传统医学，什么是传统医学，什么是民族传统医学，什么是现代医学，什么是"西医"，什么是"中西医结合"，以及如何正确认识传统医学等。这些困惑所造成的问题是显而易见的，大到中华民族的认同感，中到相关传统医学学科体系的构建，小到具体患者的诊治及其水平，因此，我们有责任逐渐厘清和解决这些困惑。

胡适先生在《中国哲学史大纲》中曰："凡研究人生切要的问题，从根本上着想，要寻一个根本的解决，这种学问叫作哲学。"而传统医学往往是临床实践与经验、原初的基础医学知识、区域性文化、古典哲学概念及若干群体信仰等的混合体，其中各民族的古典哲学或对古典哲学的认识常常是其构建传统医学理论框架的基础。因此，深入思考中国传统医学的哲学基础将有助于从根本上解决所面临的相关困惑和问题。

第一节
中国传统医学的基本概况

中国传统医学是中华民族在长期医疗、生活实践中，不断积累、反复总结而逐渐形成的具有独特理论风格的医学体系。中国传统医学是中国各民族传统医学的统称，主要包括中(汉)医学、维医学、藏医学、蒙医学等民族传统医学。在中国的各民族传统医学中，由于汉族人口最多，文字产生最早，历史文化源远流长，相应的传统医学理论体系也就更完美、临床实践也就更丰富，从而较早处于引领地位，因此，中(汉)医学在中国乃至在世界上的影响力也最大。在1840年鸦片战争前后，当时的所谓"西方医学"大举传入中国并逐步推广以后，以汉族传统医学为主的中国传统医学又有了"中医"之称，以此有别于"西医"，即当今的现代医学。组成中国传统医学的各民族传统医学往往师出同宗又自成体系，各具特点，丰富多彩。

中国的中(汉)医学在春秋战国时期已基本确立了自己独特的理论体系，坚持朴素辩证唯物主义和对立统一思想为指导，以气、理、神、虚、太极、阴阳、五行等古典"中国哲学"概念作为理论基础，思维方式上体现古典"中国哲学"的整体性、有机性与动态性等，以脏腑经络等为生理病理基础，以扁鹊、华佗、张仲景等为其代表人物，代表著作有《内经》《难经》《神农本草经》《本草纲目》和《伤寒杂病论》等。理论体系中解剖学等原初的基础医学知识相对较薄弱，强调阴阳平衡，病因学强调六淫、七情等，注重整体观念、辨证论治、异病同治和同病异治等，以望、闻、问、切四诊合参，创立了汗、吐、下、和、清、温、消、补等八大治法，根据所谓君、臣、佐、使原则组方用药。

中国的藏医学历史也较为悠久，以阴阳、四元学说作为理论基础，以宇妥·元丹贡布、碧棋列贡、吾巴曲桑等为其代表人物,代表著作有《居悉》即《四部医典》等,藏医学解剖学相对较发达,重视五脏六腑,认为人体是以五脏六腑为中心,由三大因素(隆指气、赤巴指火、培根指水和土)、七物质(饮食精微或乳糜、血、肉、脂、骨、髓、精)、三种排泄物(汗、尿和粪便)、360块骨头、九大孔窍以及黑脉和白脉组成,除四诊外,藏医学特别注重尿诊,且诊疗也具辨证论治之特点,根据药物的性味、功能及消化后性味组方,讲究调伏增效、适当配制。

中国的蒙医学约13世纪初形成,18世纪形成独特体系,以阴阳、五行、五元学说作为基础,以罗布桑丹津扎拉桑、伊喜巴拉珠尔、龙日格丹达尔、占布拉道尔吉等为其代表人物,代表著作有《四部甘露》《蒙药正典》《方海》等,对人体解剖认识也相对较深刻,除常用问、望、切诊外,还重视按、闻、嗅之诊察方法,同时重视尿液诊察与疾病寒热之辨别,治法上包括四施(饮食、起居、药物、外治)疗法,其中饮食疗法中的酸马奶疗法、外治疗法中的灸疗法等具有鲜明特点。

中国的维医学除了深受中(汉)医的影响外,在后续的发展过程中也将古希腊哲学中的气质论与体液论乃至阿拉伯医学的部分精华作为自身的部分知识来源。体液论在维医一度被称为“四津学说”,即血津、痰津、胆津、黑胆津。拜德热丁·苏皮、西拉汗等为其代表人物,代表著作有《回回药方》《验方锁要》等。除重视四诊外,还将望诊范围内的尿诊、观察大便、痰诊另立诊法,治疗上以调整气质、表根缓急、七因定则等为原则。

中国的傣医学主要以古代唯物论和具有朴素辩证法思想的南传上座部佛教哲学思想为核心,以瓦几腊别、古马腊别、雅当拿摩雅捌顿等为其代表人物,代表著作有《罗格牙坦》《巴腊麻他坦》《嘎牙山哈雅》《档哈雅龙》等,对人体解剖结构理解较透彻,注重四塔(风、火、水、土)、五蕴(色、识、受、想、行)辨证与三盘辨证,治则讲究、治法丰富,组方分为单方、小方、大方。

中国的回医学约成医于公元13世纪,以人天浑同与有机整体思想为主导,以元气与阴阳七行学说为基础,以马世奎、马金良等为其代表人物,代表著作有《回回药方》《回族医药概览》等,其解剖学知识相对比较薄弱,以辨质为主,结合辨证、辨病、辨经,注重辨证论治,治法较灵活、丰富。

中国的苗医学的特点为巫医合一,兼具神学、巫术等特点,解剖学知识也比较薄弱,把一切疾病归为冷病、热病两大类,冷病热治、热病冷治,治法较丰富,组方有配单不配双和三位一体两个特点。

中国的壮医学以阴阳为本、三气同步的天人自然观为理论基础,以罗家安等为其代表人物,代表著作有《痧症针方图解》《壮族医学史》等,认为内脏、气血、骨肉是构成人体的主要物质基础,其中位于颅内、胸腔和腹腔内相对独立的实体都称之为脏腑,但其没有明确的脏和腑的区分观念,重视目诊,注重辨病与辨证相结合,对动物药的使用非常重视且有规律。

通过对以上中国各主要民族传统医学的基本概念、成医时间、哲学基础、代表人物、代表著作、解剖、生理、病名、病因、病机、诊断、治则治法、组方用药特点等方面的简要比较,可以发现中国主要民族传统医学在诸多方面有很大的相似性,均符合经验医学发展的一般规律,它们当中又以中(汉)医学为最完整、最成熟、最具影响力。

第二节
以阴阳五行理论为主的中国古典哲学

阴阳五行学说是中国古代自然哲学思想,它建立在对客观事物认识的基础上,反映古人对天地等自然现象及其变化规律的观察与认识。把一切事物的变化都归结为阴阳五行的变化,阴阳五行成为表达一切事物及其变化规律的基本范畴,是古人关于社会、历史、文学、自然科学及其医学本质属性的基本概念及运动和变化规律的理论思维方法。早在西周时期,就已经出现了阴阳的概念。《国语·周语上》中西周伯阳父有言:"夫天地之气,不失其序。若过之序,民之乱也。阳伏而不能出,阴迫而不能蒸,于是有地震。"认为地震是阴、阳二气的对立、消长,破坏了大自然的秩序(平衡)而产生的,阴和阳被认为是自然界运动的两股力量。关于"五行"理论,此概念最早还是要溯源至西周时期的伯阳父,据《国语·郑语》记载,其与郑桓公谈论到周王室的衰败话题,认为:"夫和实生物,同则不继……故先王以土与金木水火杂,以成百物。"这里伯阳父虽然未明确提出"五行"的概念,但是其认为土与金木水火等其他四种不同的元素,"和则生物""以成百物",这可能是最早的"五行"概念以及从中体现的中国古代朴素的辩证唯物主义思想。中国古典哲学中的"阴阳""五行"理论,在中国古代被用于社会生活的众多领域,这从西汉初期董仲舒提出的系列治国理政理念中可见一斑。董仲舒在《春秋繁露》曰:"天有十端,十端而止已。天为一端,地为一端,阴为一端,阳为一端,火为一端,金为一端,木为一端,水为一端,土为一端,人为一端,凡十端而毕,天之数也。"(《春秋繁露·官制象天》)这十端(十大因素)相组合而成"四时""五行":"天地之气,合而为一,分为阴阳,判为四时,列为五行。"(《春秋繁露·五行相生》)而且,董仲舒的五行宇宙论有着明显的政治伦常和社会制度的特点:"夫木者,农也。农者,民也。不顺如叛,则命司徒诛其率正矣,故曰金胜木。金者,司徒。司徒弱,不能使士众,则司马诛之,故曰火胜金。夫土者,君之官也,君大奢侈,过度失礼,民叛矣,其民叛,其君穷矣,故曰木胜土。"(《春秋繁露·五行相胜》)可见,在董仲舒看来,"五行"的相生、相胜,既是一个自然的运行系统,也是一个社会和政权运行的系统。

"阴阳"理论对医学启发最大,《周易》虽为古代周人问凶道吉的卜筮之作,其中却孕育了不少原始的中国古典哲学智慧和古朴的辩证思维。其认为事物都分为互相对立的两个方面,它们彼此之间互根转化,共同促使和推动事物不断的运动和变化。比如:"《易》有太极,是生两仪。两仪生四象。四象生八卦""一阴一阳谓之道""二气感应以相与(二气指阴阳二气)……天地感而万物化生""广大配天地,变通配四时,阴阳之义配日月,易简之善配至德"等,认为自然界和社会间的任何事物的形成和变化都是由阴阳、天地、日月、刚柔、动静等的转化所致,特别是这些对立的事物或者状态的消长、交感、向摩、激荡而萌生和发展的。《老子》曰"万物负阴而抱阳",《庄子》曰"易以道阴阳"等,这些均表明中国古典哲学"阴阳"理论的确立,同时被广泛运用到解释当时的宇宙及自然、社会生活等各个方面。"五行"学说的建立要晚于"阴阳"学说,"五行"作为一种成熟的学说,大约是在战国或更晚的时期,一般认为其与医学有较密切的关联始于《尚书·洪范》的描述,因为其中对五行的特点和功能作了高度的概括:"五行,五行者,一曰水,二曰火,三曰木,四曰金,五曰土。水曰润下,火曰炎上,木曰曲直,金曰从革,土爰稼穑。润下作咸,炎上作苦,曲直作酸,从革作辛,稼穑作甘。"不管是阴阳理论还是五行理论,最初两者都是相对独立地被用以解释自然界和社会的各种现象,两者的汇流综合,并成功移植到医学领域,成为医学理论,中间应当经历了较长的时间。两者的杂糅汇合并升级为用以阐释医学现象和问题的理论,则是从中医经典《内经》开始,在《内经》中,从"阴阳,天地之道也",到阴阳主要用于解释病因(阴阳失调)和生理(阴阳平衡、阴平阳秘等),到疾病治疗的原则(阳病治阴,阴病治阳);从《尚书·洪范》到《素问·阴阳应象大论篇》中我们熟知并一直沿用至今的五行配五脏及其相生、相克,以及互相转化的关系等系列理论,《内经》作为中医奠基性和当时集大成的经典之作,阴阳理论、五行理论在其中最终汇流,并完成了其在医学中的归属。此后的中国其他传统医学也大都依此作为主要理论雏形和方法论基础,构建了以人为中心广泛联系天地万物的古典医学模型,逐渐架构起了一套阐明人体生理、病理、诊治及其方药等的系统理论,也使得中国古代医学基本实现了从巫术到医术、从哲学到医学的根本性转变。

第三节
中国传统医学的哲学基础

众所周知,中国各民族传统医学历史悠久、理论精深、诊治技法灵活、组方用药考究,在核心层面拥有共性的前提下,又各有特色,自成体系,为保障中华各民族的繁衍昌盛做出了伟大贡献。但也应该承认,中国传统医学整体的发展历程与西方近现代医学迥然不同,它始终围绕着病证诊治和解决眼前患者实际问题这个中心,集中古代纵横向所有的智慧,并借助于古代朴素唯物主义哲学,建立了以"阴阳五行学说""脏腑学说""体液学说""气质学说""物质学说"等理论为核心的医学理论体系,在这个体系中充满了技术科学和经验性的认识,也充满了古典哲学、原初的基础医学等的认识。这个体系特别是中(汉)医学体系和其所体现的"中国哲学"一样,代表了当时世界经验医学与技术及古典哲学形态的最高成就,是中国传统医学先贤们世世代代集体努力的结果。当然,在这个过程中,除了临床经验、古典哲学、区域性文化和若干群体信仰以外,还能发现以还原论为基础的医学理论科学和基础科学观察与研究的踪迹及其所做出的贡献。古代朴素唯物主义哲学的一个共同特点就是不能将自然界的多样性统一抽象为客观的物质性,而是普遍用形象化的、具体的物质及其运动形式来描绘和解释现实世界。有的用一种物质存在及其运动方式,有的用两种或多种物质存在及其运动方式来解释大千世界,因而形成了所谓的一元论、二元论和多元论的哲学理念。这些哲学理论无论在古希腊还是在同时期古代中国等的许多民族传统文化中都存在,值得注意的是,无论是中(汉)医还是前述其他民族传统医学在其构建理论体系时几乎都不约而同地选择了多元论哲学。中(汉)医和蒙医等采用的是五行学说,有些民族传统医学比如维医、藏医等则采纳四元学说,对比一下五行学说和四元学说等的本质,不难发现其实它们之间的相似性大于差异性。首先,这两种学说均产生于人类历史发展的相同阶段,且处于文明发展的同一个水平上,并没有什么质的差别;其次,它们在理念和形式上也有许多重要的相似之处,所不同的是,五行学说的内容要比四元学说更为丰富。古代多种民族传统医学之所以都选用多元论哲学,是因为它们可以提供一种形式化的动力学模型,而一元论、二元论则由于过于抽象而难于或不可能在自然科学领域得到具体的应用,也就是说多元论不仅提供了哲学的指导思想,同时也提供了构建多种民族传统医学理论体系的基本框架。

中(汉)医之"脏腑学说"古称"藏象",意指"脏藏于内,而形见于外",这表明受制于时代的特点,中(汉)医脏腑学说主要是从机体的外部表象入手构建的唯象理论,而不主要是以机体内部脏腑的解剖、生理等构效关系的形式而建立的。其他各主要民族的传统医学也大都向中(汉)医学学习在唯象的基础上构建自己的理论,而实践证明此种形式的理论在某种程度上是可行的。受古代朴素唯物主义的影响,中(汉)医等传统医学主要在经验的基础上创建了自己的唯象理论等,反之又用唯象理论等将经验抽象化、概念化、形式化、规范化,使零散的经验得以在统一的古典唯象理论中汇集,形成各种学说,从而使得经验医学得以保存、发展、交流和传授。当然,这当中有些经验和理论可能是谬误,但也有许多经验和理论已经被证明是科学的或者可能会蕴含更深层面的科学规律。脏腑学说产生于中国社会奴隶制崩溃、封建制初创时期,而较为完整的体液学说产生于古希腊奴隶制的鼎盛时期,从具体时间上看,后者可能要稍早于前者。但两者的历史背景有几个极为重要的相似之处：一是它们都形成于鬼神致病论动摇以后,是继宗教医学或巫术医学之后医学理论体系的重建;二是它们均产生于当时古代文明最发达的国度和区域;再就是它们都是古代朴素唯物主义思想与有限的临床经验及粗浅的基础医学知识等相结合的产物,同属于以古典哲学概念思辨为基础的经验医学理论。所以,中国传统医学中脏腑学说、体液学说等的形成是有其历史必然性的,古人的解剖学、生理学、病理学与药理学等的基础医学知识都是极为贫乏与粗浅的,但为了解释人体各种复杂的病理、生理现象以及有限的临床经验并使其得以传授,他们又不得不各自建立某种理论,构建符合当时条件的医学知识体系,所以便自然而然地求助于古典哲学思辨。当时的其他知识门类往往也求助于阴阳学说和五行学说来构建自己的古典理论体系,比如军事、天文、地理、农业等也曾运用阴阳、五行学说等帮助构建各自相关的知识体系。其实从哲学到自然科学的具体门类,跨度甚大,中间需要许多认识充填,因此,古代的经验医学理论体系本质上都是古代多元论哲学的专业化翻版,而不可能是两者的理性结合。然而,这种翻版也有可能会自觉或不自觉地蕴含高度理性的内涵。脏腑学说、体液学说等正是以这种方式建立起来的,前者如中(汉)医用肝、心、脾、肺、肾等五脏替换木、火、土、金、水五种元素,脏腑被赋予了五行的基本功能与属性,脏器之间也被赋予了五行之间的动力学关系,这样,此种脏腑结构、功能与关系就成了人体组成与功能的基本模型,一切病理生理变化的过程都可以从这个简单模型功能状态的变化中得到描述与解释;体液学说(如维医)则是用血液质、黏液质、胆液质和黑胆质四种所谓的体液,替换了四元学说(如藏医)中的火、气、水、土四种元素,同样也将四种元素的特性及相互关系引入到各种体液和体液之间,最后通过体液的比例、分布和质量等的变化情况来模拟与解释人体的各种病理生理过程。当然,脏腑学说也十分强调血、津液等体液的重要性,并将脏腑与体液的代谢及作用紧密结合起来。体液学说也不例外,它认为体液是由脏腑产生的,所以也很看重脏腑,同样也将两者紧密结合起来,用以认识与解释复杂的病理生理现象。当然,古代先贤的这些认识和解释,也结合了阴阳学说,都始终坚持事物是物质的、发展变化的、对立统一的辩证唯物主义哲学的指导思想。多种民族传统医学均以脏腑学说和体液学说为核心构建自己的理论体系,反映出受制于时代的科技、文化水平,古时人们对人体生命现象的认识都还停留在比较初级的阶段。从理论价值上看,脏腑学说和体液学说之间没有多大差距,两者都属于朴素的唯象理论,均具有朴素的整体观、平衡观、病因观、病理观和预防观。只不过脏腑学说在内容上要比体液学说更丰富与具体一些,也正因为如此,脏腑学说在实用价值方面似乎超越了体液学说,脏腑学说把脏腑的功能通过阴、阳、气、血、精、津液等中间变量,与人体诸如症状、体征、证候与证型之类的外部变量一一联系起来,以求可以通过脏腑功能状态改变推理人体的各种外部表现(包括症状、体征、证候和证型)或通过人体症状、体征、证候和证型等外部表现的变化来辨别与推断其内在脏腑功能状态的改变。不仅如此,传统医学的治则、治法,传统药物药效描述与疗效确定等也分别被纳入以脏腑学说、体液学说等为核心的统一的理论体系中,并因此实现了病、证、理、法、方、药等的一体化与系统性。

阴阳学说是在元气论基础上建立起来的,是中国古代关于对立统一规律的认识,气是阴阳对立的统一体,物质世界在阴阳二气的相互作用下,不断地运动变化。阴阳是中国古代哲学的一对范畴。阴阳的最初涵义是很朴素的,表示阳光的向背,向日为阳,背日为阴,后来引申为气候的寒暖,方位的上下、左右、内外,运动状态的躁动和宁静等。中国古代的哲学家们进而体会到自然界中的一切现象都存在着相互对立而又相互作用的关系,并因此就用阴阳这个概念来解释自然界两种对立和相互消长的物质势力,并认为阴阳的对立和消长是事物本身所固有的,进而认为阴阳的对立和消长是宇宙的基本规律。阴阳学说认为：自然界任何事物或现象都包含着既相互对立，又互根互用的阴阳两个方面。阴阳是对相关事物或现象相对属性或同一事物内部对立双方属性的概括。阴阳学说认为：阴阳之间的对立制约、互根互用，并不是处于静止和不变的状态，而是始终处于不断的运动变化之中。《易传·系辞》曰："一阴一阳之谓道。"道，是指"道理"和"规律"。《素问·阴阳应象大论篇》曰："阴阳者，天地之道也，万物之纲纪，变化之父母，生杀之本始，神明之府也。"所以说，阴阳的矛盾对立统一运动规律是自然界一切事物运动变化固有的规律，世界本身就是阴阳二气对立统一运动的结果。阴和阳，既可以表示相互对立的事物，又可用来分析一个事物内部所存在着的相互对立的两个方面。一般来说，凡是剧烈运动着的、外向的、上升的、高亢的、温热的、明亮的，都属于阳；相对静止着的、内守的、下降的、低沉的、寒冷的、晦暗的，都属于阴。以天地而言，天气轻清为阳，地气重浊为阴；以水火而言，水性寒而润下属阴，火性热而炎上属阳。任何事物均可用阴阳的属性来划分，但必须是针对相互关联的一对事物，或是一个事物内在的两个方面，这种划分才有实际意义。如果被分析的两个事物互不关联，或不是统一体的两个对立方面，就不能用阴阳来区分其相对属性及其相互关系。事物的阴阳属性，并不是绝对的，而是相对的。这种相对性，一方面表现为在一定的条件下，阴和阳之间可以发生相互转化，即阴可以转化为阳，阳也可以转化为阴；另一方面体现于事物的无限可分性。阴阳学说在中医学中主要应用于：说明人体的组织结构（脏腑的阴阳属性）、说明人体的生理功能（阴阳平衡、阴平阳秘等）、说明人体的病理变化（阳盛则热，阴盛则寒；阳虚则寒，阴虚则热），并被用于疾病的诊断和治疗（阳病治阴，阴病治阳）。

"三因"学说是藏医学理论体系的核心，藏医学的三因是指隆（loong）、赤巴（tripa）和培根（beygen）这三种因素的总称，是藏经的音译。藏医学认为，隆、赤巴、培根三大因素是构成人体的物质基础，也是进行生命活动不可缺少的物质及能量的基础，同时也是产生一切疾病的根本因素。因此，藏医把人体的生理功能和病理机制概括为隆（气、风）、赤巴（胆、火）、培根（涎、黏液）三大因素，对于人体的生理功能和病理机制的认识，均以此三大因素的生成变化为理论依据。藏医学认为，人体存在三因素（即隆、赤巴、培根），七基质[即饮食精微、血、肉、脂肪、骨、髓、精液（红白两种）等体内七大物质基础]，三种秽物（即汗液、尿液、粪便等三种排泄物）。三大因素支配着七基质及三秽物的运动变化，在正常生理条件下，人体三因互相依存、相互制约，保持着相互协调和平衡，维持人体正常的生理功能，当三者中的任何一个因素或几个因素由于某种原因出现异常时，即出现病理性的隆、赤巴、培根，治疗上就需要对三者进行调整，使其恢复到协调状态。藏医学的隆、赤巴、培根并不是三种具体物质，而是认识和分辨事物的一种思维方式，是从客观事物和变化规律中归纳总结出来的三大体系，和中（汉）医的阴阳五行学说有异曲同工之妙，可以说是师出同宗。藏医用隆、赤巴、培根三大因素来解释人体的正常生理活动和疾病发生的原因及其病理过程，还用以来区分人的类型，依据人体三因差异所表现出来的特征将人分为三种类型，即隆型、赤巴型和培根型。藏医学三因学说是藏族人民认识事物、人体和疾病的哲学观，藏医学运用这种认识和观点来阐述及解释人体功能错综繁杂的变化及其相互关系。藏医学认为，三大因素不是孤立的而是相互关联的，将三大因素之间的相关关系概括为三因的依存关系、制约关系、对立统一关系，这种关系的和谐程度，决定着机体生命活动的质量。

同样，蒙医学认为，世界是物质性的整体，世界本身是阴阳对立统一的结果，宇宙间的任何事物都包含着阴阳相互对立的两个方面。如白昼和黑夜，晴天与阴天，热与冷，动与静。一般来说，凡是活动的、上升的、明显的、进行的、无形的、轻清的、功能亢进的或属于功能方面的都属于阳；凡是静止的、下降的、隐晦的、退行性的、有形的、重浊的、功能衰退的或属于物质方面的都属于阴。从事物的运动变化来看,当事物处于沉静状态时便属于阴,处于躁动状态时便属于阳。由此可见,阴阳既可代表两个属性相互对立的事物,也可代表同一事物内部存在的两个相互对立的方面。事物的阴阳属性并不是绝对不变的,而是相对的,是根据一定的条件来决定的。蒙医学也将这种阴阳观念及阴阳变化的相互关系来说明人体的组织结构、生理功能、病理变化以及疾病的性质和发展,并以此作为疾病诊断、治疗原则和治疗方法等的依据之一,从而显现了其理论思维特点源于中(汉)医的本质特征。

以中(汉)医为代表的中国传统医学自形成起到鸦片战争前后,发展的主要是临床经验医学而不是建立在现代实验医学、基础医学之上的临床医学,但它达到了人类经验医学的最高境界。这些宝贵的经验有些已经被证明和现代医学的相关认识一致,可以用现代医学来加以认识与解释。而有些经验则很有可能不自觉地蕴含着现代医学某些未来发展的方向。当然,产生于几千年前的经验医学毕竟有其时代和文化的局限性,在这些古典医学知识体系中,除了宝贵的经验以外,也会存在许多带有时代和文化烙印的朴素认识与想法。

第四节
中国传统医学的基本结构

如前所述,经过数千年的发展,借助于临床实践经验、古典哲学、区域性文化、原初的基础医学知识和若干群体信仰等构建的中国传统医学,本质上始终是世界上最先进、最完整与最丰富的经验医学,其庞大的体系中充满了实用的和逐渐被现代医学所认同的医疗技术和医学经验;也蕴含着预示人类医学某些未来发展方向和面貌的胚芽;同样,带有时代和特殊文化烙印的朴素知识甚至于错误认识也俯拾可见,因此,就整体而言,中国传统医学的基本结构可能主要有以下三个部分组成:即已和现代医学形成共识的部分、不自觉地领先于现代医学的部分和需要重新认识或加以摒弃的部分。

一、已和现代医学形成共识的部分

大约公元 16 世纪所谓"西医"开始传入中国,但当时影响甚微,鸦片战争以后"西医"逐渐在中国发展,所以在鸦片战争以前的中华文明史中,中国传统医学始终是中华民族保健事业的主导力量,也始终是中国医学学科的主流,其成功保健的关键在于它的疗效,"实践出真知",大量的实践和经验使其朴素的理论有了坚实的基础。中华人民共和国成立以后,"中医"和"西医"在中国的发展均进入了历史的新时期,随着现代医学影响日趋加深,特别是始于 20 世纪 50 年代末的所谓"中西医结合"的发展,使得中国传统医学特别是中(汉)医学的一些理论、治则治法、技术、方药等的现代生命科学内涵得以部分阐明,中国传统医学的基本结构也日趋清晰。这其中一个重要组成部分,就是所谓已和现代医学形成共识的部分,涉及中国传统医学基础和临床的诸多环节。以若干中(汉)医理论与重要概念为例,沈自尹院士关于"肾本质"的研究表明,"肾虚证"个体无论其外在表现和内在变化,很大程度上相当于现代医学的早衰或衰老性变化。陈可冀院士关于活血化瘀治疗冠心病等的系统研究,科学地阐释了活血化瘀治疗冠心病等的作用机制及血瘀证的本质,相关研究成果也已获得中(汉)医和现代医学领域专家的一致认同。廖家桢、戴瑞鸿等的研究表明,所谓"心气虚证"和现代医学的心脏疾病及心功能不全之间有所相关。又以传统医学诊断手段为例。望诊,是医生运用视觉来观察患者全身或局部的神、色、形、态的变化,以判断病情的一种方法。通常望诊不仅包括对舌苔的观察,同时也包括对患者个体外部特征进行观察,从这些部位的各种变化来察知体内病情的变化,特别是针对患者的神、色、形、态的观察尤为重要,这已与现代医学的诊断理论形成多方面的共识,差异可能主要是理性程度的不同。如口唇苍白中(汉)医学认为是气血不足的重要表现,现代医学同样认为口唇苍白可能是诊断贫血的重要依据之一,口唇紫绀中(汉)医学认为是血脉瘀阻的表现,在现代医学中则是诊断低氧血症与高碳酸血症的重要依据。闻诊,包括听声音和闻气味两方面,其也与现代医学临床诊断理论形成某种共识,如患者说话声音洪亮,铿锵有力,中(汉)医学和现代医学均可据此判断此人精气十足,精力充沛,病情尚不十分严重;相反,如果患者语声低弱,有气无力,甚至不想说话,中(汉)医往往认为属于"气虚",而现代医学往往也认为此类患者的状况可能多为诸多严重疾病所导致的器官功能衰弱或机体严重消耗所致。而闻气味,包括分泌物气味、口气、体气等,中(汉)医学认为可用于证候诊断,同样,现代医学也认为有些气味与疾病高度相关,如闻到患者身上有烂苹果味,提示可能是糖尿病酮症酸中毒等。问诊,主要向患者询问其身心感受,哪些地方不舒适,当然也包括通过别的途径了解患者的发病及病情,如问一般情况,问生活史,问家族病史和既往病史,问起病时间,问现在症状等,此类诊断方法均早已在传统医学和现代医学中得到了广泛的应用。切诊包括脉诊和按诊,是医者运用手和指端的感觉,对患者体表某些部位进行触摸按压的检查方法。具体检查内容较多,如脉象的变化,胸腹的痞块,皮肤的肿胀,手足的温凉,疼痛的部位等。把所得信息与其他三诊互相参照,从而作出诊断。特别是切脉,往往是中(汉)医学临床诊断病证不可缺少的基本方法,认为可以反映许多病证的信息,现代医学也认同切脉在了解心率、心律、血管充盈度及硬化程度等方面的价值。当然,在中国传统医学中,认为脉诊还可以反映人体不同部位的信息,甚至还能反映机体外在环境的变化。

再以若干中(汉)医学古方作用为例,许多中(汉)医学古方所能主治的病证,基本可以等同现代医学目前所能认识的某些特殊疾病或状况,如:① 独参汤,以人参大补元气,补气固脱。主治诸般失血与疮疡溃后,气血俱虚,面色苍白,恶寒发热,手足清冷,自汗或出冷汗,脉微细欲绝者。独参汤证往往多见于现代医学的失血性或心源性休克,相应的现代作用机制与物质基础研究也提示这种关联。② 四逆汤以附子、干姜、炙甘草温中祛寒,回阳救逆。主治少阴病,四肢厥逆,恶寒蜷卧,神衰欲寐,腹痛下利,呕吐不渴,舌苔白滑,脉微细;或太阳病误汗亡阳。四逆汤证则多见于现代医学中的多种休克,相应的现代作用机制与物质基础研究也提示这种关联。③ 真武汤以茯苓、芍药、白术、生姜、附子温阳利水。主治脾肾阳虚,水气内停证。诸如小便不利,四肢沉重疼痛,腹痛下利,或肢体水肿,苔白不渴,脉沉;太阳病发汗过多,阳虚水泛。汗出不解,其人仍发热,心下悸,头眩,身𥆧动,振振欲擗地。真武汤证主要多见于现代医学的心源性、肾源性水肿,相应的现代作用机制与物质基础研究也提示这种关联。④ 玉屏风散,补脾实卫,益气固表止汗,被称为中药免疫调节剂。主治表虚自汗,易感风邪,风雨寒湿伤形,皮肤枯槁,汗出恶风,面色㿠白,舌淡苔薄白,脉浮虚。亦治虚人腠理不固,易感风邪。目前,此方现代医学亦多应用于提高机体免疫能力,相应的现代作用机制与物质基础研究也提示这种关联。同样,有许多中药无论是单药或组方使用均有较好的疗效,且千百年来反复使用疗效始终稳定,随着现代医学的发展,这些中药所干预的病症及可能作用的环节也日趋明确,从而逐渐和现代医学形成共识。比如中(汉)医学自古有"麻黄治喘"之说,认为可用于发汗散寒,宣肺平喘,利水消肿。中(汉)医学许多治咳喘的古方往往多以麻黄为君药,现代药理学研究表明:麻黄所含主要组分麻黄素等属于生物碱类物质,是拟交感神经药,作用于β肾上腺素能受体,麻黄素对支气管平滑肌有明显的松弛作用,特别是在支气管痉挛时作用更为显著。中(汉)医学认为洋金花平喘止咳,麻醉止痛,解痉止搐。用于哮喘咳嗽,脘腹冷痛,风湿痹痛,癫痫,惊风,外科麻醉。现代研究表明,洋金花的主要有效成分莨菪碱、东莨菪碱、阿托品等,有显著的镇静作用,能阻断毒蕈碱型乙酰胆碱受体,产生阿托品样作用。中(汉)医学认为藜豆温中,益气。现代研究表明,藜豆的主要有效成分为左旋多巴及其类似物,在治疗帕金森病方面也具有明确的药理作用。左旋多巴为体内合成多巴胺的前体物质,本身并无药理活性,通过血脑屏障进入中枢,经多巴脱羧酶作用转化成多巴胺而发挥药理作用,改善帕金森症状;由于左旋多巴可以增加脑内多巴胺及去甲肾上腺素等神经递质,还可以提高大脑对氨的耐受,而用于治疗肝昏迷,改善中枢功能,使患者清醒,症状改善;还可以促进肌肉生长,减肥;促进睡眠、减少脂肪;增加骨密度和逆转骨质疏松;增加肌力。当然,此种所谓"已和现代医学形成共识的部分"在以"中(汉)医学"为代表的中国传统医学的外科、骨伤科、针推等领域更是比比皆是(表4-1)。

表4-1 若干中医方的古典与现代应用

方名	来源	组成	功用	主治	主要成分	现代药理作用	现代应用
独参汤	《修月鲁般经后录》引《十药神书》	大人参20~30 g(去芦)	补气固脱	诸般失血与疮疡溃后,气血俱虚,面色苍白,恶寒发热,手足清冷,自汗或出冷汗,脉微细欲绝者	人参所含活性成分种类繁多,包括人参皂苷、人参多糖、黄酮类和人参挥发油等。其中一般认为人参的主要活性成分即为人参皂苷,主要分为原人参二醇型、原人参三醇型、齐墩果酸型	人参中的活性物质具有很多作用,包括人参皂苷 Rg$_3$ 在内的多种人参皂苷具有极高生理活性如抗疲劳、凝血、抗癌、保肝和免疫刺激活性等。其中人参皂苷 Rg$_1$ 和 Rh$_1$ 具有益智、镇静、镇痛作用。Rb$_1$ 对缺血性脑损伤有保护作用,人参三醇皂苷 Rg$_2$ 具有抗休克作用,快速改善心肌缺血和缺氧,治疗和预防冠状动脉粥样硬化性心脏病(简称冠心病)。人参皂苷 Rg$_2$ 联合紫杉协同抗胃癌等	失血性或心源性休克
四逆汤	《伤寒论·辨太阳病脉证并治》	附子(君,一枚,生用,破八片),干姜(臣,一两半),炙甘草(佐、使,二两)	温中祛寒,回阳救逆	伤寒太阳病误汗伤阳,及阳明、太阴、少阴、厥阴病及霍乱病等症见四肢厥逆,恶寒蜷卧,呕吐不渴,腹痛下利,神衰欲寐,舌苔白滑,脉微欲绝者。以及瘟疫、疟疾、厥证、脱证、痛证见有上述症状,属阴证者	四逆汤组方中附子的主要活性成分为二萜类生物碱、单棕榈酸甘油酯、苯甲酸等;干姜的化学成分主要包含姜辣酚、二芳基庚烷类化合物等;甘草的化学成分为三萜皂苷类、氨基酸等 其中,附子所含生物碱为双酯型二萜类生物碱,包括乌头碱、中乌头碱、次乌头碱及水解产物;干姜主要含姜萜酮、β-没药烯、α-姜黄烯等挥发油成分,还含辛辣的姜辣醇、姜酮、姜酚等成分	附子对神经、循环、泌尿系统以及代谢等均有治疗作用。主要有:① 强心作用。② 扩张冠状动脉、增加心肌血流量。③ 对抗垂体后叶素所致的各种类型的心律失常。④ 镇静、镇痛作用,与乌头碱能抑制兴奋在神经干的传导有关。⑤ 对免疫系统也有刺激作用。干姜的药理作用表现为:① 干姜对脑血管疾病的药理作用主要表现在抗凝血、抗血栓形成和改善脑循环等方面。② 干姜提取物能改善心力衰竭兔的心肌舒缩性能,减轻心力衰竭症状,作用随剂量增加而增强。③ 消除氧自由基。④ 保护心肌细胞	用于多种休克及心力衰竭、冠心病、心肌梗死等心脏疾病的治疗

方名	来源	组成	功用	主治	主 要 成 分	现代药理作用	现代应用
真武汤	《伤寒论·辨少阴病脉证并治》	附子一枚（君，炮，去皮，破八片），茯苓三两、白术二两（臣），芍药三两（佐）、生姜三两（使）	温阳利水	脾肾阳虚，水气内停证。小便不利，四肢沉重疼痛，腹痛下利，或肢体水肿，苔白不渴，脉沉；太阳病发汗过多，阳虚水泛。汗出不解，其人仍发热，心下悸，头眩，身瞤动，振振欲擗地	真武汤组方中附子的主要活性成分为二萜类生物碱、单棕榈酸甘油酯、苯甲酸等成分；茯苓的主要化学成分为多糖类和三萜类化合物，此外还有甾醇、脂肪酸、挥发油等；白术的化学成分主要包括挥发性成分、内酯类成分、苷类、多糖类成分以及氨基酸等；芍药的化学成分主要有苷类、萜类、黄酮类、鞣质类、挥发油类、酚类及糖类等，芍药苷是其主要药效成分其中附子中的去甲乌药碱及芍药中的芍药苷等为其强心作用的主要活性成分，茯苓三萜及白术内酯类、挥发性成分及多糖类等成分为其利水的主要药效物质	真武汤中附子含活性成分去甲乌药碱为苄基异喹啉类生物碱，可改善房室传导，提高心肌收缩力，增强心肌射血能力，并增加冠状动脉血流量，发挥强心效果；芍药含芍药苷可降低心肌酶脂质过氧化水平，提高超氧化物歧化酶活性，减少心肌细胞凋亡，缓解心衰进展真武汤中茯苓所含三萜类化合物，主要是羊毛甾型三萜化合物，包括茯苓素、茯苓新酸等通过 K^+ 改变细胞内渗透压达到利尿功效；白术中所含苍术酮、苍术醇、白术内酯Ⅰ、白术内酯Ⅱ、白术内酯Ⅲ等通过调节体内水液代谢而发挥利尿作用	心源性、肾源性水肿
玉屏风散	《丹溪心法》自汗方	黄芪二两（君），白术二两（臣），防风一两（佐）。每服三钱，水盏半，姜三片	补脾实卫，益气固表止汗	被称为中药免疫调节剂。主治表虚自汗，易感风邪；风雨寒湿伤形，皮肤枯槁。汗出恶风，面色㿠白，舌淡苔薄白，脉浮虚。亦治虚人腠理不固，易感风邪	黄芪的主要成分有黄芪多糖、黄芪皂苷类、氨基酸类、黄酮类及微量元素等；白术的有效成分是挥发油，其中含量最高的是苍术酮等倍半萜类化合物；防风含有挥发油、色原酮、香豆素、有机酸、杂多糖等多种化学成分	黄芪多糖、黄芪甲苷具有免疫调节、抗炎、抗病毒、保肝及抗光老化等作用；白术多糖、白术总黄酮具有明显的抗氧化作用，对 1,1-二苯基-2-三硝基苯肼自由基有较强的清除作用，可减少自由基对机体的损伤；防风中色原酮及酸性多糖具有抗氧化活性玉屏风散可通过多种途径调节机体特异性免疫和非特异性免疫；玉屏风多糖可清除自由基，抑制脂质过氧化，增强机体抗氧化能力及降低炎性细胞因子的表达而发挥抗氧化的作用；玉屏风多糖抑制肝组织 TGF-β1 表达、促进组织金属蛋白酶抑制剂-1（TIMP-1）/金属蛋白酶-13（MMP-13）酶系平衡恢复，抑制胶原蛋白Ⅰ、胶原蛋白Ⅲ生成而改善和抑制肝纤维化的形成，降低 NF-κB p65、TGF-β1 蛋白及 TGF-β1 mRNA 表达而发挥对肝纤维化大鼠的保肝作用；玉屏风散通过增强机体免疫和微弱的直接诱导肿瘤细胞凋亡而实现抑制肝癌细胞的增殖及生长	提高机体免疫能力

二、不自觉地领先于现代医学的部分

中国传统医学是建立在经验基础上的实践医学,理论体系主要借助于古代朴素唯物主义哲学等构建,大都采用"辨证论治"的诊治方法,运用天然手段治疗疾病,曾经不十分强调与同时代科技发展相一致。不同于现代医学以"自然不能被认证就不能被征服"的观点为基础,强调还原论,强调实证,要求与同时代的科技同步前进,这就使得中国传统医学除了古老、朴素的整体特征外,也可能具有不自觉地超越时代的认识。以医学宏观理论思维为例,中国传统医学在医学宏观理论思维方面对现代医学始终有所引领(表4-2)。如中(汉)医有"人与天地相应也"之说,《灵枢·顺气一日分为四时》记载:"以一日分为四时,朝则为春,日中为夏,日入为秋,夜半为冬。""朝则人气始生,病气衰,故旦慧;日中人气长,长则胜邪,故安;夕则人气始衰,邪气始生,故加;夜半人气入脏,邪气独居于身,故甚也。""顺天之时,而病可与期;顺者为工,逆者为粗。"《素问·上古天真论篇》记载:"饮食有节,起居有常,不妄作劳,故能形与神俱,而尽终其天年,度百岁乃去。""逆于生乐,起居无节,故半百而衰也。"《抱朴子·极言》记载:"定息失时,伤也。"这些古老的认识充分表达了中(汉)医学关于机体与环境的统一观、整体观,也可以认为是原初的"生物钟"理论和"时序医学"理论。现代医学所谓"生物寿命学"与"生物钟"理论、激素分泌的各种节律、地方病以及易地疗法等都可以说是"天人相应"理论的现代体现。2017年诺贝尔生理学或医学奖颁给了发现控制昼夜节律分子机制的三位科学家,他们使用果蝇作为示范生物,分离出一个控制正常日常生物节律的基因,该基因编码一种在夜间积聚在细胞中的蛋白质,然后在白天降解。随后,他们发现了调节这一机制的其他蛋白质组分,从而揭示了控制细胞内自持式发条的机制。这也从另一个方面证明了中(汉)医学若干古典宏观思维和理念,在现代文明环境下仍具有引领性。

表4-2 中国传统医学若干曾经与正在引领现代医学发展的观念

中国传统医学(几千年前)	现代医学(近百年)
子午流注法	从子午流注的辨证循经按时取穴的操作方法出发,认为人体功能活动、病理变化受自然气候变化、时日等影响而呈现一定的规律,根据这种规律选择适当时间治疗疾病可以获得较佳疗效,而提出"按时施治""按时针灸给药"等
认识生命的整体思想	从最初单个基因、某个蛋白质的研究,过渡到目前的基因组学、蛋白质组学、信息组学等大量组学研究方法的出现(从还原论到整体论的思想的转变)
情志(七情)致病与天人相应思想	逐渐明确了社会—心理等因素刺激对于人类生理与病理过程的影响
辨证论治、三因制宜与体质学说	疾病个体化治疗与精准治疗方案的确立
中药多药组合的复方方剂	现代药物治疗学中由最初的单靶点药物走向多靶点药物治疗的趋势,可明显提高疗效,降低药物治疗的毒副作用
"人与天地相应"理念以及原初的昼夜节律与时序医学	现代医学发现了人类控制昼夜节律的分子机制,研究成果获得了2017年诺贝尔生理学或医学奖

贯彻中国传统医学的对立统一观、动态平衡观等也正日益表明是存在于生命现象中的普遍规律,尽管现代生命科学也强调上述观点,但不同于中国传统医学始终把其作为基本思想和核心理念,所以中(汉)医学和现代医学在这些观点上的自觉程度还是有差别的。我们的研究发现中(汉)医学的"久病及肾""恐伤肾"等的认识也具有深刻的现代生命科学内涵,许多疾病,如气道慢性炎症性疾病,长期反复发

作,往往加剧机体下丘脑—垂体—肾上腺皮质(hypothalamus-pituitary-adrenal, HPA)轴等应激和抗炎系统的病理性变化。研究表明,慢性炎症时多种细胞因子如白细胞介素-6(IL-6)和肿瘤坏死因子(TNF-α),可通过上调HPA轴,刺激皮质激素的合成增加,后者使炎性细胞因子分泌量下降,此负反馈导致皮质激素合成减少,解除对免疫细胞等的抑制,然后炎性细胞因子分泌又会增加,再促进皮质激素的合成,但久之则出现相互性的关系紊乱,甚至形成恶性循环,使机体致炎/抑炎平衡调控机制严重失衡,造成了疾病迁延难愈,出现所谓"由肺及肾",肺肾两虚的表现(图4-1)。同样,研究表明:恐惧、抑郁、焦虑等心理状态,会造成机体反复应激,久之同样可以导致HPA轴功能紊乱,机体致炎/抑炎平衡调控机制失衡,从而出现所谓"肾虚"之候。再以治则治法为例,慢性炎症状态和慢性炎症性疾病"异病同治"是中(汉)医学的特色,体现了辨证论治的精神,是中(汉)医学最重要的几个治则之一。所谓"异病同治",是指不同疾病在其发展的某个阶段,由于出现相同的病机,可以采用相同的治则治法。而现代研究表明"异病同治"这种观念很可能是现代医学未来发展的方向之一,因为存在于所谓病与病之间的"围墙"有些可能是不合理的,划分的原因仅仅基于解剖学等的分割,而不是根据疾病病因、发病和病理变化等的本质特征。研究表明中(汉)医学证型类同的不同疾病,往往具有相似的病理、生理变化,运用相同的理法方药进行干预,都能获得疗效,因为这些不同的疾病在细胞、分子和基因水平可能存在着相同的变化,药物作用的靶点和靶点群有可能是相同的。

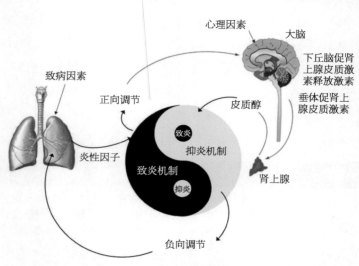

图4-1 机体致炎与抑炎机制之间交叉对话

另以组方原则为例,针对急性早幼粒细胞性白血病(APL),我国著名中(汉)医学专家黄世林在20世纪80年代,设计了一个治疗APL以清热解毒、益气活血为治疗原则的中药方剂,即由雄黄、青黛、丹参和太子参组成的中药"复方黄黛片"。报道显示,这个复方对APL患者的完全缓解率是96.7%到98%,5年无病生存率达到86.88%,疗效显著。后来发现复方黄黛片这个复方中,雄黄的主要成分是四硫化四砷(A),青黛的有效成分是靛玉红(I),丹参的有效成分则是丹参酮ⅡA(T)。陈竺研究团队2008年在国际著名杂志《美国科学院院报》(PNAS)上从分子生物学和生物化学的角度详尽阐明了复方黄黛片治疗APL的分子机制。结果显示,四硫化四砷是本方的"君药",它直接作用于癌蛋白,通过诱导其降解,从根本上逆转癌细胞的疯长,使其分化成熟;丹参酮和靛玉红作为本方的辅助药物,主要是通过促进癌蛋白的泛素化并加快其降解,进一步促进白血病细胞的分化成熟,抑制癌细胞的细胞周期及分裂增殖来发挥作用。动物试验结果还表明,使用了青黛以后雄黄的毒副作用大幅度降低,这些似乎是体现了中(汉)医学有些方剂"臣药"和"佐药"的功效特点;并且丹参酮和靛玉红通过增加运送四硫化四砷的通道蛋白的数量,显著增加了进入白血病细胞的四硫化四砷浓度,从而提高了疗效,两者都起到了"使药"的作用。复方黄黛片通过各组分的联合应用,产生了大于三个组分叠加的协同效应。这种组方思想所蕴含的朴素理念显然具有本质上的超前性(图4-2)。董竞成等对补肾益气方药干预若干慢性炎症性疾病的疗效及相关机制与物质基础的研究表明,淫羊藿、黄芪、生地等组成的方药,能有效干预机体慢性炎症,通过多靶点群的干预,重塑或改善机体致炎/抑炎平衡调控机制,这种干预方式很可能是现代医学未来发展的方向之一(图4-3)。

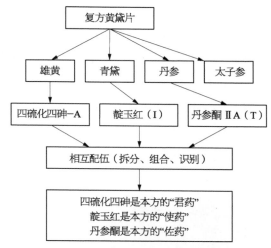

图4-2 复方黄黛片及其组分方解示意图

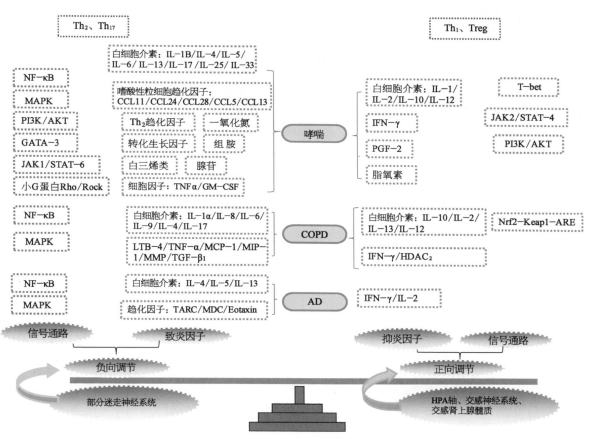

图4-3 慢性炎症性疾病时人类致炎/抑炎平衡调控机制的基本模式

同样,若干中(汉)药单药认识、使用和研究的历程,也深刻地表明了这种特殊的引领性。比如单药青蒿,早在《本草图经》中描述:青蒿,治骨蒸劳热为最,古方多单用之。其在《圣济总录》《本草纲目》《补阙肘后方》《温病条辨》《卫生易简方》《永类钤方》《通俗伤寒论》《太平圣惠方》《济急仙方》等中也均有相关方剂应用记载。现代中(汉)医认为,青蒿具有清透虚热、凉血除蒸、截疟的功效,用于暑邪发热,阴虚发热,夜热早凉,骨蒸劳热,疟疾寒热,湿热黄疸。随后的现代研究表明,其主要有效成分为倍半萜类,如青蒿素(artemisinin,图4-4~图4-6),而青蒿素已是我国在世界首先研制成功的一种抗疟新药,它就是从我国民间治疗疟疾草药黄花蒿中分离出来的有效单体。它的研究始于20世纪60年代中期,在周恩来总理亲自批示下,数百名科学家经过坚持不懈的深入研究而取得的成果。它是由我国科学家自主研究开发并在国际上注册的为数不多的一类新药之一,被世界卫生组织评价为当前治疗恶性疟疾唯一真正有效的药物。在青蒿素发现之前,西方药理专家认为抗疟药的设计,首先要从含氮的杂环结构开始,而青蒿素结构的发现,推翻了这种结论。伊斯坦布尔第十届国际化疗会议上6 000名各国医药专家公认青蒿素为治疗疟疾的中国神药,这是中国传统医学对人类的重大贡献,屠呦呦也因此获得了2015年诺贝尔生理学或医学奖,也成为首位获得科学类诺贝尔奖的中国学者。

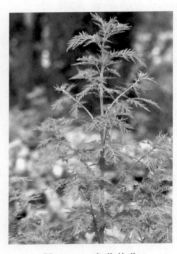

图4-4 青蒿植物

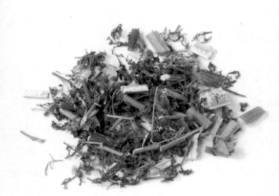

图4-5 青蒿饮片

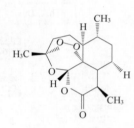

图4-6 青蒿素

再以针灸治疗为例,针刺根据机体不同状况,选用不同穴位和不同针刺手法,通过影响多个靶点干预疾病过程的多个环节,激发机体自身内在的调节能力,从而达到治疗目的。针刺的调节作用不仅表现在影响疾病的病理过程,对生理过程也有调节。这种调节作用是通过中枢神经系统的整合作用(皮层功能重组,神经可塑性和各种神经递质和激素的释放)得以实施。针灸效应的物质基础很可能是中枢神经直接对某些基因表达具有一定的调控和重组,使之最终修正疾病。而针刺麻醉(acupuncture anesthesia)是指用针刺镇痛效应减轻手术中的疼痛及预防生理功能紊乱的一种方法,由于其作用类似于现代医学的麻醉方法,故称针刺麻醉。针刺麻醉对麻醉药物过敏而不能采用药物麻醉的患者,是一种较为理想的替代方法。针刺镇痛是来自穴位的针刺信号和来自痛源部位的疼痛信号,在同一脊神经节段以两种不同途径传入刺激至脑(脊髓、脑干、丘脑、大脑皮层等部位)并相互作用的结果。针刺穴位激发了体内抗痛物质,对抗手术时所产生的致痛物质,从而起到镇痛作用。抗痛物质内源性阿片样物质参与针刺镇痛—脑内阿片肽释放增加。其中内啡肽和脑啡肽在脑内具有很强的镇痛效应,与镇痛效果呈正相关。有多种神经递质参与针刺镇痛,其中不少与某些相应的中枢神经核团(如尾核头部、丘脑中央中核、中脑中央灰质及中缝核等)有关。中枢八肽胆囊收缩素(CCK-8)是对阿片作用的一种负反馈机制,是决定针刺镇痛和吗啡镇痛有效性的重要因素,针刺镇痛有效性的个体差异决定于中枢阿片肽与CCK-8的相对平衡。针刺作用能对应激引起的边缘系统(如海马、扣带回、隔区、杏仁、视前区、下丘脑等)反应进行调节,这可能是针刺减弱痛觉的情绪反应的生理基础。不同频率的电针镇痛产生不同的阿片肽物质,2 Hz电针在脑内促进前脑啡肽原PPE释放;100 Hz电针在脑内主要促进前强啡肽原

PPD释放,在某些脑区也可促进PPE的释放。近来,在功能磁共振(fMRI)临床试验中发现,针刺对于慢性疼痛的治疗效应与脑中具有认知功能的默认网络活动有关,进一步说明了针刺镇痛(慢性疼痛)是通过中枢起作用的机制。另外,针刺镇痛是临床上应用最广泛的病症之一,得到了美国疼痛学会、美国补充与替代医学中心、美国国立卫生研究院和世界卫生组织的支持。针灸对疾病的治疗作用与调节神经—内分泌—免疫相关。多项临床研究表明,针刺或电针的神经调节可以控制术后康复、骨关节炎、偏头痛、中风、创伤后应激障碍和药物成瘾等多种疾病的疼痛和炎症。上述针灸临床和基础研究的成果,为人类诊治相关的疾病提供了新的思路和手段。

最后以推拿为例,推拿手法属于传统非药物疗法之一,临床优势突出,操作方法简便、无毒副作用,疗效较好,几千年来在中国不断地发展、改进和提高。推拿手法具有消炎退肿、分离粘连、改善微循环、解痉镇痛、纠正小关节紊乱、提高机体免疫力、调整人体亚健康状态等的广泛作用,对内、外、妇、儿、骨科等多类疾病都有很好的治疗效果。推拿治病的思维已由原来的治已病,转变为治未病,对于防治亚健康状态的研究已成为目前众多学者研究的方向。推拿手法的作用机制研究牵涉到生理、生化、电生理、生物力学等多方面的学科。近些年,在推拿手法治病机制的研究层面上不断深化,如推拿学研究由结构病理性疼痛的角度逐渐向疼痛神经传导机制的角度转换,使研究能更直观地反映推拿镇痛的可能机制。推拿的本质是以力为特征,推拿手法在生物力学研究领域积累了一定的研究基础。对手法的生物力学研究不再局限于运动学和动力学方面,对手法生物固体、流体力学方面也进行了探讨,新的手法力学测量技术得以开发应用。通过直接测量法和间接测量法反映推拿手法作用的力学特征。"均匀、柔和、持久、有力、深透"这些半定性化的手法要求得以量化,促进了推拿手法的规范化研究。推拿手法生物力学的研究主要包括以下两个基本方向:一是运用不断发展的先进技术,采集手法应力反应、手法载荷等效应,结合神经生物等学科交叉探讨手法的治疗机制;二是在现有的技术基础之上,扩大样本量,深入研究,以获得更多有效数据,建立手法力学数据库,利用大数据处理并挖掘手法运动规律,实现规范化,指导临床,继而反哺基础研究,如模拟真实手法开发人工智能、推拿仿真机器人等。同样,上述推拿临床和基础研究的成果,也为人类诊治相关的疾病提供了新的思路和手段。

三、需要重新认识或加以摒弃的部分

在人类科学体系中,包括医学科学,概念的由新变旧,其正确性由绝对变为相对,甚至成为谬误,适用范围由大变小,本是事物发展的必然规律。自然科学中的一切概念、定律、定理,都是从不同角度反映事物中稳定的一面,有稳定性,才有规律,才有科学体系。换言之,这种稳定性有时只能是有条件的、局部的、相对的,而不稳定性才是绝对的、无条件的。任何科学理论只有不断承认自己的短处,修改自己的缺点才能进步,而其不断进步的标志则是新概念、新方法和新理论的产生。同样,现代医学本身也在不断地修正、改善和发展自己,置身于一种不断靠近绝对真理的无限过程,在其朦胧时期,也曾产生过许多极为朴素的认识,比如在1870年人类认识了微生物和疾病的关系之前,所有的感染和化脓现象均会被笼统地描述为遭受了"毒素""瘴气""戾气""邪气"等。这些认识和中国传统医学中的许多认识一样,是特定时代的科技水平和文化环境所造成的朴素认识。鉴此,对中国传统医学理论也应采取一分为三的办法,展示其共识,发扬其精华,摒弃其糟粕。同样先以宏观理论思维为例,《素问·灵兰秘典论篇》记载:"心者,君主之官也,神明出焉。"《素问·调经论篇》说:"心藏神。""君主"表示高于一切的含义,意思就是说"心"在脏腑中居首要地位。"神明""神"是指高级中枢神经功能活动,这些功能由"心"主持

和体现,所以说"心主神明"。说明前人对"心"的功能的理解,包括了中枢神经系统的功能在内。人体脏腑气血在"心"的这种通过中枢神经系统活动作用的影响下,维持统一协调的生理活动。如"心"有了病变,失却统率神明的作用,其他脏腑的生理功能也会受到影响。当然,现代生命科学研究已说明"心主神明"之"心"概念的内涵与外延,在很大程度上应是大脑之所为。再以方剂为例,方剂配伍理论和方法尽管在指导组方用药上仍起到积极的作用,但也存在不足的一面,比如按君臣佐使的配伍理论,很多行之有效的方剂难以区分其君臣佐使,如黄连解毒汤中黄芩与黄柏、栀子谁为臣,谁为佐助,仁者见仁,智者见者,不一而同。又如理中丸、半夏泻心汤等方的君药,历代认识颇不一致,前者有干姜为君和人参为君之争,后者有半夏为君和甘草为君之辩。因此,对方剂配伍理论和方法进行多角度认识和创新,已成传统医学方剂学发展的客观要求。《本草纲目》里面记载了一些治疗不孕的方子,包括所谓立春的雨水可治疗不孕症之类;扫帚、洗碗水等也可以用来治病等,后人已经自然而然地认识与摒弃了诸如此类的治疗方法。最后以中药为例,孙思邈《千金翼方》卷第二《本草上》对硝石的记载是:硝石,味苦辛,寒,大寒,无毒。而现代研究发现:硝石中含有硝基化合物,可诱发肝癌;又比如对杜若的记载是:杜若,味苦辛,微温,无毒。现代研究表明,杜若又名杜衡,含马兜铃酸,会造成患者肾衰竭,还可能导致淋巴瘤、肾癌、肝癌等一系列癌症。诸如此类,也比比皆是。

✳ 结论

中国是世界上传统医学最为发达的国家,许多民族都拥有自己灿烂的传统医学文明,除了汉族的传统医学以外,诸如藏族、蒙古族、维吾尔族、傣族、回族、壮族、苗族等民族,受汉文化及中(汉)医的影响,都在不同程度上先后拥有了自己的传统医学,这些民族的传统医学,大都源于中(汉)医学或主要受中(汉)医学的影响而构建,并且共同铸就了中国传统医学的灿烂文明,为保障中国人民乃至世界人民的繁衍昌盛做出了贡献。科学而又理性地认识中国传统医学,包括它的概念内涵、哲学基础、历史地位、组成结构、理论、经验、技术、方法和方药等,其中尤其要认识阴阳五行学说等中国古典哲学理论思维的方法在中国传统医学体系中的重要作用,特别是其物质性、整体性、恒常性、动态性等,以及辩证唯物主义的认识论和对立统一的思想方法;还要倡导"三分法",明确中国传统医学的长处和短处,借助于现代科学技术与方法,如流行病学的方法、循证医学的方法等,进一步确认其理论、经验、技术、方法、方药的科学性和有效性,当然也包括不科学性和不合理性,深入开展对确认有效的技术、方法、方药等的研究,明确其作用机制、物质基础等现代科学内涵,并开展类似理论、技术、方法、方药等的横向比较,遵循优胜劣汰、择优发展和逐步融合的观念,使中国传统医学中真正的精粹能够脱颖而出,推动现代医学文明的发展,从而造福中华民族,造福全人类。也只有这样,才能使古老的文明大放异彩,并加快其融入当代人类共同文明的洪流。

中国传统医学的兼容性与国际化

中国传统医学是中华民族在中国古代哲学的指导下,不断总结与疾病作斗争的实践经验和养生、防病、治病知识而形成的一种有着丰富经验和学理的东方医学。与现代医学不同,中国传统医学在学术上有其特有的体系和语言。中国传统医学即中华民族医学,主要包括中(汉)医学和中国其他民族传统医学如藏医学、蒙医学、维医学、傣医学等,这是中国传统医学的本原部分。在历史发展过程中中(汉)医学还派生出了日本的汉方医学、朝鲜的高丽医学和越南东医学等,由于这些医学都是基于中(汉)医学发展起来,亦有学者将之称为中医国际流派。在中国传统医学的形成和发展过程中,深刻体现了其所始终具有的兼容性和国际化特点。历史上,其所具有的兼容性主要体现在对中国境内人文科学、自然科学等不同学科和不同民族医学知识的汇总、融合和凝练上;其国际化主要体现在对汉文化圈如越南、朝鲜、日本等国传统医学的影响上。新时代,中国传统医学的兼容性不仅包括对中国境内中(汉)医和其他少数民族医学知识更高水平的融会贯通,也包括对现代医学知识的交融互通,还包括对现代人文、其他自然科学知识的借鉴吸收;国际化方面,随着"一带一路"从"大写意"到"工笔画"的生动实践,包容互鉴深入人心,即中医药学不仅可以服务中国,更应该普惠全世界。2019 年 5 月 25 日,瑞士日内瓦召开的第七十二届世界卫生大会审议通过了《国际疾病分类第十一次修订本(ICD-11)》,首次将起源于中医药的传统医学纳入其中,迈出了中医药国际化坚实的一步。

中国传统医学的兼容性和国际化除了其作为整体意义上的表现外,在不同中(汉)医学派尚有着各自基于其地缘优势和对相同知识取舍范围和深度不同的特点。因汉族人口最多,文字产生最早,人文科学和自然科学知识相对成熟,历史和文化积淀较深,相应的中(汉)医学体系也就更完善,临床实践经验也就更丰富。经过数千年绵延不断的发展,脉络相对清晰,知识积累更为丰富,因而中(汉)医在国内外的影响力也最大,成为国内各民族和周边国家主动效仿和学习的对象。在 1840 年鸦片战争前后,所谓"西方医学"大举传入中国,以中(汉)医为主的中国传统医学又有了"中医"之称,以此有别于"西医",即当今的现代医学。中(汉)医学由于体量较大、理论清晰、体系完善,所以对于体系外医学知识的吸收主要以改良后吸收融合为主,即将知识融进中(汉)医理论体系中,讲究羚羊挂角,无迹可求。而中国其他民族医学(中医民族医学学派)虽然是在原初医学知识和用药经验的基础上经中(汉)医激荡发蒙而产生,并受到中(汉)医的持续影响,但由于其多地处祖国边疆地区,获取知识的难易与中(汉)医不同,且自身体量较小,理论体系尚不完善,对于域外医学缺乏有效地吸收融合,因此,还会在本地医疗实践和中(汉)医知识之外直接表现出一些域外医学的特点。

第一节
中国传统医学的兼容性

医学的目的是解除患者的病痛,这就决定了医学理应具有其普适性,现代循证医学也提出要利用目前所能获得的最佳医学证据为患者服务,解除患者病痛。所以医学不应该人为设置壁垒,而应该实现最大可能的兼容。但目前的事实是在跨文化背景下,不同地方性医学各有其特色。新大陆发现后的很长时间内,西方人也承认这一文化差异的存在。当欧洲人看到亚洲的草药治疗、印第安人的萨满仪式等,凡此种种皆与自己当时所持的以体液病理学为主的疾病观完全两异,但也尊重这样一种治疗实践,尚未别尊卑、分贵贱。比如,明末清初早期来华传教的耶稣会士对中国医学就有臧有否,他们对中国医术印象最深的是中国人精细的把脉诊断方法。除了西来的传教士,那些浮海东来的西方医生和博物学家也关注中医典籍的翻译。德国人克莱叶(Andreas Cleyer)作为为东印度公司服务的医生,1682年曾出版译著《中国临床》,书中节选了《王叔和脉诀》《脉经》《难经》和《内经》等中医经典。英国医生福劳业(John Floyer)正是受此书启发,发展出一种结合西方和中国诊脉经验的诊断新方法。大致在这一时期,传教士和受其影响的西方人还是乐于向中医学习的。但是,现代医学在随后的发展过程中却将传统医学拒之门外,谓之不科学,结果之一便是现代医学在目前的发展中也似乎陷入某种困境。中国传统医学几千年的历史表明,兼容是一个医学发展的内在需要和动力,小到中国传统医学的内部知识兼容,大到中国传统医学对现代医学的兼容。

一、中国传统医学的内部兼容性

中(汉)医学大约在春秋战国时期已基本确立了独特的理论体系,以阴阳、五行等古典"中国哲学"概念作为理论基础,思维方式上体现古典"中国哲学"的整体性、有机性与动态性等,发展过程中也吸取了祖国各地和各民族传统医学中的精华,在近现代则以所谓"中西医汇通""中医科学化""中西医结合"等方式借鉴和吸收现代医学的长处。中(汉)医学以脏腑经络等为生理病理基础,解剖学概念相对薄弱,以华佗、扁鹊、张仲景等为其代表人物,代表著作有《内经》《神农本草经》和《本草纲目》等。强调阴阳平衡,注重整体观念、辨证论治,以望、闻、问、切四诊合参,创立了汗、吐、下、和、清、温、消、补等八大治法,根据君、臣、佐、使原则组方用药。现在,以中(汉)医学为主的中国传统医学正逐步产生世界性的影响,从而丰富现代医学文明。

中国的藏医学历史也较悠久,深受中(汉)医的影响,也以阴阳、四元学说作为理论基础,形成过程中也吸收了古印度传统医学的部分知识,受本民族天葬等习俗的影响,古典解剖学尤为发达。以宇妥·元丹贡布、碧棋列贡、吾巴曲桑等为其代表人物,代表著作有《居悉》即《四部医典》等,藏医重视五脏六腑,认为人体是以五脏六腑为中心,由三大因素[隆(指气)、赤巴(指火)、培根(指水和土)]、七种物质(饮食精微或乳糜、血、肉、脂、骨、髓、精)、三种排泄物(汗、尿和粪便)、360块骨头、九大孔窍以及黑脉和白脉组成。除四诊外,藏医还特别注重尿诊,且诊疗也具有辨证论治和整体观念之特点,根据药物的性味、功能及消化后性味组方,讲究调伏增效、适当配制。藏医除对印度、尼泊尔等周边国家的传统医学有所影响外,也渐渐受到西方传统医学研究者的关注。

中国的维医学成医时间相对较短,除了深受中(汉)医的影响外,在后续的发展过程中也将古希腊哲学中的气质论与体液论乃至阿拉伯医学的部分精华作为自身的部分知识来源。维医除注重望、闻、问、切四诊外，还将尿诊、观察大便、痰诊另立诊法作为辅诊。维医作为中国民族医学学派之一，在中亚、西亚、俄罗斯和中东等有一些影响，相互之间也有一定的交流与合作。

中国的蒙医学在13世纪初成，18世纪形成体系，以中(汉)医阴阳、五行、五元学说作为基础，形成过程中也受中国藏医、印度医学的影响。和藏医、维医一样，蒙医对人体解剖的认识也相对较深刻，以罗布桑丹津扎拉桑、伊喜巴拉珠尔、龙日格丹达尔等为其代表人物，代表著作有《四部甘露》《蒙药正典》《方海》等，除常用问、望、切诊外，还重视按、闻、嗅之诊察方法，同时重视尿液诊察与疾病寒热之辨别。中国的蒙医学尤其在正骨方面在国内外有较大影响。

中国的傣医学以古代唯物论和具有朴素辩证法思想的南传上座部佛教哲学思想为核心，形成过程中深受傣文化和其他民族传统医学的影响，特别是中(汉)医的影响，以瓦几腊别、古马腊别、雅当拿摩雅捌顿等为其代表人物，代表著作有《罗格牙坦》《巴腊麻他坦》《嘎牙山哈雅》《档哈雅龙》等，对人体解剖结构理解相对较透彻，注重四塔五蕴辨证与三盘辨证，治则讲究、治法丰富，组方分为单方、小方、大方。傣医与泰国等东南亚国家传统医学的关联至今犹存。

中国的回医学以人天浑同与有机整体思想为主导，以元气与阴阳七行学说为基础，回医的中(汉)医特点浓厚，后来又吸收了阿拉伯医学的内容，从而形成了最早具有"中西医结合"特点的传统医学。其解剖学知识比较薄弱，以辨质为主，结合辨证、辨病、辨经，注重辨证论治，治法较灵活、丰富。有学者认为其代表著作有《回回药方》等。

中国的苗医学有巫医合一、兼具神学与巫术之特点，同时深受中(汉)医的影响，解剖学知识也比较薄弱，把一切疾病归为冷病、热病两大类，冷病热治、热病冷治，治法较丰富，组方有配单不配双和三位一体两个特点。

中国的壮医学萌芽于原始社会，唐宋之后开始逐步发展，与中(汉)医类似，也以阴阳为本、三气同步的天人自然观为理论基础，同样深受中(汉)医及东南亚国家传统医学的影响，解剖学知识也比较薄弱，以罗家安等为其代表人物，代表著作有《痧症针方图解》等，认为内脏气血骨肉是构成人体的主要物质基础，其中位于颅内、胸腔和腹腔内相对独立的实体都称之为脏腑，但其没有明确的脏和腑的区分观念，重视目诊，注重辨病与辨证相结合，对动物药的使用非常重视。

通过对以上中国各主要民族传统医学的简要介绍，可以发现各民族传统医学在诸多方面有很大的相似性，均符合经验医学发展的一般规律，它们当中又以中(汉)医为最成熟，而相互兼容、兼收并蓄是它们共同的特点，除了对相关国家产生影响以外，中国传统医学正日趋产生世界性的影响，并致力于推动人类医学文明的发展。

二、中国传统医学的外部兼容性

由于中国传统医学一直所具有的多学科兼容并蓄、协同发展的特点，所以此处所指的外部兼容性主要指中国传统医学和域外医学之间的关系。中国传统医学对域外医学的兼容由来已久，从药物的引进吸收开始，且随着丝绸之路的开通而兴起。东汉末年安世高翻译的佛经中有《人身四百四病经》《人病医不能治经》等域外佛教医学的内容，并很快被中国传统医学吸收利用，不仅影响了地缘优势明显的中国传统医学的民族医学派，且对中(汉)医也产生了较大影响。如陶弘景《华阳隐居补阙肘后百一方》直接引用了佛教的医学理论"人用四大成身，一大辄有一病"。唐代王焘在《外台秘要》中引文曰："身者，四大所成也。地、水、火、风,阴阳气候,以成人身八尺之体。骨肉肌肤,块然而处,是地大也;血、泪、膏、涕、津润之处,是水大也;生气温暖,是火大也;举动起来,屈伸俯仰,喘息视瞑,是风大也。四种假合,以成人身。"当然,这些学说最终被采纳或没有对中(汉)医产生大的影响,但对中国少数民族传统医学的影响却不容小觑。其实不论最终使用与否,都体现出中国传统医学对外来医学融合和扬弃的辩证过程。药物方面如《海药本草》记载的海红豆、波斯矾、金线矾、宜南草等均系来自海外的药物,更值得一提的是其作者李珣,"李四郎名玹,字廷仪,其先波斯国人,随僖宗入蜀……见以香药为业",可见当时中国传统医学不仅融合了医术方药,更是有人员的交流往来。至元代,政府修建太医院以汉族医药为主,并设置了广惠司专营阿拉伯医药,同台打擂,也在一定程度促进了中国传统医学对外来医药的兼容并蓄。至明代,阿拉伯医学在我国的传播日渐减少,我国与南亚和非洲一些国家的医药交流却日渐频繁。至于日本、韩国、越南等国传统医学直接取自中国传统医学者,其内容融合之多自不待言。

三、中国传统医学的兼容性特点

(一)中国传统医学概念内涵的充实

中国传统医学具有广泛的兼容性,这个首先体现在其概念的演变和发展过程中。"中医"即中国传统医学,是一个随着中国传统医学史的演进和医学实践的发展而不断变化、深化和丰富的概念。从学科的角度而言,其经历了从一个原初的区域性的医学概念,到一个具有等级层级的医学概念,再到一个表述与现代医学某种程度上相对应的医学体系的概念的变迁过程;从主要表述单一的汉族传统医学的概念演变为表述包括汉族和少数民族医药在内的中国各民族传统医药统称的概念的变迁过程。从中医一元格局,到中西医二元格局,再到大力发展中医、西医、中西医结合三支力量,实现中医独秀、中西医并存、中西医汇通、中西医结合等医学格局的变迁过程。通过引入"大中医""三分法""两个层面""五要素""三融合"等创新性的医学理念、医学认识论和方法论,对未来医学的发展趋向和体系构建进行思考与展望,提出存异求同,和而不同,创建兼容传统医学与现代医学的新医学观点,表达构建中国传统医学新体系以及人类共同医学学科体系的期盼。中国传统医学概念的演变过程即体现了其不断兼容的思想和轨迹。

(二)中国传统医学内容上的兼容性

中国传统医学的动态发展观和兼容性,决定了在任何时代该医学都可以在其核心理论的指导下对当时先进的文化、哲学、科学技术等进行吸收融合和创新,始终具有多样性、开放性和包容性。中国传统医学在内容上的兼容性体现在如下三个方面:① 中国传统医学的叙事范围超越了单纯医学的范畴,是中国古代传统文化和自然科学以及风俗习惯等的集中体现。中国传统医学是中国古代自然科学和社会科学尤其是中国古代哲学相互间渗透融合的产物,体现出"天人合一、易医同源"的特点,其兼容性的结果体现在中国传统医学的内涵和影响力远超医学的本体范围。如《国语·晋语》所说:"文子曰'医及国家乎'? 对曰'上医医国,其次疾人,固医官也'。"药王孙思邈亦将其总结为:"古之善为医者,上医医国,中医医人,下医医病。"陆羽的《茶经》认为"茶之为用,味至寒,为饮最宜精行俭德之人",这与茶的清热泻火之性分不开。可见大到国家治理,小到个人修养无不可以在中医学中找到答案。② 中国传统医学对所属中(汉)医学以及其他民族医学文化的内部兼容性和融通性。中(汉)医学作为我国境内一种最先进和完善的传统医学,随着祖国版图的变迁而深刻影响着我国各地各民族传统医学的形成与发展,对民族传统医学的产生和发展有着激荡发蒙作用。当然,在这个过程中,中(汉)医学也通过吸收各地各民族医学知识为自身增加了新的生命活力。如中(汉)医对边疆地区药物的吸收利用,以及边疆地区医药对中(汉)医诊疗思维和方法本土化使用和吸收。③ 中国传统医学对外来医学知识的吸收和同化,同时对域外医学产生影响。在中国传统医学的发展过程中,特别是随着丝绸之路的开通,一些外来医学知识尤其是药物传到中国,被中国传统医学吸收和利用,且这种对域外医学知识吸收和利用的广度和深度因获取难易程度和认识不同而有区别,这种差异因素的多寡也促进了中国传统医学学派的产生与发展。如藏医、蒙医、维医对印度医学的吸收和利用。具体介绍如下。

1. 中国传统医学是中国古代自然科学和社会科学尤其是古代哲学的融合　中国传统医学兼容中国古代传统文化和自然科学以及风俗习惯等,是将原初的基本医疗实践和药物认识赋予哲学语言和思辨的过程,将阴阳五行融入对人体和疾病的认识中,并用以指导开展防病治病;赋予药物四气五味、升降浮沉,并将之归纳为辛甘发散为阳,酸苦涌泄为阴,以对应机体的阴阳五行。同样,与现代医学名词的专有性不同,中国传统医学术语本身就体现了不同学科兼容的性质,如机体腧穴的命名体现了天、地、人的天人一体观,如以日月星辰命名的上星、璇玑、太乙等,以地理名称命名的承山、支沟、少海等,以动植物命名的鹤顶、攒竹、伏兔等,以建筑物命名的天井、内关、内庭等,以人体自身命名的完骨、胃俞、廉泉等。并对重要经穴进行基于阴阳五行的哲学思辨归属分类,如将五输穴分为六阴经五输穴和六阳经五输穴,分别将六阴经的井、荥、输、经、合,分属于木、火、土、金、水,而将六阳经的井、荥、输、经、合,分属于金、水、木、火、土。寓抽象的中国哲学思辨于基于不同专业术语命名下的丰富的中国传统医学实践中。与之对应,中国其他各民族医学除中(汉)医在源头上的影响外,也体现了与当地环境相适应的地域文化对自然和生命的认知和描述。当然,在中国古代医与儒关系密切,诸多的古代文艺作品蕴含着丰富的中医学知识,同时中国传统医学的著作也承载着中国文学的文化内涵。中国传统医学的多学科交汇融合不仅赋予了自身的科学理性和人文情怀,同时带上了浓厚的哲学思辨色彩和文学的诗情画意。

2. 新时代中国传统医学需要在更高水平上实现其内部的交融互通　中国传统文化讲究"有容,德乃大"(《尚书》),体现在中国传统医学则是兼容了汉族和各地各少数民族传统医学丰富的医学实践和认识。在历史进程中这种兼容的结果事实上实现了汉族医学和各地各少数民族传统医学的融合,从而形成了中国传统医学的集大成者——中(汉)医,还有一部分囿于当时的历史条件没能融合进中(汉)医学,这部分作为特色保留在各地各民族传统医学中,但中国传统医学这种兼容的精神是一贯的。历史表明,在中国传统医学多元一体格局中,"一体"的强弱是主要的,"多元"的关系是荣辱与共的。当中(汉)医处境艰难的时候,其他少数民族医学亦无生存空间;而当中(汉)医学在新时代焕发光彩的时候,各少数民族医学也有了蓬勃发展的势头,体现出中国传统医学的一体性。在新时代,需要在更高水平上实现中国传统医学内部的交融互通,技术层面全面贯通,文化层面求同存异,"以同而异,虽异实同也"(《杨氏异传》)。

同时,中国传统医学在发展过程中也不断融合了随着时代陆续出现的各种先进的理念和技术方法等,文化层面主要体现在哲学方面,技术层面主要体现在对现代医学疾病诊断方法和药物的引进与吸收上。当然,这种引进不是取代,而是融合。比如宏观辨证前,可以先利用现代生命科学技术的手段和方法检测患者疾病的轻重缓急,处方用药后可以依据各种检测指标的变化辅助宏观表证的变化来评价方药治疗的效果。即中国传统医学要在保持自身特色的基础上积极引进和吸收现代科学特别是系统科学的研究方法,如耗散结构理论、混沌理论、分型理论、大数据处理等,在中国传统医学整体观念和辨证论治的基础上,构建现代科学视域下的中医生命科学体系。

3. **中国传统医学吸收同化外来医学知识,同时对域外医学产生影响** 随着丝绸之路的开通和中国造纸术及印刷术的外传,域外一些医学知识传入中国,并对中国传统医学的用药习惯和部分疾病的认识产生影响。但由于中国传统医学本身具有相对成熟的理论体系,这些吸收更多地体现在对外来药物的吸收利用和"中药化"的认识上。如明代中叶至清代中叶传入我国的"西医理论",一部分即沿袭了古希腊和罗马医学的理论,另一部分虽然接受了自然科学的某些成就,但结合程度较低,临床疗效也不显著,与丰富多彩的中(汉)医学相比,颇为逊色,因而当时没有产生明显的影响。但却对中国边疆地区的民族传统医学产生了一定的影响,这种影响也是对中国传统医学的充实。可以说中国传统医学不同学派虽然由于自身水平的高低而对域外医学的吸收广度和程度不同,但中国传统医学所具有的兼容性却得到了充分体现。如经由中国西域传入内地的香药,一部分即通过维医、回医的率先引进与使用而传到内地。同样,中国传统医学的一些先进诊疗方法也经由丝绸之路或其他途径传到域外而对当地医学产生影响,如中国传统医学特色诊法之脉诊传入印度和中亚,丰富了当地的医学理论和医疗实践。

中国传统医学的兼容性和国际化是实现其几千年发展没有中断的重要原因之一,但也应该认识到这种兼容性是有着明确的前提和限定的,即主要以技术层面的兼容为主,如《外台秘要》所载"正当眼中央小珠子里乃有其障,作青白色……此宜用金蓖决,一针之后,豁若开云而见白日",即是在唐代由印度传入并被中医融合的金针拨障术。而其所具有的中华文化特质和中国哲学思辨则由于认识的超前性而一以贯之,虽对域外医学有吸收,但大的变动极少。

第二节
中国传统医学的国际化

中国传统医学是扎根中华优秀传统文化,深受中国传统哲学影响,在中国境内原初医学知识和用药经验等基础上产生并发展起来的,主要满足中国人民的健康需求,并尽力为认同这种诊疗体系且愿意接受相应疗法的人们提供医疗服务的一种充满中国智慧、具有明显中华文化特质和丰富防病治病知识的诊疗体系。中国各地各民族的传统医学知识虽产生于一地,但在发展过程中始终博采众长,不以来源分,形成了自己鲜明的特色。

一、古代中医的内外交流主要指中(汉)医与中国境内其他民族及周边国家的医学交流

中国传统医学是一个立足中华文化,具有丰富中国传统哲学思维和自然科学认识,并以此解释疾病、论治疾病的基于国家疆域范围概念的医学。故而,谈到中国传统医学的国际化,就不可避免地要谈及"国家"的概念。一般而言,国家是由领土、人民(民族,居民)、文化和政府四个要素组成的,国家也是政治地理学名词。从广义的角度,国家是指拥有共同的语言、文化、民族、领土、政府或者历史的社会群体。从狭义的角度,国家是一定范围内的人群所形成的共同体形式,它是一种拥有治理一个社会的权力的国家机构,在一定的领土内拥有外部和内部的主权。中国历史上的国家治理与现代国家治理不同,可以说从晚清到民国初年,正是中国从传统帝国之宗主权向现代国家之主权、传统帝国之疆域向现代国家之领土转化的关键时期。但不论以何种形式,中国大一统的思想源远流长且深入人心,庇佑了

中华民族的繁衍昌盛。

中国是一个有着悠久历史的文明古国,先后经历了夏朝、商朝、西周、东周(春秋、战国)、秦、西汉、东汉、三国、西晋、东晋十六国、南北朝、隋朝、唐朝、五代十国、宋辽夏金、元朝、明朝和清朝等历史朝代,上下五千年。其中,商代是我国目前发现最早具有成熟文字的阶段,是中国古代文明的开端时期。战国、秦、汉是中国古代社会的形成和初步发展阶段,也是中国传统医学的形成和初步发展时期,至此时期,《内经》《难经》《神农本草经》《伤寒杂病论》为代表的中医理论经典的出现,标志着中医初步理论体系构建的完成。

除了医学本身水平的高低外,国家所持的医学政策对某种医学的发展起到关键作用,正如 Paul Unschuld 所言,在任何社会,一种医疗方法体系的强弱不仅是系于它本身的客观疗效,同样重要的是社会政治群体的理念是否容纳这种医疗方法体系背后的世界观。自汉代以后,历经三国、两晋、南北朝及隋唐五代时期,随着中央政权对当时西域之地、百越之地的管辖和经营,中医学也随着地理版图的变化和民族之间的融合而呈现动态的变化发展,逐渐完成中医学在中华版图上的大致布局,并在宋金元时期,出现了一个发展高峰。明清之际,是中国古代封建制度渐趋衰落而统一的多民族国家进一步巩固的时期,在现代医学大规模输入中国之前,中医药发展整体上呈现承续有余、创新趋弱、发展平稳的特点。

古代中国由于周边被大海、高山、戈壁阻隔,中国传统医学基本以内部交流为主。如秦国称少数民族政权为邦,属邦就是指归属于秦国的少数民族中较大的部落政权,至汉代为了避汉高祖刘邦讳,改邦为国。所以彼时之交流,不论远近,皆是中国疆域内的不同地方医学间的交流。其次,这种交流多发生在中国各个朝代的藩属国之间,如中(汉)医学通过与这些藩属国之间的医学知识交流而促进了当地医学的产生和发展。而且古代传统医学的内外部交流最初主要以药物流入的国际化为主,如《神农本草经》作为我国第一部药物学专门著作,已经收录了肉苁蓉、葡萄、胡麻、胡桐、苜蓿等 10 余种经由中国西域传来的药材。张骞通西域后,开启陆上丝绸之路,有大量的香料、药材随之输入中原。南朝陶弘景更是在《本草经集注》中明确指出青琅玕、丹砂、木香、雄黄、雌黄、戎盐、苜蓿、安石榴、葡萄、芥、胡麻、酥这些药物来自中国西域。《隋书·西域传》云:"龟兹国……(出)盐绿、雌黄、胡粉、安息香等。"熙宁十年(公元 1077 年)四月,于阗国入宋朝贡,进奉物有乳香、安息香、胡黄连等。当然,随着海上丝绸之路的开通,中医的国际间交流也日趋频繁,如来自东南亚的丁香、非洲索马里和埃塞俄比亚的乳香、伊朗的安息香、西亚的苏合香等进入中国并被赋予了中药的名称和功效。同样,晋代王叔和的《脉经》的内容也部分被引入阿维森纳的《医典》。

二、现代"中医学的国际化"以针刺的国际化为先导,努力实现中药的国际化

2004 年以后,许多国家陆续允许传统医药作为现代医药的补充而存在。虽然大多数国家都有传统医药,但无疑中国的传统医学是目前世界上传承发展最好,最具有代表性的传统医学。不止在东南亚、东北亚等受中医药影响历史悠久的地区,中药可以作为药品注册,目前已经有 67 个国家承认中医药的合法地位,中医药可以作为"传统药品"申请注册,注册程序比西药简化,但也必须标示"有效成分""疗效机制"。2016 年底,世界卫生组织公布中医药已经传播到 183 个国家和地区,但这无疑指的是针灸的传播区域,中医药哪怕不以药品而只以保健品、功能食品的形式传播也小于这个区域。如美国食品药品监督管理局将针灸列为医疗器械,美国卫生署对针灸的疗效作出明确的肯定。同样,美国没有中医师考试,而只有针灸师考试,但针灸师可以开中药,但中药只被视作保健品或食品。同时,一些国家制

定出台了中医药相关的政策规定也一定程度接纳并促进了中医药在当地的使用,如2000年,泰国政府颁布了《关于批准使用中医方法治疗疾病的规定》;2004年,欧盟颁布《传统草药注册程序指令》;2007年,美国食品药品监督管理局发布《替代补充医学产品管理指南(草案)》,将替代补充医学体系中的中医药称为"独立的健康保健医学体系";2012年,澳大利亚联邦政府通过了中医药立法等;加拿大、新西兰等国家也均有中医药的教育、考试和管理体系。2019年,世界卫生组织将起源于古代中国且当前中国、日本、韩国和其他一些国家的传统医学病证进行了分类,并首次被纳入《国际疾病分类》(ICD)。

第三节
中国传统医学的国际化特点

在历史发展过程中,中国传统医学对待域外医学的主流态度是"洋为中用",亦不排斥"中为洋用",所以中国传统医学的国际化一方面体现在本身内容的国际化,另一方面体现在中国传统医学服务范围的国际化。而后者不仅体现在中国境内中医为外国人提供医疗服务,更体现在境外其他国家中医作为一支独立存在的医学学科为当地人民提供基于中国文化思维和方式的中医服务。

一、"洋为中用"

中国传统医学的产生扎根优秀中华文化,在中国古代哲学和自然科学认识的基础上,主要基于中国疆域内原初的医学知识和用药经验而产生,在此过程中也根据当时的历史条件吸收和利用了域外医学的部分知识作为补充。而且随着中国传统医学的地域分布、服务群体和周边环境的不尽相同而呈现出一定的特点,具体体现在中(汉)医对域外医学的吸收主要以药物为主,其理论仅做参考;中国其他民族医学在发展过程中则由于自身体量、地缘关系和交流的便捷程度的不同,而从理论到药物皆有借鉴。历代中(汉)医本草如《神农本草经》《本草纲目》等都有域外药物的记载和利用,并出现了专门的著作如《海药本草》《胡本草》等。《福乐智慧》和《金光明经》对四大特性的论述基本一致,佛教认为"四大,地、水、火、风也……实之四大",可以说维医"四大理论"直接来源于佛教。同样,佛教高僧中不乏精通医药学者,这些高僧在同印度、尼泊尔等国家进行宗教交流时,同时进行着医药学的交流。印度佛经中有许多古印度医药学相关内容,连同大量的古医药文献随佛经一同被翻译,促进了古印度医学知识在中国藏族居住地区的传播。

近年来,随着现代医学的发展和涌进,中医开始从基础到临床对其自身进行全方位的吸收和改进,在摸索过程中经历了中西医汇通、中医科学化,最终发展为中西医结合。一方面,它借助现代医学对人体生理病理方面和药理方面的认识,补充中医的不足,比如中西医病证结合辨证模式的提出、中医证候动物模型的研制、基于现代药理学概念的中药新药研发等;另一方面,积极引进现代医学的理念发展中医药,如循证医学和系统生物学概念的引进,无不体现了"洋为中用"的特点。这种发展过程极大促进了中医药事业的发展,青蒿素(青蒿)、三氧化二砷(砒霜)、急支糖浆等有效药物的问世,证候客观化的尝试,极大提升了中医在国内外的话语能力,部分实现了中药的安全、有效、可控,另外通过现代科学的方式(西医)——注射,将中药材进行提纯后,制作成可以注入人体内的溶液等,即中药新剂型——中药注射剂,增加了中药只有"内服"或者"外敷"之外的用药方式,事实上从某种角度而言扩大了中医的服务范围和水平。

二、"中为洋用"

"中为洋用"是中国传统医学疗效水平的另一种证明,在历史发展过程中中医学还派生出了日本的汉方医学、朝鲜的高丽医学和越南东医学等,这些传统医学都是基于中医学而发展起来的。

日本传统的汉方医学,源自中国古代中医学。日本远古时代,主要靠经验医术诊疗疾病,未能形成系统的学术理论,因而未能形成其自身的医学体系。大约公元 5 世纪初,古朝鲜医方开始传入日本。公元 562 年,有中国学者携《明堂图》等中医文献自高丽抵达日本。公元 7 世纪后日本的遣隋使、遣唐使相继来到中国,中国相对先进的文化和医学等在日本受到热捧。公元 753 年鉴真和尚到日本,对处于发展初期的日本医学产生了很大的影响。公元 8 世纪日本颁布《大宝律令·疾医令》后,在医事制度、医学教育等方面均效仿唐制。奈良时代(710—794)到平安时代(794—1192),日本学者引证中医药典籍内容,相继编撰《药经太素》《大同类聚方》《医心方》等医药著作。其中,公元 984 年丹波康赖著《医心方》30卷,是现存日本古籍中最早的医书。该书汇集了从先秦时代至隋唐时代的 166 种中医药文献,内容涉及7 部医经著作,以及大量的与本草、医方、针灸、养生、房中术等有关的内容,是保存有大量珍贵的早期中医药学资料的重要典籍。镰仓时代(1192—1333)到室町时代(1336—1573)中期的 300 年间,以《太平惠民和剂局方》为代表的宋代医学,对日本医学的影响最为深刻。镰仓时代日本医家研究中医学的代表作,是僧医梶原性全参考《诸病源候论》《千金方》,并类聚宋代医书而编撰的《顿医抄》和《万安方》。室町时代前期,日本医家研究中医学的代表作,首推僧医有邻编撰的《福田方》。金元四大家的学说于 15 世纪末开始传入日本,李东垣和朱丹溪的学说传日较早且影响深远。最初将金元医学传入日本的,是日本室町时代的僧医月湖及其弟子田代三喜。月湖曾于 1452 年到中国求法,后以医为业,曾编撰《类证辨异全九集》《济阴方》。田代三喜(1645—1537)到中国求学达 12 年之久,曾就学于月湖门下研习金元医学。回日本后积极倡导并深入研究李东垣和朱丹溪的学说,著有《三归回翁医书》。田代三喜的弟子曲直濑道三也研究和弘扬李东垣和朱丹溪的学术思想。可见,相对成熟和完善的中医的东传及其在日本的传播和影响,是日本传统医学即日本汉方医学的重要理论基础和知识来源。

日本医家在全面接受和模仿运用中国医学的基础上,于 16 世纪末开始致力于医学思想创新,进入促进中国医学"日本化"的阶段,并先后形成了后世派、古方派、折衷派等三个主要学派。16 世纪末,以曲直濑道三(1507—1594)为代表的日本汉医"后世派"的形成与发展,标志着日本医家开始进行创立具有日本民族特色之医学体系的尝试。从后世派的学术特点来看,在学术思想上,以《内经》为基础,以李东垣、朱丹溪等金元医家的学说为主导,博取各家之长;在临床诊疗中,注重辨证论治,提出简明切要的临证诊疗原则和方法;在医书编撰方面深入浅出,积极促进中国医学"日本化"。17 世纪是日本古代数学——"和算"等发展与传播时期。这个时期,日本医学界也有一些改革,其中被称为"古方派"的医生对后世医学影响较大。从古方派的学术特点来看,他们反对当时流行的只偏重理论的医学学派,提倡重视临床的实证主义。后来他们逐渐跳出从中国传来的传统医学的圈子,重视科学,这样从中国传来的中国医学渐渐变成了日本特有的医学。他们提出了把证候和处方对置即所谓"方证相对"治疗思想,这也是现代日本汉方医学的理论基础。18 世纪后即江户时代中期以后,汉医折衷派兴起,他们主张在临床诊疗和学术研究中,博采众家之长,不执一家之说,后世尊称这些医家为"折衷派"。折衷派的学术特点是,在临床诊疗中,不拘流派之见,注重从实际疗效出发遣方用药;在学术研究方面,广泛涉猎中国历代古籍,不固执一家之说。从后世派、古方派、折衷派的产生与发展,及其学术思想、医学实践特点看,日本汉方医学与中国传统医学同根异枝、同源异流,其共同点与中国汉字传到日本后的变迁极为类似。

　　日本明治维新以前,汉方医学一直是日本医学的主流。明治维新以后,日本医学格局开始发生重大变化。随着明治维新的资产阶级改革全面开始,这期间西方的文明,包括化学和医学等陆续传到日本。以"灭汉兴洋"为主导思想的医事制度变革拉开序幕,带来了日本汉方医学的重创,也带来日本医学格局的重新调整。1874 年公布医事制度,1875 年通报实行文部省医术开业考试。理科、化学、解剖学、生理学、病理学、药剂学、内外科学,共 7 项,都是西洋医学内容,排除了汉方医学。这种医事制度给汉方医学造成了致命打击,加上 1883 年宣布了医师执照限制,规定只有通过文部省医术开业考试的才能行医,结果汉方医生没有了存在的可能性。1945 年日本自步入现代社会以来,从事汉方药研究和应用汉方药的医师和药剂师,均接受过系统的现代医药学教育。在法律对汉医不予承认的情况下,依然有许多学者基于各自的追求关注和研究汉方医药。半个多世纪以来,日本在重新认识汉方医学,广泛普及汉方医学,开展汉方医学振兴活动,争取政府对发展汉方医药的支持,研究和阐明汉方医药作用机制,出版和刊行汉方医药著作与刊物,研究中国古典医籍,开展汉医临床诊疗,发展汉方医药教育,特别是在汉方药研发和高科技推进产业化等方面,取得了诸多进展和成就。整体而言,日本传统的汉方医学,源自中国古代中医学,自公元 6 世纪中叶起到 16 世纪末叶的 1 000 多年间,发蒙于中医学的汉方医学一直是日本传统医学的主流。17 世纪后至江户时代末期的 300 多年间,逐渐形成了以中国医学为基础,融会日本医家学术思想的日本汉方医学。明治维新之后,才逐渐发展为目前现代医学与汉方医学兼而有之的医学格局。日本汉方医学不仅在学术理论方面,而且在治疗实践方面,和古代中医学一脉相承。但就日本汉方医学来说,在长期发展的过程中,也逐步具有了自身的特色与成就。

　　韩医四象理论出于韩国名医李济马 1894 年出版的《东医寿世保元》。四象其实源于阴阳五行。张仲景《伤寒杂病论》根据阴盛阳衰、阳盛阴衰及其盛衰程度,把病证分为三阴三阳;李济马则简化为二阴二阳,此为四象,四种表象的意思,既指病证,亦指体质。中医藏象理论按五行分为心、肺、脾、肝、肾五个系统;李济马则简化为肺、脾、肝、肾四个系统,肺盛、脾盛为阳,肝盛、肾盛为阴。

　　公元前 179 年以后中医学开始在越南传播,越南也有民族特色的传统医学,与中医合称"东医",是相对于西医而言的。极具影响的医家有陈代著名的医生阮伯静(1330—?),别号"洪义",法号慧静,故称慧静禅师,著成《南药神效》和《洪义觉斯医书》两部著作,被后世尊崇为"南药圣",论述阴阳五行和时令与疾病之间的关系、临床治疗等。阮伯静认为越南居于湿热地区,故疾病性质多为湿热、痰火、正气亏虚。阮伯静的名句"南药治南人"。越南古代使用汉字,阮代嗣德帝曾说:"我越文明,自锡光以后,盖上自朝廷,下至村野,自官至民,冠、婚、丧、祭、理数、医术,无一不用汉字。"越南古代典籍《大越史记全书》《钦定越史通鉴纲目》《大南实录》及家喻户晓的《南国山河》《平吴大诰》等作品均用汉文写成。国家统一之后,越南传统医学与现代医学结合不断地发展,建立越南新医学的要求日益强烈。1955 年 2 月27 日,越南胡志明主席给卫生干部会议的信中:"我们的先人具有用自己的药物和北药治病的许多宝贵经验。为了扩大医学范围,你们要对东医和西医进行综合研究。"说明越南很重视传统医学与西医结合。越南宪法第三章第四十七条写道:"在现代医学、药学和古传统医学相结合的基础上,发展并完善人民的卫生保健系统。"越南产药材称"南药",从中国进口的药材称"北药","北药"用量是"南药"的4 倍。从中国进口的中成药也超过越南生产的成药。越南的南药、北药、中成药、越南成药年销售额接近医药品总销售额的 30%,这个比例与中国相同。越南的现代医学医生大都相信中医,几乎没有中西医之争。

第四节
推进中国传统医学的国际化进程

随着"一带一路"的推进和全球化趋势的加强,中国传统医学的国际化、全球化趋势已经势不可挡。在这个过程中,两个方面应引起注意。一方面不"妄自菲薄",应增强中医的理论自信、道路自信。我们现在都在积极提倡"四个自信",中医国际化方面也要自信。"迫于"或"牵制于"现代医学不断的进步发展及世界医学主流的地位等,传统医学往往有"低人一等"的感觉,除中国以外的世界上大部分国家,传统医学都要为传统医学或传统技艺争取纳入本国医学的"主流"或"正统"地位而不断努力。受此影响,很多传统医学盲目地、无原则地转向传统医学的现代化,比如我们常说的中医现代化,现代化无疑是正确的道路,但是丢掉了传统医学思维、方法等本原的现代化,从长远来看,实际上对传统医学及对医学的进步,并非有利,做法并不可取。所以,在国际化的过程中,要在巩固强化传统医学"本原""本性"上多做文章,在传统医学国际化的过程中要积极主动作为,以中医为例,比如把传统医学相对艰涩难懂的理论、专业术语、方剂方药等转化成国际通行语言,转化成接近于现代科学或现代医学的"科学话语",在此基础上,在国际上建立中医学的标准等,在学习和遵守国际通行规则的前提下推进国际化的工作。另一方面,不应"妄自尊大",要循序渐进,如首先进行中国传统医学内部不同学派之间的深度融合,提振中国传统医学的整体水平和打破中国传统医学地域发展不平衡的现状,形成中国传统医学整体的对外合力。其次,在对域外医学尤其是要在对该地传统医学充分调研的基础上制定适宜的符合该国国情或某一地区实际情况的中医推广策略。

﹡ 结 论

现代医学是当今人类共同的医学文明,是人类医学认知的共同阶段,但传统医学能够丰富和助推现代医学文明的发展。传统医学和现代医学,其方向和力量在于融合,借融合之势,不断激发中医学的特色与优势,丰富传统医学的内涵,推动现代医学的发展,从而催生出兼容传统医学与现代医学的新医学。"三融合"的理念,是对未来新医学实现路径的一种构想。一是中国各民族传统医学之间的融合,建立一种基于中华民族命运共同体基础之上的中国传统医学新体系;二是世界各民族传统医学之间的融合,建立一种基于人类命运共同体基础之上的世界传统医学新体系;三是传统医学和现代医学的融合,利用现代科学和现代医学的技术、理论与方法挖掘和阐释传统医学的精华,丰富现代医学的内涵,提高现代医学的发展水平。三种融合之间并无发展先后之说,而是一种同向并行的关系,而在融合的过程中,兼容性与国际化则是其题中之义。现阶段,"一带一路"让中医药更大范围地走向国际化、全球化,中医人不能再有"酒香不怕巷子深"的想法,而应该主动走出去推介中医药、宣传中医药,让中医药在人类命运共同体的构建中画下浓墨重彩的一笔。

第六章

中国传统医学中的人文精神

　　自古以来,医学就是一个解除病痛、促进健康的职业,因为这个职业的特殊性,从医或医学诞生之日起及出现"患者—疾病—医生"这个医学模式起,医学的人文性就已经存在。医学诊疗的过程,从某种意义上讲,也是一个服务的过程,这个服务就包括医疗技术的服务和人文关怀的服务。一个是硬服务,一个是软服务;一个是"冰冷"的服务,一个是"温暖"的服务。在漫长的人类医学史中,这两种不同的服务,如同人类医学的两翼,共同推动着人类医学的不断进步和趋于完美。

　　美国医学人文学奠基人佩里·格里诺曾说:"医学是科学中最人文,人文中最科学的学科,关涉人类苦难与尊严。"医学的对象是人,人的本质属性是它的核心与出发点。因此,医学作为一门科学的同时,其本质要求必定包含人文精神及人文关怀。1977 年,恩格尔提出"一种文化上的至上命令下的生物—心理—社会医学模式"。在传统生物医学模式下,医学对"病"的研究越来越细,在科学方面也获得了长足的进展。然而,近百年来,科学技术和医学模式发生了巨变,现代诊治技术使医者对疾病的诊疗越来越依赖仪器设备,而作为完整个体的患者在诊疗过程中往往容易被忽略,医患之间的沟通日趋减少,医学中自古形成的人文精神也逐渐淡化;在医学教育方面也忽视了对于人文社会学科的重视,慢慢暴露出其弊端,医患关系技术异化、卫生资源日渐匮乏。另外,随着医疗卫生事业与市场经济的某些接轨行为,社会群体中某些浮躁、拜金等问题的盛行,也滋生了一些医德问题。近年来,医学模式从传统生物医学模式向"生物—心理—社会—环境"医学模式转变,现代医学越来越注重心理因素与社会因素对疾病与健康的影响。100 多年前的威廉·奥斯勒(Sr. Willam Osle)指出:"医学实践的三大弊端在于历史洞察的贫乏、科学与人文的断裂、技术进步与人道主义的疏离。"这三道难题至今依然困惑着现代医学及医疗的发展与改革。故梳理医学人文领域的一些重要问题,传承和发扬优秀的医学人文传统和人文精神,不论对现代医学还是传统医学,都具有非常重要的意义。

第一节
关于医学人文

一、医学人文有关概念

　　在中国古代典籍中,"人文"一词最早出现在《易·贲》一篇中:"阴柔交错,天文也;文明以止,人文也。观乎天文,以察时变;观乎人文,以化天成。"天文、人文是指自然界或人世的现象与变化,古人通过观察宇宙万物阴阳交合、万物化生之象,领悟到处于自然界中的人自身的生命历程的规律,即"文明以止,人文也",此即中医"天人合一"整体观的哲学基础。同时,如同观察自然现象了解时序变化的规律一样,对人世各种现象的观察与认知,便可达到文德之教的目的,即"观乎天文,以察时变;观乎人文,以化成天"。《辞源》中对"人文"的定义是泛指人类社会的各种文化现象。所谓人文就是以人为本,重视"人"的文化。运用到医学领域,可以说任何可对人之疾病、健康、生命等产生影响的因素或事物都是医学人文关注的范畴。以我国医学院校的医学人文课程为例,我国医学院校开设的医学人文学课程,内容涉及人类学、法学、文学、伦理学、哲学、史学、心理学等,其内容的包罗较为广泛,其与医学的结合,分别形成了医学人类学、医学法学、医学伦理学、医学心理学等新的交叉学科领域。从认识和实践论的角度看,古今中外医学史上,在医疗实践以及服务管理过程中,剥离那些"术"特征明显的部分,与"人"相关体现人文性的部分都可纳入医学人文的范畴。如果把医学,特别是其医护行为,看成是一种服务,在医护过程中除了为患者提供必需的诊疗技术服务之外,还要为患者提供精神的、文化的、情感的服务。而后者往往是医学人文的主体,在这个过程体现出来的呵护关爱、人性光辉等,就是一种医学的人文关怀、人文精神。

二、医学人文的缘由及价值

1. **医学人文的诞生主要来源于人类自身对疾病的有限认知,对医学有缺憾的不完美的实践**　医学发展至今,历经几千年,成绩有目共睹,但是不足亦非常突出。比如医学发展繁盛到今天,依然对有些疾病,特别是慢性病的治疗收效甚微,对一些复杂难治性疾病如癌症、神经退行性疾病如阿尔茨海默病等,认识还非常有限,治疗亦未有基础性的重大突破。医生对一些疾病认知上不清不楚,对一些疾病诊治上束手无策,这样的情况时有发生。换言之,正是医学的这种缺憾不足,才说明医学人文存在的必要性和重要性,如果人类医学在疾病目前已经所向披靡,无所不能,能够解决所有的疾病、病痛,那么医学就是一种完美的技术了,就是一种像物理、化学等自然科学一样的科学,只要假设、推断、认证合理,就可以得到完满的结果,"技术至上"就可以大行其道,而医学人文则可有可无。而事实上,作为一种与人息息相关以及疾病发生发展及治疗过程中具有反复无常、复杂多样性特点的医学,除了一些可治愈的疾病,尚有一些人类目前无法治愈或掌控的疾病,这就进一步地说明了医学人文,包括医学人文精神、人文情怀、人文关怀等的重要作用和价值。

2. **医学特有的模式决定着医学人文的重要价值**　医学的模式是"患者—疾病—医生",这种亘古未变的模式,决定了医学是一种人学,是一种有温度的科学,并非是技术能够"一统天下",医疗技术再高明,医疗设备再先进,都替代不了医生的经验和关怀,代替不了医患之间的情感沟通和交流。当前医学已经从以往单纯的生物医学模式发展到生物—心理—社会模式,说明人们越来越认识到医学人文的重要性,越来越认识到医学不能仅仅从生物学的角度去研究人的健康和疾病,只注重人的生物属性,而忽视了人的社会属性;不能在临床上只注重人的生物功能,而忽视了人的心理功能及心理社会因素的致病作用。人们对健康和疾病的了解不仅仅包括对疾病的生理(生物医学)解释,还包括了解患者(心理因素)、患者所处的环境(自然和社会因素)和帮助治疗疾病的社会医疗保健体系(社会体系)。

3. **健康的标准决定医学人文的重要归属**　按照目前公认的关于健康的概念,健康是指一个人在身体、心理和社会适应等方面都处于良好的状态。健康是生理和心理的健康,包括两个方面的内容:一是生理方面,主要脏器无疾病,身体形态发育良好,体形均匀,人体各系统具有良好的生理功能,有较强的身体活动能力和劳动能力,这是对健康最基本的要求。这主要是技术层面解决的目标,主要依赖于先进的技术予以解决。二是心理和社会适应方面,体现为能够适应环境变化,各种生理刺激以及致病因素对身体的作用。治疗方面,必须重视人的心理功能及心理社会因素的致病作用,所以治疗除了技术、药物以外,心理治疗以及人文的关怀呵护等也发挥着非常重要的作用。

医学的基本价值是救护生命、增进健康,这是医学特有的、体现医学基本任务和基本目的的内在规定。离开了医学的基本价值,医学就不成其为医学。离开了医学的人文价值,医学就不称其为人的医学。医学人文不管是过去,还是将来,都具有永恒的存在价值。

三、医学人文的历史演变

医学技术和医学人文,是医学发展的两翼,缺一不可,平衡协调,才能促进医学更好更快地发展。历史上医学和人文相伴相生,但是不同的历史时期,受各种不同因素的影响,医学技术与医学人文的精神并非那么"亲密无间""相处融洽",其间亦有亲疏远近。但是总体而言,医学与人文的融合,交相辉映,是人类医学文明一以贯之的特点。以下仅从技术与人文关系的角度,对医学人文进行一个大致的分期。

1. **漫长的传统医学发展历史中,医学技术与医学人文较为亲近的时期** 首先,从大的范围讲,任何传统医学都是根植于本民族文化或区域性文化,与其古朴的哲学、特色的信仰习俗等紧密相关,是一定文化酝酿、萌发的产物,所以传统医学与古典哲学、传统文化等本身密不可分,故而有人认为传统医学本身就是一种健康养生的哲学或艺术,是一种特有的文化现象。其次,医学与生俱来的重人贵生情结,是医学人文性的一个重要承载和体现。比如《内经》"天覆地载,万物悉备,莫贵于人",人世间人及其生命是最重要的,诸如此类的重人贵生思想在传统医学中极为明显。又比如,据医学史描述早期医院主要是收容患者、老人、穷人、流浪者和提供医疗服务的场所,充满着丰富的医学人文情怀。从传统医学的诊疗和服务过程看,传统医学以望、闻、问、切"四诊"等为主的治疗手段和方法,决定了医生和患者之间必须具有的全程、全方位的沟通和交流,医生和患者的关系较为"融洽",较少有"剑拔弩张"的现象。

2. **在生物医学模式下,医学技术与医学人文较为疏远的时期** 现代医学的发展,带来了医学的大跨步前进。从 19 世纪开始,显微镜、温度计、听诊器、X 线、心电图仪、CT、磁共振等医学仪器如雨后春笋不断涌现,成为医学诊断和治疗不可缺少的基本条件,以及医生对疾病进行预判和治疗的"金标准",传统的望闻问切等都没有了,取而代之的是各种名目繁多的现代仪器的检查以及各种易让人不悦的挂号、排队等。医学的人文关怀及该有的人文精神,并没有随着现代医学技术的进步而相应提高,反而有所下降,社会和医学的进步带来的却是医学人本主义的渐行渐远。医生和患者的关系较为"紧张","剑拔弩张"的现象时有发生。医学技术至上的抬头,一定程度上带来了医学人文的流失。

3. **在生物—心理—社会医学模式下,医学人文的新融合期** 20 世纪后半叶以来,人类疾病谱发生了很大变化,由社会因素与心理因素等促发的心脑血管病、精神疾病、肿瘤等非传染性疾病大量增加,人文因素对疾病和健康的影响愈发明显。1977 年由美国罗彻斯特大学精神病和内科学教授恩格尔(Engel)首先提出,应该用生物—心理—社会医学模式取代生物医学模式。他指出:"为了理解疾病的决定因素,以及达到合理的治疗和卫生保健模式,医学模式必须考虑到患者、患者生活在其中的环境以及有社会设计来对付疾病的破坏作用的补充系统。"这就是说,人们对健康和疾病的了解不仅仅包括对疾病的生理(生物医学)解释,还包括了解患者(心理因素)、患者所处的环境(自然和社会因素)和帮助治疗疾病的医疗保健体系(社会体系)。所以新的医学模式要求医者不仅能运用自然科学方法来研究医学问题,还要能运用心理学、社会学等人文科学方法来解决医学及健康服务问题。说明医学,包括现代医学,越来越注重与人文精神的融合,注重人类的生理、精神和心理健康,社会性更为突显。故新的医学模式的提出和践行,说明了医学人文精神的理性回归,反映了当今医学对医学人文的关切和重视。

第二节
中国传统医学中的医学人文

中国传统医学为中国各民族传统医学的统称,包括中(汉)医学、藏医学、维医学、蒙医学、回医学等。传统医学,按照我们提出的"五要素"的传统医学主要构成要素分析的方法,其中原初的基础医学知识、临床经验属于技术的层面,古典哲学、群体信仰、区域性文化属于文化的层面。一般而言,我们审视传统医学,包括中国传统医学,往往关注医生对患者的诊疗过程,使用的技术方法,比如针灸、推拿、药物、治疗效果等,很少去思考作为技术层面背后医学的文化层面和人文内涵。比如中国传统医学即中医,同时作为中华民族传统文化的瑰宝,有其独一无二的文化底蕴与特色,其在形成和发展过程中深受中华文化影响,亦属人文主导型学科,天人合一的整体观、辨证论治的诊疗思想,因人、因时、因地制宜以及同病异治和异病同治的治则治法等无不体现其浓重的人文情怀与精神。

一、中国传统医学中人文精神的主要表现

1. **传统医学理论构建中的医学人文** 传统医学人文根植于传统文化土壤,以朴素的辩证唯物主义自然观为认识论基础,始终用整体的、联系的视角看待"人",将人看成是活体的、完整的、身心统一的"人",而不是单纯的"物";充分尊重人生命的完整性,把人视为大自然的产物,认为人的生长发育、健康与疾病都取决于人与自然四时阴阳变化的协调关系,并要求医生在这种生命规则的指导下实施医术、服务患者。这种医学模式下的人文本身就是医学的应有之意,与医学形成了更加完美的融合,也使医学真正成为"人"的科学。

传统医学认为"天人合一,万物一体",人体内环境与其赖以生存的自然及社会外环境要相协调,这种整体观念重视注重个体化治疗和调护。外环境变化可以直接或间接影响人体,如季节气候有"春温、夏热、秋燥、冬寒"之分,人体脉象就可能有"春弦、夏洪、秋毛、冬石"的相应生理变化。而疾病是阴阳动态平衡失调的结果,具体可表现为机体对外界环境变化的适应不良,自身精神心理与形体功能之间关系失常。因此,应把疾病放在患者机体的全局来考虑,而非"头疼医头,脚疼医脚"的简单的机械认识与处置。在诊疗理论中,强调"诸诊合参,全面诊察",用"司外揣内,以表知里"的方法论研究人体与疾病的关系。

2. **中国古典哲学中的医学人文** 儒家称"医乃仁术","仁"为仁爱、博爱之意,"术"为技艺、方法。医学是"仁"与"术"的统一,单纯的"仁"或者"术"均不能称之为"医"。有"仁"无"术"为庸医,有"术"无"仁"为恶医。同时仁爱也要求其对于其他人要怀有仁爱之心,注重人与人之间的一种交往,其在历史演变中无形地帮助医者形成良好医德,还能协助医患之间形成一种良好的沟通。可见,在儒家看来,医学从来不是一门纯粹的技术或者是一种职业,而是技术与人文的统一、职业与职业道德的统一。儒家"中庸之道"与传统医学"以平为期",《论语》所言"中庸之为德也,其至矣乎",认为万事万物要恰到好处、折中调和。这在中国传统医学中有很多理念均与其相似,传统医学要求"以平为期",达到平衡才能维持机体最稳定的状态,以及诊治时要求患者自身的情绪保持平和,有这样的态度才能延年益寿,这些也

体现出了中庸之道。又比如中(汉)医讲阴阳平衡、维医讲四体液的平衡、藏医讲三因素的平衡等,其本质都是调和平衡,"以平为期"。这种思想同样在传统药物使用方面得到体现,如大多数中药方剂中均使用了甘草以起到调和药性等作用,而类似于中(汉)医"君臣佐使"的配伍,其用药原则还是力在通过药物的偏性来纠正身体的偏性,其最终目的还是在于促使身体恢复原有的平衡。

道家的顺应自然与传统医学的养生之道。儒家虽也提出"天人合一"的理念,但其重点偏向于人本身,强调个人的主观能动性,而道家提出的"天地与我同根,万物与我一体"理念,则更注重人与自然的协同性,重点非偏于个人,如道家"自然无为"理念,不倾向于人自身,而是注重天、地、人的整体观念,形成一种超凡脱俗、修身养性的养生观。

佛教的慈悲为怀与医者的职业道德。佛教追求慈悲为怀,普度众生,这对中(汉)医及其他少数民族传统医学都产生了重要影响,尤其在医德医风的培养与树立方面。比如佛教的慈悲恻隐之心、因果报应思想等,在孙思邈《大医精诚》中亦有体现:"见彼苦恼,若己有之,深心凄怆,勿避险巇、昼夜、寒暑、饥渴、疲劳,一心赴救,无作工夫形迹之心。"又说:"人行阳德,人自报之;人行阴德,鬼神报之。"其目的在于倡导医者拥有善心仁心、乐善好施,救人一命胜造七级浮屠。受藏传佛教文化的影响,藏医对医生的人文精神及医德医风要求较高,聪明智慧、慈悲和怜悯之心是医者最主要和必备的条件。蒙医认为医生应注重"六种态度""两种保持","六种态度"是指:视师长犹如佛陀,师长教诲如同仙人指示的准则,视医疗理论来自佛陀,衷心虔诚,爱护同学犹如同胞兄弟,怜悯患者的痛苦,对患者的脓血不该嫌脏;"两种保持"是指:医疗药物的传统与处治器械的合作,按照教导,予以保持。

3. 医学知识和技术中的医学人文 中(汉)医所谓"博极医源"与现代医学提倡的循证医学有异曲同工之妙,都强调医疗决策应在现有的最好的临床研究证据基础上做出,同时也重视结合个人经验。藏医认为"谁要想解除众生病苦、受人尊敬,就请学习医学秘诀"(《四部医典》);维医认为"有了知识,身上的疾病就会消退"(《福乐智慧》),无不将精研医术、博极医源看作是医德高尚的一种表现。医生对患者的关怀不能仅仅体现在治疗外的安慰与照顾上,最主要的是治疗疾病,以目前所能获得的最佳证据为患者提供人性化的服务。"博极医源,精勤不倦"体现了中国传统医学的一种人本思想,即医术高超并真正为患者负责方可真正体现以患者为本。医术高超的作用具体可体现在如下三个方面:① 可以选择有效方法解除患者的病痛。② 可以预测治疗后的反应,以便提前做好预防。③ 可以为患者提供适宜的和不同的疗法选择,如同样的桂枝汤证,"若酒客病,不可与桂枝汤,得之则呕,以酒客不喜甘故也"(《伤寒论》)。同样若患者不能耐受针刺是否有另一种疗法可以代替,患者经过一种较强烈的治疗后出现副作用如何进行消除等,这是医家责任的具体体现。医术高超是前提,对患者负责却是题中之义,"医药为用,性命所系"(王叔和)。所以在诊疗疾病时应该力所能及地收集患者资料,审证察色,不可粗心大意,并进行认真仔细的辨证用药。

4. 诊疗过程及医患互动中的医学人文 与基于理性分析、解剖学、生理学、病理学等为基础的现代医学不同,中国传统医学产生于民间,是医者与患者直接交流互动的产物,其无论诊断还是治疗病症皆以人的具体反应和外在表现为基础,如诊断中的望、闻、问、切,望的首先是色与神,问的是患者最直观的感觉,以及饮食起居、生活条件等,比如《素问·疏五过论篇》中记载:"诊有三常,必问贵贱,封君败伤,及欲侯王。"即在诊治中关注患者社会活动和所处社会条件等。《素问·举痛论篇》认为"善言天者,必有验于人……善言人者,必有厌于己",体现的是医者的一种天人相应、推己及人的人文情怀;治疗过程是医生与患者互动的过程,在治疗过程中不仅注意患者的不良反应,也注重观察患者的疗效反应,如中

（汉）医针刺时，在提插捻转的操作过程中，询问患者的感觉，以便医者判断是否得气等。同样藏医"诊治初则涂油揉，还有霍尔艾灸方，次则发汗和放血，还可放水做冷浴"（《四部医典》），同样是一种医者和患者的近距离施治和交流的过程。同时，中国传统医学体现了丰富的"治未病"思想，体现了对人健康守护的重视。

5. **思维方法中的医学人文** "若有疾厄来求救者，不得问其贵贱贫富，长幼妍媸，怨亲善友，华夷愚智，普同一等，皆如至亲之想"（孙思邈），"夫医者，非仁爱不可托也，非聪明理达不可任也，非廉洁淳良不可信也"（杨泉）。这种"为仁人能爱人"的博爱思想贯穿中（汉）医，即为医者首要便是具备仁爱之心。即对待患者不分亲疏，都像对待自己的亲人一样来对待。同时，中国传统医学概念本身也带有浓重的人文色彩，如"心者，君主之官也，神明出焉；肺者，相傅之官，治节出焉；肝者，将军之官，谋虑出焉"（《素问·灵兰秘典论篇》），这是以当时社会的封建王朝制度融进中（汉）医学并用以说明脏器功能。与中（汉）医一致，其他少数民族医学也是如此，如藏医认为："心脏如同国君正危坐，肺五母叶就是五大臣，肺五子叶好像五太子。"（《四部医典》）同样这样的人文性还体现在治疗方法等层面，如中（汉）医的"釜底抽薪""壮水之主以制阳光"的描述，以及"法于阴阳，和于术数"（《内经》）等理念，都是基于人与天地之间的关系得出来的，在思维方法上具有较强的人文性。

二、中国各民族传统医学人文精神介绍

中国传统医学是中华民族在长期的医疗、生活实践中，不断积累、反复总结而逐渐形成的具有独特理论风格的医学体系。中国传统医学是中国各民族传统医学的统称，主要包括中（汉）医学、藏医学、维医学、蒙医学、傣医学、回医、壮医、苗医等民族传统医学，其中，以中（汉）医学最为成熟，在中国及世界上的影响及辐射力也最大。在中国传统医学人文精神方面，强调学医、行医必须以救人活命为本，"医乃仁术"是共识，以仁爱、慈悲为准则，医生的职责在于爱"人"、治"人"，而不仅是迅速准确地找出并清除病灶，具有仁爱之心、慈悲之心、恻隐之心是各民族行医者的必备品质，"仁心""仁人""仁术"成为各民族行医者的自律准则。组成中国传统医学的各民族传统医学对人文精神和医德医风均有其认识，且相似性也大于差异性，具体分述如下。

1. **中（汉）医学中的人文精神** 中（汉）医学蕴含着极其丰厚的人文精神。最早的中（汉）医经典《内经》就有大量的医学人文的表述。比如《素问》提出"道之大者，拟于天地，配于四海"，认为医道充盈于天地四海之间，执医者必须"上知天文，下知地理，中知人事"。晋代杨泉《论医》指出："夫医者，非仁爱之士不可托也；非聪明理达不可任也；非廉洁淳良不可信也。"宋代医家林逋在《省心录·论医》提出："无恒德者不可作医。"而以"仁"为核心的儒家伦理道德观念、以"兼爱"为核心的墨家道德原则以及佛教"大慈大悲""普救众生"的教义，在中国传统医学领域也受到了高度重视。汉族传统医学历史上医出于儒，"医乃仁术"，说明中（汉）医学与儒家有着共同的伦理道德观念和人文精神传统。中（汉）医学是治病的人，不单是治人的病，这些都是汉族传统医学人文精神之所在。《医灯续焰》认为："医以活人为心，故曰医乃仁术。"清代徐廷祚曰："欲救人而学医则可，欲谋利而学医则不可。"认为只有谋利的心淡薄了，良心和责任心才能产生。当然在中（汉）医中，各朝各代医学著作中反映出来的这些医学人文的理念思想还有很多，在此仅以唐孙思邈和陈实功为代表予以介绍。

唐代大医家孙思邈在其医学实践的一生中留下了很多关于医学人文的精辟论述。比如"上医医国，中医医人，下医医病；上医医未病之病，中医医欲病之病，下医医已病之病"。其提出"人命至重，有贵

千金"的厚生理念等。其《大医精诚》无疑是我国古代医学人文论述的集大成,其从精通医术、诚心救人、大医之体、为医之法等方面对医学、医者、医道等,都有精妙的论述。特别是对医者的要求,比如医者的学识素养,应当"博极医源,精勤不倦",医者需要有渊博的医学知识、丰富的实践经验,以及对医理病理专心勤奋的探究。医生诊治患者,必当"安神定志,无欲无求,先发大慈恻隐之心,誓愿普救含灵之苦。若有疾厄来求救者,不得问其贵贱贫富,长幼妍蚩,怨亲善友,华夷愚智,普同一等,皆如至亲之想","见彼烦恼,若己有之",要安神定志、无欲无求、怀恻隐之心,对待患者一视同仁,感同身受。这样才能成就一种"宽裕汪汪,不皎不昧"的"大医之体",即只有这样才能成为一种气度宽宏、堂堂正正、不卑不亢、德艺双馨的医者风度。"大医精诚"中对医生自身的道德要求及对患者人文关怀的思想,历来为中医师们奉为准则,较之西方的"希波克拉底誓言"毫不逊色。除此以外,还有明代大医家、《外科正宗》作者陈实功在《医家五戒十要》的论述。一戒:"凡病家大小贫富人等,请视者便可往之,勿得迟延厌弃,欲往而不往,不为平易。药金勿论轻重有无,当尽力一例施与,自然阴骘日增,无伤方寸。"提出对患者要不分贵贱,一视同仁,不计较报酬得失。二戒:"凡视妇女及孀尼僧人等,必候侍者在旁,然后入房诊视,倘旁无伴,不可自看。假有不便之患,更宜真诚窥睹,虽对内人不可谈,此因闺阃故也。"提出了保护患者隐私的重要性。三戒:"不得出脱病家珠珀珍贵等送家合药,以虚存假换,如果该用,令彼自制入之。倘服不效,自无疑谤,亦不得称赞彼家物色之好,凡此等非君子也。"四戒:"凡救世者,不可行乐登山,携酒游玩,又不可片时离去家中。凡有抱病至者,当亲视用意发药,又要依经写出药帖,必不可杜撰药方,受人驳问。"提出治病严谨认真,不能儿戏。五戒:"凡娼妓及私伙家请看,亦当正己视如良家子女,不可他意见戏,以取不正,视毕便回。贫窘者药金可璧,看回只可与药,不可再去,以希邪淫之报。"对于一些特殊的患者及疾病,不能有歧视,要对其多一点关心与帮助。总之,五戒的核心就是把"患者的利益放在首位"的医学人文精神,人道、善良行医的本色和排除杂念的纯洁的行医风格,和孙思邈及其《大医精诚》是一脉相通的。

2. 藏医中的人文精神 藏医对医德医风历来重视,核心价值从佛学的普度众生、慈悲为怀的道德观念出发,对医生的人文精神与医德医风提出了很高的要求。藏医学巨著《四部医典》中对医生的道德规范进行了重点强调,归纳起来主要有:为众生造福,视众生为母;冤亲平等,热情治疗;怜悯患者,不嫌其脏;语言悦耳,礼貌待人;勤奋学习,精通理论,不可偷懒;治疗勤奋,专心一志;详察明辨,不可拖延;博采众长,孜孜不倦。尊敬师长,衷心虔诚,爱护同学,如同胞兄弟;对贫穷者,慈心相助;对待成绩,不可骄傲;一切知足,不能贪婪;以救死扶伤为己任,绝不贪图钱财;无私利众积善德,尽心尽职为患者。此外,藏医学创始人宇妥·元丹贡布传中对医学道德有所阐述,如:① 对患者要一视同仁,《宇妥·元丹贡布》中说:"把六方俗世的众生,视为自己的父母。"② 医生要有高尚的品质,应该对贵贱使药无别,扶贫济困,不论男女、美丑,不贪女色,不得谋取私利,要舍弃自私和贪婪、奸诈。③ 对患者的病情要保守机密,诊断要正确,给患者以信心。④ 医生在技术上要精益求精,不能因为医者技术水平不够或责任心不强,使患者受到伤害。⑤ 医者之间要互相尊重,指出:"正在接受医药训练的人,对自己的老师应当给予极大的关心,把他当成一个尊者来看待;与同学必须保持良好的关系,互相友爱、互相尊重、互相关心。"宇妥·元丹贡布还对医生的修养有精辟的论述。该书指出医生的修养可分为一般和特殊两种。一般的修养要在身、语、意上下功夫。身:在行动方面,要把药物手术器械备齐,一切为治病而工作。语:语言方面,对于各种患者,要和颜悦色,使患者心情愉快。意:在思想方面,对病情反复斟酌,确诊不误、积极治疗,一切为患者所想。特殊的品德修养表现在观、行、修三个方面。所谓的"观"在辨证施治、用药以及在手术方面,要严防"不及"的偏向、"太过"的极端、"相反"的歧途,要执行正确的中观之道。所谓"行",在行为取舍时,对不善行为如疯狂、乱语、粗鲁、骂人等都要戒除。所谓"修",要有慈悲之心,不要堕入与此相反的歧途。

另外,传统藏医的行为举止中,吸取了佛教"六度"的精华,讲究行医的给予度(布施度)、持戒度、忍辱度、精进度、禅定度、般若度。藏医的布施度就是要求医生在平时注意采集珍贵、稀有的药物,遇到贫困危急的患者,要不计报酬给予布施。持戒度就是持戒不善行为,遵守传统医德,为患者负责,保持药物的卫生,使医生学会分享,乐于分享。忍让度是指不计较患者的怨言,不计较药费的高低,始终保持良好的态度。精进度是指反复熟悉医书,需要背诵的要经常复习,疑难之处请教老师,勤奋采集药物,研制配方,经常准备好医疗器械、不误时机地给患者送药等都是勤奋精神的体现。禅定度要求修习坚定的信念。最后的般若度是修习智慧,培养慈悲之心。藏医吸取六度理念,可以一定程度上避免医疗中的不利事件的发生。

《四部医典》对医生的医德也有很高的要求和约束力。医生应具备聪明智慧、慈悲和怜悯心、为患者服务的决心等六个基本条件。其中聪慧和慈悲心是最主要和必备条件。慈悲是佛道之根本,以慈悲之心行医,解救患者于痛苦之中,医者可成为药师佛。此外,因受到佛教影响,在《四部医典》日常起居行为一章中指出:平时人们应该勤学苦修佛法,访求明师,还要做到不杀生、不偷盗、不淫乱、不挑拨离间、不搬弄是非、不恶语伤人、不得心中存恶。总之,要具有菩萨一样的慈悲心肠,放弃十恶。

综上所述,佛教对藏医学的影响深远,特别是藏医学的哲学思想和佛教哲学思想具有相似性。在医药实践中,依然保留着以增强疗效为目的的宗教仪轨,如藏药炮制和制备过程中对药物的加持,行艾灸术时持咒语等宗教活动,从当今医学的角度看,这实际是一种行之有效的心理疗法。

3. **维医中的人文精神** 维医学古籍中有关医德医风的记载很多,其中深受中(汉)医的影响,也受到阿拉伯医学中关于医学人文内容的影响。阿拉伯医学与古希腊医学、古罗马医学属于同一医学脉系,故而希波克拉底的医德誓言也影响到了维医的医学实践,比如对从医者的要求,其大意为:凡授我艺者,敬之如父母,作为终身同业伴侣,彼有急需,我接济之。视彼儿女,犹我兄弟,如欲受业,当免费并无条件传授之。这些关于人文精神与医德医风的思想始终是历代维医遵循的职业规范。从中我们也可见,各民族传统医学对于医者的要求,都是医学人文精神的核心,而医者优秀的专业知识和技能、慈悲恻隐之心、医者父母心、一视同仁、诚实守密等,则是其中强调的主要内容,相似性大于差异性。

4. **蒙医中的人文精神** 蒙医理论体系中蕴含着丰富的人文心理学思想,成为一名合格的蒙医首先要学习哲学、蒙古族历史文化。蒙古族独特的生存环境与草原游牧文化孕育了具有鲜明地域和民族特色的蒙医学传统疗法,如蒙医正骨术、酸马奶疗法、放血疗法、灸疗、火疗、拔罐、浸泡、正脑、脉泻、催吐、饮食等传统治疗技术,这些疗法在实施过程中医患产生很多的交流和关怀,这些传统疗法之所以能够传承千年,正是因为其蕴含着丰富的人文关怀。在《四部医典》及《甘露四部》等诸多文献中,其《论医生》篇章都记载了有关医者的条件、性质、区别、工作以及后果等内容。《四部医典》要求行医者要有智慧,要有为众生造福的热情,要有为患者服务的誓言,要在身、语、意三方面为人师表,对工作要勤奋,要精通人间俗事等。

5. **回医中的人文精神** 中国回医药是以人天浑同和整体观念思想为指导,以元气一元论和阴阳七行学说为基础,利用中(汉)医药学的哲学思维模式,探索人的生命活动中身体和身心健康的整体规律,以及疾病特点的一门传统医学。回医强调以仁爱为本,始终对生命珍爱和敬畏,处处体现人文关怀。

要求医者在治疗疾病时,从整体出发,让患者在身体、心理和灵魂三个层面获得和谐统一,从而达到健康的状态。回医药学讲求不伪不劣,诚信、诚实,其对人文的追求目标是建立在求真、求善、求美、求实、关注患者心理与情感、尊重生命又敬畏生命的和谐统一基础之上。中国回医学以中国古典哲学及儒释道文化理念为基础,又部分吸收了阿拉伯医学关于医药和治疗的认识,合二为一揭示了宇宙起源、生命过程、人与自然、天人感应等天地万物和人体的生态关系。和中(汉)医认为"天覆地载,万物悉备,莫贵于人"(《素问·宝命全形论篇》)的看法一致,回医把人体视为"真一",意为人是宇宙万物中最完美、最珍贵的生灵,因而对人的认识也包括对精神及人与世界大宇宙自然关系的认识。

6. **壮医中的人文精神**　在壮医的历史进程中,其传承方式主要靠师徒相授,这种传承方式,促使壮医形成自身特色的人文精神:医者对自己的师傅要有恭敬之心,要像对待自己的父母一样尊敬师傅;对待患者要慈悲为怀,只关心患者病情的轻重,不问患者的贫富、高低、贵贱;身怀仁术,不为趁人之危贪人钱财,只为良心施术救人于危难中。壮医秉承其优良的人文精神和独特的诊疗理念,在执业中要求医者必须具有仁慈精诚、救死扶伤、不计名利的医德医风;必须具有择善而从、取长补短、共同提高的学术态度;必须具有传承创新、自强不息、与时俱进的进取能力和时代精神。

7. **傣医中的人文精神**　傣医对医学人文精神与医德医风的认识与要求散见于贝叶经中,贝叶经是"贝叶文化"中最古老、最核心的部分,其中也有不少关于医药、历法、伦理道德、法律典籍等方面的描述。傣医认为,高尚的医学道德水平包含:高度的责任心、严谨的态度、高超的医疗技艺、积极进取的精神、平等地对待患者。

8. **苗医中的人文精神**　苗医对医学人文精神与医德医风也有基本的认识与要求,例如要求医者对患者一视同仁,热情周到。"医生必须具有父母般的心",这是在苗乡普遍传颂的苗医医训,也是后人学习苗医的先决条件。要求医生行医上门,送药到手;倾囊相授,毫无保留;不图钱财,只求传名。

第三节
中国医学人文精神在新时代的发展

医学兼有自然科学和社会科学的属性,又兼有生物学的系统性和复杂性。传统医学自其诞生起,本身就与哲学、宗教、区域性文化等密不可分;现代医学在数百年的快速发展中,越来越证明,技术至上并非万能,医学人文的补充和注入,对于现代医学发展同样至为重要,不可或缺。所以,不管是任何一种形态的医学,医学在任何时候任何发展阶段,都是一门人学,在具有生命科学的复杂性、客观性的同时,也具有复杂的、丰富的、多样的、主观的"人性",讲究和追求以人为本。因此,医学人文的教育和普及、医学中人文精神的倡导和实践等,越来越受到重视,世界各国普遍都把医学人文作为医学的一个不可或缺的重要组成部分予以发展与建设。我国医学人文精神的培养和建设,可从以下若干方面考虑。

一、把医学人文贯穿于医学教育的全过程

这是医学人文素养的培养阶段,属于医学人文的"前方"。医学人文教育是对在校医学生进行的旨在提高其文化素质和文化品格的教育。医学人文教育同样是针对医学活动的主体来说的,其路径是通过改善医学活动主体——医学生的精神与实践能力,其目的是为客体——患者及健康人服务,改善和

维护其健康状况。因此,医学人文教育不但要求医学生具备宽厚的知识底蕴、高尚的道德情操及社会责任感,同时能够积极正确应对医学与其他学科和领域相互渗透、交叉所带来的诸多尖锐而复杂的社会问题,尤其是医学伦理问题。医学人文教育的目的是要以人为本,培养医生的大爱,激发学生的大爱,并将之付诸未来的医疗实践,上升为一种大爱的情怀和行为。

二、把医学人文体现在临床诊治的全过程

这是医学人文的实践阶段,属于医学人文的"后方"。包括详细的观察、了解患者、询问病情;为患者精心、科学制定治疗方案;在具体的施治过程中全力以赴,争取最好的疗效和治愈;通过学习培训不断提高自己治病救人的技术;整个过程中对患者真诚的安慰和帮助等。常言道,一个好的医生有三件法宝:语言、药物和手术刀。语言就是指和患者的交流即医患沟通,其占据非常重要的地位,是医学人文传达和表现的最重要的载体。对于患者,特别是危重急患者,往往对医生有很多的诉求,这种诉求可能表露于行,可能隐藏于心,但是无一例外都渴望得到医生高超医术的救治,也渴望得到医护人员的关心安慰和鼓舞。医生的一句话、一个眼神、一个动作、一个细节,于患者而言,都有一股重要的精神力量。

三、把医学人文体现在医学未来的发展

这是医学人文的展望阶段,属于医学人文的"远方"。当今社会和时代发展日新月异,现代科技和现代医学发展也是日新月异。但是人工智能的发展,以及日臻完善的医学技术,比如医疗机器人、3D打印技术、基因剪辑、免疫疗法等,它们永远取代不了医生和患者的暖心的交流,取代不了医者的人文情怀。世界卫生组织提出的健康不仅是躯体没有疾病,还要具备心理健康、社会适应良好。医学技术的缺憾和医学人文重要性,将会是当前及未来医学的不可回避的重要特征。让医学人文和技术互相弥合,相得益彰,只有这样,才能更好地解除民众病痛,促进人类健康,让人类医学取得更好更快的可持续发展。

四、把医学人文建设发展为全社会共建的系统工程

医学除了需要不断改进和更新医疗技术,也要不断加强医学人文的建设。而浓厚的医学人文氛围,需要医患双方和社会一起来构建。良好的医学人文环境,离不开医患双方的共同努力,除此以外,也离不开社会的支持、大环境的维系。作为医生而言,要不断提高自己的服务能力,包括技术的、人文的,要拥有精湛的医术、高尚的情怀,以更好地服务患者的身心健康,提升为人民健康服务的水平。对于民众而言,要更加了解医学,理解医学,理解医生,科学、正确、理性地认识医学、看待医生的作用。对于社会或国家,要以举国之力,举全社会力量,制定相关政策、采取相关措施,比如当前全国上下积极推进的"健康中国"战略,首次设立"医师节"等,就是一个良好的发展方向。这样就可以逐渐在全社会形成良好的医学人文环境、健康氛围,当然还有健康行动计划的实施等。

医学,包括传统医学和现代医学,其自古及今的实践告诉我们,医学始终是一门具有人文性的学科,是以人为本的实践,是一种人性和人道的职业。传承和振兴医学人文,不仅在中国医学从业者和医学生中,而且在社会层面也容易产生文化认同和精神共鸣,对全民族的人文精神培养、人文情怀陶冶,都具有深刻而积极的重要意义。

✳ 结论

医者不仅要有精湛的医术,还要有高尚的人文精神。然而,随着医疗技术和物质文明的发展,出现了人文精神的淡化和医德滑坡的问题。纵观数千年的中国医学史,和现代医学一样,中国各民族传统医学从古至今均强调医本仁术,以救死扶伤为己任,对患者一视同仁,有睿智及广阔的人文胸怀,在自己的内心深处建立良好的道德良知和社会责任。在卫生事业迅猛发展的今天,医学模式已由传统的生物医学模式向现代的生物—心理—社会医学模式转变,鉴此,现代医者面对问题也应学习传统文化,提高人文素养,以患者为中心,才能真正顺应医学模式的转变,重塑基于生物—心理—社会医学新模式的现代医学人文与医德医风。

科学技术的发展会自发地产生唯科技主义,市场经济会自发产生物本主义,这都是源于单纯生物医学模式等的价值观念的影响,在这种情况下,要超越生物医学模式,避免与缓解其带来的诸如医患关系的技术异化等问题,应当大力倡导医学人文精神,正确认识医学的科学技术与人文的双重属性。中国传统医学虽无医学人文学的概念,但其本身所具有的人文精神与内涵似乎更适应现代医学的"生物—心理—社会"模式,从这方面来讲古老的文化有时会更适应社会的发展,也有助于培养医者健全的人格、提升综合素质、促进全面发展,有助于推动人类医学的健康发展。

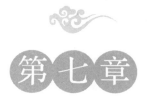

第七章

新时代传统医学多维度资源融合理念与发展路径

随着交通、信息技术的快速发展和国际事务的全球化发展,全球范围的各行各业均不断地在意识形态上走向逐同、在目标内容的实施操作上走向深入合作和紧密融合。传统医学作为人类史上最为重要的一门关切人们身体和心理健康的科学,近些年来随着人们对于健康观念的变化和医学模式的转变,世界各国人们越来越重视传统医学的理念和作用。传统医学与现代医学在医学发展的理念上也日益趋同,两者之间相互渗透、相互支撑和相互促进,并且两者之间的深度融合将可能建立一种新的现代医学体系,这种新的现代医学体系将既高于某种单一的传统医学,也高于某种单一的现代医学,它是一种汇集众多传统医学生命观、健康观、医学模式等优势的整体医学思想体系,也是融通众多现代医学新理论、新技术和学科交叉的整合医学方法体系。诸多学者对于传统医学与现代医学的融合可谓众说纷纭,有学者认为世界上医学只有一种,而只是其医学文化的表现形式不同;但更多学者认为传统医学与现代医学已经自然而然地融为一体,两种之间不但不是对立关系,更是相互学习、相互补充和相互促进的关系。总之,系统深入理解新时代传统医学的内涵,创新传统医学融合发展的路径,对推动传统医学的振兴发展,为促进人类健康、改善全球卫生治理具有十分重要的意义。

第一节
传统医学的时代背景

一、传统医学的基本概念与内涵发展

近些年来,关于传统医学相关概念以及内涵引起了广泛关注,理性思考和科学构建中国传统医学乃至世界传统医学的新构架,融通中国乃至世界各民族传统医学已经成为热门课题。传统医学通常指经验医疗技术,它通常是以整体的、有生命的、运动着的人体为对象,经过不断实践,不断总结升华又不断实践检验而建立形成的系统科学,其宏观整体性和机体平衡性是其主要特点。著名学者董竞成几十年深入研究传统医学,系统性地提出了"大中医""大传统医学""三分法""三融合""五要素"和"两个层面"等创新性理念,对传统医学的发展起到了重要的推动作用,在国内外产生了重要影响和广泛认同。所谓"大中医",是指建立在中华民族命运共同体基础之上,我国中(汉)医、藏医、蒙医、维医、傣医、壮医、苗医、回医等各民族传统医学的统称;所谓"大传统医学",是指尊重传统医学的共同特点,在人类命运共同体的基础上构建世界共同的传统医学体系;所谓"三分法",是指任何传统医学的基本结构均可分为以下三个部分,即不自觉地领先于现代医学的部分、已和现代医学达成共识的部分、需要重新认识和

加以摒弃的部分；所谓"五要素"，是指各民族传统医学相似性大于差异性，均为临床经验、古典哲学、区域性文化、若干群体信仰、原初的基础医学知识等的混合体；所谓"三融合"，一是中国各民族传统医学之间的融合，建立一种基于中华民族命运共同体之上的中国传统医学新体系；二是世界各民族传统医学之间的融合，建立一种基于人类命运共同体基础之上的世界传统医学新体系；三是传统医学和现代医学的融合，利用现代科学和现代医学的技术、理论与方法挖掘传统医学的精华，丰富传统医学的内涵，促进其融入现代医学，从而提高现代医学的发展水平；所谓"两个层面"，是指由临床经验和原初的基础医学知识组成的"技术层面"，以及由古典哲学、区域性文化和若干群体信仰组成的"文化层面"。

二、新时代传统医学的发展形势

传统医学越来越受到世界各国人民的重视已经成为一种趋势，系统性与整体性的医学思维和医学理念已经成为新时代医学领域的一种回归，它在与现代医学技术结合的基础上进一步升华。近些年来随着人们健康观念的变化和医学模式的转变，世界各国均非常重视"治未病"和遵循整体论、系统论，而这些正是中国传统医学的精髓。应用中国传统医学的医治理念和方法，不仅对许多常见病、多发病疗效显著，而且在重大疑难疾病和新发传染病的防治中发挥了重要作用，以至于世界各国越来越重视中国传统医学和学习运用中国传统医学。在世界各国，传统医学的地位和发展形势尚存在一定程度上的差异。如在法国、比利时、卢森堡、奥地利和俄罗斯等欧洲国家，现代医学占据着统治地位，传统医学受到较大程度的限制或排斥；在美国、德国和英国等国家及国际组织，传统医学与现代医学应用可以自由选择，认为中国传统医学的整体观是现代医学必须学习的内容；在印度、巴基斯坦、孟加拉国、斯里兰卡、泰国、缅甸、日本、韩国等国家，传统医学与现代医学具有同等合法地位，互不干涉；在中国、尼泊尔、朝鲜、越南等国家，传统医学和现代医学紧密结合在一起，相互之间取长补短和共同服务。总之，随着科学的发展和社会的进步，人类回归大自然和绿色医药悄然兴起，各国公众、医学界和其他各界对传统医学的整体诊疗效能逐渐认同，我们如何继承、发掘、整理和提高传统医学的功效，以及学习应用现代科学知识，提高综合素养，推动传统医学与现代医学有机结合将成为新时代世界传统医学面临的历史任务。

第二节
新时代传统医学多维度融合的理论基础与必要性

一、在时间维度上，传统医学随着时间的推移其自身不断充实，各传统医学在医疗过程的现实基础和经验中不断发展

与其他学科一样，传统医学也是具有时间上的动态性，随着时间的推移其理论体系会发展和变化，甚至会有新术语、新观点的提出，新药材的发现和新疗法的发明，旧术语、旧观点、旧疗法的淘汰等。如：中国传统医学形成于公元前4世纪前后的古代中国（战国时期），以《内经》的成书为标志，其提出"气""阴阳""五行"的概念和原理，在发展过程中构建了体系完备的医药理论；到公元16世纪的明代，中国传统医学列入药用的植物、动物、矿物药材近2 000种，而文献记载的方剂达6万多首；传统剂型包括汤剂、丸剂、膏剂、散剂等多种形式。印度传统医学最初大约起源于公元前7世纪的一些巫医和原始宗

教,它将人体分为肉体、思想、智慧和灵魂,主张人通过饮食及医疗和养生手段来祛病、健身和延寿,强调整体思想及天人相应的理念,而后发展成为五元素学说和三体液学说。希腊—阿拉伯医学起源于古代希腊而形成于 8—12 世纪的阿拉伯帝国,它以古希腊医学家希波克拉底和古罗马医学家盖仑的学说为基础,进一步加以演绎和完善,把帝国各民族、各地区的医药经验与知识加以整合,还吸收了中国传统医学和印度传统医学的部分内容,经过系统的整理和创造性发挥,形成了体系完整、内容丰富的医药学体系,大大超越了古希腊—罗马医学的水平。而早在公元 8 世纪,中国传统医学就开始了与阿拉伯医学的互动交流,将中医理论与古希腊、古罗马医学的哲学原理和医学理论进行互鉴,并将地中海周边地区诸民族及波斯、印度传统医药和医药技术融入中国传统医学体系,从而对中国传统医学的发展起到了促进和完善作用。

二、在空间维度上,传统医学随着疆域行政管辖关系的变化和国际事务交往而不断交融,各传统医学之间相互融合吸收而不断丰富

每个地区的传统医学均具有各自的特色,不同国家和地区基于国民医疗的需求,各传统医学在区域变迁和国际事务中不断交融,传统医学之间不断交流和相互学习,不断融合吸收而不断丰富。世界上具有完整理论体系的三种传统医学,即中医学、印度医学和希腊—阿拉伯医学,这三种传统医学的命名是根据起源地约定俗成的,它们是有着不同的基本概念、基本理论和诊疗方法的医学学科。随着跨地域传播以及与本土医疗的相互吸收融合,原有本土的传统医学往往因吸收外来医学而增添新的内容,产生新的特点。如由于佛教在印度历史上曾扮演的重要角色,故而随着佛教传入中国的印度传统医学又被称为"佛教医学"。但正如日本学者福永胜美在《佛教医学事典》中所说,佛教医学"是在印度医学的经线上,以佛教教义为纬线编织成的多彩之布"。在中国古代,随着丝绸之路的开通和交流的日趋频繁,印度医学、波斯医学、阿拉伯医学等传播到我国,对我国少数民族传统医学产生一定影响。比如波斯医学、阿拉伯医学传播到我国的西域地区,我国原有西域地区的医学受其影响,增加了部分波斯医学、阿拉伯医学的内容,这在我国的维医、回医中体现较为明显。又比如印度医学传播到我国藏区,我国藏区原有的本土医学受其影响,体现为一定的印度医学的色彩,故而今天的藏医、蒙医中依然部分可见与古代印度医学类似的内容。类似的道理,在韩国本土化的中国传统医学被称为韩医学或东医,在日本本土化的中国传统医学被称为汉方医学,在越南本土化的中国传统医学被称为东医学。所以在传统医学的传播过程中,原有的本土医学吸收融合了外来医学的特色和内容,因而自身的发展不断丰富,但其核心思维、观念、理论和方法论的本质是与"源"医学体系一致的。

三、在内容维度上,传统医学随着学科领域的交叉而不断拓展,各传统医学在新的学科领域融合补充而不断壮大

传统医学不断与其他学科相互交叉而不断拓展和融合补充,从而建立起了新的更富内涵的学科体系。传统医学与现代医学都是人类防治疾病、维护健康的医学科学,其目的一致,但是又是不同的医学体系,两者在哲学学科思维关系上属于系统论与个体论关系。现代医学一般是指"西医",它属于自然科学,属于生物医学模式,但是传统医学不仅是自然科学,还是社会科学,属于整体医学模式。现代医学主要基于解剖学基础发展而来,诊疗思维注重于寻求致病因子和精确病变定位,采用对抗思维定点

精确清除致病因子,使机体恢复健康;而传统医学着眼整体观,基于中国天人合一、形神合一的哲学基础发展起来,诊治思维着重于寻求致病因素和消除病症环境,通过调理、矫正致病环境,使致病因子难以生存和发展,达到病除体健的效果。传统医学认为,人的健康与疾病不只是自然科学所能认识和解决的,必须要涉及社会科学、人文科学等,人的健康与疾病的诊疗往往具有自然科学和社会科学的双重性,它要求行医者不仅具有医学生物学领域的知识与素养,还需要具有较好的人文素养、道德素养和人格素养。此外,传统医学与现代生物信息学系统诊疗理论一致,它们均是利用整体和系统化的思维,对病症采取综合性分析诊断和治疗,在医学的融合发展方面,传统医学已经将现代生物信息学科所谓已知的精准信息予以了利用,这从一定程度上显示传统医学自身也不断地融合补充了新的学科内容,从而使得传统医学与现代医学相互包容而不断壮大。

四、在技术维度上,传统医学随着现代医疗技术的应用而不断革新,各传统医学结合现代新技术融合创新而不断提高

对于传统医学诊疗效果让大家最为关切的是诊断的科学性、应用药物的品质、药物制作工艺标准和药物使用的精准性,这些疑问让相当一部分人对传统医学产生了困扰,甚至诟病。其实,传统医学与现代医学就其诊疗思维的技术方法论而言,传统医学着眼于整体和全面与系统,这相对于现代医学所谓的局部和精准在思想方式上更加完整,因为病症的存在和消除均与人的机体甚至精神形成一个有机联系的整体,各个体之间会相互影响,但是现代医学的技术方法为传统医学的发展进步提供了很多有益的阐释和创新补充,从而使结合了现代技术的传统医学更加富有创新活力。比如说,传统医学在诊断上通常运用的是望、闻、问、切技术,而现代医学通常运用的是仪器扫描检测、抽样检测和分析,其实两者均是基于经验信息和大量病症特征或数据信息的基础上,通过客观存在的对比和主观意识的判断而得出诊疗方案,只是传统医学所要求的诊疗经验信息和病症特征信息更加综合,且需要从医者具有更高超的素养。又如,传统医学用药通常是应用药物的原料组合配伍,而现代医学用药通常是某种化合物或提取物的组合配伍,但是很多情况下会出现药物原料的提取物或者某种内含的单一化合物失效或无效的情况,这就是传统医学用药当中整体效应的魅力所在。但是,现代医学不管是在诊断和检测分析现代仪器的使用,还是在药物成分鉴定分析和病症的精确定位分析,均为传统医学诊疗提供了新的验证方法和新的解释。我们清楚地看到,随着现代技术的发展,传统医学不管在教学体系中还是在临床医疗过程中所运用的技术设备和技术手段,不仅涉及现代医学的生理病理学、诊断学、形态学等基础学科,还广泛涉及生物化学、物理学、生物分子学、信息大数据等学科领域的设备与技术手段,这势必推动传统医学创新技艺而不断提高诊疗效果。

第三节
新时代传统医学融合发展的路径思考

一、构建世界传统医学发展共同体,建立一体化的传统医学理论体系

不管是日本汉方医学、朝鲜医学、韩国医学、玛雅医学、古希腊医学、古罗马医学、阿拉伯医学、印度医学等传统医学,还是中国中(汉)医学和其他少数民族传统医学,它们具有的共同理论思想和理论体

系均具有古代朴素辩证唯物主义思想、天人相应的整体观和以自然和社会现象来解释人体生理与疾病而维持健康。不同类别的传统医学具有不同的文化背景或理论信仰等，但大多是建立在经验医学基础之上，是一切维护身心健康的知识、技能及实践等内容的总称，不同传统医学在长期发展的过程中，形成了各自不同的医学理论基础。各不同类别的传统医学对于相同病症，在一定程度上具有不同的病理阐释，抑或在病理阐释的角度不完全相同，就是所谓的"同病异理"，但是通常只是在局部或角度上存在一定差异，而在病症的宏观规律揭示大多是相通的，世界各传统医学的理论基础和框架体系具有高度的一致性和相通的自然基础理论属性。

随着世界各国传统医学交流的广泛和深入，各国民众对于传统医学的认可度越来越高。不同国家、不同政府、不同环境条件下构建传统医学已经成为共识，尤其是在我国"一带一路"倡议的推动下，传统医学成为沿线国家医药健康产业和人类健康命运共同体的重要支柱，各国人民热切盼望各传统医学相互促进和共同发展，让全体民众享受传统医学的特色成果。这就需要以人类健康命运共同体为基础，搭建世界传统医学发展的共同体平台，加强在公共卫生、医疗服务和传统医学文化等方面的交流和深入合作，充分认识和理解各传统医学的相似性和差异性，深入剖析其内在基础的相通性和多元化的表现形式，建立一体化的传统医学理论体系而推动世界传统医学的融通与融合，形成统一化的世界传统医学。

二、融合不同传统医学精湛技艺，建立多元化的传统医学诊治方法体系

世界各国不同传统医学在长期的现实实践和经验积累的过程中，产生了各具特色的诊治技术，形成了具有不同优势的诊治方法。如：有些传统医学诊治方式在病毒性疾病、代谢性疾病、心脑血管疾病等一系列疾病防治中具有良好的疗效；而有些传统医学治疗方式能够很好地结合当地人群的种族遗传特性、体质习性及地理环境，对本区域地方病、流行病、多发病具有针对性疗效，如藏医药对高原病、傣医药对风湿病、蒙医药对肝病。甚至，同一种病可以应用不同传统医学诊治方法得到良好疗效，也就是我们平常所说的"同病异治"；不同病症可以应用同一种传统医学诊治方法得到良好疗效，也就是我们平常所说的"异病同治"。不管是同病还是异病，其真正的含义是体现在因、位、症、性等不同层次上的异同，"同病异治"说明同中有异，"异病同治"说明异中有同。如：同因异位，若以病因命名，那么治疗上体现的就是同病异治原则，若以病位命名，治疗上体现的就是异病同治原则；异因同位，若以病因给疾病命名，治疗上就是异病同治的体现，若以病位命名，治疗上就是同病异治的体现；同位异症，若以病位命名，治疗上体现的就是同病异治法则，若以病证命名，治疗上体现的就是异病同治原则；同症异因，若以病证命名，治疗上体现的就是同病异治原则，若以病因命名，治疗上体现的就是异病同治的原则。此外，还可有同性异症、同性异位、同症异位、同因异症、同症异性、同位异性等多种情况。各传统医学由于对病的因、位、症、性的认识和诊治方法运用的重点不同，往往形成了各具独特的传统医学诊疗技术方法，将各传统医学诊疗方法融合起来，建立多元化的传统医学诊治方法体系将能够取长补短和相互促进，其方法体系的构建将形成传统医学诊治方法体系的大数据，从而科学比较和优化传统医学诊疗技术方法。

三、革新传统医学评价应用模式，建立综合化的传统医学评价标准体系

虽然传统医学与现代医学不断走向融合，但是两者之间依然没有形成紧密信任的合作关系，一是

部分传统医学工作者只是简单将传统医学视为经验医学,而没有从传统医学的系统观认识到其科学性和独特性,二是部分传统医学的伪专家以养生保健为幌子,似懂非懂而造成对传统医学的盲目崇拜或神话失信的极端现象,这均严重偏离了对传统医学的科学评价,大大阻碍了传统医学和现代医学的交流与融合。其实,传统医学与现代医学之间理论体系、方法体系的不同,其评价体系本身也不相同,现代医学相关评价指标并不完全适用于传统医学的评价。属于明晰知识范畴的科学知识存在"单一缺陷",属于意会知识的传统医学知识则具有整体特性,以明晰知识理论解释意会知识的思维方式可能是传统医学事业萎缩的重要原因之一,也是传统医学发挥其原创潜力的瓶颈。总之,单一的评价应用模式对传统医学和现代医学的评价均是不科学的,综合评价才是传统医学和现代医学客观评价的系统哲学思想体现。

❋ 结论

建立多层次、多指标的综合化评价标准体系是传统医学融合与创新发展的重要途径,是消除传统医学与现代医学有机结合一切障碍的哲学基础与科学理论指南。不同传统医学间的评价,就应该结合不同传统医学的同病异理,在诊疗整体思想和思维上进行区分辨析,结合不同传统医学的同病异治和异病同治,在诊疗技艺方法和医疗过程的效果上进行比较评价,充分理解和发挥其各自的优势与特点,有效促进不同传统医学的大融通与广泛应用,建立真正意义上的世界传统医学。在传统医学与现代医学间的评价,就应该结合两类之间的思维基础和诊治重点,注重思维方法的相互借鉴、治疗手段的相互补充,尤其是在传统医学的现代研究和评价上,要重点研究人体功能的自我调适与外界因素干预的影响、传统医药对整体调理的作用机制、平衡与非平衡的相互制约机制,从而揭示传统医学的科学内涵,为提高传统医学的创新发展水平和促进传统医学与现代医学大融合及大发展,提供科学支撑和评价标准,为人类健康共同体更大地发挥出传统医学的效能。

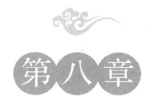

第八章

中国不同民族传统医药学对若干药材利用的理论基础及其异同

人类在漫长的历史时空和迁徙发展变化过程中,因为不同体质、地域、环境和习俗获得了不完全相同的医药知识,对于药材的认识和利用也不完全相同,所获得的来自域外的影响也不同,从而构建起符合本民族思维习惯的传统医药基础理论和传统医药知识体系。在自然环境和社会发展的影响下,不同民族之间的相互交流和各民族间的活动交往日益频繁,部分民族因为自然和社会因素引起生存地域的迁移,从而导致各民族相对聚居、相互杂居和混居一地的社会现实,不同民族的生活习惯和生产方式不断融合,不同民族在这个过程中对于医药利用的认识、医药利用的实践应用和医疗行为等,不自觉地也紧随各民族人群的融合而不断形成和不断创新,其医学基础理论和药材利用的方法相互之间不断借鉴和不断交叉而走向趋同,相互之间的差异性也被各自所认识、学习而不断被吸收采用,或在学习中不断创新拓展,而日益丰富和完善了传统医药学或传统医学的内涵,这不仅对促进不同民族医药学自身发展起到了非常积极的作用,而且对推动传统医药学的一体化和创新发展产生了非常重要的作用。可见,各民族医药之间存在着广泛联系,既有共同属性,也有各自不同的特点和优势,充分认识、理解不同民族传统医药学的相似性和差异性,并在医疗和社会生活中加以融合运用,进而融会贯通,将对民族医药学的丰富和繁荣产生巨大的积极效应,将更加系统地发挥出各民族医药学的集体智慧,为新时代人类健康命运共同体的构建做出更加深入而重要的贡献。本章将从不同民族传统医学对于药材利用的角度,主要从其理论基础和实践应用方面进行比较分析,并对推动各民族药学的融合发展提出几点建议,旨在为世界传统医学体系的构建和更大效能地发挥民族传统医药学的价值提供理论参考。

第一节
中国不同民族传统医药学的基础理论

一、传统医药学的内涵辨析

发展传统医药学是《中华人民共和国宪法》对于国家发展医疗事业所规定的重要内容之一。2017年7月实施的《中华人民共和国中医药法》中对中医药的定义进行了明确的界定:"中医药,是包括汉族和少数民族医药在内的我国各民族医药的统称,是反映中华民族对生命、健康和疾病的认识,具有悠久历史传统和独特理论及技术方法的医药学体系。"这个界定和笔者及其团队一直在积极倡行的"大中医"理念是高度契合的。所谓"大中医",即中国传统医学,是指建立在中华民族命运共同体基础之上,我国中(汉)医、藏医、蒙医、维医、傣医、壮医、苗医、回医等各民族传统医学的统称。

二、传统医药学的基础理论辨析

各民族传统医药学由于产生的文化背景、生产力水平、生活习俗等的不同,故有其独特的医药理论体系,但在其发展的过程中又相互影响、相互借鉴,各民族医药学理论体系逐渐形成了具有相互融通的内在关联。如:中(汉)医药和藏、蒙、维吾尔、傣、回、哈萨克、壮、苗等医药学都提出"气"的基础理论,都把"气"作为生命活动的基本元素,认为"气"具有特殊的生命力。《内经》中认为"精化气""少火生气";藏医药提出隆、赤巴、培根三因学说中,第一因便是隆,而隆就是指汉语当中的"风"或"气";蒙医药人体赫依、协日、巴达干三素学说中,第一素赫依在其土水火气空"五元"学说中亦是属于"气";维医药的火、气、水、土四大元素学说中,气也是其中之一;傣医药的"风土水火"四塔学说中,"风"亦指气,主司动的功能;彝医药以"清浊"二气为核心,认为世界一切事物均有"清浊"二气组成;侗医药的天地气水人体五位一体学说中,气亦是独占一个层面;壮医药把风、痧、瘴、蛊、毒视为壮族地区的常见病与多发病,认为天气、地气、人气互相交感,同步运行;回医药是以"元气"学说为核心构建其理论体系;哈医药的天地明暗寒热六元学说中,所阐释天元内容中讲述有用、有害和变化的气体。另外,中(汉)医药学与壮、满、蒙、回、哈、朝、彝等民族医药均建立起了基于"阴阳"的基础理论,认为天地万物都有其对立面和天地盈虚消长的规律,遵循和调理方可健康自然。总之,不同民族传统医药的基础理论都是在各自的生产生活实践中不断形成的,相互之间又不断进行交流和吸收而日益丰富。

第二节
中国不同民族传统医药对于若干药材利用的异同比较分析

一、中国不同民族传统医药对于若干药材利用的药性理论

中国不同的民族传统医药对于药材的利用具有不同的药性理论基础,各民族传统医药的医药理论和知识虽然具有各自的独特特征或个性,但是因为地域相接或人员杂居等生产生活的紧密相融,很多民族传统医药的诸多医药理论或医药知识又相同或者相近。甚至有些药材是同一种植物或矿物,但是在不同民族传统医药当中的称谓是不同的,对于药性的认识也是不完全相同。如:在发展最为先进和记录较为完善的汉、藏、蒙、傣、维吾尔等五个主要民族传统医药中,对于药材木香(AUCKLANDIAE RADIX)、决明子(CASSIAE SEMEN)、茜草(RUBIAE RADIX ET RHIZOMA)、香附(CYPERI RHIZOMA)、龙骨、自然铁等6种药材的药性理论具有不同的认识(表8-1)。如表8-1所述,汉、藏、蒙、傣、维吾尔等五个主要民族传统医药对木香有不同的名称(如:如达、板荒、库斯台),对木香利用的药性理论均认为有味辛、苦、温等特性,对香附均认为有味苦、涩、微寒或凉等特性,对决明子均认为味苦、甘、微寒等相似特性,汉、藏、蒙等三个民族传统医药对茜草均认为有味苦、寒或凉等相近特性,汉、藏、蒙、傣等四个民族传统医药对龙骨均认为有味甘、涩、性平等相似特性,汉、维吾尔两个民族传统医药皆认为自然铁有味辛的相同特性,但是各民族传统医药又有各自的不同药性理论认识,表现出不同的广度和深度。

此外,根据彝族、傣族、白族、傈僳族、苗族、佤族、景颇族、阿昌族、德昂族、布朗族、侗族、土家族等若干少数民族传统医药对诸多药材的药性认识,也因为其生产生活的聚居或杂居而具有不同程度的相似

表 8-1 五个主要民族传统医药对 6 种药材利用的药性理论

民族	药 性 理 论					
	木香	茜草	香附	决明子	龙骨	自然铁
汉族	味辛、苦、温，归脾、胃、大肠、胆、三焦经	味苦、寒，归肝经	味辛、甘、微苦、微甘、性平，归肝、脾、三焦经	味苦、甘、咸，性微寒，归肝、大肠经	味甘、涩、平，归心、肝、肾、大肠经	味辛、甘、平
藏族	称为如达，味辛、苦，消化后味苦、性温，效润而湿	味苦、涩、性寒	味辛、甘、涩，性凉	味微苦、涩，消化后味苦，性凉而效糙、干	味甘、平、涩，性温	味苦，性凉、锐、无毒
蒙古族	称为如达，味辛、苦、性温，腻、糙、轻	味苦、性凉，效糙、钝、柔、燥	味辛、涩、微甘，性平	味微苦、涩、性凉，效钝、燥	味甘、涩，性平	—
傣族	称为板荒，味微苦、气香、性温，入土、风塔	—	味苦、气香，性温，入水、风塔	味苦、微甜、气香，性凉，入水塔	味淡、气腥、性凉，入土、风塔	—
维吾尔族	称为库斯台，三级干热	—	二级干热	二级干热	—	二级干热、三级干热，味辛、有毒

性和差异性（表 8-2）。如：酢浆草（*Oxalis corniculata* L.），全草入药，味酸性寒、无毒；鸡矢藤 [*Paederia scandens* (Lour.) Merr.]，全株入药，味辛、微苦，性平；假朝天罐（*Osbeckia crinita* Benth. ex C. B. Clarke），全草入药，味酸涩、性凉；紫茉莉（*Mirabilis jalapa* L.），叶、根、种子入药，味甘，性平，无毒；车前（*Plantago asiatica* L.），味甘淡、性微寒；木棉（*Bombax malabaricum* DC.）花，甘、凉，皮与根微苦、凉；密蒙花（*Buddleja officinalis* Maxim），全株入药，味甘，性微寒；苎麻 [*Boehmeria nivea* (L.) Gaudich]根、叶、皮入药，根皮甘寒，叶甘凉；蕺菜（*Houttuynia cordata* Thunb）全草入药，味辛性寒、无毒；三角枫（*Hedera nepalensis* K. Koch）根、茎入药，味苦，入冷经，但是不同民族传统医药对于其名称很多不同，其药性理论认识表现出一定的差异性（表 8-2）。

二、中国不同民族传统医药对于若干药材的功效认识

从五个主要民族传统医药对 6 种药材的功效认识比较来看（表 8-3）。汉、藏、蒙、傣、维吾尔等五个主要民族传统医药对木香具有行气、止痛的功效认识，而在健脾消食、防腐、驱虫等功能认识方面具有不同表述或认识的差异性；对香附的通气、止痛均有共识，而在疏肝解郁、利肺、止泻、除臭固龈、软坚消痔、利尿排石、驱虫解毒等诸多功能方面具有不同的认识特点；对决明子的利水和理气上具有相同的认识，而汉、藏、傣等民族医药对决明子的清肝明目功效有共识，但五个民族医药在消炎止痒、滋补、壮阳和祛斑等方面具有不同的认识。汉、藏、蒙等三个民族传统医药均认为茜草具有凉血化瘀、止血之功效，而在通经、清热解毒和止泻方面有相似表述或认识的不完全性差异；汉、藏、蒙、傣等民族传统医药对龙骨的镇心安神、消炎生肌等功效具有共识，而在平肝潜阳、消火解毒等方面认识不同；汉、藏、维吾尔等三个民族传统医药对自然铁均认为有益肝的作用，但在治怒、排引黄水、消炎退肿、止血、止泻、止带、排石、催产、解毒愈伤等功效方面认识具有差异。

表8-2 若干少数民族传统医药对10种药材利用的药性理论认识

民族	酢浆草	鸡矢藤	假朝天罐	紫茉莉	车前	木棉	密蒙花	芦蔗	霞菜	三角枫
				药 性 理 论						
彝族	又称阿基百巫基,味酸,性寒,无毒	又称姐又习乃,味辛、微苦,性凉	又称黑布西锅,味酸涩,性凉	又称拜黑甘,性平,无毒	又称扎毕娃,味甘淡,性微寒	又称兰锡起,花甘,根微苦,凉	又称啊迟泽,味甘,性微寒	又称构皮,根皮甘凉,叶	又称句实,味辛性寒,无毒	—
傈僳族	又称宋香嘎,味酸,性寒,无毒	又称黑夺玛,味辛、微苦,性平	又称芽嘎阿,味酸涩,性凉	又称玛婉愍,味甘,性平,无毒	又称亚沿脱,味甘淡,性微寒	又称满迈溜,花甘,凉,皮与根微苦,凉	又称满蚌冷,味甘,性微寒	又称卖散,根皮甘寒,叶甘凉	又称啪怀,味辛性寒,无毒	—
白族	又称双驹驹子,味酸,性寒,无毒	又称衬楚美,味辛、微苦,性平	—	又称禅粉厚,味甘,性平,无毒	又称车决俑,味甘淡,性微寒	又称木棉花,花甘,凉,皮与根微苦,凉	又称面湾活,味甘,性微寒	又称白麻,根皮甘寒,叶甘凉	又称格腰参色,味辛,性寒,无毒	—
傈僳族	又称阿拉簸,味酸性寒,无毒	又称阿西古米,味辛,微苦,性平	又称棕货,味酸涩,性凉	又称哀模磨起,味甘,性平,无毒	又称布凶娥,味甘淡,性微寒	又称车柔华,花甘,凉,皮与根微苦,凉	又称眼曼拉,味甘,性微寒	又称白麻,根皮甘寒,叶甘凉	又称擦败俄,味辛,性寒,无毒	—
苗族	又称惹瓜达,味酸,性寒,无毒	又称曼卦芥曼,味辛,苦,性平	又称江作龙,味酸涩,性凉	又称瓜地武,瓜多山,味甘,性平,无毒	又称哈拿布,味甘淡,性微寒	—	又称劳戳,味甘,性微寒	又称掌,根皮甘寒,叶甘凉	又称惹弱,味辛性寒,无毒	又称加枪幼,锐罗切那罗切,佳生幼,性冷,味苦,入冷经
佤族	又称日希打鼓,味酸,性寒,无毒	又称木粗臭,味辛,微苦,性平	又称江作龙,味酸涩,性凉	又称待待,蜘眛,味甘,性平,无毒	又称惹猪巴,味甘淡,性微寒	又称考待告,花甘,凉,皮与根微苦,凉	—	又称梗,根皮甘寒,叶甘凉	又称歹西吸嘎,味辛,性寒,无毒	—

民族	药性理论									
	三角枫	戴棻	苎麻	密蒙花	木棉	车前	紫茉莉	假荆天罐	鸡矢藤	酢浆草
景颇族	—	又称厅克,味辛,性寒,无毒	又称革腊着皮,凉,叶甘凉	又称草腊着灰,味甘,性微寒	又称嫩干,花甘,凉,皮与根微苦,凉	又称日都西丁,味甘淡,性微寒	又称紫茉莉,味甘,性平,无毒	又称淡摸,酸涩,性凉	又称齐甫内,味辛,微苦,性平	又称布厅,味酸,性寒,无毒
阿昌族	—	又称哈撒奶,味辛,性寒,无毒	又称白麻,根皮甘寒,叶甘凉	又称缅儿收,味甘,性微寒	又称腊办,花甘,凉,皮与根微苦,凉	又称影沙木吐,味甘淡,性微寒	又称薛浆草,味甘,性平,无毒	又称扳棋弓,味酸涩,性凉	又称夹克阿奴,味辛、微苦,性平	又称薛浆草,味酸,性寒,无毒
德昂族	—	又称别阿,味辛,性寒,无毒	又称荟,根皮甘寒,叶甘凉	又称模号楞,味甘,性微寒	又称嫩,花甘,皮与根微苦,凉	又称拉夸安,味甘,性微寒	又称玻羔,味甘,性平,无毒	又称靶簸,味酸涩,性凉	又称刀布让瑞,味酸,性寒,无毒	—
布朗族	—	又称把歪,味辛,性寒,无毒	—	又称考吊塞公,味甘,微寒	又称略组,花甘,凉,皮与根微苦,凉	又称牙烟肓,味甘,性微寒	—	—	—	—
侗族	又称教应挂、教巴壳、三报伦、三报信,味苦,性辣,热	—	—	—	—	—	—	—	—	—
土家族	又称钻天风、藤三角、岩膏风,性热味苦	—	—	—	—	—	—	—	—	—

表 8-3　五个主要民族传统医药对 6 种药材的功效认识

民族	功效认识					
	木香	茜草	香附	决明子	龙骨	自然铁
汉族	行气止痛,健脾消食	凉血化瘀止血,通经	疏肝解郁,理气宽中,调经止痛	清热明目,润肠通便	镇心安神,平肝潜阳,收敛固涩,敛疮生肌	平肝去怯,治善怒发狂
藏族	温胃,行气,止痛,破痞结,生肌	清热解毒,活血化瘀	利肺,利肠,祛风止泻,消炎解毒	消炎止痒,引黄水,补身,壮阳	排脓,愈创生肌,消肿,止痛	养脑部损伤,排引黄水,益肝
蒙古族	破痞,调元,祛痰,排脓,防腐,解赫依血相讧	清伤热及血热,止血,止泻	清肺热,平喘,止泻,止痛	燥协日乌素,滋补强壮	杀黏,止刺痛,止腐,生肌敛伤,安神	—
傣族	补土健胃,理气止痛,活血消肿	—	通气血,止痛,清火解毒,敛疮收口	镇静安神,清肝明目,理气止痛	消炎,清火解毒	—
维吾尔族	增强支配器官功能,除湿健胃,温中开胃,强筋健肌,散风止痛,补身壮阳,驱虫	—	生热燥湿,温补肠胃,散气止痛,补脑补心,强筋健肌,养颜生辉,除臭固龈,软坚消痔,利尿排石,温宫通经,驱虫解毒	生干生热,清除异常黑胆质和黏液质,纯化异常血液质,散解肝脏热性气结,祛斑生辉	—	生干生热,强筋健肌,镇惊止痛,补肝补脾,消炎退肿,止血,止泻,止带,排石,催产,解毒愈伤

　　此外,对彝、傣、白、傈僳、苗、佤、景颇、阿昌、德昂、布朗、侗、土家族等若干少数民族传统医药关于诸多药材的功效认识比较发现,很多方面具有相似性和差异性(表 8-4)。如:彝、傣、白、傈僳、苗、佤、景颇、阿昌、德昂等少数民族传统医药均认为酢浆草具有清热解毒、利湿消肿、凉血散瘀的功效,但表述方式不同,而白、景颇、阿昌、德昂族等在止泻方面的功效有相同认识;对鸡矢藤在祛风活血、止痛解毒、消食导滞和除湿消肿等功效方面具有共识,而止咳、醒神、清肝热等方面在一些少数民族中具有独特认识;对苎麻在清热解毒、活血散瘀和安胎等功效方面多有共识,而在植株药用部位和在续筋接骨、祛风止痛、止血、固精托里、解蛇毒等功效方面以彝族传统医药认识得最为深入。彝、傣、白、傈僳、苗、佤、阿昌、德昂等少数民族传统医药,对紫茉莉在清热利湿、利尿消肿、活血散瘀等功效具有共识,而对其植株药用部位利用和在调经、止泻、补虚等功效方面的认识不同;彝、傣、白、傈僳、苗、佤、景颇、阿昌、德昂、布朗族等少数民族传统医药对假朝天罐在清热燥湿、收敛等功效方面具有共识,而在补虚益肾、止痒、利尿等功效方面具有不同的认识;对蕺菜在清热解毒、消痈排脓、利尿通淋等功效方面多有共识,而在药用部位利用方面具有差异性。彝、傣、白、傈僳、苗、佤、景颇、阿昌、布朗族等少数民族传统医药,对车前子在清热利尿、渗湿止泻、明目、祛痰等功效方面具有共识,而在行气疏肝、续筋接骨、降压消翳、化瘀止血、驱虫止痛等功效方面具有不同认识;彝、傣、白、傈僳、佤、景颇、阿昌、德昂、布朗族等少数民族传统医药,对木棉在清热利湿、解毒止血、活血消肿等功效方面多有共识,而在木棉植株药用部位利用方面具有差异性;彝、傣、白、傈僳、苗、景颇、阿昌、德昂、布朗等少数民族传统医药对密蒙花在清肝明目的功效上具有共识,而在密蒙花植株药用部位利用方面具有认识的差异性。彝、苗、侗、土家族等若干少数民族传统医药,对三角枫在祛风除湿、通经活络等功效方面具有共识,而除寒、消肿、止痛、活血等功效认识和表述上具有一定的差异性(表 8-4)。

表8-4 若干少数民族传统医药对10种药材的功效认识

民族	酢浆草	鸡矢藤	假朝天罐	紫茉莉	车前	木棉	密蒙花	苎麻	戴絮	三角枫
彝族	清热利湿,散瘀消肿止痛,温阳散寒	祛风活血,止痛解毒,消食导滞,除湿消肿	补虚益肾,收敛止血	清热解毒,活血调经,和湿消肿,化瘤散结,益气升提,清热利湿,消肿止痛,活血祛瘀	清热利湿,行气疏肝,清热利尿	清热解毒,活血化瘀	清热解毒,明目	清热利尿,续筋接骨,补虚安胎,祛风止痛,利水止血,固精托里,解蛇毒	清热解毒,利尿消肿,利湿,通淋,排脓	祛风除湿,通经活络
傣族	清火解毒,凉血消肿,舒经止痛	清热解毒,活血,健胃消食,调经止咳	疏肝行气,祛风止痒	清火解毒,消肿止痛,泻,消癥化毒	清热利湿,利尿通淋,续筋接骨	清火凉血止血,润肠通便	清热除湿	清热解毒,活血散瘀	清火解毒,凉血止血,化痰,消肿止痛	—
白族	散血消肿,利湿止泻	祛风除湿,止咳化痰,清热解毒	行气导滞,调经止血	清热利湿,活血调经,解毒消肿	利尿通淋,清热利尿	清热除湿,活血消肿,通经,凉血止血	清热明目,清热除湿,解毒止痢	清热利尿,补虚安胎,清热散瘀,止血解毒	化瘀消痈,补肾	—
傈僳族	清热利湿解毒,舒经止痛	开窍化湿醒神,补气活血,调经	清热燥湿,调经止血,止带	解毒消肿,祛瘀活血	清热利尿,行气导滞,止痛	清热除湿,活血消肿,通经止痛	清肝明目,退翳	清热解毒,止痛散瘀	清热解毒,利水消肿,止导滞,疏风解表	—
苗族	清热利湿,解毒消肿	消积导滞,调理脾胃	清热除湿,利尿通淋	利湿解毒,调经,愈伤	清热利尿,排石	—	平肝潜阳	安胎,解毒	清热解毒	祛风除湿,解毒,活血,止血,消肿,通络止痛

续表

功效认识

民族	酢浆草	鸡矢藤	假耧天罐	紫茉莉	车前	木棉	密蒙花	苣藶	蕹菜	三角枫
佤族	清热利湿,散瘀消肿	清肝热,助消化,祛风除湿,补血	清热收敛止血	解毒调经	散热解毒,降压消翳	清热解毒,活血消肿,除湿	—	清热解毒,安胎,止血,消炎,利尿	清热解毒,消炎,利尿	—
景颇族	清热利湿,止泻利尿,散瘀消肿	祛风活血,止痛	清热除湿	—	利尿消肿	祛风除湿,活血消肿,止痛,清热利湿	清肝明目	清热利尿,补虚安胎	宣肺平喘	—
阿昌族	清热利湿,止泻利尿,散瘀消肿	祛风活血,止痛	清热解毒,收敛止血	清热解毒,消肿	化瘀止血,接骨续筋	补虚健脾,祛风除湿	清热除湿	清热利尿,补虚安胎	健脾消食,祛风解毒	—
德昂族	清热利湿,止泻利尿,散瘀消肿	祛风活血,止痛	清热解毒,收敛止血	清热解毒,消肿,活血散瘀	—	祛风除湿,活血化瘀,止痛,清热除湿	清热除湿	清热利尿,补虚安胎	调经,疏风清热	—
布朗族	—	—	清凉解毒	—	清热凉血	祛风除湿,活血化瘀,止痛,清热	清肝明目	—	疏风清热	—
侗族	—	—	—	—	—	—	—	—	—	清热利湿,除风寒,消肿,活血,祛风
土家族	—	—	—	—	—	—	—	—	—	赶风除湿,消肿止痛,活血通络,赶火发表

三、不同民族传统医药对于若干药材的临床应用

从五个主要民族传统医药对6种药材的临床应用比较来看(表8-5),汉、藏、蒙、傣、维吾尔等五民族传统医药在木香的临床应用中,均有用于治疗脾胃气滞、脘腹胀痛、肠胃疼痛不适等方面的表述,而治疗黄疸、湿热痢疾、偏头痛、耳流脓水、肾结石、坐骨神经痛、筋肌松弛、瘫痪、子宫寒痛等方面具有应用的差异性;对决明子在治疗目赤肿痛、羞明多泪、青盲、雀目等方面均有应用,而治疗头痛头晕、肠燥便秘、高血压病、黄水病、白脉病、失眠多梦、腹内痉挛剧痛、黄疸、疟疾、麻风、牛皮癣、皮肤瘙痒、湿疹、皮肤白斑、白癜风、蝴蝶斑、雀斑等方面各有不同应用。汉、藏、蒙等三个民族传统医药在茜草治疗肺肾伤热、肺热咳嗽、血病等方面均有应用,而在治疗妇人五旬行经、肛脱不收、"察龙"病、膀胱热、尿痛、尿频、肠刺痛、淋病等方面具有临床应用的差异性;汉、藏、蒙、傣等四个民族传统医药在龙骨治疗头痛、心神不安、心悸失眠和损伤等方面多有共同的应用,而在治疗癫狂、遗精、滑精、遗尿、尿频、崩漏、带下、久泻久痢、自汗、盗汗、外伤出血、湿疮、巴木病等方面具有不同的临床应用;汉、藏、维吾尔等三个民族医药对自然铁的临床应用认识具有较大差异,中(汉)医主要内用治疗癫狂、热病谵妄、心悸诸疾,外用治一切毒蛇虫咬伤、肠风、痔漏、脱肛;藏医药学对铁的临床应用知识比较丰富,认为铁补骨、补脑,用于主治骨折、骨髓炎、脑伤、视力减退、白内障、黄水病。维医药学临床应用上则强调铁落的燥湿消炎、温中补胃、止血固尿、壮阳抗孕和愈疡止泻等功效。

表8-5　五民族传统医药对6种药材的临床应用

民族医药	临床应用					
	木香	茜草	香附	决明子	龙骨	自然铁
中(汉)医	治疗脾胃气滞,脘腹胀痛,食少便溏,黄疸,湿热痢疾,腹胀,小儿功能性腹痛,嗳气,胃痛	治疗吐血燥渴及解毒,鼻血不止,妇人五旬行经,肛脱不收	治疗肝郁犯胃,月经不调,痛经,胎动不安	治疗目赤肿痛,羞明多泪,青盲,雀目,头痛头晕,视物昏花,肠燥便秘或习惯性便秘,急性结膜炎、角膜炎,夜盲症,高血压病	治疗心神不安,心悸失眠,惊痫癫狂,肝阳上亢之头痛、眩晕,遗精,滑精,遗尿,尿频,崩漏,带下,久泻久痢,自汗,盗汗,外伤出血,疮疡久不收口及湿疮	治疗阳厥怒狂,关节不能转动,小儿赤丹斑驳,大人小儿惊痫频发,脱肛,熊虎爪牙所伤,漆疮,脚腿红肿、热如火炙,舌肿胀
藏医	治疗急腹症,消化系统疾病	治疗肾部及肠部热症,"察龙"病,血病	治疗热痢病,儿童寒性腹泻	治疗各种黄水病	治疗瘿瘤,头痛,骨刺痛及愈合伤口	治疗白内障,视力减退,眼痛,肝病,木布病,中毒,刺痛,骨折,损伤,黄水病,丘疹,疥疮,烧伤
蒙医	治疗偏头痛,耳流脓水,咳嗽,肺脓痰,痰湿结聚如引起的呃逆、呕吐、胃痧等,慢性胃炎,清热止咳	治疗肺肾伤热,肺热咳嗽,痰中带血,膀胱热,尿痛,尿频,腑热,肠刺痛,肺炎,精索鞘膜积液,咳吐及感冒,淋病,睾丸肿大,膀胱炎,腰痛	治疗胸闷咳嗽,气喘,胸胀痰稠,协日性肠绞痛,热痢	治疗协日乌素病,白脉病	治疗脑刺痛,筋骨损伤,骨折,刀伤,盗汗,遗精,淋病,失眠多梦,巴木病	—

民族 医药	临　床　应　用					
	木　香	茜　草	香　附	决明子	龙　骨	自然铁
傣医	治疗脘腹胀痛,便秘,不思饮食,头痛头昏,跌打损伤	—	治疗月经失调,痛经,经闭,头痛头昏	治疗失眠多梦、入睡易惊,腹内痉挛剧痛,腹部包块,黄疸,疟疾	治疗水火烫伤,胸中烦热,失眠多梦	—
维医	治疗胃痛,肝痛,腹痛,肾结石,坐骨神经痛,筋肌松弛,瘫痪,子宫寒痛,大便不通	—	治疗小儿头癣,胃虚,胃脘烧痛,口臭,驱除肠道寄生虫	麻风,牛皮癣,皮肤瘙痒,湿疹,皮肤白斑,白癜风,蝴蝶斑,雀斑	—	用于谢日比提海巴苏里艾地德糖浆;日阿汗热巴伤粉磁石适量,研成细粉

　　此外,关于彝、傣、白、傈僳、苗、佤、景颇、阿昌、德昂、布朗、侗、土家族等若干少数民族传统医药对诸多药材的临床应用比较发现,很多方面亦具有相似性和差异性(表8-6)。如:彝、傣、白、傈僳、苗、佤、景颇、阿昌、德昂等少数民族传统医药均在应用酢浆草治疗肝炎、肺炎、扁桃体炎、腮腺炎、跌打损伤、毒蛇咬伤、痈疖、脚癣和湿疹等方面具有相似之处,而在治疗四肢厥冷、腹泻腹痛、热涩疼痛、风湿、鼻衄、感冒发热、黄疸、淋证、结石、赤白带下、痹证等方面的临床应用各民族医药间具有一定差异性;在鸡矢藤治疗风湿骨痛、外伤疼痛、肝胆与胃肠绞痛、剧烈咳嗽和瘙痒等临床应用方面具有相似性,而在治疗腹泻痢疾、疳积、黄疸、月经不调、蛔虫症、皮炎湿疹、疮疡肿毒、头晕、贫血头晕等方面相互之间具有一定差异;在苎麻治疗感冒发热、麻疹高热、尿路感染、肾炎水肿、孕妇腹痛、胎动不安、跌打损伤、骨折和止血解毒等方面具有临床应用的相似之处,而在文字的表述上具有略微的差异。彝、傣、白、傈僳、苗、佤、阿昌、德昂等少数民族传统医药对紫茉莉临床应用于治疗扁桃体炎、月经不调、白带、子宫糜烂、前列腺炎、泌尿系统感染、肺痨吐血、风湿性关节痛、痈疖、疥癣和癥痞等方面多有相同之处,而在治疗皮肤起黄水、疤、溃破流黄水、骨折、镰疮、粉刺等临床应用方面掌握的程度不同;彝、傣、白、傈僳、苗、佤、景颇、阿昌、德昂、布朗族等少数民族传统医药,在假朝天罐治疗痢疾、肠炎、慢性支气管炎、小便失禁、白带过多等方面具有相似的临床应用方法,而在治疗虚质咳嗽、筋肉拘挛酸软、肛肠脱垂、胆囊炎、肝炎、过敏性皮炎、湿疹瘙痒、淋病、疯狗咬伤、水火烫伤方面各有应用;在蕺菜治疗肺炎、肺脓疡、热痢、水肿、白带、痔疮、脱肛等临床应用方面具有相似性,但各民族医药间对于其临床应用的认识程度不一致。彝、傣、白、傈僳、苗、佤、景颇、阿昌、布朗族等少数民族医药,在车前子治疗小便不利、淋浊带下、水肿胀满、暑湿泻痢、目赤翳障、痰热咳喘等临床应用方面具有相似性,而在治疗肾炎、肝炎、气管炎、疮疖黄疸、结石、跌打损伤、高血压、妇女红崩等方面相互之间具有较大差异性;彝、傣、白、傈僳、佤、景颇、阿昌、德昂、布朗族等少数民族医药,在木棉治疗痢疾、血崩、疮毒和慢性胃炎、产后水肿、跌打损伤等临床应用方面多有相似之处,但所掌握应用的程度具有差异性;彝、傣、白、傈僳、苗、景颇、阿昌、德昂、布朗族等少数民族医药在密蒙花治疗目赤肿痛、多泪羞明、角膜炎等方面具有相似应用,而在治疗咳嗽、肝炎、过敏、瘙痒症、黄疸、水肿、头绿等方面具有不同的临床利用。彝、苗、侗、土家族等四种民族医药,在三角枫治疗颈椎病、风湿病和关节痛等临床应用方面具有较大程度的相似性,而在治疗皮肤瘙痒、皮肤病、真

表 8-6　若干少数民族传统医药材 10 种药材的临床应用

民族医药	临床应用									
民族	酢浆草	鸡矢藤	假朝天罐	茉莉	车前	木棉	密蒙花	苎麻	蕺菜	三角枫
彝族	治疗瘀血肿痛，痔疮，肛裂，疮疡痈疽，肉伤体痛，形寒体冷，四肢厥冷	治疗风湿肿痛，腹泻痢疾，脘腹胀满，气虚水肿，食少，肠痛，无名肿痛，跌打损伤，痔积，黄疸，月经不调，蛔虫症，皮炎，疮疡肿毒	治疗虚劳咳嗽，筋肉拘挛酸软，小便失禁，带下恶臭，肛肠脱垂	治疗口蛾舌疮，关节疼痛，乳痈疔疮，白浊湿淋，月经不调，跌打损伤，瘀血湿痛，消化系统溃烂症，子宫脱垂，风湿痹痛，带下不调，宫颈糜烂，乳痈湿疹，尿路感染，前列腺炎，面部痣，疔疖痤疡	治疗肺热咳嗽，黄疸，肠痈疡，热泄肠痛痛，区疼痛，肝炎，小便短少，淋沥	治疗湿热鼻衄，肠痈疡，黄疸，肝炎，腰酸痛软，跌打损伤	治疗目赤肿痛，多泪目昏，目翳，百日咳，咳嗽，肝炎，生漆过敏	治疗感冒发热，麻疹高热，尿路感染，肾炎水肿，孕妇腹痛，鼻衄血尿，痔疮出血，骨疼痛折，跌打损伤，疮疡肿毒，风湿痹痛，毒蛇咬伤	治疗肺炎，肺脓肠，热痢疾，淋病，水肿，白带，痈病，痔疮脱肛，湿疹，秃疮，疥癣，肺痈，肠痈，血痢，热淋，疮疡毒	治疗颈椎病
傣族		治疗腹痛腹泻腹痛，小便热淋涩疼痛，关节疼痛，跌打损伤，风湿	治疗胆囊炎，肝炎，过敏性皮炎，湿疹瘙痒	治疗腹痛腹泻，下痢红白，疥腮，颔尿淋巴结肿痛，尿路感染，糖尿病，水肿，前列腺炎，疥癣，跌打损伤，疮疡肿痛，镰疮，皮肤面痣，粉刺，疤，溃破水，起黄疸水，流黄水	治疗小便不通，淋浊，尿血，黄疸，水肿，热淋泄泻，肝炎，跌打损伤	治疗动物咬伤，便秘，吐血，虚脱，汗出，四肢厥冷，冷痛，产后流血不止，各型肝炎	治疗黄疸型肝炎，瘴痒症	治疗脾脏肿大，腰疼痛，肢体风湿麻木，小便淋漓，头晕，头痛，虫蛇咬伤	治疗感冒咳嗽，发热，咽喉肿痛，麻疹不透，鼻出血，外伤出血，蜈蚣咬伤，发热，小儿消化不良，疮积，腮腺炎，黄疸型肝炎	—
白族	治疗泻痢，瘀血肿痛，鼻衄	治疗贫血，慢性肝炎，胆脾肿大，结核咳嗽，百日咳，感冒咳嗽，疮疡，无名肿毒，痢疾，风湿跌打	治疗肠炎痢疾，消化不良，支气管炎，吐血，肠炎，疮疡，月经不调，白带	治疗月经不调，白带，扁桃体炎，尿路感染，前列腺炎，糖尿病，痈疽，红肿，骨折，跌打，损伤，湿疹	治疗慢性胃炎，胃溃疡，产后水肿，赤痢，肾炎水肿，泄泻，腰膝不遂，跌打损伤，血崩，疮疡及金创出血		治疗目赤肿痛，多泪目昏，目翳，黄羞水，目翳，水肿等	治疗发热，尿路感染，肾炎水肿，孕妇腹痛，胎动不安，先兆流产，跌打损伤，骨折，疮疡肿毒，金创出血，毒蛇咬伤	治疗痈疔肿毒，毒蛇咬伤等	—

续表

民族医药	临床应用									
	酢浆草	鸡矢藤	假朝天罐	紫茉莉	木棉	车前	密蒙花	苎麻	蕺菜	三角枫
傈僳族	治疗感冒发热,腹泻,黄疸,淋证,结石,眩晕,肉伤,体痛	治疗头晕,体虚弱,月经不调	治疗红白痢疾,妇女红崩,带下	治疗扁桃体炎,月经不调,泌尿系感染,乳腺炎,跌打损伤	治疗肠炎,痢疾,风湿痹痛,跌打损伤,胃痛	治疗小便短赤,小儿虫积,腹痛	治疗目赤肿痛,多泪,多眵,目翳	治疗热病大渴,大狂,血淋,癃闭,吐血,下血,赤白带下,跌打损伤,蛇虫咬伤	治疗消化不良,感冒咳嗽,肺炎	—
苗族	治疗恶疮痔漏,淋证,赤白带下,疮疡瘰疬	治疗胃炎,小儿疳积		治疗月经不调,闭经,糖尿病,跌打损伤,前列腺炎,宫颈炎,附件炎,乳腺炎,疮疡,皮肤溃疡	—	治疗淋浊,结石,小便不通	治疗头绿	治疗胎动不安,先兆流产,痈肿初起	治疗发热,胸痛,咳嗽,热毒斑疹,气管炎,腮腺炎	治疗风湿病,皮肤瘙痒,常见皮肤病,真菌感染,风湿疼痛,小儿风湿,产后风,类风寒身痛
佤族	治疗胃折,跌打损伤,毒蛇咬伤,黄疸,痹证	治疗贫血,头晕,风湿痛,跌打损伤,慢性肠炎	治疗月经过多,崩漏	治疗感冒咳嗽,气管炎,肾炎,肝炎,目赤翳障,高血压	治疗疮毒肿痛,疔疮,跌打损伤,痢疾,风湿性关节炎	—		治疗胎动不安,子宫脱出,骨折,疔肿,湿性肾痛	治疗肺热咳嗽,乳腺炎,流行性腮腺炎,尿道感染	—
景颇族	治疗痢疾,淋证,结石,黄疸,跌打损伤	治疗腰痛,肌肉疼痛	治疗白痢	—	治疗风湿痹痛,跌打损伤,胃痛,腹痛,肠炎		治疗传染性肝炎,目赤肿痛,泪多目翳	治疗感冒发热,麻疹高热,尿路感染,肾炎水肿,胎动不安	治疗哮喘,肺炎	—

续表

民族医药	临床应用								
	酢浆草	鸡矢藤	假朝天罐	紫茉莉	木棉	密蒙花	苎麻	蕺菜	三角枫
阿昌族	治疗痢疾,淋证,结石,黄疸,跌打损伤	治疗风湿筋骨痛,跌打损伤,皮炎,湿疹	治疗白带,痢疾	治疗扁桃体炎,月经不调,前列腺炎	治疗体弱,面黄肌瘦,动物咬伤,便秘,吐血,风湿痹痛,食饮不振,脱肛;治疗妇女红崩,跌打损伤,续筋骨折	治疗黄疸型肝炎	治疗感冒发热,麻疹高热,尿路感染,肾炎水肿,胎动不安	治疗消化不良,小儿疳积,腮腺炎,黄疸型肝炎	—
德昂族	治疗痢疾,淋证,结石,黄疸,跌打损伤	治疗风湿筋骨痛,跌打损伤,皮炎,湿疹	治疗白带,痢疾	治疗尿路感染,糖尿病,水肿,前列腺炎,疥,跌打损伤,臁疮,痔,粉刺,皮肤流黄水	治疗腰腿各类疼痛,风湿痹痛,肠炎	治疗黄疸型肝炎	治疗感冒发热,麻疹高热,尿路感染,肾炎水肿,胎动不安	治疗月经不调,感冒咳嗽,感冒发热	—
布朗族	—	—	治疗水火烫伤	治疗咯血,小便不通,淋浊带下,尿血,火眼	—	治疗咳嗽,火眼,目翳,哮喘	—	治疗感冒咳嗽,发热,疼痛	—
侗族	—	—	—	—	—	—	—	—	治疗风湿骨痛,跌打损伤,头晕昏倒,参风麻木,颈椎病
土家族	—	—	—	—	—	—	—	—	治疗风湿性关节痛,脚缩筋

菌感染、跌打损伤、缩筋等方面相互之间的临床应用具有一定差异性。

第三节
中国不同民族传统医药融合发展的思考与建议

一、树立"大中医"和世界传统医药学一体化思想，在融合中加强对民族医药精髓的传承和保护

不管是中国各民族传统医药还是世界其他地区的民族医药，发展较为完善的传统医学在各自长期的临床应用实践中，均形成各具特色的医药理论、功效认识和临床应用体系，甚至基于不同人群体质形成了亦具有适合不同体质人群的诊疗技术和方药。随着世界大范围的人群移动和信息交流，如何保护和传承各民族医药的精华或精髓，世界各国的管理者和医学界专家均对这方面表现出高度的重视。加强对各民族医药的深入挖掘，深刻剖析不同民族传统医药的相似性和差异性，发扬其精华，剔除其糟粕，相互之间共同学习和相互吸收，构建"大中医"及世界一体化的传统医药，已经成为当今各界人士的共识。其实，从各民族医药中对不同药材利用的理论基础来看，对于很多药材利用所形成的理论大多数是相通的；对于药材利用的功效认识也具有很大程度的相似性；而对于药材利用的临床应用，在具有一定相似性的基础上则在配伍方剂和技术应用上表现较多的差异性。在长期的历史发展过程中各民族频繁迁徙，逐渐形成了大杂居、小聚居的分布格局，你中有我、我中有你，进一步促进了各民族医药的融合。不同民族医药只有紧密融合成为一个统一体，才会将各自的优势和特点进行发扬，才能得以更好的传承和保护。

二、构建中国传统医药学科专业人才互通培养体系，在建设中促进民族医药人才队伍的壮大和发展

在中国传统医药学传承中，扁鹊、华佗、张仲景、李时珍等中医药名家，在推动祖国医药传承和发展方面做出了卓越贡献。当今，要使中国传统医药立于医药卫生的国际舞台，同样要依靠中医药人才发挥作用。在"一带一路"合作框架内，选拔医德高尚、医术精湛的人才队伍，开展医疗合作，同时加强传统医药专业人才交流与培养，并构建传统医药学科专业人才与现代医学人才的互通培养体系，为民族传统医药发展培养高水平综合性人才。一方面要加强对不同民族医药资源的挖掘和知识整理，进行系统化归类和比较研究，为构建民族传统医药学科专业体系提供更加丰富的材料。因为很多地区的民族医药存在一定的差异性，而有些民族医药的经验或特色疗法尚没有以文字方式记录下来，这就急需加强这方面的挖掘和抢救，如阿昌族、哈尼族、怒族、布朗族、傈僳族、德昂族、独龙族等民族医药，常用的医技医法、习惯用药、秘方验方、养生保健方法等医药知识的挖掘和保护，这些都是丰富民族医药学科专业体系非常有价值的资源。另一方面，就是要加强建立传统医药的高等教育和职业教育专业人才的培养体系，着力打造传统医药学科专业的专业基础课程、通识课程、专业课程以及专业实践的人才培养方案，切实健全和完善民族医药人才培养体系和格局。此外，就是要高度重视民族医药知名老专家和特色医药技艺传承人，设立民族医药学专家工作站，加强实施对民族医药知名专家和传承人跟师学习，从而不断壮大民族医药人才的队伍，为民族医药的发展提供智力支持。

三、建立中国传统医药产业共同的行业标准体系,在开发中加强对民族医药资源利用的保障和产业升级

传统医药要走向世界和树立影响,就必须建立起行业共同的标准体系和塑造产业品牌,通过打造民族传统医药的国际标准,推动中国民族传统医药的国际化,从而带动我国传统医药产业的整体升级。目前,中国传统医药中除中(汉)医、藏医、蒙医、维医外,还有一些存在于少数民族地区的民间医药,其精华尚未得到有效发掘、整理,在一定程度上影响了中国传统医学的整体提升。另外,作为中国传统医药特别是药物层面应该有共同的相关的标准体系,甚至国际化的标准体系。因此,为做好中国传统医药产业行业标准体系的工作,我们一是应该从文化人类学、历史生态学角度,全面系统收集古今中外民族史志和民族医药典籍中的有关材料,分别研究其不同民族传统医药的类型和渊源变迁过程;二是对不同民族传统医药相关标准进行整合而构建融通的标准体系,从而进一步构建普适性的中国传统医药的管理和工作标准体系;三是建立包括中国各民族医药专家信息库,根据其实践经验结合长期记载和文献资料对所构建的标准体系进行验证、评价和修订,使建立的标准更加科学和更加富有影响力,并最终上升为国家标准。

＊ 结 论

人类在漫长的历史时空和迁徙发展变化过程中,因区域性的文化、古典的哲学、宗教习俗、地域环境等不同而获得不完全相同的医药知识,从而构建起不同民族的医药基础理论和医药知识体系。影响较大的主要传统医学有中国传统医学、古印度医学、古希腊医学等。其中,中国传统医学即中医学是当前世界上传承发展最好的传统医学体系,其在长期的历史发展和融合过程中,从源头和发展过程看,中医学是包括中国境内所有民族传统医学的统称,而中(汉)医对其他民族传统医学产生所具有的激荡发蒙作用意义重大。随着健康观念和医学模式的转变,对于传统医学的认识逐渐回归到治病健体的本真而越来越受到高度关注和重视,传统医学已经成为促进健康和改善全球卫生治理的重要组成部分。通过系统比较研究我们认为:

(1) 不同民族地区对于药材利用具有各自的特色和优势,相互之间具有共同属性,也具有差异,充分挖掘和理解其潜在规律和异同,对丰富和繁荣中国民族传统医药学和系统地发挥出中国各民族医药学的集体智慧,对新时代人类健康命运共同体的构建具有重要意义。

同时,中国传统医学与现代医学在医学发展理念上日益趋同,两者之间相互渗透、相互支撑和相互促进,两者之间的深度融合将建立一种新的现代医学体系,这种新的现代医学体系将既高于某种单一的传统医学,也高于某种单一的现代医学,它是一种汇集众多传统医学生命观、健康观、医学模式等优势的整体医学思想体系,也是融通众多现代医学新理论、新技术和学科交叉的整合医学方法体系。

(2) 通过对部分中国传统民族医药的比较发现,不同民族传统医药对于若干不同药材利用的药性理论、功效认识和临床应用等方面具有很多的相通性,对于药材认识和功效的应用不断趋同,各自独具特色的药性功效和方法技艺,在相互之间不断学习和吸收,从而得以共同提高。

(3) 在新时代,传统医学进行多维度融合不管在理论基础上还是人类健康需求上均具有互通性和必要性。在时间维度上,传统医学随着时间的推移其自身不断充实,各传统医学在医疗过程的现实基础和经验中融合积累而不断发展;在空间维度上,传统医学随着国家治理能力、水平的不断提升和国际

事务交往而不断交融,各传统医学之间相互融合吸收而不断丰富;在内容维度上,传统医学随着学科领域的交叉而不断拓展,各传统医学在新的学科领域融合补充而不断壮大;在技术维度上,传统医学随着现代医疗技术的应用而不断革新,各传统医学结合现代新技术融合创新而不断提高。

(4)不同民族传统医药学要加强融合发展:一是要树立"大中医"和世界传统医药一体化思想,在融合中加强对民族医药精髓的传承和保护,构建世界传统医学发展共同体,建立一体化的传统医学理论体系;二是要加强传统医药学科专业人才互通培养体系,在建设中促进民族医药人才队伍的壮大和发展,从而不断融合不同传统医学精湛技艺,建立多元化的现代化传统医学诊治方法体系;三是革新传统医学评价应用模式,建立综合化的传统医学评价标准体系,建立传统医药产业的行业标准体系,在开发中加强对民族医药资源利用的保障和提升传统医学科学内涵的阐释,为提高传统医学创新发展水平和促进传统医学与现代医学大融合,提供科学支撑和评价标准,为人类健康共同体更大地发挥出传统医学的效能。

第九章

传统药理学与现代药理学相结合

在现代医学即所谓西医传入之前,中华民族的健康与繁衍昌盛主要是由以中(汉)医为主的传统医学来加以保障的,那个时代的中(汉)医其临床思维和处方用药等应该都是很纯粹的中国传统医学思维,医者的水平高低应该说主要取决于其对传统医学掌握的熟练程度。1840年鸦片战争前后西方文化、科技包括医学全面进入中国,从那时起保障中华民族健康的医学文明就从单一的以中医为主的传统医学变成传统医学与现代医学(即所谓的西医)共同来加以实施的状态,当然这个过程是完美的也是痛苦的,因为由传统医学和现代医学交织而成的医学文明肯定更加卓有成效、更加完美;而要改变一种固定思维或思维定式又常常是痛苦的事情,这就使得中西医在以后的发展过程中会经历所谓对立期、共存期和结合期。当然这种思想观念和学术理念等的变化,会深深影响一代代中(汉)医人的医学思维,特别是临床医学思维和关于中药等的认识。众所周知,传统医学包括中(汉)医治疗疾病的主要手段是传统方药和技术,因此现代医学对中(汉)医等传统医学的影响也很大程度上在传统方药层面体现出来。这种影响的理性方式就是传统药理和现代药理相结合,并涉及理论研究、临床实践和药物使用与开发等诸多方面。同样,化学合成药物发展的方向为针对受体、针对代谢、针对细菌和病毒、针对酶、针对基因等,而中(汉)药目前治疗疾病的出发点却并不主要在此,其意在调整阴阳、益气活血、补肾益气等,但在当今历史条件下,中医的临床实践情况要复杂得多,如何在现代科技条件下发挥好传统医学的优势,传统药理学和现代药理学相结合应该是必由之路。

第一节
传统药理学与现代药理学

一、药理学概念

药理学(pharmacology)是研究药物与机体(含病原体)相互作用及其规律和作用机制的一门学科。药理学是由希腊文 Pharmakon 和 Logia 两字合并而成,前者之意是指药物或毒物,而后者之意是研究,所以药理学狭义的定义,是指研究药物在生物体内的生理或生化变化的一门科学。虽然药理学是一门独立的科学,但它与其他学科之关系密不可分。药理学研究的内容包括:① 药物效应动力学(pharmacodynamics):简称药效学,主要研究药物对机体的作用,包括药物的作用和效应、作用机制及临床应用等。② 药物代谢动力学(pharmacokinetics):简称药动学,主要研究药物在机体的作用下所发生的变化及其规律,包括药物在体内的吸收、分布、代谢和排泄过程,特别是血药浓度随时间变化的规律、影响药物疗效的因素等(图 9-1)。

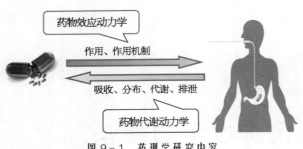

图9-1　药理学研究内容

换言之,药理学主要指研究有关使用化学物质治疗疾病时引起机体功能变化机制的学问,德国人施米德贝尔(O. Schmiedeberg,1838—1921)首创的实验药理学成为近代药理学的基础。药物同毒物有时也难于严密区分,药理学实际上也以毒物为研究对象,因此把药理学中特别关于医药治疗方面的应用作为药物学(原意为药饵学),与以毒物为对象的毒物学相区别。药理学是基础医学与临床医学、医学与药学之间的桥梁学科,在药理学科学的理论指导下进行临床实践,在实验研究的基础上丰富药理学理论。药理学的学科任务是要为阐明药物作用及作用机制、改善药物质量、提高药物疗效、防治不良反应提供理论依据;研究开发新药、发现药物新用途并为探索细胞生理生化及病理过程提供实验资料。

二、药理学发展史

1. **第一阶段:原始药物治疗学**　原始药理学最初来源于人类早期经验的积累,远古时代人们为了生存从生活经验中得知某些天然物质可以治疗疾病与伤痛,这是药物的源始。这些实践经验有不少流传至今,例如饮酒止痛、大黄导泻、麻黄治喘、青蒿截疟、楝实祛虫、柳皮退热等。以后在宗教迷信、民俗文化等的影响下,以及封建君王寻求享乐与长寿的进程中也促进了药物的发展。但更多的是将民间医药实践经验的累积和流传集成本草,这在我国及埃及、希腊、印度等均有记载,例如在公元1世纪前后我国的《神农本草经》及埃及的《埃伯斯医药籍》(Ebers' Papyrus)等。《神农本草经》将药物按照效用分为上、中、下"三品",指出寒、热、温、凉四气和酸、苦、甘、辛、咸五味是药物的基本性情,可针对疾病的寒、热、湿、燥性质的不同选择用药,寒病选热药,热病选寒药,湿病选温燥之品,燥病需凉润之流。书中规定的大部分药物学理论和配伍规则,至今仍是中(汉)医药学的重要理论支柱。另外,李时珍的《本草纲目》(公元1596年)在药物发展史上有巨大贡献,是我国传统医学的经典著作,全书共52卷,约190万字,收载药物1 892种,插图1 160帧,药方11 000余条,是现今研究中药的必读书籍,在国际上有七种文字译本流传。帝玛尔·丹增彭措的藏药名著《晶珠本草》,此书分上、下两部,上部为歌诀之部,以偈颂体写成;下部为解释之部,用叙述文写成,分别对每种药物加以论述。全书共收载药物2 294种,分为十三大类。《晶珠本草》分十三章,分别对十三类药物的来源、分类、功效予以叙述,其中部分药物结合历代藏医药书籍的记载作了订正。本书收载的药物具有浓厚的藏药特色。此阶段的认识和用药方式仍是目前传统医学所采用的主要方式之一。

2. **第二阶段:现代药理学的问世**　在欧洲文艺复兴时期(公元14世纪开始)后,人们的思维开始摆脱宗教束缚,认为事各有因,只要客观观察都可以认识。瑞士医生Paracelsus(1493—1541)批判了古希腊医生Galen恶液质唯心学说,结束了医学史上1 500余年的黑暗时代。后来英国解剖学家William Harvey(1578—1657)发现了血液循环,开创了实验药理学新纪元。Johann Jakob Wepfer(1620—1695)首次用动物实验研究药物的药理、毒理作用,被誉为"药理学之父"。意大利生理学家F. Fontana(1720—1805)通过动物实验对千余种药物进行了毒性测试,得出了天然药物都有其活性成分,选择作用于机体某个部位而引起典型反应的客观结论,这一结论以后被德国化学家Fredrick Serturner(1783—1841)首先从罂粟中分离提纯吗啡所证实。18世纪后期英国工业革命开始,此举不仅促进了工业生产也带动了自然科学的发展,其中有机化学的发展为药理学提供了物质基础,从植物药中不断提纯其活性成分,得到纯度较高的药物,如地高辛、依米丁、奎宁、士的宁、可卡因、普鲁卡因等。以后还开始了人工合成新药,如德国微生物学家 P. Ehrlich 从近千种有机砷化合物中筛选出治疗梅毒有效的新胂凡纳明(Neoarsphenaminum,别名 914)。药理学作为独立的学科应从德国的 Rudolf Buchheim(1820—1879)算起,他建立了第一个药理实验室,写出第一本药理教科书,也是世界上第一位药理学教授。其学生 Oswald Schmiedeberg(1838—1921)发展了实验药理学,开始研究药物的作用部位,被称为器官药理学,并提出了一系列的药理学概念:构效关系、药物受体、选择性毒性等,是现代药理学的创始人。

3. **第三阶段:现代药理学的发展** 受体原是英国生理学家 J. N. Langley(1852—1925)提出的药物作用学说,现已被证实是许多特异性药物作用的关键机制,此后药理学得到飞跃发展,第二次世界大战结束后出现了许多前所未有的药理新领域及新药,如抗生素、抗癌药、抗精神病药、抗高血压药、抗组胺药、抗肾上腺素药等。近年来药动学的发展使临床用药从单凭经验发展为科学计算,并促进了生物药学(biopharmaceutics)的发展。药效学方面也逐渐向微观世界深入,阐明了许多药物作用的分子机制,也促进了分子生物学本身的发展。药理学与相关学科相互渗透,彼此借鉴和促进,已衍生出许多相关的分支学科。其中主要分支有:临床药理学(clinical pharmacology),主要研究药物对于人体的临床作用;神经药理学与心理药理学(neuro-and psychopharmacology),主要研究药物对于神经系统与行为的影响;毒理学(toxicology)及理论药理学(theoretical pharmacology)等。

三、中国传统药理学

中国传统医药学是中国各民族医药学的统称,主要包括中(汉)医药学、藏医药学、蒙医药学、维医药学等民族医药学。16 世纪以后,在西方科技文化大量涌入的情况下,逐渐出现了中西药并存的局面。与此相应,社会和医药界对传统的中国医药逐渐有了"中医""中药"之称,对现代西方医药也因此逐渐称为"西医""西药",由于汉族医药学在中国以及在世界上的影响最大,一般认为的"中医""中药"其实主要是"中(汉)医""中(汉)药",因此,一般意义上说的"中药药理学"主要就是"中(汉)药药理学"。在此作为样板的中(汉)药药理理论的起源与发展与中(汉)药的发展及现代研究息息相关,起初亦来源于早期经验的积累。中国第一部药物学专著《神农本草经》就是劳动人民在与自然斗争、在生产与生活的实践中得到的药物知识的总结。其中麻黄治喘、常山抗疟、楝实驱虫、大黄泻下等,都是极有价值的科学记录。随着人类社会的发展,民间药物的应用日趋广泛。汉、晋时期,华佗、李当之、吴普等人对药物学均有较大贡献。公元 6 世纪初,梁代陶弘景汇集当时流行的《名医别录》和本草经,整理编写了《本草经集注》,书中对采药季节、贮藏、保管、真伪鉴别、炮制方法、制药规范及用药方法等,都做出了一系列的说明,这在药学史上起到了承前启后的作用。唐宋时期是汉药发展史上的鼎盛时期,其间涌现了如《新修本草》《本草图经》《证类本草》等大量本草学著作。明代李时珍的《本草纲目》更是一本科学巨著,历时 27 载,全书 190 万字,共 52 卷,收载药物 1 892 种,方剂 11 000 多条、插图 1 160 幅。全世界广为传播,是人类药物发展史上光辉的一页。目前,此著作在我国的传统医学实践中仍被广泛使用。

中药药理学的研究目的,主要是使医务工作者在用药时进一步认识中(汉)药防治疾病的作用原理,以及产生疗效的物质基础。我国历代医家在长期医疗实践中,根据药物治疗作用,在中(汉)医的阴阳、脏腑、经络等理论指导下,总结并认为药物之所以能够针对病情,发挥其驱邪去因,扶正固本,协调脏腑经络功能,从而纠正机体阴阳偏盛偏衰,使其恢复阴平阳秘,以达到防病治病的基本作用,是由于各种药物各自有其若干特性和作用,即中(汉)药的性能理论。将中(汉)药治疗作用有关的性质与功能概括起来,主要有四气、五味、归经、升降沉浮、有毒无毒等方面。四气,就是寒热温凉四种不同的药性,又称四性。它反映了药物对人体阴阳盛衰、寒热变化的作用倾向,为药性理论重要组成部分,是说明药物作用的主要古典理论依据之一。五味,是指药物有酸、苦、甘、辛、咸五种不同的味道,因而具有不同的治疗作用。有些还具有涩味或者淡味,因而实际上不止五种。但是,五味是最基本的五种滋味,所以仍然称为五味。辛"能散,能行",即具有发散、行气行血的作用。甘"能补,能和,能缓",即具有补益、和中、调和药性和缓急止痛的作用。酸"能收,能涩",即具有收敛、固涩的作用。苦"能泄,能燥,能坚",即具有清泄火热、泄降气逆、通泄大便、燥湿、坚阴(泻火存阴)的作用。咸"能下,能软",即具有泻下通便、软坚散结的作用。归经,是指药物对于机体某部分的选择性作用,即某药对某些脏腑经络有特殊的亲和作用,因而对这些部位的病变起着主要或特殊的治疗作用,药物的归经不同,其治疗作用也不同。中(汉)药归经理论的形成是在中(汉)医基本理论指导下以脏腑经络学说为基础,以药物所治疗的具体病证为依据,经过长期临床实践总结出来的用药理论。"酸入肝经,苦入心经,甘入脾经,咸入肾经,辛入肺经。"升降浮沉,指药物作用的趋向而言。升是上升,降是下降,浮是发散上行,沉是泻利下行。升浮药上行而向外,有升阳、发表、散寒等作用。凡气温热,味辛甘的药物大多有升浮的作用;凡气寒凉,味苦酸的药物,大多有沉降作用,花、叶及质轻的药物大多升浮,种子、果实及质重的药物,大多沉降。毒性,古代常常把毒药看作是一切药物的总称,把药物的毒性看作是药物的偏性。基本上把毒性分为"有毒,无毒,微毒,小毒"。

跟中(汉)药一样,维吾尔、藏、蒙、傣、苗等民族亦有它们自己长期经验积累的传统医药理论体系。维药有"艾尔康学说""米扎吉学说"等,其药物学说包括草药、动物药、矿物药及其药物性级,将药性分为干、热、湿、寒及干热、湿热、湿寒、干寒,并将药物性味分四级;藏药按其性质分为"热性"和"寒性"两大类,具有六味、八性、十七种功效,可治疗二十种属性的疾病;蒙药的基本药味有甘、酸、咸、苦、辛、涩,根据药性独立的降或升,并遵循药味形成理论,总结出药物的八种效能,分别为重、腻、寒、钝、轻、糙、热、锐,称为性味八能;傣药有"四塔学说""五蕴学说";苗医的内治法强调热病冷药治,冷病热药治,虚病用补药的原则,药味香、辣、甘、麻的归热药,酸、辛、涩的归冷药,用药多以经验为主。从这些各民族的传统医药理论体系及其用药特点当中,不难发现其中蕴含有不少"传统药理学"的概念或者内容。

四、传统药理学与现代药理学相结合

这种理念应该是中国传统医学发展至今的必由之路,比如 20 世纪 20 年代初,中国学者首先对中(汉)药麻黄的成分麻黄碱、伪麻黄碱和麻黄次碱进行了系统的化学及药理研究。由于发现它的特异药理作用,其论文报告不仅震动国内,也受到国外的极大重视,并引起世界各地的学者对麻黄碱及其他中药研究的兴趣,致使麻黄碱成为世界性的重要药物,应该认为是一个和诺贝尔医学奖擦肩而过的发现。但由于当时中国社会动荡,战乱纷起,设备简陋,人员极少,故中(汉)药的研究缓慢,成果甚少,主要进行了一些单味药的研究,而且没有化学、药理与临床三者的协作。化学方面主要对延胡索、钩藤、麻黄、常山、防己等数十种药材进行研究。药理则主要对麻黄、黄连、常山、延胡索、仙鹤草等数十种药材进行了研究。中华人民共和国成立后,政府对中医中药的整理研究和发展十分重视,提出继承、发扬、整理、提高中医中药的重要批示,建立了从中央到地方各省市的中医中药研究机构和各级中医医院,使

中药药理和临床研究进入了一个新的阶段,研究范围从单方发展到复方,研究课题从资源调查到生药鉴定、炮制、化学等。单味药品种之多及研究范围之广,诚属空前。对延胡索、粉防己、人参、黄连、葛根、川芎、丹参、三七、枳实、枳壳、灵芝、莪术、大黄、青蒿、青木香、益母草、天花粉等研究均较深入,还从抗微生物、抗寄生虫、抗肿瘤、解热、镇痛、强心、利尿、抗高血压、抗心律不齐等方面,进行了大量的筛选。不但对传统中(汉)药研究较多,还研究了很多草药,如穿心莲、四季青、毛冬青、矮地茶、福寿草、满山红等,并提供临床应用,大大丰富了药物品种。综合中草药药理研究,其中部分阐明了中(汉)医药理论(如活血化瘀、扶正培本等治则),厘清了某些中(汉)药的有效成分(如延胡索乙素、青蒿素、川芎嗪等),改良了某些剂型(如感冒冲剂、生脉注射液等),发现了某些药的新用途(如枳实、青皮、鹤草芽等)。但中(汉)药的成分是复杂的,作用也是多方面的,不是所有中(汉)药都是能用一个成分来代表一个药的,故任重道远。

第二节
传统药理学与现代药理学理论层面的结合

一、取传统药理学之所长

1. **概念** 中药药理学是以中(汉)医药基本理论为指导,运用现代科学方法,研究中(汉)药和机体相互作用及作用规律的一门学科。中(汉)药是指以中(汉)医学理论为基础,用于防治疾病的天然药材;机体则指人体、动物体及病原体。传统药理学的基本内容包括中(汉)药的四气、五味、归经、升降浮沉、有无毒性、配伍、禁忌、质地、生成环境、功能、作用和炮制等,目前其相关研究侧重于运用现代科学方法,探讨药物与人体相互作用的规律和原理,而该领域主体内容是基于中(汉)药药性和中(汉)医理论基础之上的研究以及中(汉)医临床用药经验的研究。其关键要素是:① 研究对象是中(汉)药和机体。② 指导思想是站在人类共同医学文明的角度去认识中(汉)医药理论。③ 研究方法是现代科学及现代药理学的方法。

2. **传统药理学的优势和特色** 有许多中药无论是单药或组方长期使用均有较好的疗效,且千百年来反复使用,疗效始终稳定。随着现代医学的发展,这些中药所干预的病症及可能作用的环节也日趋明确。如中药药性的寒热温凉并非为药物自身的寒热温凉,而是由药物作用于机体所发生的反应概括出来的,是与所治疗疾病的寒热性质相对应的。一般而言,能减轻或消除热证的药物,其药性属于寒凉;反之,能减轻或消除寒证的药物,其药性属于热性或温性。同样,传统药理学对于五味的描述也为药物功效的研究提供了较好的参考。如辛味药能行能散,主要含有挥发油,其次为苷类、生物碱等;酸涩收敛,单酸味药主要含有有机酸类成分,单涩味药主要含有鞣质;甘能缓能补,可增强和调节机体免疫功能,提高抗病能力,主要为多糖类成分;苦味药能泄、能燥、能坚;苦寒药以含生物碱和苷类成分为多,是"苦""寒"的来源;咸可软坚散结,主要含有碘、钠、钾、钙、镁等无机盐成分。传统药理学的优势是其直接来自临床,是临床经验的直接反应,对临床的指导意义很大。

3. **传统药理学可能存在的不足** 由于历史条件的限制,如对于中药四气五味、升降浮沉理论的认识存在明显的局限性。有些中(汉)药的古老炮制方法可能起到增效与减毒的作用,但也有的炮制方法可能是无用的,甚至是有害的。许多本草学著作虽然注意到药物的毒性问题,但是限于当时的历史条件,有些描述本身存在不足甚至错误的部分,需要通过现代药理学的研究予以确认和揭示。比如,大量研究证明中药药理与中药功效往往一致,但其间存在的差异性也需要引起我们的关注,即存在中药药理研究结果未能证实某些中药功效相关的药理作用,或现代中药药理研究结果发现了中药功能之外的药理作用。同时,还出现动物药理作用与人之间的差异性。传统药理学毕竟是几千年临床经验的总结,有着不断修正以逐步接近本质的广阔空间。

二、取现代药理学之所长

1. **概念** 药理学是研究药物与机体(含病原体)相互作用及作用规律的学科。它既研究药物对机体的作用及作用机制,即药物效应动力学,又称药效学;也研究药物在机体的影响下所发生的变化及其规律,即药物代谢动力学,又称药动学。其主要任务是阐明药物的作用及作用机制,为临床合理用药、发挥药物最佳疗效、防治不良反应提供理论依据;研究开发新药,发现药物新用途;为其他生命科学研究提供重要的科学依据和研究方法。

2. **现代药理学的优势和特色** 药理学是在严格控制的条件下,以还原论、实证和循证的思想为指导,在整体、器官、组织、细胞、分子和基因水平,研究药物的作用及作用机制。现代药理学研究以科学实验为手段,既是理论科学又是实践科学,善于引进吸收和利用基础学科的前沿知识,已经由过去只与生理学有联系的单一学科发展为与生物物理学、生物化学及分子生物学等多学科密切联系的一门综合学科,并衍生出生化药理学、分子药理学、免疫药理学、遗传药理学、临床药理学等新的分支。研究方法日趋完善,根据对象不同可分为实验药理学方法、实验治疗学方法和临床药理学方法等。

三、取传统药理与现代药理结合之所长

1. **概念** 传统药理学的理论多基于传统医学对机体的认识,除了原初的科学基础之外,还有哲学思辨和文化的要素在里面,虽然经过几千年的修正与实际不断接近,但受制于当时的历史条件,对诸多药物的认识尚存在不足。因此,需要利用现代药理学的方法来明确传统药理学记载的药物功效是否存在,并发现其是否具有记载以外的功效,当然也包括毒副作用。而传统的药物功效记载则可为现代药理学研究提供必要的借鉴和参考,如青蒿素、阿司匹林和左旋多巴的发现等。

2. **传统药理学和现代药理学可能的结合点** 传统药理学根据临床观察和用药后患者的反应总结出药物大致的功效特点,但受制于其只是宏观层面的总结甚至还有文化层面的认识,因而其结果可靠性尚需要通过现代药理学的证实。而现代药理学则可依据传统药理学的记载,运用现代药理学的理论、技术和方法进行具体和深入的研究,如表 9 - 1 所示,青蒿能清透虚热,凉血除蒸,截疟,现代药理学发现其主要成分为青蒿素,具有调节免疫功能,并有一定的解热降温、消炎、抑菌、抗疟等药理作用。人参大补元气,复脉固脱,补脾益肺,生津止渴,安神益智,现代药理学发现其主要成分为人参皂苷,可提高人的体力、智力活动能力,增强机体对有害刺激的非特异性抵抗力等药理作用。黄芩清热燥湿,泻火解毒,止血,安胎,现代药理学发现其主要成分为黄芩苷、黄芩素,具有降低脑血管阻力、改善脑血循环、增加脑血流量及抗血小板凝集等药理作用。黄芪益气固表,敛汗固脱,托疮生肌,利水消肿,现代药理学发现其主要成分为黄芪甲苷等,可增强非特异性免疫功能、肾上腺皮质功能和抗疲劳等。淫羊藿补肾阳,强筋骨,祛风湿,现代药理学发现其主要成分为淫羊藿苷,能增强下丘脑—垂体—性腺轴及肾上腺皮质轴、胸腺轴等内分泌系统的分泌功能,有镇咳、祛痰和平喘、抗炎及抗病原微生物等药理作用(表9 - 1)。

表 9-1　中药的现代药理学研究 | 145

药名(拉丁)	主 要 成 分	药 理 作 用	现 代 应 用
青蒿 ARTEMINSIA ANNUAE HERBA	 青蒿素(artemisinin)	有调节免疫功能,并有一定的解热降温、消炎、抑菌、抗疟等作用	主要用于间日疟、恶性疟的症状控制,也可用以治疗凶险型恶性疟,如脑型、黄疸型等
人参 GINSENG RADIX ET RHIZOME	主要成分为人参皂苷,如: 人参皂苷- Rg₁ (ginsenoside - Rg₁) 人参皂苷- Rb₁ (ginsenoside - Rb₁)	可提高人体力、智力的活动能力,增强机体对有害刺激的非特异性抵抗力。人参的药理活性具有"适应原"样作用	具有抗肿瘤活性功能,抑制肿瘤癌细胞生长
黄芩 SCUTELLARIAE RADIX	 黄芩苷(baicalin) 黄芩素(baicalein)	具有降低脑血管阻力,改善脑循环、增加脑血流量及抗血小板凝集的作用	用于治疗脑血管病后瘫痪

药名（拉丁）	主 要 成 分	药 理 作 用	现 代 应 用
黄芪 ASTRAGALI RADIX	 黄芪甲苷(astragaloside)	可增强非特异性免疫功能；可升高血细胞比容，增加红细胞数；具有保肝、增强肾上腺皮质功能和抗疲劳、减缓自然衰老、抗溃疡等作用	用于治疗高血压、缺血性心脏病、脑梗死、脑血栓、糖尿病等；还可治疗急性肾小球肾炎、重症肌无力、心律失常、银屑病、慢性鼻炎等
淫羊藿 EPIMEDII FOLIUM	 淫羊藿苷(icariin)	能增强下丘脑—垂体—性腺轴及肾上腺皮质轴、胸腺轴等内分泌系统的分泌功能；对机体免疫功能有双向调节作用；并具有降压、镇咳、祛痰、平喘、抗炎及抗病原微生物及改善血流动力学和血液流变学等作用	用于治疗小儿脊髓灰质炎、神经衰弱症、慢性支气管炎；具有雄性激素样作用

第三节
传统药理学与现代药理学临床层面的结合

传统药理学与现代药理学相结合的思想在临床方面的指导作用正变得越来越凸显，在现代科技条件下，医生的临床思维及相关药物的设计与开发，均自觉或不自觉地贯彻着这种思想，即所谓取传统药理之所长、取现代药理之所长、取传统和现代药理结合之所长。所谓传统药理与现代药理在临床层面的相结合主要体现在：在现代科技条件下中医医生的临床思维及处方用药常常是既遵循传统中医理论，比如方证相应、按君臣佐使处方用药等，同时也会考虑所用中药的现代药理内涵，包括物质基础和针对特定发病机制的药物的现代作用机制等。因为时代的发展、科技的进步使中医理法方药的现代科学基础不断得以阐释，那些已经和现代医学形成共识的内容，不可能不影响现代中医的临床思维，当然这种传统药理学与现代药理学结合的临床思维应该更能提高中(汉)医的临床疗效。

一、优化剂型，主要针对证候与证型用药

1. 复方 如小儿肺热咳喘口服液：由麻黄、苦杏仁、石膏、金银花、连翘、知母、黄芩、板蓝根、麦冬、鱼腥草等组成。具有清热解毒、宣肺化痰的功效。主治热邪犯于肺卫所致的发热、汗出、微恶风寒、咳嗽、痰黄，或兼喘息、口干而渴。

生脉注射液：由红参、麦冬、五味子组成。具有益气养阴、复脉固脱的功效。主治气阴两亏、脉虚欲脱的心悸、气短、四肢厥冷、汗出、脉欲绝，以及心肌梗死、心源性休克、感染性休克等具有上述证候者。

2. 单味药 如枇杷叶膏(枇杷叶)，具有清肺润燥、化痰止咳的功效。主治肺热燥咳、痰少咽干。

板蓝根颗粒(板蓝根)，具有清热解毒、凉血利咽的功效。主治肺胃热盛所致的咽喉肿痛、口咽干燥、急性扁桃体炎见上述证候者。

3. 其他 如小青龙口服液、蛇胆川贝口服液、大活络丹、小活络丹、清肺抑火丸、藿香正气水、香砂六君子丸、归脾丸、逍遥丸、滋补肝肾丸、六味地黄丸、宽中顺气丸、清胃黄连丸、泻青丸、加味保和丸、二陈丸、补益蒺藜丸、补益资生丸、参桂理中丸、至宝丹、紫雪丹、安宫牛黄丸、苏合香丸、消渴丸、茵栀黄口服液等。

二、优化剂型，主要针对病或症状用药

1. 复方 如蒲地蓝口服液：由蒲公英、苦地丁、板蓝根和黄芩四味药组成，具有清热解毒、抗炎消肿的功效。该药在扁桃体炎、腮腺炎等病，以及出现发热、咳嗽、咽喉肿痛等症状时，疗效显著。传统药理分析诸药性味苦寒，能达清热解毒之效，且苦地丁可消肿散结。现代药理分析其能抗病毒、抗菌抗炎、提高免疫力等，对于呼吸系统的感染、扁桃体肿大、腮腺肿大等能发挥疗效。

疏血通注射液：由水蛭和地龙的提取物精制而成，具有活血化瘀、通经活络的功效。该药在治疗急性脑梗死等病及出现半身不遂、口眼歪斜等症状时，作用明显。传统药理分析水蛭、地龙均属虫类药，善走窜，具通络作用。其中水蛭善破血通经、逐瘀消癥，地龙善清热定惊。现代药理分析其能溶栓、抗凝血、扩血管、镇静等，对于心、脑血管疾病具有相对针对性的疗效。

垂盆草冲剂：是治疗急性、慢性肝炎的有效药物，主要可以清热解毒、活血利湿，对降低血清谷丙转氨酶(ALT)有显著疗效，对肝细胞损伤有保护作用，对肝炎患者的口苦、纳差、小便黄等湿热症状有减轻和消除的效果。

2. 单味药 如猪苓多糖注射液(猪苓)，具有调节机体免疫功能，对慢性肝炎、肿瘤有一定疗效。与抗肿瘤化疗药物合用，可增强疗效，减轻毒副作用。

丹参注射液(丹参)：具有活血化瘀、通脉养心的功效。主治冠心病胸闷，心绞痛。

血脂康胶囊(红曲)：具有除湿祛痰、活血化瘀、健脾消食功效。其有调节异常血脂的作用，可降低血胆固醇、三酰甘油、低密度脂蛋白，也能升高高密度脂蛋白、抑制动脉粥样硬化斑块的形成、保护血管内皮细胞、抑制脂质在肝脏沉积。

三七片(三七)：为止血剂，具有散瘀止血、消肿定痛功效，主治外伤出血、跌仆肿痛。

3. 其他 如小儿咳喘灵口服液(具有宣肺、清热、止咳、化痰的功效，主治上呼吸道感染引起的咳嗽)、五味子糖浆(具有益气生津、补气宁心的功效，主治神经衰弱，症见失眠、多梦、头晕)、保济口服液(具有解表、祛湿、和中的功效，主治晕车船，症见恶心呕吐、肠胃不适等)、急支糖浆(具有清热化痰、宣肺止咳的功效，主治外感风热所致咳嗽或支气管炎急性发作)、百癣夏塔热片(具有清除异常黏液质、胆液质，消肿止痒的功效，主治手癣、体癣、足癣、花斑癣、过敏性皮炎、痤疮)、甘草合剂(具有镇咳、祛痰的功效，主治一般性咳嗽及上呼吸道感染性咳嗽)。针对现代医学理论体系中的某一疾病，如消银颗粒治疗银屑病，复方丹参滴丸、麝香保心丸治疗冠心病。

三、优化剂型,主要针对病证结合的环节用药

1. **复方** 如银翘解毒合剂:由金银花、连翘、薄荷、荆芥、淡豆豉、炒牛蒡子、桔梗、淡竹叶、甘草组成,具有辛凉透表、清热解毒的功效。该药在症见发热、咳嗽、咽痛等且辨证为风热感冒时应用,疗效极佳。该剂型改良自银翘散,传统药理研究表明银翘散主治风热感冒,现代药理研究认为其能抗菌、抗炎、解热、提升机体免疫力等,能帮助改善感冒等呼吸系统疾病及部分皮肤病患者的相应症状。

参麦注射液:具有益气固脱、养阴生津、生脉的功效,适用于气阴两虚型之休克、冠心病、病毒性心肌炎、慢性肺源性心脏病、粒细胞减少症。

灯盏细辛注射液:具有活血祛瘀、通络止痛的功效,主治瘀血阻滞、中风偏瘫、肢体麻木、口眼歪斜、言语蹇涩及胸痹心痛,也可用于缺血性中风、冠心病心绞痛见上述证候者。

复方青黛胶囊:具有清热解毒、消斑化瘀、祛风止痒的功效,主治血热夹瘀、热毒炽盛证,也可用于进行期银屑病、玫瑰糠疹、药疹见上述证候者。

2. **单味药** 如黄芪注射液(黄芪):具有益气养元、扶正祛邪、养心通脉、健脾利湿的功效。主治心气虚损、血脉瘀阻之病毒性心肌炎,也可用于心功能不全及脾虚湿困之肝炎。

鱼腥草注射液(鲜鱼腥草):具有清热、解毒、利湿的功效。适用于肺脓疡、痰热咳嗽、白带、尿路感染、痈疖。

独参汤(人参):具有补气固脱的功效。主治诸般失血与疮疡溃后,气血俱虚,面色苍白,恶寒发热,手足清冷,自汗或出冷汗,脉微细欲绝者。现代医学中一般用于急症的治疗,主要有"厥证""脱证""厥脱症"(心脏骤停、复苏后综合征、脓毒症合并心肾综合征等)、心力衰竭、心阳暴脱、恶性心包积液、消化性溃疡并失血性休克、骨科急救等。现代药理研究证实人参对神经系统、心脑血管系统以及免疫系统有广泛的调节作用,此外还有诱导雌激素、抗炎、抗癌、抗糖尿病和降脂减肥、保肝、抗骨质疏松、抗疲劳和延缓衰老等作用。

四、按现代药理作用机制用药

1. **复方** 双黄连注射液:由金银花、黄芩、连翘等组成。具有清热解毒、清宣风热的功效。主治外感风热引起的发热、咳嗽、咽痛,适用于病毒及细菌感染的上呼吸道感染、肺炎、扁桃体炎、咽炎等。主要药理作用:① 抑菌作用:试管法抑菌试验表明,双黄连注射对白念珠菌等 5 种真菌有一定的抑制作用,体外抑菌试验表明该药对金黄色葡萄球菌、表皮葡萄球菌、β 溶血性链球菌、肺炎克雷伯菌、伤寒杆菌、大肠埃希菌、变形杆菌、铜绿假单胞菌、粪产碱杆菌、费氏柠檬酸杆菌等有抑制作用,尤其是对金黄色葡萄球菌、表皮葡萄球菌和变形杆菌的抑制作用较强。② 抑病毒作用:对小鼠病毒性脑炎模型给予双黄连注射液 0.2、1.5、5 mg/kg 治疗,双黄连注射液可以降低小鼠脑组织中核因子 κB(NF-κB)的表达水平,双黄连抗病毒的功效可能与其抑制 NF-κB 的表达,调控免疫应答有关。③ 增强免疫功能:双黄连注射液能提高氢化可的松所致的免疫功能低下鼠的免疫功能,主要表现为促进 T 淋巴细胞的转化,促溶血素生成,提高血清补体总量等。给呼吸道合胞病毒肺炎患儿应用双黄连注射液治疗,结果在治疗病毒性肺炎时具有调节 IgA、IgB 作用,体液免疫功能得到了一定程度的提高和改善,有助于加速病情的恢复和减少病情的反复及迁延。④ 抗炎作用:给组胺引起的大鼠毛细血管通透性增加模型静脉注射双黄连注射液 2.5、5、10 g/kg(含生药)和双黄连粉针 0.6 g/kg(生药 10 g/kg),可明显抑制毛细血管通透性的增加,且显著增加小鼠单核—巨噬细胞吞噬作用。

2. **单味药** 灯盏花素:为菊科植物短亭飞蓬(灯盏花)干燥全草提取的有效成分,具有扩张血管、

改善血液微循环、降低血管阻力和抗血小板凝聚等作用。灯盏花素临床应用于：① 急性脑梗死、脑梗死后遗症、椎-基底动脉供血不足在内的缺血性脑血管疾病以及血管性痴呆的治疗。② 用于减轻创伤性颅脑损伤后的继发性脑损伤,改善预后。③ 用于治疗一氧化碳中毒迟发性脑病。④ 用于冠心病心绞痛以及急性心肌梗死、心力衰竭及高血压的治疗。⑤ 其他疾病,如一些糖尿病并发症、慢性肾脏疾病、低氧性肺动脉高压、慢性肺源性心脏病等。

3. 其他 灯盏花素注射液、康莱特注射液、华蟾素注射液、艾迪注射液、榄香烯乳注射液、得力生注射液、鸦胆子油乳注射液、复方苦参注射液。

五、按现代药理作用机制与相关化学基础用药

将中草药主要活性成分提取制成中成药口服或静脉制剂治疗疾病。如广泛用于心脑血管系统疾病的丹参酮静脉注射液、三七皂苷口服制剂、银杏叶片等;雷公藤多苷片、白芍总苷片等治疗自身免疫紊乱性疾病等;复方甘草酸苷治疗肝功能异常等。

1. 基于有效部位用药 如白芍总苷胶囊：主要成分为白芍总苷,提取自中药白芍,含芍药苷$(C_{23}H_{28}O_{11})$不得少于40.0%,其他还含有羟基芍药苷(hydroxy-paeoniflorin)、芍药花苷(paeonin)、芍药内酯苷(albiflorin)、苯甲酰芍药苷(benzoylpaeoniflorin)等具有生理功效成分的混合物。传统医学认为白芍具养血敛阴、柔肝止痛的功效,临床药理研究表明,白芍总苷能改善类风湿关节炎患者的病情,减轻患者的症状和体征,并能调节患者的免疫功能。现代药理指出白芍总苷在抗炎及免疫调节方面作用显著,特别是对自身免疫性疾病如类风湿关节炎、系统性红斑狼疮有特异性疗效。其可发挥较强的抗炎能力,降低体内的炎症反应,同时调节 Th 细胞、Treg 细胞及其细胞因子,发挥免疫耐受及抑制。但由于其化学基础尚未明确,针对白芍总苷的现代研究还将继续深入。

银杏叶提取物片：用于脑部、周围血流循环障碍。药理作用包括：① 自由基的清除作用：清除机体内过多的自由基,抑制细胞膜的脂质发生过氧化反应,从而保护细胞膜,防止自由基对机体造成的一系列伤害。② 对循环系统的调整作用：通过刺激儿茶酚胺的释放和抑制降解,以及通过刺激前列环素和内皮舒张因子的生成而产生动脉舒张作用,共同保持动脉和静脉血管的张力。③ 血液动力学改善作用：具有降低全血黏稠度,增进红细胞和白细胞的可塑性,发挥改善血液循环的作用。④ 组织保护作用：增加缺血组织对氧气及葡萄糖的供应量,增加某些神经递质受体的数量,如毒蕈碱样、去甲肾上腺素以及 5-羟色胺受体。

2. 基于有效成分用药 如丹参酮胶囊：用于痤疮、扁桃体炎、外耳道炎、疖、痈、外伤感染、烧伤感染、乳腺炎、蜂窝织炎、骨髓炎等。分子式：$C_{18}H_{12}O_3$。药理毒理：① 本品具有广谱抗菌作用,对金黄色葡萄球菌、人型结核杆菌、分枝杆菌、痤疮棒状杆菌、铁锈色毛发癣菌、红色毛发癣菌、炭疽杆菌具有较强的抗菌活性。② 体外实验结果表明,本品对多种革兰阳性球菌感染有良好的抑制作用,且对耐青霉素、链霉素和四环素、多黏菌素的耐药金黄色葡萄球菌株,仍有良好的抑制作用。③ 动物实验证实,本品对于炭疽杆菌的体外生长有抑制作用。④ 本品对人型结核杆菌 H37RV 有不同程度的抑制作用,对分枝杆菌 607 与溃疡分枝杆菌也有不同程度的抑制作用,对痤疮棒状杆菌也有抑制作用。⑤ 本品具有雌性激素样活性。⑥ 本品可抑制铁锈色毛发癣菌和红色毛发癣菌等真菌的生长。⑦ 本品可通过抑制白细胞氧自由基释放降低血前列环素 2α $(PGF_{2α})$和前列环素(PGE)水平。⑧ 本品具有氢化可的松样作用。

丹参酮ⅡA磺酸钠注射液：丹参酮ⅡA磺酸钠注射液提取自中药丹参,将提取物丹参酮ⅡA经过

磺化而制成,传统药理认为其归心、肝经,具活血祛瘀、通经止痛、清心除烦、凉血消痈的功效。该药对心血管系统的改善作用极强。分子式:$C_{19}H_{18}O_3$。现代药理明确其化学结构与作用机制,发现其能抗凝且抗血栓形成、抗氧化能力及促进心肌的保护、扩血管以改善血液流变学等,明显提高循环系统方面疾病的改善作用。

青蒿素:用于疟疾。分子式:$C_{15}H_{22}O_5$。通过对疟原虫表膜线粒体等的功能进行干扰,首先作用于食物泡膜、表膜、线粒体,其次作用于核膜、内质网,对核内染色质也有一定的影响,最终导致虫体结构的全部瓦解。

黄连素:用于细菌性痢疾和肠胃炎。分子式:$C_{20}H_{18}ClNO_4$。能对抗病原微生物,对多种细菌如痢疾杆菌、结核杆菌、肺炎球菌、伤寒杆菌及白喉杆菌等都有抑制作用。

麻黄素:用于预防支气管哮喘发作和缓解轻度哮喘发作、蛛网膜下腔麻醉或硬膜外麻醉引起的低血压及慢性低血压症,以及各种原因引起的鼻黏膜充血、肿胀引起的鼻塞。分子式:$C_{10}H_{15}NO$。药理:可直接激动肾上腺素受体,也可通过促使肾上腺素能神经末梢释放去甲肾上腺素而间接激动肾上腺素受体,对 α 受体和 β 受体均有激动作用。

六、中药联合现代医药应用,以增效减毒

1. **临床思维方法** 对于寒哮和热哮,中医辨证论治,分别采用小青龙汤和定喘汤加减治疗,传统药理学认为前方可辛温解表、解表散寒、温肺化饮,后方可以宣肺降气、清热化痰;同时现代药理学研究表明,两方方剂中麻黄,其主要成分麻黄碱,可直接激动 β 肾上腺素能受体,也可通过促使 β 肾上腺素能神经末梢释放去甲肾上腺素而间接激动肾上腺素受体,对 α 受体和 β 受体均有激动作用,两药方中麻黄碱可直接松弛支气管平滑肌,其 α 效应尚可使支气管黏膜血管收缩,减轻充血水肿,有利于改善小气道阻塞以快速有效改善症状。在此基础上,辨证加用黄芪和(或)淫羊藿,一方面,资一身之气予以顾护正气、驱除邪气;另一方面,现代药理研究发现,黄芪、淫羊藿等可通过抑制炎症因子,如白细胞介素-6(IL-6)、肿瘤坏死因子-α(TNF-α),升高抑炎因子,如 IL-10,增强下丘脑—垂体—肾上腺皮质轴的功能,改善Th1 和 Th2 型细胞因子的平衡,从而调节了神经—内分泌—免疫(NEI)网络的紊乱等多途径改善病情。

间质性肺疾病在急性加重期,炎症较为突出,辨证予以桑白皮汤或清金化痰汤加减,而在此基础上加用生地、知母、甘草、黄芩、赤芍,兼用淫羊藿、黄芪等,一方面可减轻激素的副作用,另一方面其具有抗炎、抗氧化等现代药理作用;黄芩、赤芍,一方面具有清热解毒、活血化瘀之作用,另一方面具有改善抗氧化能力、缓解炎症、抗纤维化作用;淫羊藿、黄芪,"发时治肺兼顾肾",一是可以辅助正气、抵御邪气,"资先天以助后天",二是可以减轻激素造成的 HPA 轴抑制、骨质疏松等副作用,三是两者及其相关组分具有抑制促炎因子、提高抑炎因子及调节神经—内分泌—免疫网络系统的作用,达到"正气存内,邪不可干"。

对于有些晚期并且已接受手术、放疗、化疗等治疗的肺癌患者,中医药可以作为主要的治疗方法,辨证用药。如辨为肺阴虚可以用清燥救肺汤加减;脾肺两虚可以用六君子汤及桔梗汤加减;肺肾两虚型可以用麦味地黄汤加减;瘀毒型可以用桃红四物汤及银花甘草汤加减;气血双亏型可以用八珍汤及当归补血汤加减等。上述诸方中可以辨证再加入现代药理学研究发现有抗肺癌作用的中药如望江南、蜂房、龙葵、白花蛇舌草等。白花蛇舌草,微苦、微甘、微寒,归心、肝、脾经,清热解毒、消痈散结、利尿除湿,而现代药理学发现,其以及所含有效成分黄酮类、多糖类、三萜类、甾醇类等,对急性淋巴细胞型、粒细胞型、单核细胞型以及慢性粒细胞型的肿瘤细胞有较强抑制作用,抑制端粒酶活性,减少端粒酶数量

可能对抑制肿瘤细胞生长繁殖具有重要作用,还可以抑制 NF－κB p65 激活,减少促炎因子 IL－8、TNF－α 的表达及增加抗炎因子 IL－10 的表达等。

慢性阻塞性肺疾病(COPD)属于中医"肺胀"范畴,前人对于肺胀的治疗,多采用"平时治本,发时治标",同时 COPD 在疾病发展的某个阶段,可能偏重于标实或本虚,然而其基本病机仍是虚实夹杂,故在治疗此病时,往往采取标本同治,将补肾益气和清热活血两者有机结合起来运用于 COPD 的防治。即在 COPD 急性加重期,以清肺平喘活血为主,重用黄芩、赤芍、当归等,但亦兼顾补肾益气,适量运用淫羊藿、黄芪等;COPD 缓解期注重补肾益气,重用淫羊藿、黄芪等,但亦兼顾清肺活血,适量运用黄芩、赤芍、当归等,从而使疗效得到明显提高。现代药理学研究表明,补肾益气方(淫羊藿、生地、黄芪),以及淫羊藿苷、黄芪甲苷,对前炎症细胞因子(如 TNF－α、IL－6)、炎症介质[如 NO、髓过氧化物酶(MPO)]和黏附分子(如 CD11b)、NF－κB 活性和 PI3K 信号通路等多环节有干预作用。清热活血方、黄芩、赤芍和芍药苷能够降低血清促炎因子 IL－8 水平,同时升高抑炎因子 IL－10,恢复促炎/抑炎调控机制的平衡,降低转化生长因子 $β_1$(TGF－$β_1$)、基质金属蛋白酶-2(MMP－2)、基质金属蛋白酶-9(MMP－9)、基质金属蛋白酶-1(TIMP－1)的含量,恢复细胞外基质的沉积/降解失衡,从而改善气道重构、延缓肺功能下降等。

心力衰竭简称心衰,是指由于心脏的收缩功能和(或)舒张功能发生障碍,不能将静脉回心血量充分排出心脏,导致静脉系统血液淤积,动脉系统血液灌注不足,从而引起心脏循环障碍综合征。其中绝大多数的心力衰竭都是以左心衰竭开始的,即首先表现为肺循环淤血和左心室搏出量不足。有诸多原因可以导致心力衰竭,比如风湿性心脏病、冠心病、高血压性心脏病等。目前较为常见的是冠心病心肌梗死导致的心衰,而冠心病发病主要是冠状动脉炎症、粥样硬化致冠状动脉狭窄,致使心肌缺血进而导致病变。现代医学干预冠心病心衰主要采取改善冠状动脉供血、强心、利尿、扩血管等措施。心衰及心源性休克中医往往辨证为心阳不振、阳虚水泛,用真武汤主治。真武汤主要有茯苓、芍药、生姜、白术、附子组成。其中现代医学研究表明附子含有乌头碱等,具有强心作用,茯苓等具有利尿作用,而生姜则有神经系统兴奋作用。

2. **复方** 参芪扶正注射液常应用于肺癌、胃癌等癌症化疗后的辅助治疗,其中参芪扶正注射液由党参、黄芪组成,主益气扶正。将其联合使用现代医学化疗方案治疗,既能防止白细胞减少,提高免疫力,又可有助于改善化疗带来的不良反应。此类联合应用除提高疗效外,亦能减少不良情况的产生,改善患者生存与生活质量,可谓是既能增效亦能减轻化疗之毒。

3. **单味药** 如肿瘤患者在现代医学化疗时常有不良反应,如血小板减少症,可给予血凝糖浆升血治疗,主要由花生衣组成,具有止血的功效,可减少化疗毒副作用。

肝硬化腹水患者、晚期肿瘤伴腹水患者,在予现代医学治疗基础上,可加用芒硝外敷利水消肿。芒硝有清热泻下之功效,外敷治疗主要利用其吸收水分及渗透压差等特性。芒硝外敷时,以硫酸根离子形式存在,呈高渗状态,可大量摄取皮肤内的渗出液体。同时,芒硝可使局部血管扩张,血流加快,改善微循环,加快潴留液体的吸收和消散。

第四节
传统药理学与现代药理学药物研发层面的结合

从中(汉)药的发展史来看,在医药萌芽时代治疗疾病一般采用单味药物的形式,如独参汤、麻黄治喘、青蒿截疟等。后来由于药物品种日趋增多,对药性特点不断明确,对疾病的认识逐渐深化,且由于疾病可表现为数病相兼,或表里同病,或虚实互见,或寒热错杂的复杂病情,因而用药也就由简到繁出现了多种药物的配合,经过煎煮制成汤液,即是最早的方剂。方剂就是治病的药方,即药物按一定的规矩和方法组合成方。方剂一般由君药、臣药、佐药、使药四部分组成,是中(汉)医理法方药的重要组成部分,包括处方和制剂两方面。方剂按照一定结构组成后,在临床运用过程中还必须根据病证的不同阶段,病情的轻重缓急,患者的不同年龄、性别、职业,以及气候和地理环境等作相应的加减化裁,方能达到切合病情、提高疗效的目的。

中(汉)药制剂是任何药物供临床使用之前都必须制成适合于医疗或预防应用的形式,包括丸、散、膏、丹各种剂型,是我国历代医药学家经过千百年医疗实践创造、总结的有效方剂的精华。注射剂,为现代医药的先进剂型,作用迅速可靠,不受 pH、酶、食物等影响,无首过效应,可发挥全身或局部定位作用,适用于不宜口服药物和不能口服的患者。因为其不经胃肠道,不受消化系统及食物的影响,故生物利用度高。传统药理学与现代药理学在药物研发层面上的结合,最直观的就是通过现代科技手段将中药材进行提纯后,制作成可以注入人体内的溶液等,即中药注射剂。中药注射剂最早可追溯到 1941 年,将柴胡经过煎水、蒸馏等工序后,第一针中药注射剂——柴胡注射剂被研制出,来用于防治流行性感冒。对于中药来讲,注射剂是一个新的剂型,在开发过程中出现有效物质基础不够明确、制定的开发标准不够合理、评价指标不够全面等问题。在传统药理学与现代药理学结合日益紧密的今天,以尊重科学规律为前提,通过现代科技手段,不断完善中药注射剂的标准,保证了我们能得到较为安全、有效、质量可控的中药注射剂。如:清开灵注射液、止喘灵注射液、灯盏细辛注射液、注射用灯盏花素、注射用双黄连(冻干)等。

随着现代医学影响日趋加深,特别是始于 20 世纪 50 年代末的"中西医结合"的发展,使得中国传统医学的一些理论、治则治法、技术、方药等的现代生命科学内涵得以阐明,中药制剂的内涵也有了新的发展。中药制剂按其组方成分的药物属性大致可分为中药复方制剂,天然药物复方制剂,中药、天然药物和化学药品组成的复方制剂,有效部位制剂,有效成分制剂以及配方颗粒剂。

一、中药复方制剂

中药复方制剂,即传统的中成药,此类制剂在纯粹传统医药理论指导下,采用传统药物组方,主要包括来源于古代经典名方的中药复方制剂,采用现代制剂方法并蕴含现代机制研究,主治为证候的中药复方制剂,主治为病证结合的中药复方制剂等。如:玉屏风颗粒、四逆汤、逍遥丸、桂附地黄丸等。

1. **玉屏风颗粒** 非处方甲类中成药。

成分:黄芪,白术(炒),防风。辅料为糊精、甘露醇、矫味剂、黏合剂。

组方分析:方中黄芪甘温,大补元气,固表止汗,为君药。臣以白术健脾益气,助黄芪以加强益气固表之功。佐以防风祛风走表,与黄芪相伍,益气固表而不留邪,祛风散邪而不伤正。诸药相伍,补散结合,扶正祛邪兼顾,共奏益气、固表、止汗之功。

功能主治:为补益剂,具有益气、固表、止汗的功效。用于表虚不固,自汗恶风,面色㿠白,或体虚易感风邪者。

临床应用:主要用于自主神经功能失调症、反复呼吸道感染、慢性荨麻疹、慢性支气管炎、过敏性鼻炎、喘息性气管炎等属表虚不固者。

现代研究：主要有免疫调节、抗变态反应、抗病毒和抗疲劳等作用。本品对限制饮食所致气虚小鼠的高温游泳时间和用放血法造成的气虚小鼠模型的低温游泳时间也有明显的延长作用，还有明显提高小鼠网状内皮系统吞噬指数的作用。对腹腔注射泼尼松龙所致小鼠血清 IgG 降低有明显的对抗作用；能提高环磷酰胺免疫抑制小鼠 IgG 水平；增加小鼠呼吸道中免疫球蛋白含量。抑制小鼠 IgE 的升高及肥大细胞脱颗粒。对流感病毒 A 毒株感染所致病变均有抑制作用，且能灭活病毒。对变态反应性鼻炎患者的鼻黏膜可改善其细胞和细胞器的形态和功能，使嗜酸性粒细胞浸润及脱颗粒反应减少，组织水肿减轻，并可消除基底膜免疫复合物的沉积。

2. **四逆汤** 处方药中成药。

成分：附子(制)，干姜，炙甘草。辅料为单糖浆、防腐剂。

组方分析：本方所治为寒邪深入少阴所致的阴寒内盛、阳气衰微之证，又称阳虚寒厥证。方中以附子温壮命火，破阴逐寒，通行十二经脉，速达内外以回阳救逆，为君药。干姜温中祛寒，助附子回阳救逆，为臣药。炙甘草补脾益气，调和诸药，并缓姜、附燥烈辛散之性，以破阴复阳，而无暴散之虑，为佐使之用。药虽三味，配伍得当，力专效宏，速收回阳救逆之效，故名"四逆汤"。

功能主治：为温里剂，具有温中祛寒、回阳救逆之功效。用于阳虚欲脱，冷汗自出，四肢厥逆，下利清谷，脉微欲绝。

临床应用：主要用于术后肠粘连腹痛、心力衰竭、急性胃肠炎吐泻过多、急性心肌梗死低血压、胆囊切除综合征等属阳衰阴盛者。

现代研究：药理实验表明本品具有抗氧化、抗动脉粥样硬化、抗心肌缺血及抗缺氧、增强免疫功能、强心升压等作用。此外，对内毒素导致的大鼠肠系膜微循环障碍有改善作用。本方对原发性小肠缺血损伤的肠系膜上动脉闭塞性休克和继发性小肠缺血损伤的晚期失血性休克的家兔有治疗作用。

3. **逍遥丸** 非处方甲类中成药。

成分：柴胡，当归，白芍，炒白术，茯苓，炙甘草，薄荷，生姜。

组方分析：方中以柴胡疏肝解郁为君药。白芍酸苦微寒，养血敛阴，柔肝缓急；当归味甘、辛，性温，养血和血，且气香行气，为血中之气药；归、芍与柴胡相合，养血柔肝调气，共为臣药。木郁则土衰，肝病易传脾，故以白术、茯苓、炙甘草健脾益气，非单实土以抑木，且使营血生化有源；薄荷疏散郁遏之气，透达肝经郁热；生姜温胃降逆和中，共为佐药。柴胡为肝经引经药，又兼使药用；炙甘草益气补中，调和诸药，为使药。诸药相合，可使肝郁得疏，血虚得养，脾弱得复，共奏疏肝健脾、养血调经之功。

功能主治：具有疏肝健脾、养血调经的功效。用于肝郁脾虚所致的郁闷不舒、胸胁胀痛、头晕目眩、食欲减退、月经不调。

临床应用：主要用于黄褐斑、高脂血症、消化系统疾患等。还可用于治疗视网膜中央静脉阻塞、药物性高催乳素血症、磨牙症、男性乳房发育症、消化道溃疡、阴吹、小便频数等属于肝郁脾虚血虚者。

现代研究：本品主要有调节内分泌、调节中枢神经系统及保肝作用，对大鼠化学性肝损伤具有保护作用，可增加胃肠蠕动，对小鼠离体子宫平滑肌与大鼠离体十二指肠均有兴奋作用，能减少抗癌剂顺铂的不良反应。本品能使肝细胞变性和坏死减轻，血清 ALT 水平下降，并可使细胞内糖原与核糖核酸含量趋于正常；本品能减轻四氯化碳实验性肝炎肝细胞的脂肪变性，在退行性病变恢复期，能促使肝细胞再生。连续灌胃 11 日，可明显增加动物体重，提示本品有增强体质的作用。

4. 桂附地黄丸 处方药中成药。

成分:肉桂,附子(制),熟地黄,山茱萸(制),牡丹皮,山药,茯苓,泽泻。辅料为蜂蜜。

组方分析:方中重用熟地滋阴补肾填精,为君药。山茱萸、山药补肝脾而益精血;附子、肉桂辛热,助命门温阳化气,共为臣药。主辅相伍,补肾填精,温肾助阳,阴中求阳,用量上补肾药居多,温阳药较少,取"少火生气"之意。泽泻、茯苓利水渗湿,牡丹皮清泄肝火,三药于补中寓泻,使邪去而补得力,并防滋阴药腻滞,共为佐使药。诸药配用,温而不燥,滋而不腻,助阳之弱以化水,滋阴之虚以生气,使肾阳振奋,气化复常,诸证自除。

功能主治:具有温补肾阳的功效。用于肾阳不足,腰膝酸冷,肢体水肿,小便不利或反多,痰饮喘咳,消渴。

临床应用:主要用于慢性肾炎、前列腺肥大、老年性尿失禁、糖尿病、高血压、哮喘、慢性腰痛等属肾阳不足者。

现代研究:本品主要有降血糖、降血脂、抗动脉粥样硬化、增强免疫功能、改善内分泌、延缓衰老、利尿等作用。本方可改善老年大鼠或小鼠因老化而不断降低的糖代谢功能,改善胰岛分泌胰岛素的作用。能降低鹌鹑食饵性高脂血症(包括高三酰甘油和高胆固醇),有降低饲高胆固醇饲料的小鼠肝、心及主动脉脂质沉积的倾向,对衰老所致的脂质代谢及长期投予乙醇所致的肝脂质代谢低下有明显改善作用。长期给药对高胆固醇血症小鼠的主动脉钙、磷、镁含量及钙结合量还有降低倾向。同时降低其胶原量,显示具有防止动脉粥样硬化作用。临床试验发现本方可使结核菌素反应增强,其生理盐水提取液对老年人淋巴细胞亚群的比例有调节作用,并能防止老年人 IgG 低下,使 IgM 上升,提高补体活性;在糖尿病患者的治疗中可见本方对循环系统有较强的改善作用。本方浸膏可使小鼠肾毒性肾炎血清白蛋白升高,尿蛋白、血清尿素氮降低,同时可能通过降低血浆过氧化脂质的含量改善肾组织病变。

二、天然药物复方制剂

此类制剂是在现代医药理论指导下,用天然药物组方,其适应证用现代医学术语表达。如:扶正化瘀片等。

扶正化瘀片 处方药中成药。

成分:丹参,发酵虫草菌粉,桃仁,松花粉,绞股蓝,五味子(制)。

组方分析:本方以疏肝化瘀、软坚散结、化瘀解毒、益气养血为治法,方中丹参活血化瘀、养血为君药;虫草菌粉补虚损、益精气;桃仁可促进肝细胞合成白蛋白、抑制间质细胞胶原合成、促进细胞免疫,从而减轻肝细胞变性、坏死及炎症反应,虫草菌粉、桃仁助丹参活血化瘀,共为臣药;松花粉及绞股蓝同为佐药,具有益气润燥、清热解毒之功效;五味子味酸引经为使药。全方组合,具有扶助正气、活血化瘀生新的功效,故此方可使肝纤维化程度减轻,甚至逆转。

功能主治:具有活血祛瘀、益精养肝的功效。用于乙型病毒性肝炎肝纤维化属"瘀血阻络,肝肾不足"证者。症见胁下痞块,胁肋疼痛,面色晦暗或见赤缕红斑,腰膝酸软,疲倦乏力,头晕目涩,舌质暗红或有瘀斑,苔薄或微黄,脉弦细。

临床应用:主要用于乙型病毒性肝炎、肝硬化等。

现代研究:扶正化瘀方抗肝纤维化作用机制主要在于抑制肝星状细胞活化;改善肝细胞过氧化损伤与肝细胞凋亡;抑制细胞外基质代谢与抑制肝血管新生;调节纤维化肝脏差异表达的蛋白质组

mRNAs 与 miRNAs。对该方入血成分通过采用多细胞多模型综合筛选,发现了该方剂的几种抗肝纤维化成分,包括桃仁中的苦杏仁苷、丹参中丹酚酸 B 与虫草菌丝中的虫草组分等。其中苦杏仁苷可显著抑制肝星状细胞的增殖与胶原生成,与虫草菌丝合用可显著改善血吸虫病患者的肝纤维化病理,苦杏仁苷单用对肝纤维化模型大鼠也有良好的改善作用。而丹酚酸 B 可显著改善慢性乙型病毒性肝炎肝纤维化患者的肝纤维化,可抗肝细胞过氧化损伤、抑制肝星状细胞活化,尤其是调节肝星状细胞内 TGF‐β1／Smads 的信号转导。

三、中药、天然药物和化学药品组成的复方制剂

此类制剂包括中药和化学药品、天然药物和化学药品,以及中药、天然药物和化学药品组成的制剂。如:小青龙颗粒、珍菊降压片等。

1. **小青龙颗粒** 非处方甲类中成药。

成分:麻黄,桂枝,法半夏,干姜,细辛,五味子,白芍,甘草,麻黄碱。

组方分析:本药中麻黄味甘辛温,为发散之主药,表不解,应发散之,故以麻黄为君;桂枝味辛热,甘草味甘平,辛甘化阳,助麻黄以发表散寒,所以为臣;芍药味酸性微寒,五味子味酸性温,两者所以为佐者,寒饮伤脾,咳逆而喘,则肺气逆,故用芍药、五味子为佐,以敛肺止咳平喘;干姜、细辛味辛性热,半夏味辛性温,三者所以为使者,水饮内停,津液不行,故用此以散寒饮,逆气收,寒水散,津液通行,汗出而诸症均解。

功能主治:为解表剂,具有解表化饮、止咳平喘的功效。用于风寒水饮,恶寒发热,无汗,喘咳痰稀。

临床应用:主要用于流行性感冒,急性上呼吸道感染,慢性支气管炎,肺炎,感冒,急性支气管炎,支气管哮喘,喘息性支气管炎,小儿哮喘。

现代研究:麻黄碱可直接激动肾上腺素受体,也可通过促使肾上腺素能神经末梢释放去甲肾上腺素而间接激动肾上腺素受体,对 α 受体和 β 受体均有激动作用,本药中麻黄碱可直接松弛支气管平滑肌,其 α 效应可使支气管黏膜血管收缩,减轻充血水肿,有利于改善小气道阻塞以快速有效改善症状。

2. **珍菊降压片** 处方药。

成分:野菊花膏粉,珍珠层粉,盐酸可乐定,氢氯噻嗪,芦丁。

功能主治及临床应用:具有降压的功效。用于高血压病。

现代研究:本品是中西复方制剂。本药中野菊花膏粉为野菊花提取物制成的浸膏粉,现代药理研究发现野菊花提取物能抗菌、抗病毒、清热消炎、抗氧化预防皮肤衰老,可广泛用于治疗疔疮痈肿、咽喉肿痛、风火赤眼、头痛眩晕等病证,同时又有很好的降压作用,可用于高血压病的辅助治疗。珍珠层粉是指用珍珠贝最内层的部分制得的粉,成分与功效与珍珠粉相似,具有安神、清热、解毒、制酸之效,两者合用可协同该品中化学药物的降压之效,同时预防、减少化学药物的副作用。另,本药中含有盐酸可乐定、氢氯噻嗪、芦丁三个化学药物。盐酸可乐定属于中枢性 α 受体激动药,单药使用治疗成人高血压日服用总剂量不得超过 0.8 mg;氢氯噻嗪属于噻嗪类利尿药,单药使用治疗成人高血压日服用总剂量不得超过 100 mg,并按降压效果调整剂量,与其他抗高血压药合用时,单药使用日服用总剂量不得超过 20 mg;芦丁属于维生素 P 类,单药使用日服用总剂量不得超过 120 mg。

3. **银杏达莫注射液** 成分:本品为复方制剂,每支含银杏总黄酮 4.5~5.5 mg、双嘧达莫 1.8~2.2 mg。

功能主治及临床应用：用于预防和治疗冠心病、血栓栓塞性疾病。

现代研究：本品中银杏总黄酮具有扩张冠状动脉血管、脑血管，改善脑缺血产生的症状和记忆功能减退。双嘧达莫抑制血小板聚集，高浓度（50 μg/ml）可抑制血小板释放。作用机制可能为：① 抑制血小板、上皮细胞和红细胞摄取腺苷，治疗浓度（0.5～1.9 μg/dl）时该抑制作用成剂量依赖性。局部腺苷浓度增高，作用于血小板的 A_2 受体，刺激腺苷酸环化酶，使血小板内环磷酸腺苷（cAMP）增多。通过这一途径，血小板活化因子（PAF）、胶原和腺苷二磷酸（ADP）等刺激引起的血小板聚集受到抑制。② 抑制各种组织中的磷酸二酯酶（PDE）。治疗浓度抑制环磷酸鸟苷磷酸二酯酶（cGMP-PDE），对 cAMP-PDE 的抑制作用弱，因而强化内皮舒张因子（EDRF）引起的 cGMP 浓度增高。③ 抑制血栓烷 A_2（TXA_2）形成，TXA_2 是血小板活性的强力激动剂。④ 增强内源性前列环素 2（PGI_2）的作用。本品能减慢麻醉猫和犬心率，对猫冠状动脉结扎所致心肌缺血有明显防治作用，并能缩小心肌梗死范围。

四、有效部位制剂

此类制剂是指从单一植物、动物、矿物等物质中提取的一类或数类成分组成的有效部位制成的制剂，其有效部位含量应占提取物的 50％以上。如：地奥心血康片、杏灵颗粒、血塞通、威麦宁等。

1. **地奥心血康片** 非处方乙类中成药。

成分：为薯蓣科植物黄山药 Dioscorea panthaica Prain et Burkill、穿龙薯蓣 Dioscorea nipponica Makino 的根茎提取物——甾体总皂苷。

功能主治：具有活血化瘀、行气止痛、扩张冠状动脉血管、改善心肌缺血的功效。用于预防和治疗冠心病、心绞痛以及瘀血内阻之胸痹、眩晕、气短、心悸、胸闷或痛等症。

2. **杏灵颗粒** 处方药中成药。

成分：本品为银杏酮酯经加工制成的颗粒。

功能主治：具有活血化瘀的功效。用于血瘀型胸痹及血瘀型轻度脑动脉硬化引起的眩晕、冠心病、心绞痛。

3. **血塞通** 非处方药。

成分：为五加科植物三七提取的有效部位三七总皂苷。

功能主治：具有活血祛瘀、通脉活络、抑制血小板聚集和增加脑血流量的功效。用于脑络瘀阻，中风偏瘫，心脉瘀阻，胸痹心痛，脑血管病后遗症，冠心病心绞痛属上述证候者。

4. **威麦宁胶囊** 处方药。为抗肿瘤单方中成药。

成分：威麦宁。是从云南高寒山区一种野生植物金荞麦的根茎中，经具有发明专利的提取工艺和纯化技术而提取出来的有效成分，是酮类中的黄烷醇类物质，属于一类原花色素缩合性单宁类（鞣质类）混合物，此物质在治疗肺癌方面的作用已经被国际所公认。可通过影响肿瘤细胞周期、影响肿瘤细胞核酸代谢、抑制肿瘤细胞 DNA 合成、抑制肿瘤细胞侵袭和转移，发挥防治肿瘤复发和转移的作用。

功能主治：威麦宁胶囊用于不适合手术、放疗和化疗的中晚期肺癌患者的治疗，有抗癌抑瘤、防止转移、改善症状、提高生存质量、延长生存期的作用；用于放、化疗的肿瘤患者，有增效、减毒作用，能提高患者对放化疗的耐受力；用于放、化疗的肿瘤患者，有巩固疗效、防止转移的作用；有抑瘤、抗炎作用，能改善肺癌患者术前的临床症状，为手术创造条件。

五、有效成分制剂

此类制剂是指从单一植物、动物、矿物等物质中提取得到的天然的单一成分所制成的制剂,其单一成分的含量应占总提取物的90%以上。如:青蒿素复方制剂等。

青蒿素复方制剂 青蒿,早在《本草图经》中描述:青蒿,治骨蒸劳热为最,古方多单用之。其在《圣济总录》《本草纲目》《补阙肘后方》《温病条辨》《卫生易简方》《永类钤方》《通俗伤寒论》《太平圣惠方》《济急仙方》等中均有方剂应用记载。

中(汉)医认为,青蒿具有清虚热、除骨蒸、解暑、截疟、退黄的功效。用于暑邪发热,阴虚发热,夜热早凉,骨蒸劳热,疟疾寒热,湿热黄疸。其主要有效成分为倍半萜类,如青蒿素(artemisinin)。

青蒿素是我国在世界上首先研制成功的一种抗疟新药,它是从我国民间治疗疟疾草药黄花蒿中分离出来的有效单体。它的研究始于20世纪60年代中期,在周总理亲自批示下,数百名科学家经过坚持不懈的深入研究而取得的成果。它是由我国科学家自主研究开发并在国际上注册的为数不多的一类新药之一,被世界卫生组织评价为治疗恶性疟疾唯一真正有效的药物。伊斯坦布尔第十届国际化疗会议上6 000名各国医药专家公认青蒿素为治疗疟疾的中国神药,是世界医药史上的创举,是对人类的重大贡献。目前世界卫生组织已提供经费进行验证推广。由于青蒿素不溶于水,在油中溶解度也不大,其剂型仅为栓剂,生物利用度较低,影响了其药效的发挥。从20世纪80年代中期起,国内就开始研制青蒿素衍生物及复方。我国又研制成功青蒿琥酯、蒿甲醚和双氢青蒿素3个一类新药,青蒿琥酯、蒿甲醚可以口服和注射,而双氢青蒿素则用于口服和栓剂。还开展了抗疟复方的研制,研制出了复方双氢青蒿素和复方蒿甲醚。目前已上市品种有双氢青蒿素制剂、青蒿琥珀酸酯制剂、蒿甲醚制剂和复方蒿甲醚等。青蒿素类药物主要用于控制疟疾症状,而对于预防和控制复发基本上无作用。经药理学及临床研究,青蒿素类药物已经得到世界范围的广泛认同,它们具有很强的抗疟原虫活力,并对恶性疟具有特殊疗效。它们对红细胞内期疟原虫有杀灭作用,而对红细胞外期和继发性红细胞外期无影响。其抗疟机制也很独特,它们主要作用于滋养体的膜结构,使食物泡膜、线粒体膜、核膜和内质网等发生改变,最后导致虫体结构裂解。罗丹等2014年在《中国医学创新》杂志发表文章,综述了青蒿素抗疟疾的机制主要有三条:① 自由基的抗疟作用:青蒿素及其衍生物化学结构中的过氧桥这一基团是抗疟作用中最重要的结构。改变过氧基团,青蒿素的抗疟作用消失。青蒿素在体内活化后产生自由基,继而氧化性自由基与疟原虫蛋白络合形成共价键,使蛋白失去功能导致疟原虫死亡。另一种观点认为青蒿素转化为碳自由基发挥烷化作用是疟原虫的蛋白烷基化。目前这一观点被广泛认可。② 对红内期疟原虫的直接杀灭作用:青蒿素选择性杀灭红内期疟原虫是通过影响表膜—线粒体的功能,阻断宿主红细胞为其提供营养,从而达到抗疟的目的。同时青蒿素对疟原虫配子体具有杀灭作用。③ 抑制恶性疟原虫钙ATP蛋白6(plasmodium falciparum calcium ATPase 6,PfATP6)酶的抗疟作用:有研究推测青蒿素及其衍生物对PfATP6具有强大而特异的抑制效果。PfATP6是恶性疟原虫基因组中唯——类肌质网/内质网钙ATP酶(sarco/endoplasmic reticulum calcium ATPase,SERCA)。青蒿素抑制PfATP6,使疟原虫胞质内钙离子浓度升高,引起细胞凋亡,从而发挥抗疟作用。

六、配方颗粒剂

中(汉)药配方颗粒剂是由单味中(汉)药饮片经提取浓缩制成的、供中(汉)医临床配方用的颗粒。是以传统中(汉)药饮片为原料,经过提取、分离、浓缩、干燥、制粒、包装等生产工艺,加工制成的一种统一规格、统一剂量、统一质量标准的新型配方用药。其有效成分、性味、归经、主治、功效和传统中(汉)药饮片完全一致,保持了传统中(汉)药饮片的全部特征,既能保证中(汉)医传统的君臣佐使和辨证论治、灵活加减的特点,优于中成药,又免去了患者传统煎煮的麻烦,同时还可灵活地单味颗粒冲服,卫生有效。从20世纪末到21世纪初,中(汉)医药的发展进入了一个以现代化、国际化为主题的新的历史时期,可以说,实现中(汉)医药的现代化、国际化是中(汉)医药发展史中的时代性标志。在这个时期里,我们首先要做的,而且能够做到的就是推进中(汉)医药的标准化、客观化。而免煎的中(汉)药配方颗粒剂,是我们实现中(汉)药标准化、客观化的第一步,由它所带动的中(汉)医药理论与实践的发展必将在中(汉)医药发展史中占据重要的历史地位。

✳ 结论

传统医学对于药物的认识多是临床经验的总结,多从宏观角度借助哲学思辨的推理或感官描述,如四气五味等。但由于历史悠久,经过不断的试错与反证,也积累了丰富的经验和有益的实践认识。而现代药理学的产生多在严格控制的条件下,在整体、器官、组织、细胞、分子和基因水平,研究药物的作用及作用机制。药理学研究以科学实验为手段,既是理论科学又是实践科学,善于引进吸收和利用基础学科的前沿知识,已经由过去只与生理学有联系的单一学科发展为与生物物理学、生物化学及分子生物学等多学科密切联系的一门综合学科,并衍生出生化药理学、分子药理学、免疫药理学、遗传药理学、临床药理学等新的分支。研究方法较为完善,根据对象不同可分为实验药理学方法、实验治疗学方法和临床药理学方法。现阶段两者可以交叉互补、二体一用,以促进传统医学药理学的发展。现代药理学可以明确传统医学记载的药物功效是否存在,并发现其是否具有记载以外的功效来明确药物的实际作用特点。而传统的药物功效记载则可为现代药理学研究提供必要的借鉴和参考。如果按照现代药理与传统药理结合的思路看,中(汉)药研究可以分为三个层面,即中(汉)药复方(含单味中药)的研究、中(汉)药有效成分的研究、中(汉)药有效成分的结构、合成及修饰研究等。此外,在现代科技条件下,中医临床医学思维的最高境界应该也是取传统药理之所长,取现代药理之所长,取传统药理和现代药理结合之所长,也就是说,应该尽可能地站在两个巨人的肩膀之上开展临床实践,既注重传统理法方药的要求,也善于结合相关现代研究的成果,把两者有机地结合起来,从而取得更好的临床疗效。

第十章

中国传统医学的研究与分析方法介绍

第一节
中国传统医学研究与分析方法概论

中国传统医学是中国各民族医学的统称,属于全世界医疗体系中传统医学(traditional medicine)的一支,至今已有数千年的历史,广义上包括了中国汉族的中(汉)医学,以及中华人民共和国境内的藏医、蒙医、维医、傣医、苗医、壮医、回医、彝医等民族医药。以中(汉)医学为例,中(汉)医学是以中国古典哲学中的阴阳五行学说作为理论基础,通过望、闻、问、切四诊合参的方法,探求病因、病性、病位、分析病机及人体内五脏六腑、经络关节、气血津液的变化,判断邪正消长,进而得出病名,归纳出证型,以辨证论治原则制定汗、吐、下、和、温、清、补、消等治法,使用中药、针灸、推拿、按摩、拔罐、刮痧、气功、食疗、音疗等多种治疗手段,使人体达到阴阳调和而康复。中(汉)医学具有完整的理论体系,其本身发展的过程即是实验的医学,尤其是其治疗经验经过无数的医家数百年甚至数千年来在人体中反复应用,被临床证实有效而被记载流传至今。直接面对病症,掌握主症及兼症,选择相应的方剂进行加减,不拘泥于理论,以治疗疾病为目的,这是中(汉)医辨证论治的精髓。中(汉)医治疗的积极意义在于可以协助恢复人体的阴阳平衡(即协助机体的自我调控机制维持机体的恒定),当必须使用药物来减缓疾病的恶化时,还能兼顾生命与生活的品质,这是中(汉)医的优势所在,也是中(汉)医在现今世界医疗体系中受到重视的原因之一。完整的中(汉)医处方应包括以下四项:情治(情绪控制)方面的指导;忌口(饮食应注意的事项);运动的建议(游泳、跑步、导引、气功等);中药的使用,或针刺、艾灸、推拿等。故中(汉)医在治疗疾病时,是以身心合一的角度全盘考量。

从中国传统医学的内容可知,中国传统医学同属于自然科学和社会科学的范畴。研究和分析中国传统医学的方法具有社会科学和自然科学的特点。中国传统医学的研究和分析性方法,可以分为定性研究方法、定量研究方法和混合研究方法。定性研究(qualitative research)是与定量研究(quantitative research)相对的概念,也称质化研究,是社会科学和自然科学领域的一种基本研究范式,也是科学研究的重要步骤和方法之一。定性研究是指通过发掘问题、理解事件现象、分析人类的行为与观点以及回答提问来获取敏锐的洞察力。几乎每日在每个工作场所和学习环境下都会进行定性研究。定量研究(quantitative research)是与定性研究(qualitative research)相对的概念,要考察和研究事物的量,就得用数学的工具对事物进行数量的分析,这就叫定量的研究,也称量化研究,是社会科学和自然科学领域的一种基本研究范式,也是科学研究的重要步骤和方法之一。混合研究(mixed methods)被视为一种新的方法论范式,主要是从实用主义出发,强调根据研究问题和研究性质选择和运用合适的研究方法。混合研究方法体现了方法论的折中主义,反对定性研究和定量研究的二元对立。混合研究并非是定量研究和定性研究的简单调和,而是具有自己的一套分析逻辑和程序,体现三点定位原则(图10-1)。

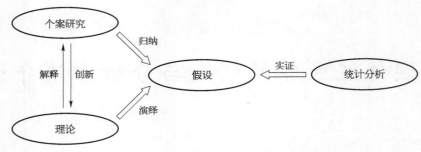

图 10-1 理论、定性、定量三点定位原则

三点定位原则从理论、个案研究和统计分析三个不同角度来论证研究假设,整合了假设的产生和假设的检验过程。具体而言,进行定量分析和定性分析的结合或三点定位可以在研究的不同层面得到运用,既可以是收集资料方法的结合,也可以是研究理论层次的结合。三点定位的逻辑结构是研究从经验到理论,再从理论到经验的过程,在此过程中,个案研究处于理论和假设之间,辅助从理论到假设的演绎过程,主导从个案到假设的归纳过程。

第二节
中国传统医学的具体研究和分析方法

中国传统医学的一般研究和分析方法通常有:文献研究法,比较研究法,实地研究法,访谈研究法,调查研究法,实验研究法,社会网络研究法,统计分析法。

一、文献研究法

文献研究法主要指搜集、鉴别、整理文献,并通过对文献的研究形成对事实的科学认识的方法。文献研究法的一般过程包括五个基本环节,分别是:提出课题或假设、研究设计、搜集文献、整理文献和进行文献综述。文献研究法中提出课题或假设是指依据现有的理论、事实和需要,对有关文献进行分析整理或重新归类研究的构思。研究设计首先要建立研究目标,研究目标是指使用可操作的定义方式,将课题或假设的内容设计成具体的、可以操作的、可以重复的文献研究活动,它能解决专门的问题和具有一定的意义。

文献研究法的优点:研究者可以选择他们不能亲自接触研究对象的课题进行研究;不会引起研究对象的情绪反应;抽样容量大、费用低。其缺点常来自文献本身的一些缺陷,许多文献的作者往往带有一定的思想倾向性;保留下来的文献大多已经经过某种选择或不够完整。

二、比较研究法

比较研究法就是对物与物之间和人与人之间的相似性或相异程度的研究与判断的方法。比较研究法可以理解为是根据一定的标准,对两个或两个以上有联系的事物进行考察,寻找其异同,探求普遍规律与特殊规律的方法。

比较研究可从时间、空间、进程、内容、形式、内部结构、外部联系等不同角度进行。从时间上可进行纵向比较(即比较同一对象在不同时期中的状况、特征等)和横向比较(即比较同一时期中不同对象的状况、特征等)。通过对有关事物的比较分析,有助于我们认识事物之间的联系和区别。在医学领域内,比较研究涉及的范围很广,比如:理论体系、发病病因、诊断标准、治疗方式、社会心理、行为模式、生活方式、风俗习惯等。比较研究能帮助人们认识各种社会和自然现象的异同,把握其实质与规律性。其缺点是难以准确界定比较分析的单位和拟定客观有效的标准,选择样本的客观性和随机性往往难以保证。

三、实地研究法

实地研究法是质的研究中最为重要的研究方法。实地研究法在社会科学研究中是一种既老且新的方法。长期以来,它一直为社会科学研究者所使用。在某种意义上说,无论何时我们观察或参与社会行动并试图去理解它,就是在做实地研究了;无论何时我们向其他人讲述自己所观察到的情况,就是在报告实地研究的结果。

实际研究方法实质上是一种参与式的观察法,它与其他形式自然观察有着明显的区别,它不仅仅是收集数据的活动,又常常是产生理论的活动。实地研究者是事先不形成待检验的假设就开始研究的,而常常是从正在进行的活动过程中发现有意义的事情,而这些事情是事先难以预知的,通过对认为是有意义的事情进行反复、深入的观察和实地调查后才能形成观点。案例研究法是实地研究的一种。研究者选择一个或几个场景为对象,系统地收集数据和资料,进行深入的研究,用以探讨某一现象在实际生活环境下的状况。

四、访谈研究法

访谈研究法是指调查者根据预定的计划,围绕专门的主题,运用一定的工具(如访谈表)或辅助工具(如录音机、网络、电子邮件),直接向被调查者口头提问,当场记录回答并由此了解有关社会实际情况的一种方法。访谈研究法优点:可以克服问卷调查法中不回答的问题,可以提供一种向深层探索的机会,题目可以更具开放性,有的调查数据更具个性化。尤其对受教育机会较少的被调查者,此法更适用。

五、调查研究法

调查研究法(survey research)是指通过考察了解客观情况直接获取有关材料,并对这些材料进行分析的研究方法。调查法可以不受时间和空间的限制。调查研究是科学研究中一个常用的方法,在描述性、解释性和探索性的研究中都可以运用调查研究的方法。它一般通过抽样的基本步骤,多以个体为分析单位,通过问卷、访谈等方法了解调查对象的有关咨询,加以分析来开展研究。我们也可以利用他人收集的调查数据进行分析,即所谓的二手资料分析的方法。对于缺少经费的人们,这种方法特别合适。

调查法能搜集到难以从直接观察中获得的资料,调查法应用不受时间、空间的限制。在时间上,观察法只能获得正在发生着的事情的资料,而调查法可以在事后从当事人或其他人那里获得有关已经过去的事情的资料。在空间上,只要研究课题需要,调查法甚至可以跨越国界,研究数目相当大的总体以及一些宏观性的教育问题。调查法还具有效率较高的特点,它能在较短的时间里获得大量资料。调查过程本身能起到推动有关单位工作的作用。由于调查法不局限对于研究对象的直接观察,它能通过间接的方式获取材料,故有人把调查法称为间接观察法。

六、实验研究法

实验研究法是中国传统医学研究的重要的研究方法。实验研究法是能够确认自变项与依变项间因果关系(causal relationship)的研究方法。通过一个或多个变量的变化来评估它对一个或多个变量产生的效应。实验的主要目的是建立变量间的因果关系,一般的做法是研究者预先提出一种因果关系的尝试性假设,然后通过实验操作来进行检验。

在实验研究中,研究者通过随机抽样、随机分派的过程,将研究对象区分为实验组与控制组,然后在严谨的实验设计之下,系统且客观的操弄自变项,且将影响依变项的各个干扰变项予以控制或维持恒定,再观察依变项的反应,以作为研究结果的判定。实验研究包含三大部分,分别是自变项与依变项、实验组与控制组以及结果的测量,通过对此三部分的控制与观察,研究者获取了最后的研究结果。

实验法的优点:第一,实验研究者有独立自主性,可以完全按照自己提出的假设来决定研究的变量、设计变量的水平等,而不用完全遵守现实环境的“自然状态”。第二,从时序角度看,实验法是纵贯式研究,实验在一段时间内进行,可在多个时点进行测量,得以研究变量的动态变化。第三,它能够比其他方法更令人信服地估计因果关系。第四,实验方法能够比其他方法更有效地控制外源变量的影响,从而分离出实验变量并估计其对因变量的影响。第五,实验方法下,可以通过调整变量和实验条件观察到常规状态下很难出现的极端值和交互作用。第六,实验方法是可以重复的,这是研究科学性的重要体现。第七,实验法的成本通常较低,因为需控制的变量、样本数都比较小,持续时间亦较短。

实验法的缺点:第一,研究者人为地营造实验条件,使其远离现实情境中的“自然状态”,会导致外部效度降低。第二,如果研究样本本身不具有代表性,即便在分组时做到了随机化分派,也会使内部效度和外部效度降低。第三,研究只能限于当前问题,对过去问题和将来问题的研究,实验方法不太可行。第四,当研究变量和水平数目增多时,成本会急剧增加。第五,管理领域的实验研究中,实验对象大多是人,人类行为变异相当大,较难控制,同时也使实验研究面临许多伦理和法律方面的限制。第六,难以找到合适测量工具,即使找到,也容易造成使用的偏差。尽管实验方法可以独立地取得很好的研究成果,研究者通常将实验方法与其他研究方法相结合,使研究结论更加令人信服。

七、社会网络研究法

社会网络分析方法(social network analysis)是根据数学方法、图论等发展起来的定量分析方法。近年来,该方法在职业流行病学、疾病的社会风险因素的影响、慢性疾病环境因素分析等领域广泛应用,并发挥了重要作用。社会网络分析是社会学领域比较成熟的分析方法,研究者利用它可以很好地解释一些社会学问题。在流行病学领域,社会网络分析就是一种重要的分析方法。

网络指的是各种关联,而社会网络即可简单地称为社会关系所构成的结构。社会网络分析问题起源于物理学中的适应性网络,通过研究网络关系,有助于把个体间关系、"微观"网络与大规模的社会系统的"宏观"结构结合起来,通过数学方法、图论等定量分析方法,近期在社会学、心理学、人类学、数学、通信科学等领域逐步发展起来的一个研究分支。社会网络分析是对社会网络的关系结构及其属性加以分析的一套规范和方法,又被称为结构分析法(structural analysis),因为它主要分析的是不同社会单位(变量)所构成的社会关系的结构及其属性。

方法论特征包括:① 为根据结构对行动的制约来解释变量。② 关注于对不同单位之间的关系分析。③ 考虑的问题是由多维因素构成的关系形式如何共同影响网络成员的行为。④ 结构是网络间的网络,这些网络可以归属于具体的群体,也可不属于具体群体。⑤ 其分析方法直接涉及的是一定的社会结构的关系性质。社会网络分析的思想,行动者的任何行动都不是孤立的,而是相互关联的。他们之间所形成的关系纽带是信息和资源传递的渠道,网络关系结构也决定着他们的行动机会及其结果。

八、统计分析法

统计分析法指通过对研究对象的规模、速度、范围、程度等数量关系的分析研究,认识和揭示事物间的相互关系、变化规律和发展趋势,借以达到对事物的正确解释和预测的一种研究方法。

任何事物都有质和量两个方面,认识事物的本质时必须掌握事物的量的规律。目前,数学已渗透到一切科技领域,使科技日趋量化,电子计算的推广和应用,量度设计和计算技术的改进和发展,已形成数量研究法,这已成为自然科学和社会科学研究中不可缺少的研究法。统计分析法就是运用数学方式,建立数学模型,对通过调查获取的各种数据及资料进行数理统计和分析,形成定量的结论,是目前广泛使用的现代科学方法,是一种比较科学、精确和客观的测评方法。

1. 统计分析的基本步骤

(1)收集数据:收集数据是进行统计分析的前提和基础。收集数据的途径众多,可通过实验、观察、测量、调查等获得直接资料,也可通过文献检索、阅读等来获得间接资料。收集数据的过程中除了要注意资料的真实性和可靠性外,还要特别注意区分两类不同性质的资料:一是连续数据,也叫计量资料,指通过实际测量得到的数据;二是间断通常数据,也叫计数资料,指通过对事物类别、等级等属性点计所得的数据。

(2)整理数据:整理数据就是按一定的标准对收集到的数据进行归类汇总的过程。由于收集到的数据大多是无序的、零散的、不系统的,在进入统计运算之前,需要按照研究的目的和要求对数据进行核实,剔除其中不真实的部分,再分组汇总或列表,从而使原始资料简单化、形象化、系统化,并能初步反映数据的分布特征。

(3)分析数据:分析数据指在整理数据的基础上,通过统计运算,得出结论的过程,它是统计分析的核心和关键。数据分析通常可分为两个层次:一是用描述统计的方法计算出反映数据集中趋势、离散程度和相关强度的具有外在代表性的指标;二是在描述统计基础上,用推断统计的方法对数据进行处理,以样本信息推断总体情况,并分析和推测总体的特征和规律。

2. 统计分析方法基本特征

(1)科学性:统计分析方法以数学为基础,具有严密的结构,需要遵循特定的程序和规范,从确立选题、提出假设、进行抽样、具体实施,一直到分析解释数据,得出结论,都需符合一定的逻辑和标准。

(2)直观性:现实世界是复杂多样的,其本质和规律难以直接把握,统计分析方法从现实情境中收集数据,通过次序与频数等直观、浅显的量化数字及简明的图表表现出来,这些数据的处理,将我们的研究与客观世界紧密相连,从而提示和洞悉现实世界的本质及其规律。

(3) 可重复性:可重复性是衡量研究质量与水平高低的一个客观尺度,用统计分析方法进行的研究皆是可重复的。从课题的选取、抽样的设计,到数据的收集与处理,皆可在相同的条件下进行重复,并能对研究所得的结果进行验证。

3. 统计分析的基本分类

(1) 描述统计:描述统计是将研究中所得的数据加以整理、归类、简化或绘制成图表,以此描述和归纳数据的特征及变量之间关系的一种最基本的统计方法。描述统计主要涉及数据的集中趋势、离散程度和相关强度,最常用的指标有平均数、标准差、相关系数等。

(2) 推断统计:推断统计指用概率形式来决断数据之间是否存在某种关系及用样本统计值来推测总体特征的一种重要的统计方法。推断统计包括总体参数估计和假设检验,最常用的方法有 Z 检验、t 检验、卡方检验等。

4. 统计分析在人们的认识过程中的作用

(1) 对客观事物量化,包括反映客观事物规律的数量表现。

(2) 根据量变程度确认事物的质,即确定区别事物质量的数量界限。

(3) 揭示新的规律,即通过分析数量关系,发现尚未被认识的事物的规律。

第三节
大数据和人工智能技术

本节简单介绍目前最新的大数据和人工智能技术及其实现的框架,同时将简单讨论大数据和人工智能的相互关系,以及两者结合的专业场景应用。

一、大数据技术

大数据(big data),一种规模大到在获取、存储、管理、分析方面大大超出了传统数据库软件工具能力范围的数据集合。大数据具有四个基本特征:一是数据体量巨大,一般以 PB 为单位;二是数据类型多样,现在的数据类型不仅是文本形式,更多的是图片、视频、音频、地理位置信息等多类型的数据;三是处理速度快,可从各种类型的数据中快速获得高价值的信息;四是价值密度低。

大数据的特征决定其包含的信息具有不可估量的可挖掘性。适用于大数据的技术,包括大规模并行处理数据库、数据挖掘、分布式文件系统、分布式数据库、云计算平台、互联网和可扩展的存储系统。

大数据分析主要由以下五个方面组成。一是预测性分析能力:数据挖掘可以让分析员更好地理解数据,而预测性分析可以让分析员根据可视化分析和数据挖掘的结果做出一些预测性的判断。二是数据质量和数据管理:数据质量和数据管理是一些管理方面的最佳实践。通过标准化的流程和工具对数据进行处理可以保证一个预先定义好的高质量的分析结果。三是可视化分析:不管是对数据分析专家还是普通用户,数据可视化是数据分析工具最基本的要求。可视化可以直观地展示数据,让数据自己说话,让观众听到结果。四是语义引擎:我们知道由于非结构化数据的多样性带来了数据分析的新的挑战,我们需要一系列的工具去解析、提取、分析数据。语义引擎需要被设计成能够从"文档"中智能提取信息。五是数据挖掘/机器学习算法：集群、分割、孤立点分析还有其他的算法让我们深入数据内部，挖掘价值。这些算法不仅要处理大数据的量，也要处理大数据的速度。

大数据分析基础和过程通常包括如下。一是数据采集：将分布的、异构数据源中的数据如关系数据、平面数据文件等抽取到临时中间层后进行清洗、转换、集成，最后加载到数据仓库或数据集市中，成为联机分析处理、数据挖掘的基础。二是数据存取：关系数据库、NOSQL、SQL等。三是基础架构：分布式文件存储（Hadoop生态系统）等。四是数据处理：主要处理大量的非结构数据（比如文本），根据需求转化成结构化数据，如自然语言处理（natural language processing，NLP）是让计算机"理解"自然语言。五是统计分析：假设检验、显著性检验、差异分析、相关分析、t检验、方差分析、卡方分析、偏相关分析、距离分析、回归分析、简单回归分析、多元回归分析、逐步回归、回归预测与残差分析、岭回归、Logistic回归分析、曲线估计、因子分析、聚类分析、主成分分析、因子分析、聚类法、判别分析、对应分析、多元对应分析等。六是数据挖掘：分类、估计、预测、关联规则分析、聚类、复杂数据类型挖掘。七是模型构建和预测：预测模型、机器学习、建模仿真。

医疗大数据在医疗健康活动中产生，包括健康医疗服务数据如电子病历、医学影像、检验检查等；生物医学数据如基因序列、蛋白质组；医疗保险如合作医疗。有效利用海量的医疗健康大数据可以减少医疗成本，优化临床决策，帮助医生更准确高效进行诊疗。医疗健康大数据应用还可以整合临床数据和基因数据评估癌症风险，分析人口数据预测传染病的爆发等。根据国家卫生部门统计，我国慢性病患者每年8.7%的速度增长，由于医疗资源稀缺和分布不均，及时分级诊疗也无法缓解看病难、看病贵的现状。医疗大数据的利用每年可以节省3 000亿到4 500亿美元医疗开支，而且能够让顶级的医疗资源延伸到基层。

目前大数据处理具体实现通常涉及Hadoop分布式技术框架和Spark计算框架。Hadoop是一种分布式技术实现框架，满足大数据系统的要求，具有高性能、海量存储、高可扩展性和高可用性特点。许多机构开始借助Hadoop，建立基于Hadoop平台的区域医疗信息平台或大数据中心等，以此来满足不断增长的数据存储需求并提供数据处理、分析和信息共享服务。构建基于Hadoop平台的数据处理系统，可以满足医疗机构不断膨胀的数据存储需求，并帮助其更好地利用庞大的医疗数据来为医疗卫生事业提供服务；同时可以实现医疗机构信息系统与Hadoop平台的互联互通、数据交换及信息共享。

Spark是基于内存的大数据并行计算框架，不同于Hadoop的核心MapReduce编程模型，很大程度上提高大数据处理的实时性，而且有效提高大数据的批量计算和迭代计算性能。Spark能兼容HDFS、Hive等分布式存储层；Spark能够支撑复杂的数据查询；Spark使用了简洁而丰富的Scala语言实现核心代码，并将数据处理的中间结果缓存于内存中，减少了磁盘操作，提高数据处理速度；Spark的易用性强，支持多语言（Scala、Java、Python）编程，给编程人员提供了很大的便利，减少了学习和操作的成本；Spark兼容性好，支持应用在所有Hadoop数据源上；开源的Spark能及时吸收广大研究者的先进技术，实现快速发展和优化。

Hive是可以建立在Hadoop上的分布式数据仓库基础构架，可以用来进行数据提取转化加载，可以存储、查询和分析存储在Hadoop中的大规模数据的机制。它把海量数据存储于Hadoop文件系统（HDFS），提供了一套类数据库的数据存储和处理机制，并采用HQL（类SQL）语言对这些数据进行自动化管理和处理。Hive经过对语句进行解析和转换，最终生成一系列基于Hadoop的MapReduce任务，通过执行这些任务完成数据处理。

二、人工智能技术

人工智能是研究使计算机来模拟人的某些思维过程和智能行为（如学习、推理、思考、规划等），关于知识的科学，主要包括计算机实现智能的原理、制造类似于人脑智能的计算机，使计算机能实现更高层次的应用。

人工智能将涉及计算机科学、心理学、哲学和语言学等学科，可以说几乎是自然科学和社会科学的所有学科，其范围已远远超出了计算机科学的范畴，人工智能与思维科学的关系是实践和理论的关系，人工智能是处于思维科学的技术应用层次，是它的一个应用分支。从思维观点看，人工智能不仅限于逻辑思维，要考虑形象思维、灵感思维才能促进人工智能的突破性的发展。数学常被认为是多种学科的基础科学，数学也进入语言、思维领域，人工智能学科也必须借用数学工具，数学不仅在标准逻辑、模糊数学等范围发挥作用，数学进入人工智能学科，它们将互相促进而更快地发展。

人工智能的内容按照知识的关系可以分为：知识表示、知识获取和知识应用（图10-2）。人工智能的显著特征是"学习"和"知识"，即具有模拟人类的思维能力和基于知识的科学。人工智能就其本质而言，是对人的思维的信息过程的模拟。一是结构模拟，仿照人脑的结构机制，制造出"类人脑"的机器；二是功能模拟，暂时撇开人脑的内部结构，而从其功能过程进行模拟。现代电子计算机的产生便是对人脑思维功能的模拟，是对人脑思维的信息过程的模拟。

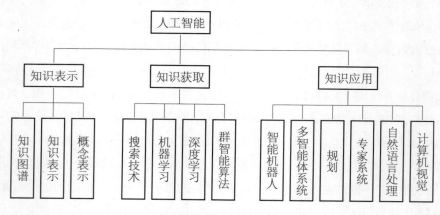

图 10-2　人工智能内容

知识表示（knowledge representation）是指把知识客体中的知识因子与知识关联起来，便于人们识别和理解知识。知识表示是知识组织的前提和基础，任何知识组织方法都是要建立在知识表示的基础上。知识表示有主观知识表示和客观知识表示两种。知识的表示就是对知识的一种描述，或者说是对知识的一组约定，一种计算机可以接受的用于描述知识的数据结构。某种意义上讲，表示可视为数据结构及其处理机制的综合：表示 = 数据结构 + 处理机制。

知识图谱（knowledge graph）又称为科学知识图谱，是显示知识发展进程与结构关系的一系列各种不同的图形，用可视化技术描述知识资源及其载体，挖掘、分析、构建、绘制和显示知识及它们之间的相互联系。通过将应用数学、图形学、信息可视化技术、信息科学等学科的理论与方法，与计量学引文分析、共现分析等方法结合，并利用可视化的图谱形象地展示学科的核心结构、发展历史、前沿领域以及整体知识架构达到多学科融合目的的现代理论。

机器学习（machine learning）是一门多领域交叉学科，涉及概率论、统计学、逼近论、凸分析、算法复杂度理论等多门学科。专门研究计算机怎样模拟或实现人类的学习行为,以获取新的知识或技能,重新组织已有的知识结构使之不断改善自身的性能。机器学习是人工智能的核心,是使计算机具有智能的根本途径,其应用遍及人工智能的各个领域,它主要使用归纳、综合的方法。按照学习形式分类,机器学习可以分为监督学习、非监督学习、弱监督学习。监督学习是指:利用一组已知类别的样本调整分类器的参数,使其达到所要求性能的过程,是从标记的训练数据来推断一个功能的机器学习任务。在监督学习中,每个实例都是由一个输入对象(通常为矢量)和一个期望的输出值(也称为监督信号)组成。监督学习算法是分析该训练数据,并产生一个推断的功能,其可以用于映射出新的实例。监督学习的算法通常包括:回归分析和统计分类等。非监督学习是根据类别未知(没有被标记)的训练样本解决模式识别中的各种问题的机器学习。非监督学习的算法通常包括:主成分分析方法,聚类分析,关联规则等。机器学习算法是医学领域相关数据分析和挖掘的重要工具。

自然语言处理是人工智能领域中的一个重要方向,研究能实现人与计算机之间用自然语言进行有效通信的各种理论和方法。自然语言处理是一门融语言学、计算机科学、数学于一体的科学。因此,这一领域的研究将涉及自然语言,即人们日常使用的语言,所以它与语言学的研究有着密切的联系,但又有重要的区别。自然语言处理是计算机科学、人工智能、语言学关注计算机和人类(自然)语言之间的相互作用的领域。医学领域积累大量的病历文本资料,自然语言处理可以将这些文本资料抽取相关的数据用于统计分析。

Python 是一种解释性计算机语言,提供成熟人工智能领域的软件库,其运行基于 Python 解释器,目前支持所有主流操作系统。同时支持 C 语言这类面向过程式编程,也支持 C++、Java 这类的面向对象式编程。社区支持方面,Python 目前由专门的基金进行经济支持且有不断壮大的自由编程者加入其开发社区。Python 在除了单纯的计算机学科方面,在其他跨学科领域有着相当多的软件库,如科学计算方面,地理测绘方面以及当下最流行的深度神经网络的搭建,都有相当成熟的 Python 软件库。Python 的这些特性让其成为了构建的人工智能应用平台的首选。

三、大数据与人工智能关系

根据数据—信息—知识—智能模型,分别理解数据、信息、知识和智能的概念和关系。数据是使用约定俗成的关键字,对客观事物的数量、属性、位置及其相互关系进行抽象表示,以适合在这个领域中用人工或自然的方式进行保存、传递和处理。信息是具有时效性的,有一定含义的,有逻辑的、经过加工处理的、对决策有价值的数据流。知识就是沉淀并与已有人类知识库进行结构化的有价值信息。通过人们的参与对信息进行归纳、演绎、比较等手段进行挖掘,使其有价值的部分沉淀下来,并与已存在的人类知识体系相结合,这部分有价值的信息就转变成知识。智能是人类基于已有的知识,针对物质世界运动过程中产生的问题,根据获得的信息进行分析、对比、演绎,进而找出解决方案的能力。数据、信息、知识、智能关系见图 10-3。

从图 10-3 可知,数据是该模型中最底层也是最基础的一个概念。数据是形成信息,知识和智慧的源泉。信息

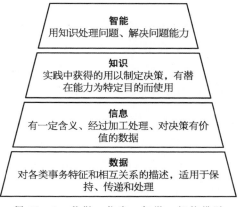

图 10-3 数据—信息—知识—智能模型

是有一定含义的、经过加工处理的、对决策有价值的数据。信息＝数据＋处理，信息必然来源于数据并高于数据。信息是具有时效性的，有一定含义的，有逻辑的、经过加工处理的、对决策有价值的数据流。信息＝数据＋时间＋处理。知识是让从定量到定性的过程得以实现的、抽象的、逻辑的东西。知识是需要通过信息使用、归纳、演绎的方法得到。知识就是知道了什么、知道为什么、知道怎么做、知道谁。知识之所以在数据与信息之上，是因为它更接近行动，它与决策相关，有价值的信息沉淀并结构化后就形成了知识。智能是该模型中的最高一级，同时也是人类区别于其他生物的重要特征。知识的选择应对的行动方案可能有多种，但选择哪个靠智能。智能是人类基于已有的知识，针对物质世界运动过程中产生的问题，根据获得的信息进行分析、对比、演绎找出解决方案的能力。

大数据是一种规模巨大、结构复杂的数据集合，而人工智能是基于知识的科学。由此可以知道大数据是人工智能的基础，人工智能是由数据或大数据驱动的科学。大数据和人工智能是相辅相成的，人工智能技术可以加强大数据的处理和分析，高质量的数据又可以促进人工智能的场景应用。

基于上述的常规研究与分析方法，以及大数据与人工智能技术，在中国传统医学领域，我们可以进行真实世界证据研究，为临床提供诊疗证据，还可以进行临床决策支持系统研究，为临床医生提供智能决策。

第四节
肺系疾病证型和证素分布的真实世界证据研究及其范例

本节是以肺系疾病的证型和证素的真实世界分析为例，应用中国传统医学常规的研究和分析方法——文献研究法、比较研究法、实验研究法、统计研究法，同时结合最新的大数据技术和人工智能算法进行真实世界证据研究。

一、研究背景

中医药因其独特的理论体系和长期的临床实践积累，在现今医学界日益备受关注，中国人每人每年使用率达10%～20%。在增强人体免疫力抵挡病原体、降低毒副作用、多靶点治疗疾病等方面具有明显的优势，在诸多慢性病（如炎症性疾病、癌症、呼吸系统疾病）的防治中发挥重要作用。在临床实践中，传统中医师主要根据患者不同的中医证型进行辨证施治。中医证型是一组特定的症状和体征，反映人体某一阶段的内在病理变化，临床常采用八纲辨证来诊断机体失调的状态，另有气血津液辨证和脏腑辨证等相辅为用。准确辨证是传统中医学诊断疾病和开具处方的关键。现代医学疾病诊断和中医证型相结合即辨病和辨证相结合成为我国现代中医诊疗的基础。从四诊信息中获得的中医证候元素即证素，不仅能反映中医证型特点，而且可以解释疾病的病理因素。肺系疾病病死率和发病率居世界前列，如哮喘、COPD和间质性肺炎等造成巨大的经济和医疗保健负担。而现代医学疗法不能根治和逆转疾病状态，诸如骨质疏松等的药物毒副作用也尚不可避免。中医治疗肺系疾病历史悠久，许多基础和临床研究也已证实其疗效的科学依据。

真实世界研究有别于随机临床试验，被认为是一种纳入所有个体特点，更具个性化和有效性的临床科研方法。真实世界证据从异质患者在实践环境真实经历结果数据中获得，这是在现实世界的实践环境中所经历的。大数据分析方法可有效地管理和处理大规模、多源和异构的真实世界数据。利用机器学习算法,如因子分析、聚类分析和关联规则分析,可对真实世界数据进行分析和建模。通过机器学习算法,在真实世界数据的基础上积累证据,对研究中医证型至关重要。真实世界研究使更多的证据参与制定医疗决策中,是对严谨的随机对照试验有利的补充。

二、研究目的

目前,中医辨证研究已广泛发展。然而,缺少应用大数据方法和机器学习算法探索肺系疾病中医证型的研究。本研究旨在探讨基于真实世界数据集的中医证型及证素的分布及特征。

三、研究方法

1. **研究设计** 以住院患者的电子病历(EMR)、医院信息系统(HIS)、实验室信息系统(LIS)、图像收集与通信系统(PACS)等电子信息为基础,对中医证型与内科疾病间的关系进行研究。本项目收集了 2012—2016 年,5 家医院呼吸系统疾病 30 254 份电子住院病历,复旦大学附属华山医院伦理委员会对本研究进行了伦理审查。

2. **纳入标准和排除标准**

(1) 纳入标准:符合现代医学呼吸道疾病诊断标准,病历完整详细,第一次确诊时年龄>18 岁。

(2) 排除标准:不符合现代医学呼吸道疾病诊断标准或诊断不明确,受试者不满足年龄标准,病历不清楚或不完整。

本研究中肺系疾病包括 COPD、肺部感染、慢性支气管炎、肺癌、急性支气管炎、支气管哮喘、支气管扩张症、急性上呼吸道感染、肺结核、胸腔积液、间质性肺病、胸膜炎、肺源性心脏病、尘肺、气胸、肺脓肿、肺性脑病和肺栓塞。其诊断标准基于中国呼吸系统疾病学会、中华医学会等的相关指南。

3. **数据收集和准备** 病历的内容以电子病历和标准中国指南为依据。内容主要包括一般信息、主诉、病史、现代医学诊断和中医诊断。从 5 家医院的电子病历系统导出患者病历资料,并将其整合到复旦大学中西医结合研究院生物医学信息学研究所的医疗大数据平台,使用人工智能应用平台的肺系疾病四诊文本挖掘模块(具体代码见 https://github.com/zihuitang/TCM_EMR_text_mining_lung,模块软件著作权"肺系疾病中医四诊信息文本挖掘软件 V1.0",登记号:2018SR061853),提取一般资料(年龄、性别、住院时间、住院时间和临床结局)、中医证型、中医诊断、第一诊断及其他诊断,以统一标准代码对标准中医证型进行数据分析,制定中西医结合医学标准通用数据模型,建立了基于标准通用数据模型和大型数据平台的中西医结合肺系疾病数据仓库。26 074 份电子病历拥有完整数据并进行后续数据分析,包括一般信息、中医证型、中医和西医诊断等。

4. **机器学习算法**

(1) 因子分析:因子分析(factor analysis)就是用少数几个因子来描述许多指标或因素之间的联系,以较少几个因子来反映原资料的大部分信息的统计学分析方法。从数学角度来看,主成分分析是一种化繁为简的降维处理技术。主成分分析(principal component analysis):是因子分析的一个特例,是使用最多的因子提取方法。它通过坐标变换手段,将原有的多个相关变量,做线性变化,转换为另外一组不相关的变量。选取前面几个方差最大的主成分,这样达到了因子分析较少变量个数的目的,同时又能与较少的变量反映原有变量的绝大部分的信息。

特点:① 因子变量的数量远少于原有的指标变量的数量,因而对因子变量的分析能够减少分析中的工作量。② 因子变量不是对原始变量的取舍,而是根据原始变量的信息进行重新组构,它能够反映原有变量大部分的信息。③ 因子变量之间不存在显著的线性相关关系,对变量的分析比较方便,但原始部分变量之间多存在较显著的相关关系。④ 因子变量具有命名解释性,即该变量是对某些原始变量信息的综合和反映。在保证数据信息丢失最少的原则下,对高维变量空间进行降维处理(即通过因子分析或主成分分析)。

分析原理:假定有 n 个样本,每个样本共有 p 个变量,构成一个 $n \times p$ 阶的数据矩阵:

$$X = \begin{bmatrix} x_{11} & x_{12} & \cdots & x_{1p} \\ x_{21} & x_{22} & \cdots & x_{2p} \\ \vdots & \vdots & \vdots & \vdots \\ x_{n1} & x_{n2} & \cdots & x_{np} \end{bmatrix}$$

当 p 较大时,进行降维处理,即用较少几个综合指标代替原来指标,而且使这些综合指标既能尽量多地反映原来指标所反映的信息,同时它们之间又是彼此独立的。线性组合:记 $x_1, x_2, \cdots, x_p$ 为原变量指标,$F_1, F_2, \cdots, F_m (m \leqslant p)$ 为新变量指标(主成分),则其线性组合为(l_{ij} 是原变量在各主成分上的载荷):

$$\begin{cases} F_1 = l_{11}x_1 + l_{12}x_2 + \cdots + l_{1p}x_p \\ F_2 = l_{21}x_1 + l_{22}x_2 + \cdots + l_{2p}x_p \\ \qquad\qquad\qquad \vdots \\ F_m = l_{m1}x_1 + l_{m2}x_2 + \cdots + l_{mp}x_p \end{cases}$$

F_i 与 F_j 相互无关;F_1 是 $x_1, x_2, \cdots, x_p$ 的一切线性组合中方差最大者,F_2 是与 F_1 不相关的 x_1, $x_2, \cdots$ 的所有线性组合中方差最大者。则,新变量指标 $F_1, F_2, \cdots$ 分别称为原变量指标的第一,第二……主成分。F 为因子变量或公共因子,可以理解为在高维空间中互相垂直的 m 个坐标轴。主成分分析实质就是确定原来变量 $x_j (j = 1, 2, \cdots, p)$ 在各主成分 $F_i (i = 1, 2, \cdots, m)$ 上的荷载 l_{ij}。从数学上容易知道,从数学上也可以证明,它们分别是相关矩阵的 m 个较大的特征值所对应的特征向量,具体分析步骤如下。

变量关联性分析,因子分析是从众多的原始变量中重构少数几个具有代表意义的因子变量的过程。其潜在的要求:原有变量之间要具有比较强的相关性。因此,因子分析需要先进行相关分析,计算原始变量之间的相关系数矩阵。如果相关系数矩阵在进行统计检验时,大部分相关系数均小于 0.3 且未通过检验,则这些原始变量就不太适合进行因子分析。进行原始变量的相关分析之前,需要对输入的原始数据进行标准化计算(一般采用标准差标准化方法,标准化后的数据均值为 0,方差为 1)。因子分析中还提供了几种判定是否适合因子分析的检验方法。主要有以下三种:巴特利特球形检验(Bartlett test of sphericity),反映象相关矩阵检验(anti-image correlation matrix),KMO(kaiser-meyer-olkin)检验。① 巴特利特球形检验:该检验以变量的相关系数矩阵作为出发点,它的零假设 H0 为相关系数矩阵是一个单位阵,即相关系数矩阵对角线上的所有元素都为 1,而所有非对角线上的元素都为 0,也即原始变量两两之间不相关。巴特利特球形检验的统计量是根据相关系数矩阵的行列式得到。如果该值较大,且其对应的相伴概率值小于用户指定的显著性水平,那么就应拒绝零假设 H0,认为相关系数不可能是单位阵,也即原始变量间存在相关性。② 反映象相关矩阵检验:该检验以变量的偏相关系数矩阵作为出发点,将偏相关系数矩阵的每个元素取反,得到反映象相关矩阵。偏相关系数是在控制了其他变量影响的条件下计算出来的相关系数,如果变量之间存在较多的重叠影响,那么偏相关系数就会较小,这些变量越适合进行因子分析。③ KMO(kaiser-meyer-olkin)检验:该检验的统计量用于比较变量之间的简单相关和偏相关系数。KMO 值介于 0~1,越接近 1,表明所有变量之间简单相关系数平方和远大于偏相关系数平方和,越适合因子分析。其中,Kaiser 给出一个 KMO 检验标准:KMO>0.9,非常适合;0.8<KMO<0.9,适合;0.7<KMO<0.8,一般;0.6<KMO<0.7,不太适合;KMO<0.5,不适合。

构造因子变量,通常应用主成分分析法(principal component analysis)在因子分析中确定因子变量。该方法通过坐标变换,将原有变量作线性变化,转换为另外一组不相关的变量 F_i(主成分)。求相关系数矩阵的特征根 $\lambda_i(\lambda_1, \lambda_2, \cdots, \lambda_p>0)$ 和相应的标准正交的特征向量 l_i;根据相关系数矩阵的特征根,即公共因子 F_j 的方差贡献(等于因子载荷矩阵 L 中第 j 列各元素的平方和),计算公共因子 F_j 的方差贡献率与累积贡献率。主成分分析是在一个多维坐标轴中,将原始变量组成的坐标系进行平移变换,使得新的坐标原点和数据群点的重心重合。新坐标第一轴与数据变化最大方向对应。通过计算特征根(方差贡献)和方差贡献率与累积方差贡献率等指标,来判断选取公共因子的数量和公共因子(主成分)所能代表的原始变量信息。公共因子个数的确定准则:① 根据特征值的大小来确定,一般取大于 1 的特征值对应的几个公共因子/主成分。② 根据因子的累积方差贡献率来确定,一般取累计贡献率达 80% 以上的特征值所对应的第一、第二、…、第 $m(m \leqslant p)$ 个主成分。

因子变量的命名解释,因子变量的命名解释是因子分析的另一个核心问题。经过主成分分析得到的公共因子 $F_1, F_2, \cdots, F_m$ 是对原有变量的综合。在实际的应用分析中,主要通过对载荷矩阵进行分析,得到因子变量和原有变量之间的关系,从而对新的因子变量进行命名。利用因子旋转方法能使因子变量更具有可解释性。计算主成分载荷,构建载荷矩阵 A。载荷矩阵 A 中某一行表示原有变量 x_i 与公共因子的相关关系。载荷矩阵 A 中某一列表示某一个公共因子能够解释的原有变量 x_i 的信息量。有时因子载荷矩阵的解释性不太好,通常需要进行因子旋转,使原有因子变量更具有可解释性。因子旋转的主要方法:正交旋转、斜交旋转。正交旋转和斜交旋转是因子旋转的两类方法。前者由于保持了坐标轴的正交性,因此使用最多。正交旋转的方法很多,其中以方差最大化法最为常用。方差最大正交旋转(varimax orthogonal rotation):使公共因子的相对负荷的方差之和最大,且保持原公共因子的正交性和公共方差总和不变。可使每个因子上的具有最大载荷的变量数最小,因此可以简化对因子的解释。斜交旋转(oblique rotation):因子斜交旋转后,各因子负荷发生了变化,出现了两极分化。各因子间不再相互独立,而是彼此相关。各因子对各变量的贡献的总和也发生了改变。因子旋转的目的是使因子负荷两极分化,要么接近于 0,要么接近于 1。从而使原有因子变量更具有可解释性。

计算因子变量得分,因子变量确定以后,对于每一个样本数据,我们希望得到它们在不同因子上的具体数据值,即因子得分。估计因子得分的方法主要有:回归法、Bartlette 法等。计算因子得分应首先将因子变量表示为原始变量的线性组合。回归法得分是由贝叶斯思想导出的,得到的因子得分是有偏的,但计算结果误差较小。贝叶斯判别思想是根据先验概率求出后验概率,并依据后验概率分布作出统计推断。Bartlett 法:Bartlett 因子得分是极大似然估计,得到的因子得分是无偏的,但计算结果误差较大。

(2) 聚类分析:聚类(clustering)是对大量未知标注的数据集,按数据的内在相似性将数据集划分为多个类别,使类别内的数据相似度较大而类别间的数据相似度较小,其过程被称为聚类。聚类是根据"物以类聚"的原理,将本身没有类别的样本聚集成不同的组,这样的一组数据对象的集合叫做簇,并且对每一个这样的簇进行描述的过程。聚类分析的特征:① 适用于没有先验知识的分类。如果没有这些事先的经验或一些国际标准、国内标准、行业标准,分类便会显得随意和主观。这时只要设定比较完善的分类变量,就可以通过聚类分析法得到较为科学合理的类别。② 可以处理多个变量决定的分类。例如,根据患者的一般情况、诊断、支出、年龄等多个指标进行分类通常比较复杂,而聚类分析法可以解决这类问题。③ 聚类分析法是一种探索性分析方法,能够分析事物的内在特点和规律,并根据相似性原则对事物进行分组,是数据挖掘和分析常用的一种技术。

聚类分析的原理:聚类分析是将样品或变量按照它们性质上的亲疏程度进行分类的多元统计分析方法。进行聚类分析时,用来描述物品或变量的亲疏程度通常有两个途径:一个是把每个样品或变量看成是多维空间上的一个点,在多维坐标中,定义点与点、类与类之间的距离,用点与点间距离来描述作品或变量之间的亲疏程度;二是计算样品或变量的相似系数,用相似系数来描述样品或变量之间的亲疏程度。

聚类分析中样品或变量亲疏程度的测定:① 变量类型与数据变换:通常变量类型是按照计算尺度、定序尺度、定距尺度、定比尺度分类。其中,前两者又称为定性资料,后两者又称为定量资料。在进行聚类分析处理时,样品间的相似系数和距离有许多不同的定义,这些定义与变量的类型有着密切的关系,不同类型的变量在定义距离或相似性测度时具有很大的差异。另外,由于样本数据受量纲和数量级的影响,在聚类分析处理过程中,首先应对原始数据矩阵进行变换处理,以便使不同量纲、不同数量级的数据能放在一起比较,即,标准化变换过程。② 多维空间的距离:对于 p 个观测指标,n 个样品的样本数据,每个样品有 p 个变量,故每个样品都可以看成是 p 维空间上的一个点,n 个样品就是的过程维空间上的 n 个点。聚类分析中,对样品进行分类时,通常采用距离来表示样品之间的亲疏程度,因此需定义样品之间的距离,即第 i 个样品与第 j 个样品之间的距离。③ 距离以及相似系数的选择原则:一般说来,同一批数据采用不同的相似性尺度,就会得到不同的分类结果,这主要是因为不同指标代表了不同意上的相似性。因此在进行数值分类时,应注意相似性尺度的选择,选择的基本原则是:所选择的相似性尺度在实际应用中应有明确的意义;根据原始数据的性质,选择适当变换方法,再根据不同的变换方法选择不同的距离或相似系数。如标准化变换处理下,相关相似系数和夹角余弦一支;又如原始数据在进行聚类分析之前已经对变量的相关性做了处理,则通常可采用欧式距离而不必选用斜交空间距离。再如选择距离时,还须和选用的聚类方法一致;适当地考虑计算量的大小,如对样品量较多的聚类问题,不适宜选择斜交空间距离,因采用该距离时,计算量较大。

聚类分析方法:为了进行聚类分析,首先我们需要定义样品间的距离。常见的距离有:绝对值距离,欧氏距离,明科夫斯基距离,切比雪夫距离。常用方法:① 直接聚类法:先把各个分类对象单独视为一类,然后根据距离最小的原则,依次选出一对分类对象,并成新类。如果其中一个分类对象已归于一类,则把另一个也归入该类;如果一对分类对象正好属于已归的两类,则把这两类并为一类。每一次归并,都划去该对象所在的列与列序相同的行。经过(m-1)次就可以把全部分类对象归为一类,这样就可以根据归并的先后顺序作出聚类谱系图。② 最短距离聚类法:是在原来的 m×m 距离矩阵的非对角元素中找出,把分类对象 G_p 和 G_q 归并为一新类 G_r,然后按计算公式计算原来各类与新类之间的距离,这样就得到一个新的(m-1)阶的距离矩阵;再从新的距离矩阵中选出最小者 d_{ij},把 G_i 和 G_j 归并成新类;再计算各类与新类的距离,这样一直下去,直至各分类对象被归为一类为止。③ 最远距离聚类法：最远距离聚类法与最短距离聚类法的区别在于计算原来的类与新类距离时采用的公式不同。最远距离聚类法所用的是最远距离来衡量样本之间的距离。

通常聚类分析方法——层次聚类(hierarchical clustering)，是一类算法的总称，是通过从下往上不断合并簇，或者从上往下不断分离簇形成嵌套的簇。这种层次的类通过"树状图"来表示。合并层次聚类(agglomerative clustering)算法是一种层次聚类的算法。算法的原理是，最开始的时候将所有数据点本身作为簇，然后找出距离最近的两个簇将它们合为一个，不断重复以上步骤直到达到预设的簇的个数。

(3) 关联规则分析：关联规则分析是从大量数据中发现数据项集之间有意义的关联和相关联系。关联规则定义为：假设 $I = \{I_1, I_2, I_3, \ldots I_n\}$，是数据项的集合。给定一个数据集 D，其中每条记录 R 是 I 的非空子集，即，每一条记录与一个唯一的标识符(ID)对应。关联规则在数据集中的支持度(support)是数据集 D 中事务同时包含 X、Y 的百分比；置信度(confidence)是数据集 D 中记录已经包含 X 的情况下，包含 Y 的百分比，即条件概率。如果满足最小支持度阈值和最小置信度阈值，则认为关联规则是有意义的。

支持度：表示数据项集 $\{X, Y\}$ 在数据总项集里出现的概率。公式为：

$$\text{support}(X \to Y) = P(X, Y) / P(I) = P(X \cup Y) / P(I) = \text{num}(XUY) / \text{num}(I)$$

其中，I 表示数据项的集合。num( )表示求事务集里特定项集出现的次数。比如，num(I)表示总事务集的个数，num(X∪Y)表示含有 $\{X, Y\}$ 的事务集的个数(个数也叫次数)。

置信度：表示在先决条件 X 发生的情况下，由关联规则"X→Y"推出 Y 的概率。即在含有 X 的项集中，含有 Y 的可能性，公式为：

$$\text{confidence}(X \to Y) = P(Y|X) = P(X, Y) / P(X) = P(XUY) / P(X)$$

提升度：表示 X 发生的条件下，同时 Y 发生的概率，与不考虑 X 的条件下 Y 发生的概率之比。公式为：

$$\text{lift}(X \to Y) = P(Y|X) / P(Y)$$

满足最小支持度和最小置信度的关联规则称为强关联规则，然而强关联规则并不一定是有效的规则。强关联规则是否有效，取决于提升度 lift。$\text{lift}(X \to Y) \leqslant 1$，关联规则 X→Y 无效。特别的，当 $\text{lift}(X \to Y) = 1$，X 与 Y 相互独立。$\text{lift}(X \to Y) > 1$ 时，关联规则 X→Y 有效。$\text{lift}(X \to Y)$ 越大，表示 X 的发生对 Y 发生的提升度越大，X 和 Y 的关联性越强。

关联规则挖掘过程：关联规则挖掘过程主要包含两个阶段：第一阶段必须先从资料集合中找出所有的高频项目组(frequent itemsets)，第二阶段再由这些高频项目组中产生关联规则(association rules)。关联规则挖掘的第一阶段必须从原始资料集合中，找出所有高频项目组(large itemsets)。高频的意思是指某一项目组出现的频率相对于所有记录而言，必须达到某一水平。一项目组出现的频率称为支持度，以一个包含 X 与 Y 两个项目的 2 - itemset 为例，我们可以经由公式求得包含 $\{X, Y\}$ 项目组的支持度，若支持度大于等于所设定的最小支持度(minimum support)门槛值时，则 $\{X, Y\}$ 称为高频项目组。一个满足最小支持度的 k-itemset，则称为高频 k-项目组，一般表示为 Large k。算法并从 Large k 的项目组中再产生 Large k + 1，直到无法再找到更长的高频项目组为止。关联规则挖掘的第二阶段是要产生关联规则(association rules)。从高频项目组产生关联规则，是利用前一步骤的高频 k-项目组来产生规则,在最小信赖度(minimum confidence)的条件门槛下,若一规则所求得的信赖度满足最小信赖度,称此规则为关联规则。例如:经由高频 k -项目组{X, Y}所产生的规则 XY,其信赖度可经由公式求得,若信赖度大于等于最小信赖度,则称 XY 为关联规则。

关联规则挖掘的相关算法:① Apriori 算法:该算法是一种最有影响的挖掘布尔关联规则频繁项集的算法。其核心是基于两阶段频集思想的递推算法。该关联规则在分类上属于单维、单层、布尔关联规则。在这里,所有支持度大于最小支持度的项集称为频繁项集,简称频集。该算法的基本思想是:首先找出所有的频集,这些项集出现的频繁性至少和预定义的最小支持度一样。然后由频集产生强关联规则,这些规则必须满足最小支持度和最小可信度。然后使用第一步找到的频集产生期望的规则,产生只包含集合的项的所有规则,其中每一条规则的右部只有一项,这里采用的是中规则的定义。一旦这些规则被生成,那么只有那些大于用户给定的最小可信度的规则才被留下来。为了生成所有频集,使用了递推的方法。可能产生大量的候选集,以及可能需要重复扫描数据库,是 Apriori 算法的两大缺点。② FP-树频集算法:针对 Apriori 算法的固有缺陷,J. Han 等提出了不产生候选挖掘频繁项集的方法:FP-树频集算法。采用分而治之的策略,在经过第一遍扫描之后,把数据库中的频集压缩进一棵频繁模式树(FP - tree),同时依然保留其中的关联信息,随后再将 FP - tree 分化成一些条件库,每个库和一个长度为 1 的频集相关,然后再对这些条件库分别进行挖掘。当原始数据量很大的时候,也可以结合划分的方法,使得一个 FP - tree 可以放入主存中。实验表明,FP - growth 对不同长度的规则都有很好的适应性,同时在效率上较之 Apriori 算法有巨大的提高。

5. **数据分析** 本项目对中医证型及证素的分布规律进行数据分析,包括:① 中医证型频率分布。② 中医证候要素的频率分布。③ 基于机器学习算法的中医证候要素的组合。单因素方差分析评估组间连续变量在统计学上是否存在差异,χ^2 检验评估分类变量在统计学上是否存在差异,采用双侧检验水准,$P < 0.05$ 可认为有统计学意义。采用频率分析方法,探索肺系疾病各中医证型的比例。中医证素是依据标准化的中医证型得出的,并对其进行频率分析。使用了本研究构建的人工智能应用平台的统计模块和机器学习模块进行数据分析。

采用因子分析法,减少中医证素的维度,检测其结构。以 KMO 检验和 Bartlett's 的球形检验作为的评价中医证素变量间关联程度指标。采用主成分分析法提取公共因子。Varimax 旋转被用来允许系数负载绝对值的新的共同因素,因数负载绝对值大于等于 0.20。采用聚类分析方法对中医证素进行分类。利用病区的方法进行分层聚类分析,生成树估计的相似簇。群集边界是由连续融合级别之间的距离来定义。

根据中医证候要素的复杂网络结构,对中医证候成分的结构进行研究,以评估中医证候的分布特征。生成一组频率规则,然后对从第一个阶段获得的关联规则的强度进行评估。采用先验算法对中医证候要素中的联想模式进行评价。三个参数——支持度(support)、置信度(confidence)和提升值(lift),用于评估关联规则的强度。X 成为一个项集,X≥Y 是一个关联规则和一个给定数据集的一组事务。支持度是指在数据集中显示项集的频率,其定义为 T 中包含 X 的事务的概率。置信度表示规则被发现为 ture 的频率,其定义为条件概率如果 X 和 Y 是独立的,则有 Y 与 X 提升值是观察到的支持的比率。提升值<1、= 1 和>1 分别表示 X 和 Y 之间的负、独立和正关联。本研究中,结果列出了具有 support%值>10 和 confidence%值>80 的关联规则。机器学习算法是使用人工智能应用平台的 Scikit - learn 模块。

四、研究结果

1. **肺系疾病的中医证型和证素分析** 共有 26 074 例住院患者的基线特征列在表 10-1 中。在整个数据集中,男性(n=15 350)的比例为 58.87%,平均年龄为 65.70 岁。平均住院时间为 11.86 日。男性的住院天数比女性多(12.79 日 vs. 10.53 日,$P < 0.001$)。数据集的主要族裔是中国汉族(94.76%),患者的病情好转和治愈率合为 95.16%。

表 10-1 肺系疾病患者的个体特征

变 量	男	女	总 计	P 值
数量	15 350(58.87%)	10 724(41.13%)	26 074	—
年龄	66.87±15.8	64.02±16.83	65.7±16.29	<0.001
住院时间	12.79±9.69	10.53±8.92	11.86±8.51	<0.001
已婚(%)	14 297(93.14)	9 752(90.94)	24 038(92.19)	<0.001
汉族(%)	14 516(94.57)	10 189(95.01)	24 707(94.76)	0.249
入院*(%)	14 835(96.64)	10 444(97.39)	25 282(96.96)	0.012
出院*(%)	14 501(94.47)	10 292(95.97)	24 812(95.16)	<0.001

注:* 入院数从出院病历得出;出院数包括改善人数和治愈人数。不同性别组间各变量的差异分析

2. **肺系疾病的频率分析** 表 10-2 列出了肺系 16 种疾病在总样本中的分布情况。COPD 和肺部感染所占百分比最高,分别为 32.05% 和 27.81%。其次慢性支气管炎和肺癌的比例分别为 8.46% 和 7.33%。

表 10-2 肺系疾病的总体分布

序 号	疾 病	频 数	百分比(%)
1	慢性阻塞性肺疾病	8 358	32.05
2	肺部感染	7 250	27.81
3	慢性支气管炎	2 207	8.46
4	肺癌	1 911	7.33
5	急性支气管炎	1 395	5.35
6	支气管哮喘	1 346	5.16
7	支气管扩张	1 113	4.27
8	急性上呼吸道感染	759	2.91
9	肺结核	577	2.21
10	胸腔积液	304	1.17
11	间质性肺病	282	1.08
12	胸膜炎	167	0.64

序　号	疾　病	频　数	百分比（%）
13	肺源性心脏病	159	0.61
14	尘肺	95	0.36
15	气胸	52	0.20
16	肺脓肿	36	0.14
17	肺性脑病	32	0.12
18	肺栓塞	31	0.12
总计		26 074	100.00

　　3. **肺系疾病的中医证型频率分析**　表 10-3 列出了 27 种中医证型的分布情况。出现频率最多的 5 个实证分别是痰热壅肺、痰浊阻肺、风热犯肺、风寒袭肺和水凌心肺，其所占百分比分别为 6.81%、27.61%、25.60%、10.49% 和 3.45%。出现频率最多的前 4 个虚证分别是肺肾气虚、肺阴虚、肺肾阴虚和肺气虚，其百分比分别为 5.80%、5.60%、1.22% 和 0.69%。

表 10-3　肺系疾病的中医证型分布

序　号	中医证型类型	中医证型	频　数	百分比（%）
1		痰热壅肺	7 198	27.61
2		痰浊阻肺	6 674	25.60
3		风热犯肺	2 734	10.49
4		风寒袭肺	1 776	6.81
5		水凌心肺	899	3.45
6		痰瘀阻肺	449	1.72
7		外寒内饮	274	1.05
8	实证	气滞血瘀	253	0.97
9		肝火犯肺	246	0.94
10		表寒肺热	170	0.65
11		痰蒙神窍	81	0.31
12		风痰阻肺	80	0.31
13		气滞心胸	78	0.30
14		热毒壅肺	54	0.21
15		肺肾气虚	1 513	5.80
16		肺阴虚	1 459	5.60
17	虚证	肺肾气阴两虚	317	1.22
18		肺气虚	181	0.69
19		气血亏虚	64	0.25
20		肺脾气虚	49	0.19

序　号	中医证型类型	中　医　证　型	频　数	百分比(%)
21		肺脾气虚痰湿蕴肺	358	1.37
22		肺肾气虚痰瘀阻肺	356	1.37
23		肺脾气虚痰瘀阻肺	304	1.17
24	夹杂证	肺肾气虚痰湿蕴肺	172	0.66
25		肺气阴两虚血内阻	149	0.57
26		肺肾气虚痰热壅肺	117	0.45
27		肺脾气虚痰热壅肺	69	0.26
总计			26 074	100.00

出现频率最多的 3 个虚实夹杂证是为肺脾气虚痰湿蕴肺、肺肾气虚痰瘀阻肺和肺脾气虚痰瘀阻肺，其所占百分比分别为 1.37%、1.37%和 1.17%。

4. **肺系疾病的中医证素频率分析**　表 10-4 共列出 27 种肺系疾病中医证型根据"中医证素标准"分解的 20 项证素。出现频率最多的 5 个中医证候要素分别为痰、火、风、气虚、寒，其百分比分别为22.09%、14.75%、6.39%、5.09%、3.09%，而出现频率最多的证素病位为肺、肾、脾，占比分别为35.08%、3.45%和 1.09%。

表 10-4　肺系疾病的中医证素分布

序　号	中医证素类型	中　医　证　素	频　数	百分比(%)
1		痰	15 859	22.09
2		火	10 588	14.75
3		风	4 590	6.39
4		气虚	3 650	5.09
5		寒	2 220	3.09
6		阴虚	1 925	2.68
7	病因病机	血瘀	1 512	2.11
8		水停	899	1.25
9		湿	530	0.74
10		气滞	332	0.46
11		饮	274	0.38
12		血虚	64	0.09
13		毒	54	0.08
14		肺	25 177	35.08
15		肾	2 475	3.45
16		脾	781	1.09
17	病位	表	444	0.62
18		肝	246	0.34
19		脑	81	0.11
20		心	78	0.11
总计			71 779	100.00

5. **肺系疾病的中医证素的因子分析**　在总样本中,变量部分相关性的 KMO 值为 0.613,Bartlett's 检测值为 712.34($P<0.001$),提示变量之间的具有强相关性,表明变量可应用于因子分析。类似的结果在实证、虚证和虚实夹杂证组中同样存在(KMO>0.50,Bartlett's 检测,$P<0.001$)。在总样本中,主成分分析表明:前 10 个共同因子的特征根值大于 1.0,其累积方差贡献率达到 78.91。碎石图显示了公因子和特征根值的相关性(图 10-4-2A),提示前 10 个共同因子的分布是陡峭的,且其他共同因子的特征根价值较小。最大值旋转用于因子旋转和转换,表 10-5 列出了因子负载绝对值大于或等于 0.20 的因子。类似的,该方法分别从实证、虚证和虚实夹杂证组中提取 8 个公因子、3 个公因子和 4 个公因子(图 10-4:B~D)。此外,在表 10-5 中列出了旋转变换后的因子载荷矩阵的结果。

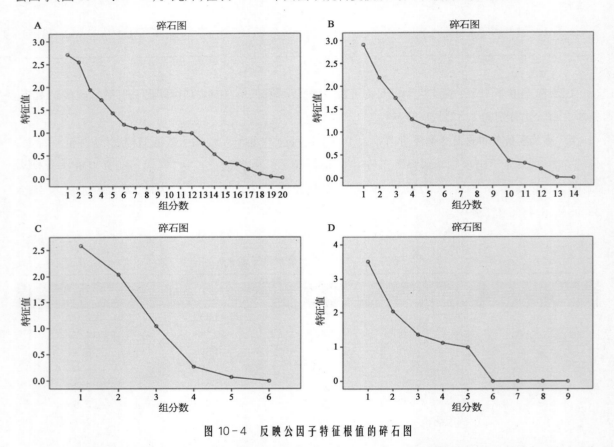

图 10-4　反映公因子特征根值的碎石图

A:基于总样本分析公因子特征根值的碎石图;B:实证组公因子特征值的碎石图;C:虚证组公因子特征值的碎石图;D:夹杂证组公因子特征值的碎石图

　　不仅可以构建痰热壅肺、痰浊阻肺、风热犯肺、风寒袭肺等中医实证证型,而且还可以构建虚证证型如肺肾气虚、肺阴虚、肾气虚等中医证型及肺肾气虚痰瘀阻肺等虚实夹杂证(表 10-5)。

表 10-5　公因子及其相应中医病因病性证素和病位

组　别	公因子	中医病因病性证素	病 位 证 素
总样本	F1	阴(0.935);表(0.92);寒(0.43)	肺(—0.53)
	F2	气滞(0.91);心(0.724);血瘀(0.42)	肺(—0.62)
	F3	气虚(0.88);痰(—0.28);火(—0.25)	肾(0.94)

组 别	公因子	中医病因病性证素	病 位 证 素
总样本	F4	风(0.91);痰(—0.73);寒(0.71)	肺(—0.76)
	F5	气虚(0.38);湿(0.823)	脾(0.90)
	F6	血瘀(0.25);痰(—0.36);阴虚(0.85);火(—0.49)	
	F7	血虚(0.71)	脑(0.67)
	F8	血瘀(0.33);痰(0.26);火(0.29);水停(—0.8)	
	F9	火(0.38)	肝(0.88)
	F10	毒(0.95)	
实证组	F1	阴(0.94);表(0.92);寒(0.42)	肺(—0.61)
	F2	风(0.93);痰(—0.88);寒(0.69)	
	F3	血瘀(0.92);气滞(0.67);火(—0.33)	
	F4	气滞(0.66)	心(0.91);肺(—0.46)
	F5	痰(—0.26);水停(0.92);火(—0.54)	
	F6	痰(0.99)	肺(—0.36)
	F7	痰(—0.23);寒(—0.23);火(0.46)	肝(0.88)
	F8	火(0.20);毒(0.97)	
虚证组	F1	气虚(0.96);阴虚(—0.89)	肾(0.91)
	F2	气虚(—0.99);血虚(0.23)	肺(0.99);肾(0.20)
	F3	阴虚(—0.20)	脾(0.99);肾(—0.21)
夹杂组	F1	阴虚(—0.99);痰(0.992);湿(0.296);气虚(—0.23)	肺(0.99);肾(0.29)
	F2	湿(0.94);血瘀(—0.89)	脾(0.204)
	F3	气虚(0.21)	肾(—0.93);脾(0.92)
	F4	湿(—0.26);血瘀(—0.39);火(0.99)	

注:括号内的数值由旋转变换因子负载矩阵得出,因子载荷绝对值≥0.20

6. **肺系疾病的中医证素的聚类分析** 在总样本中,分层聚类分析表明:中医证素在 3 组间有显著差异(图 10 - 5)。组 1 由火、痰、肺组成;组 2 由肾、气虚、寒、阴虚和血虚组成;组 3 由其他证素组成。在实证组中发现了 3 组规律:组 1 包括痰、肺、火;组 2 包括风、寒和水停;组 3 包括其余的证素。在虚证组中发现了 2 组规律:组 1 由肺、肾、气虚和阴虚组成;组 2 由脾和血虚组成。在虚实夹杂证组中,组 1 包括火、阴虚、肾、血瘀;而组 2 包括其余证素。

7. **肺系疾病的中医证素的关联规则分析** 在总数据集中,表 10 - 6 列出了满足规则算法的 4 条规则。最强的支持度介于痰和肺之间(值为 60.907),火⇒肺、火和痰⇒肺具有最强的置信度值(100)。关联规则分析表明:痰、火、风、气虚和肺之间的组合联系(表 10 - 6)。在实证组中发现了 5 条规则:提示痰、火、风、肺之间的联系。虚证组发现了 7 条规则,提示了气虚、阴虚、肾、肺的组合联系。在虚实夹杂证组中,发现了气虚、痰、肺的组合联系。综上所述,关联规则分析表明:痰、火、风、气虚、肾、肺是中医证型的核心要素。

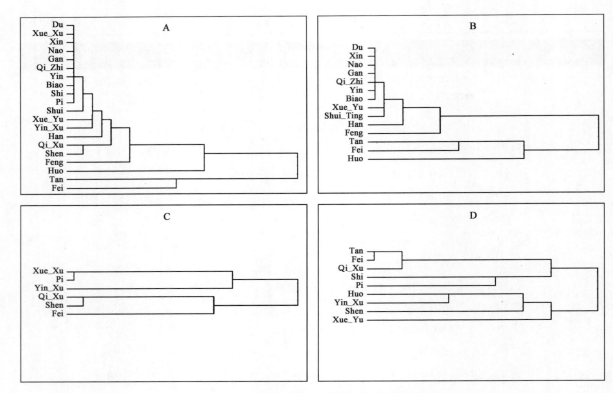

图 10-5　肺系疾病的中医证素的聚类分析

A：基于总样本的中医证素聚类分析结果；B：实证组中医证素聚类分析结果；C：虚证组中医证素聚类分析结果；D：虚实夹杂证组中医证型聚类分析结果

表 10-6　肺系疾病的中医证素关联规则分析

分　组	证素1	证素2	支持度（%）	置信度（%）	提升度
	肺	痰	60.91	99.49	1.04
总样本	肺	火	40.66	100.00	1.03
	肺	火、痰	28.36	100.00	1.03
	肺	风	17.63	100.00	1.03
	肺	痰	69.07	99.44	1.03
	肺	火	49.61	100.00	1.03
实证组	肺	火、痰	34.33	100.00	1.03
	肺	风	21.89	100.00	1.03
	肺	风、火	13.04	100.00	1.03
	肾	气虚	59.28	86.158	1.69
	肾	气虚、肺	57.50	88.835	1.74
	气虚	肾	51.08	100.00	1.69
虚证组	肺	肾	51.08	100.00	1.02
	肺	肾、气虚	51.08	100.00	1.02
	气虚	肾、肺	51.08	100.00	1.69
	肺	阴虚	49.57	100.00	1.02

分　　组	证素1	证素2	支持度(%)	置信度(%)	提升度
夹杂组	肺	痰	90.23	100.00	1.11
	肺	痰、气虚	90.23	100.00	1.11
	气虚	痰、肺	90.23	100.00	1.11
	气虚	肺	90.23	100.00	1.11
	痰	肺	90.23	100.00	1.11
	痰	肺、气虚	90.23	100.00	1.11

注：支持度％＞20％、置信度％＞80％

五、总结

真实世界研究发现，以整个肺系疾病为研究对象发现4个常见实证：痰热壅肺、痰浊阻肺、风热犯肺、风寒袭肺；虚证的2个常见核心证型是：肺肾气虚、肺阴虚；2个常见虚实夹杂证：肺脾气虚痰湿蕴肺、肺肾气虚痰瘀阻肺。中医核心证素为痰、火、风、寒、气虚、阴虚、肺和肾。

✳ 结论

中国传统医学同属于自然科学和社会科学的范畴。研究和分析中国传统医学的方法具有社会科学和自然科学的特点。中国传统医学的研究和分析性方法，可以分为定性研究方法、定量研究方法和混合研究方法。混合研究并非是定量研究和定性研究的简单调和，而是具有自己的一套分析逻辑和程序，体现三点定位原则。具体而言，进行定量分析和定性分析的结合或三点定位可以在研究的不同层面得到运用，既可以是收集资料方法的结合，也可以是研究理论层次的结合。中国传统医学的一般研究和分析方法通常有：文献研究法，比较研究法，实地研究法，访谈研究法，调查研究法，实验研究法，社会网络研究法，统计分析法。这些分析方法贯穿了中国传统医学研究的各个方面和各种层次。大数据和人工智能技术是当代新技术的代表，这两种技术的出现，为中国传统医学的研究提供了重要的方法。大数据是一种规模大到在获取、存储、管理、分析方面大大超出了传统数据库软件工具能力范围的数据集合。大数据的特征决定其包含的信息具有不可估量的可挖掘性。人工智能是研究使计算机来模拟人的某些思维过程和智能行为(如学习、推理、思考、规划等)，关于知识的科学。人工智能和大数据有效的结合，可以充分地发掘中国传统医学的各类知识和内涵。我们以肺系疾病的证型和证素的真实世界分析为例，应用中国传统医学常规的研究和分析方法：文献研究法、比较研究法、实验研究法、统计分析法，同时结合最新的大数据技术和人工智能算法进行真实世界证据研究。通过文献研究法和比较研究法找到肺系疾病的证型和证素分布的相关证据和研究意义，应用实验研究法对研究进行必要的设计，通过统计分析法进行严格的数量证据的发掘，同时大数据和人工智能技术贯穿这些研究方法的始终，最终得出肺系疾病的证型和证素分布的有力证据，为中国传统医学的发展做出贡献。

中国传统医学体系新架构之展望

中国传统医学即"中医",是一个随着中国传统医学史的演进和医学实践的发展而不断变化、深化和丰富的概念。从学科的角度而言,其经历了从一个原初的区域性的医学概念,到一个具有等级层级的医学概念,再到一个表述与西医(现代医学)某种程度上相对应的医学体系的概念的变迁过程;从主要表述单一的汉族传统医学的概念演变为表述包括汉族和少数民族医药在内的中国各民族传统医药统称的概念的变迁过程。2014年,笔者在《人民日报》等主流媒体撰文,就架构中国传统医学提出了"大中医""三分法""五要素"等理念。所谓"大中医",指新时期的"中医学",是包括中(汉)医、藏医、蒙医、维医、傣医、壮医、苗医、回医等中国各民族传统医学在内的中国传统医学,是建立在中华大地、中华民族命运共同体基础之上的我国各民族传统医学的统称。2017年国家实施的《中华人民共和国中医药法》,其"总则"中对中国传统医学(中医药)的概念进行了法律上的明确界定:"中医药,是包括汉族和少数民族医药在内的我国各民族医药的统称,是反映中华民族对生命、健康和疾病的认识,具有悠久历史传统和独特理论及技术方法的医药学体系。"

中国传统医学本质上始终是世界上最先进的经验医学,其庞大的体系充满了实用的和逐渐被现代医学所认同的医疗技术和医学经验;也蕴含着预示人类医学未来某些发展方向和面貌的胚芽;同样,带有时代和特殊文化烙印的朴素认识也俯拾可见,因此就整体而言,中国传统医学的基本结构可能主要有以下三个部分组成,即已和现代医学形成共识的部分、不自觉地领先于现代医学的部分和需要重新认识或加以摒弃的部分等,此即所谓的"三分法",这应该是未来我们认识和构建中国传统医学新结构的主要基础之一。就中国传统医学的构成要素而言,临床经验、原初的基础医学知识、古典哲学、区域性文化、群体性信仰等"五要素"应该占有重要地位,临床经验和原初的基础医学知识应该是自觉不自觉地拥有了现代科学基础,属于技术层面的构成要素;古典哲学、区域性文化和若干群体的信仰这三方面思辨、习俗和精神特征明显,属于文化层面的构成要素。就其技术层面的特征而言,各民族传统医学之间存在着高度的通约性,应该具有全面贯通的可能性和可行性;根据文化层面的现状,在现阶段可以以求大同存小异的原则为指导,持续推动融合的过程。所以说,"三分法""五要素""两个层面"等理念应该是我们构建"大中医"新架构的主要立足点。

当然,在这个过程中,中国各民族传统医学将进入一个全新的融合的过程,而传统医学和现代医学也将在更广的范围和更深的层次之中开展融合,这又是我们提出的"三融合"理念的范畴,即中国各民族传统医学之间的融合、世界各民族传统医学之间的融合、传统医学和现代医学的融合,这是对未来世界新医学实现路径的一种畅想。

第一节
进一步促进传统医学和现代医学形成共识

　　16 世纪左右所谓"西医"传入中国,但其影响甚微。鸦片战争以后"西医"开始在中国加速发展,所以在鸦片战争以前的中华文明史中,中国传统医学始终是中华民族保健事业的主导力量,其成功保健的关键在于它的经验和疗效,以及尽可能认识到的原初的基础医学知识,"实践出真知",大量的实践和经验使其理论有了坚实的基础。中华人民共和国成立以后,"西医"在中国的发展进入了新阶段,随着现代医学影响日趋加深,特别是始于 20 世纪 50 年代末的"中西医结合"的发展,使得中国传统医学的一些理论、治则治法、技术、方药等的现代生命科学内涵得以阐明,中国传统医学的基本结构也日趋明确。其中一个重要组成部分,就是所谓已和现代医学形成共识的部分,并涉及中国传统医学基础和临床的许多环节。对这一部分的梳理、认识、挖掘,以及标准化和客观化等,应该是中国传统医学体系新架构的重要内容之一。

一、关于若干中(汉)医理论与重要概念的共识

　　"肾本质"是中(汉)医理论的核心之一,复旦大学中西医结合研究院沈自尹院士关于"肾本质"的研究表明"肾虚证"无论其外在表现和内在变化,均相当于现代医学的衰老。沈自尹院士在 20 世纪 50 年代开始了肾阳虚证的研究。他发现在现代医学的不同疾病中,如功能性子宫出血、支气管哮喘、红斑狼疮、冠心病等,在某个阶段都有相同的肾虚症状,临床都可以用补肾的方法来治疗,这就是中(汉)医的"异病同治"。在中(汉)医藏象学说中,"肾"是先天之本。肾阳温煦着全身各脏器的阳,肾阴滋养着全身各脏器的阴。"异病"既然可以"同治",这些不同疾病之间一定有其共同的物质基础。由此,沈自尹院士认为通过研究"肾"的本质,有可能开辟出一条研究中(汉)医理论的途径。通过对肾虚证患者的研究,他发现反映肾上腺皮质功能的尿 17 -羟皮质类固醇值,在不同疾病的肾阳虚证患者普遍很低。这项测定反映了内分泌重要腺体——肾上腺皮质的功能,通过"异病同治"这一研究途径找到了肾阳虚的初步物质基础,首次证实了中(汉)医证候有相应物质基础,也可以说找到了一个中西医结合的切入点。由于尿 17 -羟皮质类固醇值反映肾上腺皮质功能状态,20 世纪 60—80 年代沈自尹院士排除困难、继续研究,通过对肾阳虚患者的下丘脑—垂体—靶腺轴的功能测定和治疗前后分析比较,并同时与同病异证的无肾阳虚证患者作为对照组进行对比观察,最终证明肾阳虚证是以下丘脑为主的、包括多条神经内分泌轴功能紊乱的综合征。他首次用现代科学方法在国际上证实肾阳虚证有特定的物质基础,将中(汉)医的临床证型和现代医学的病理生理相结合了起来。按照《伤寒论》的方剂辨证,其立意是"有是证用是方(汤)",用方药治疗后,证的动态改变应有相应指标的改变。20 世纪 90 年代沈自尹院士选取模拟肾阳虚证的皮质酮大鼠模型,改用以药测证的方法,发现以健脾的四君子汤、活血的桃红四物汤为对照,只有补肾的右归饮能有效地提高促肾上腺皮质释放激素的基因表达量,至此连同其他有力的证据,可以说肾阳虚证的主要调节点定位在下丘脑。肾为先天之本,主生长、发育、衰老的过程,沈自尹院士通过研究发现老年人甲状腺及性腺(男)轴的异常改变和肾阳虚证患者甚为类似,发现了肾虚与衰老之间的关系,即肾阳虚证之外象意味着未老先衰,故衰老可称为生理性肾虚。动物实验可见老年大鼠在下丘脑—垂体—肾上腺—胸腺(HPAT)轴各层次上与生长、发育、衰老相关的基因,如神经递质和神经肽、生长激素和促生长细胞因子、促性腺激素和性激素,以及淋巴细胞抗凋亡、促增殖、参与免疫效应

信号通路分子均为低表达(差异表达两倍以上),反映了老年大鼠 HPAT 轴上的基因表达谱是以衰退的表现为主,在 3 个药物组中以温补肾阳药淫羊藿的总黄酮(EF)使老年大鼠中下调的基因表达全面上调,而右归饮组及桃红四物汤组未见广泛地调节作用。进一步试验结果显示老年大鼠和皮质酮大鼠分别与青年大鼠比较,在 HPAT 轴上首先是众多的神经递质受体显著下调,接下来是生长激素类和性激素类都显著下调,其表达下调的模式两组两次均呈高度一致。EF 能全面上调上述基因的表达,所不同的是 EF 在皮质酮大鼠显著上调热休克蛋白和细胞色素 P450 以及促甲状腺激素大幅度上调,以上显示两组大鼠均具有肾虚的内涵,但肾阳虚的主要物质基础是甲状腺激素促进能量代谢的氧化磷酸化过程,这样对肾阳虚的认识不断拓宽和深入。中(汉)医基础理论研究理应指导临床实践,临床实践的结果反转来证明理论研究的可靠。临床以温补肾阳药改善肾上腺皮质、性腺轴功能为依据的研究,显示中(汉)医肾阳虚证的理论研究能经受临床实践的检验,显著提高临床疗效。近来采用分子水平的检测方法证明唯有补肾药才能提高下丘脑的双氢睾酮受体亲和力以及 *CRF mRNA* 的基因表达,对肾阳虚证达到能定性、定量,以至于为将主要调节中枢定位在下丘脑提出了多方面有力证据。肾阳虚证研究是国内最早开展、持续时间最长、影响最为广泛的中(汉)医基础理论研究,已成为利用现代科学技术方法系统研究中(汉)医理论的典范。诸如此类的研究及其成果有许多,例如陈可冀、廖家桢、戴瑞鸿等的研究表明,所谓"心气虚证"等和现代医学的心功能差等之间有所相关。

二、关于望、闻、问、切的共识

望、闻、问、切是中国传统医学常用的诊断方法,诊察疾病时,通过望诊、闻诊、问诊、切诊四诊并用,全面了解以搜集病情资料。

1. **望诊**　望诊,是医者通过观察患者全身和局部的神、色、形、态,以及如排出物等的质、量这一系列整体表现,来判断病情。望诊分全身望诊和局部望诊。全身望诊包括神、色、形、态四方面,顾名思义,囊括神情意识、颜色光泽、胖瘦强弱、体位姿态等,其能够反映气血精液的盛衰、病变脏腑之所在,及病性的表里、阴阳、寒热、虚实,不仅如此,通过其动态观察还能知晓病变情况及疾病预后。局部望诊是以各局部与内在脏腑经络的相应联系为依据,通过观察局部的形态、色泽、质量、分布等方面,以获取相应脏腑的病变情况及气血精液的盛衰与否。局部望诊包括头面、五官、颈项、躯体、四肢、二阴、皮肤及舌象等内容,其中望舌是诊病时至关重要的一环,能较客观地反映邪正关系、病性、病位、病势及预后,协助提高诊断的正确性及全面性。现代医学同样强调"望诊",只是现代医学的"望诊"除了全盘继承传统医学的宝贵经验以外,还有来自现代基础医学发展所带来的对"望诊"延伸所做的贡献。

2. **闻诊**　闻诊是医者通过闻声和闻味以诊察疾病的手段。闻声指针对本身声息、语言及其他异常声响如咳嗽等,凭其高低、轻响等方面的正常与否,辨别疾病有无及病性病位。相较于传统医学不借助外物辅助,现代医学常通过听诊器协助诊察疾病。而闻味指针对患者自身或其排出物散发的气味,以确定病因病位,如消渴病后期患者被古代医家记载尿有水果味,现代医学也证实糖尿病患者体内会产生丙酮酸物质,进入血液会使患者的尿液闻到"烂苹果"味。

3. **问诊**　问诊是医者通过有目的的询问后,掌握疾病的全面资料,更详尽地了解病情,分为一般问诊及问现在的证候等两部分。一般问诊同现代医学的常规问诊相类似,含一般情况、主诉、现病史、既往史、个人婚育史、家族史等内容。问现在的证候等能提高问诊的完整性,以助更好地了解病情及进展。清代陈修园将问现在的证候的内容言简意赅为"十问歌":"一问寒热二问汗,三问头身四问便,五问饮食六胸腹,七聋八渴俱当辨,九问旧病十问因,再兼服药参机变,妇女尤必问经期,迟速闭崩皆可见,再添片语告儿科,天花麻疹全占验。"在此歌基础上加上问睡眠与问情绪,在问诊过程中针对疾病情况,当以辨证论治思维为主线,灵活、全面地实施问诊。

4. **切诊** 切诊是医者通过触、摸、按、叩,感知脉象异常与否及机体某些特定部位如腹部是否异常,以此反映内在病变的情况,又分为脉诊与按诊两部分。无论是传统医学还是现代医学,切诊都是重要的、基本的诊断方法之一。

就传统医学诊断手段而言,四诊合参为其主要内容。望,是医生运用视觉来观察患者全身或局部的神、色、形、态的变化,还有排泄物和分泌物等以判断病情的一种方法。通常望诊不光包括对舌苔的观察,同时也包括对患者个体外部特征进行观察,从这些部位的各种变化来察知体内病情。特别是针对患者的神、色、形、态的观察尤为重要,且与现代医学研究形成多方面的共识,如现代医学中口唇苍白就是诊断贫血的重要依据之一。而闻诊,包括听声音和闻气味两方面,其也与现代医学临床诊断形成共识,如患者说话声音洪亮,铿锵有力,则可判断此人精气十足,精力充沛。相反,如果患者语声低弱,有气无力,甚至不想说话,多为虚证导致的一系列疾病。而闻气味,包括排泄物和分泌物气味、口气、体气等。如闻到患者身上有烂苹果味,是糖尿病酮症酸中毒等。问诊,主要向患者询问他的身心感受,哪些地方不舒适,当然也包括通过别的途径了解患者的发病及病情,如问一般情况,问生活史,问家族病史和既往病史,问起病时间,问现在症状等。切诊,如上所述,无论是传统医学还是现代医学,解剖学、病理生理学等的知识,应该是共同的基础。鉴此,望、闻、问、切之类的诊断方法均早已在传统医学和现代医学中达成共识并得到了广泛的应用。

三、关于若干中(汉)医治则治法的共识

"论病之源,以内、伤、外、感四字括之。论病之情,则以寒热、虚实、表里、阴阳八字统之。而论治病之方,则又以汗、和、下、消、吐、清、温、补八法尽之"(清代程钟龄《医学心悟》),其中汗、吐、下、和、温、清、消、补即为中(汉)医的所谓"治病八法"。

(一) 汗法

"汗"法一词首见于《内经》:"其有邪者渍形以为汗,其在皮者汗而发之。""汗法"又称解表法,是中(汉)医辨证论治八法之首,一般是指通过辛散作用的药物祛除在表之邪;其外延则包括调畅经络,交通表里,引邪外出,调和营卫气血,平衡阴阳以纠正机体病理状态,实现阴平阳秘。汗法有透、散、越之作用与意义,能祛除风、风寒、风热、风湿之邪,是重要的祛邪途径与措施之一,其不仅能起到透达表邪的作用,而且能使深层之邪向浅层转出、导邪从表而出、透邪外出,既引邪外透、消除病因,又畅达气机而流畅气血、调和营卫而达到治疗目的。汗法多针对表寒证或者表热证,所用中药多为辛味解表药,代表方剂为麻黄汤、桂枝汤等。汗法的临床应用主要是用于解除表证,针对杂病如痹证、疮痈、水肿、鼓胀、癃闭、发热等的治疗也是基于解表祛邪、发汗利水的基础上。在现代临床应用中,汗法也用于便秘、遗尿、血栓闭塞性脉管炎、重度黄疸、寒湿带下、虚寒胃痛、雷诺病等。

现代药理研究表明汗法常用的"辛"味药主要包含挥发油、生物碱、苷类等,其中挥发油具有发汗、解热、镇痛、利尿等作用,可通过影响自主神经系统,兴奋神经中枢等而致汗出。现代研究主要从以下四个方面阐述"汗"法的作用机制:① 促进汗腺分泌和血管舒张反应,以利于祛除病邪,其中可能包括祛除毒素、中和毒素、抑制细菌与病毒,以及加强机体吞噬细胞的能力等。② 扩张周围血管及调节下丘

脑体温调节中枢,以起到发散体温及降温退热的作用。③ 改善全身和局部的循环功能,促进代谢产物的排泄和局部炎症的吸收。④ 通过发汗和全身循环的加强,增加肾小球的滤过率等作用,以排出体内潴留的水分和毒素等。如有文献表明,麻黄汤通过肾上腺素能效应、舒张血管和消除平滑肌痉挛三个方面的作用治疗太阳伤寒证;而桂枝汤主要依靠抗炎、类胆碱能效应、降低血管通透性和收缩血管四个方面作用治疗太阳中风证。还有文献报道麻黄汤能明显降低耳朵温度、舌下温度,麻黄汤发汗机制可能是作用于下丘脑的体温调节中枢使体温调定点下降;桂枝汤对体温的双向调节作用可能是部分通过影响下丘脑中腺苷酸环化酶活性来实现的。还有文献报道,桂枝汤能直接作用于 Toll 样受体 3 (TLR3),抑制其高表达,阻断 TLR3 胞内信号转导的 MyD 88 依赖和非依赖 2 条途径,抑制 TNF - α、IFN - β 过度分泌,具有 TLR3 拮抗剂样作用。桂枝汤也可直接作用于接头蛋白 MyD88、TRAM、TRIF,影响 TLR4 信号转导的 MyD88 依赖和非依赖性途径,抑制 TNF - α、IFN - β 的过度分泌,该研究从 mRNA 和蛋白水平阐述了桂枝汤含药血清防治感染性疾病的免疫学基础。还有文献表明,桂枝汤对金黄色葡萄球菌、表皮葡萄球菌、甲型链球菌、枯草杆菌、变形杆菌、铜绿假单胞菌等均有一定抑制作用。

(二) 吐法

《素问·阴阳应象大论篇》曰:"其高者因而越之。"吐法,是通过涌吐的方法,使停留在咽喉、胸膈、胃脘的痰涎和宿食及毒物等从口中吐出的一种治疗方法。吐法具有峻猛的特点,易损伤正气,常被归于攻邪法之中,现代医学临床应用逐渐减少。吐法的作用机制除了直接祛除致病因素外,更重要的是通过强烈刺激引发的机体反射产生的自身调节作用,这与中(汉)医学强调的气机调节认识一致,并与现代医学反射调节和应激反应调节有关。中(汉)医认为,除了直接祛除体内邪气,吐法尚能达气,"人之百病,无非治节不行,吐能达气,气从则无所不从,而何有于病?"现代也有学者认为吐法能改变脏器状态,有调和气血、安定脏腑的特殊功能,究其原因,是因为呕吐这种逆运动牵一发而动全身,可调动胸腹腔多种脏器进入特别应急状态,利用这种状态造成的急速上行的力量,开通郁结,疏达凝滞,使阻塞气血运行通道的实邪得以排除,使气机得以条达,进而使气血、气水、寒热的种种异常得以纠正,起到调节整体的作用。吐法临床应用范围广泛、适用于多种疾病,如上焦病之头痛、狂证、癫证、眩晕、痫证以及其他神智异常疾病,中焦病之食积、体内寄生虫及中焦痰证,下焦病之小便不通、转胞、泄利、带下等。

1. 通过现代反射调节理论阐述吐法作用的本质 用药物口服进行催吐是吐法中所常用的。现代药理学证实,涌吐剂的催吐原理系刺激胃黏膜,反射引起呕吐中枢兴奋所致,若皮下或静脉注射给药则无致呕效果,因此吐法本质上是通过激发反射而达到治疗目的的。具有涌吐作用的药物除了用物理刺激(如直接刺激咽部)引发反射调节过程,还能对消化道黏膜产生较强的刺激性。吐法通过反射机制对机体自身产生调节作用,其作用部位不只是局限于上部,而是广泛的。这些刺激所引发的反射一方面导致呕吐反应;另一方面会对机体其他功能或脏腑组织产生广泛的影响。从反射理论来看主要有以下几个方面:① 通过剧烈刺激引发的反射会抑制病灶产生的兴奋点的兴奋性,并借此减轻或消除疼痛等症状。② 通过刺激迷走神经,反射性调节中枢神经的状态,或者使迷走神经兴奋性增高,抑制交感神经的兴奋性。③ 通过强烈的刺激,激发机体神经—内分泌调节机制,在全身产生广泛而持久的调节作用,具体可表现为影响全身血液、体液的分布和代谢,并对疾病状态下的机体免疫、修复等功能产生激活和调节作用。

2. 通过应激调节理论阐述吐法的非特异性调节机制 从使用范围来看,吐法既可通过呕吐产生特异性治疗作用,如呕出胃中的宿食、毒物等;在更多情况下,是通过对更广泛部位的病变所产生的非特异性调节而实现治疗作用的。

（1）对急性应激反应的调节：吐法在临床急症如急腹症、急性心脑血管疾病、急性创伤等病症中的显著效果肯定，与其对这些疾病中的应激反应调节作用有关。有关的作用可能有：调节机体在应激状态下交感神经和副交感神经的张力，消除因交感神经张力过高导致的不良影响。在急性应激反应中，由于交感—肾上腺髓质系统过度兴奋而导致应激损伤，如神经抑制、血压下降、肌肉松弛、毛细血管壁通透性增大、胃肠黏膜溃疡、组织分解代谢增强、嗜酸性白细胞和淋巴细胞减少等。吐法通过刺激迷走神经，增强副交感神经的张力而抑制交感神经张力，减轻或防止应激损害。通过迷走—迷走反射，调节应激状态下腹腔脏器的功能，改善胃肠道、肝、肾等脏器的血液供应，避免由于强烈应激反应导致的上述脏器的损伤；降低心脏的兴奋性，防止心律失常的发生；反射性调节应激状态下中枢神经的兴奋性。通过神经—内分泌机制调节内分泌，改善因应激导致的免疫抑制，并通过调节局部和全身的血液分布，为损伤修复创造有利的体内环境。

（2）对慢性应激反应的调节：临床也应用吐法治疗慢性顽固性疾病，这种非特异性治疗方法的基础是在慢性应激反应中的调节作用。慢性应激反应是在较低的刺激强度和较长的刺激时间下产生的慢性适应，除一般的应激症状外，机体表现出持续的免疫和修复抑制；机体对外来刺激的阈值增高，采用一般方法往往难以达到疾病的稳定，因此须用较强的刺激才能达到激活机体反射所需阈值的作用。吐法对慢性应激反应的调节在于通过对处于疾病稳态的机体施加强烈刺激，激活机体自身的反射调节作用，并因此而调节机体的体液分布、代谢、免疫、修复等功能。

一般认为吐法只能用于治疗一些特殊的、局限的急性病症，如痰涎阻塞咽喉，妨碍呼吸；或饮食停滞胃脘，胀满疼痛；或误食毒物时间不久，尚在胃部；与痰证有关的癫、狂、痫、中风等。但其实在更广的范围中应用吐法，可取得一般疗法达不到的效果。从上述分析中可以看出吐法既可产生特异的局部的催吐作用，又可产生非特异的广泛的全身作用。但是，这种广泛的作用也是一把双刃剑，应用不当可造成机体的损伤，甚至导致严重后果。从反射调节的角度看，吐法能否达到治疗效果的关键是机体状态、治疗时间和治疗强度的控制。

（三）下法

下法，或称攻下法，是通过荡涤胃肠，通泻大便，逐邪下出，以祛除病邪的治病方法。中（汉）医认为它具有攻泻热邪、逐水涤痰、破瘀开结、通导积滞的作用，根据下法力度的不同，可分为缓下、攻下、峻下等类；根据邪气的性质及类别的不同，又有寒下、温下、导下、润下、逐水之别。下法适用于邪在胸腹胃肠，或燥粪内结，或宿食积热，或停痰留饮，或瘀血癥积等，属邪实正不虚者。但从临床应用以及现代研究来看，下法已不是单纯地为了通泻大便，而更为重要的是为了祛除病邪。大黄是下法的代表药物，大承气汤为代表方剂。

1. 抗毒素作用　下法可促进肠道蠕动，加快细菌及毒素等排泄、增加肠道黏膜血流灌注、拮抗炎性介质，通过保护正常寄生菌群、抑制肠道细菌移位、抑制肠道黏膜通透性增高等途径保护脓毒症时的肠道屏障功能。有学者还认为下法可治疗麻疹、慢性肝病及肺部疾病与其抗毒素作用密切相关。研究证实慢性肝病过程中胃肠蠕动功能减弱，肝肠循环的首次通过作用降低，肠源性内毒素及血氨的吸收增加，加剧了脑血循环障碍。此时速用下法，不但可减少内毒素的吸收；还能改善肝脏内血液循环，防止肝细胞变性、坏死；并通过疏通肝脏微循环，降低门脉压力，使肝脏血流量增加以促进营养物质的供应，减轻毒素对肝脑的损害。对肠源性内毒素血症机制进行探讨时发现：通里攻下法可增加溶酶体膜的稳定性，在抑制肠源性内毒素血症发生时溶酶体酶的合成及溢出活化，此可能为下法治疗肠源性内毒素血症的机制之一。

2. **利尿作用**　通过使用泻下通腑合剂治疗流行性出血热所致急性肾功能衰竭患者的研究分析表明,改善蓄血是其治疗重点,泻下通腑合剂通过肝肠循环、降低腹腔内和门静脉压,减轻肾间质水肿,疏通肾小管内阻塞,调整肾血流分布,缓解入球动脉痉挛,提高肾小球滤过率,促进肾功能恢复,起到利尿剂和血管扩张剂难以起到的作用。

临床文献中攻下法在高血压病的治疗中越来越受到重视,有人运用泻下利水、益气化瘀利水、清肝凉血利水、平肝活血利水、温阳利水、补肾利水等方法,通过干预水钠潴留而取得了较好的降压效果,同时还避免了现代医药利尿剂的副作用,其机制可能与抑制肾小管上皮细胞 Na^+-K^+-ATP 酶有关。

3. **抗血栓的作用**　下法在中风的治疗中应用广泛,其能够改善痰热腑实证患者临床神经功能缺损程度,降低全血黏度、血浆比黏度、血细胞比容、纤维蛋白原等血液流变学各项指标。以通腑化瘀法治疗中风急性期实证患者,可改善血液循环,促进新陈代谢,排除毒性产物,减轻腹压,使颅内压和脑水肿得以纠正,对改善脑细胞的缺血缺氧状态很有帮助。同时,有相当一部分中风患者伴见大便不通,甚至小便闭塞的腑气不通之症,尤其在闭证中多见,故临床医家多倡导及早应用通腑攻下法。具有通下作用的中药有抑制血小板聚集,增加体内纤溶活性,明显延长动物体内血栓形成的时间,缩短体外血栓长度,减轻血栓重量的作用。并能降低花生四烯酸所致血浆血栓烷 B_2 (TXB_2) 和脂质过氧化物(LPO)升高的水平,以及脑缺血后异常增高的 $TXB_2/6-K-PGF$ 值,抑制血小板聚集。

4. **抗炎、抗病原体、调节细胞因子作用**　通过动物实验发现,泻下药能够降低纤维蛋白原,抑制纤维蛋白产生,降低组织炎症反应,因此通腑泻热灌肠合剂对术后肠粘连有较好的预防作用。而用通里攻下法治疗肺源性心脏病急性发作的研究发现,泻下药有抑菌、消炎效果,可减轻肺部炎症,改善缺氧,减轻二氧化碳潴留,对呼吸衰竭起到治疗作用。在探讨大承气汤抗炎、抗休克等药理作用的分子机制时发现:大承气汤能激活正常人单核细胞及小鼠腹腔巨噬细胞(MU)分泌肿瘤坏死因子A(TNF-A)、IL-1、IL-6,同时还能抑制由内毒素诱导的上述因子的过量分泌。商陆皂苷能兴奋垂体-肾上腺皮质系统,从而发挥抗炎作用。大黄、芦荟中所含大黄酸、大黄素、芦荟大黄素,对多种致病菌、某些真菌、病毒及阿米巴原虫有抑制作用。商陆煎剂,芫花的水、醇提取物以及番泻叶和巴豆等,对肺炎球菌、流感杆菌、痢疾杆菌及某些皮肤真菌分别具有不同程度的抑制作用。

5. **抗肿瘤作用**　中(汉)医认为恶性肿瘤的发生与机体脏腑功能紊乱所致内环境失常相关,瘀血、痰湿、气机逆乱等常是诱发癌变并加重病情的因素,有学者认为治疗肿瘤应立足于祛邪,祛邪首选攻下法。下法可较迅速地祛除致病因素,改善机体内环境,扭转病势。药理研究发现大黄、芦荟、商陆、芫花、大戟均有抗肿瘤作用。大黄酸、大黄素及芦荟大黄素能抑制小鼠黑色素瘤、乳腺癌和艾氏腹水癌。芫花酯甲对小鼠白血病P388、商陆对小鼠肉瘤S180均有抑制作用。抗癌机制可能是抑制肿瘤细胞蛋白质的合成。

6. **其他作用**　在临床中运用下法治疗某一种疾病与泻下药物的某一种药理作用密切相关,但实际起效的多是一种药物的综合作用和多种药物的协同作用。研究发现泻下类药物除了具有不同程度的泻下作用以及前述药理作用之外,还具有健胃、利胆、保护肺与肠、保护肝肾的作用;具有明显抗缺氧作用,有升高血小板和白细胞作用;且能降低血脂;有改善胸腹腔脏器的血液循环,降低肠道平滑肌张力,恢复肠道的收缩及吸收功能等综合作用。

下法是指泻实邪、泻实热,这里的实邪包括食积、虫积、瘀血、痰浊、水饮等在内的一切有形之邪,它是比清法、吐法、消法等更强劲有力的祛邪方法。不能简单地认为攻下必定伤正,在体内有邪实积聚时,一方面积久可化热伤阴,只有釜底抽薪才能达到急下存阴的目的;另一方面祛除实邪,调达脏腑气机,恢复脏腑功能,邪去才能正安。通过了解泻下法的现代研究进展,加强对其药理、病理、生化、免疫、神经内分泌以及细胞分子水平和基因水平等多方面作用机制的研究,证实了它是作为加速机体有毒物质排出,调整阴阳平衡,促进机体修复的一种积极有效的手段,从而达到未病先防或已病防变的治疗目的。

(四) 和法

"和法",是指通过和解与调和的作用,使半表半里之邪,或脏腑、表里、寒热等失调之证得以解除的一种治疗方法。临床主要适用于半表半里、脏腑气血失和、寒热往来、虚实夹杂的病证。和法主要通过调其气和血来发挥治疗作用,在临床上,常采用和解少阳的方法来治疗外感寒热往来、慢性胃炎、老年性便秘、冠心病、失眠、过敏性疾病、眼科疾病、慢性肾衰、皮肤病、乳腺癌、血液病等疾病,代表方剂为小柴胡汤,方中有效成分有柴胡皂苷、黄芩苷元、黄芩苷、甘草甜素等。

有文献报道,小柴胡汤具有免疫调节作用,可抑制细胞增殖及诱导异常增殖细胞凋亡,可使子宫内膜异位症大鼠异位内膜明显萎缩。小柴胡汤还能促进骨髓功能,激活巨噬细胞,增加 IL-1 的产生,增强 Th 细胞与 B 细胞活化,诱导干扰素产生,增加抗体的产生,从而达到增强机体免疫功能的目的。还有文献报道,小柴胡汤具有激素样及非激素样抗炎作用,能抑制嗜中性粒细胞的趋化性,稳定细胞膜及溶酶体膜,抑制水解酶的释放及抑制巨噬细胞分解白三烯,从而减轻肝细胞的免疫损伤。此外有研究表明小柴胡汤通过在肝纤维化早期下调金属蛋白酶抑制因子 TIMP-1 mRNA 的表达而减轻大鼠肝纤维化的程度。

还有研究发现基于和法调节寒热的黄连汤能够有效改善慢性非萎缩性胃炎大鼠胃黏膜损伤程度,降低血清炎性因子,其作用机制与上调 IκBα mRNA,增加胃黏膜 IκBα 蛋白表达,下调 NF-κB mRNA,降低 NF-κB 蛋白表达有关。而且中(汉)医和法可以纠正肝癌患者肠道稳态的失衡,从而防止肝癌的进展。和法(加味理肠饮)作用机制可能是参与调节神经肽 Y、SP、NO、5-羟色胺的分泌和释放,调节结肠肥大细胞数量,降低 5HT3R mRNA 表达水平,上调 NPY mRNA 表达来减缓肠道运动、减少肠道炎症反应,降低其内脏高敏,进而减少腹痛腹泻症状。此外,和法还有降低血液黏稠度、抗血小板聚集、扩张冠状动脉等作用。

(五) 温法

温法,是指运用温性或热性药物来鼓动阳气、驱散寒邪、消除里寒证的一种治法,含有温运、祛寒、回阳的意义,即《内经》所谓"寒者热之",温法在中(汉)医临床中应用广泛,现代医学对温法机制亦有较多研究。

1. **温法对免疫系统功能的调节作用** 温法可对免疫系统发挥积极作用,通过对内分泌、体液调节的影响增强机体免疫,可提高体液免疫的血浆 IgG 浓度,增强白细胞和网状内皮系统的吞噬功能等,从不同层面发挥抗炎的作用。现代研究得出温里药有增强垂体—肾上腺皮质系统和垂体—甲状腺系统功能的作用,同时抑制生长抑素、催产素和血管加压素等激素的分泌释放,达到扩张血管平滑肌,增加组织血液灌注量,调节机体的能量代谢的目的;并通过自主神经功能的调节,改善胃肠道血液循环。同时有药理研究表明以附子为代表的温里药物具有增强体液免疫,提高血清补体水平,同时具有活化 Jurkat 细胞分泌 IL-2,促进多种细胞因子调节细胞及体液免疫的功能。

2. **温法对炎症机制的干预作用** 温里药有刺激垂体—肾上腺皮质系统释放糖皮质激素的作用,可从有效减少炎症介质的合成释放、促进平滑肌舒张以及抗氧化作用等途径发挥其抗炎作用。有实验表明,附子、干姜、肉桂组成的复方能不同程度地兴奋垂体—甲状腺系统、垂体—肾上腺系统、交感—肾上腺系统,通过神经—内分泌途径来调节和增强各系统的功能,从而改善血液循环,加速毒素的分解和排泄,促进炎症的吸收,阻止其对组织及细胞的损害,减轻症状并促进病变愈合。

有学者基于特异性细胞免疫学机制研究乙型病毒性肝炎相关性肝衰竭,得出温阳法能提高机体 T 淋巴细胞亚群 CD4$^+$ 表达数量、IFN - γ 与 IL - 2 分泌水平,增强细胞免疫功能,同时能调节抗炎细胞因子 IL - 4、IL - 10 表达,从而起到调节抑炎细胞因子/抗炎细胞因子的平衡作用,预防抗炎性代偿综合征(CARS)的发生。

3. **温法对微循环障碍的改善作用** 现代医学研究表明包括附子、桂枝、干姜等在内的温阳药有改善微循环及超微结构的作用,并能增加组织器官的血供,改善细胞功能。相关动物实验研究显示温阳药物能促进肝组织蛋白质合成,降低 Na$^+$ - K$^+$ - ATP 酶活性,改善水钠潴留;同时能增加肝脏及肠系膜的血流量,减轻毛细胆管扩张程度,使得肠系膜小静脉的血流速度加快,从而改善肝脏微循环障碍。

冠心病不稳定型心绞痛在中(汉)医中属于胸痹心痛,辛温通阳为其主要治则,此治则在心血管疾病中广泛应用,既是由温热药本身所具有的药物特性,又是由心血管疾病的生理病理特性决定的。在运用温法治疗冠心病不稳定型心绞痛的研究中可以发现此法疗效明显,尤其是阳虚寒凝的患者更需要运用温法,其能增加血红素加氧酶- 1 蛋白的表达,升高内源性一氧化氮浓度,从而发挥全面的细胞保护作用,防止心肌缺血再灌注损伤。现代研究亦证实温里药可通过清除氧自由基,减少体内乳酸的堆积,升高一氧化氮含量,抑制血管收缩因子内皮素的产生,从而扩张冠状动脉,增加其血流量,改善心肌缺血。

4. **温阳法抗肝细胞凋亡作用** 肝细胞凋亡不仅是肝脏急性炎性损伤的重要特点,也是肝纤维化等慢性肝病的病理特点,防治肝细胞凋亡是治疗各种肝脏疾病的重要策略之一。有动物实验研究结果表明应用温阳活血法可以通过促进 Bcl 蛋白表达,抑制 Bax 蛋白表达阻断肝细胞凋亡。同时观察扶正健脾药物对肝损伤小鼠肝组织病理影响,发现其能有效改善肝组织病变,改善急性肝损伤中脂质过氧化反应,减轻肝细胞凋亡程度;探讨其作用机制与显著下调 TNF - α mRNA 表达,升高 NF - R1 蛋白表达有关。并由此考虑肝阳虚在黄疸病中普遍存在,完全改变了过去以清利泻下为主的治法,运用温阳健脾、化湿退黄等治法,也能取得比较好的临床疗效。

(六) 清法

清法是指应用寒凉清润的药物组成方剂,治疗"热证"的一种治疗方法,属于《内经》"热者寒之"。清法可用于里热炽盛诸症,常分为清宣、清化、清利、清下、清补等,又分清热泻火、滋阴清热、清脏腑热等。中(汉)医外感热证的清法有辛凉泄卫法、甘寒清气法、咸寒清营法、凉血清热法、甘凉润燥法、苦寒泻火法、清热开窍法、清热息风法等,内伤热证的清法有养阴清热法、补血清热法、养心清热法、滋水养肝法、清肝泻火法、养阴清肺法、养阴清胃法等,代表方为白虎汤、黄连解毒汤、清营汤等。清法临床应用广泛,可适用于湿疹、细菌性痢疾、高血压病、慢性气管炎、感冒、烧伤、百日咳、胃溃疡、病毒性肝炎、流行性腮腺炎、肺炎、带状疱疹、水肿、咽喉肿痛、十二指肠溃疡、化脓性中耳炎、皮炎、头痛、冠心病、支气管炎、扁平疣、急性扁桃体炎、腹泻、高脂血症、咳嗽、黄疸等病症的治疗。清法共同的作用机制如下。

1. **解热作用** 清法具有显著的解热作用,可使 CD4$^+$/CD8$^+$ 值恢复正常、IL - 6 显著升高。其机制可能是通过抑制致热性细胞因子的释放,调节细胞因子间的失衡和机体免疫功能而起效。

2. **抗菌作用** 清热方对多种呼吸道和消化道常见治病菌有抑制作用。比如,可有效抑制光滑念珠菌,并呈现浓度依赖性,其抗菌作用可能通过抑制黏附相关基因的表达,抑制光滑念珠菌黏附来实现。研究发现,经清热方治疗后体外培养的铜绿假单胞菌未形成被膜,黏液质分泌减少,菌体形态清晰,菌数减少,表明其具有显著的抗菌作用,该作用与抑制铜绿假单胞菌生物被膜形成有关。

3. **抗炎作用** 通过研究清热方对肺炎双球菌肺炎大鼠自由基、前列腺素代谢及 C 反应蛋白和铜蓝蛋白含量的影响,发现其可使模型大鼠肠组织中超氧化物歧化酶(SOD)活性、6 酮-前列素 $F_{1\alpha}$ 含量升高,丙二醛、一氧化氮、TXB_2 含量下降,C 反应蛋白和铜蓝蛋白降低,说明清热方具有很好的抗炎效果,能够拮抗自由基损伤,调节前列腺素代谢,保护肺组织,减轻组织的炎症反应。

清热方对大肠埃希菌脂多糖引起的全身炎症反应综合征(SIRS)大鼠有较好的退热作用,能明显降低 SIRS 大鼠促炎因子水平,同时提高抗炎因子的水平,使抗炎机制和促炎机制趋向平衡,从而起到阻止 SIRS 进一步发展为多器官功能障碍综合征的作用。效果与氢化可的松琥珀酸钠相当,且具有低毒、不良反应小、应用灵活等优势,可避免长期应用糖皮质激素可能引起的一系列不良反应。

在心脏疾病的研究中,实验表明清热方能够显著降低心肌细胞 NF-κB 的阳性表达,发挥其抗炎作用。清热方可降低 TNF-α、IL-1β 的水平,减少 NF-κB 的活化,继而抑制炎症因子的表达,减轻炎症反应,实现对缺血再灌注心肌的保护。有研究证明,动脉粥样硬化病变组织中,活化的 NF-κB 水平明显升高,进而上调 IL-1、IL-2、IL-6、TNF-α 等细胞因子的表达,清热方能够显著降低上述细胞因子的表达,提示其抗炎作用可能与抑制 NF-κB 的活化有关。清热方亦能通过与脂氧化酶(LO)通路多位点作用,抑制大鼠腹腔巨噬细胞释放白三烯 A4 水解酶(LTA4H)、5-LO、15-LO 等炎症细胞因子。另有研究证实,清热方的含药血清不仅能抑制非致炎状态下中性粒细胞与血管内皮细胞的黏附,而且能抑制致炎因子所诱导的中性粒细胞与血管内皮细胞黏附作用增强,这可能是其抗炎作用机制之一。

4. **抗氧化作用** 经研究显示,清热方能够抑制大鼠缺血再灌注心肌细胞丙二醛(MDA),促进 SOD 的表达,减轻心肌细胞脂质过氧化反应程度,提高心肌细胞清除氧自由基的能力,发挥抗氧化作用。体外给药能明显抑制由 H_2O_2 产生的对 PC12 细胞的过氧化损伤,与浓度呈正相关。通过对清热方有效部位对多发性脑梗死(MCI)大鼠脂质过氧化损伤保护作用的研究,发现其有效部位对脂质过氧化损伤有显著保护作用,其机制可能与降低一氧化氮(NO)含量、抗过氧化作用有关。

5. **降血糖、血脂作用** 研究发现,高剂量的清热方可促进 2 型糖尿病大鼠胰岛素的分泌,纠正异常的脂质代谢,发挥其降糖、降脂作用。清热方可有效降低高糖高脂饮食小鼠的血糖、总胆固醇和三酰甘油水平,效果显著。清热方还能够抑制 NF-κB 信号通路,下调 TNF-α 的表达,解除 TNF-α 对胰岛素的抵抗及脂质代谢的影响,调节血糖、血脂趋向正常水平。另外,清热方可以抑制炎症因子的释放,改善炎症反应环境,减少胰岛 B 细胞的损伤,促进胰岛素分泌功能的恢复。

6. **抗脑缺血、改善脑功能作用** 根据阿尔茨海默病患者脑细胞存在炎症反应的特性,用清法治疗阿尔茨海默病,发现其可减轻炎症反应,有明显的抗炎作用,对学习记忆能力、失语失认、阅读书写障碍等方面有明显增强和改善作用。

对全脑缺血小鼠的实验发现,清热方治疗对缺血所致损伤的海马神经元具有保护作用,可改善神经元细胞形态及神经元密度,提升小鼠学习记忆能力,其机制可能与增加海马组织脑血流量,抑制炎症反应有关。通过对脑缺血大鼠灌胃清热方后发现,其对 NF-κB p65 阳性细胞的抑制作用逐渐增强,脑组织匀浆中的 NF-κB p65 mRNA 表达量明显降低,分析其可能通过抑制炎症相关因子 NF-κB p65 的表达,减轻脑缺血区域的炎症反应来发挥抗脑缺血的作用。星形胶质细胞在维持神经系统稳态中发挥重要作用,但是星形胶质细胞过度活化则会造成对神经元细胞的毒性作用,清热方能作用于神经胶质细胞,抑制其过度活化,调节星形胶质细胞间的信号转导,减少胶质细胞过度活化对半暗区神经元的损伤。

7. **调节肠道菌群作用**　清法可以下调肠球菌和大肠埃希菌等有害菌的菌群数，而对乳酸杆菌、双歧杆菌等正常菌群则无较大影响，说明清热方可作为肠道菌群调节剂。有研究表明，肠道菌群与脂质代谢具有密切的联系，高脂饮食可能改变肠道菌群的结构，从而导致高脂血症的发生，清法可以发挥调节肠道菌群的作用，抑制脂质代谢菌群异常生长，促进新的、稳定的肠道菌群结构发生。

8. **抗肿瘤作用**　实验研究发现，清热方体内对 S180、MFC 小鼠移植瘤有一定的抗肿瘤活性，体外对小鼠 S180、小鼠 MFC、人胃癌 SGC－7901、人肝癌 SMMC－7721 等 4 种肿瘤细胞也具有抑制作用。细胞凋亡是化疗药物杀伤肿瘤细胞的共同通路，抑制肿瘤细胞的黏附性转移，有利于药物对肿瘤发挥作用。清法能促进 MDR 模型小鼠体内细胞凋亡相关因子 Fas 和 Trail 的表达，帮助恢复和建立完整的肿瘤细胞凋亡通路，促进肿瘤细胞凋亡，并降低黏附因子 CD54 的表达，降低肿瘤细胞的转移侵袭性，发挥抗肿瘤作用。血管形成在肿瘤的生长过程中，起到了重要的作用，抑制肿瘤新生血管的形成，成为抗肿瘤领域中新的切入点，清热方能够抑制小鼠 S180 血管内皮生长因子（VEGF）和碱性成纤维细胞生长因子（bFGF）的表达水平，减少肿瘤新生血管的形成，发挥抗肿瘤作用。

9. **提高免疫力作用**　研究发现清热方中的白虎汤对脓毒症（热毒内盛证）患者具有免疫调理、器官功能改善的作用，能明显降低脓毒症患者促炎因子 IL－6、TNF－α 水平，减轻全身炎症反应，使白细胞、C 反应蛋白水平下降幅度增大，速度加快，经清法治疗的患者序贯器官衰竭估计评分及器官功能损伤程度更低，器官功能恢复更快。意味着清热方降低了患者出现免疫麻痹风险，增强宿主免疫力，进而更有效地清除原发性感染，防止继发性感染，并有可能改善临床结局。另有实验研究结果显示，清热方可调节辅助性 T 细胞和毒性 T 细胞的比值，使该细胞亚群趋向于平衡，恢复细胞免疫的功能。

（七）消法

消法是指运用具有消散作用的药物，根据配伍原则，组成方剂，针对由于气、血、痰、食、水、虫等所结成的有形之邪，使之渐消缓散，以达到祛邪而不伤正的一种治疗法则。用于治疗食积、痞块等病症。代表方为鳖甲煎丸、桃红四物汤、膈下逐瘀汤、枳实导滞丸等，即《内经》所谓"坚者消之""结者散之"。

有研究表明，鳖甲煎丸水提取物对转化生长因子-β1（TGF－β1）诱导的肝星状细胞（HSC－T6）的增生繁殖有明显作用，也可抵抗胶原 COL-Ⅲ、COL-Ⅳ 的聚集；鳖甲煎丸不仅能明显改善 CCl₄ 致大鼠肝纤维化的程度，还能减缓大鼠肝纤维化的进展，这可能与鳖甲煎丸阻止 p65 的表达，从而抑制了 NF－κB 信号通路，降低了其下游靶基因 TIMP－1、TGF－β1 的重组，从而提高了基质金属蛋白酶 2（MMP－2）、基质金属蛋白酶 9（MMP－9）的表达，继而促进了细胞核及细胞外基质的分化；这种作用可能还与鳖甲煎丸通过抑制 Wnt/β－catenin 信号通路的活化来减少其下游靶基因的表达水平，从而明显改善 CCl₄ 致大鼠肝纤维化的程度有关。同时，鳖甲煎丸还可以抑制肿瘤生长。研究还发现鳖甲煎丸有预防或延缓某些因素诱发大鼠肝癌发生的作用，可能与其通过改变肝细胞缺氧微环境来抑制 TGF－β1、VEGF 蛋白的表达有关；而且其很有可能在增强机体免疫力，同时诱导细胞凋亡，通过抑制 STAT 信号通路来发挥其抗肝癌移植瘤的作用。其改善脂肪肝的作用机制可能与其改善肠道菌群紊乱及显著降低肠道通透性密切相关。

还有文献报道，桃红四物汤能抑制激素诱导的骨髓间充质干细胞的三酰甘油、PPARγ mRNA 和 aP2 mRNA 的表达，这一作用与抑制激素诱导的骨髓间充质干细胞的成脂肪分化有关。桃红四物汤通过调节成骨细胞与破骨细胞偶联的 OPG（骨保护素，osteoprotegerin）－RANKL（核因子 kβ 受体活化因子配基，nuclearfactor－kβ receptor activator ligand）－RANK 信号通路，增加 OPG 和 RANKL 蛋白和基因在成骨细胞中的表达，并抑制破骨细胞中 RANK 蛋白和基因的表达，从而促进骨组织的生长。发现桃红四物汤能增加兔自体皮片移植术后的血管密度、促进血管新生。研究发现桃红四物汤含药血清干预培养后脐静脉内皮细胞的增殖能力增加；其能减轻过氧化氢诱导的人脐静脉内皮细胞损伤。有文献报道，膈下逐瘀汤可改善慢性盆腔炎、痛经患者临床症状，改善血液流变学，调节 TNF-α 水平。膈下逐瘀汤有提高 HBVe 抗原(HBeAg)及 HBV-DNA 阴转率的趋势，有效减轻肝纤维化模型大鼠的肝脏损伤，降低肝纤维化程度。枳实导滞丸具有通过调控血浆 NPSR1、CGRP、IL-6 水平，从而增强患者胃肠动力，促进胃排空，改善胃肠动力紊乱，降低内脏敏感性，有效清除自由基，减轻机体对胃黏膜炎症的影响，同时修复受损的胃肠黏膜，减轻炎性损伤。另外发现枳实导滞丸有提高肝脏胰岛素受体结合容量和饱和常数、增加胰岛素敏感性、降低血糖的作用。

（八）补法

补法是指选用具有补益、营养、强壮等作用的药物，根据配伍原则组成方剂，来补充人体阴、阳、气、血的不足，消除各种衰弱现象，以达到增强体质、恢复健康的一种治疗方法。补法具有补充人体营养物质、改善或调整机体生理功能、增强机体抗病能力的作用，即《内经》所谓"虚则补之""损者益之"。现代药理研究表明，各种补益药含有人体所必需的各种营养物质，如人参、黄芪、白术、甘草、阿胶、龟甲、鳖甲等，含有丰富的蛋白质、脂肪、维生素，以及钾、钠、钙等，服用这些药物能取得补充营养物质的作用。补益药对人体各个系统均有多方面的作用。

1. **免疫系统**　补益方药可以增强免疫功能如非特异性免疫功能、特异性免疫功能和体液免疫功能等(黄芪茎叶总黄酮能提高免疫受抑小鼠的 T 细胞总数，而且能调节 T 细胞亚群紊乱，具有免疫增强和免疫调节作用)。

2. **神经系统**　虚证患者在神经系统方面的一般表现为功能的低落和紊乱，运用补法通过对神经的兴奋和抑制两种过程的调节，从而改善其功能，恢复其相对平衡。如人参，不但能增强兴奋过程，使其灵活性增强，而且能加强抑制过程，使抑制趋于集中，分化更加完全，从而使兴奋和抑制两种过程得到平衡，使兴奋过程的疲惫性降低，从而能发挥消除各种无力综合征的作用，并可提高智力或体力劳动的效率。

3. **内分泌系统**　补益方药有的通过对神经系统的作用而具有调节内分泌功能，有的则对内分泌系统有着直接的作用；有的还因为含有激素样物质，能外源性地补充机体内分泌的不足。我们前期研究用温补肾阳的方药治疗艾迪生病，能使患者色素沉着减退，乏力好转，促肾上腺皮质激素(ACTH)试验基本恢复正常。右归丸等方药，能使一些长期应用激素的顽固性哮喘病例完全停用激素，且疗效巩固。某些补益方药有类似肾上腺皮质激素样作用，而没有皮质激素的副作用，能保护肾上腺皮质免受外源性可的松所造成的萎缩，减轻激素对垂体—肾上腺素系统的反馈抑制。一些补益方药对性腺功能亦有良好的调节作用。如全鹿丸、右归丸、附桂八味丸、六味地黄丸、左归丸等，是治疗不孕症不可缺少的药物。

4. **心血管系统**　补益方药生脉散可通过抑制心肌细胞 ATP 酶活性，改变心肌细胞对某些阳离子的主动运输而达到正性肌力作用；兴奋心肌 β 受体，改善缺血心肌的合成代谢，提高心肌对缺氧的耐受性；增加心肌糖元和核酸的含量等达到升高血压、强心、抗休克、调节心血管的作用。黄芪可以通过抑制磷酸二酯酶及其激活剂钙调蛋白的活性，发挥增加钙离子内流和肌质网内钙离子释放而增强心肌收缩力、扩张血管、降压、抗心肌缺血及抗心律失常作用。其他如参附汤、四逆汤、当归四逆汤、附子理中汤、黄芪建中汤、补中益气汤、八珍汤、复脉汤、肾气丸、六味地黄丸、二仙汤等亦有不同程度的强心、改善血循环的作用。

5. 造血系统 某些补益方药具有促进或改善造血功能的作用。如鹿茸、阿胶、鸡血藤、当归、地黄、何首乌、枸杞子、党参、补骨脂等,能增加红细胞和血红蛋白。当归、芍药、地黄、桂圆肉、田三七、红枣、肉苁蓉、狗脊等,能升高血小板;人参、黄芪、党参、丹参、鸡血藤等,能增加白细胞。有实验证实,人参、党参能促进骨髓细胞脱氧核糖核酸及蛋白质的合成,加快有核细胞分裂,从而增加红细胞数。某些助阳药,能使患者红细胞中 ATP 含量上升。

6. 消化系统 四君子汤对脾虚患者的肠管呈抑制性影响,能使肠平滑肌的紧张性由过高恢复至正常,同时依然保持较好的收缩力。健脾方药可能通过拮抗乙酰胆碱、毛果芸香碱,抑制副交感神经的过度兴奋而缓解平滑肌痉挛,但也有一定程度直接松弛胃肠道平滑肌的作用。健脾方药还能调节消化腺体的分泌功能,提高唾液淀粉酶、胃蛋白酶、胰淀粉酶的活性,对消化液的质和量均有一定程度的改善。此外,从甘草中提取的有效成分——生胃酮,有促进溃疡愈合的作用,对实验性溃疡的形成有明显的抑制效应。

此外还有研究表明,补益方药还可以有如下作用:① 提高机体的适应性,如党参能够有效提升久泻脱肛、气血两亏、体倦乏力、脾肺虚弱患者的抗病能力。② 延缓衰老作用(抗 DNA 损伤作用,对超氧阴离子自由基和脂质自由基具有一定的清除能力)。③ 显著影响机体的下丘脑—垂体—肾上腺皮质系统的内分泌功能。④ 调节和促进糖、蛋白质、脂质和核酸等物质代谢和能量代谢。

总之,对中医的治则研究表明:汗、下、吐、温、清、和、消、补八法和现代医学之间均有所共识,且随着相关研究的深入,这种共识会变得越来越深入和广泛。

四、关于若干"中医"古方作用的共识

许多中(汉)医古方所能主治的病症,基本可以等同现代医学的某些特殊疾病或状况,详见表 4-1,此处不再赘述。

五、关于若干常用"中药"作用的共识

有许多中(汉)药无论是单药或组方使用均有较好的疗效,且千百年来反复使用疗效始终稳定,随着现代医学的发展,这些中药所干预的病症、机制及物质基础日趋明确,从而逐渐和现代医学形成共识,成为现代医学的相关组成部分,详见表 11-1。

1. 麻黄(EPHEDRAE HERBA) 性温,味辛,微苦。归肺、膀胱经。具有发汗解表,宣肺平喘,利水消肿的功效,用于风寒表实证、咳喘实证、风水水肿。《神农本草经》中记录:主中风,伤寒头痛,温疟。发表出汗,去邪热气,止咳逆上气,除寒热,破癥坚积聚。《本草纲目》中记录麻黄乃肺经专药,故治肺病多用之。张仲景治伤寒,无汗用麻黄,有汗用桂枝。现代研究已表明麻黄素,亦称麻黄碱,为麻黄的主要成分,我国学者在 20 世纪 30 年代首先从国产麻黄草中提取出纯净的生物碱——麻黄素(ephedrine),并发现它有左右两个光学异构体,其中左旋即为人们熟知的麻黄素,而右旋体则为伪麻黄素。其分子式:$C_{10}H_{15}NO$,分子量 165.23(分子结构见图 11-1)。

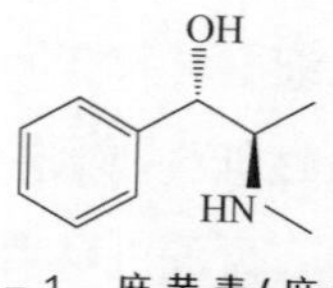

图 11-1 麻黄素(麻黄碱)

现代药理学研究表明:麻黄素属于生物碱类物质,是拟交感神经药,主治支气管哮喘、感冒、过敏反应、鼻黏膜充血、水肿及低血压等疾病。研究表明麻黄素对心血管系统有重要作用,麻黄素能使心肌收

表 11-1 已与现代医学基本形成共识的若干代表性常用中药

药 名	功 效	主 治	主 要 成 分	药 理 作 用	现 代 应 用
麻黄 EPHEDRAE HERBA	发汗散寒,宣肺平喘,利水消肿	风寒感冒,胸闷喘咳,风水浮肿,哮喘,皮肤瘙痒,风寒湿痹诸症	麻黄碱(ephedrine) 伪麻黄碱(pseudoephedrine)	麻黄碱有明显的中枢兴奋作用;能使心肌收缩力增强,心输出量增加;能作用于β肾上腺能受体;对支气管平滑肌有明显的松弛作用。伪麻黄碱较麻黄碱有显著的利尿作用;有轻微的兴奋血管作用等	用于支气管哮喘,感冒,过敏反应,鼻黏膜充血,水肿及低血压等疾病
洋金花 DATURAE FLOS	平喘止咳,麻醉止痛,解痉止搐	哮喘咳嗽,脘腹冷痛,风湿痹痛,癫痫,惊风,外科麻醉	东莨菪碱(scopolamine) 莨菪碱(hyoscyamine)	东莨菪碱和α受体阻滞剂相似,通过其抗肾上腺素能作用,产生镇痛和加强哌替啶的镇痛作用;可阻滞M胆碱受体,从而作用于中枢神经系统、心血管系统及呼吸系统;能解除迷走神经对心脏的抑制;能兴奋呼吸中枢等	用于胃及十二指肠溃疡病和胆、肾、肠等绞痛,也可用于震颤性麻痹和哮喘
黄连 COPTIDIS RHIZOMA	清热燥湿,泻火解毒	湿热痞满,呕吐,泻痢,黄疸,高热神昏,心烦不寐,血热吐衄,牙痛,痈肿疔疮	小檗碱(berberine)	具有抗病原微生物作用;抗心律失常,降压,正性肌力作用;解热,抗炎,解毒作用及抑制血小板聚集的作用等	常用来治疗细菌性胃肠炎,痢疾等消化道疾病。临床主要用于治疗细菌性痢疾和肠胃炎

续 表

药 名	功 效	主 治	主 要 成 分	药 理 作 用	现 代 应 用
附子 ACONITI LATERALIS RADIX PRAEPARATA	回阳救逆,补火助阳,散寒止痛。为"回阳救逆第一品药"	阴盛格阳,大汗亡阳,吐泻厥逆,风寒湿痹等,阴虚外感阴疽疮疡以及一切沉寒痼冷之疾	乌头碱(aconitine)	具有强心作用;可扩张血管,增加血流,改善血液循环作用;抗休克,抗心律失常,抗寒冷,提高耐缺氧能力及抗炎镇痛等作用	临床上用于缓解癌痛,尤其适用于消化系统癌痛。也可用于改善心肌缺血及抗心绞痛的功能
金银花 LONICERAE JAPONICAE FLOS	清热解毒,消肿明目,疏散风热	痈肿疔疮,喉痹,丹毒,热毒血痢,风热感冒,温病发热	主要成分为挥发油。 异绿原酸(isochlorogenic acid)	具有抗病原微生物作用;抗炎和解热作用,加强防御功能作用,中枢兴奋作用,降血脂作用,抗内毒素等作用	用于病毒、细菌感染;调节血脂,降血糖等

缩力增强,心输出量增加。对血管收缩作用温和而持久,血管舒张作用微弱,但能扩张冠状动脉,增加冠状动脉血流量,升高血压作用缓慢而持久,可维持数小时。由于麻黄素能同时兴奋 α 和 β 肾上腺素能受体,故麻黄素还有明显的中枢兴奋作用,较大治疗量即能兴奋大脑皮层和皮层下中枢,引起失眠、神经过敏、不安、震颤等症状,对呼吸中枢和血管运动中枢也有兴奋作用。麻黄素可缩短巴比妥类催眠时间,对支气管平滑肌有明显的松弛作用,特别是在支气管痉挛时作用更为显著。实验表明:麻黄素能有效地对抗乙酰胆碱和组胺诱发的痉挛,其作用强度不如肾上腺素,但作用较持久,且口服有效,故常用于治疗哮喘。麻黄素对骨骼肌有抗疲劳作用,能促进被箭毒所抑制的神经肌肉间的传导,可用于重症肌无力的治疗,还可引起高血糖。伪麻黄素主要表现为间接作用的拟交感神经药,对周围神经系统及中枢神经系统均有兴奋作用,此外,它有显著利尿作用。

2. 洋金花 (DATURAE FLOS) 性温,味辛,有毒。归心、肺、脾经。具有止咳平喘、止痛镇静的功效,用于哮喘咳嗽,脘腹冷痛,风湿痹痛,小儿慢惊,外科麻醉。《本草纲目》中记录:诸风及寒湿脚气,煎汤洗之。又主惊痫及脱肛,并入麻药。清代《生草药性备要》中记载,少服止痛,通关利窍,去头风。《本草便读》中记载,止疮疡疼痛,宣痹着寒哮。《陆川本草》中记载,治咳嗽,跌打疼痛。现代医药认为其具有平喘止咳,麻醉止痛,解痉止搐的功能。用于哮喘,咳嗽,脘腹冷痛,风湿痹痛,癫痫,惊风,外科麻醉。其有效成分为含生物碱,其中以东莨菪碱(天仙子碱,scopolamine)为主,莨菪碱(天仙子胺,hyoscyamine)次之(图 11-2、图 11-3)。

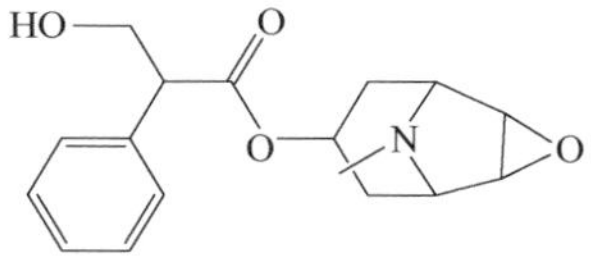

图 11-2 东莨菪碱

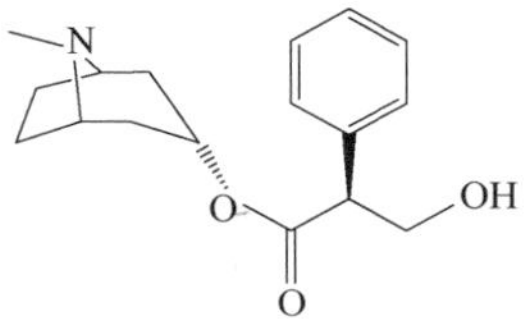

图 11-3 莨菪碱

现代研究发现,洋金花中东莨菪碱的药理作用主要有:① 对中枢神经系统的作用:人肌内注射或静脉滴注洋金花总碱后,表现为头昏、眼皮重、懒言、肢体无力、站立不稳、嗜睡等中枢抑制作用,继而出现一系列的兴奋现象,如睁眼、抬头、谵语等,然后进入麻醉状态。东莨菪碱与冬眠合剂合用,对人、猴、犬均可产生全身麻醉作用。东莨菪碱与冬眠合剂合用,可引起全身麻醉以进行外科手术,而阿托品则不能。东莨菪碱和 α 受体阻滞剂相似,通过其抗肾上腺素能作用,产生镇痛和加强哌替啶的镇痛作用。关于洋金花对中枢神经系统抑制的机制,有报道指出:东莨菪碱及其类似物的中枢抑制作用,与其阻断中枢 M 胆碱受体有关。有报道认为,东莨菪碱中枢抗肾上腺素能作用可能与阻滞 α 受体有关。关于东莨菪碱中枢抑制的作用部位,有报道认为,东莨菪碱类结构药物选择性地作用于大脑皮层、海马、脑干网状结构等处,阻滞 M 胆碱受体,亦可能阻滞 α 肾上腺素能受体,从而影响意识、学习记忆等功能活动。关于洋金花对中枢兴奋作用的机制,有报道认为与阻断抑制性中间神经元 M 受体和使乙酰胆碱释放增多,激动 N 受体有关。② 对心血管系统的作用:洋金花生物碱在小剂量时兴奋迷走中枢使心率减慢,剂量较大时,则阻滞心脏 M 胆碱受体,使心率加快。东莨菪碱能解除迷走神经对心脏的抑制,使交感神经作用占优势,故心率加快,其加速的程度随迷走神经对心脏控制的强弱而不同。③ 对呼吸系统的作用:东莨菪碱能兴奋呼吸中枢,使呼吸加快;并能对抗冬眠药物的呼吸抑制。在使用中药麻醉时一般呼吸平稳,但有时可见呼吸抑制(多为哌替啶给药过快或年老体弱者),呼吸不规则(多见于麻醉深度不够,强烈刺激时),呼吸道梗阻(舌下坠或误吸所引起)。洋金花生物碱有抑制呼吸道腺体分泌,松弛支气管平滑肌的作用,其机制是药物作用于效应细胞的 M 胆碱受体,阻滞乙酰胆碱作用的结果。洋金花用于慢性气管炎患者,能使痰量减少,痰液变稠,而且容易咳出。其作用机制一是由于抑制了黏液的过度分泌;二是由于改善了纤毛运动,从而有利于痰的排出。

3. 黄连(COPTIDIS RHIZOMA) 黄连始载于《神农本草经》,列为上品。中(汉)药认为其具有清热燥湿,泻火解毒的功能。用于湿热痞满、呕吐、泻痢、黄疸、高热神昏、心烦不寐、血热吐衄、牙痛、痈肿疔疮。其有效成分为多种生物碱,主要是小檗碱,又称黄连素(berberine)为 5%~8%,其次为黄连碱(coptisine)等(图 11-4、图 11-5)。

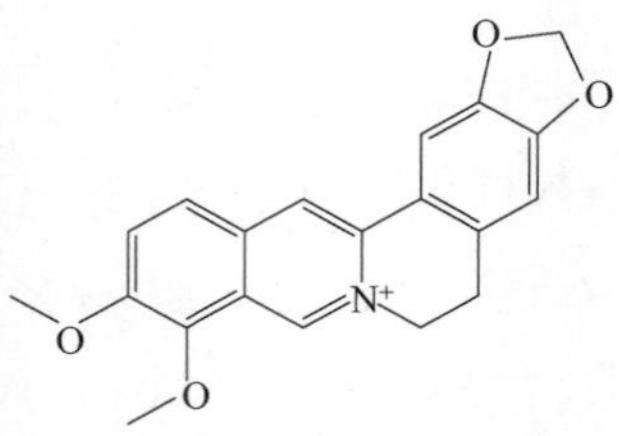

图 11-4 小檗碱

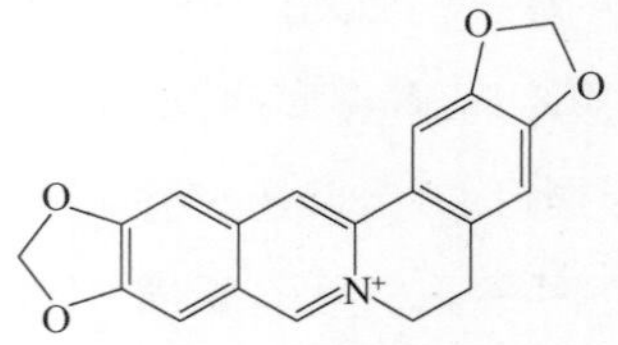

图 11-5 黄连碱

黄连中小檗碱的现代药理作用主要如下所述。

(1) 抗病原微生物作用:能抑制金黄色葡萄球菌、溶血性链球菌、肺炎球菌、脑膜炎双球菌、痢疾杆菌、炭疽杆菌等;抗病毒作用:抑制流行性感冒病毒、乙型肝炎病毒等;抗原虫作用:体外抑制阿米巴原虫、阴道滴虫、锥虫。

(2) 在心血管系统方面的影响有:① 抗心律失常(作用机制:延长动作电位时程和有效不应期;抑制钠通道,减慢传导,消除折返;抑制钙离子内流;抗自由基损伤,保护细胞膜)。② 降压作用(作用特点:舒张压下降明显,脉压差加大;无快速耐受现象;降压时肢体和内脏容积增加。作用机制:竞争性阻断 α 受体,降低外周阻力,减慢心率)。③ 正性肌力作用(作用表现:心脏兴奋、心肌收缩力增强,且强心作用不受利血平、普萘洛尔、酚妥拉明和切断迷走神经的影响。作用机制:阻止 K^+ 外流;增加细胞内 Ca^{2+} 浓度;抑制自由基的产生,减少脂质过氧化物对心肌细胞的损伤;降低心肌耗氧量)。

(3) 解毒作用:对抗细菌毒素,降低金黄色葡萄球菌凝固酶、溶血素效价,降低大肠埃希菌的毒力。

(4) 抗炎、解热作用:① 抑制多种实验性炎症,有效成分为小檗碱,抗炎机制与刺激促皮质激素释放有关。② 解热作用与抑制中枢 PO/AH 区神经元 cAMP 的生成有关。

(5) 抑制血小板聚集作用:作用机制① 抑制血小板内 TXA_2 的生成。② 抑制血小板膜释放花生四烯酸,并影响其代谢。③ 抑制外钙内流。

4. 附子(ACONITI LATERALIS RADIX PRAEPARATA) 附子为毛茛科植物乌头子根的加工品,按加工炮制不同,分为盐附子、黑附子(黑顺片)、白附片、淡附片、炮附片。其功效始载于《神农本草经》:主风寒咳逆邪气,温中,金疮,破癥坚积聚,血瘕,寒湿,拘挛膝痛,不能行步。附子辛、甘,大热,有毒,归心、肾、脾经,被誉为"为回阳救逆第一品药",其代表方四逆汤,来源于汉代张仲景所著《伤寒论》,具有温中祛寒、回阳救逆的功效,目前临床常用于心肌梗死、心衰、急慢性胃肠炎吐泻过多,各种高热大汗所致之虚脱,各种因素所致的休克等属于阳衰阴盛者。从 20 世纪 60 年代,我国学者首先开始研究附子的化学成分,现已报道附子的化学成分主要是乌头碱型生物碱类物质,已经鉴定结构的生物碱有 90 多个,脂溶性生物碱有乌头碱、中乌头碱(美沙乌头碱、新乌头碱)、次乌头碱(海帕乌头碱、下乌头碱)、塔拉地萨敏、川乌碱甲及乙等,其中代表性成分乌头碱(aconitine)为附子主要有毒成分,分子式 $C_{34}H_{47}NO_{11}$,分子量645.737 08(分子结构见图11-6);水溶性生物碱有消旋去甲乌药碱、新江油乌头碱、宋果灵盐酸盐、附子亭等,其中代表性成分为去甲乌头碱(higenamine),分子式 $C_{16}H_{17}NO_3$,分子量271.32(分子结构见图11-7)。

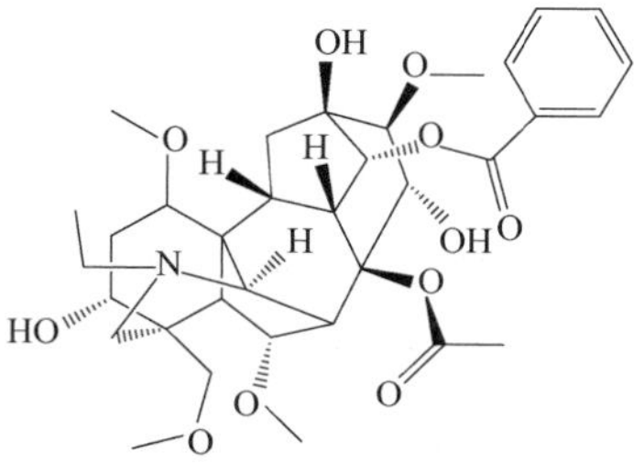

图 11-6 乌头碱

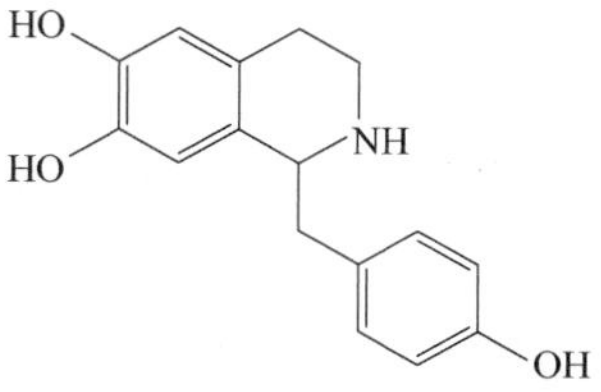

图 11-7 去甲乌头碱

现代药理学表明:乌头碱型生物碱主要作用有强心,抗心肌缺血、缺氧,增强心率,对抗缓慢型心律失常,调节血压,抗休克,此外还有抗炎,镇痛,调节免疫等作用。其中代表性成分乌头碱,主要有镇痛作用,临床上用于缓解癌痛,尤其适用于消化系统癌痛;外用时能麻痹周围神经末梢,产生局部麻醉和镇痛作用;尚有消炎作用。本品毒性极大,能兴奋麻痹感觉神经和中枢神经,兴奋麻痹胆碱能神经和呼吸中枢,兴奋心脏迷走神经,直接毒害心肌细胞。此外,它还有发汗作用。水溶性生物碱代表为去甲乌药碱,其主要作用包括加快心率、增强心肌收缩力、降低舒张压,同时可增加心输出量、冠状动脉血流量,改善窦房结传导功能。在心功能不全和慢性心律紊乱的治疗中,去甲乌头碱的疗效显著。

5. 金银花(LONICERAE JAPONICAE FLOS) 早在2 000多年以前我们的祖先对金银花就已有一定的认识了。《神农本草经》将金银花列为上品,并有"久服轻身"的明确记载;《名医别录》记述了金银花具有治疗"暑热身肿"之功效;李时珍在《本草纲目》中对金银花久服可轻身长寿作了明确定论。中(汉)医认为其有清热解毒之功。可用于温病发热,热毒血痢,痈肿疔疮,喉痹及多种感染性疾病。其主要成分为挥发油,油中含有30多种成分主要为双花醇、芳樟醇;并含木犀草素(luteolin)、绿原酸(chlorogenic acid)、番木鳖苷(loganin)、肌醇等。代表成分为:异绿原酸(isochlorogenic acid)(图11-8)、木犀草素(图11-9)。

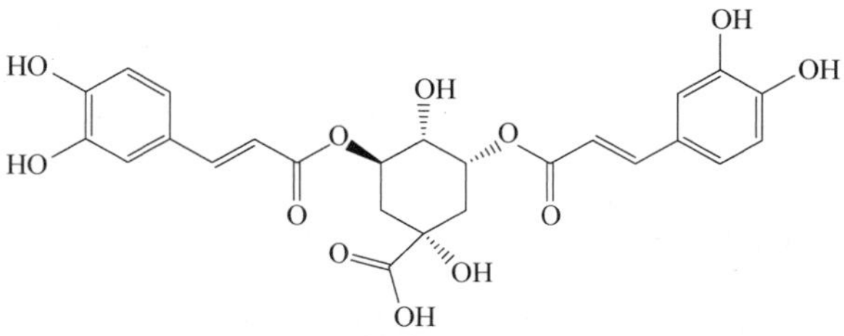

图 11-8 异绿原酸

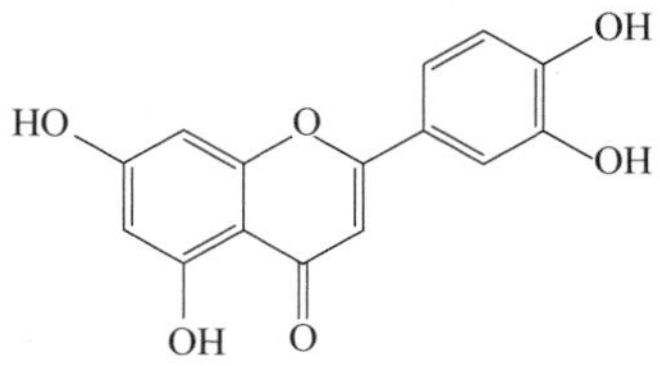

图 11-9 木犀草素

现代药理学表明:金银花有抗病原微生物作用、抗炎和解热作用、加强防御功能作用、中枢兴奋作用、降血脂作用、抗内毒素。此外,曾有体外筛选实验报告金银花的水和酒浸液对肉瘤180及艾氏腹水癌有明显的细胞毒作用。金银花提取物口服对大鼠实验性胃溃疡有轻度预防效果。口服大剂量绿原酸能增加胃肠蠕动,促进胃及胆汁分泌。绿原酸及其分解产物对大鼠离体子宫有兴奋作用。绿原酸还能轻微增强肾上腺素及去甲肾上腺素对猫和大鼠的升压作用,但对猫的瞬膜反应无影响(表11-1)。

六、关于针灸推拿疗法与现代医学的共识

针灸推拿疗法是根据中(汉)医理论的经络学说,结合辨证论治,通过外治法施于体表穴位而达到临床疗效。从 20 世纪 50 年代初算起,针灸推拿的现代化研究已经走过了 60 年的艰辛历程,传统中(汉)医针灸推拿医学为现代医学的发展和演进提供了全新的知识技术来源和研究思路,而现代医学的发展也为传统针灸推拿医学的传承创新提供了重要的方法和手段。通过临床疗效观察和结合解剖学、生理学、病理学及诊断学,针灸推拿疗法更能被现代医学理论所说明。从理论到临床,针灸推拿学的发展已与现代医学部分紧密结合。两者在治病原理及诊断、病情判断、治疗过程,疗效评价方面存在诸多共识。

1. **针灸与现代医学**　首先,针灸治病的临床疗效已为世界所公认,例如 2004 年,美国采用现代医学的方法证实针灸能镇痛和改善膝关节功能,中(汉)医针灸能缓解膝关节疼痛,改善关节炎患者的膝关节功能。在严格的临床疗效观察结果的基础上,世界卫生组织也公开宣布针灸对一些疾病确实有帮助,其公布的 43 种针灸有效的病症(1980 年),极大地推动了针灸在世界各国的推广和发展。其次,针灸治疗的机制研究也已成为了当今生命科学研究的重要组成部分。其中最具代表性的是由针刺麻醉所掀起的针刺镇痛研究,取得了丰硕的成果,对疼痛的机制研究起到了重要的推动作用。同时大量针灸效应与中枢及外周神经系统关系的研究也证实:针灸效应与中枢及外周神经系统高度相关,同时对 HPA 轴、神经—免疫—内分泌网络具有调节作用。现代医学的发展已经为针灸治病的机制做出了部分合理的现代医学解释,如韩济生院士关于针刺镇痛机制的研究,证实内源性阿片肽参与针刺镇痛。

2. **推拿与现代医学**　目前关于推拿起效机制的研究也越来越深入,并引入了现代生物力学研究方法。对推拿手法治病的科学性有了更清楚的认识,同时直接的挤压、温热刺激等对神经—内分泌—免疫网络的影响也得到了许多学者研究的支持和肯定。针灸推拿学的发展需突破传统针灸推拿医学与现代医学之间的壁垒,发挥各自的优势,开放包容、互学互鉴,建立起一个融合双方优势的生命科学体系,聚焦人类重大健康问题,促进多领域跨学科联合攻关,创新产出一批原创性、引领性、前沿性重大科技成果,使现代医学和传统针灸推拿医学克服各自局限,发挥各自特色优势,不断提高防病治病能力,实现进步、融合发展。例如康复医学对很多功能障碍改善和提高达到一定程度,就会出现瓶颈,很难再提高其疗效。中(汉)医针灸推拿医学正好可以解决这一难题,用中(汉)医针灸推拿的方法结合现代医学及康复医学解决并指导临床康复工作。中西医结合康复的优势可以通过中国针灸技术抓住急性期的最佳康复时机,尽快恢复功能,如中风的认知、言语、吞咽、运动功能障碍可以在针灸的同时,配合康复技术,经过一段时间积极治疗就可以完全恢复,为患者解除痛苦,为家庭和社会减轻沉重负担。

第二节
进一步梳理和揭示传统医学中的精华

中国传统医学是建立在经验基础上的实践医学,理论体系主要借助于古代朴素唯物主义哲学而构建,大都采用"辨证论治"的诊治方法,运用天然手段治疗疾病,不强调与同时代科技相一致。这不同于现代医学以"自然不能被认证就不能被征服"的观点为基础,要求与同时代的科技同步前进,也不要求同步致力于相关基础医学的发展。这就使得中国传统医学除了古老、朴素的整体特征外,也可能具有不自觉地超时代的认识,而所谓"中西医结合研究"则能不断揭示这些精华之所在。对这一部分的梳

一、若干较为领先的"中医"理论与重要概念

中国传统医学在医学理论和思维方式方面对现代医学同样有重大贡献，如中（汉）医学有"人与天地相应也"之说，这是机体与环境的统一观。现代医学所谓"生物寿命学""生物钟"理论，激素分泌的各种节律以及地方病与易地疗法等都是"天人相应"理论的体现，中国传统医学的对立统一观、动态平衡观正日益表明是存在于生命现象中的普遍规律，尽管现代生命科学也强调上述观点，但不同于中国传统医学始终把其作为中国传统医学的指导思想和根本规律，所以"中医"和"西医"在这些观点上的自觉程度还是有差别的。例如沈自尹院士等的研究发现"中医"肾虚的主要发病环节为下丘脑的神经内分泌调节功能紊乱和下丘脑—垂体及其某个靶腺轴功能在一定程度上的未老先衰，这和1980年由Everiff提出的"老年钟在下丘脑"的假设相一致，但"中医"相应的实践则要早了数千年。我们的研究发现"中医""久病及肾"的认识具有深刻的现代生命科学内涵，许多疾病，如气道炎症性疾病，长期反复发作，则往往加剧机体HPA轴等应激和抗炎系统的病理性变化，使患者具有明显的肾虚表现。我们可以列举许多具有超前认识的中国传统医学的理论和观念，详见表4-2，此处不再赘述。

二、若干较为领先的中医治则治法介绍

1. **"异病同治"** "异病同治"是中（汉）医学的特色，体现了辨证论治的精神，是中（汉）医最重要的几个概念之一。所谓"异病同治"，是指不同疾病在其发展的某个阶段，由于出现相同的病机，故采用相同的治则，比如按现代医学诊断分属于不同系统的疾病，只要辨证属于肺肾气虚证型，则均可以采用补肾益气方药治疗。现代研究表明"异病同治"这种观念很可能是现代医学未来发展的方向之一，因为存在于病与病之间的"围墙"有些是不合理的，划分的原因可能仅仅基于解剖学等的分割，而不是根据疾病病因、发病和病理变化等的本质。研究表明证型类同的不同疾病，往往具有共同的病理、生理变化，运用相同的理法方药进行干预，能获得更好的疗效，因为这些所谓不同的疾病在细胞、分子和基因水平可能存在着相同的变化，药物作用的靶点和靶点群有可能是同一的。中（汉）医强调证同则治同，证异则治异，是中（汉）医临床论治的基本规律。

2. **"同病异治"** "同病异治"指同一病证，因时、因地、因人不同，或由于病情进展程度、病机变化，以及用药过程中正邪消长等差异，治疗上应相应采取不同治法。"同病异治"实质上即是"证异治异"，亦是辨证论治原则的具体体现。首先，疾病的发生，多种病因皆可导致，但最终以何种病因为主导发病，则又因时、因地、因人而不同。如果要针对病因施治，具体发病因素不同，治法当然各异。例如：感冒，风、暑、湿、燥、寒皆可致病，然就时间而言，冬易伤寒，春易伤风，夏易伤暑，长夏易伤湿，秋易伤燥，暑又有暑热、暑湿之别，燥亦有温燥、凉燥之分；就地域而言，北方高山易伤寒，山谷盆地常多湿，南方平地最多热，西北高陵干燥气盛；就体质而言，阳虚之体耐夏不耐冬，易伤风寒而不易犯燥热，阴虚之体耐冬不耐夏，易犯燥热而不易伤寒。因此，同是感冒，针对病因，治疗的方法就截然不同。其次，疾病发生之后要发生传变，其传变也因时、因地、因人而不同，在不同的时候就诊，其所处病理阶段不同，证候也就各异，因而治法不一。仍以感冒为例：同是外感风寒，若患者体质素热，则其病一开始就可能寒包火，并迅速入里化热；若患者素体寒盛，则其病一开始就可能直中少阴，并随时有阳脱之危。因此，其辨证施治也不相同。现代医学研究表明：同一种疾病在机体条件不同的患者身上可以有不同的表现形式和病

理过程,对相关药物的治疗也可以呈现不同的反应,预后也可以不同,这些都是"同病异治"的现代科学基础。

3. **"发时治肺兼顾肾,平时治肾兼顾肺"** 哮喘、COPD是临床常见的气道炎症性疾病。哮喘中(汉)医称为"哮病"。中(汉)医认为哮病"在肺为实,在肾为虚",强调"急则治其标,缓则治其本""发时治肺""平时治肾"。但研究发现,哮喘发作期不仅存在气管炎症过度、气道痉挛和痰液高分泌等肺实的表现,还存在以 HPA 轴和免疫功能紊乱等为代表的机体内在抗炎能力低下之类肾虚的表现;缓解期不仅存在机体内在抗炎能力低下等肾虚的表现,还存在气道慢性炎症、气道高反应、气道重塑等肺实的表现。结合上述关于"肺气实"和"肾气虚"内涵的研究,我们认为肾虚为哮喘患者的基本体质,哮喘患者无论临床上有无肾虚见症,皆存在"隐匿性肾虚"证。哮喘发作期不仅存在"肺实",还伴有一定程度的"肾虚";哮喘缓解期不仅存在"肾虚",还伴有一定程度的"肺实"。在哮喘发作期采用清肺平喘结合补肾益气法治疗,疗效优于单纯的清肺平喘法;而在哮喘缓解期采用补肾益气法结合清肺平喘等治法,可使气道反应性进一步降低,气道重塑等得以减轻。哮喘的治则不能单纯地"发时治肺""平时治肾",而应推行"发时治肺兼顾肾""平时治肾兼顾肺"的治则治法。COPD属于中(汉)医"咳嗽""痰饮""喘证"及"肺胀"等范畴,COPD急性发作期不仅存在"肺实",也伴有一定程度的"肾虚";COPD缓解期不仅存在"肾虚",也还伴有一定程度的"肺实"。故我们也强调"发时治肺兼顾肾,平时治肾兼顾肺"的治则治法。

4. **"以肾治肺""以肺治肾"** 哮喘、COPD等是常见的气道慢性炎症性疾病,现代医学干预能力依然十分有限,肺肾两虚证是其常见证型。诸多研究已证实素体肾虚者可能存在 HPA 轴功能紊乱,机体致炎/抑炎平衡调控机制失衡,而这种紊乱与失衡容易导致肺虚,使肺容易产生哮喘、COPD等慢性炎症性疾病等。反过来,素体肺虚患者常常患有气道慢性炎症性疾病,而这些病变所引起的病理生理变化会对人类致炎/抑炎平衡调控机制产生损害,易致肾虚,即所谓"母病及子",从而使机体的抑炎能力减弱,肺疾加重。故对伴或不伴肾虚的气道慢性炎症性疾病患者,采用补肾治疗以后,机体致炎/抑炎平衡调控机制得到加强,相关疾病得以控制或减轻,肺虚改善,此即所谓"以肾治肺";同样,对易患气道慢性炎症性疾病的患者,采用补肺益气干预以后,相关病变缓解的同时,机体致炎/抑炎平衡调控机制得到了保护,抗病能力增强,肾本得固,此即所谓"以肺治肾"。

三、若干较为领先的"中医"古方、验方

古方,指古代流传下来的药方,古方二字具有传承久远的意思,也称经方。有两种说法:一是指汉以前临床经典古方著作及方剂的泛称,"经方"最初的含义是指《汉书·艺文志·方技略》所记载"医经、经方、神仙、房中"的经方十一家,即十一部古籍中所记载的方剂;二是专指中国汉代张仲景所著《伤寒杂病论》(包括《伤寒论》《金匮要略》)所记载之方剂,这是中(汉)医学界最为普遍的说法。如治疗肾虚的肾气丸,治疗脾胃虚寒的理中丸,治疗大便不畅的麻子仁丸,治疗湿热黄疸的茵陈蒿汤等。

验方,意为经过临床经验证明确有疗效的现成的药方。特指张仲景之后历代医家所创造的处方,如治疗肾阴虚的六味地黄丸,治疗心阴虚的天王补心丹,治疗肝郁血虚的逍遥丸,治疗气血两虚的八珍汤等。

1. **复方黄黛片** 急性早幼粒细胞性白血病(acute promyelocytic leukemia, APL)被认为是最凶险的一种白血病。我国著名中(汉)医专家黄世林在20世纪80年代,设计出了一个以清热解毒、益气活血为

治疗原则的治疗 APL 中药方剂,即由雄黄、青黛、丹参和太子参组成的中药"复方黄黛片"。报道显示,这个复方对 APL 患者的完全缓解率是 96.7% 到 98%,5 年无病生存率达到 86.88%,疗效极佳。后来发现复方黄黛片这个复方中,雄黄的主要成分是四硫化四砷(A),青黛的有效成分是靛玉红(I),丹参的有效成分则是丹参酮 II A(T)。陈竺研究团队 2008 年在著名杂志 *PNAS* 上从分子生物学和生物化学的角度,详尽阐明了复方黄黛片治疗 APL 的分子机制。结果显示,四硫化四砷是本方的"君药",它直接作用于癌蛋白,通过诱导其降解,从根本上逆转癌细胞的疯长,使其分化成熟。丹参酮和靛玉红作为本方的辅助药物,主要是通过促进癌蛋白的泛素化并加快其降解,进一步促进白血病细胞的分化成熟,抑制癌细胞的细胞周期及分裂增殖来发挥作用。动物试验结果还表明,使用了青黛以后雄黄的毒副作用大幅度降低。这些体现了典型的"臣药"和"佐药"的功效;并且丹参酮和靛玉红通过增加运送四硫化四砷的通道蛋白的数量,显著增加了进入白血病细胞的四硫化四砷浓度,从而提高了疗效,两者都起到了"使药"的作用。复方黄黛片通过各组分的联合应用,产生了大于三个组分各自作用相加的协同效应。

2. **小青龙汤** 古籍中记录其同名方约有 7 首,现选《伤寒论》辨太阳病脉证并治方。组成:麻黄(去节),芍药,细辛,干姜,甘草(炙)、桂枝(去皮)各三两,五味子半升,半夏半升(洗)。以水一斗,先煮麻黄减二升,去上沫,纳诸药。煮取三升,去滓,温服一升。本方主治外感风寒,寒饮内停之证。风寒束表,皮毛闭塞,卫阳被遏,营阴郁滞,故见恶寒发热、无汗、身体疼痛。素有水饮之人,一旦感受外邪,每致表寒引动内饮,《难经·四十九难》说:"形寒饮冷则伤肺。"水寒相搏,内外相引,饮动不居,水寒射肺,肺失宣降,故咳喘痰多而稀;水停心下,阻滞气机,故胸痞;饮动则胃气上逆,故干呕;水饮溢于肌肤,故水肿身重;舌苔白滑,脉浮为外寒里饮之佐证。对此外寒内饮之证,若不疏表而徒治其饮,则表邪难解;不化饮而专散表邪,则水饮不除。故治宜解表与化饮配合,一举而表里双解。方中麻黄、桂枝相须为君,发汗散寒以解表邪,且麻黄又能宣发肺气而平喘咳,桂枝化气行水以利里饮之化。干姜、细辛为臣,温肺化饮,兼助麻、桂解表祛邪。然而素有痰饮,脾肺本虚,若纯用辛温发散,恐耗伤肺气,故佐以五味子敛肺止咳、芍药和营养血,二药与辛散之品相配,一散一收,既可增强止咳平喘之功,又可制约诸药辛散温燥太过之弊;半夏燥湿化痰,和胃降逆,亦为佐药。炙甘草兼为佐使之药,既可益气和中,又能调和辛散酸收之品。药虽八味,配伍严谨,散中有收,开中有合,使风寒解,水饮去,宣降复,则诸症自平。

小青龙汤的组成主要是麻黄、桂枝、细辛、干姜、五味子、芍药、半夏等,其中麻黄含有麻黄素、麻黄碱等,是 β 受体激动剂,能够舒张气道痉挛;细辛含有消旋去甲乌头碱,能够稳定肥大细胞膜;干姜含有姜油苷,有抗过敏作用;半夏、五味子及其相关组分,有止咳化痰等作用。

3. **定喘汤** 古籍中记录其同名方约有 8 首,现选《摄生众妙方》方。组成:白果二十个(去壳,砸碎,炒黄色),麻黄三钱,款冬花三钱,桑白皮三钱(蜜炙),苏子二钱,甘草一钱,杏仁一钱五分(去尖皮),黄芩一钱五分(微炒),法制半夏三钱(如无,用甘草汤浸泡七次,去脐用)。上药用水三盅,煎二盅,作二服。每服一盅,不用姜,不拘时候徐徐服。定喘汤是一剂具有降气功能的方药,宣肺降气,清热化痰。主治风寒外束,痰热内蕴之哮喘症。哮喘咳嗽,痰多气急,痰稠色黄,微恶风寒,舌苔黄腻,脉滑数。

定喘汤由白果、麻黄、款冬花、桑白皮、苏子、甘草、杏仁、黄芩、半夏等组成,其中麻黄含有麻黄素、麻黄碱等,是 β 受体激动剂,能够舒张气道痉挛;白果含有银杏苦内酯,是 TXA_2 拮抗剂,能够拮抗气道痉挛;黄芩含有黄芩素、黄芩苷等,有抗过敏作用;半夏、杏仁、苏子及其相关组分,有止咳化痰等作用。

4. **气道稳定剂** 基于小青龙汤和定喘汤创制的气道稳定剂(复方麻黄口服液)主要有麻黄、川芎、银杏叶、黄芩、细辛、干姜、杏仁、地龙、地黄、辛夷组成(表 11－2),临床上治疗支气管哮喘、变异性咳嗽等效果明显,其疗效的基础除了根植于中(汉)医理论以外,所组成药物的各种组分可能是其疗效或作用机制的主要物质基础和现代内涵。

表 11－2　气道稳定剂组成药物及相应组分

方　名	组　成	成　分
气道稳定剂	麻黄	麻黄素等人工合成
	川芎	川芎嗪等
	银杏叶	银杏苦内酯等人工合成
	黄芩	黄芩苷等
	细辛	消旋去甲乌碱等
	干姜	姜油苷等
	杏仁	杏仁苷等
	地龙	蚯蚓解热碱等
	生地	生地梓醇等
	辛夷	挥发油等

四、若干较为领先的常用中药

对中药的研究,在某种程度上推动了现代药理学的发展,如"青蒿截疟"于晋《肘后备急方》中就有记载;现代研究表明其抗疟有效成分是一个具有过氧基团的新型倍半萜内酯,只含碳、氢、氧三种元素,是与全世界已知抗疟药结构完全不同的新型化合物,这一发现推翻了国外专家所坚持的抗疟药物结构必须要有一个含氮杂环的论断,从而为设计合成新药提供了新的方向。此外,诸如人参、黄芩、黄芪、淫羊藿等均有或者可能有类似的独特之处。

1. **青蒿 (ARTEMINSIAE ANNUAE HERBA)**　关于青蒿与青蒿素相关研究详见第四章第四节,此处不再赘述。由于青蒿素不溶于水,在油中溶解度也不大,其剂型仅为栓剂,生物利用度较低,影响了其药效的发挥。从 20 世纪 80 年代中期起,国内就开始研制青蒿素衍生物及复方。我国又研制成功青蒿琥酯、蒿甲醚和双氢青蒿素 3 个一类新药,青蒿琥酯、蒿甲醚可以口服和注射,而双氢青蒿素则用于口服和栓剂。还开展了抗疟复方的研制,研制出了复方双氢青蒿素和复方蒿甲醚。目前已上市品种有双氢青蒿素制剂、青蒿琥珀酸酯制剂、蒿甲醚制剂和复方蒿甲醚等。青蒿素类药物的现代药理作用,根据抗疟药对疟原虫生活史的作用环节和实际应用,可将它们分为 3 类:① 作用于原发性红细胞外期,主要用于预防的抗疟药,如乙胺丁醇。② 作用于红细胞内期,主要用于控制症状的抗疟药,如氯喹、奎宁、咯萘啶、青蒿素等。③ 作用于继发性红细胞外期,主要用于控制复发和传播的抗疟药,如伯氨喹。青蒿素类药物主要用于控制疟疾症状,而对于预防和控制复发基本上无作用。经药理学及临床研究,青蒿素类药物已经得到世界范围的广泛认同,它们具有很强的抗疟原虫活力,并对恶性疟具有特殊疗效。它们对红细胞内期疟原虫有杀灭作用,而对红外期和继发性红外期无影响。其抗疟机制也很独特,它们主要作用于滋养体的膜结构,使食物泡膜、线粒体膜、核膜和内质网等发生改变,最后导致虫体结构裂解。它们在控制疟疾症状、救治脑型疟与抗氯喹原虫耐药株恶性疟等方面具有较大的优势。其缺点是复发率高,但复发率也随治疗时间的延长而降低。以双氢青蒿素为例,用药 3 日的复发率为 52%,用药 5 日的复发率为 5%,用药 7 日的复发率为 2%。

2. 人参(GINSENG RADIX ET RHIZOME) 人参始见于《神农本草经》,被列为上品,代表方有,主治元气虚脱证的独参汤、参附汤;主治肺脾心肾气虚证的补肺汤。中(汉)医认为其具有大补元气、复脉固脱、补脾益肺、生津止渴、安神益智的功效。现代研究发现,人参的主要成分为皂苷类物质。从红参、生晒参或白参中共分离出 30 余种人参皂苷(可以分为三组,即齐墩果酸组、原人参二醇组和原人参三醇组),分别称为人参皂苷(ginsenoside)-R_X(注: X = 0、a1、a2、a3、b1、b2、b3、c、d、e、f、g1、g2、g3、h1、h2、h3、s1、s2),尚有假人参皂苷(pseudoginsenoside saponin)F11 等。其代表性成分有人参皂苷 Rb_2、Rh_2;Rg_1、齐墩果酸等(结构式见图 11 - 10~图 11 - 13)。

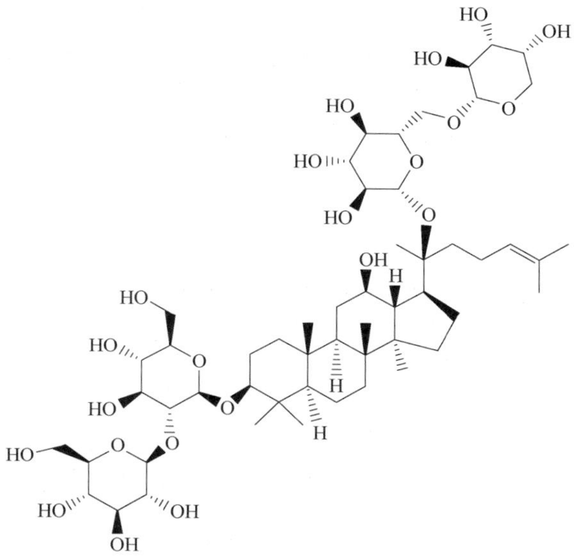

图 11 - 10 人参皂苷 Rb_2

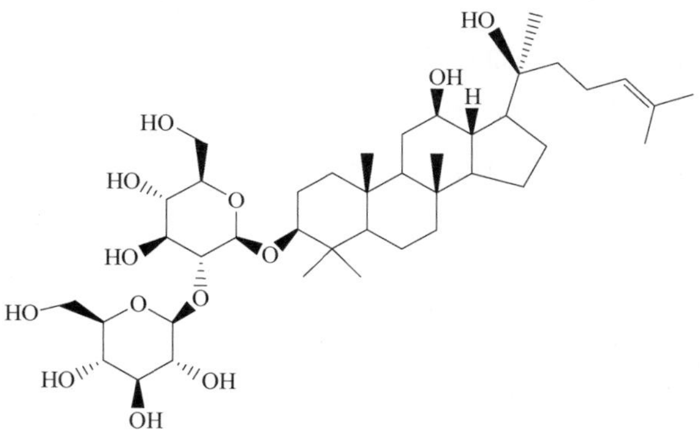

图 11 - 11 人参皂苷 Rh_2

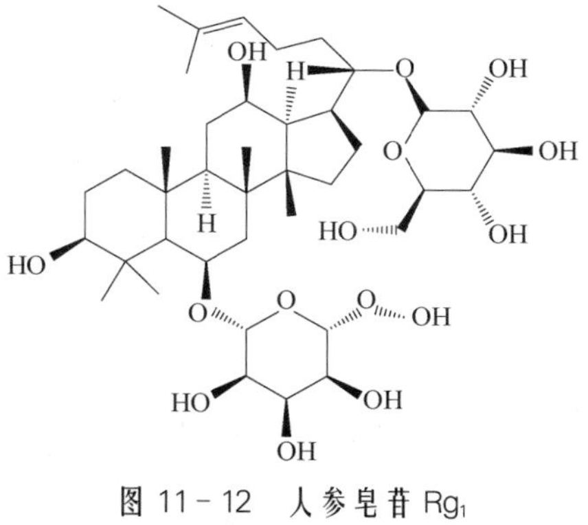

图 11 - 12 人参皂苷 Rg_1

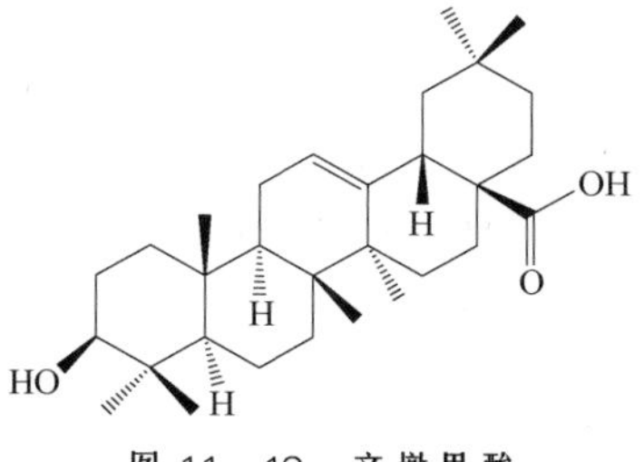

图 11 - 13 齐墩果酸

现代医学普遍认为人参对中枢神经系统、心血管系统、消化系统、免疫系统、内分泌系统、泌尿生殖系统有广泛的作用,可提高人的体力、智力的活动能力,增强机体对有害刺激的非特异性抵抗力。人参的药理活性常因机体功能状态不同呈现双向作用,因此人参是具有"适应原"样作用的典型代表药。现代药理学认为,人参二醇组的人参皂苷类物质主要作用于中枢神经系统、循环系统,影响物质代谢等。其中人参皂苷 Rb_2 具有溶血、抗疲劳等作用。人参皂苷 Rd 能减少乙酰胆碱引起的豚鼠离体子宫的收缩,对大鼠有减慢心率和双相性影响血压(先升后降)作用,此外,人参皂苷 Rd 亦有抗疲劳作用。人参皂苷 Rg₃ 对于很多疾病有改善和预防作用,Rg₃ 还是抗肿瘤的主要药物之一。人参皂苷 Rh₂ 是从人参中提取的天然活性成分,经过众多国际权威专家论证具备良好的抗肿瘤活性功能,抑制肿瘤癌细胞生长。人参皂苷 Rg₁ 能减少胆碱引起的豚鼠离体子宫的收缩;对大鼠有减慢心率和双向性调节血压作用(先升后降);有舒张动物血管和抗疲劳作用;人参皂苷 Rg₂ 对急性心源性休克有保护作用,具有抗休克、抗心衰、抗凝血、抗血栓作用,能强壮心肌,快速改善心肌缺血和缺氧,具有明显的增强心功能作用。齐墩果酸为五环三萜类化合物,对 CCl₄ 引起的大鼠急慢性肝损伤有明显保护作用;具有降低血清 ALT 活性,降低血清 γ 球蛋白,促进肝细胞的再生,抑制肝纤维增生等作用。

3. 黄芩(SCUTELLARIAE RADIX) 黄芩主要含黄酮类化合物,目前从黄芩中分离的黄酮苷元及苷有 40 多种,主要有黄芩苷、黄芩素、汉黄芩苷、汉黄芩素等,另有多种倍半萜木脂素苷类,富含铁、铜、锌等微量元素以及 β-谷甾醇、苯甲酸、黄芩酶等。药理作用: ① 抗菌和抗病毒作用。黄芩抗菌范围较广,其抗菌和抗病毒的作用与中(汉)医治疗"天行热疾""火咳肺痿"和"疔疮火疡"相一致。② 对心脑血管系统的作用。黄芩苷可拮抗儿茶酚胺类化合物,显著改善心肌缺氧。③ 对消化系统的作用。对急性肝损伤具有良好的保护作用。④ 抗过敏作用,黄芩苷、黄芩素对豚鼠过敏性哮喘,致敏豚鼠的离体回肠、气管等所引起的过敏性收缩均具明显的抑制作用。⑤ 抗炎作用。⑥ 解热作用。⑦ 抗肿瘤作用。⑧ 清除自由基及抗氧化作用。⑨ 对免疫系统的作用。黄芩中有效成分对免疫系统具有保护作用。黄芩为唇形科多年生草本植物,以其根入药。中(汉)医认为黄芩味苦性寒,入肺、心、胆、大肠经,有清热燥湿、泻火解毒、安胎的功能,对暑温胸闷呕吐、肺热咳嗽、血热妄行、高热烦渴、湿热下痢等有良好功效。黄芩还常用于治疗妇产科病症,元代名医朱丹溪称它为"安胎圣药"。例如将黄芩研为细末,每次取 3~5 g,用白术 15~20 g 煎浓汤调服,有清热安胎的功用,可治热甚所致的胎动不安,滑胎。治妊娠呕吐,可用黄芩饮片 30~45 g,水煎成 200~400 ml,分次频频饮服。现代研究证明,黄芩主要含黄芩苷、黄芩素、汉黄芩素、汉黄芩苷、黄芩新素、β-谷甾醇等成分。其中代表性成分为黄芩苷和黄芩素(结构式见图 11 - 14、图 11 - 15)。

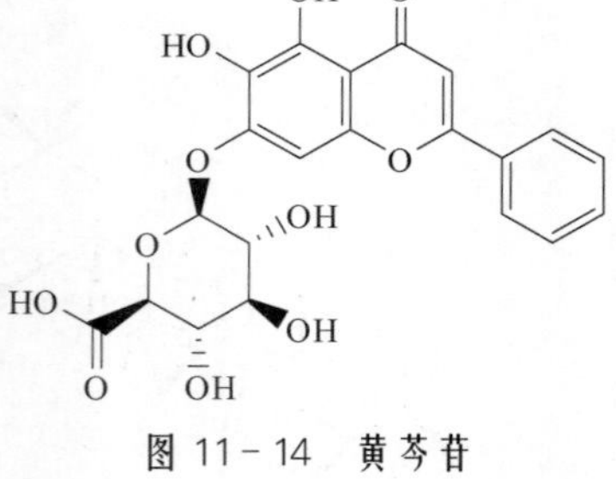

图 11 - 14 黄芩苷

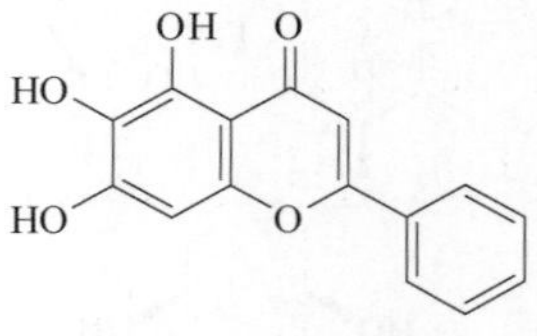

图 11 - 15 黄芩素

现代药理研究发现,黄芩具有抗菌作用,其抗菌谱较广,对多种细菌、皮肤真菌、钩端螺旋体等都有抑制作用。即使对青霉素等抗生素产生抗药性的金黄色葡萄球菌,对黄芩仍然很敏感。黄芩还有抗病毒、抗炎、解热的作用,还可降血压、镇静、利尿、保肝、利胆、抗过敏、解除平滑肌痉挛、抗气道重塑、抗肿瘤等。临床上用黄芩治疗小儿急性呼吸道感染、传染性肝炎、慢性气管炎、肺癌、急性菌痢、肾盂肾炎等,均可获良效。

4. 黄芪(ASTRAGALI RADIX) 黄芪的药用历史迄今已有 2 000 多年了,始见于汉墓马王堆出土的帛书《五十二病方》，始载于《神农本草经》，列为上品。李时珍在《本草纲目》中释其名曰"耆，长也，黄芪色黄，为补者之长故名……"《本草汇言》载"黄芪，补肺健脾，卫实敛汗，驱风运毒之药也……"《本草逢原》载"黄芪能补五脏诸虚，治脉弦自汗，泻阴火，去肺热，无汗则发，有汗则止"。黄芪的主要化学成分有黄芪多糖，主要有葡聚糖和杂多糖；皂苷类，皂苷类是黄芪中重要的有效成分，目前从黄芪及其同属近缘植物中已分离出 40 多种皂苷，主要有黄芪苷 Ⅰ、Ⅱ、Ⅲ、Ⅳ、Ⅴ、Ⅵ、Ⅶ，异黄芪苷 Ⅰ、Ⅱ、Ⅳ 及大豆皂苷Ⅰ等；黄酮类，多达 30 余种，主要有毛蕊异黄酮、槲皮素、芒柄花素、芦丁等；另有多种氨基酸、微量元素、甾醇类物质、叶酸、香豆素、胆碱等。药理作用：① 提高免疫功能。黄芪可正向调节体液免疫系统、细胞免疫系统及非特异性免疫系统功能，并能增强树突状细胞的功能，提高机体的免疫功能。② 增强抗氧化。黄芪多糖有较好的抗氧化作用，从而起到延缓衰老的作用。③ 抗辐射作用。④ 对脑血管的作用。黄芪对脑缺血大鼠脑组织的膜性结构及内皮细胞具有一定的保护作用。⑤ 对血压具有正负双向调节作用。⑥ 黄芪皂苷具有显著抗血栓形成的作用。⑦ 对中枢神经系统的作用。黄芪提取物对海马神经元损伤具有保护作用、黄芪注射液能提高记忆力。⑧ 对肾脏具有保护作用。⑨ 利尿作用。⑩ 降血脂作用。⑪ 降血糖及减少糖尿病并发症作用。中(汉)医认为其具有益气固表、敛汗固脱、托疮生肌、利水消肿之功效。用于治疗气虚乏力，中气下陷，久泻脱肛，便血崩漏，表虚自汗，痈疽难溃，久溃不敛，血虚萎黄，内热消渴，以及慢性肾炎，蛋白尿，糖尿病等。炙黄芪益气补中，生用固表托疮。现代研究发现，膜荚黄芪主要含黄酮、皂苷类成分；而蒙古黄芪主要含黄芪多糖，其中代表性成分为黄芪甲苷(结构式见图 11-16)。

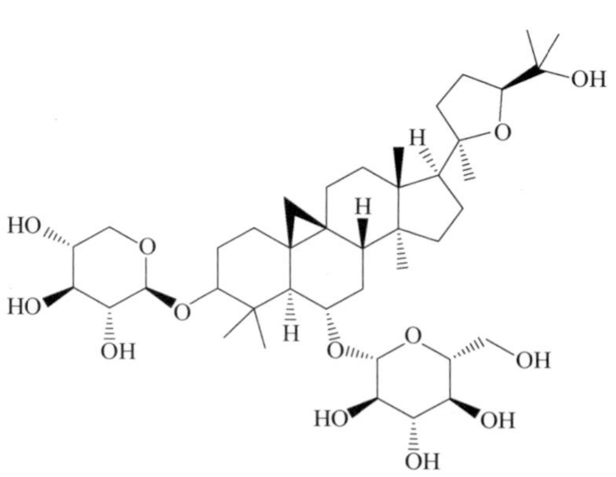

图 11-16 黄芪甲苷

最近开始关注并研究用黄芪减弱化学疗法的副作用。现代药理研究还发现，黄芪可增强非特异性免疫功能和特异性免疫功能；可升高血细胞比容，增加红细胞数；具有保肝作用；增强肾上腺皮质功能和抗疲劳的作用；减缓自然衰老的作用；抗溃疡等作用。

5. **淫羊藿 (EPIMEDII FOLIUM)**　据记载，南北朝时的著名医学家陶弘景采药途中，通过放羊倌发现了一种具有不同凡响的壮阳作用的野草，陶弘景后经过反复验证，证实了这种野草的壮阳作用。后将此药载入药典，并命名为"淫羊藿"。淫羊藿，为小檗科多年生草本淫羊藿、心叶淫羊藿或箭叶淫羊藿的茎叶，主产于陕西、辽宁、山西、湖北、四川、广西等地。中(汉)医学认为淫羊藿性味辛甘、温，有补肾壮阳、祛风除湿的功效。淫羊藿在临床上主要用于治疗生殖、骨关节、呼吸系统疾病。淫羊藿配伍熟地、当归、白术、枸杞、杜仲、仙茅、巴戟天、山茱萸、蛇床子、韭菜子、肉苁蓉、制附子、肉桂，称为"赞育丹"，可治阳痿、早泄。淫羊藿配伍威灵仙、苍耳子、川芎，可治关节疼痛。取淫羊藿加矮地茶煎汤服用，可治慢性支气管炎，其祛痰镇咳作用比较明显。取淫羊藿与黄芪、党参、附子、细辛、麻黄等煎煮同用，可治病态窦房结综合征和房室传导阻滞。现代研究发现，淫羊藿茎叶主要含黄酮类化合物、木脂素、生物碱、挥发油等，其中代表性成分为淫羊藿苷(结构式见图 11-17)。

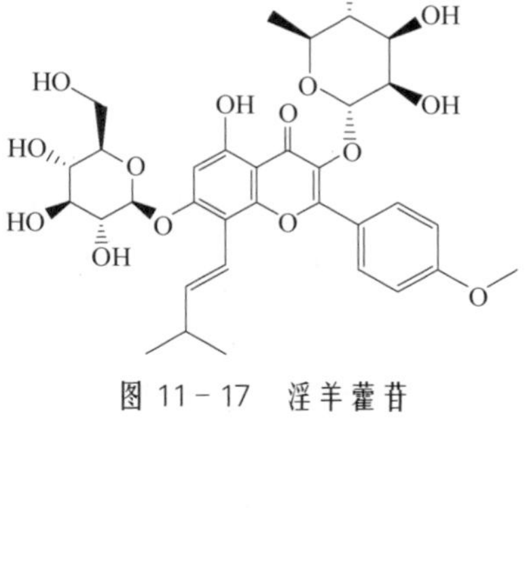

图 11-17 淫羊藿苷

现代药理研究证实，淫羊藿有雄性激素样的作用，其功效强于蛤蚧和海马。临床观察显示,它通过促进精液分泌,使精囊充满精液后,反过来又能刺激感觉神经,从而激发性欲而致阴茎勃起。同时,淫羊藿还可以抑制血管运动中枢,扩张周围血管,使血压下降,并能镇咳、祛痰、平喘,对脊髓灰质炎病毒、白葡萄球菌、金黄色葡萄球菌等也有显著的抑制作用。

五、对现代医学产生影响并具有引领作用的针灸治病和针刺麻醉

针灸治疗是将疾病的病理过程作为一个整体,根据机体不同状况,选用不同穴位和不同针刺手法,影响多靶点和疾病过程的多个环节,激发机体自身内在的调节能力以达到治疗目的。其调节作用不仅表现在影响疾病的病理过程,对正常人体质改善也有作用。

这种调节作用是通过中枢神经系统的整合作用(皮层功能重组,神经可塑性和各种神经递质和激素的释放)得以实施。针灸效应的物质基础很可能是中枢神经直接对某些基因表达具有一定的调控和重组,使之最终修正疾病。针刺麻醉(acupuncture anesthesia)是指用针刺止痛效应预防手术中的疼痛及减轻生理功能紊乱的一种方法,由于其作用类似于现代医学的麻醉,故称针刺麻醉。对麻醉药物过敏而不能采用药物麻醉的患者,是一种较为理想的麻醉方法。自从1958年上海市第一人民医院纯针刺代替药物麻醉成功施行了扁桃体摘除术以来,针刺麻醉经历了由当初的普遍应用(几乎所有手术)到有选择地应用(科学限制),纯针刺代替药物麻醉到针刺与药物复合麻醉的发展历程。根据针刺麻醉的临床效果及科学评价来看,目前应用针麻效果稳定的手术有甲状腺摘除手术、颞顶枕区及后颅窝手术、前颅凹脑手术、颈椎前路骨科手术、肺切除手术、剖腹产手术、输卵管结扎术、拔牙术;效果尚不稳定的手术有子宫切除术、上颌窦根治术、胃大部切除术、斜视矫正术;针刺麻醉效果较差的手术,如四肢骨科手术、会阴部手术。针刺镇痛的本质是以小痛(针刺)通过脊髓痛负反馈调节机制抑制大痛(疾病或手术引起)。针刺镇痛是来自穴位的针刺信号和来自痛源部位的疼痛信号两种不同传入冲动在脑内(脊髓脑干丘脑大脑皮层的整合)相互作用的结果。针刺激发了体内抗痛物质,对抗手术时所产生的致痛物质,从而起到镇痛作用。内源性阿片样物质参与针刺镇痛,脑内阿片肽释放增加,其中内啡肽和脑啡肽在脑内具有很强的镇痛效应,且与镇痛效果呈正相关。多巴胺对镇痛产生不利的影响。多种神经递质与针刺镇痛有关,也找到了某些相应的中枢神经核团,如尾核头部、丘脑中央中核、中脑中央灰质及中缝核等。中枢八肽胆囊收缩素(CCK-8)是对阿片作用的一种负反馈机制,是决定针刺镇痛和吗啡镇痛有效性的重要因素,电针镇痛有效性的个体差异决定于中枢阿片肽与八肽胆囊收缩素的相对平衡。针刺信息能在边缘系统一些结构(如海马、扣带回、隔区、杏仁、视前区、下丘脑等)中对伤害性刺激引起的反应进行调控,这可能就是针刺可以减弱痛的情绪反应的生理基础。不同频率电针针刺镇痛效应的差异与中枢相关基因的特异性表达有关,2 Hz电针在脑内作用广泛,但它只能促进前脑啡肽原PPE表达;100 Hz电针在脑内作用范围较窄,主要促进前强啡肽原PPD表达,但在某些脑区也可促进PPE的表达。心理因素不是针刺麻醉的决定性因素,但在镇痛过程中起一定的作用。

六、推拿防治疾病正逐渐对现代医学相关领域产生推进作用

推拿防治疾病的主要手段是推拿手法,推拿手法不是简单的外力作用,而是指用手或肢体的其他部分,按照各种特定的技巧,在体表作规范化操作的一种技巧动作。因此,推拿手法一方面通过应力的直接作用发挥活血化瘀、理筋整复、矫正畸形、纠正解剖位置异常等局部作用;另一方面,手法动态力的波动信号,通过穴位—经络—脏腑的传导途径,反射性地影响神经、体液等全身性的调节系统,从而起

到调整信息、改变有关系统状态的整体性调治作用。临床研究表明,应用恰当的手法可以使以上两方面的作用叠加,起到较好的临床疗效。现代研究证实,推拿可以促进局部的血液循环和淋巴循环,增强新陈代谢,进而促进软组织损伤的修复;推拿后心脏舒张期的抽吸力量增强,心脏舒张功能改善,心输出量增加,心肌耗氧量降低,动脉功能改善;推拿后血液中的细胞总数增加,吞噬能力提高,血管容积也有明显改变;推拿后平均肺活量增加,肺功能改善;推拿后血浆中儿茶酚胺含量降低,交感神经处于相对抑制状态,从而起到缓解疼痛的作用;推拿能有效提高胃动力,调节胃液分泌,解除平滑肌痉挛;推拿足三里、肾俞穴可提高外周血 T 淋巴细胞的免疫功能;摩法、擦法、搓法还可清除衰老的上皮细胞,改善皮肤功能状态,有利于皮脂腺和汗腺的分泌,增加皮肤的弹性和光泽度。总之,推拿手法的熟练程度,若能达到"机触于外,巧生于内,手随心转,法从手出"的境界,即可通过静力与动力的结合,局部与整体的调治,达到有效防治疾病的目的。

第三节
进一步厘清和摒弃传统医学中认识有误的内容

在人类学科体系中,包括医学科学,概念的由新变旧,其正确性由绝对变为相对,适用范围由大变小,这本是事物发展的必然规律。自然科学体系中的一切概念、定律、定理,都是从不同角度反映事物中稳定的一面,有稳定性,才有规律,才有知识体系。转而言之,这种稳定性只能是有条件的、局部的、相对的,而不稳定性才是绝对的、无条件的。任何学科体系只有不断承认自己的短处,修正自己的缺点才能进步,而其不断进步的标志则是新概念、新方法和新理论的产生。同样,现代医学本身也始终在不断地修正、改善和发展自己,置身于一种不断靠近绝对真理的无限过程,在其朦胧时期,也曾产生过许多极为朴素甚至是错误的认识,这些认识和中国传统医学中的许多认识一样,是特定时代和文化所造成的朴素认识。鉴此对中国传统医学理论也应采取一分为二的办法,不断发扬其精华,摒弃其糟粕。只有这样,才能使古老的文明放出异彩,并使其融入当代人类共同文明的洪流,而所谓"中西医结合"乃是达到这一目标的重要途径。由于传统医学和时代局限性,认识有误的内容同样不少,对此部分的梳理、再认识、再评价同样也是未来中国传统医学体系新架构研究与优化的重要内容。

一、关于脉诊

"脉"字的本义为"水之衺流别也",引申为布满人体的血液通路,即"夫脉者,血之腑也"(《素问·脉要精微论篇》),"脉乃血脉,气血之先,血之隧道……"而且认为血脉与心关系密切:"心者,生之本,神之变也;其华在面,其充在血脉。"(《素问·六节藏象论篇》)这与现代医学所谓之心血管系统极为相似。但在实证和"司外揣内、司内揣外"两种不同思想的指导下,中西方对"脉"的认识和重视程度殊异。在西方脉诊是在触摸全身一律的心脉,基本没有超出脉与心脏的关系范围,其侧重于记录脉的频率与节律,并逐步融合进随后发现的血液循环系统中,诊脉的意义大部分被心脏听诊、心电图、彩超等检查等代替。1902 年之后,在西方所谓"脉的艺术"已经从临床医学中消逝了,但在中国传统医学却被延续了下来。"他们(中国医师)仅凭脉搏就能确定疾病的位置的近乎不可思议的能力",中(汉)医赋予了脉搏更多的内涵,即所谓"气口成寸,以决生死"(《素问·经脉别论篇》),中(汉)医将之总结为"心肝居左,肺脾居右,肾与命门,居两尺部",即中(汉)医是在触摸反映人体不同部位信息的众多的脉;甚至脉还有反映季节等自然环境变化的因素在内，"春日浮，如鱼之游在波；夏日在肤，泛泛乎万物有余；秋日下肤，蛰虫将去；冬日在骨，蛰虫周密"（《素问·脉要精微论篇》）。中国传统医学其他学派如蒙医、藏医、维医等的认识与中（汉）医基本类似，即中国传统医学对于脉象归类所采取的原则却是一致的，即企图采用某几种脉为"纲"而分统各脉，以求执简驭繁，纲举目张，并使脉象实质之说明，通过归类而更加明确。

虽然中（汉）医认为"气口成寸，以决生死"（《素问·经脉别论篇》），但中（汉）医脉诊并非天成，其发展与古人的诊疗技术水平和操作难易有关。通过对《素问·三部九候论篇》的分析发现，遍诊法即通过对病变经脉脉动处的诊断来反映人体内部的病变情况，即以当时的技术水平可以感知的变化来反映机体内部的变化。但由于操作复杂，后来逐渐演化为仅取人迎、趺阳、寸口三处脉动的表现进行病证诊断，后至于《难经》则首倡独取寸口，并认为"寸口者，五脏六腑之所终始，故法取于寸口也"。然基于天人相应思想影响下的脉诊独取寸口的认识，并非源于实证，很难经得起推敲。如明代李时珍在《濒湖脉学》言："余每见时医于两手六部之脉搏按之又按，曰某脏腑如此，某脏腑如彼，犹若脏腑于两手之间，可扪而得，种种欺人之丑态，实则自欺之甚也。"但无疑，脉诊自宋以来就愈加由一种诊断技术而逐步成为建立医患信任关系的重要中介，即有的患者隐其所患以求诊脉，以验医者之能否，而医者亦不问病情，但凭诊脉即可知症结所在，对此民国名医王静斋指出"皆是在自欺欺人"。

毋庸讳言，不同医家对于同一个疾病可能会给出不同的脉象描述，而这则有一大部分取决于医家的自身感知，即"他体感"，而"他体感"需要通过不断的训练进行充实，而在此过程中，医家本身的临床经验、知识的全面性和对信息的敏感性，甚至医家的成长经历均可影响手下脉象的感知。即脉象反映的不仅是患者的"疾病状态"，也一定程度反映了医家的"感知状态"。由于思维方式的不同，目前现代医学很难对此给出合理的解释。但这并不妨碍现代医学诊断方法对中（汉）医脉诊实际效果的评估，因为无论中（汉）医脉诊，还是现代医学的心脏听诊、心电图、心脏彩超的检查，其最终的结果是要给患者以明确诊断，现代医学的诊断和治疗具有一定程度的线性的关系，而中（汉）医学则要复杂得多。

脉诊是中（汉）医的一种重要诊断方法，并非适用于所有病证的诊断，也有其适用范围，如古之所谓外感重舌、杂病重脉，再如现代出现的医学外科和急危重症等。但在目前的医疗环境中，大部分中（汉）医师还是根据患者的需要一律予以脉诊。相对于脉诊的过程，脉诊的实际诊断效果越来越被患者所重视，随之衍生出了一种脉诊方式是在现代检测设备诊断患者病情的基础上进行脉诊，也可以说此时中（汉）医脉诊不仅是一种诊断技术，而更带有了一种仪式化的倾向。

但无论如何，现代诊断仪器针对的是现代医学的疾病，而脉诊对应的是中（汉）医的病证，现代诊断仪器的结果可以补充脉诊对于不同脏器功能状态的揭示，而脉诊则在诊断病证之余让患者感知到中（汉）医师的诊疗态度和增进医患之间的关系。

二、关于中药

孙思邈《千金翼方》卷第二《本草上》对硝石的记载是：硝石，味苦辛，寒，大寒，无毒。现代研究发现：硝石中含有硝基化合物，可诱发肝癌；又比如对杜若的记载是：杜若，味苦辛，微温，无毒。杜若又名杜衡，现代研究表明，含马兜铃酸，会造成患者肾衰竭，还可能导致淋巴瘤、肾癌、肝癌等一系列癌症。

三、关于方剂

方剂配伍理论和方法尽管在指导组方用药上仍起到积极的作用，但也存在不足的一面，比如按君臣佐使的配伍理论,很多行之有效的方剂难以区分其君臣佐使,如黄连解毒汤中黄芩与黄柏、栀子谁为臣,谁为佐助,仁者见仁,智者见智,不一而同。又诸如理中丸、半夏泻心汤等方的君药,历代认识颇不一致,前者有干姜为君和人参为君之争,后者有半夏为君和甘草为君之辩。因此,对方剂配伍理论和方法进行创新,已成方剂学发展的客观要求。《本草纲目》里面记载了很多治疗不孕的方子,比如在立春的时候看到下雨跑去接一杯立春的雨水,喝下去回去马上同房就可治不孕;还说在元宵节的时候偷一盏富人家的灯放在床底下也可以治不孕症;扫帚、洗碗水、寡妇床上的灰、厕所的木板、被雷电劈过的树木,甚至是吊死人的绳子也可以用来治病等,这些显然是受制于时代的产物。

第四节
基于"两个层面"的探索

在"大中医""三分法""五要素""三融合"等创新性理念的指导下,科学而又理性地认识中国传统医学,包括它的理论、经验、技术、方法和方药等,明确中国传统医学的长处和短处,借助于现代科学技术与方法,如流行病学的方法、循证医学的方法等,进一步确认其理论、经验、技术、方法、方药的科学性和有效性,当然也包括不科学性和不合理性,深入开展对确认有效的技术、方法、方药等的研究,明确其作用机制、物质基础等现代科学内涵,并开展类似理论、技术、方法、方药等的横向比较,推崇优胜劣汰、择优发展的观念,使中国传统医学中真正的精粹能够脱颖而出,推动医学文明的发展,以造福全人类。上述可能是未来中国传统医学发展的基本方向和内涵。

同时需要强调的是,在这个新的理论体系之下,所谓传统医学"五要素",即任何传统医学均由临床经验、原初的基础医学知识、古典哲学、区域性文化、群体性信仰等五种结构性要素组合构成,其中临床经验和原初的基础医学知识从某种程度上可以说已经自觉不自觉地拥有了现代科学基础,属于技术层面的构成要素,而古典哲学、区域性文化和若干群体信仰这三方面思辨、习俗和精神特征明显,属于文化层面的构成要素,故传统医学"五要素"理念之下,可析分出"两个层面"。从"两个层面"各自的特点出发,我们可以发现:就其技术层面的特征而言,各民族传统医学之间存在着高度的可通约性,应该具有全面贯通的可能性和可行性;而根据文化层面的特点及现状,在现阶段可以以求大同存小异的原则为指导,持续推动融合的过程。

一、文化层面求同存异(求大同存小异)

1. **传统文化中的求同存异溯源** 《论语·子路》云:"子曰,君子和而不同,小人同而不和。"指君子在人际交往中能够与他人保持一种和谐友善的关系,但在对具体问题的看法上却不必苟同于对方。小人习惯于在对问题的看法上迎合别人的心理、附和别人的言论,但在内心深处却并不抱有一种和谐友善的态度。他认为,"和而不同"是一种多样性的统一,而"同而不和"则是一种简单的单元性。他所倡导的"和"是承认矛盾对立面存在的和,是坚持原则的和,而他所反对的"同"是否认矛盾对立面差异的同,是无原则的苟同。孔子提出"和而不同"的方法论,既顾全大局,又承认局部和个体的差异,可谓求同存异思想的最早雏形。《庄子·天下》:"(惠施)大同而与小同异,此之谓小同异;万物毕同毕异,此之谓大同异。"成玄英释义:"物情分别,见有同异,此小同异也。死生交谢,寒暑递迁,形性不同,体理无异,此大同异也。"此"同异"是一个并列的复合名词,在惠施眼中,即使是"同异",也有大小之分,程度之别。"同"

与"异",顾名思义,其字面意思很简单,就是相同和不同。但是作为一组具有辩证意味的词汇,如何看待客观世界中的同异关系,特别是如何看待和处理复杂的人事关系中的同异方面,科学巧妙地处理各类异同性和异同关系,不失为一种中华民族推崇的智慧,并在历朝历代中上演其"异曲同工"之妙。

2. **传统医学中的求同存异概述** 最初的中国传统医学,起初只有一个"医"的一统概念,并无"中医"和"西医"以及藏医、蒙医、维医、傣医等概念,在中华民族这个大框架内,医或医学最初的表现形态无疑是一种简单的"同",随着历史和医学自身的演进,逐渐在"同"的基础上呈现出复杂的、多样的"异"。当然,这是医学分化和发展的必然。从中国传统医学的发展演进看,中国传统医学最早萌发于中原地区的汉族传统医学,在目前我国发现的最早文字殷商甲骨文中,已有关于医药的零星记载,至成书于西汉的《内经》,标志着中(汉)医学已经成为具有成熟理论和实践的医学体系或学科。作为一种成熟的、受惠人群广众、影响力最大的医学,其后不断发展壮大。随着中国疆域的扩大、交通的便利、交流的频繁等,医学的延展特别是先进医学对新开发地区医学的覆盖和渗透,是社会发展和医学发展的必然。众所周知,中国地大物博、地理和人文差异较大,中(汉)医学传播延展之地,当地相对独特的自然条件,比如西北的寒燥、南方的湿热,与之相适应的不同病因病理特点,当地道地的药物和自己的用药习惯等,又使得经典的中(汉)医学自觉不自觉地与当地的医药实际相结合。故而在中(汉)医核心理论、治则治法不变的情况下,又在中国传统医学的大版图中内生形成了不同的地方医学,比如新安医学、吴中医学、盱江医学、钱塘医学、岭南医学等,以及今天称之为藏医学、蒙医学、维医学、傣医学等医学形态。虽然这些地方医学(或称之为中国传统医学学派/中医学派)在长期的历史发展中受到区域性文化、本民族信仰习俗以及外来医学等因素的影响而有所差异,但是其核心的医学思想、医学理论、治则治法等并未有质的改变,其与中(汉)医学依然是同根同脉的沿袭和发展关系。所以,我们从中可以析出"同"的部分、"异"的部分以及"大同异"和"小同异"的部分。概而言之,中国传统医学在演进发展中,中华民族的古典哲学思想及在医学上的影响和体现,诸如阴阳五行理论等,即所谓的医学核心思想和理论,这是"大同"的;原初的基础医学知识和临床经验,即所谓的医学技术方面,包括望闻问切、四诊合参、辨证施治等治则治法等,这些是"大同"的。而这些涉及医学核心思想和技艺的"大同"部分,无疑是主体、主要。与此同时,差异较大的也有,主要是自然气候地理条件,比如西北的寒燥、东南的湿热等,以及由此携带而来的不同道地药材、不同的病理特点(比如热病的发病机制),还有语言文字,基于不同民族习俗、宗教信仰等之上不尽相同的用药习惯、生活方式、养生之道等。这些相异的部分,也是客观存在的,究其本质而言,主要是由地域性文化之"异"引起,相较于"大同"的部分,可称之为是"小异"。故而中国传统医学,从其历史发展和实质内涵看,就是一个大同而小异、相似性大于差异性的统一体,是一个以中(汉)医为主体核心,其他藏医、蒙医、维医、傣医等各少数民族医学为学派或医派的统一体。所以,我们要正确看待和处理好中国传统医学之间的"同"和"异"、"大同"和"小异"、"同中之异"和"异中求同"等关系。对于中华民族和我国整体而言,要强调"同",强调"异中求同",对其内部的各构成和派系,要看到其存在的"异"以及"同中之异"。既要从医学思想和技术层面看到其"大同",也要从区域性文化层面看到其"小异"。

3. **宏观层面,传统医学实践中的求同存异探讨** "求同存异""求大同存小异",是我们正确认识和处理中国传统医学及其各种关系的基本原则,也是实践中更好更快发展中国传统医学的指导性理念。那么在具体的医学实践中,我们应该如何认识和处理传统医学,特别是其中除医技层面之外文化层面的异同。一是要坚持马克思主义"五观",即国家观、民族观、历史观、文化观、宗教观。坚持"四个自信",即中国特色社会主义道路自信、理论自信、制度自信、文化自信;做到"五个认同",对伟大祖国的认同、对中华民族的认同、对中华文化的认同、对中国共产党的认同、对中国特色社会主义的认同。在这个大的前提下,全面贯彻党的民族政策和宗教政策,开展各种传统医学的理论研究和实践工作,发展具有中华民族命运共同体意识、具有中国特色和优势的,多元一体、存异求同的中国传统医学。这是总的指导思想和原则。二是认同"多元一体",追求"和而不同"。坚持中华文化主体性,认识并充分尊重各民族的风俗习惯,这个习惯也一定程度体现在传统医学上,即要认识到并充分尊重各民族医药来自理法方药等方面存在的差异性,在"一体"的前提下尊重"多元",在"多元"的基础上构建"一体",构建一体化的中国传统医学。所谓求同存异,"求同"是目标,是方向;"存异"是必需,是方法。对于传统医学中的文化层面,不应苛求绝对的、完全的"同",而是"多元"基础上的"一体","存异"基础上的"求同",应追求"和而不同"。三是分清楚主次、轻重。"求同存异",是指"求大同存小异",这其中有主次之分。比如对于各民族传统医学,既要看到各民族来自语言、文字、习俗等方面的差异性,也要看到在中华民族母体内受中华文化滋养而具有的共同民族品性,而后者才是主体。对于我国各民族传统医学,既要看到源于相对独立地理空间、区域性文化、群体性信仰等产生的差异性,更应看到基于阴阳、五行、气血、经络等医学理论的中华民族的智慧和中华文化的深深烙印,及其在各民族传统医学中的大量实际存在和运用,这是中国各传统医学的共性,而这才是主体,是中国传统医学的标签和力量。四是在具体实施上,多做"大同"的工作。比如在理论或指导思想上,要注重构建具有中华民族命运共同体意识、具有中国特色和优势的,多元一体、存异求同的中国传统医学;在体制机制上,加强在国家层面或国家部委层面对各民族传统医学的管理,进一步理顺机制,既让各民族传统医学"多元化"发展得到体现、传承,更要让中国传统医学"一体化"发展得到贯彻落实;在教育教学、人才培养方面,多办能够打通中国各民族传统医学之间围墙的学校、机构、医院,比如中国传统医学大学、中国传统医学医院,构建新型的中西医结合教育体系,编写统一的以国家通用语言文字为绝对主体,兼及体现相关民族语言文字的教材、著作、指南等。比如此书编撰中,我们在处理藏医三因学说、维医体液学说、傣医四塔五蕴学说等重要理论的时候,民族特色的称谓、提法,还是以注释、音译的方式得到了体现。当然,相关的要做的具体工作还有很多,总体而言,在具体的实施过程中,既要以"大同"为主,也要兼顾"小异",实现两者的有机统一、和谐发展。正反两方面的历史经验都证明,当中(汉)医兴盛发达的时候,其他民族传统医学也欣欣向荣,当中(汉)医的发展受到掣肘的时候,民族医学也举步不前,即中(汉)医学的发展与其他民族传统医学的发展休戚相关。

4. 微观层面,传统医学实践中的求同存异探讨 基于中(汉)医词汇打造中国传统医学话语体系,形成合力,增加中国传统医学在国际传统医学乃至医学领域的话语权和影响力。中(汉)医在中国疆域范围内率先起步,"蹄疾而步稳",薪火传承至今,在传统医学领域取得了辉煌的成就,产生了巨大的影响力,甚至日本的汉方医学、韩国的韩医学、朝鲜的高丽医学,还有越南的东医学等都是以中(汉)医学为基础而发展起来的。更不用说在我们这个周边被沙漠、海洋、高山所环绕,自然而然形成的一个相对封闭的自然地理单元的中国疆域版图内,中(汉)医更是各民族争相效仿和主动学习的对象。借助起源于中国的造纸术和活字印刷术,中(汉)医学知识得以记载保留、传承和传播。中(汉)医根植于优秀中华文明,医技、医理、医道相得益彰,一经传入当时中国那些缺医少药甚至部分尚处于巫医不分阶段的边疆地区,便对当地的原初医疗实践和用药经验产生激荡发蒙作用,被用另一种与当地文化、风俗习惯和语言表述特点相适应的方式予以记录表达,进而促使当地传统医学的产生与发展,参与构成当地传统医学产生的源头。在此过程中,中(汉)医也得到了充实和发展,成为中国传统医学的集大成者。总之,中国各民族传统医学与中(汉)医具有源头上的同质性。

推进书名、生药名、病证术语等传统医学词汇翻译的标准化,意译为主,确有必要时辅以音译。随着传统医学和现代生命科学的发展,标准化、国际化已不可阻挡,谁能抢占先机,谁就掌握了主动权和话语权。传统医学标准化的前提是名词术语和定义的统一,比如一种民族传统医学中相同名称的药物包括的是不同基源的两种中药,此时如果用音译则会引起药物的混淆使用,所以在翻译时应该根据药物的性状进行鉴定比对,作对应中药名的意译,而不是冗长而容易引起误解的音译。又如有些民族传统医学也有针灸疗法,在进行穴位名称翻译时如与中(汉)医取穴部位一致,则应统一为中(汉)医的穴位名称;而不一致的,要找出一致性。这样做一方面有利于标准化的推进,另一方面有利于中(汉)医和不同民族传统医学间的对比研究,优势互补,提升整体疗效。其他如书名、病证的描述皆应以意译为主,必要时辅以音译。即凡用本民族语言文字记载的传统医学书籍在利用国家通用语言文字翻译出版和文章发表的时候,应邀请中(汉)医学专家共同参与,以便根据中(汉)医的名词术语特点和文化属性将其翻译成对应的中(汉)医术语名词,保证书名和术语翻译上的信、达、雅。加大中医药文化的宣传力度,加大中(汉)医与不同民族传统医学间的交流力度,提供符合时代的医学借词。传统医学的术语概念及内涵也是一个随着时代变化和文化的影响而逐渐充实和明确的一个过程。如有研究发现《突厥语大词典》出版至今的900多年的发展历史中,45%的生药词汇被借词替代,30%的词汇被新词替代,16%的词汇语音改变,只有9%沿用《突厥语大词典》中的词汇。即在生药词汇的演变过程中,75%的原有生药名称消失。而在这45%的借词中,30%被波斯语借词替代,12%被阿拉伯语借词替代,其他借词仅占3%。而且一些回鹘文中的汉语借词正在或已经被其他语言借词取代,如"hua、rahu"花在回鹘文中是汉语借词,到现在就变成了波斯语借词"gyl"。以上研究结果提示我们,不仅要把民族传统医学的著作翻译成国家通用语言文字,更应该把植根优秀中华文化,体现中国传统哲学思维的中(汉)医著作翻译成当地语言。

二、技术层面的融会贯通

1. **医技方面的融会贯通** 在明确的疗效面前,不同医学体系之间,对技术层面的借鉴和吸收趋之若鹜,往往具有自发性,属于传统医学间可兼容部分。这部分内容可以通行不同文明与区域之间,具有标准化和国际化的潜质。从图11-18可以看出,在针对同一个患者(病证)进行治疗时,不同医学的信息采集手段是相同的,可概括为望、闻、问、切四诊。但其对四诊所获得不同诊断信息的倚重程度却有差异,如藏医、蒙医相对比较重视尿诊,壮医重视目诊。那么,在明确的疾病诊断前提下,不同民族传统医学所倚重的方面到底传达了怎样的诊断信息,其对于辨证用药的影响如何? 均是首先要解决的问题。不同传统医学之间,如果对诊断要素取并集或交集会对各自的辨证论治产生什么影响? 这是在诊断技术方面融合的前提。基于相同诊断要素,不同民族传统医学会得出不同的辨证结果,然而辨证的结果不过是"符号"的概念,其实质是否一致才是关注的重点。前期开展的中(汉)医和维医的对比研究发现,维医异常黏液质和异常黑胆质基本等同于中(汉)医痰湿壅盛证和肾虚痰瘀证,一定程度说明由于不同医学所针对患者(病证)主体的客观性,不同的诊断信息都可以从不同程度或不同方面反映此主体的特点。也即在诊断疾病时,不同传统医学的抽样四诊信息可以部分代替整体。在这方面差异不大。随着中药现代化和天然药物研究的开展,基本上对中国传统医学所用的药物都进行了药物炮制和有效成分的分析研究,虽然不同民族传统医学对不同的药物会有不同的称谓和描述,甚至炮制技术,但在确切的证据面前则可以进行有益的取舍。比如针对同一种药物有不同功效的描述,首先要做的是详细考察两种"同名"的药物是否同一基源,在确保一致的前提下,开展基于动物或临床的实验研究。再比如对有毒药物进行炮制的目的是减毒或增效,那么对不同民族传统医学的炮制方法进行对比研究则优劣立现。又如,不同民族传统医学对同一植物的药用部位认识不同,那么则可以根据其所治疗病证进行有效成分的对比研究,最终统一明确药用部位。即在研究一个行为过程的时候首先必须明确其目的,在目的一致的前提下则可以进行方法优劣的筛选,筛选的过程也就是融合的过程。中国传统医学在某疾病治疗中所处地位有如下三种,即主导地位、辅助地位,以及现代医学治疗后的善后处理。但体现在不同的民族传统医学未必相同,如中药胃复春可以作为慢性萎缩性胃炎的主要治疗药物,但其他民族传统医学未必有这样的药物,反之亦然。所以可以根据不同民族传统医学的治疗方法所处的地位进行分类,将中国传统医学作为一个整体提供疗法或方药的推荐。而在这一过程中,也可以明确一个复方哪味药是起主要作用必须保留的,哪味药的存在是值得商榷的,哪味药完全就是没有必要的,并据此进行取舍。

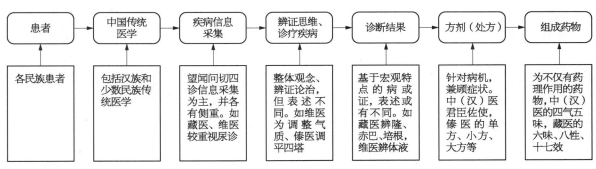

图 11 - 18　未来中国传统医学诊疗疾病流程图

2. **药物方面的融会贯通**　在研究中国传统医学,尤其是药物时,在强调现代药理学理论的前提下,应重视传统医学的相关基本理论,以其理论为重要指导,这将有助于传统医药现代化发展之路。大量临床证据表明中药效能、效价较现代化学药物低,造成这一现象的重要原因有些可能就在于相关药物研究的过程中背离了传统医学的基本理论,如整体思想;而目前传统药物的研究则多在现代医学还原论思想指导下开展的,且现行的技术、方法尚不能提示许多传统药物的科学内涵。以抗心律失常药物为例,基于还原论思想的研究表明:中药的单体比如小檗碱等单一组分治疗心律不齐的作用效能、效价均低于胺碘酮等现代药物。但在整体理论指导下,可发现上述抗心律失常中药单体不仅对疾病最佳靶点有作用,同时体内可产生多靶点效应,其至少可对两种或两种以上的细胞离子通道进行干预,临床上如果多单体成分合理配伍干预,则可能达到较为理想疗效,且无明显毒副作用。而现代化学合成药物单一的治疗效果一般,反而有明显的毒副作用。例如,奎尼丁是疗效确切的治疗心律不齐的现代药物,但是奎尼丁等药物由于对某一靶点抑制过强,则可致心律失常,诱发 Q - T 间期综合征,进而表现出较强的毒副作用。由此可见,要想研制出安全、高效的抗心律失常的药物,应研究传统药物的复方、效方、名方、验方,分析其有效组分,找出作用于多靶点的单体配伍的最佳组合,这样就可能研制出组分水平的新药。

总之,传统医药治疗疾病的特色是整体思想,即多成分、多靶点、多角度、多层次的综合作用,以此对人体疾病发挥治疗作用,但其基本的药理作用,应该是一个综合作用的基本模式。当明确每一味中药的有效组分后,进一步研究的是其各种有效组合对人体作用的基本模式,这样也就反过来可以把"证"的本质搞清楚,即所谓以药测证。此外,现代医学中有些著名的药物也来源于古老的天然植物,其发现和发展的历程应该是许多有效传统药物的成药之路(表 11 - 3、表 11 - 4)。

表 11-3　几种来源于古老天然植物的现代著名药物

药名	化学结构	来源	发现时间	最初产地	作用	主治
奎宁（又名金鸡纳碱、鸡纳精、鸡纳碱）(quinine)		茜草科植物金鸡纳即金鸡纳树的树皮	17世纪末传入我国，1945年人工合成	南美洲的秘鲁	能与疟原虫的DNA结合，抑制DNA的复制和转录，干扰疟原虫生长繁殖	热病，尤其疟疾
普鲁卡因 (procaine)		苯甲酸酯类（从天然化合物即古柯树可卡因母核爱康宁结构出发研究发现）	1905年人工合成	南美洲	能使细胞膜稳定，降低其对离子的通透性，使神经冲动达到时，钠、钾离子不能进出细胞膜产生去极化和动作电位，从而产生局部麻醉作用	① 主要用于浸润麻醉。② 用于下腹部需时不长的手术。亦可用于四肢的局部静脉麻醉。③ 用于"封闭疗法"，治疗某些损伤和炎症，可使损伤、炎症部位的症状得到一定的缓解。④ 用于纠正四肢血管舒缩功能障碍。⑤ 治疗神经症
吗啡 (morphium)		罂粟	1806 年	南欧及小亚细亚	通过激动脊髓胶质区、丘脑内侧、脑室及导水管周围灰质等部位的阿片受体，主要是 μ 受体，模拟内源性阿片肽对痛觉的调制功能而能产生镇痛作用	镇痛，心肌梗死，心源性哮喘，麻醉和手术前给药
维生素 (vitamin)	—	糙米（维生素A视黄醇的衍生物；维生素B₁米糠；维生素C柠檬汁）	3 000 多年前开始初步认识，维生素于1911年被发现	—	维生素 A 增强免疫系统，帮助细胞再生，保护细胞免受能够引起多种疾病的自由基的侵害。它能使呼吸道、口腔、胃和肠道等器官的黏膜不受损害，还可明目。维生素 B₁ 能增进食欲，维持神经正常活动等。维生素 C 帮助人体完成氧化还原反应，提高人体灭菌能力和解毒能力。能够捕获自由基，增强免疫，对皮肤、牙龈和神经也有好处	夜盲症，角膜干燥症，皮肤干燥，脱屑，神经炎，脚气病，食欲不振，消化不良，生长迟缓，坏血病，抵抗力下降

药名	来源	发现时间	最初产地	作用	主治
西地兰（又名去乙酰毛花苷）(deslanoside)	毛地黄	—	欧洲	为快速强心药，能加强心肌收缩，减慢心率与传导	急慢性心力衰竭，心房颤动和阵发性室上性心动过速
紫杉醇(paclitaxel)	红豆杉	1971年	北半球的温带与热带地区	促进微管聚合和稳定已聚合微管，细胞接触紫杉醇后会在细胞内积累大量的微管，这些微管的积累干扰细胞的各种功能，特别是细胞分裂止于有丝分裂期，阻断细胞的正常分裂	主要适用于晚期卵巢癌和转移性乳腺癌，对肺癌、大肠癌、黑色素瘤、头颈部癌、淋巴瘤、脑瘤也都有一定疗效
喜树碱(camptothecin)	喜树	1970年	中国中南、西南	抗肿瘤，免疫抑制，抗病毒，抗早孕，改变皮肤表皮的角化过程	用于恶性肿瘤（对胃肠道和头颈部癌等有较好的近期疗效），银屑病，疣，急慢性白血病以及血吸虫病引起的肝脾肿大等

表 11-4　几种著名古老中药的现代成药或可能成药的过程

药名	代表方	功能	主治	代表成分	药理作用	主治
麻黄	麻黄汤	发汗散寒,宣肺平喘,利水消肿	风寒感冒,胸闷喘咳,风水浮肿,支气管哮喘,肺止咳,多用于表证已解,气喘咳嗽	麻黄碱 伪麻黄碱	拟交感神经药	用于支气管哮喘,感冒,过敏反应,鼻黏膜充血,水肿及低血压等疾病
黄连	黄连汤	清热燥湿,泻火解毒	湿热痞满,呕吐,泻痢,黄疸,高热神昏,心烦不寐,血热吐衄,牙痛,痈肿疔疮	小檗碱	对抗病原微生物,对多种细菌如痢疾杆菌,肺炎球菌等都有抑制作用,其中对痢疾杆菌作用最强	常用来治疗细菌性胃肠炎,痢疾等消化道疾病。临床主要用于治疗细菌性痢疾和肠胃炎
青蒿	青蒿丸	清虚热,除骨蒸,解暑,截疟,退黄	暑邪发热,阴虚发热,夜热早凉,骨蒸劳热,疟疾寒热,湿热黄疸	青蒿素	含有过氧基团的倍半萜内酯药物	主要用于间日疟,恶性疟的症状控制,以及耐氯喹虫株的治疗,也可用于治疗凶险型恶性疟,如脑型,黄疸型等。亦可用于治疗系统性红斑狼疮与盘状红斑狼疮
青黛	青金散	清热解毒,凉血消斑,清肝泻火,定惊	温毒发斑,血热吐衄,胸痛咳血,口疮,痄腮,喉痹,小儿惊痫	靛蓝 靛玉红	抗白血病的有效成分,为一双吲哚类抗肿瘤药物	主要用于慢性粒细胞白血病,异常骨髓增生症及嗜酸性粒细胞增多症
洋金花	祛风一醉散	平喘止咳,麻醉止痛,解痉止搐	哮喘咳嗽,脘腹冷痛,风湿痹痛,癫痫,惊痫,外科麻醉	东莨菪碱	抗胆碱药,作用与硫酸阿托品相似	用于胃及十二指肠溃疡病和胆、肾、肠等绞痛,也可用于震颤性麻痹

续表

药名	代表方	功能	主治	代表成分	药理作用	主治
附子	四逆汤	回阳救逆，补火助阳，散寒止痛。"为回阳救逆第一品药"	阴盛格阳，大汗亡阳，吐泻厥逆，肢冷脉微，心腹冷痛，冷痢，脚气水肿，风寒湿痹，阳痿，宫冷，虚寒吐泻，阴寒水肿，阳虚外感，阴疽疮疡以及一切沉寒痼冷之疾	乌头碱	具有镇痛，消炎作用。本品毒性极大，能兴奋麻痹感觉神经和中枢神经，兴奋麻痹胆碱能神经和呼吸中枢，兴奋心脏迷走神经，直接毒害心肌细胞。还有发汗作用	临床上用于缓解癌痛，尤其适用于消化系统癌痛。也可用于抗心力衰竭等
金银花	银翘散	清热解毒，消肿明目，疏散风热	痈肿疔疮，喉痹，丹毒，热毒血痢，风热感冒，温病发热	绿原酸	绿原酸为多酚类物质，具有较广泛的抗菌作用，有利胆作用	被称为"第七类营养素"，被广泛应用于保健行业。也用于抗病毒、抗细菌等
黄芩	黄芩汤	清热燥湿，泻火解毒，止血，安胎	湿温，暑温胸闷呕恶，湿热痞满，泻痢，黄疸，肺热咳嗽，高热烦渴，血热吐衄，痈肿疮毒，胎动不安	黄芩苷 黄芩素	具有降低脑血管阻力，改善脑循环，增加脑血流量及抗血小板凝集的作用。也有抗感染、抗炎、抗肿瘤作用	临床用于脑血管病后瘫痪的治疗。也可用于肺部感染，COPD和肺癌等的治疗

药名	代表方	功能	主治	代表成分	药理作用	主治
人参	独参汤、参附汤	大补元气,复脉固脱,补脾益肺,生津止渴,安神益智	劳伤虚损,食少,倦怠,反胃吐食,大便滑泄,虚咳喘促,自汗暴脱,惊悸,健忘,眩晕头痛,阳痿,尿频,消渴,妇女崩漏,小儿慢惊及久虚不复,一切气血津液不足之证	人参皂苷 Rg₁	可提高人的体力、智力的活动能力,增强机体对有害刺激的非特异性抵抗力。人参的药理活性具有"适应原"样作用	具有抗肿瘤功能,抑制肿瘤癌细胞生长,也具有强心,改善体质等作用
连翘	连翘散	清热解毒,消肿散结,疏散风热,有"疮家圣药"之称	热病初起,风热感冒,发热,心烦,咽喉肿痛,斑疹,丹毒,瘰疬,痈疮肿毒,急性肾炎,热淋	连翘苷	有抗菌作用,对金黄色葡萄球菌和志贺痢疾杆菌的抗菌效力最大	抗菌,抗病毒

所谓"中西医结合""传统医药现代化"等融会贯通做法的真正价值,不在于新理论体系的创建和形成,而在于真正有效的传统医药理论、技术、疗法、方药被认识并阐明其机制,从而丰富现代医学文明,造福于全人类。这可能是所谓"中西医结合""传统医药现代化"等的历史使命。欧文·薛定谔曾说:"有一种倾向,忘记了整个科学是与总的人类文化紧密相连的;忘记了科学发现,哪怕那些在当时是最先进的、深奥和难于掌握的发现,离开了它们在文化中的前因后果,也都是毫无意义的。"

第五节
中国传统医学(大中医)新体系的构建

一、跳出医学论医学,从国家战略和社会工程角度,架构"大中医"体系

中国传统医学新体系的构建,总体看,并不仅仅是医学的重要方面和重大课题,而是一个"牵一发动全身"的问题,是一个系统的社会工程,应该从诸多方面同时推进。

1. **体制机制建设** 进一步理顺机制,从中国传统医学的"一体性"出发,兼顾"多元性",加强顶层设计和层级管理,为我国中医药/中国传统医学事业更好更快发展提供体制保障。

2. **法律制度建设** 《中华人民共和国中医药法》的颁布和实施,其"总则"中对"大中医"的界定,为"大中医"的理论确立和实践,奠定了制度基础,提供了法律支持。相关部门、机构及人员的配套跟进、贯彻落实更加任重道远,建议制定具体的推进措施,更是我们传统医学工作者的责任与义务。

3. **理论上融会贯通** 理论是实践的先导。以中华民族命运共同体为统领,以中(汉)医为核心,摒除固有的甚至根深蒂固的关于中医概念的不正确认识,摒弃民族传统医学之间较为普遍的自说自话、各自为政的发展现状,拆除民族传统医学之间人为自设的藩篱,回到对大中医的正确理解和实践中去。特别是要全面、深入分析各民族传统医学理论的共性和个性、相似性和差异性,实现各民族传统医学理论上的"融会贯通",为构建"多元"基础上"一体"的中国传统医学奠定坚实的理论基础。

4. **医技上博采众长** 在中国大地上,不同的区域地理单元,不同气候环境,不同的人文风俗,甚至人不同的体质、性格差异等,发展形成了不同的民族传统医学。每个民族传统医学都有一定的特色,都有沿袭积累下来的临床经验和临床优势。比如维医治疗白癜风、银屑病等皮肤病,藏医治疗心脑血管和神经系统、消化系统及风湿疾病等,蒙医治疗慢性原发性血小板减少性紫癜、脑梗死(恢复期)、风湿、外科损伤等,有着比其他民族传统医学更胜一筹的疗效。除此之外,还有很多各个少数民族传统医学通过师承、家传方式等流传下来,并且散布于民间的验方,其抢救发掘工作也非常重要。这些各民族传统医学的特色和优势,均有待于深挖整理,上升形成中国传统医学的特色和优势,予以更好地更进一步地开发和运用。

5. **方法上形成共识** 中国传统医学根植于中国传统文化、古典哲学智慧、医药思维,是反映中华民族对生命、健康和疾病的认识,具有悠久历史传统和独特理论及技术方法的医药学体系。兼具自然科学和人文科学的特点,又具有生命科学的复杂性,因而如何正确认识和处理中国传统医学乃至整个人类医学,需要有一整套科学的方法。董竞成团队在中西医领域临床诊治、科学研究、药物研发及人文研究等方面多年的实践,总结形成的"大中医""三分法""五要素""三融合""两个层面"等方法,以及从学科角度历时性和共时性的研究方法等,是深谙现代医学、传统医学、中国传统医学学科特点,发展规律,诊疗经验等基础之上的本质认知、科学认识,具有可推广的重要价值。

6. **"大中医"的格局视野** 从传统医学的视野看,要注重认识和处理大中医内部的"求同"与"存异"、"一体"与"多元"、"共性"和"个性"等关系,"大中医"不是中(汉)医的一枝独秀,而是各民族传统医学共同形成的满园春色;既不是盲目追求特色的各少数民族传统医学发展,也不是消弭个性和特色的绝对的统一和一体,而是两者的主次有别、互相兼顾、和谐发展,发挥出中国传统医学的整体优势和力量。从整个大医学的视野来看,"大中医"的构建和发展,还要正确认识和处理好与现代医学的关系,运用好现代科学和科技,深挖传统医学的精华,包括藏医、蒙医、维医、傣医等各少数民族传统医学的精华,使各民族传统医学发展进入现代化的快车道,提升"大中医"整体竞争力及其参与全球医药卫生治理的水平。

二、就医学论医学,从医学内部发展的主要方面,架构"大中医"体系

1. **立足中国传统医学发展的历史经验和现实实际,实现"大中医"的集成和整合** "中国文化特质可以'一天人,和内外'六字尽之"(钱穆),与之对应,中国传统医学(包括汉族和少数民族传统医药)的核心观念都强调"天人合一,内外平衡"的整体观,其基本特征都可以概括为重合轻分、重用轻体、重时轻空、重悟轻测、重道轻技等特点,并具有相同或近似的疾病诊疗流程(图1-25),这些与现代医学不同,中国传统医学与现代医学是在不同范式基础上发展起来的医学。中(汉)医学作为中国版图内出现最早、影响最大、最为完善的传统医学,曾对中国古代缺医少药甚至部分尚处于巫医不分阶段的边疆地区原初的医疗实践和用药经验产生过激荡发蒙作用,且始终集中了中国各民族各地区的医疗经验和用药特色在内,在此过程中中(汉)医得到了充实和发展,成为中国传统医学的集大成者。历史上如《素问·异法方宜论篇》对东、西、南、北、中环境和医学特点的总结,《神农本草经》对来自西域药物的记载与中(汉)医再认识,《隋书·经籍志》对来自中国西域《西域诸仙所集药方》《西域婆罗仙人方》《西域名医所集要方》等医书的收载,在新疆和田地区曾出土我国针灸发展史上第一部腧穴经典《黄帝明堂经》残页,无不体现出中国医家对实现中国疆域版图内传统医学互相借鉴的尝试与努力,此即所谓"智者察同,愚者察异"(《内经》)。这种尝试与努力的结果便是一种以中国传统医学集大成者身份出现的"中(汉)医学"。但囿于当时的条件,这种互相借鉴并不深入和全面,有些仅仅体现在增加了一种选择,比如在中(汉)感冒清热颗粒之外多了一个维医祖卡木(感冒)颗粒,这种简单的借鉴与引入是必要的,但远非目的。随着中国传统医学自身的完善、循证医学理念的兴起、现代生命科学研究方法的深入,以及"三分法"概念的提出,这种基于相同范式的中国传统医学内部依据产生和受众主要群体的分类方法也将实现一个新的转变。这种转变将不以分类方法的探讨为主,而以整合提升为导向,打造新时代的"大中医",即融合包括中(汉)医学和各民族传统医学丰富实践经验和文化在内的"大中医"。"大中医"之大将不仅体现在体量上,更体现在从技术到文化的全方位融合上,体现在对研究结果的共享上;还体现在服务群体的扩大上,即不论何种民族传统医学都要首先满足全体中华儿女对防病、治病和健康知识的需求(图11-18)。

2. **从医学服务群体的拓展倒逼中国传统医学的交融互通** 传统医学是一门实践性很强的学科,医学理论等文化层面的内容除了是当地文化生活习惯的反映,更多的则是医疗实践知识的积累和提升,而实践知识则来源或产生于人们对健康生活的追求,需求是最好的动力。一段时间以来,中国传统医学根据民族的分布特点而呈现相应的分布规律,如藏医多分布在西藏、青海等地,蒙医多分布在内蒙古,维医多分布在新疆,苗医多分布在广西,地域加之文化的原因将这些民族传统医学的受众范围局限一地。众所周知,现代医学的发展是世界各地医学知识的综合,所以其服务范围也就是全世界人民;中

(汉)医学是中华民族医药知识的综合,所以其服务范围基本集中在华夏儿女;而中国传统医学框架下各民族传统医学的发展基本上是当地医学知识的综合,所以其服务范围也基本限定在当地。这里面反映的一个问题是,医学本身的容纳程度决定了医学服务群体的范围,也一定程度反映了该医学的发展水平。历史上,中(汉)医学的发展离不开中国各地各民族传统医学的贡献,各民族传统医学的产生和发展也离不开中(汉)医学的激荡发蒙和知识输入。新时代,在"创新、协调、绿色、开放、共享"五大发展理念的指引下,中国传统医学的创新发展不仅需要引进现代生命科学的知识,而实现其内部融合、形成合力则首先是前提。而扩大中国民族医学的服务群体,以服务群体的需求推动中国传统医学的交融互通则是途径之一。

3. **集中各民族传统医学优势病种优势,荟萃形成"大中医"解决问题之道**　引进优势病种的概念,比如蒙医擅长骨科疾病的治疗,藏医擅长高原病的治疗,而维医对皮肤病的治疗则有较好的疗效,那么就在"大中医"理念的指导下,将各个民族传统医学对优势病种的认识与中(汉)医对该病种的认识进行交叉对比研究,并将研究成果体现在教材、中医临床路径、中医诊疗指南等文本中,扩大对中华民族医学整体性的认识。这样一方面可以提升中国传统医学的整体水平和影响力;另一方面也扩大了民族传统医学的服务群体,有利于民族传统医学自身水平的提升;更有利于推动中国传统医学的交融互通。

4. **规范民族传统医学术语和药品名称翻译**　加大对民族传统医学术语和药品名称翻译的研究力度。民族传统医学的产生和发展根植于优秀中华传统文化,中国文化特质明显,这就从源头上保证了各民族传统医学术语间可通约。比如有研究发现维医异常黏液质和异常黑胆质基本等同于中(汉)医痰湿壅盛证和肾虚痰瘀证,那么在进行翻译的时候即可以以"异常黑胆质(肾虚痰瘀证)"来表示,这样自然地就将维医引入了中(汉)医,中(汉)医引入了维医。在前来寻求中(汉)医治疗的患者中,也可以引入异常黏液质的治疗方法,反之亦然。同样,药品名称的翻译不仅是一个学术问题,更是扩大服务范围的需要,也是中国传统医学内部融合的前提。比如维药洋葱精制男性胶囊、亚力甫子颗粒的汉语翻译,这种关于药物疗效和相关信息在药品名称甚至说明书的无效传达,反映了翻译者对药物使用群体范围界定的局限性。一定程度导致了除当地维医医院使用维药外,非维医医院的医生一般不会建议患者使用维药。这些问题得不到良好的解决不仅无益于当地民族传统医学的发展,更严重影响了中国传统医学间的融通,不利于中国传统医学整体水平的推进与提升。而提升民族医师国家通用语言文字使用的水平、使用频次和范围则可一定程度提升其自身在医疗界的影响力。

5. **立足学会打造交流平台,改革课程设置,形成共同学术背景**　在过去漫长的历史发展中,民族传统医学的部分精华已经融入中(汉)医学,而保留的部分则作为特色存在于各少数民族传统医学中。中国传统医学发展的历史表明,不同医学理论之间的争鸣与探讨可以促进医学理论和技术的丰富和提升。诚如"传统医学与现代医学比较国际学术大会"的举办,我们认为要搭建中(汉)医学与其他民族医学探讨交流的平台,比如中医药学会可以按照各专业委员会的专业特点吸收从事该专业的民族医学人员加入。而不仅仅是重新搭台,让其在民族医药学会框架下参与学术活动。同样,中(汉)医学作为中国传统医学的集大成者,不同的民族医学学生学习可以有不同的体悟与收获,所以在新的融合性教材编写之前,各民族医学专业课程的设置中,应设立中(汉)医学的课程,在中(汉)医学学习的基础上进行各民族传统医学知识的学习;而中(汉)医学专业的学生则可根据地域特点选修对应的民族传统医学内容。

✱ 结论

　　传承和创新是中国传统医学的发展理念,但到底传承什么,又从哪儿创新? 这就需要对中国传统医学进行解构,笔者根据多年的思考和实地考察提出中国传统医学"三分法"和"五要素"理念。"三分法"的目的是扬弃,即分出哪些是需要继承的精华,哪些是需要舍弃的糟粕;在此过程中,需要特别关注既没有证实也没有证伪部分。而"五要素"解构的目的在于更加细化中国传统医学"两个层面"分类,以便选择有针对性的传承和创新的方法,如技术层面的临床经验和原初的基础医学知识,再如文化层面的古典哲学、区域性文化和若干群体的信仰。与文化层面一以贯之的传承延续性不同,技术层面的发展总是处在不断更迭中,虽然近百年以来中医学的边缘化导致很多技术层面的知识被忽略或失传,但不可否认曾经的医学技术层面的内容总在或即将被后来者补充或替代,在这方面必须毫无保留地借鉴和吸收古今中外的一切有益临床实践,并转化成自身的一部分,这也是循证医学所提倡和推荐的。例如至今仍在传承唐代孙思邈提出的大医精诚思想,但却不再用其在《备急千金要方》中所记载的"人痘接种"术是一个道理。当然,解构的目的是分析重塑,即形成"大中医"理念下的中国传统医学的新架构,促进传统医学间的融合(包括中医学的内部融合即中国各民族传统医学的融合,以及中医学和世界其他传统医学的融合)、传统医学和现代医学的融合。

　　重塑中国传统医学新架构之目的在于创新发展中医药事业,在于形成独立的知识体系,促进中国医学水平的整体提升。其手段是在深入揭示中医药学自身特性的基础上实现现代生命科学技术、临床研究策略和数理统计方法与中医药的深度融合。融合的目的一是找到中医药学、现代医药学共通的语言体系、互补的优势特色,以尽快使之达成共识。二是基于现代技术手段所能达到的认知程度对中医药知识进行分类,分类的目的在于厘清哪些是已和现代医学形成共识的部分、哪些是不自觉地领先于现代医学的部分、哪些是需要重新认识或加以摒弃的部分。分类施策,即已经和现代医学达成共识的部分除了继续提供高级别的临床、基础等证据外,尚需分析这个"达成共识"的过程,怎么设计的、如何实施的、结局又是如何评估的等,并评价其是否具有可推广性。对于不自觉领先于现代医学的部分,往往停留在理念层面的较多,或者具有粗线条的特点,具有进一步细化实施的可能,此时要大力引进新的方法和理念,尽快让这个"不自觉地领先"变为"多证据链证实领先"。对于需要重新认识或加以摒弃的部分要慎重对待,因为这部分内容虽然不能被证实,但也没有足够的证据来证伪,所以需要原汁原味加以保存;但已经被证伪的部分则需要进行摈弃。中医药学不是没有文化引领的技术堆积,更不是没有技术支撑的文化符号,而是两者间的有机结合。由于气候环境、民间文化风俗的不同,中国各地方中医药的表现形式也就不同,尤其在边疆和少数民族地区。在这时就要在中国不同传统医药技术层面和文化层面上存异求同,技术层面的最大公约数是临床疗效,而文化层面的基础是中国不同传统医药间有共同的文化起源和发展影响。按照"三个融合"的要求进行实践,其最终的结果是实现医不分中国和西方、亦不分传统与现代,合其精华,得其效验者而用之,打造充满中国智慧和在世界上具有示范引领作用的新时代中国医学和世界医学。

第二篇

中国主要民族传统医学构成

第十二章

中国主要民族传统医学概况

第一节
中（汉）医 学

一、中(汉)医学的概念

中(汉)医学是基于中(汉)医理论体系研究人体生理、病理状态以及疾病的诊断和防治等的一门学科。中(汉)医学是中华民族传统文化的重要组成部分,承载着汉族及其他民族人民同疾病作斗争的经验和理论知识,是通过长期医疗实践逐步形成并发展的传统医学理论体系,兼具人文科学和自然科学的双重属性。中(汉)医理论体系是以医疗实践与经验为基础,以哲学思想为依托,同时还以群体性的信仰、区域性的文化、原初的医学基础知识等作为其主要的构成要素。中(汉)医学以阴阳五行作为理论基础,以整体观为主导思想,将人体看成是气、形、神的统一体,以脏腑经络的生理、病理为基础,以辨证论治为诊疗依据,通过望、闻、问、切四诊合参的方法,探求病因、病性、病位,分析病机及人体内五脏六腑、经络关节、气血津液的变化,判断邪正消长,制定汗、吐、下、和、温、清、补、消等治法,使人体达到阴阳调和而康复。

二、中(汉)医学理论体系的形成、代表人物及代表著作

中(汉)医学理论体系于战国至秦汉时期初步形成,形成的标志性的特征是四大经典的问世,即《黄帝内经》《难经》《伤寒杂病论》《神农本草经》。

《黄帝内经》简称《内经》,该书包括《素问》和《灵枢》两部分,每部各9卷,每卷9篇,全书共18卷,合计162篇。该书成书于战国至秦汉时期,东汉至隋唐仍有修订和补充。《内经》非一人一时之作,是集众多先贤医家的医学理论和临床经验编纂而成,是对先秦至西汉中(汉)医学成就的整理和总结。书中运用精气、阴阳、五行学说等哲学思想,深刻探讨当时哲学领域中气的概念、天人关系、形神关系等重大命题,阐明中(汉)医学对生命的认识以及养生的原则和方法;研究人体的结构、生理、病理、病因、病机、疾病的诊断、治疗与康复等问题,不但为中(汉)医学理论体系的建立奠定基础,也是中(汉)医学在理论与实践继续发展的基石。在疾病的防治上提出"治未病"的观点,对发病、病因、病机及疾病的诊断、治疗等进行了系统地阐述,对临床实践具有重要的指导意义。《内经》总结了秦汉以前的医学成就,构建了中(汉)医学理论体系的基本框架,是中(汉)医学理论体系形成的基础与源泉(图12-1)。

《难经》原名《黄帝八十一难经》,其理论渊源历史较多分歧,有黄帝说、《内经》说以及扁鹊所著说,一般认为其成书于汉代,稍晚于《内经》。《难经》,所谓"名为八十一难,以其理趣深远,非卒易了故也"。书

中内容深奥难懂,并以问难的形式撰著了81个问题,大部分是对《内经》中的难点、重点进行了解释与发挥。更为重要的是,书中有许多独特而鲜明的学术观点,内容涉及脉学、经络、脏腑、疾病、腧穴、针法等,对中(汉)医学产生了深远的影响,故该书亦被尊奉为"经"。《难经》是在《内经》的基础上有所阐扬和发展的,它丰富和拓展了中(汉)医学理论体系,其中很多治则治法对现代中(汉)医临床仍有着重要的指导意义,为后世指导临床实践的重要理论性著作(图12-2)。

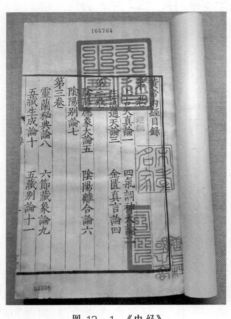 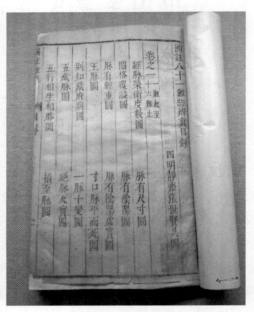

图 12-1 《内经》　　　　　　　图 12-2 《难经》

　　《伤寒杂病论》成书于东汉,为张机所著。张机,字仲景,后世尊称其为"医圣"。它是中国第一部辨证论治的专著,为中(汉)医临床医学的发展奠定了坚实的基础。该书曾遗失,后经晋代王叔和整理,分为《伤寒论》与《金匮要略》两部分。《伤寒论》一书,共10卷,条文397条,将疾病按照各个综合症状概括为六个类型,即太阳病、少阳病、阳明病、太阴病、少阴病、厥阴病,以此作为辨证论治的纲领。除了上述的规律性治则外,书中还阐述了各经合病或并病的治疗,以及当误治、错治后出现所谓"变证""坏证"的表现和补救治疗措施。《金匮要略》详论内伤杂病,对以内科为主兼及妇科、外科的多种疾病的病因、病机、诊断、处方、用药等都有详细记载。其重视疾病的预防:"上工治未病……夫治未病者,见肝之病,知肝传脾,当先实脾。"这说明仲景很早就认识到了疾病预防的重要性,能够积极预防,防止疾病的传变,治疗掌握主动性,才能称为"上医"。在其后来近2 000年的中(汉)医发展史上,无数的医家证实了该书中所载方剂以及治疗方法的有效性和安全性,是中(汉)医学临床应用的里程碑著作(图12-3)。

　　《神农本草经》简称《本经》,成书于东汉。《神农本草经》也和《内经》一样,并非一时一人所著,而是集秦汉时期众多医家所搜集、整理、总结药物学经验成果为精华,托名神农氏所著。该书为中国现存最早的中药学专著,全书载药365种,其中植物药252种,动物药67种,矿物药46种。根据养生、治病、性能功效以及药物毒性等,分为上、中、下三品,其中上品120种,中品120种,下品125种。所谓上品,根据当时的认识主养命以应天,无毒,大多属于滋养之品;中品以养性以应人,无毒或有毒,其中有补虚者,有祛邪者;下品主治病以应地,多毒,可除寒热邪气,破积聚愈疾。《本经》作为药物学专著,为后世的中药学发展奠定了坚实的基础,书中记载的诸多药物功效,经过长期的临床实践以及科学实验研

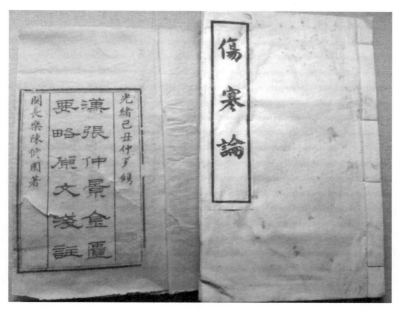

图 12-3 《伤寒杂病论》之《伤寒论》及《金匮要略》

究,被证实疗效确切,是学习中(汉)医中(汉)药的重要参考书(图12-4)。

东汉著名医学家张仲景,根据"八纲"(阴阳、表里、虚实、寒热)内容,总结了"八法"(汗、吐、下、和、温、清、补、消)。华佗以精通外科手术和麻醉名闻天下,创立了"五禽戏"。唐代孙思邈从理论到实践,再由实践经验中提炼出新的理论,以毕生精力撰成了《千金要方》和《千金翼方》等医学著作。以刘完素、张子和、李东垣、朱丹溪金元四大家为代表的河间学派、易水学派等中(汉)医流派出现,极大地补充了中(汉)医学的理论。明清以后,经过数代医学家的努力,形成了一整套治疗温病的理论方法,即温病学派,以叶天士等为代表性人物。明代温补学派的代表人物张介宾,他的思想体系以温补为主,并形成了独具特色的水火命门说。明代李时珍的《本草纲目》标志着中药学的又一次系统总结。清末医家郑钦安主张补阳为先,是火神派的代表人物。《医林改错》为清代名医王清任所著,他通过数十年对人体结构的观察研究,纠正了前人关于脏腑记载的一些错误;对血瘀证、半身不遂等病证的治疗亦有独到之处,是理论结合临床的典范之作。

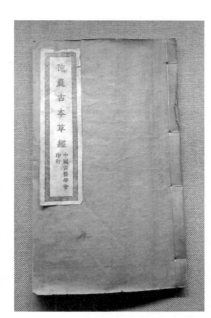

图 12-4 《神农本草经》

三、中(汉)医学的基本学说

(一) 气一元论

气的学说属于中国古代哲学范畴,其核心思想是用一元论来认识世界。气是构成天地万物的本原,气的运动是物质世界存在的基本形式。"气一元论"的哲学思想认为:气是物质;气是天地万物的本原(元素);由气的运动变化而形成一切事物和现象的发生、发展和变化。

中(汉)医学所谓的气,统一在气的本质是物质性的前提和基础上,由于气包含着不同的物质形态,其生成、分布、功能等因之各异,具有多样性,因而具有多种名称:其一,自然之气,如天地之气、阴阳之气、五行之气、四时之气等;其二,人体之气,如元气、精气、神气、宗气、营气、卫气、正气、五脏六腑之气、经络之气等;其三,病邪之气,如六淫之气、疠气、恶气、毒气等;其四,食药之气,如寒、热、温、凉四气等。人体之气,是指在人体内活力很强的、运行不息的极其细微物质,是构成人体和维持人体生命活动的最基本物质。气是生命的本质,气的运动变化是生命的基本特征,百病皆生于气,疾病的诊治及预后在于气,养生防病在于调气。

"气一元论"认为气是宇宙万物构成的本原,不论是存在于宇宙中的有形物体,还是运动于有形物体之间无形的极细微的物质,都是气的存在形式。人的五脏、六腑、形体、官窍、血和津液等,皆有形而静之物,必须在气的推动下才能活动。当气的运动失衡时,就会引发疾病。而精,乃气中之精粹,是生命产生的本原,是构成人体和维持人体生命活动的基本物质,故《管子·内业》说:"精也者,气之精者也。"神,是人的精神、意识、知觉、运动等一切生命活动的集中表现和主宰者,神的物质基础是精。精、气、神三者,中(汉)医称为"三宝",认为它们是可分不可离的。精可化气,气可化精,精气生神,精气养神,而神则统驭精与气。

(二) 阴阳学说

阴阳学说是中国古代关于对立统一规律的认识,气是阴阳对立的统一体,物质世界在阴阳二气的相互作用下,不断地运动变化。

阴阳是中国古代哲学的一对范畴。阴阳的最初涵义是很朴素的,表示阳光的向背,向日为阳,背日为阴,后来引申为气候的寒暖,方位的上下、左右、内外,运动状态的躁动和宁静等。中国古代的哲学家们进而体会到自然界中的一切现象都存在着相互对立而又相互作用的关系,就用阴阳这个概念来解释自然界两种对立和相互消长的物质势力,并认为阴阳的对立和消长是事物本身所固有的,进而认为阴阳的对立和消长是宇宙的基本规律。

阴阳学说认为:自然界任何事物或现象都包含着既相互对立,又互根互用的阴阳两个方面。阴阳是对相关事物或现象相对属性或同一事物内部对立双方属性的概括。阴阳学说认为:阴阳之间的对立制约、互根互用,并不是处于静止和不变的状态,而是始终处于不断的运动变化之中。《易传·系辞》曰:"一阴一阳之谓道。"道,指"道理""规律"。《素问·阴阳应象大论篇》曰:"阴阳者,天地之道也,万物之纲纪,变化之父母,生杀之本始,神明之府也。"所以说,阴阳的矛盾对立统一运动规律是自然界一切事物运动变化固有的规律,世界本身就是阴阳二气对立统一运动的结果。

阴和阳,既可以表示相互对立的事物,又可用来分析一个事物内部所存在着的相互对立的两个方面。一般来说,凡是剧烈运动着的、外向的、上升的、温热的、明亮的,都属于阳;相对静止着的、内守的、下降的、寒冷的、晦暗的,都属于阴。以天地而言,天气轻清为阳,地气重浊为阴;以水火而言,水性寒而润下属阴,火性热而炎上属阳。

任何事物均可用阴阳的属性来划分,但必须是针对相互关联的一对事物,或是一个事物的两个方面,这种划分才有实际意义。如果被分析的两个事物互不关联,或不是统一体的两个对立方面,就不能用阴阳来区分其相对属性及其相互关系。

事物的阴阳属性,并不是绝对的,而是相对的。这种相对性,一方面表现为在一定的条件下,阴和阳之间可以发生相互转化,即阴可以转化为阳,阳也可以转化为阴;另一方面体现于事物的无限可分性。

阴阳学说的基本内容:阴阳对立制约,阴阳互根互用,阴阳消长平衡,阴阳相互转化。阴阳学说在中(汉)医学中主要应用于：说明人体的组织结构，说明人体的生理功能，说明人体的病理变化，用于疾病的诊断和治疗。

（三）五行学说

五行学说是中国古代的一种朴素的唯物主义哲学思想，属元素论的宇宙观，是一种朴素的普通系统论。五行学说认为：宇宙间的一切事物，都是由木、火、土、金、水五种物质元素所组成，自然界各种事物和现象的发展变化，都是这五种物质不断运动和相互作用的结果。天地万物的运动秩序都要受五行生克制化法则的统一支配。五行学说用木、火、土、金、水五种物质来说明世界万物的起源和多样性的统一。自然界的一切事物和现象都可按照木、火、土、金、水的性质和特点归纳为五个系统，五个系统乃至每个系统之中的事物和现象都存在一定的内在关系(图12-5)。

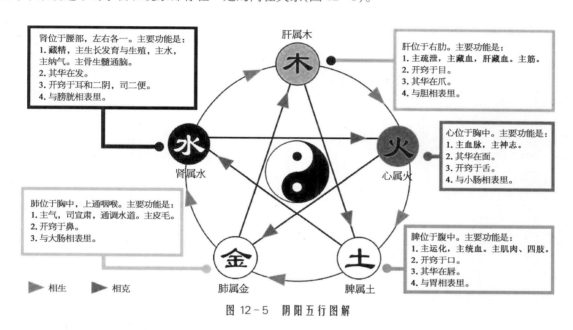

图 12-5　阴阳五行图解

五行学说是说明世界永恒运动的一种观念。一方面认为世界万物是由木、火、土、金、水五种基本物质所构成，对世界的本原作出了回答；另一方面又认为任何事物都不是孤立的、静止的，而是在不断的相生、相克的运动之中维持着协调平衡。所以，五行学说不仅具有唯物观，而且含有丰富的辩证法思想，是中国古代用以认识宇宙，解释宇宙事物在发生发展过程中相互联系法则的一种学说。

中(汉)医学把五行学说应用于医学领域，以系统结构观点来观察人体，阐述人体局部与局部、局部与整体之间的有机联系，以及人体与外界环境的统一，加强了中(汉)医学整体观念的论证，使中(汉)医学所采用的整体方法进一步系统化，对中(汉)医学特有的理论体系的形成起了巨大的推动作用，成为中(汉)医学理论体系的哲学基础之一和重要组成部分。随着中(汉)医学的发展，中(汉)医学的五行学说与哲学上的五行学说日趋分离，着重用五行理论说明自然界多维、多层次无限可分的物质结构和属性，以及脏腑的相互关系，揭示机体内部与外界环境动态平衡的调节机制，阐明健康与疾病、疾病诊断和防治的规律。

五行学说的基本内容：五行的特性包括木曰曲直、火曰炎上、土爱稼穑、金曰从革、水曰润下。五行之间的相互作用关系：① 相生与相克：五行相生的次序是，木生火，火生土，土生金，金生水，水生木；五行相克的次序是，木克土，土克水，水克火，火克金，金克木。② 相乘与相侮。

五行学说在中(汉)医学中主要应用于：① 说明五脏的生理特点。② 构建天人一体的五脏系统。③ 说明五脏之间的生理联系。④ 说明五脏病变的相互影响。⑤ 确定五脏病变部位。⑥ 推断病情的轻重顺逆。⑦ 指导脏腑用药。⑧ 控制疾病的传变。⑨ 确定治则治法。⑩ 指导针灸取穴。

(四) 藏象学说

"藏象"二字，首见于《素问·六节藏象论篇》。藏指藏于体内的内脏，象指表现于外的生理、病理现象。藏象包括各个内脏实体及其生理活动和病理变化表现于外的各种征象。藏象学说是研究人体各个脏腑的生理功能、病理变化及其相互关系的学说。它是历代医家在医疗实践的基础上，在阴阳五行学说的指导下，概括总结而成的，是中(汉)医学理论体系中极其重要的组成部分。

藏象学说以脏腑为基础，脏腑是内脏的总称。按脏腑生理功能特点，可分为脏、腑、奇恒之腑三类：肝、心、脾、肺、肾称为五脏；胆、胃、小肠、大肠、膀胱、三焦称为六腑；奇恒六腑即脑、髓、骨、脉、胆、女子胞。

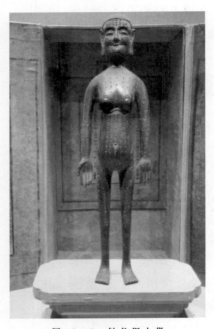

图 12-6 针灸铜人像

五脏共同生理特点，是化生和贮藏精气；六腑共同生理特点为受盛和传化水谷。脏病多虚，腑病多实；脏实可泻其腑，腑虚者可补其脏。

(五) 经络学说

经络学说即研究人体经络的生理功能、病理变化及其与脏腑相互关系的学说(图 12-6)。经络是人体运行气血，联络脏腑肢节，沟通上下内外的通道。经络是经脉和络脉的总称。经是经脉，犹如途径，是经络系统的主干，其特点是纵行分布，位置较深；络是络脉，犹如网络，是经脉的分支，其特点是纵横交错，遍布全身。《灵枢·脉度》说："经脉为里，支而横者为络，络之别者为孙。"该学说认为人体除了脏腑外，还有许多经络，其中主要有十二经络及奇经八脉。每一经络又各与内在脏腑相联属，人体通过这些经络把内外各部组织器官联系起来，构成一个整体。体外之邪可以循经络内传脏腑，脏腑病变亦可循经络反映到体表，不同经络的病变可引发不同的症状。经络学说主要应用于：① 说明病理变化。② 指导辨证归经。③ 指导针灸治疗。

(六) 病因病机学说

病因病机学说是关于人体疾病产生的原因和疾病发生、变化机制的学说。

1. **病因学说** 中(汉)医的病因学说以阴阳五行学说为纲领，如《素问·调经论篇》说："夫邪之生也，或生于阴，或生于阳。其生于阳者，得之风雨寒暑。其生于阴者，得之饮食居处，阴阳喜怒。"中(汉)医以整体观念为指导，在《内经》中，自然界气候变化，地域方土失宜，情志失调，饮食劳倦都作为致病因素来研究，并认为致病因素作用于人体所伤五脏及其所属，临床证候表现皆是以整体联系为基础的，《灵枢·顺气一日分为四时》云："夫百病之所生者，必起于燥湿、寒暑、风雨、阴阳、喜怒、饮食、居处。"《内经》所论述的病因内容主要有天气因素(风、寒、暑、湿、燥、火)、情志因素(怒、喜、忧、思、悲、恐、惊)和饮食起居(饮食、劳逸、房事、起居等)三大方面，对于各种病因的致病特点，《内经》都作了不同程度的论述。至宋代陈无择在其《三因极一病证方论》才较正确地对病因进行了分类，将病因分为：外所因、内所因、不内外因三类。

2. **病机制论** 病机,是指能够涵盖各类疾病的病机变化,包括阴阳失调和邪正盛衰两方面。阴阳协调平衡则人体无病,所谓"阴平阳秘,精神乃治"。而阴阳失调,是任何疾病过程中都必然存在的病理变化,故《素问·阴阳应象大论篇》说:"善诊者,察色按脉,先别阴阳。"各类致病因素统名曰邪,因邪伤正,正邪交争以致邪正盛衰变化,则是从正邪交争的角度探讨疾病病机虚实变化的纲领。人之所有唯气与血,人体内所有的生理活动都是以气机活动和气化过程为基础的,在疾病的发生、发展过程中,任何病机变化不论是产生于局部,还是发生于全身,都必然要引起气机运动的失调和气化活动的失常。病机的理论在《内经》中已奠定了基础,如《素问·至真要大论篇》的"诸风掉眩,皆属于肝……"等的"病机十九条",是以"五运六气"的"六气"与五脏相应的理论,将临床常见的诸多症状,分别归属于心、肺、脾、肝、肾之疾患,风、寒、湿、热、火之疾患,病变部位是在"上"或"下"等。《内经》之论述病机,内容非常广泛,它与邪正和阴阳之盛衰,气血和脏腑之虚实,以及某些病证(如疼痛、痿、痹、厥、痈疽等)的病机,均有详尽的论述。

(七) 运气学说

五运六气,主要是由"五运"和"六气"两部分组成的。五运,即木、火、土、金、水五行的运动。六气,即风、寒、暑、湿、燥、火六种气候的变化。因为暑和火性质相同,所以运气学说中的六气是指风、君火、相火、湿、燥、寒。五行临御五方,合应五时,就产生了寒、暑、燥、湿、风五时气候更迭的主气,反映出一年中气候寒、热、温、凉的变化。故曰:"天有五行御五位,以生寒暑燥湿风。"(《素问·天元纪大论篇》)五气和五行,分之则二,合之则一。化气为风、寒、湿、燥、火,成形为木、火、土、金、水。形气相感,形化气,气成形,形为阴,气为阳,阴阳的对立统一运动,推动着事物的发展,故曰:"神在天为风,在地为木,在天为热,在地为火,在天为湿,在地为土,在天为燥,在地为金,在天为寒,在地为水。故在天为气,在地成形,形气相感而化生万物矣。"(《素问·天元纪大论篇》)

五行与十天干相合而能运,六气与十二地支相合而能化。故曰:"运气者,以十干合,而为木、火、土、金、水之五运;以十二支对,而为风寒暑湿燥火之六气。"(《运气易览》)

干支为十天干和十二地支的简称。甲居十干首位,子居十二支首位,干支依次相配,如甲子、乙丑、丙寅之类,统称甲子。干支甲子,是中国古代计算年、月、日、时的次序以及推算五运六气变化的代表符号。运气学说的主要推算法则均离不开天干地支。所以说:"天气始于甲干,地气始于子支者,乃圣人究乎阴阳重轻之用也。著名以彰其德,立号以表其事。由是甲子相合,然后成其纪。远可步于岁,而统六十;近可推于日,而明十二时。岁运之盈虚,气令之早晏,万物生死,将今验古,咸得而知之。"(《运气论奥谚解》)

五运,即木运、火运、土运、金运、水运的统称。运者,轮转运动,循环不已之谓。故曰:"五运阴阳者,天地之道也。"(《素问·天元纪大论篇》)。五运又有大运(中运)、主运、客运之分,它们的变化都是以当年纪年的天干及其阴阳属性为准则的。

大运又称"中运",是主管每年全年的岁运,又称岁运。大运可以用来说明全年的气候变化,同时它又是推算客运的基础。主运就是指五运之气分主于一年五个运季的岁气。因为各运季的时间每年固定不变,在各运季中的气候变化,基本上年年相同,所以称为主运。客运是指每年五个运季中的特殊岁气变化。因其每岁有变更,各季有不同,如客之来去,故称为客运。

在中(汉)医学上,运气学说主要是用来推测气候的变化对人体生理病理可能产生的影响,以作为临床诊断和防治疾病时的参考,我们可以根据运气中五运六气的变化规律来推测疾病发生的大致情况,也可判断疾病的预后,预测死亡的日期和时刻。"肝见庚辛死,心见壬癸死,脾见甲乙死,肺见丙丁死,肾见戊己死,是谓真脏脉见皆死。"(《素问·平人气象论篇》)

四、中(汉)医学的解剖

《内经》曰:"阙……在下者肝也。""阙"指胸廓。《灵枢·本脏》曰:"肝大则逼胃迫咽,迫咽则苦膈中,且胁下痛。"《难经·四十一难》曰:"肝独有两叶。"滑伯仁的《十四经发挥》曰:"肝之为脏,其治在左,其脏在右胁右肾之前。"《医宗金鉴》曰:"肝居膈下……经常多血少气。"《灵枢·经水》记录了通过解剖观察人体脏腑的经验:"若夫八尺之士,皮肉在此,外可度量切循而得之。其死可解剖而视之。其脏之坚脆,腑之大小,谷之多少,脉之长短,血之清浊……皆有大数。"作为对《内经》的补充,同一时期的《难经》还增加了对胆、五脏、咽喉、膀胱、肛门的形态和重量的描述。五代时期道士烟萝子融合脏腑学说及道家的"内景学说"制出了《内景图》,这是中国历史上第一套人体内脏解剖图,《内景图》所绘和现代解剖学器官均大致吻合。宋代,吴简组织解剖了欧希范等56具死囚尸体,绘制出的《欧希范五脏图》这样描述脏腑位置:"肺之下则有心、肝、胆,脾胃之下有小肠,小肠下有大肠,小肠皆莹洁无物,大肠则为滓秽。大肠之旁有膀胱……肾则有二,一在肝之右,微下,一在脾之左,微上。脾则在心之左。"后来,杨介又根据死囚尸体制作出了《存真图》,该图从右侧展现了人体的脏腑位置。《存真图》等早期中(汉)医解剖学主要专注于五脏(心、肝、脾、肺、肾)、六腑(小肠、大肠、胃、膀胱、胆、三焦)和奇恒之腑(脑、髓、骨、脉、胆、女子胞)的研究,明代张介宾则在《周身骨部名目》里详细整理了人体的全身骨骼。清代医学家王清任数十年坚持对人体结构进行观察研究,亲自去坟地、刑场观察尸体脏器,编写了绘有脏腑图谱的《医林改错》,从访验尸体后所见,提出对于脏腑解剖的己见。

五、中(汉)医学中区域性文化与群体信仰的成分

中(汉)医学与传统文化思想与群体信仰的关系也非常密切,两者也分别成为中(汉)医学的构成要素。

(一)儒文化的成分

儒家对"天人合一"哲学做出了最重要的贡献,"天人合一"理念对中(汉)医学的"天人合一"观具有深远影响。儒学中的"以人为本"的思想,对中(汉)医学治则治法中的辨证论治、同病异治、异病同治等有极大影响。

《素问·至真要大论篇》:"主病之为君,佐君之为臣,应臣之为使。""君一臣二,制之小也。君二臣三佐五,制之中也。君一臣三佐九,制之大也。"组成方剂的药物可按其在方剂中所起的作用分为君药、臣药、佐药、使药,称之为君、臣、佐、使,升降有度,出入有序,中(汉)医学这种组方用药的原则深受儒家思想的影响。

(二)道文化成分

道家的"清净无为""返朴归真""顺应自然""贵柔"等思想,对中(汉)医的养生学说有很大的影响。道家的"对立统一"思想,揭示两种对立事物之间相互依存又相互转化的关系,对中(汉)医学的基础理论构建有重要的影响。道家经典《道藏》载录有大量的医学文献,还有很多道教著作与中(汉)医有关。道家还把病因分为七大类:外因、内因、非外因、非内因、血中毒、水中毒和食物中毒。道家利用炼丹术

制成的一些膏药,对中(汉)医外科外用药有很大的影响。

(三) 佛文化成分

佛教自汉代永平年间由印度传入中国。佛学的"一花一世界,一叶一如来",认为宏观与微观等同;佛学中现存最多的医籍收录在《大藏经》中,有丰富的医药学知识;佛学认为心、身、境三者互相影响,对身心疾病利用禅定等根除烦恼。这些认识与理念均对中(汉)医学产生了一定影响。

(四) 易文化成分

易学对于中(汉)医学的发展有深刻的影响,"医易同源",《易经》和中(汉)医学共同的核心理论是阴阳五行学说。"生生之谓易"与中(汉)医学的"天人合一"观,易的"变动不居"与中(汉)医学的辨证论治等均有相同之处。中国的历代著名医家都非常重视对于易学的研究工作。孙思邈曰:"不知易,不足以言太医。"张介宾曰:"天地之道,以阴阳二气而长养百骸。易者,易也,具阴阳动静之妙;医者,意也,合阴阳消长之机。虽阴阳已备于《内经》,而变化莫大乎《周易》。故曰天人一理者,阴阳也;医易同源乾,因此变化也。""医易相通,理无二致。""易具医之理,医得易之用。""医不可以无易,易不可以无医。"

(五) 远古星宿信仰的成分

青龙、白虎、朱雀、玄武分别代表东、西、南、北四个方向,源于中国远古的星宿信仰。在战国时期,军事上的行军布阵有"前朱雀后玄武,左青龙右白虎"。两汉时期,青龙、白虎、朱雀、玄武被道教吸收成为四灵神君。《伤寒论》中有青龙汤、白虎汤、真武(玄武)汤等,朱雀汤目前还没有统一意见,有医家认为是十枣汤,也有医家认为是黄连阿胶汤。

六、中西医结合的成果

中西医结合是我国重要的医药方针。自 20 世纪 50 年代推行实施以来,我国中西医结合事业取得了很多重要的突破和成果。

1. **青蒿素的研究** 1969 年,中国中医研究院接受抗疟药研究任务,屠呦呦领导课题组从系统收集整理历代医籍、本草、民间方药入手,在收集 2 000 余方药基础上,编写了 640 种药物为主的《抗疟单验方集》,对其中的 200 多种中药开展实验研究,历经 380 多次失败,利用现代医学和方法进行分析研究、不断改进提取方法,终于在 1971 年成功。1972 年,从黄花蒿有效部分中分离得到抗疟有效单体,命名为青蒿素。青蒿素为一具有"高效、速效、低毒"优点的新结构类型抗疟药,对各型疟疾特别是抗药性疟疾有特效。1973 年,为确证青蒿素结构中的羰基,合成了双氢青蒿素。又经构效关系研究,明确在青蒿素结构中过氧基是主要抗疟活性基团,在保留过氧基的前提下,羰基还原为羟基可以增效,为国内外开展青蒿素衍生物研究打开局面。1978 年,青蒿素抗疟研究课题获全国科学大会"国家重大科技成果奖";1979 年,青蒿素研究成果获国家科委授予的国家发明奖二等奖;1984 年,青蒿素的研制成功被中华医学会等评为"中华人民共和国成立 35 年以来 20 项重大医药科技成果"之一;1986 年,"青蒿素"获得了一类新药证书[86 卫药证字 X - 01 号];1992 年,双氢青蒿素被国家科委等评为"全国十大科技成就奖";1992 年,"双氢青蒿素及其片剂"获一类新药证书[92 卫药证字 X - 66、67 号]。2003 年,"双氢青蒿素栓剂"、青蒿素制成口服片剂获得新药证书,分别为国药证字 H20030341 和 H20030144。在北京大学医学部有关机构支持下,已将双氢青蒿素用于治疗红斑狼疮和光敏性疾病,并获国家食品药品监督管理局的"药物临床研究批件"[2004L02089]和中国发明专利(专利号 ZL 99103346.9),双氢青蒿素经临床 100 例疗效初步观察,总有效率 94%,显效率 44%。1997 年,双氢青蒿素被卫生部评为"新中国十大卫生成就";2011 年 9 月,青蒿素研究成果获拉斯克临床医学奖,获奖理由是"因为发现青蒿素———一种用于治疗疟疾的药物,挽救了全球特别是发展中国家数百万人的生命"。2015 年屠呦呦获得诺贝尔生理学或医学奖。

2. **肾本质的研究**　沈自尹院士率先对中(汉)医称为命门之火的肾阳进行研究,发现肾阳虚证患者,其反映肾上腺皮质功能的尿 17 -羟皮质类固醇值明显低下,经补肾中药治疗可以恢复正常。这一结果得到国内 7 个省市以及日本高雄医院等研究单位的重复与公认。他通过采用分子生物学方法,证实唯有补肾药才能作用并提高下丘脑的双氢睾酮亲和力及 CRF 基因的表达,对肾阳虚证达到能定性、定量以至于将主要调节中枢定位在下丘脑提出多方面的有力证据。他主张辨病与辨证灵活结合,宏观辨证与微观辨证有机结合。沈自尹院士获卫生部"发扬医学遗产"金质奖章与奖状;"肾本质的研究"获上海市重大科技成果奖;"肾的研究"获卫生部全国医药卫生科学大会重大科技成果奖;"肾阳虚证的下丘脑—垂体—甲状腺、性腺、肾上腺皮质功能的对比研究""温阳片预防支气管哮喘季节性发作及其原理研究""温肾利水法治疗肾盂积水及其原理研究"分别获卫生部乙级重大科技成果奖;"补肾法对老年(男)性腺轴作用的临床及实验研究"获国家中医药管理局二等科技进步奖;"补肾益气延缓衰老的研究"获国家教委二等科技进步奖;关于肾本质研究先后共获 21 项国家级和上海市重大科技成果奖。

3. **心血管病中(汉)医、中西医结合研究**　陈可冀院士长期从事中(汉)医、中西医结合心血管病及老年医学的研究,在活血化瘀及芳香温通方药治疗冠心病的理论及疗效研究,补益脾肾方药延缓衰老理论及临床研究以及清代宫廷医疗经验的继承研究方面,均取得丰硕成果。他在著名老中医学术经验继承整理等方面成就尤为突出。他进行冠心病中西医结合研究工作,总结了中(汉)医治疗冠心病的"辨证论治""活血化瘀""芳香温通""宣痹通阳""补肾助阳"及"含黄酮类中药的应用"等几条途径。其"血瘀证与活血化瘀研究"荣获国家科技进步一等奖,"证效动力学研究"荣获国家科技进步二等奖,"清代宫廷原始医药档案研究"荣获古籍整理金奖,并先后荣获多项省部级科技成果奖、求是杰出集体奖、何梁何利基金科学与技术进步奖、世界中医药学会联合会中医药国际贡献奖;为国家非物质文化遗产传统医学代表性传承人;荣获吴阶平医学奖、"全国杰出专业技术人才"称号等。

4. **白血病的研究**　陈竺院士在人类白血病的研究中,对阐明全反式维甲酸(ATRA)和三氧化二砷治疗急性早幼粒细胞白血病(APL)的细胞和分子机制做出了重大贡献,提出的白血病"靶向治疗"观点,为肿瘤的选择性分化、凋亡治疗开辟了全新的道路,得到国际学术界的高度评价。由陈竺院士领导的上海交通大学医学院附属瑞金医院、中国科学院广州生物医药与健康研究院等机构的研究人员组成的研究小组首次利用生物化学的研究方法,从分子水平阐明中医复方黄黛片治疗白血病的多成分多靶点的作用机制,说明中药方剂"君、臣、佐、使"的配伍原则不仅是科学的,同时具有强大的生命力,其成果发表在《美国科学院院报》(PNAS)杂志上。

5. **心脑血管疾病和中医药基础研究**　张伯礼院士长期从事中医心脑血管疾病和中医药基础研究。主持血管性痴呆(VD)系统研究,主持制定了 VD 证类分型标准和按平台、波动及下滑三期证治方案;提出益肾化浊法,治疗 VD 360 例,显效率 39.3%;创立脑脊液药理学方法,揭示了中药对神经细胞保护的作用机制,获国家科技进步二等奖。他采用大样本临床流调方法,首次明确了中风病中医证候和先兆症动态演变规律;开展了中风病急性期常用治疗方法比较研究,建立了综合治疗方案,获部级科技进步一等奖。主持"973"项目"方剂关键科学问题研究",创建了以中药组分配伍研制现代方剂的新模式及配伍优选设计方法。在中药现代化研究中,他开拓了以中药有效组分组方研制现代中药的模式和设计方法,搭建了中药方剂有效组分提取分离和活性筛选技术平台,诠释了中医药配伍特点和作用模式的现代科学内涵,为现代中药研制和名优中成药二次开发提供了科学依据和技术支撑,所完成的"复方丹参方药效物质和作用机制研究",获国家科技进步二等奖。他开拓了中医工程学研究新领域,建立了全国第一家中医工程研究所,开展了中医舌诊客观化研究,获国家科技进步三等奖。在防治重症急性呼吸综合征(SARS)中,任天津市中医治疗 SARS 总指挥,组建中医医疗队,开辟中医病区,应用中医药在控制病情恶化、改善症状、稳定血氧饱和度、激素停减等方面发挥了重要的作用,所总结的 SARS 发病特点和证候特征、病机及治疗方案,被世界卫生组织颁布的《SARS 中医治疗方案》收录,获国家科技进步二等奖。

6. 络病研究及新药研发　吴以岭院士以"络病学说"理论为依托研制国家级新药 5 个,并实现产业化。他领导的以岭医药集团坚持以基础理论创新为指导,创新药物研发思路、生产工艺,全面建设创新型企业。他继承创新首次形成"络病证治"体系和"脉络学说",创立中(汉)医络病学新学科,以络病理论为指导开辟心血管疾病治疗新途径,研发治疗心脑血管病的通心络胶囊、心律失常的参松养心胶囊、慢性心力衰竭的芪苈强心胶囊等国家专利新药,经临床循证医学评价证实疗效确切。他以第一完成人获国家科技发明二等奖 1 项、国家科技进步二等奖 3 项、省部级一等奖 5 项及何梁何利基金科学与技术创新奖。主编《络病学》《脉络论》等专著,其中《络病学》专著获中华中医药学会学术著作一等奖,主编新世纪全国高等中医药院校创新教材——《络病学》,在国内 30 余家高等医学院校及新加坡中医学院开课,建立三大络病专业委员会及 28 个省市络病专业委员会。创立"理论—临床—新药"一体化发展模式,对推动中医药学术发展与现代化做出了贡献。

7. 肺部炎症性疾病的基础和临床研究以及对中国传统医学的研究　董竞成多年来一直致力于中西医结合防治支气管哮喘、慢性阻塞性肺疾病、间质性肺疾病和肺癌等肺部炎症性疾病的基础和临床研究。他经过 20 余年的努力,系统地揭示了哮喘"肺气实"和"肾气虚"的现代内涵,即哮喘"肾气虚"的内涵可能为以 HPA 轴和免疫功能紊乱为代表的机体固有抗炎能力低下;哮喘"肺气实"的内涵可能为气道炎症过度活跃、气道分泌物增多、气道痉挛与水肿等;发现补肾益气法主要可保护和改善 HPA 轴功能及调节免疫,而宣肺法主要可直接改善气道局部炎症、解痉、化痰等。鉴于哮喘无论发作期还是缓解期均存在气道炎症和固有抗炎能力低下,提出哮喘"发时治肺兼顾肾,平时治肾兼顾肺",较既往的"发时治肺,平时治肾"理论,认识上有所深入。还提出"以肺治肾""以肾治肺"等新观点。董竞成负责撰写了我国中医药防治哮喘情况的评析报告,所负责制定的我国中医药治疗支气管哮喘诊疗方案和临床路径已在全国肺病协作组内进行疗效验证。董竞成首次提出并倡导"大中医""三分法""五要素""三融合"理念。"大中医"理念,指中国传统医学是包括汉医、藏医、蒙医、维医、傣医、壮医、苗医、瑶医、回医等中国各民族传统医学在内的,是建立在中华大地、中华民族命运共同体之上的我国各民族传统医学的统称。"三分法",指任何传统医学的基本结构均可分为以下三个部分,即不自觉地领先于现代医学的部分、已和现代医学达成共识的部分、需要重新认识和加以摒弃的部分。"五要素",即任何传统医学,均为临床经验、古典哲学、区域性文化、若干群体信仰、原初的基础医学知识等的混合体。董竞成在积极倡导"大中医""三分法""五要素"的基础之上,提出未来医学发展的"三融合":一是中国各民族传统医学之间的融合,建立一种基于中华民族命运共同体之上的中国传统医学新体系;二是世界各民族传统医学之间的融合,建立一种基于人类命运共同体基础之上的世界传统医学新体系;三是传统医学和现代医学的融合,利用现代科学和现代医学的技术、理论与方法挖掘传统医学的精华,丰富传统医学的内涵,并使其逐步融入现代医学,提高现代医学的发展水平。

总之,中(汉)医学具有悠久的历史和丰富的临床经验,中(汉)医学对人类健康的保障做出了不可磨灭的贡献,中(汉)医学中的宝藏需要我们进一步继承和发扬。

第二节
藏 医 学

藏医学在它的发展历史中主要吸收了汉族传统医学的精华,同时受印度医学、波斯医学等的影响,结合青藏高原地理特点和自身丰富的药物资源,在生活实践中总结与疾病斗争的经验,从而形成的一门以自然哲学为理论基础,包括人体生理与病理病机、诊断与治疗等方面的体系完整,具有藏族特色的医药科学。

一、藏医学简史

孕育藏医药的青藏高原是世界上海拔最高的地区,其地形地貌、气候等自然环境复杂多变,其动植物、矿产、光照等资源丰富,这些条件不仅为本地区发展农业、林业、牧业等提供了良好的自然条件,还成为藏医药的起源及发展的重要前提和物质保障。

古代藏区的先民已经开始逐步认识到一些动物、植物、矿物具有祛除人体疾病的道理,还认识到有些动物、植物和矿物对人体有毒害作用。这就产生了"有毒就有药,有药就有毒,药与毒并存,互为变化"的早期医学知识。据《宇妥·元丹贡布传》记载,这个时期在西藏地区苯医开始兴起。但是此时还没有系统的理论,主要靠放血疗法、火灸疗法、涂摩疗法等方法治病。随着藏区农牧业生产较大的发展,青藏高原的先民发明了青稞酿酒法和牛奶中提取酥油的技术,于是也就出现了用酒糟治外伤及应用融酥油止血的治疗方法,当时虽然没有乙醇的概念,但在酒糟中的乙醇残余起到伤口消毒和保护作用,这表明藏区民间医疗经验非常丰富。

吐蕃王朝时期,藏区与内地的联系增加,此时有了从内地传来了医学及天文历算的记载。公元7世纪,唐文成公主入藏,带来了"四百零四种病方,五种诊断法,六种医疗器械"以及四种医学论著,如《门介钦莫》(即《医学大全》)等(图12-7)。公元8世纪,金城公主入藏时又带来了许多医药人员和医学论著,汉族僧医马哈亚那和藏族译师毗卢遮那综合金城公主带去的医书译稿,编著成有汉藏医学内容的一部综合藏医书籍《月王药诊》,对藏医药学的进一步成熟和发展起到了重要作用,书中载有药物780种,主要是结合疾病来论述的,其中植物药达440多种,占56.4%;动物药260多种,占33.3%;矿物药80种,占10.2%。也有一些章节专门讨论五灵脂、硫黄,以及粉剂、膏剂、汤剂等制剂及具体药物。

公元8世纪,藏医学最杰出的代表人物宇妥·元丹贡布走遍西藏各地,广泛搜索和研究民间医方,总结民间医学经验,并多次周游中原五台山和印度、尼泊尔等地,拜国内外名医为师,汲取国内外医药学的精华,汇集古藏族人民长期与疾病作斗争的经验,融合从前的译著《医学大全》《无畏的武器》《月王药诊》等医书内容,总结本民族积累的丰富医药经验,用数十年时间著成《四部医典》这部医学巨著。《四部医典》的内容十分丰富,包括各种疾病的分类以及生理、病理、诊断、治疗、药物配方等。书中记载的药名达1000种以上,有贵重珍宝药、石类药、土类药、木类药、精华类药等常用的药物,并对许多药物的来源、质地有详细的记载。这部著作还把药物按其治病的作用分成17类,包括治热性病药、治赤巴病

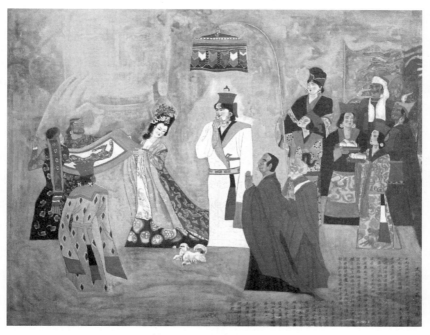

图 12-7 文成公主入藏

药、治血病药、治瘟疫热性培根病药、治隆病药、治寒性培根病药、治黄水病药、治虫病药、治腹泄药、治尿病药、催吐药、下泻药等。

《四部医典》的著成说明藏医学已成为一个较完整的医学体系,其中"五源学说""三因学说"是藏医学基本的理论基础,也是藏族古代哲学的一个重要范畴。五源即土、水、火、风、空五种宇宙起源的基本元素,大到天体星空,小到人类,世界万物的形成都离不开五源。藏医认为土为药物生长的依靠和根本,水为药物生长所必需并使其潮湿,火为药筹措生长之热能,风是药物活动和运行的动力,空为万物生长发育所必需之空间。而药物的六味也来自这五源的不同结合,如土与水结合生出甘味,火与土结合生出酸味,水与火结合生出咸味,水与风的结合生出苦味,火与风结合生出辛味,土与风的结合生出涩味,六味产生八性,即重、润、凉、钝、轻、糙、热、锐。重与钝两者能医治隆病和赤巴病,轻、糙、热、锐的药物能治疗培根病;而轻、糙、凉的药物能诱发隆病;热、锐、润能诱发赤巴病;而重、润、凉、钝四性的药物则能诱发培根病等。三因即隆、赤巴、培根三性,以藏族人民传统文化、逻辑思维来推理人类机体功能的变化规律,掌握人与自然的关系,辨别疾病性质的三性分类诊治,是取得疗效的理论依据。藏医对疾病采取分三性治法进行同病异治、异病同治,认为其治疗效果优于其他医学,例如慢性肾炎引起的尿蛋白,西医以抗炎为基本治疗方法进行治疗,因而较难得到根本的治愈;藏医对蛋白尿根据性质不同和辨别分析,定位培根性肾脏病,即寒性肾病,用热性药物治疗,达到"五源"平衡就可能治愈。"疾虽久,犹可毕也,言不可治者,未得其术也。"临床上不仅要了解病情、病因,尤为重要的要了解疾病的性质,只有对人体机制变化规律有了正确的认识,才能准确解决疾病反映的各种变化,以达到确切的疗效,因而藏医"三因"学说独特的理论体系历经千载,经久不衰。

藏王赤祖德赞时期,藏王弘扬佛法,下令藏族译师嘎、觉、向三人翻译许多天竺佛经,同时翻译了天竺尼玛尚巴大师著的《堆贝珠巴》等许多医书,使藏医的四大疗法和五种占卜法等得以继续传世。另外,这一时期还出现了九名有突出成就的医生,历史上称为"藏族九贤医"。

公元 12 世纪,老宇妥的第十三代子孙新宇妥·元丹贡布对《四部医典》进行了精心评注和修订,使这部经典巨著更加完善,趋于基本定型。他还编著了数十部关于藏医药理论和临床书籍,对《四部医典》的正确诠释和临床运用做出了很大贡献。

元世祖时期,其中以萨迦药城为中心的昌狄医学传承最有成就,其代表人物昌狄·降贝桑布和昌狄·班旦措西对《四部医典》的研究和人体解剖方面做出了较大贡献。另外,这一时期著名医生俄金巴·仁钦华译有《水银炮制经》及其诠释本《水银洗炼详述教诫》《耳传卫本》等多部医药书籍。他的主要门徒嘎玛·让钧多杰根据用药经验著有药物书籍《药名之海洋》一书,详细论述了830多种草本药物的性能、主治及标本等,这是一部藏医药物学方面的名著,后世许多名医认为资料可靠,视为草木药物书籍的范本来引证。

五世达赖建立甘丹颇章政权时期,达赖在大力弘扬佛法的同时很重视发展藏医药学,采取了许多重大措施。五世达赖批准香若·囊索多杰的请求,重新对《扎塘版四部医典》进行木刻印刷,命令东珠华巴、达莫曼然巴和南郎班钦三人对新版《四部医典》进行认真校对并亲自作了序。与此同时,下令达莫曼然巴搜集编纂《新老宇妥传》和整理新宇妥著的《医学十八支》,并木刻印刷这两部著作,这些措施使得许多藏医学经典得以传世。积极兴办藏医药教育,在拉萨的哲蚌寺西宫新建"索日卓盘林",即医学利众院,恢复日喀则桑卓则建立的藏医学堂,又在布达拉的"夏钦觉""玉嘉觉"及桑甫尼玛塘建立藏医学校,为学习藏医创造条件。这一时期的摄政王桑杰嘉措秉承达赖旨意修订《扎塘版四部医典》,刻版印刷了现行的《四部医典》,并对这部用偈颂文体写成的经典进行了全面注释和补充,写成《四部医典疏·蓝琉璃》,桑杰嘉措还组织著名画师绘制了唐卡79幅,并著有《藏医史》《秘诀补遗》等医著,对藏医发展做出了重大贡献。甘丹颇章王朝时期,藏医在医疗、教学及对《四部医典》的研究发掘等方面取得了重大成绩。这一时期藏医学不但在西藏地区得到发展,而且在西康、安多(甘肃、青海地区)、内蒙古等地也有较大发展。1745年于北京雍和宫成立曼巴扎仓,培养不同民族的藏医学生。同时在内蒙古哈力哈和西霍尔等著名大寺院内建立藏医曼巴扎仓培养蒙古族学生,由此藏医在蒙古族地区进一步发展起来。这一时期安多地区和内蒙古地区涌现出了许多著名藏医学家,其中比较有名的是更钦晋美昂布、章嘉若贝多杰、松巴堪钦益西班觉、隆吾赞卓佛班玛巴扎(又名嘉华丹巴热杰)、蒙古阿旺王、敏珠佛诺门汗降贝却吉丹增赤列、江隆班智达罗桑却佩、蒙古恰霍尔博士洛桑次成、蒙古郎柔丹达尔等多人。

十三世达赖土登嘉措时期,十分重视发展藏医药学,下令恢复和加强以前建立的药王山藏医利众院,委派自己的两位保健医生、原药王山著名医师洛藏桑布和丹增嘉措去该院担任教师,提高藏医教学水平。1897年委派封羌青巴·强巴土昂和夏吾丹却华旦两人主持药王山藏医学堂的教学和管理工作。两人培养出了大批学员,其中的隆珠扎巴、山南钦饶诺布和次成年扎、格桑勒协、土旦达杰等都是出类拔萃的藏医学人才。强巴土昂针对藏医中妇产科和儿科不够健全的情况,曾撰写了《小儿护理·利众心宝》一书,此书从婴儿接生、哺乳、护理、疾病预防及治疗、安全用药等19个方面介绍了小儿保健知识,并创制出8种小儿药品。同时问世的《晶珠本草》,它可以说是集藏药学的大成,在藏药学发展史上是重要的里程碑,其所载的药物,共分13类,2 294种,它对于统一药名、订正谬误、鉴别品种方面,特别是在理论性的问题,与每一种药物互相结合,使之具体化,使后世有所遵循,成为藏药学史上的重要典籍。1916年,十三世达赖创办了拉萨藏医历算学院,这是一所医疗和教学兼备的培养藏医高级人才的机构,藏语称"曼孜康",钦绕罗布任院长。钦绕罗布在教学上注重理论联系实际,为了形象直观教学曾复制了全套彩色医学"唐卡",规定学生每年上山采药、认药半月,在门诊部诊治患者等,这些方法对提高教学质量起了积极作用。这所学校先后培养出了千余名高级藏医人才,其中还有很多是印度等外国学子,他们为藏区和国外的藏医药事业做出了贡献。

西藏和平解放以来特别是改革开放以来,藏医药事业有了翻天覆地的发展,尤其是藏医药的科学研究方面得到了前所未有的发展和进步。早在1974年在西藏藏医院成立了藏医药天文历算研究所,这也是全国第一个专门设立的藏医药研究机构,于2006年8月正式挂牌更名为"西藏自治区藏医药研究院",内设科研处、藏药植化研究所、藏药药理毒理研究所、藏药生药研究所、藏医药文献研究所和天文历算研究所等7个独立研究所,这对进一步发展藏医药的科学研究起到了重要作用。后来在西藏各地区藏医院也陆续建立了藏医药研究室,1997年西藏藏医学院成立了藏医药研究所,为全面发展藏医药科研事业奠定了坚实的基础。

在中央各部委及西藏自治区各级部门的正确领导和在西藏地区的医药科研人员的努力下,西藏地区先后完成了100多项国家级、省部级、自治区级研究项目和课题,包括国家"863"项目、"973"、国家自然科学基金项目等,西藏地区先后出版了近百部著作和大型工具书;抢救和收集了大批古籍文献,目前西藏地区保存了2 000多卷古籍经书;获得国家新药证书十多项,获得国家新药临床研究批件近十项,获得国家和自治区级科技奖近百项。同时西藏地区现拥有各类国家、省级科研平台,其中省部共建国家重点实验室培育基地"西藏自治区藏医药与高原生物重点实验室"、国家中医药管理局的"传统藏药炮制及质量控制实验室"(三级)、"中央与地方共建藏医药重点实验室""中央与地方共建藏医药特色重点实验室"以及藏医药研究院已被批为西藏自治区级重点实验室及国家中医管理局重点研究室。

二、藏医学的理论体系

(一) 五源学说

五源学说是藏族古代朴素的唯物主义哲学思想,它认为宇宙间一切事物都由土、水、火、风、空五种物质所源生,简称五源。五源学说认为,万物之生机来于五源,土、水、火、风(气)、空是物质世界、人和一切生物产生的五大根源,一切事物的发展变化、形成存灭,都是这五种物质不断运动和相互作用的结果。五源学说将构成万物的物质基础土、水、火、风、空五源,相互资生、演变、发展的关系,进行抽象推演、释义、归类,用以解释事物的结构和运动形式。

五源学说是藏医学理论体系之根基,则主要以五源的分类属性,来具体解释人体生理、病理及临床药物等诸多方面。《四部医典》记载:"疾病产生于五源,治疗药物亦由五源生;三因(隆、赤巴、培根)以五源为根基。"《四部医典·根本篇》第三章记载:"隆和培根性寒凉属水,血液病和赤巴症性炽热属火,虫症和黄水症属寒热中性。"

五源和三因一样遍布全身的各个部位,只是成分大小不同。如因火源成分及功能使七种物质(饮食精微、血液、肌肉、脂肪、骨骼、骨髓、精液)逐级分解,在此过程中风主推动运行各物质,空则使孔道通畅,使各物质顺利分解。五源中由于风的成分大及其功能,使隆和索增隆等五种属风源,故隆的特性与风源同属,即粗糙、轻浮、寒凉、细微、坚而不定;由于火源成分大,使赤巴和久吉等五种赤巴属热性火源,赤性油润、锐利、炽热、轻浮、潮湿;水土源成分大及功能,使培根和登吉等五种培根属水、土源,培根属水土之性,性滑润、清凉、沉重、迟钝,形成黏糊状。三因由空源遍布,三因紊乱也影响人体五源的正常活动。如赤巴紊乱,因其性炽热,使身体的七种物质、三秽烧涸,生命也随之停止。培根属水土之性,重而寒凉,若其紊乱,则使体温下降,尤其使胃火浇灭,它虽居上身部,但由其性重寒而降到身体下部,使一切寒症由此产生。隆是寒热共性的,在病理状态下助其盛者,若疾病寒重热轻则助培根,使寒症更重,若疾病热辛重则助赤巴之威,所以说隆广行于身体各部,是寒热产生与一切疾病的总根源。

在起居、疾病与五源关系方面,藏医《四部医典·论述本》第十四章载:"季节有孟冬、季冬、孟春、季春、暑季、秋季六个季节。从初冬开始每两个月为一个季节,孟冬气候严寒属土源,此时人体毛孔闭塞,隆促使体内火的功能旺盛,这时若饮食减少,元气将要耗损。因此要足量吃具甘、酸、咸三味的饮食,起居要加强保暖。在季冬更应如此。冬季培根积于体内,春季因太阳暖热之故,胃火减弱,培根随之升起,因此要适量服用苦、辛、涩三味饮食。暑季炎热,人体消耗很大,要服用甜味食物,主要吃轻油性、凉清效能强的食物,要忌咸、辛、酸性食物,少活动。夏季地面湿潮,风凉大盛,危害着人们自身的赤巴,此时应增加火热,服甘、酸、咸三味的轻温油性食物。人们若在各个季节里不能正确把握饮食起居之规律,就会打破体内三因的平衡状态,而出现因三因的过盛、过弱或紊乱而引发的疾病。"

(二) 三因学说

"三因"学说是藏医学理论体系的核心,相当于西医学的病理及生理理论。藏医学的三因是指隆(loong)、赤巴(tripa)和培根(beygen)这三种因素的总称,是藏经的音译。藏医学认为,隆、赤巴、培根三大因素是构成人体的物质基础,也是进行生命活动不可缺少的物质及能量的基础,同时也是产生一切疾病的根本因素。因此,藏医把人体的生理功能和病理机制概括为隆(气、风)、赤巴(胆、火)、培根(涎、黏液)三大因素,对于人体的生理功能和病理机制的认识,均以此三大因素的生成变化为理论依据。

藏医学认为,人体存在三因素(即隆、赤巴、培根)、七基质[即饮食精微、血、肉、脂肪、骨、髓、精液(红白两种)等体内七大物质基础]、三种秽物(即汗液、尿液、粪便等三种排泄物)。三大因素支配着七基质及三秽物的运动变化,在正常生理条件下,人体三因互相依存、相互制约,保持着相互协调和平衡,维持人体正常的生理功能,当三者中的任何一个因素或几个因素由于某种原因出现异常时,即出现病理性的隆、赤巴、培根,治疗上就需要对三者进行调整,使其恢复到协调状态。藏医学的三因隆、赤巴、培根不是三种具体物质,而是认识和分辨事物的一种思维方式,是从客观规律中归纳总结出来的三大体系。

1. **隆** 隆,汉语之意是风或气,其含义对比中(汉)医的风或气更广泛。隆是主导人体全身各部位并推动人体生命功能的动力,与生命活动的各种功能密切相关。隆的功能包括主呼吸、血液循环、肢体活动、五官感觉、大小便排泄、分解食物、输送饮食精微等,是维持机体各种活动的动力。隆的特征是糙、轻、寒、微、硬、动六种。

2. **赤巴** 赤巴,汉语之意为胆或火,具有火和热的性质,其含义比中(汉)医的胆或火更为广泛,是主司人体内脏腑功能活动的一种因素,提供人体生理活动所需要的火或热量,与病理上的火邪不同。赤巴的主要功能是产生热能、维持体温、增强胃的功能、长气色、壮胆量、生智慧等。赤巴的特性是热、轻、臭、泻、湿。

3. **培根** 培根,汉语之意为涎、水和土。具有水和土的性质,与人体内津液、黏液及其他水液的物质和功能保持密切的关系,相当于中(汉)医的津、涎,但其含义更为广泛,是正常生理状态下存在的正常物质,而不是病理状态下出现的水液。培根的功能包括磨碎食物、增加胃液、使食物消化吸收、司味觉、供人体以营养和输送体液、保持水分、调节人体的胖瘦、使睡眠正常、性情温和等,如果人体培根失调则引起脾、胃和肾的功能紊乱而致病。培根的特性包括腻、凉、重、钝、稳、柔、黏七种。

藏医用隆、赤巴、培根三大因素来解释人体的正常生理活动和疾病发生的原因及其病理过程,还用来区分人的类型,依据人体三因差异所表现出来的特征将人分为三种类型,即隆型、赤巴型和培根型。

藏医学三因学说是藏族人民认识事物、人体和疾病的哲学观,藏医学运用这种认识和观点来阐述和解释人体功能错综繁杂的变化及其相互关系。藏医学认为，三大因素不是孤立的而是相互关联的，将三大因素之间的相关关系概括为三因的依存关系、制约关系、对立关系，这种关系的成立，决定着机体生命活动的质量。

（三）藏医人体解剖学

藏医学对人体的构造有较具体和深入的了解，藏医学认为，人体的构成包括七大物质基础、三秽、五脏六腑、孔窍、骨骼和脉管。藏族有"天葬"的习俗，并因此在人体解剖构造方面积累了丰富的知识。

藏医学认为，人体由饮食精微、血、骨、肉、脂肪、髓和精七种基本物质所构成，统称为七大基质或七基质，七基质均在赤巴产生的热能作用下，逐渐变化生成精华，散布全身，维持人体正常生理功能。七基质中以饮食精微最重要，其他六种基质均由其转变而成，血能维持生命，肉似围墙保护身体，骨为支架构成躯体，骨髓生精，精能繁衍生殖，脂肪濡润肤色。人体三秽即人体三种排泄物，汗液、尿液和粪便，是人体正常生理活动的产物。藏医学认为，人体三秽也有固定的量，若其失调也可使人致病。在正常人体内，三大因素、七大基质及三秽之间保持相对平衡。由于人体内外因素发生变化引起平衡失调，就会导致疾病的发生。

藏医学脏腑理论认为，人体有五脏六腑，五脏指心、肝、脾、肺和肾，六腑指胃、大肠、小肠、膀胱、胆和三姆休。藏医学对于五脏六腑的具体功能论述比较笼统，其中较为明确的是指明了三姆休是与生殖功能密切相关的内脏。对于五脏六腑的位置和功能采用形象比喻法来生动说明。心脏，如国王，居人体胸腔的正中；肺脏，犹如大臣和太子；肝脏和脾脏，似君王的王妃和嫔妃，远处在君王的下端，且关系又很密切；三姆休，男性指精囊，女性指卵巢，犹如一国中的珍宝库；膀胱，在一个家庭，好比一个贮水罐，用来盛装水液。

藏医学认为，人体全身有骨头360块，四肢大关节有12个，小关节有210个，韧带有16处，头发有21 000根，汗毛孔11 100万个。身体各种器官、各种结构的功能，藏医也有所认识。藏医学认为，人体内有各种脉络，其中有些是相互连接的，称联结脉。联结脉分白脉（即神经）和黑脉（即血管）两种。脑为白脉之海，自脑向脊髓内伸出一支较粗的命脉，再发出若干分支，分布于五脏六腑及四肢，主司感觉和支配运动。藏医学将血管统称为黑脉，认为黑脉是由中心脉（心脏）开始的，黑脉内充满血液，进出心脏及大的血管，其"粗细与中等的箭杆差不多"。藏医学还认为，黑脉像树枝一样，有的与脏腑相连，有的与皮肤肌肉相连，黑脉上的某些部位是放血疗法的施治穴位。黑脉的分支有大干脉（大的动脉、静脉），有小脉700条，更有微细之脉（毛细血管）遍布全身。藏医学还认为，黑脉可分为会搏动的"如玛脉"和不动的"江玛脉"两种，明确区分了动脉和静脉，指出动脉有搏动，"如玛脉（动脉）与心脏相连"，所有的脉都在心脉里汇集，人体的思想活动、情绪都通过心脏，促使心搏跳动。

（四）藏医胚胎学

藏医学对胚胎学有较深入的研究。藏医学认为，胎儿是由父之精与母之血两者结合而成的，胎儿的形成发育需要具有五源，即土、水、火、风、空，这五种因素相互平衡协调，胎儿才能正常发育。藏医学对胚胎发育的认识较为深入，是以周日时间为单位来认识和观察人体胚胎发育过程的，认为胎儿从形成到成熟分娩，需要38周的时间。藏医认为人体胚胎发育要经过鱼期、龟期和猪期三个不同的阶段，才最终发育成熟从母体分娩。

（五）藏医疾病分类

藏医学在《四部医典》就提到疾病有404种。从形态方面来分类，它分成隆、赤巴和培根三大类，共计 101 种。用疾病的主要性质来分类,它分成本系和旁系两大类。本系和旁系又各分若干型,共计 101 种。用疾病发生的部位来分类,大致分成身和心两个部位的疾病,共计 101 种。以上共计 404 种病。"四百零四"这个数目是与佛教"四大"学说思想相关联的。还认为其中有 101 种病不治自愈,101 种病治而不愈,101 种病治而后愈,另 101 种病无法治愈。这些都是佛教思想的反映。事实上,现今的藏医学对疾病已不限于这种古老的机械分类。

(六) 三毒学说

贪婪、嗔怒、痴愚被藏医学认为是一切疾病的原因,藏医经典巨著《四部医典》说:"三毒是一切疾病的内因。"藏医理论从发病原因出发将健康人体的情绪分为贪婪、嗔怒、痴愚三毒。贪、嗔、痴三毒就是人类情绪作用的结果,喜怒惊恐是潜在的贪、嗔、痴的表现形式,贪、嗔、痴通过喜怒惊恐这些真实而可看见的情绪外露出来,所谓心理平衡或不平衡实际就是贪、嗔、痴三者是否平衡。三毒之中的贪婪性质与藏医学中的隆(风)的特性相似具有动荡性,嗔怒与藏医学中的赤巴(火)的特性相似具有热燃性,痴愚与培根(水、土)的特性相似具有稳、重性。贪、嗔、痴产生的隆、赤巴、培根依次也具有动、热、重、稳性质,两者有对应和因果的关系,可见贪、嗔、痴心生的根源,与作为藏医学理论基础的五源学或三因学有密切关系,因此,显而易见贪、嗔、痴是藏医精神与心理的理论基础。

(七) 藏药理论

藏药理论认为,药物的生长、性、味、效与五源即水、土、火、风、空有密切关系,而药物的性、味、效是临床用药的理论基础。藏药药物具有八种性能,即重、润、凉、热、轻、糙、锐、钝八性。重、钝两者能医治隆病和赤巴病;轻、糙、热、锐能医治培根病;重、润、凉、钝四者能诱发培根病。同时也将药物和疾病归为寒、热两大类,临床依据对治原则,热性病以寒性药物治之,寒性病以热性药物治之,寒热并存之病则寒热药兼用。寒与热,轻与重,锐与钝,润与糙是相互对立而又相互制约的矛盾统一体。藏药在临床应用复方甚多,单味药很少。藏医组方讲究君、臣、佐、使的配伍,君药是方中主药,臣药方中主药之臂,佐与使则是根据主导药的味、性、效配伍。另外,藏医强调,用药时必须根据病的属性决定其药的味、性、效来组方。味是主导,性、效是对治关系即因果关系。病有其性,药亦有其性,同性治之(寒性病用寒性药)必遭其祸,对性治之(寒性病用热性药治之)必得其愈。在藏医理论中,异性对治是首要原则。同理,温与凉,润与糙,稳与动,轻与重等均互为对治。因此,配方制剂时,要把药味起作用的药物加在一起,全面考虑,把功效起作用的药味加在一起,消化后变化作用的药物加在一起。

三、藏医学代表人物

(一) 宇妥·元丹贡布

公元 708 年生于前藏堆龙给纳,原为赤松德赞的保健医生,25 岁时在桑也地区认真学习了邻近中原及其他地区的医学,并且拜著名的中医东松嘎瓦为师,向他学习了治中风和中狗毒等医术。公元 8 世纪他到西藏阿里、山南以及康定等地研究和总结民间藏医的经验和医术,同时他还到印度、尼泊尔、巴基斯坦以及内地的五台山等地研究医学。经过几十年的努力编著成藏医巨著《四部医典》,同时还编写了《实践明灯》和《经验明了》等 30 多部医学论著,从而使藏医有了较完整的理论基础。《四部医典》后来又经过许多医学家的注释、整理愈趋详明。公元 11 世纪宇妥的后代——新宇妥(宇妥萨玛)又参考和吸收了内地传来的《月王药诊》的精华,如"阴阳五行""五行生克"等,并且还参考了外来医学《八支》和《它的注解》《月光》等医书,进一步充实和丰富了《四部医典》的内容。

（二）北派创建者强巴·南杰扎桑

15 世纪以后,藏医开始形成南北两个学派,北方以强巴·南杰扎桑为代表主要总结了北方高原地区多风湿的临床经验,编著了《四部医典·根本部》注疏《四部医典内容明示》、《四部医典·论说部》注疏《甘露源流》、《四部医典·后续部》注疏《所需所得》。另外米尼玛·通瓦顿旦也编写了不少医学书籍。

（三）南派创建者索卡·年尼多杰

以索卡·年尼多杰为代表,根据地处河谷的特点,擅长使用清解药物治疗温热病。他们的医著有:索卡·年尼多杰的《藏箱之四部医典》和注解《细经函八》,100 多年后苏喀·洛哲杰布为了寻找可参照的医著到了娘麦(林芝)地区,他终于找到了新宇妥的《亲注四部医典》,他据此结合南方的特点进行总结和探讨,经过 4 年的努力,编写了著名的《祖先口述》这本医著,于 1573 年终于产生了藏医最早的刻版《扎塘居悉》("扎塘"是地名,"居悉"是《四部医典》,即《扎塘版四部医典》)。这两派的共同特点是依据《四部医典》有关人体解剖脏腑测量的论述,绘制了两派风格不同的医药学挂图。

（四）第司·桑杰嘉措

五世达赖时,《扎塘居悉》正式在布达拉宫刊行。此后第司·桑杰嘉措又进一步参阅了《月王药诊》和《八支精要》《月光》《毕吉黄色经函》《教诲明灯十三条》《大小干露精华》《十八分支》,尤其是参考了宇妥的《亲手翻阅书》和索卡·年尼多杰的《藏箱之四部医典》,另外还根据宗嘎、岗布、达旦、波车等版本,于 1678 年重新对《扎塘居悉》进行了校对和修订,刊印了更确切的《四部医典》,并编写了一部《四部医典疏·蓝琉璃》,对《四部医典》进行了全面整理和注释。该书于 1689 年在西藏发行,成为"标准"注解本。后来又召集西藏的名画家并搜集了各地药物标本,于 1704 年绘成 80 幅彩色医学挂图。其中一些医学挂图较前有所改进并具有重要的科学意义。

（五）帝玛尔·丹增彭措

18 世纪以后,藏医学陆续有一些论著问世,最著名的则是 1840 年帝玛尔·丹增彭措所著的《晶珠本草》,作者通过实验和调查,搜集药物达 2 294 种,除去重复或加工炮制的药物外,实收药物达 1 400 多种。该书对药物性味、功能描述很详,可谓集藏医本草学之大成,且具有较高的学术水平。《晶珠本草》根据药物的来源、生长环境、质地和入药部位的不同,分为 13 类,即珍宝类(166 味)、石类(594 味)、土类(31 味)、汁液精华类(150 味)、树类(182 味)、湿生草类(142 味)、旱生草类(266 味)、盐碱类(59 味)、动物类(448 味)、作物类(42 味)、水类(121 味)、火类(11 味)、炮制类(82 味)。并且在每一类中,又细分出子目,如树类,又分为树干类、树枝类、树皮类、树脂类。

四、藏医学经典著作

（一）经典著作——《四部医典》

1.《四部医典》及其主要注释本 《四部医典》由藏医学家宇妥·元丹贡布等编著,是集藏区医学实践之大成,又汲取中(汉)医药学、天竺和大食医药学的内容,于公元 733—783 年著成。《四部医典》共分四部,156 章。第一部:《总则本》共 6 章,纲领性地论述人体生理、病理、诊断和治疗。第二部:《论述本》共 31 章,详细阐述了人体生理解剖、病理、发病途径、卫生保健知识,药物性能,诊断方法和治疗原则。第三部:《秘诀本》共 92 章,论述各种疾病的诊断和治疗。第四部:《后续本》共 28 章,论述了脉诊,尿诊,方剂药物和配方,药物的炮制,功能和给药途径以及外治法(放血、艾灸、外敷、拔罐)等。

《四部医典》注释本《蓝琉璃》:由第司·桑杰嘉措于公元 1689 年编著完成,成为众多医生闻思修习的最佳典籍,被比作与宝石琉璃无别的珍宝,由此可以感受到学子们对该书的信赖和崇敬心情。值得一提的是,《蓝琉璃》中有许多与现代科学相吻合的理论。如在论述身体的构成时,认为身体构成主要有四因、五大种。五大种又分为粗细两种。这些微细的五大种不能被肉眼可见,只有瑜伽现量所见。这些细微的东西一瞬间聚合在一起,就孕育怀胎。这点与现代科学通过显微镜来证实的细胞学理论有类似之处。

2.《四部医典》80 幅唐卡

(1)《四部医典》80 幅唐卡的来历:藏医药对藏区人民的生存、繁衍生息、生产发展等方面做出了巨大贡献。尤其是松赞干布在位期间,藏医药学得到了前所未有的发展,之后,藏医学鼻祖宇妥·元丹贡布编著了《四部医典》,该巨著是 80 幅唐卡的最早来源。公元 10 世纪,宇妥·元丹贡布,在传讲《四部医典》时,即曾亲自绘制人体骨骼结构图,并编纂《脏腑解剖图》等。从此,藏医图示系统更趋完善。公元1730 年第司圆满完成了《四部医典系列挂图》80 幅藏医唐卡画图的绘制。《西藏医学史》木刻本 191 页中记述:唐卡画图是为了使《四部医典》通俗易懂,从渊博学者到初习学童均能理解。80 幅成套藏医唐卡画图问世后,曾经多次复制,其中药王山利众医学院的 80 幅唐卡画图是真正的原本。此类依据《四部医典》注释本《蓝琉璃》诠释《四部医典》的藏医唐卡图已成为所有藏医工作者从事医务工作的根本依据,为藏医药的发展发挥了巨大的作用。

(2)《四部医典》80 幅唐卡的主要内容:《四部医典》唐卡画共分四部分,第一部《根本部》4 幅;第二部《论说部》35 幅;第三部《秘诀部》16 幅;第四部《后续部》24 幅,共计 79 幅唐卡画图外,加附 1 幅历代名医图,成为 80 幅唐卡画图。历代名医 1 幅的来源虽未见于《西藏医学史》及其他历史典籍,但是名医1 幅的后面第司亲笔写有十四首诗,加盖的印章至今可见,无疑说明了该幅名医唐卡亦出自第司之手。《四部医典系列挂图》(以下简称《挂图》)是《四部医典》具体内容的写实,它反映出千余年前形成体系的藏医药学,已经具有相当的科学水平。例如,在解剖学方面,《挂图》对人体骨骼的描述很细,认为人体全身有骨骼 360 块,肋骨 24 根,牙齿 32 颗。对肌肉的描述比较粗略(此内容记载于人体骨骼的第十一、第十二幅挂图)。图中将血管称作黑脉,指出黑脉有会搏动的“如玛脉”和不搏动的“江玛脉”两种,明确区分了动脉和静脉。图中将神经称作白脉,指出白脉有感觉和运动的两种,尽管对神经的数目和分布描述不够准确,但在当时能对神经系统有此认识,已相当了不起。

在生理学方面,《挂图》对胚胎发育过程的描述很细致,指出当男女同房时,男子精液进入子宫同女子经血混合即可受孕,孕期 38 周。图中对妊娠反应、孕期注意事项和分娩征兆的描述,同现代医学比较接近。同时,藏医形象地描述胎儿发育过程中出现的鱼期、龟期以及猪期的顺序,是与现代医学相一致的。对人体器官的生理功能,《挂图》采用了形象比喻的手法生动的加以说明。它用国王比喻心脏,用王后比喻肝脏,用大臣比喻肺脏,指出“大臣丧命会导致国王驾崩”,意喻“呼吸终止会导致心脏停搏”。

在医学基础理论方面,《挂图》描述了人体内存在的三大因素、七种物质和三种排泄物,认为它们是维持生命的物质基础。

隆、赤巴、培根既被用来解释人的生理活动,还被用于区分人的类型。根据身材、肤色,性格特点,人被区分为隆型、赤巴型、培根型和各种混合型。《挂图》反映出,疾病的内因决定于人的类型和年龄,外因则主要是季节、气候、环境、起居和饮食的变化。三大因素、七种物质、三种排泄物平衡失调,均能导致疾病(按照隆、赤巴、培根类型来区分人的类型记载于第十八幅)。

《挂图》介绍,藏医诊断疾病主要依靠问诊、望诊和触诊。望诊中尤其重视舌诊和尿诊。舌诊主要看舌质和舌苔,尿诊则主要观察尿的颜色、气味,及搅动后泡沫、沉淀物、漂浮物的变化情况(肉眼诊断舌和尿记载于第六十五幅)。触诊中主要是脉诊,脉象因病而异。热性病的脉象分数、洪、大、弦、滑、硬6种,寒性病的脉象分沉、迟、弱、细、浮、虚6种(脉诊记载于第六十二幅)。

《挂图》介绍,藏医治疗疾病的方法分为内服、外治两大类。内服法靠服用丸、散、膏、汤、药酒等各种剂型的药物治病(内服药记载于第六十九幅)。外治法则有推拿、按摩、发汗、艾灸、火灸、热敷、冷浴、药酒浴、温泉浴、滴眼、滴耳、滴鼻、熏烟、擦药、灌肠、导尿、穿刺、放血等多种(外治记载于第七十一幅、放血在第七十二幅、火灸在第七十三幅)。外治法的发展促进了医疗器械的制造,从《挂图》所介绍的近百种医疗器械,可以推断藏医很早就有了众多较为精致的医疗器械(医疗器械方面记载于第三十六幅)。

在药物方面,《四部医典》收载了各种药物,其中,动物药和植物药各占2/5,矿物药占1/5。《挂图》中绘制的海螺、熊胆、麝香、牛黄、贝母、黄连、藏木香等许多种药物,图形和色彩都十分逼真(药物数量方面记载于第三十一幅)。《挂图》还介绍了风毛菊、螃蟹甲、高山大黄、喜马拉雅紫茉莉等119种西藏高原特产草药,为祖国医药学宝库增添了异彩(风毛菊等西藏特产草药100多种记载于第二十九幅)。

就医疗思想而言,《挂图》反映出,藏医不但重视疾病的诊治,而且强调注意起居饮食的养生调节,提倡锻炼身体,保持清洁卫生,预防疾病发生,对日常各种食物的性味和营养价值均有详细介绍,并且专有论述饮食卫生的内容(饮食卫生行为三个方面记载于第二十四幅)。藏医重视妇幼卫生,对于性病的知识并不回避,强调注意经期卫生,指出月经期间不宜同房,关于孕期卫生、顺产和难产、接生方法、产后调养等方面都有详细描述(儿童卫生记载于第四十七幅,妇女卫生记载于第四十八幅)。

(二)《晶珠本草》

《晶珠本草》又名《药物学广论》,是藏医学家帝玛尔·丹增彭措所著。《晶珠本草》是作者对青海东部、南部,四川西部,西藏东部进行了实地调查,核实资料,并结合对藏医药书籍的考证,用20年左右时间,于1740年以刻版印刷本问世。

《晶珠本草》分上、下两部。上部为歌诀之部,以偈颂体写成,对每种药的功效进行概括论述;下部为解释之部,以叙述文写成,分别对每种药物的来源、生境、性味、功效予以叙述。全书分二十六章,上部是总论,下部是分论,根据药物的来源、生境、质地、入药部位的不同,分为十三类,即每章讲叙一类。这本书对药物的分类方法是比较科学的,至今在植物分类学、动物学、天然药物学的分类上仍有其重要的参考价值。

《晶珠本草》总结了历代藏区本草的精华,该书作者对藏区本草类书籍进行了博览核实,从现存最早的《月王药诊》开始,到17世纪的著作,该书引用的著作达130部。就其药物种类而言,《月王药诊》记载的329味,《四部医典》记载的406味,《甘露八部》《药性广论》《蓝琉璃》《药物大全》等书中记载的药物均全部载入。

《晶珠本草》考证了历代变革中记载之谬误,该书作者对收录著作中的药物都经过考证,因此,每种药物都记载别名和出处,有的药物引证的参考书和别名达数十种之多。如诃子一药,引用了10余部书,40余个别名,对有些药物的真伪品种还进行了比较鉴别;如哇夏嘎一药,书中记载:"哇夏嘎又名曲西哇、饶扎哇、贝嘎夏、巴达巴夏,味苦、性寒,清血热、肝热,消肿、止痛,治血热病、肝热病、赤巴病。"哇夏嘎的原植物是爵床科植物鸭嘴花,其特征与相关典籍记载相符。目前各地所用哇夏嘎一药均系代用品冬们冬迟和丝哇。它对原记载的谬误之处所作的订正是很有价值的。

《晶珠本草》所载药物具有高原特色,如绿绒蒿、虎耳草、独一味、扭连钱、山莨菪、獐牙菜等均产自青藏高原。《晶珠本草》还对药物加工和炮制方面进行了较深入的认识和描述。

五、藏医特色疗法

早在藏医经典著作《四部医典》中就已经提到各种各样的治疗方法。在该书《根本部》专门论述治疗的篇章中,曾经提出:疾病的治疗大致不外乎四类,即饮食、起居、药治和外治疗类。在饮食方面,有宜于各种病症应用的食物和饮料;在起居方面,涉及住处、环境、衣着及行止,甚至交朋友等事宜也有涉及;在药物治疗方面,藏医主要论述内服方面的各种药物、剂型,如:汤剂、散剂、丸剂、药露、药油、泄剂、补剂、吐剂等不同作用的方剂;就外治法来说,包括医疗器械治疗、油涂、按摩、针灸、放血、火灸、针刺、冷热敷、发汗、药水浴等。据该书说,这些疗法共计有98种之多,可谓丰富多彩,这在世界古代各种传统医学体系中也是比较突出的。

(一) 药物治疗

在藏医学中药物疗法具有悠久的历史,各种药物的内容也十分丰富,在藏医古代记载中,藏药的剂型有汤剂、散剂、丸剂、油膏等,其他如滴眼、滴鼻、栓剂,也都有涉及。随着历史的发展,藏药在剂型上也由汤剂逐渐向散剂和丸剂过渡,分析其原因,一是散剂、丸剂比较方便,免除熬药的麻烦;再则高原地区地势高,水的沸点低,不能把药里所有的有效成分都溶解在汤剂里,而丸剂、散剂则不同。藏医的药方绝大多数都用复方,少者三五味药,多时可达百味以上,一般都由十多味药组成。方中有一种是起主要治疗作用的君药,其他的则是辅佐药,称为臣药、佐药、使药。在药方里,各种药物之间起着互相协助、加强作用的功效,同时也有互相制约、取长补短的作用,从而使某些有毒的药物减少了毒副作用。在给药途径方面,除了口服以外,还有外敷、滴鼻、滴耳、滴眼、阴道栓剂等。

(二) 械治

械治,指的是用器械进行治疗,也就是现代的外科器械手术治疗。在西藏历史博物馆里,陈列着100多件精致的外科手术器械。这些制作于400多年前的器械曾经治愈藏族活佛的白内障,也曾为许多藏族人民缝合刀伤,连接断骨。藏医早在公元8世纪就可以进行复杂的外科手术,包括脑部开颅,比西方传统医学要早1 000多年。

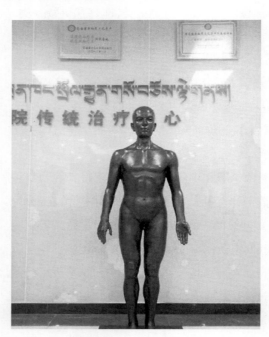

图 12-8 藏医放血铜人图

藏医手术中的一些方法至今还在运用,尤其对一些慢性病有很好的疗效。比如,传统的放血疗法可以治疗关节炎、皮肤病等,深得广大藏族人民的信赖。

藏医曾有手术械治的历史。在《四部医典》中,专有一章论述各种手术器械。

(三) 放血疗法

放血疗法是藏医治疗中一种颇具特色的治疗技术,是按照身体部位的不同,采用大小不同的一种特殊的放血刀,在患者身体的特殊放血部位进行,具有较好的疗效。这种疗法现今仍在藏医的治疗中普遍应用(图12-8)。

藏医认为,放血时体内的病血应该与非病血分清,这样,放出病血,留下好血,疾病才能治好,如果病血和好血未分清就放血,非但病治不好,还易增添新病。因此分清好血、病血是放血疗法的关键。那么,如何鉴别这两种血呢？可以从口腔、鼻腔和肛门三个部位的血加以鉴别，如果血是鲜红的，则是好血，否则是病血，如果见不到病血或有和好血混杂的迹象，表明放血时机成熟。未达到放血时机而需放血的病症，应该服用汤药把它们在体内分开。

（四）火灸疗法

火灸疗法在藏医诸疗法中，具有悠久的历史。吐蕃时期曾用火灸疗法来治疗热性病，包括赤巴病、瘟疫病，只是后来才逐渐把它限制在主要治疗寒性病症上。在现代藏医疗法中，火灸疗法一般已不用于热性病，而多数用于治疗像胃火衰微、消化不良、水肿、痞块、头部及四肢的黄水病、疔疮、虚热症、神经错乱、疯病、癔症、健忘和热性病的恢复期。凡是由培根病、隆病转化而成的寒性疾病，用火灸疗法的效果较好。

（五）擦涂外敷法

擦涂外敷是藏医治疗学中较为特殊的一种疗法，它是通过外擦药物来治疗体内疾病的方法，这种疗法简便易行，一般在民间可以自己施行。

藏医认为，擦涂治疗对于身体具有补养的作用，它的适应证范围比较广。包括皮肤粗糙、出血后引起身体虚弱、精血亏损、体力虚衰、年老体弱、思虑过度、视力衰减、精神不畅、劳累过度、夜寐不安等。同样，擦涂疗法也有其禁忌证，包括积食不化、皮肤病、大腿僵直、因服用珍宝药而中毒、胃火衰微、还有水肿、培根病等。擦涂外敷法一般与按摩疗法结合施行，要先捺抹后，再施以按摩或摩擦治疗。常用的擦摩药一般是油脂类，其次则是软膏类。

（六）药浴疗法

这也是藏医各种疗法中较特殊的一种疗法，其适应证包括：四肢僵直或拘挛、跛行、水肿、妇科杂病、肌肉软组织和关节中黄水病、由于关节炎后所致的关节僵直、驼背、佝偻等病。

药浴大体上有水浴和缚浴两种。水浴是最常见的，种类也不少，一种就是利用天然的温泉水来药浴。常用的药浴用的温泉水为硫黄温泉、寒水石温泉、矾石温泉、五灵脂温泉和石灰石温泉这五种。由于温泉中含有各种矿物质，对某些病症有治疗效果，例如：对因风湿引起的关节炎和软组织疼痛、痛疮、关节僵直、腰背活动不灵等，都有一定的疗效。

（七）灌肠法

灌肠法在藏医中有悠久的历史。在《四部医典》一书中已经提到有缓灌法（即用轻泻剂灌肠）和峻灌法（即用猛峻泻剂灌肠）两种。

关于灌肠法的适应证有腹胀、消化不良、月经增多、大小肠及腰肾部寒盛、体力消减、一切隆病。其峻灌法则主要治疗大便干燥、下部热盛、小便不通、虫病、陈旧性瘟病。

（八）鼻药疗法

鼻药疗法相当于现代医学中的滴鼻药疗法，但藏医的滴鼻药并不局限于治疗鼻部的疾病。藏医认为，鼻为脑之门户，因而它除去鼻子本身的疾病外，且可治疗颈部以上的众多疾病，这一点与现代医学不尽相同，除此之外还有丰富的饮食起居疗法。

六、藏药概述

青藏高原地域辽阔，地势复杂，各地海拔差异较大，各地气候状况差异较大，因而植物种类比较丰富，特别是藏东南部、藏西部是中国植物种类较多的地区之一。据统计，已入藏药的植物计有 191 科

628属2 085种,动物药57科111属159种,矿物药50余种。藏医药所收载的药物中,有很大一部分至今在中西药典中尚无记载。

藏药使用的药材主要源自海拔3 500～5 000 m以上的高寒地带,所用药物大多采自高海拔、高寒缺氧、昼夜温差大、湿差大、紫外线强烈、无污染的高原特殊的生态环境中,这造就了藏药药材的高活性、高含量、低污染、药力充沛的特性,其有效成分和生物活性大大高于其他同类药物,在治疗消化道系统、心血管系统、免疫系统疾病等方面有着独特疗效,这是藏药吸引患者的显著优势。

藏药的使用和藏医的理论体系是紧密结合的。藏医将隆、赤巴、培根三因素所引起的疾病都归结为寒症、热症两大类型,藏药方剂亦按其性质将药区分为热性、寒性两大性能。藏医在治疗寒症时用热性药,治疗热症时用寒性药。藏药按性、味、效分类,按八性、六味、十七效来分细类。

藏药治病多采用数药合成,很少使有单方。许多药方配药都在25种以上,有的高达七八十种甚至100多种。如"然纳桑培"配方多达70味,译成汉语即"珍珠七十"。

藏医用药讲究调伏增效、适当配制,即各类药物适配对治。药材的根对治骨骼病,枝对治脉络病,茎对治肌肉病,叶对治六腑病,叶液对治骨髓病,芽对治骨血精液病,花对治眼病,果实对治内脏病,尖对治头部病,外皮即树干下部之皮对治皮肤病,韧皮治筋病,树脂对治四肢病。只有这样,才能充分发挥药物的性、味、效,才能更好地治疗疾病。

藏医非常重视藏药的加工与炮制。藏药的采集加工应做到"适地采集,适时采集,干燥拣选,分清陈旧,炮制去毒,调伏增效,适当配制"等工序。药物分别生长在雪山、高山、凉爽、温暖、具有日月光华之力的地方,要采集色鲜味艳,没有被虫蛀咬,没有被火烧焦,没有被大自然损伤,没有被阳光、阴影、水所害,适时稳固生长,根大而深,向阳生长的药物。关于采集时节,藏医认为,花蕾、茎枝在旺盛时采,根、种子在秋季挖,叶子在夏季采,花在初夏采,果实在秋天收,树皮在冬春秋采集,树脂在春秋采集。采集后的药物通过炮制,不但能消除或降低毒性,而且可适当改变某些药物的性能,借以提高药物的疗效。主要炮制的方法有三种:火制法、水制法和水火合制法。藏医治病的剂型主要有散剂、水丸剂和汤剂、膏剂、脂剂五种。他们把制好的药物按患者症状分别配制成散剂、丸剂、膏剂、脂剂,让患者服用,非常方便。

藏药主要分三大类,即:动物药、植物药、矿物药。经验实践和临床科研证明大部分藏药都无毒副作用。比如"欧曲坐珠钦莫"简称"坐台",因其独特的炮制秘法和奇特疗效,历来被雪域人民誉为藏药精华之王,藏药的宝中宝。"欧曲坐珠钦莫"与其他药物合理配制,既可以延长药品的有效期,又能明显提高原药的疗效。"欧曲坐珠钦莫"炼制秘法,造就了藏药的神奇。"欧曲坐珠钦莫"是藏药七十味珍珠丸、仁青常觉等名贵藏药配方中,绝对不可缺少的主要成分。现在,含有"坐台"成分的藏药七十味珍珠丸、仁青芒觉、仁青常觉、二十五味松石丸等各种名贵藏药,畅销国内外。

七、部分常用藏药的功效及用法举例

(一) 仁青芒觉

由降香、沉香、诃子(去核)、天竺黄、西红花、檀香、体外培育牛黄、人工麝香、熊胆、琥珀、松石、坐台等一百四十多味组成。能清热解毒,益肝养胃,愈疮,明目醒神,滋补强身。用于自然毒、食物毒等各种中毒症;急、慢性胃溃疡,萎缩性胃炎,腹水,麻风以及各种原因的腹泻。口服,每次1丸,每隔7日1丸,黎明时间开水泡服。

（二）仁青常觉

由珍珠、朱砂、檀香、降香、诃子、牛黄、麝香、西红花等组成。能清热解毒，调和滋补。用于隆、赤巴、培根各病，陈旧性胃肠炎、溃疡，木布病，萎缩性胃炎，各种中毒症，梅毒，麻风，陈旧热病，炭疽，疖痛，干黄水，化脓等，并能预防肿瘤。重病每日 1 g(1 丸)；一般隔 3～7 日或 10 日服 1 g(1 丸)，开水或酒泡，黎明空腹服用。

（三）坐珠达西

由石灰华、牛黄、麝香、熊胆、川木香、寒水石、唐古特乌头、西红花、肉豆蔻、诃子(去核)、坐台等组成。可疏肝，健胃，清热，愈溃疡，消肿。用于木布病迁延不愈，胃脘嘈杂，灼痛，肝热痛，消化不良，呃逆，吐泻胆汁、坏血和烟汁样物，急腹痛，黄水病，脏腑痞瘤，食物中毒以及陈旧内科疾病，水肿等。每次 1 丸，每 2～3 日 1 丸，清晨用开水泡服。

（四）二十五味珍珠丸

由肉豆蔻、石灰华、草果、丁香、降香、豆蔻、诃子、檀香、余甘子、沉香、桂皮、毛诃子、螃蟹、木香、冬葵果、荜茇、草莓苗、金礞石、广角、香旱芹籽、西红花、黑种草籽、牛黄、麝香等组成。能安神开窍，通经活络。用于半身不遂，口眼歪斜，四肢瘫痪，昏迷不醒，神志紊乱，谵语发狂等各类神经病症，神经性功能障碍，脑血管意外及其后遗症等。每次 0.9～1.2 g(1 丸)，每日 1～2 次，开水泡服。

（五）二十五味珊瑚丸

由珊瑚、珍珠、青金石、珍珠母、诃子、广木香、红花、丁香、沉香、朱砂、龙骨、炉甘石、脑石、磁石、禹粮土、芝麻、葫芦、紫菀花、獐牙菜、藏菖蒲、草乌、打箭菊、甘草、西红花、麝香组成。能醒脑开窍，活血通络，降压止痛。用于白脉(筋脉)病引起的头痛、头晕目眩、胸闷背痛、四肢麻木、神志不清及各种神经性疼痛和癫痫病；也用于椎动脉型颈椎病。每次 0.9～1.2 g(1 丸)，每日 1 次，饭后开水泡服。

（六）二十五味松石丸

由松石、珍珠、珊瑚、朱砂、诃子、铁屑、余甘子、五灵脂膏、檀香、降香、木香、马兜铃、鸭嘴花、牛黄、广木香、绿绒蒿、船形乌头、肉豆蔻、丁香、伞梗虎耳草、毛诃子、天竺黄、西红花、木棉花、麝香、石灰华组成。能清热解毒，疏肝利胆，化瘀。用于急慢性甲、乙型等各型病毒性肝炎，药物性肝炎，酒精性肝炎，急、慢性瘀胆型肝炎，肝中毒，肝硬化腹水及胆囊炎。同时具有良好的保肝作用。每次 0.9～1.2 g(1 丸)，每日 1 次，开水泡服。

（七）七十味珍珠丸

由珍珠、檀香、降香、甘草、天竺黄、西红花、体外培育牛黄、人工麝香、珊瑚、玛瑙、九眼石、坐台等 70 味组成。可安神，镇静，通经活络，调和气血，醒脑开窍。用于神经性、血管性、精神性疾病引起的烦躁不安、心慌、怔忪、瘫痪、半身不遂、思维情感障碍、癫痫，也用于脑血管意外、脑震荡、心脏病、高血压及阿尔茨海默病，并具有延缓衰老、改善微循环的功效。口服，重病每日 0.9～1.2 g(1 丸)；每隔 3～7 日 1 g(1 丸)，开水服用。

（八）藏红花

能活血化瘀，凉血解毒，解郁安神，益肝。用于各种肝病，经闭癥瘕，产后瘀阻，月经不调，温毒发斑，抑郁，惊悸发狂。每次 3～9 g，开水泡服或浸酒。

（九）冬虫夏草

能补肺益肾，止血化痰。用于久咳虚喘，劳嗽咯血，阳痿遗精，腰膝酸痛，还可用于病后体虚不复或自汗畏寒,提高人体免疫力,预防肿瘤。每次 3~9 g,水煎服、泡水、浸酒服或与鸡、鸭等炖服。

(十) 雪莲花

能清热解毒,消肿止痛。用于头部创伤,热性刺痛,腰膝软弱,妇科病,类风湿关节炎,中风。外敷消肿。每次 3~6 g,水煎服,泡水、浸酒服。

(十一) 红景天

能活血,清肺,止咳,解热止痛。用于高山反应,恶心,呕吐,嘴唇和手心发紫,全身无力,胸闷,难于透气,疲劳过度,身体虚弱等症。每次 3~6 g,煎汤或浸酒服,也可泡茶服。

(十二) 灵芝

能补气安神,止咳平喘。用于心神不宁,失眠心悸,肺虚咳喘,虚劳短气,不思饮食。每次 6~12 g,清洗干净后晾干服用。

以上药物在服用期间禁用陈旧、酸性、油腻的食物,保存在通风、干燥处,防蛀。

八、藏医现代化研究思考

在 21 世纪,医学作为一门自然科学与人文科学的融合正成为潮流。藏医学以其自然哲学的整体观、多元论的研究方法、辨证论治的治疗模式以及属于天然植物药的藏药所有的低毒性、确切疗效、无耐药性并具整体调节和双向调节效应等方面的优势,在国内外引起了持续升温的藏医热。但是,藏医学要真正走向世界,就必须充分利用现代科学技术的发展成就,完成自身的现代化。近年来,围绕着藏医现代化的课题,国内外开展了一些临床和实验研究,取得了一定的成绩,特别是在藏医诊断的规范化方面、微观辨证研究方面取得了进展。而分子生物学作为一门新兴学科,因其反映了细胞的微观分子结构,研究生命物质基础,又反映了人的整体水平的功能规律,而成为当前生命科学中最重要和最具活力的学科。以分子生物学方法来研究藏医藏药,阐明两者之间的内在联系,共同揭示生命现象的本质,对于促进藏医学科的现代化无疑是具有现实意义的。

(一) 藏医学的整体观与分子生物学

藏医学具有朴素的唯物论和辩证法思想,藏医理论的五源学说、三因学说以及药物的六味十七效理论,无不体现了朴素的整体观、系统论和控制论观点,其二元论的整体思想是藏医的特色和优势,贯穿着藏医临床和实践。而自 20 世纪 50 年代建立起来的分子生物学,从分子水平辩证地研究整体的功能和联系,即应用还原方法对生命进行研究,从细胞超微结构及分子水平阐明生命的物质基础,再经综合分析过程,利用现代系统论、控制论、信息论和协调论等学说,把"孤立"的物质与组成整体的所有器官联系在一起,把局部的作用和整体的功能联系在一起,把局部的病变和整体的健康状况联系在一起,把人体与自然界联系在一起,这种建立在大量实验基础上的辩证的整体观不仅与藏医的整体观有相似之处,而且比藏医对整体的认识更为客观、清晰。分子生物学在充分的实验根据上形成的反馈调节论、信息论等,比藏医学中反映在五源、三因的因果关系等中的朴素的控制论、信息论思想更具有现代性和实用性。引入分子生物学方法研究藏医,既不会脱离藏医的整体观,又能使藏医从客观化、定量化上与综合—演绎的方法联系在一起,填补藏医缺乏微观还原分析的空白,使藏医的抽象思维建立在深刻的实验科学研究的基础上;同时,分子生物学辩证的整体观、系统论等方法论,有利于藏医从朴素的方法论尽快地转到现代辩证的方法论上来。

(二) 藏药开发研究与分子生物学

长期以来,藏药以其确切的疗效、低微的毒副作用以及没有耐药性而受到人们的信赖,特别是藏药独特的双向调节和整体调节效应更成为当前研究的重点。随着分子生物学技术在藏药研究中的应用,必将使藏药的开发应用进入一个新的阶段。

1. **分子生物学为藏药的品种鉴定和质量控制提供了机遇** 我国藏药材种类繁多,资源丰富,然而来源复杂,过去一直采用形态分类法来鉴别生物物种,这种建立在宏观观测水平上的方法往往不完善,易致争议,从而为藏医遣方用药中道地药材应用带来困难。随着分子生物学及分子克隆技术的发展,现在可以根据遗传物质 DNA 在不同生物个体的差异来鉴别生物物种,如利用限制性内切酶酶切片段长度多态性(RFLD)来研究品种间、种属间的 DNA 的变异情况,从而揭示不同品种间的亲缘关系,为鉴别药材品种提供依据;同时,这种方法也能为寻找新的药用资源提供线索。而聚合酶链式反应(PCR)技术的出现,以其 DNA 扩增产物的专一性强、不需进行特殊纯化,而且高速、高效、优质和全部自动化的优点,为藏药材特别是贵重药材的鉴别带来了方便。此外,各种蛋白电泳分析如聚丙烯酰胺凝胶电泳(SDS-PAGE)等以及藏药血清学鉴别为制定藏药质量标准提供了可能性。

2. **分子生物学促进了藏药作用机制的研究** 藏药治病的物质基础,是通过其所含的生物活性分子而发挥作用,藏药复方含多种生物活性成分,即使是一种植物藏药,也常含多种化学成分,可能是某种或多种成分从各个方面调节病体内的多个环节,使之逐渐恢复平衡,这种整体调节及双向调节的效应是现代医学所不及的。利用分子生物学既采用还原方法又辩证研究整体的综合分析方法,从分子水平研究藏药作用原理,对促进藏药开发有重要意义。国内不少单位开展了藏草药的分子药理学研究,如藏药红景天是景天科红景天属植物,多分布在北半球的高寒地带,大多数都生长在海拔 3 500~5 000 m 的高山流石或灌木及丛林下。我国有 73 种,其中西藏占有 32 种,2 个变种,但至今仍未有很好的开发利用。红景天主要以根和根茎入药,全株也可入药,主要有效成分有红景天苷(salidroside)$C_{14}H_{20}O_7$、酪醇(tyrosot)$C_6H_{10}O_2$,此外含有淀粉、蛋白质、脂肪、鞣质、黄酮类化合物、酚类化合物及微量挥发油,还含有具有生物活性的微量元素铁、铝、锌、银、钴、镉、钛、钼、锰等,叶与茎中含有少量生物碱。经过深入的药理作用和临床使用的研究,红景天可被作为"适应原"样药,广泛应用于抗疲劳、延缓衰老和提高脑力和体力功能等方面。雪莲花在藏医藏药上作为药物已有悠久的历史,藏医学文献《月王药珍》和《四部医典》上都有记载。雪莲花具有生理活性有效成分,其中伞形花内酯具有明显的抗菌、降压镇静、解痉作用;东莨菪素具有祛风、抗炎、止痛、祛痰和抗肿瘤作用,临床上治疗急性、慢性支气管炎有效率为96.6%。芹菜素具有平滑肌解痉和抗胃溃疡作用;对羟基苯酮有明显的利胆作用。特别是雪莲花中所含的秋水仙碱,能抑制癌细胞的增长,临床用以治疗癌症,特别是对乳腺癌有一定疗效,对皮肤癌、白血病和霍奇金淋巴瘤等亦有一定作用;对痛风急性发作有特效,12~24 h 内减轻炎症并迅速止痛,长期使用可减少发作次数;此外还具有雌激素样作用,能延长大鼠动情期和动情后期,而缩短间情期和动情前期。但秋水仙碱的毒性较大,能引起恶心、食欲减退、腹胀,严重者会出现肠麻痹和便秘、四肢酸痛等副作用。由于雪莲花中含有疗效好而毒性较大的秋水仙碱,所以民间在用雪莲花泡酒主治风湿性关节炎和妇科病时切不可多服。

3. **分子生物学有利于藏药的培育和新药开发** 当前我国采用的藏药绝大多数为天然药物,长期天然生长的药物面临着许多难以解决的问题,如资源匮乏,病毒寄生蔓延,种植费时、费工,繁殖系数低,难以适应生产基地生产药材的需要。运用分子生物学中的基因工程和细胞工程技术,就能使这些问题迎刃而解。它一方面可对药用植物品种实行遗传改造，或构建新型的抗病力强的优良品种，以加强藏药高产、优质、多抗新品种的选育；另一方面，用基因工程技术培育出的抗病毒、抗虫害的新型藏药能减少农药施用，杜绝农药和重金属的污染，从而增强藏药使用的安全性，并将促进藏药出口。而利用转基因器官培养技术和反义技术等分子生物学新技术，不仅可以保护濒危药物，同时对有效成分明确的各种藏药可进行有效成分的生物工程生产，从而促进新的生物制品的开发。

综上所述，自20世纪50年代建立起来的分子生物学迅猛发展，成为当今生命科学中最重要同时也最具活力的学科，它已经渗透到了社会各个领域。它的发展，为藏医药学理论与实践的研究提供了难得的机遇。在保持和发扬藏医理论和实践特色的基础上，充分利用分子生物学的综合分析方法及先进技术手段，结合现代科学特别是现代医学的发展成就，使藏医药研究有质的飞跃，最终实现藏医药现代化。

第三节
蒙 医 学

蒙医学是生活于中国北方草原和森林地区的游牧民族在长期积累的医疗实践经验基础上吸收中(汉)医学、藏医学知识以及印度医学知识而形成的医学，是中国传统医学的组成部分之一。

蒙医学具有较鲜明的地域特色和专业侧重，主要表现在创伤和骨折治疗、外治疗法、饮食疗法等方面。生活在我国北方草原和森林地区的人们是以游牧生活方式为主的，在生活和劳动中，跌伤、骨折等意外创伤时有发生，故逐步发展了独特的骨伤诊疗方法。游牧民族主要食用羊、牛、马等肉制品和乳食品，所以对这些动物产品的医疗保健作用有较多了解，酸马奶疗法、酪酥治疗法等饮食疗法具有一定的特色。

一、蒙医学简史

生活在我国北方的游牧先民常年在辽阔的草原上过着逐水草而游牧狩猎的生活，在与自然界的接触中发现了能够医治疾病的药用动物、植物和矿物，并反复应用于各种疾病的治疗，积累了许多适应北方草原和森林地区自然环境及生产方式的医疗方法。如灸法，据《三国志·魏志》中提到北方鲜卑人"知以艾灸、烧不自熨"；《内经》的《素问·异法方宜论篇》中记载："北方者，天地所闭藏之地也；其地高陵居，风寒冰冽；其民乐野处而乳食；藏寒生满病，其治宜灸；故灸者，亦从北方来。"王冰注的《素问》里记载："北人正行灸法，现在火针盛行于北方。"藏医学经典著作《四部医典》中记载将"小茴香拌油加热后用毛毡包扎"的传统热灸方法——蒙古灸，亦提到"治赫依病则用蒙古灸"。又如酸马奶疗法(酸马奶是用马乳做原料的发酵品，北方游牧民族把它当作一种补身解毒、健体益寿的上品饮料)，是蒙医饮食疗法中传播最广、盛名最著的一项治疗及保健疗法，在防病治病的实践中具有重要地位；又如刺血疗法，据《三国志·魏志》记载有"鲜卑人知刺血疗法"，在《宇妥·元丹贡布传》中也有"蒙古地区引病善用放血疗术"的记载。其他还有如"瑟布素"疗法(用牛羊等动物胃内反刍物做热敷的一种热性疗法)、矿泉疗法、灸疗法、拔火罐疗法、正骨疗法等。

此外由于我国北方草原和森林地区游牧民族长期从事畜牧业和狩猎业，在骑马、射箭、摔跤中，经常发生骨折、脱臼、脑震荡等创伤，因此他们积累了丰富的整骨及治伤经验，并对于各种刀剑兵器等创伤亦总结了较多医疗方法。

元朝建立后,蒙医传统治疗术、饮食疗法及用药等诸方面在原有的基础上得到了进一步的发展与提高,并且有了以寒热理论为主的理论雏形。元代饮膳太医忽思慧编著的《饮膳正要》是我国现存最早的营养学专著,其中记载了大量的蒙医饮食卫生及饮食疗法的内容。其间骨伤科发展成较为成熟的独立学科,结合战伤手术进行的人体解剖研究,不仅丰富了对人体构造的认识,还促进了骨伤外科的发展。

此后随着黄教的广泛传播,古代印度阿育吠陀医学《医经八支》和藏医学《四部医典》等一些著作传入蒙古地区,并在寺院设置曼巴扎仓进行医学教育,培养了大批医学人才,如罗布桑丹津扎拉桑、伊喜巴拉珠尔、龙日格丹达尔、占布拉道尔吉等,他们主要借鉴中(汉)医学,同时吸收藏医学、古印度医学的有益内容与蒙医实践经验结合起来,编撰了几十部蒙医药著作,为蒙医药的发展奠定了理论基础,其中《四部甘露》《蒙药正典》《方海》被誉为蒙医学三大经典著作。伊氏《四部甘露》系统论述了蒙医基础理论、诊断、治疗原则和方法,并首创"六基症"理论,补充和发展了《四部医典》中病因学内容。《蒙药正典》记载药物 879 种,对每味药物的蒙、汉、藏名,产地、形态、性味功能、入药部分、采集季节、炮制方法均有详细阐述,并附有 576 幅插图。敏如拉占布拉著《方海》记载 3 000 余种药方,并详细论述了药物配方、剂量、制法、功能主治、用量用法和注意事项,并提出了许多新的理论观点。

蒙医药在当地原初医疗经验和用药习惯的基础上,借鉴融合藏医药知识,经过中(汉)医药文化的激荡发蒙而产生,是中国传统医药学与当地民族优秀传统文化相结合的产物,而古印度医学是其发展过程中的重要知识来源,是中国传统医学的重要组成部分之一。

内蒙古自治区成立后,在党和国家的重视和扶持下,蒙医药事业得到了继承和发扬。特别是党的十一届三中全会以来,改革开放给蒙医药事业注入了新的生机和活力,使蒙医药有了长足的发展。目前,内蒙古自治区的蒙医药已形成一个具有一定规模的蒙医医疗、教学、科研体系,在保障自治区各族人民健康,促进自治区社会、经济发展方面发挥着不可替代的作用。

二、蒙医学理论体系

蒙医学理论体系是以阴阳学说和五元学说为基础,以三根、七素、三秽为核心,来说明人体的组织结构、生理功能、病理变化、疾病的诊断和治疗等主要内容,蒙医把人体看作是一个对立统一的有机整体,从宏观角度来阐述人体生命活动的基本规律。

(一) 阴阳学说和五元学说

蒙医学认为,人是统一的有机整体,人体各个部分之间都有密切联系,阴阳学说和五元学说等古代唯物主义哲学思想是蒙医学生理、病理和临床治疗等方面的基础。

1. **阴阳学说**　阴阳是我国古代用以解释自然界一切事物相互对立而又统一的朴素的唯物论和自发的辩证法思想。据史料记载,生活在我国北方草原和森林地区的游牧民族称苍穹为"天父",称地球为"母地",这是他们早期形成的阴阳观念。蒙医学的理论及医疗方法是在对自然界有了这种认识的基础上发展起来的。

和中(汉)医学认识一致,蒙医学认为,世界是物质性的整体,世界本身是阴阳对立统一的结果,宇宙间的任何事物都包含着阴阳相互对立的两个方面。如白昼和黑夜,晴天与阴天,热与冷,动与静。一般来说,凡是活动的、上升的、明显的、进行的、无形的、轻清的、功能亢进的或属于功能方面的都属于阳;凡是静止的、下降的、隐晦的、退行性的、有形的、重浊的、功能衰退的或属于物质方面的都属于阴。

从事物的运动变化来看,当事物处于沉静状态时便属于阴,处于躁动状态时便属阳。由此可见,阴阳既可代表两个属性相互对立的事物,也可代表同一事物内部存在的两个相互对立的方面。事物的阴阳属性并不是绝对不变的,而是相对的,是根据一定的条件来决定的。蒙医学将这种阴阳观念及阴阳变化的相互关系运用来说明人体的组织结构、生理功能、病理变化以及疾病的性质和发展,并以此作为疾病诊断、治疗原则和治疗方法等的依据之一。

2. **五元学说** 据文献记载,五元(土、水、火、气、空)学说是由我国藏区传入我国北方草原和森林地区。在蒙医学理论中,对构成人体的三根、七素,以及生理、病理、诊断、治疗原则、四施(药物、外治、饮食、起居)等的解释,都以五元学说为理论指导。五元学说把事物按照不同的性质、作用与形态,分别归属于土、水、火、气、空五元素。土元的性质为硬、强、重,以气味为主,具备味、色、感、声等性能,为一切物质的本基,对物质有重、稳的功能;水元性质为湿、润,以味为主,具备感、声等性能,对物质有滋养、湿润的功能;火元性质为热,以色为主,具备感、声等性能,对物质有成熟、溶解、烧灼的功能;气元性质为轻、动,以感为主,具有感、声两种性能,对物质有轻、动、发的功能;空元性质是空、虚,只有声一种性能,为物质的存在、增长、运动的空间,具有间隔的功能。

(二) 三根学说

蒙医学将赫依、协日和巴达干称为三根。蒙医学认为,人体三根是维持人体生命活动和生理功能的三种能量和基本物质,对七素的生理活动起着能源供给和支配作用,三根在人体内是以对立统一的规律共存的,也是人体矛盾的主要方面。

1. **赫 依** 蒙医学认为,赫依为中性,五元属气,正常情况下主要发挥动力和支配人体各项生理活动的功能,对协日和巴达干起着调节作用。

赫依有轻、糙、凉、细、硬、动六种秉性,以轻、糙的秉性为主。赫依的六种秉性及表现可见:人的活动轻快、神志不定等是轻扬秉性的表现;皮肤舌苔粗糙、心情烦躁、病情急骤等是糙秉性的表现;睡眠不实、记忆力不牢、心神不定、爱活动等是动的秉性特征;喜晒太阳及烤火、喜热饮食等是凉的秉性特征;无孔不入是细微的秉性特征;皮肤较硬、肿块坚硬、不易化脓,一般泻药不能下泻等是硬的秉性特征。

赫依主要依居髋,居心脏与身体的下部和大肠。以依存脉(主脉)为基地,普行于全身,但主要行于心脏、大肠、骨骼、耳、皮肤。赫依的功能是主呼吸、血液循环、肢体活动及功能反射、五官感觉、大小便排泄、分解食物、输送饮食精华与糟粕,是维持人体生理活动的动力。

2. **协 日** 蒙医学认为,协日为阳性,属火,是生命活动中的热能,其正常的生理功能主要是维持人体的火温。

协日具备热、锐、轻、臭、泻、湿、腻七种秉性,以热、锐的秉性为主。协日的七种秉性及表现可见:口渴、消化快、身体耐寒是热的秉性特征;智慧敏锐、脾气傲慢是锐的秉性特征;皮肤腻润是腻的秉性特征;热易上攻和性情易激动是轻的秉性特征;排泄物有特殊气味是臭的秉性特征;胃肠柔弱易泻是泻的秉性特征;多汗、易泄是湿的秉性特征。其中热、锐、腻是协日的本质性秉性,而轻、臭、泻、湿是协日的功能性秉性。

协日主要依居身体的中部,由心至脐和肝胆。协日的功能是作为热能消化食物、增加食欲、生化七素、调节体温、焕发精神、敏锐智慧,是维持人体正常生理活动的热能。

3. **巴达干** 蒙医学认为,巴达干为阴性,属土和水,其正常的生理功能主要是起着调节水分并与协日保持相对平衡的作用。

巴达干有重、寒、腻、钝、柔、固、黏七种秉性,以重、寒的秉性为主。巴达干的七种秉性及表现可见:体重重,身体、语言、思维活动缓慢,嗜睡等是重、钝的秉性特征;身体火温弱是寒的秉性特征;身体较肥胖、皮肤白嫩是腻的秉性特征;皮肤柔软、性格老实稳重是柔的秉性特征;沉着端庄、思维明确是固的秉性特征;黏,指黏液,巴达干是一种黏液性物质。

巴达干依居身体上部,居心脏以上部位及胃。巴达干的功能是调节身体和语言、使思维活动稳重、消化食物、运输体液、调节水分、滋养元气、增加耐性、加强关节等。

三根在人体内是以对立统一的规律共存的,其中,协日和巴达干两者为相互对立的两面,互相制约、相对平衡。协日的七种秉性中的腻(温性)、热、锐、轻,与巴达干的七种秉性中的腻(寒)、寒、钝、重相对立,即协日与巴达干以相互对立的特征相互依赖而存在,双方以相互对立作为各自存在的基础。协日为阳,代表热性,维持着生命活动的热能;巴达干为阴,代表寒性,在人体的生命活动中起着运输体液、调节水分的功能。赫依作为调节因素,起着重要的调节作用,在三根的各种秉性特征中,赫依之轻、动,与巴达干重、固相对立,赫依之凉与巴达干之寒相统一,赫依之糙、凉,与协日之腻、热相对立,赫依之轻又与协日之轻相统一。所以,赫依与协日、巴达干两者,都有互相对立、互相统一的关系。在正常情况下,赫依对协日、巴达干起着不使其太过或不及的调节作用,而在病变情况下赫依却起着煽动和扰乱的作用,所以在治疗中必须先注意镇赫依的原则。三根在人体内相互依赖、相互促进、相辅相成,共同完成着人体的生理功能和生命活动。

(三) 七素理论

蒙医学认为,人体由三根和七素(也称七元)构成,是进行复杂的生命活动的矛盾统一体。三根是人体构成和生命活动的动力,七素是物质基础,组成人体各个组织和器官。三根和七素互为条件而存在,七素滋生三根,三根支配七素进行着复杂的生命活动。

蒙医学将构成人体的基本物质的食物精微、血液、肌肉、脂肪、骨骼、骨髓、精液和时刻不断生化的精华称为七素,也称为七元;将大便、小便和汗液等排泄物称为三秽。七素是依靠三根而存在的,七素与三秽的生化是人体进行新陈代谢的过程,蒙医学也称其为清浊分泌。从基础七素清浊分泌而生化出的津液称为正津,正津时刻在滋养着基础元气和补充三根,不断地进行着精华的吸收、糟粕的排泄运动。基础七素是构成人体各个器官的基本物质,正津又是反转使七素时刻生化的滋养液。

蒙医学认为,人体七素生化主要依靠消化三温(调火赫依、消化协日、腐熟巴达干)的作用进行,即食物经过消化道时,在胃腑腐熟巴达干的作用下腐熟,消化协日的作用下融化,调火赫依的作用下分化产生食物精微。元气生化过程总在饮食消化过程的基础上不断继续,而且在消化三温(主火温)的作用下进行高层次的、细微的、复杂的清浊分泌并且依次补充基础元气。食物精微清浊分泌,清通过输清管到肝脏,在变色协日的作用下成熟为血液;浊补充胃内的腐熟巴达干。血液在肝内清浊分泌,浊为胆汁,进入胆囊,再分泌清浊,清成为黄水,浊进入肠道助消化,最后成为粪便之色素与尿之沉淀物;血液之清资生肌肉的同时经心脏、血管在普行赫依的作用下营养全身。肌肉清浊分泌,清为脂肪,浊为眼眵、耳聍、鼻涕和唾液。脂肪之清滋养骨骼,浊为汗液和润滑物。骨之清为骨髓,浊为牙齿、指甲和毛发。骨髓之清为精液,浊为润肤之油腻物。精液蓄于三舍,其清则为身体之精华,即正津。这就是人体生理代谢过程。

蒙医学认为,人体的生命过程是一个综合的复杂活动过程,内部消化系统,外部言听视行,都不是孤立进行的,都是在三根七素的影响和支配下,人体脏腑之间、脏腑与体表之间的生命活动彼此协调,相互制约,才能维持人体内外环境的相对平衡,如某一部分发生病变,就会影响到其他部分以致整体引起平衡失调,功能障碍,出现一系列病证。所以在诊断和治疗疾病过程中,不能只看表面现象,而要辩证地进行全身的综合分析才能得出正确的诊断。同时,蒙医学认为,人和自然界也是相互对立统一的,人体通过感受器和外界自然环境保持密切联系,自然环境的变化必然对人体产生一定的影响。在正常情况下,通过人体内部三根的调节,使人体与自然环境的变化相适应,若三根与七素之间的平衡失调,相互为害,或由于某种外部原因,人体内外环境的相对平衡状态受到破坏,就会发生疾病。

(四) 寒热理论

寒热理论,即寒热对立统一理论,是解释机体内部的寒热变化规律和各脏器功能活动规律的理论。寒热理论是蒙医药学最早认识和应用的医学理论之一。在寒热理论中,热代表积极、进取、刚强等特性和具有这些特性的食物;寒则代表消极、保守、柔弱等特性和具有这些特性的食物,其实质是中(汉)医的阴与阳。

蒙医学认为,人的生理活动中寒热对立关系必须处于相对稳定的状态,才能保持机体健康生存。如果其中某一方面出现异常,就会使寒热相对稳定状态失去平衡而导致疾病。蒙医药学的寒热理论据此将疾病归纳为寒、热两类。具有热盛火旺、舌干口渴、头痛发热、烦躁不安、面红目赤、舌红苔黄、尿黄赤、脉实数等表现的疾病称作热性病。这类疾病一般发病急、变化快、病程短、容易出现合并症等特点,具有肢冷畏寒、下利清谷、小便清长、消化不良、胃痛肠鸣、恶心呕吐、舌苔白滑、脉沉迟等表现的疾病称作寒性病。这类疾病一般发病缓、变化慢、病程长等特点。

三、蒙医学脉诊

诊断是蒙医学的重要组成部分,包括诊察和分析两方面内容,主要通过望诊、问诊、切诊、尿诊、闻诊、触诊等方法对疾病进行诊断。在疾病诊断时一般采用多诊合参,综合观察和检查患者的全面情况,以掌握诊断所必需的依据,然后对所获得的资料进行全面分析归纳,进一步了解疾病的一般规律和特殊变化,辨别主与次、实与虚、确实与疑似,并结合蒙医学基础理论加以分析总结,对疾病作出正确的判断。其中切脉是最为重要的诊法之一,蒙医学认为"五脏六腑疾病切脉最能知之",形成具有自身特色的蒙医学脉诊。

(一) 切脉原理

蒙医学认为:"心为黑脉之海,五脏六腑有脉道相连通,脉道似水渠将心海的血液引向全身。"心脏是遍行赫依重要居驻之脏,在遍行赫依作用下,心脏收缩将血液连同赫依(气)一起推压到脉道,通布脏腑、各组织,营养全身。又在遍行赫依作用下,心脏舒张将血液与气回收到这里,如此循环往复维护人体生命活动。在循环过程中,如果人体出现疾病,特别是脏腑出现病变,赫依、协日、巴达干三因素发生偏盛、偏衰,相讧影响气血出现压力强弱、流动快慢、畅涩等异常,造成脉搏强弱、浮沉、数迟、紧缓、滑涩、突空、洪微等差异,蒙医学长期总结脏腑病变而引起脉搏异常的规律,形成了脉诊理论。《医学四续》形象比喻说:"气血流通脏腑与全身,不经脏腑之言非实事,犹如贾商云集街市中,知晓哪有什么货源样,十二脉角犹如花织纹。"《蓝琉璃》对这一段话解释为:"切脉处,来自人体上下、内外、脏腑的血流都汇集于此,犹如商家云集于集市那样。"因为一切疾病症状通过气血反映到脉象中,犹如商家熟悉哪里有什么货物一样,这些消息通过切脉的十二个脉角搏动情况传达给医生。

（二）诊脉禁忌

诊脉前一日晚上，禁止进食酒、肉、浓茶等影响脉搏的饮食，禁止一切剧烈活动以及房事、熬夜、忧伤、暴怒等对诊脉不利的行为起居。诊脉时间最佳为朝阳初露之时，因为此时患者刚刚起床，阴阳寒热相对平衡。如果发病突然，来不及上述禁忌而马上需要诊脉者，也要平心静气休息片刻才能诊脉。

（三）把脉部位

蒙医的把脉部位为患者腕部第一横纹向上一寸，即桡骨茎突将尽的下缘处，按医生示指为"寸"位，按中指为"甘"位，按环指为"查格"位。对于"寸""甘""查格"三词的来源，有人认为是中医寸、关、尺的谐音，目前尚有争论。然而，中医的切脉位于桡骨茎突内侧为寸口，向小臂方向依次为关口、尺口。而蒙医的切脉位《蓝琉璃》说："从手腕第一横纹向下（向手臂方向）量一寸为桡骨突。桡骨突内侧骨突将尽的臂上，按医生的示指为寸、按中指为甘、按环指为查格。"也就是说桡骨突内缘依次为寸口、甘口、查格口。对于各脉口候脏情况，认为各脉口上角属阳候脏，下角属阴候腑，即患者左手寸脉上角候心，下角候小肠；甘脉上角候脾，下角候胃；查格脉上角候左肾，下角候三木塞。右手寸脉上角候肺，下角候大肠；甘脉上角候肝，下角候胆；查格脉上角候右肾，下角候膀胱。显然两甘脉与中医两关脉所候脏腑不同。另外女性左右寸脉所候脏腑与男性相反，即女性左寸脉上角候肺，下角候大肠；右寸脉上角候心，下角候小肠。蒙医认为这是由于心尖有意识出入的孔窍，而女性的这一孔窍靠右，故有此差别。女性左右寸脉所候脏腑与中（汉）医也有所不同。

蒙医认为手腕动脉是切脉的最佳脉位，因为它离人体脏腑和上下体适中，犹如夏日清静的地方听五百弓远处两人交谈一样，声音清晰可辨。如果把脉头部的太阳穴动脉，因脉管细小，搏力弱，信息则不明；如切颈部的睡脉（颈动脉）或腋窝的集汗脉（液动脉），离心脏太近，犹如陡坡激流旁两人交谈那样，由于水声干扰而听不清对方声音，只能诊心脏疾病而不能脉诊其他脏腑疾病。同样，如果按足部跌阳脉，离脏腑太远，信息不明。

（四）把脉方法

"寸脉轻按触及皮肤；甘脉中按及至肌肉；查格脉重按枢至骨头。"这是因为手腕脉口越往小臂处肌肉越多，如生长的萝卜，越往根部，土质越厚那样，越听不清信息。

（五）正常脉象

一息五至，搏动均匀，快慢适度，无沉浮、无间歇、无停顿。按人的体质不同平脉分阳脉、中性脉、阴脉三种。阳脉是体内赫依的成分偏盛出现的一种脉象，特点是脉动缓慢，脉象粗大、洪实；阴脉是体内协日成分偏盛的一种脉象，特点为搏动细而数、急；中性脉是体内巴达干成分偏盛的一种脉象，搏长而滑、柔缓。一般男性多为阳脉，女性多为阴脉；赫依型人多为阳脉，协日型人多为阴脉，巴达干型人多为中性脉，上述这些脉象为不同性别、人型的本脉，是测平脉所必须考虑的因素。在诊病前如不了解患者的本脉则往往出现误诊。

四、蒙医学特色疗法

蒙医学治疗疾病的方法包括"四施"（饮食、起居、药物、外治）疗法，其中一些特色传统疗法具有鲜明的特点。

1. **酸马奶疗法**　酸马奶疗法是蒙医学"四施"中饮食疗法的典型代表，在蒙医学中占有重要地位。酸马奶也称马奶酒，蒙医学认为酸马奶不仅是一种营养饮品，而且具有清热、清协日、止渴、滋养肺等功能,用于治疗脏腑热、营养不良、肺结核、口腔溃疡等疾病,对伤后休克、胸闷、心前区疼痛等尤为有效。

《黑鞑事略》记载:"马之初乳,日则叫其驹食之,夜则聚以涕,贮以革囊,倾洞数,味微酸,始可饮,谓之马奶子。"其大意是将白天马驹未吃尽的马乳收集起来,储存在皮革制成的囊筒中,经过多次搅动或驮在马背上任其自然颠簸,有了酸味以后即可得到酸马奶,酸马奶进一步加工得到马奶酒。《饮膳正要》中对酸马奶的性、味、功能等都有详细记载:其性轻而温,味甜、酸、涩,具有增强胃火,助消化,调理体质,促进精华与糟粕的分解,柔软皮肤,活血化瘀,改善睡眠,解毒,补血等功效。《蒙医药选编》记载:"策格(酸马奶)能养肺,祛关节赫依病。""策格味酸涩,性轻,能升发胃火,除湿化瘀,健脾开胃,治痔疮、小便艰涩及诸般肿胀。"

2. **正骨疗法**　正骨疗法是以蒙医学理论为指导,运用手法整复为主并辅以蒙药治疗,对各类骨折与关节脱位、软组织损伤等一系列病证进行治疗的方法,是蒙医学家长期积累形成的具有鲜明特色的治疗方法,在蒙医药治疗体系中占有重要地位。

蒙医学正骨疗法是以人体三根协调为基础,重视人体生理功能的内在平衡,注意维护人体骨骼的完整性,最大限度地发挥和促进组织器官的自愈能力。蒙医学正骨疗法的治疗原则为:以辨证施治为基础,施行局部与整体并重、内损与外伤兼顾、固定与活动相结合的治疗。蒙医学将正骨疗法分为整复、固定、护理和功能锻炼。

整复是指蒙医运用各种手法技术使移位的骨折端或脱臼端准确地复位,治疗骨折或脱臼等必须首先复位,使断骨接合或关节复位,恢复人体骨骼为支架、关节为枢纽、肌肉筋腱为动力的状态。因骨折或创伤类型不同,整复手法不尽相同,蒙医多采取灵活多样的手法整复创伤端。早期复位较为理想,损伤数小时内最宜整复,若延迟至损伤后 1～2 日或更久,则可能影响愈合效果。手法整复时,对诊断不清、年老体弱者或孕妇、患有严重内科病症者需慎重施术,对骨质疏松、骨结核、肌腱完全断离者等禁用手法复位。

固定是强化骨伤整复效果的重要步骤和手段,是骨伤愈合的基础。蒙医药学依据人体运动学原理,从机体生理功能出发,利用器械的应力效应和肌肉收缩时产生的内在动力,使骨折部位固定,促进其愈合。常应用多种形式和材质的固定矫形器械和支架,如凸面青铜镜或银杯、蛇蛋花宝石、夹板、压垫、缚带、绷带等。

功能锻炼对提高关节活动能力,加速肢体功能恢复,促进气血运行,增强患者体质,防止肌肉萎缩和关节僵硬等并发症,矫正残余移位,加速骨折愈合,起着重要作用。蒙医学依据骨折治疗的不同阶段,采用自主活动功能锻炼(包括局部功能锻炼和全身功能锻炼)和被动活动功能锻炼(包括按摩疗法和活动关节疗法等)多种方法,对创伤骨与关节进行功能恢复治疗,取得骨折愈合与功能复原的双重效应。

3. **放血疗法**　放血疗法是指在人体体表选择一定的部位,将浅部脉道(静脉)切开或穿破进行放血,借以引出病血至体外,达到治疗和预防疾病的目的。

蒙医放血疗法适用于由协日引起的热性疾病,如伤热扩散、疫热、疮疡、痛风、索日娅(结核病)、震伤热、丹毒、黄水病和麻风等热证。巴达干和赫依引起的寒症,若与血和协日合并时,亦可采用放血疗法施治。放血疗法应用专用放血器皿称为"哈努尔",为不锈钢制作,刀刃锐利,大多长约六横指。放血疗法分术前处理和正式放血两个步骤。术前处理一般服用三果汤 3～7 日,进行引熟和分离病血与正血,将病血引入表脉。蒙医学实践中,强调准确掌握放血时机,若放血过早则生赫依,使病热播散全身,若放血过迟则使病血窜散脉道,病邪难以清除。蒙医放血部位近百个,其中常用的有40~50个,如囟门脉,适用于囟门沉重、眼眶疼痛难忍、巴达干及协日引起的头痛等病症;颞脉,适用于眩晕、谵妄、双腿无力不能行走、头颅搏动性跳痛等病症;颈脉,适用于脑虫病、逆血侵脏、炽热、肺劳伤、疖肿等病症。

4. **灸疗法** 灸疗法是以蒙医学寒热理论为指导,用灸草炷或灸草条在体表一定的穴位上烧灼、熏熨的一种治疗方法,通过在人体表的固定穴位或不定穴位上的灼热或温热刺激而达到调节气血、防治疾病、增强体质和保健的目的。

蒙医学认为,灸疗法能够封闭脉道之要隘,使病邪不致流窜于脉道,可止疼痛,镇疗扩散之赫依,促进消食,消肿,引燥黄水,守护脏腑之门,温补,清明神智,可用于多种临床常见病症的治疗,对于赫依偏盛的风症、巴达干偏盛的寒症、协日偏盛的湿症等疗效尤为显著。

灸疗法的取穴部位分为不定和固定两类。不定部位是指依据患者自诉症状的部位,施术者用拇指按压时,患者略感舒适并出现压痕或脉形闪动和脉管高隆之处(即阿是穴);固定部位是蒙医依据五脏六腑与疾病联系而选择某些固定施用灸疗法的穴位,此类常用固定穴位70余处,主要有赫依穴、协日穴、巴达干穴、命脉穴、顶会穴、囟门穴、母肺穴、子肺穴、肝穴、膈穴、胆穴、脾穴、肾穴、大肠穴、小肠穴、膀胱穴等。蒙医学灸疗法所有灸材和灸器丰富,灸材主要应用白山蓟草经加工精制成白山蓟绒。根据灸材和方法的不同,灸疗法还可以分为火灸法、油灸法、金属灸法和药物灸法四类。

五、蒙医学临床特色

(一)蒙医学临床学科分类

蒙医学临床各科包括内科、外科、温病科、妇科、儿科、传统疗术科、骨伤科、五官科等,都以蒙医基础理论为指导,对疾病进行辨证分析、诊断和治疗。

(二)蒙医学临床优势及特色疗法

蒙医在治疗常见病、多发病有着系统而较完整的疗法和相应药物与药剂,临床疗效确切,尤其是对冠心病、心律失常、再生障碍性贫血、巴姆病(慢性原发型血小板减少性紫癜,简称cITP)、风湿性及类风湿骨关节病、乌呼日依利都(银屑病)、萨病(脑梗死恢复期)、乎很包勒其日亥病(乳腺囊性增生病)、肺素日亚(耐多药肺结核病)、颈椎病、腰椎间盘突出症及急慢性腰扭挫伤等疾病疗效独特。蒙医治疗强调"治未病""求本""扶正祛邪""调理三根"和"因人、因时、因地制宜"等治疗原则。蒙医治疗疾病的方法很多,除了药物治疗以外,还有多种独特的治疗方法。

蒙医传统疗法是蒙古族广大劳动人民医学实践和聪明智慧的产物。蒙古民族长期居住在寒冷北方高原地区,以狩猎、游牧为主要生活方式,人们很早就掌握并运用了热敷、艾灸、埋沙疗法(简称沙疗)等具有鲜明民族特色的传统疗法。古代蒙古人民在分猎物、解剖脏器等日常劳动中获得了丰富的动物解剖结构的知识,尤其对蒙医整骨术、震疗术、动物脏器疗法等传统疗法的发展起到了积极促进作用。蒙医传统特色的酸马奶疗法历史悠久,是防病、治病、强身健体的上品。

蒙医学传统疗法,不仅使各种疗法的寒热与疾病的寒热相对应,而且把气候和自然环境与人体及各器官、脏腑的寒热作为有机整体考虑。如因长期受凉着寒而得的膀胱寒病,出现浑身发冷、尿频、尿急、尿痛、尿液变白等症状,这时如选用热敷疗法治疗,疗效极佳。如患风湿性关系节炎、妇女寒性病要用"瑟布素"疗法、皮疗、陈羊粪疗法等热性疗法治疗,而把这些治疗措施安排在春季,最好是在蒙古历六月(农历三月)进行,这样见效快,效果好。对于巴达干、赫依倾向的寒性疾病,尽可能用与之相对立的热性疗法，并且要根据气候的冷热变化确定治疗季节。"瑟布素"疗法、皮疗法等疗法，主要是温热患病部位，故在治疗过程中，患者出现头晕、发热、恶心等赫依热上涌等症状，这时，冷敷头顶，就会解热祛火，调节寒热，症状缓解。寒热既矛盾又统一的关系，在自然界和人体各部位普遍存在，因此祛病健身也必须全面考虑，保持寒热的相对平衡。

蒙医学根据各种疾病的渗透、变化规律，遵循由特定部位引病外除的辨证治疗原则进行对症治疗，诸如泄泻、发汗、放血、拔罐、外敷、泥疗、沙疗等。在临床上，按照引病外除的原则，针对患者病情，变通运用缠、蒸、发汗等传统疗法。如治疗因寒湿而引起的腰腿痛、妇女宫寒等症，又采用砖茶煮麻加葱缠患部的方法。拔罐疗法适应多种疾病，对外引胃肠寒、关节炎的病邪尤其适应。贴敷、涂抹等疗法，能够直接引出溃疡病邪，尽快治愈。特别在近代蒙医临床上，相互配合使用拔罐、放血等，引病外除的疗法，在消除矛齐素和风湿病邪方面得到广泛使用。

蒙医药传统疗法临床上在治疗局部疾病或在局部施疗时，注重人体的有机整体性。如震荡疗法以"以震治震"的整体治疗思想为指导，把震荡脏腑及器官的解剖部位同全身组织联系起来考虑，采取最适合的手法和技巧震治。这是根据震荡器官、脏腑与人体整体的关系，用震荡疗法消除局部病变，以保持人体有机整体性的做法。

蒙医学以其相对独特的理论体系及独到的临床疗效为中华民族尤其是蒙古族的繁衍生息、发展壮大做出了应有贡献。同时，蒙医药也以安全、质优、有效、价廉等特点深受各族群众的信赖。

第四节
维 医 学

维医学是生活在中国新疆地区的维吾尔族同胞与疾病不断作斗争而形成的传统医学，其具有较丰富的实践经验，维医药理论体系的基础是四大物质学说，基于四大物质学说形成的气质学说、体液学说、器官学说等与之一起构成维医药理论体系，它认为人体之所以得病，主要是由气质失调、体液异常所导致，要治病，首先要清除病体内的异常体液。

一、维医学简史

新疆是我们伟大祖国的一块宝地，其地形地貌可以概括为"三山夹两盆"，即其背面是阿尔泰山，南面是昆仑山，天山横贯中部，习惯上称天山以南为南疆，天山以北为北疆。

新疆古称"西域"，历来是多民族聚居地区，各民族迁徙往来频繁，其中的维吾尔族即是经过长期迁徙、民族融合形成的，"维吾尔"作为汉语规范名称始于1934年时新疆省政府的政令，意为维护你我团结。至19世纪末，新疆已有维吾尔、汉、哈萨克、蒙古、回、柯尔克孜、满、锡伯、塔吉克、达斡尔、乌孜别克、塔塔尔、俄罗斯等十三个主要民族定居，形成维吾尔族人口居多、各民族聚居分部的格局。

古代新疆地区由于经常遭受自然灾害的威胁，人们逐渐懂得利用一些自然因素来处理简单的疾病。如：用黏土、蒜汁和草香涂于肢体来预防害虫；用温泉浴、披兽皮和灼热的细沙埋肢体来解除关节疼痛；用放血减轻沙漠干热性头痛，割破耳后静脉医治骑马性关节疼痛。当时巫术治疗也曾经占有重要位置，如他们曾信奉萨满教，男巫师叫萨满，女巫师叫乌答，巫师们既占卜、除鬼，也用祷告、药师治病。

在药物的治疗作用方面,《素问·异法方宜论篇》记载:"西方者,金玉之域,沙石之处,天地之所收引也。其民陵居而多风,水土刚强,其民不衣而褐荐,其民华食而脂肥,故邪不能伤其体,其病生于内,其治宜毒药。故毒药者,亦从西方来。"说明古代生活于"古西域"的人群已经了解到药物的治疗作用,特别是达到了毒药(强药)水平的较高阶段。

此后,随着丝绸之路的开通,内地与古西域地区的医药交流日趋频繁、中(汉)医药知识和成就得以传到古西域,西域的丰富物产和药物亦输入中原地区。如西汉时期张骞出使西域,带回了许多西域药材,其中包括胡桃、胡蒜、胡豆、石榴、红花、葡萄等。中国传统医学最早的药物学专著《神农本草经》就收载葡萄、胡麻、硫黄、鹿、羚羊角等西域药材。在一些史书中也记载了诸如康居(阿姆河和锡尔河之间昭武九姓之地)的"浮苈草",悦般国的"止血药"、硫黄,龟兹(今新疆库车)的"硫黄、雌黄、胡粉和沙盐绿"等。在《隋书·经籍志》医方类中有书256部,至少有5部是西域名医所著,包括《西域名医所集要方》四卷等,可惜早已失佚。其中有几部是龟兹名僧鸠摩罗什在传教、译佛经的同时,翻译的佛教医学著作,其中包括他母亲耆婆(龟兹国王妹妹)的《耆婆五脏论》等。从《神农本草经》到唐代《新修本草》共载的850种药,其中首次增添的114种药物中多数来自西域,如胡桐泪出车师(即龟兹),绿盐出焉者(今新疆焉者),硇砂出西戎(西域别称),阿魏出昆仑等。又如汉代的《武威医简》、唐代的《高昌针灸经》;吐鲁番出土的唐代手抄文献中有《张文仲疗风方》《神农本草经》《耆婆五脏论》和《诸医方髓》等;唐代政府在新疆东部三州和安息州建立医学校和医事制度,设置经学博士、医学博士等官职,掌管教授生徒和医治疾病。随着丝绸之路的开通,古西域当地原初的医疗经验和用药习惯,经过中(汉)医药文化的激荡发蒙而有了进一步的发展,同时还借鉴吸收了周边其他医学的有益实践,由于中(汉)医药学对中国古西域地区医学的影响是深远的、全方位的,故本书将另文介绍。

此后一个时期,生活在中国北部的古维吾尔主体回纥一部即回纥汗国遭受饥荒和疾病,经济濒于崩溃,又为黠嘎斯所破,其大部分西迁,同原来就居住在西域广大地区操焉者、龟兹、于阗语的回鹘融合。此期的《回鹘医学文献》是反映当时高昌(今新疆吐鲁番)回鹘王朝医学的珍贵资料,其内容包括临床各科疾病、治疗及药方治疗,包括食疗、药疗、理疗、冷热敷、灸烙、放血、穿刺、清理伤口、骨折夹板固定、水疗、日光疗及精神疗法;药物中牛角、尿、乳汁、羚羊角、牛、马、狼和兔胆汁、麝香、海狸香、硇砂、胡杨胶、桑椹干、紫白檀香、葡萄醋、黑胡椒、芝麻、蒜和白铅粉等。

喀拉汗王朝时期设立了"麦德勒斯萨奇也"(放光)学堂,它是包括医学专科在内的综合性院校,开展医学教育,有《注大医典》《中国菝葜经》等专著问世。虽然,维吾尔族由于喀拉汗王朝中期开始使用阿拉伯字母的察哈台文,许多回鹘文医著未能保存下来,但从当时的《福乐智慧》《突厥语大词典》及元代以后维吾尔医学专著可验证有关回鹘医学的大量资料。麻赫默德·喀什噶里应用阿拉伯文编写的《突厥语大词典》中记载的临床各科疾病,疗法及处方用药的格调与《回鹘医学文选》一脉相承,如"给狂犬狗咬伤的人,服疯狗的脑就会好""对夜尿症,用骆驼肉和大麦棍做饭食用就愈""若牙疼,硼砂、麝香混合放在牙上"等上百种疗法及药名。优素甫·哈斯·哈吉甫用回鹘文和阿拉伯文编写的《福乐智慧》中,不但以长诗形式展示了当时社会的政治、经济、文化繁荣发展的面貌,同时又用医学思想阐述了人的生、老、病、死,与自然界四要素(火、气、水、土)及人体气质、体液(胆液质、血液质、黏液质、黑胆质)的平衡有着密切的关系,介绍其治疗总则及20多种剂型名称等。

西辽政权统治新疆、蒙古时期,和田一位维医药学家阿老丁·穆罕默德·忽炭尼应用波斯文编著了《祖比代土力卡瓦尼力依拉吉》《治疗法则精华》及《非克赫提比也》《医学法规》等,其手抄本一直流传至今。同一时期,维医药学家名医贾玛力丁·阿克萨拉依出生在和田墨玉县阿克萨拉依村,他以本村名命名,用阿拉伯文编写的维医药专著《阿克萨拉依》(《白色宫殿》)于1899年在印度勒克瑙城正式出版,同时作为印度德里传统医学院正式教材用到1929年。该书包括维医基础理论、各科疾病及其治疗、药物及方剂等。

元代,统治者对回回医学比较重视,在大都和上都均设回回药物院,维药学家答里麻任该院达鲁花亦(院长),回回药物院扩建为广惠司后,回鹘外科医生聂只耳是任该司的令君。元末明初时期,和田著名的维药学家阿吉再努勒·艾塔尔用波斯文编写的维药专著《依合提亚拉提拜地依萝》(《拜地依药书》)中记载了1 500多种维药的形态、收集、贮藏、炮制、性味、功能、主治、用法、用量、副作用、矫正药、代用药等内容,该专著分上下两册,第一册是草药学,第二册是方剂,方剂内容占三分之一,手抄本相传至今,是一部历代维医药医师推崇的,有较高实用价值的维医药学药物专著。和田维吾尔名医毛拉阿日普忽炭尼用察哈台文编写的有《土耳克代斯土如力依拉吉》(《突厥文治疗指南》)、《古丽代斯台依阿非也提》(《保健药园》)、《木接热巴提阿日普》(《阿日普验方》)等专著。

明清时期,维医药学知识在中(汉)医药著作中有了更多的反映。如明代的《本草纲目》中记载了阿魏、茜草、硇砂、胡黄连、胡麻、胡桃、胡葱、菠菜、茴香、红花、荜茇、刺糖、腽肭脐、腽肭兽、返魂香、大尾羊、黄羊、驼、酪、醍醐、羚羊角、金、玉、玛瑙等100多种来自维吾尔的草药。此外尚有大量维医专著问世,如维医木拉德拜克·艾里拜克用察哈台文编写了《艾格拉孜提比也》(《医学之目的》),莎车名医毛拉那·赛依非用察哈台文编写《木排日勒库鲁比》(《身心之爽快》),和田维吾尔名医毛拉穆罕默德·沙地克用察哈台文编写的《祖比代图细西法》(《康复精华》),于田维医欧斯曼·拜克和木拉德·拜克·克里雅弟兄两人用察哈台文编写《夏拉依提斯海提》(《健康的条件》)、《太吉日巴提提比也》(《医学经验》),和田维吾尔名医穆罕默德·热依木沙布瓦用察哈台文编写《满百依福瓦依德》(《益用医源》),喀什维医赛依德·穆合塔尔·布拉克·拜克用察哈台文编写《提比西法》(《医学康复》)和维吾尔名医霍加·热衣木·阿洪用察哈台文编写《提比充》(《医学大全》),莎车维医毛拉·玉苏甫·叶尔坎地用察哈台文编写《特日库力依拉吉》(《治疗方法》)和维医穆罕默德·伊明·叶尔坎地用察哈台文编写《孜亚欧勒库鲁比》(《身心之明亮》)及喀什维医白德尔丁·苏皮·阿洪用察哈台文编写的《西法欧里库鲁比》(《身心之康复》)和维吾尔药学家穆罕默德·伊明·塔孜胡尼用察哈台文编写《阿大依库力艾地维也》(《药物之园》)、《台斯日胡力艾地维也》(《药物之秘》),其中记载了1 500多种草药的形状、产地、栽培、采收加工、炮制、贮藏、性味、主治功能、配伍、用法用量、副作用、矫正药、代用药内容等。

近代,和田、喀什、阿克苏、伊犁、吐鲁番和哈密地区出现了一些维医药学家,他们对维医药学的延续和发展做出了一定的贡献。如维医太节力,著有《太节力验方》,此外他尚有一些关于维医药学各科的手抄本流传。他还创办医学堂,经他教授出的学生中,许多是中华人民共和国成立后维医药事业发展的骨干力量,如和田的吐尔迪、喀什的玉素甫、阿克苏的巴斯提、伊犁的瓦哈甫·卡日、吐鲁番的阿布里等;另有和田的吐尔地·买买提·阿洪、阿布力米提·玉素甫,喀什的祖农卡日,吐鲁番的木提拉卡日,哈密的阿斯甫·阿洪,乌鲁木齐的巴依·艾则孜等也为现代维医药事业做出了一定贡献。

中华人民共和国成立后,特别是改革开放以来,在党和政府的一系列民族政策和中医药政策的指引下,维医药事业得到了较大发展。我国政府为保护、扶持和弘扬中医药,把发展中医药庄严地写入《中华人民共和国宪法》,并颁布实施了《中华人民共和国中医药法》,《中华人民共和国中医药法》从法律层面明确"中医药是包括汉族和少数民族医药在内的我国各民族医药的统称",为我国中医药的发展提供了法律依据。中央和新疆维吾尔自治区人民政府多次召开中医药工作会议。新疆维吾尔自治区行政部门设立了中医药管理机构,加强对中医药工作的管理。多年来,政府投入了大量经费来保证维医药事业发展。在党和政府的关怀和党的民族政策及卫生工作方针的指引下,维吾尔医药获得了新生和前所未有的发展。

二、维医学体系

维医学体系以四大物质学说为基础,与气质学说、体液学说、器官学说、力学说、素质学说、形与神学说、健康学说、疾病学说、病危学说等构成解释人体与外界的相互辩证关系,创立了一套诊治疾病的治疗学说和药物学说等完整的理论体系和诊疗体系、防治体系、保健体系等,形成了符合现代逻辑和哲学规律的比较完善的维医药学体系。

(一)四大物质学说

四大物质系指自然界的火(太阳)、气(空气,风)、水、土四种基本物质。维医认为自然界万物的生、长、盛、衰均受四大物质的影响,与中(汉)医五行分类的原则一致,维医将气质、体液、内脏、器官、组织、生理、病理现象,按照事物的不同形状、特点、作用、性质,分别归属为火、气、水、土,借以阐述说明人体生理、病理复杂关系和人体与外界环境之间的相互作用。

1. 四大物质的基本概念　火,指太阳,也指一般的火,位在高处,量比水轻,以升为特点。能发热量,在一年四季、一日昼夜中调节天地寒热、湿干程度;能给万物热量,使其分解、成长、成熟,甚至能融化和改变坚硬物质;能制约水、土之寒,有使万物成长、成色的作用。火的性质为又干又热。

气,指一般空气,位在空间,量比火轻,量为最轻,以动为特点。能缓和太阳过多热量对水和地面的影响,填补空间,无孔不入;能营养万物,促进物质代谢,在万物生存和生长过程中起着重要的作用。其位在火之下,浮在水之上,性质为又湿又热。

水,指一般的水,位于土之上,量比气重,以流为特点。在所有生物的生命活动中,能运输和溶解其所需要的营养物质,防止营养物质在过多热量的影响下出现不良的分解性腐败;并且通过各种渠道能流通、排出万物在物质代谢中产生的各种废物。其位在气之下、土之上,性质为又湿又寒。

土,指一般的土,位于最低,量比其他物质绝对沉重,以静为特点。常受到太阳的热化和干化作用,也常受到水的溶解和结合作用;在能保持万物形状的同时,也能调节水对它们的过湿和火对它们的过热作用,能为生命保存它们所需要的各种营养物质,还对有些营养物质有分解和加工的作用。性质为又干又寒。

2. 四大物质学说在维医中的应用

(1)生理方面:四大物质学说以四大物质全生、全克、半生、半克规律,来解释气质及体液之间的相互资生、相互制约的关系。由于每个四大物质的属性由两个不同性质混合而成,故而它们之间存在全生、全克和半生、半克的关系。如:干热与干热是全生,干热与湿寒是全克,干热与湿热虽然是热生热,但是干克湿,故又克、又生,即半生、半克关系等。如:黏液质(水)与黏液质(水)相生,是全生关系;黏液质(水)之湿寒制约胆液质(火)的干热,是全克关系;黏液质(水)的湿制约黑胆质(土)的干,是半克关系;黏液质(水)的湿资生黑胆质(土)的寒,是半生关系;胆液质(火)的干生黑胆质(土)的干,是半生关系;胆液质(火)的热克黑胆质(土)的寒,是半克关系等。

(2)病理方面:维医认为,人体是一个有机整体,当某一种体液失调时(偏盛或偏衰)会影响其他体液而发生疾病,其变化规律可以用四大物质的生克乘侮关系来解释。如胆液质失调,可影响黏液质的正常功能等。

(3) 诊断方面:维医通过四诊(也可细分为七诊)所得资料,并根据四大物质的生克乘侮规律来诊断疾病,如见面赤目黄、形体消瘦、肌肉坚硬、烦躁易怒、动作迅猛、少寐、小便赤黄、舌质红、苔黄或少、脉数等,可判断为胆液质(干热)偏盛,火患为病;见面目苍白、形体肥胖、肌肉松弛、性情沉静、动作迟缓、嗜睡、小便清长、舌苔白、脉迟等,可判断为黏液质(湿寒)偏盛,水患为病等。

(4) 治疗方面:维医的治疗方法绝大多数是根据四大物质的生克乘侮规律确立其治疗原则的,如壮火制水法等。但四大物质生克理论也有一定的局限性,维医诊治疾病也从四体液之间的内在联系和相互影响以及具体病性出发,进行辨证立法施治。

(二) 气质学说

气质学说是维医学基本理论之一,是说明气质由来、划分类型及其应用的学说。气质,是指火、气、水、土四大物质最小分段属性的相互影响下产生的新属性。所谓的某一种气质,由某一种四大物质的属性偏盛所决定。气质不但指人的生理、心理等的特征属性,而且也指世上万物(植物、动物和矿物)的特点属性。维医学认为,气质分为寒、热、湿、干性四大单纯类,干热、湿热、湿寒、干寒性四大复杂类,根据其偏盛或偏衰分为正常气质(热、寒、湿、干性、干热、湿热、湿寒及干寒性)和异常气质(非平和的热、寒、湿、干性及干热、湿热、湿寒、干寒性)两大类。对人体来讲,以正常气质来说明人的生理状态,以异常气质来说明人的病理变化。气质失调是维医学的辨证大纲。

一般对人来讲,性情急躁而脆弱者,为干性气质;性情快乐而稳定者,为湿性气质;动作迅猛而灵活者,为热性气质;动作沉重而粗躁者,为寒性气质。面黑偏红、目黄、舌干、口苦、多渴、体热、身瘦、喜待凉处、喜欢冷饮、脉强带数、舌质偏红、苔薄而黄、小便微赤偏黄、性情急躁、易怒、动作迅猛、思维敏捷、感情强烈、克己力较低、少寐者,为干热性气质的人;面色红润、目红、口甜、肌肉发达、脂肪层较厚、体壮、身体热量略高、脉大有力带数、小便微红、舌质较红、苔厚微黄、性情快乐、动作灵活、思维能力较强、感情丰富、克己力较好、睡眠较好等者,为湿热型气质的人;面色较白、嘴唇较厚、目白、口淡、口不渴、体凉、身胖、肌肉松软、脉细沉迟、小便清长、舌质淡、边有齿印、苔厚白润、性情稳定、动作沉重、无忧无虑、思维迟钝、感情淡漠、克己力较强、嗜睡、不爱活动、喜热处、喜热食等者,为湿寒型气质的人;面色较暗、目清舌微干、口淡苦、体凉、身瘦、喜待湿处、喜欢湿性食物、脉浮迟、小便白少、舌质暗红、苔薄白、性情脆弱、忧郁、空想胆小、动作粗躁、感情激动、智谋超群、善于反面性思维、想象力往往远离实际、少寐、不愿与人交往等者,为干寒性气质的人。

(三) 体液学说

体液学说是维医学基本理论之一,是说明人体四种体液的由来、种类及其应用的学说。体液系指在自然界火、气、水、土四大物质和人体气质的影响下,以各种营养物质为料,通过肝脏的正常功能产生的四种体液,即胆液质、血液质、黏液质和黑胆质。维医学据此将人从外在特征和内在状况,直至神经和精神特征分为四类体液状态进行解释。维医认为四种体液在人体的整个生命活动中,不断地消耗和补充,以保持一定比例的平衡状态,从而维持身体的正常状况。它们之间的平衡是相对的,对抗是绝对的。四种体液在各自的数量和质量上保持一定的平衡,表明人体处于正常的生理状态,反之处于病理状态。体液分为正常体液(胆液质、血液质、黏液质、黑胆质)和异常体液(异常胆液质、异常血液质、异常黏液质和异常黑胆质)。

（四）器官学说

器官学说是维医阐述器官定义、种类和功能的学说。维医把体内的脑、心、肝、肺、脾、肾、胆、胃、食管、十二指肠、大肠、小肠、膀胱、子宫、血脉、管道、腺体、皮下脂肪、内脏脂肪、骨骼、脊髓、肌肉、筋肌、软骨、韧带、腱膜、腹膜、胸膜等，体外的皮肤、毛发、指甲、眼、耳、口、牙、舌、前阴、睾丸、后阴等统称为器官。又根据各自的功能和作用，分为三大支配器官(脑、心、肝)、主要被支配器官(肝、心、肺、胃、胆、肠、脾、肾、神经)和次要被支配器官(骨骼、肌筋、韧带、腱膜、脂肪、皮肤、毛发、指甲)等，各器官还有与自己功能相应的特有气质。

器官的气质是维医学气质学说与器官学说相结合产生的一种独特观念。维医学认为，各器官均有特定且与本身功能相符的气质，了解其气质，掌握其变化，对指导各类器官相应病证的立法治则具有重要意义。维医学将各器官的气质概括为干热、湿热、湿寒、干寒和平和等五类气质。属于干热气质的器官有胆囊；属于湿热气质的器官包括肝、心、肺、肌肉、食管、十二指肠和小肠；属于湿寒气质的器官包括脂肪、胃、脑、肾、脊髓和最小单位(细胞)；属于干寒气质的器官包括脾、骨髓、毛发、指甲、筋肌、软骨、韧带、膜、大肠和膀胱；属于平和气质的器官包括手指、手掌、手背和皮肤。

（五）力学说

力学说是维医阐述人体各种力量的定义、种类及其作用的学说。维医学的力，系指维持和推动人体智力和体力的主要因素。根据力的产生、存在及其作用，分为生命力、精神力和自然力。其中精神力分为感觉力(共觉力、想象力、思考力、想象力和记忆力)和动力；自然力包括营养力(吸收力、摄住力、消化力和排泄力)、生长力、产生力、成形力。

（六）素质学说

素质学说是维医阐述人体对异常变化的防御、抵抗和再生能力的定义及其作用的学说。"人体素质"能支配人体一切生命之力和各种活动的正常运转，能识别人体抵抗力的神秘点，如出现异常现象和状态，能动员这些神秘点及时进行纠正，防止各种疾病的发生，有时有些人患了某些疾病，即便不进行治疗，也可自行好转，恢复健康。

（七）形学说与神学说

维医中形学说主要强调个体差异，系指人的年龄(老小)、体形(胖瘦)、性别(男女)等差别与健康和疾病的关系。维医根据这种差异的特点，把人对各种疾病的倾向性分为：小儿多患传染性和感染性疾病，如麻疹、百日咳、天花、肝炎、肺炎、肠炎等；中老年人和体形较胖的多患气管炎、支气管炎、关节炎、瘫痪、心脏病、动脉硬化、高血压、脑卒中等；体形较瘦、个子较高的人多患肺结核、胃炎、胃及十二指肠溃疡、胃及肾下垂等；男人多患糖尿病、前列腺炎、阳痿、早泄、滑精等；女人多患癫痫、癔病、神经衰弱、过敏性疾病及子宫下垂、宫颈癌、带下等疾病。

维医中神学说系指按照人体各部位的特点和需求，输送按质、按量的四种体液及支配各器官功能专有而特殊的力。人食用各种营养物质后，虽然肝脏在自然力的支配下，按质、按量地形成了胆液质、血液质、黏液质和黑胆质四种体液，并且在脑的精神力、心的生命力支配下输送到全身，但是按照人体各部位的特点和需求量，输送到人体各部位，需要依靠每种体液专有的力，即"神"来完成。"神"不仅存在于每一种体液的本身，而且存在于各支配器官和被支配器官中。

（八）健康学说

健康学说是维医阐述健康的定义，保健必备的条件及其在健康、长寿中所起作用的学说。维医学认为,人类是世界上最文明的生物,他们在自己整个生存过程中为长寿而努力奋斗。人们摄取按质、按量的食物,过着有规律的生活,保持舒畅的心情,以达到长寿的目的。为实现这一目的,人们首先要保持身体健康。维医将与人类保健措施有关的、在人类生活中必不可少的,而且对健康有影响的必要条件归纳为:新鲜空气、按质按量的饮食、合理的动与静、适当的睡与醒、正常的积与泄、保持良好的精神状态、保持身体及环境的清洁卫生、避免不良的习惯、适当的性生活、妇幼保健、老年保健等。

(九) 疾病学说

疾病学说是维医学临床病证的重要理论,是阐述疾病种类、发病原因与症状、疾病程度(病级)、疾病发展过程(病期)、疾病高峰时期(病危)及其疾病预后定义的学说。疾病学说认为一切疾病分为三大类型,包括气质失调型疾病(体液型及非体液型各 8 种)、形状改变型疾病(先天性形状改变型疾病、管道形状改变型疾病、数量和容量性形状改变型疾病和移位性形状改变型疾病)、结构损伤型疾病(多指体表器官或内脏的分解、完整性受损、腐烂、异常增多或增生等)三大类型。

维医疾病学说将一切疾病的发病原因分为内因、外因和不内外因。内因分为内八因,除了过去性病因、直发性病因、年龄性病因、性别性病因、体质性病因、遗传性病因外,还有具有维医特色的体液性病因、非体液性病因。体液性病因,系指直接与体液平衡有关的病因,即以人体的胆液质、血液质、黏液质及黑胆质四种体液平衡失调为主的病因。如胆液质偏盛或偏低性病因,血液质偏盛或偏低性病因,黏液质偏盛或偏低性病因,黑胆质偏盛或偏低性病因。体液的失调虽然以偏盛或偏低来表现,但维医习惯上多以偏盛或过高来阐述。

和中(汉)医一致,维医所谓的症状是指病因在人体产生的疾病反应,维医将一切疾病的症状划分为十类,除了全身性症状、局部症状、体外性症状、体内性症状、并发性症状、先兆性症状、专有性症状、鉴别性症状外,还有气质性症状和体液性症状。

维医所谓的病级是指对一切疾病的发生程度加以分级和说明其定义的方法。维医认为,疾病是在体内外各种不良因素的影响下,人体全身或某一器官的功能、形状、结构等,由正常状态转为异常状态或变为反常状态,这种异常或反常状态发生的过程有程度的差别,疾病所发生程度又称为病级。维医根据病级程度不同分为三级,即变级、损级和丧级。

维医所谓的病期是维医对一切疾病发展过程加以分析和说明的方法。维医学将疾病的病期分为四期,即疾病潜伏期、疾病初期、疾病加重期和疾病高危期。

(十) 病危学说

病危学说是指疾病发展的最高阶段或高峰时期。该学说是阐述病危的种类、发生病危的日期、病危的特征、病危的先兆征、各种病危对疾病疗效和预后影响的学说。维医认为人体防御能力与疾病的斗争有两种结果:一种是人体防御能力战胜疾病,病情好转,患者得到康复或痊愈;另一种是疾病战胜人体防御能力,病情加重或恶化,导致疾病久而不愈或使患者终身残疾或死亡。维医将病危分为良性病危(完全型良性病危、不完全型良性病危)和恶性病危两大类。维医病危日指疾病过程中,病危发生或出现的日期,它对疾病的疗效和预后有重要意义。病危日分为四种,即完全性病危日、不完全性病危日、病危之间日和非病危性病危日。

(十一) 诊断学说

诊断学说是维医阐述疾病诊断方法的学说,主要包括望诊、闻诊、问诊、切诊(脉诊)、尿诊、大便诊和痰诊等七种方法,其中尿诊、大便诊和痰诊可分别属于望、闻、问诊范畴,故亦可归为四诊。维医对其中的脉诊以及尿诊较为重视。维医脉诊与中(汉)医脉诊基本一致,部位也多取桡动脉处,通过重按、轻取等获得患者脉搏跳动的节律、强弱等异常变化,以判断疾病情况。诊察脉搏的变化有动止、强弱、至数以及停止等。根据脉搏时间的长短、软硬、快慢、粗细、大小、有无规律等 10 个类型,大体分为鼠尾弱脉、鼠尾强脉、锯齿脉、洪脉、虫蠕脉、蚁走脉、双峰脉、双起脉、震脉和促脉等。每个类型又分 3 种,共计 30 种脉象,这 30 种脉象通过与中(汉)医脉象对比发现,与中(汉)医切脉的经过、脉象代表的意义和其背后的哲学基础基本一致。维医的尿诊主要通过观察尿的颜色、泡沫、沉淀及辨别尿的气味诊断疾病。

(十二) 治疗学说

治疗学说是维医阐述治疗原则和治疗方法及其种类、定义、意义、作用和应用的学说。治疗学说包括治疗原则和治疗方法两大类。

1. **治疗原则** 治疗原则是治病时必须遵循的基本原则,是维医学逐步总结的治疗规律,是通过四诊采集的信息,对疾病进行全面分析、综合判断、针对不同病情而确定的各种相应的治疗准则,它对具体立法处方用药具有普遍的指导意义。维医治疗原则分为调整气质、表根(标本)缓急、助防(扶正)祛邪、三(七)因制宜、及治防变(既病防变)等原则。

(1) 调整气质:维医学认为,疾病的发生从根本上说是气质的相对平衡受到破坏,因而发生热、湿、寒、干及干热、湿热、干寒和体液的异常变化。所以调整气质,使体液恢复正常,是临床治疗的根本原则,它分为调整非体液型气质失调和体液型气质失调两大治疗原则。

(2) 表根(标本)缓急:表根是用以表述和说明在一定范围内疾病的相对两个方面及其内在联系的概念,"根"是针对"表"而言的,在治疗时应用表根理论,则可帮助分析其主、次、缓、急,并运用急则治表,缓则治根,或表根兼治的原则来指导临床治疗,或先治其根,后治其表,均属缓则治根的范围。

(3) 助防(扶正)祛邪:防是指人体素质对疾病的防御、抵抗能力。邪是病邪,主要是指各种致病因素及其病理损害。邪胜则病进,防胜则病退。故治病的根本目的是改变防邪双方的力量对比,使邪去防复,向有利于疾病痊愈的方向转化。助防即使用扶助防御能力的药物或采取其他方法,并配合恰当的营养性食物和治疗性食物及功能锻炼,提高人体的抗病能力和自然修复能力,以达到祛除病邪、恢复健康的目的。祛邪是使用攻逐病邪的药物,或运用埋沙、温泉浴、日光浴等其他疗法祛除病邪,以达到邪去防复的目的。

(4) 三(七)因制宜:即因时、因地、因人,因病种、病级、病期、病危等制定治则。

(5) 及治防变:是指为及时治疗疾病,防止疾病转化而考虑的治疗措施和用药原则。

2. **治疗方法** 治疗方法是指在治疗原则指导下治病的基本方法,根据其具体疾病的变化确立治法的一种方法。疾病有气质失调的,形状改变的,结构损伤的;而气质失调有非体液型气质失调(寒化法、干化法、热化法、湿化法)的,也有体液型气质失调(致病体液成熟法、致病体液排泄法、失调体液平衡法)的,气质失调是维医的辨证大纲。

(十三) 药物学说

维药是维医学防病治病的方法手段,也是保证维医疗效的重要标志,丰富的天然资源是维药的主要来源。据记载维药有 1 000 多种,常用的 400 多种,方剂有 5 000 多首,常用 400 多首,常用制剂 100 多种。维医药物学说包括草药、动物药、矿物药及其种类、形状、鉴别、产地、采收、加工、炮制、贮藏、药性(将药性分为干、热、湿、寒及干热、湿热、湿寒、干寒,并将药物的性级分 1、2、3、4 级)、气味、功能、主治、单用、配用、禁忌、用法、用量、副作用、矫正药、代药等。制剂剂型分为膏状制剂(糖膏、蜜膏、苦膏、解毒膏、消食膏、仁膏、爽心膏、花膏、含膏、软膏、敷膏)11 种,硬状制剂(片剂、小丸、肛门栓剂、耳鼻栓剂、阴道栓)5 种,散状制剂(内服散、牙粉、眼粉、吹粉、口腔粉、冲剂)6 种,液状制剂(糖浆、蒸露、果浆、煎汤、浸泡液、黏液、鼻闻液、洗脚液、油剂、灌肠液、滴液、酸液、注射液、口服液等)20 多种,共 60 多种。各种制剂均有属性(干、湿、寒、热及干热、湿热、湿寒、干寒),并且属性具有特定方法计算的性级,如一、二、三、四级。

三、维医学的特色

维医学理论上有其独特的生理、病理和疾病防治观,在实践中体现个性化的辨证论治,求衡性的防治原则,人性化的治疗原则,多样化的给药途径,天然化的用药取向等特点,具体如下。

1. **个性化的辨证论治** 维医"以人为本,天人合一"思想影响下形成了基于整体观的论治,通过望、闻、问、切、尿诊、便诊、痰诊等七诊,因时、因地、因人,三因及因病种、病级、病期、病危等构成的七因,对疾病进行全面分析、综合的判断,针对不同的病情,确定各种相应的治疗准则,维医的治疗方法包括心神疗法、营养(食疗)疗法、手技疗法、药物疗法等。维医常通过七诊、七因等获取患者"证候"的相关信息,以辨认的"证候"个性化的特征为主进行论治,所以可以异病同治,即在来不及掌握致病的所有因素之前,维医能根据不同患者的"证候"个性化特征有效治疗各种重大疑难疾病。

维医辨证论治是指维医诊断治疗中辨别疾病,对证候、症状进行辨证分析,制定治疗原则和理法方药的方法。辨证论治的形成,对维医思维方式、哲学观念和维医学理论结构至关重要,其操作中展示了以人为本的整体观点和系统方法,重视个体特异性和证候随机性。

2. **求衡性的防治原则** 维医在"治未病"的思想指导下首先重视人体的(四大气质、四大体液)的动态平衡和生理机制的稳定,以"调之(热、湿、寒、干)(气质、体液)使平"为防治总则,以防为主,同时调整失调气质和异常体液,平衡整体调理、防治结合,对于提高健康素质和生活质量具有一定的现实意义。

3. **人性化的治疗方法** 维医在"生命至贵"的人性化的理论认识下,主要研究和应用丰富的、医疗无创伤为主的治疗方法,包括药物疗法,非药物疗法(针灸、推拿、按摩、食疗、水疗、沙疗、泥疗、足疗、放血疗法、裹兽皮疗法、涂油疗法、催吐疗法、清肠疗法、穴位埋线疗法、精神心理疗法、冷热敷、药浴、熏蒸、气疗、刮痧、医学气功等)。

4. **多样化的给药途径** 维医根据"药食同源"和"合则安"的理论原则,主要研究和应用了多样化的给药途径,包括:口服(煎剂、片剂、泡茶剂、丸剂、散剂、丹剂、颗粒剂、蜜膏剂、糖浆剂、露剂等),穴位熨贴(膏剂、饼剂、酒剂、油剂、糊剂等),孔窍给药(洗剂、滴剂、喷雾剂、栓剂等) 等。

5. **天然化的用药取向** 维医"人法于天地""四大物质是万物之根之源"的基本理论,按照不同的季节和产地精选,采集各种动、植、矿物等药材,具备"药取天然"的天然化用药取向。

四、现代维医学的发展

中华人民共和国成立后,特别是改革开放以来,在党和政府的一系列民族政策和中医药政策的指引下,维医事业得到了较大发展。

(一) 维医教育的发展

以往维医专门人才只靠师带徒进行培养,培养时间达 10～20 年不等。新疆高等医学教育还没有维医学专业人才培养机构。从 20 世纪 70 年代开始,先后在乌鲁木齐、喀什、和田等地卫校开设大、中专维医医疗与药剂专业班共 14 期,相继培养出维医专业人才近 500 名。此后建立了新疆维吾尔医学高等专科学校、新疆维吾尔自治区维吾尔医研究所和维吾尔医埋沙治疗所。维医学人才培养模式实现了传统师承方式向现代教育方式的转变。

新疆维吾尔医学高等专科学校于1987年成立,现设有维医学系、维药学系、检验与康复系、护理系等,但处于专科层次的培养水平。30多年来,招收了维吾尔族、汉族、哈萨克族、塔塔尔族、塔吉克族、柯尔克孜族、乌孜别克族、回族等民族的学生,毕业后在各级医疗机构和企业从事诊疗和制药工作。2007年新疆医科大学成立了维医学系,专门培养本科层次维医学临床专用人才,标志着维医学教育进入新的阶段。各维医机构还根据国家和自治区的统一安排,选派了一批优秀人员到国内外高等学府和研究部门进行深造,现已培养出一批硕士、博士生。新疆维吾尔自治区维吾尔医研究所已与复旦大学上海医学院、中国科学院上海中药研究所、北京大学医学部、上海中医药大学等教学及研究单位建立了密切的学术联系,并共同摸索培养人才的途径。目前,复旦大学中西医结合研究院与新疆医科大学正策划合作办学,开展共同培养8年制高层次人才项目。

(二)维医医疗机构的发展

目前已在新疆维吾尔自治区各地、州、市、县建立了维医医疗机构40所,有3个三级甲等民族医医院,各地州、县级医院按二级甲等医院等级评审通过,其中省级1所,地、州级6所,县、市级33所;不断增加维医在编人员,扩大队伍和床位数。除了维医医疗机构外,新疆维吾尔自治区卫生厅先后制定了《维吾尔医医疗机构基本标准》《维吾尔医医疗机构分级管理标准》《维吾尔医医疗机构分级管理实施办法》《维吾尔医医疗机构分级管理分评细则》《维吾尔医诊疗标准》《维吾尔医执业医师考试大纲》《维吾尔医执业医师实践技能考试大纲》《维吾尔医病案书写规范》等有关标准,使全区维医医疗机构纳入了规范化的管理轨道。新疆维吾尔自治区维吾尔医医院、喀什地区维吾尔医医院、和田地区维吾尔医医院(以上3个为三级甲等民族医医院)、吐鲁番地区维吾尔医医院等地州级医院在医疗改革中,坚持"以特色促进发展"的思路突出特色,走"小综合、大专科"的建院道路,以维医理论和方法诊治白癜风、银屑病等疑难杂症,以及心脑血管疾病、肝胆疾病、呼吸系统疾病、消化系统疾病、糖尿病、风湿病、男性病、妇科病等疾病,取得了显著效果。

(三)维药产业化

通过多年的努力,维药研究和开发工作取得了一定的成绩。现有国药准字号维药品种45种,爱维心口服液、祖卡木颗粒等已形成品牌产品。1998年《中华人民共和国药品标准(维吾尔药部分)》的颁布,结束了维药没有标准的历史。此标准中共收载维药202种,其中药材115种,成方制剂87种,为从事维药药品生产、经营、使用、监督、管理提供了依据,使维药的发展进入了一个新的历史时期。

各地维药厂家利用先进设备、手段进行生产,改革传统剂型,加强技术检测,保证了维药生产的规范化。比如新疆维吾尔自治区维吾尔医医院制剂中心,开发了祖卡木感冒冲剂等一批新药产品,能生产维吾尔成药120余种。喀什地区维吾尔医医院实验药厂生产维药13种剂型、130种药品,其中17种药品属于部颁标准。和田地区维吾尔医医院将原医院制剂室按GMP标准改扩建成正规药厂,目前设有片剂、胶囊、冲剂、丸剂三条流水线。生产药品种类达13个剂型147个品种,其中29个品种原属部颁标准,4个品种新获国家标准文号。

(四)名老专家学术思想挖掘传承

巴黑·玉素甫被评为国医大师。新疆维吾尔自治区开展了巴黑·玉素甫、阿不都拉·马合木提、斯拉吉艾合买提·阿不都拉等名老专家的学术思想抢救性研究,肉孜巴克阿吉、买买提明艾力、沙依普汗·吐尔地等专家学术思想抢救性研究。非物质文化传承人阿布都吾甫尔·吐尔地阿吉、艾比不拉·阿吉等名老专家被国家、新疆维吾尔自治区颁发非物质文化传承人称号等。

(五) 维吾尔民间验方得到传承

维吾尔族人民在长期与疾病作斗争的过程中,积累了不少民间验方和疗法,为维吾尔族人民的自我保健及自我治疗的方式,为维医学的发展提供了原初的医疗经验与用药知识。如过去在南疆维吾尔族人群的家中可找到近十种药食同源的维医药材,他们利用这些药材在家中进行自我治疗活动。如:芫荽叶(干)及籽用于退热消肿;小茴香籽用于健胃、消食、排气等;大蒜抗感冒和菌痢;孜然、骆驼刺、藿香干叶及酱,用于健胃、消食、减轻胃痛;龙葵果用于咽部肿痛(外用)、泌尿系感染;玫瑰花干叶及酱用于醒脑、健胃、消食;薄荷干叶及桑椹用于咽喉肿痛和抗感染;核桃仁用于健脑、润肠、止泻等;没食子、莪术、罗勒、杏仁巴达用于止咳祛痰;桃仁用于乌黑眉毛、头发等,这些药材是家中常备的药物。此外还有土盐热疗法(将土盐置于布袋中,适当加热,敷于疼痛处,对各类疼痛性疾病效果显著);裹兽皮疗法用于治疗虚寒体质;乳鸽血疗法用于治疗寒性气质过剩;烟熏疗法用于治疗皮肤病及妇科病;日光浴用于治疗白癜风等。

(六) 维医药学现代研究

维医药学现代研究取得重要进展,以新疆维吾尔自治区维吾尔医研究所为例,该所按照国家创新体制的要求,坚持学术创新,开展了一系列应用研究和基础研究,在科研攻关、专病治疗及新药开发等方面取得了可喜的成绩。如该所运用现代医学理论和先进技术,在维医基础理论中的气质、体液、力、器官学说及疑难杂病(哮喘病、心血管疾病、糖尿病及皮肤病)的诊断、治疗方面展开了深入的研究。通过支气管哮喘的外周血氧化抗氧化水平的研究,探索哮喘病中(汉)医、维医、现代医学结合研究和诊治的交互点,提出了维医"乃孜乐致喘论""中(汉)医无痰不喘论"、现代医学"哮喘气道慢性炎症论"三者共同的物质基础,可能是"自由基对气道的破坏"的新观点。通过外周血淋巴细胞、中性粒细胞活性氧代谢的检测,对碱性黏液质型银屑病、黏液质性白癜风的发病机制进行了探索等。"疑难杂症维吾尔医诊疗现代研究""维吾尔医治未病的现代研究"取得突破性进展。

(七) 维医常见病种诊疗规范化研究

新疆维吾尔自治区维吾尔医医院牵头,各地州级医院参加承担和完成科技部"十一五""十二五"维医诊疗规范化研究项目;"十一五"国家支撑计划"膝骨关节炎等7个维医优势病种的临床诊疗规范化研究"的课题研究(稳定型心绞痛、白癜风、子宫肌瘤、溃疡性结肠炎、骨性关节炎等);国家中医药管理局中医药重点学科——维医心血管内科学科建设项目;"十二五"国家支撑计划"慢性前列腺炎等5个维医优势病种(慢性前列腺炎、高脂血症、慢性胃炎、乃孜来、湿疹)临床诊疗规范化研究"课题等。

第五节
傣 医 学

傣医学是居住在傣族聚居区的人们长期同疾病做斗争的过程中,主要吸收了中(汉)医学的精华以及部分吸收了印度医学精华而逐步形成的具有一定地域特点的传统医药学,它不仅是傣族文化的精华,更是中国传统医学的组成部分。

中国的傣族主要聚居在云南南部的西双版纳傣族自治州、西部的德宏傣族景颇族自治州、西南部的孟连傣族拉祜族佤族自治县和耿马傣族佤族自治县,为北纬25°以南,海拔500～1 300 m以内的低纬度低海拔的河谷平坝地区。傣族聚居区河流众多,水势平缓,气候宜人,属于典型的亚热带气候,年平均温度在21℃左右,年降水量在1 000～1 700 mm,自然条件优厚,蕴藏着丰富的动植物资源,如热带种子植物和蕨类植物就达5 000余种,脊椎动物530余种,是美丽富饶的天然宝地。

一、傣医学简史

医药知识是人们对疾病和治病过程的认识,它的发生和发展离不开人类的生产和生活实践。人类医药卫生思想的萌芽,与生活、渔猎、采矿、手工劳作以及广泛的社会活动有着密不可分的关系。

傣族聚集区社会发展处于"滇腊撒哈"(橄榄)时期,傣族聚集区社会还没有官、没有佛寺、没有租税劳役。傣族先民在采集与狩猎时,从生产、生活实践中逐渐认识到了自然界中的动、植物对人体产生的治疗作用。通过采集大量野生植物,猎取各种动物食用的活动,根据其不同的性味、作用,产生了服食经验,认识到它们的药用"价值",便对各种动、植物打下了标记或加以"命名"传授给后代。如《贝叶经》中的《阿尼松桑顺细点》曾提到:傣族部落的首领曾以犀角、象牙、鹿茸等珍贵药材向最高统治者贡奉;《罗格牙坦》记述:傣族先民将草根树皮和野生植物的叶、花、果、籽作为充饥的粮食,在长期的生活实践中认识了各种植物及果实味道的差异,食用后给身体带来的不同作用,从而获得药物学知识,积累了医疗实践经验。

傣族聚集区社会发展处于"莫腊撒哈"(食米)时期,傣族社会仍然处于较为原始的状态。虽然他们把初始时期已经认识掌握并沉淀下来的医药常识继承延续下来了,但由于没有文字,只好靠口传心授来传播保存。此时傣族聚集区的医药发展的重要特点是巫医并存、神药两解的现象突出,有着浓厚的神秘色彩,其病因、诊疗及康复,与宗教信仰有着密切的关系。在这种信仰之下,祈求超自然力的救助就成了必需,因此在人们出现疾病等灾难的时候,往往首先是通过直接祷告,或借助于所崇拜的神灵来转祸为福,祛除病邪。尽管神药两用的现象突出,但这一时期傣族人民仍然通过不断的认识和实践,摸索出了大量的方药,并逐渐学会更好地使用动物药、植物药和矿物药,从而积累了许多防病治病的经验。

傣族聚集区社会发展处于"米腊撒哈"时期,这一时期相当于奴隶社会末期向封建社会发展时期,傣族聚集区社会有了官家和佛寺。特别此时南传上座部佛教传入,一些掌握了傣泐文的傣人,在中(汉)医药文化的激荡发蒙下,认真总结民间流传的医药知识和用药经验的基础上,吸收了随佛教经典传入的印度医药学知识和中(汉)医药学知识,创造出了具有地域特色的傣医药学理论,创立了许多辨别疾病、治疗疾病的方法及药剂,使傣医药文化得到了快速发展。傣泐文相传是由一个名叫督英达的佛爷创造的,傣族聚集区佛教僧侣和文人用傣泐文翻译了大量的佛经、印度文学和汉族书籍,记录了大量本地区的历史、传说、天文历法、农田水利、医学等宝贵的资料。文字的创造与使用,为傣医药学知识的传播与普及提供了良好的载体,大大加速了傣族医药的收集、整理、保存、应用、继承与发展。由于贝叶耐久性强,不怕潮湿,不易磨损,可长期保持清晰的字迹,因此许多经典和有价值的历史文献大都刻写在贝叶上。

"米腊撒哈"时期,一些掌握了文字的有识之士,把千百年来散在于民间的植物药、动物药以及矿物药的药名、功用与防治疾病的单方、复方、验方进行收集、整理,用傣泐文记载下来。在民间流传的医学书籍种类很多,傣文医书一般称"胆拉雅"(药典),所用药物以当地常见的植物根茎为主,部分矿物及动物的胆、骨、血、角也可入药。傣族民间医药中所使用这些药物,能治疗当地常发的多种疾病,如疟疾、痢疾、吐血、抽风及各种炎症等。其记载版本最早为"竹刻本",后为"贝叶本"(又称"贝叶经")。在"贝叶经"中又分为"南传三藏经"和"藏外实用经""科幻经"三种,里面都记载了人体生理病理及零散的医药常识。当时整理成册的文献有《阿皮踏麻基干比》《嘎牙山哈雅》《萨打依玛拉》《嘎牙维腊底》《档哈雅龙》《巴腊麻他坦》《帷苏提麻嘎》《解过帕捌洛》(《心病解剖》)、《桑松细典》(《医学总论》)、《档哈雅勐泐》(《勐泐宫廷医书》)、《娥西达敢双》(《医学教材》)、《罗嘎嘿尼聋》(《世间杂病论》)、《沙满达嘎拉扎达》(《数理诊断医术》)、《干比摩录帕雅》(《傣医诊断术》)、《钢比迪萨沙可》(《幼儿摸诊书》)等。现在收藏的版本多为"贝叶经",大多是从原始版本中抄译的西双版纳老傣文音译注释本。傣族聚集区人民掌握了造纸术后又出现了"纸版本"(亦称纸板经)。在搜集整理民间流传的傣医药知识和总结前人防病治病经验的基础上,又吸收了随佛教经典传入的医药学知识和中医药知识,傣族人民创造出了独具特色的医学、药学知识,编写了许多傣医药文献。

《档哈雅龙》据说是帕雅龙真哈(懂医药的土司)从《嘎比迪沙迪巴尼》一书中摘录编写成的医药书,内容则按病症分类,分五大类记录各种病症 365 个,每种病症之下开列相应的药方及用法,所用药物包括植物药、动物药和矿物药,其中植物用药最多,有 600 余种。书中荟萃了此前植根于民间的各种医药常识,是一套反映傣族传统医学的综合性巨著,是傣医认识自然、了解自然、认识自我、诊断疾病、识药采药、加工炮制、立法配方用药的指南,也是傣医临床学和药物学的专著之一,被傣医誉为"药典"。其初步确立了傣医学临床治疗体系,为傣医学的发展奠定了坚实的基础。《巴腊麻他坦》《帷苏提麻嘎》《嘎牙山哈雅》《嘎比迪沙迪巴尼》等文献则比较集中地叙述了人体的结构、生理病理、辨证论治等方面的内容。

傣医学又具有医药同源的特点,认为行医的人自然也应该是熟悉药物效能的人,凡是有名的傣医也是一个精通药物的药师,他们可自种、自采、自己制取各种成药,如丸、散、酊、膏、片剂等。傣医药知识的传播方式,从古老的师徒、父子口口相传的方式改变为应用老傣文音译加注释后转抄。佛寺里的僧人和许多掌握了文字工具的人在学习整理民间流传的医学知识的基础上,不断融入新的认识、新的经验,这样的方式使接触傣医药知识的人越来越多,形成了村村寨寨都有傣医治病的特点。他们不仅为人治病,也不断采集各种草药,收集民间的医疗草方,推动了傣医药更好地传承和发展。

"米腊撒哈"时期傣医学发展的另一特点是巫术更多地渗透进了医学之中,主要表现在巫术与佛教和医学的结合,原因是傣族虽然信奉佛教,但同时也信仰原始宗教。佛教寺院是医学知识重要的传播场所,而产生于原始社会采集狩猎时期的原始宗教是傣族普遍的信仰,巫术在民间有着深厚的群众基础,佛教也是在长期传播过程中与原始宗教作了妥协之后,才得以在当地扎下根来,逐步成为了全民族的普遍信仰。由于三者之间有着千丝万缕的联系,所以相互结合是难以避免的,这也使得傣族医学独具魅力。

佛教口功便是这一时期的产物,口功是一种通过念咒语附加草药的治病的方法,傣语称为"咪喔咪顿"。傣医边念咒语边将药末向患者患处吹摸,咒文大多为巴利文,二十四个单词为一组。傣族认为无口功者不成医,凡是傣医都有自己秘传的口功,药物有奇效便是仰仗口功的力量。口功在傣族医学中占有重要的地位,在傣医治病、用药、制药、采药中都需要使用口功。口功是心理暗示疗法在临床运用的一个例证,也是巫术与医学结合的一个例证。

中华人民共和国成立特别是改革开放以来,傣医学得到了新的发展,特别是相继成立了民族医药研究所、傣医院、民族医院,吸收了一批民间傣医药医疗研究人员到国家医疗科研单位工作,西双版纳卫校还举办傣医班,陆续培养了一批批傣医药人才。在傣族聚集区还将傣医药纳入县级初级卫生保健方案,并为名老傣医配备徒弟,使他们的医药经验得以整理、继承和提高,同时进行傣医药学文献的抢救整理工作。一些专家致力于研究傣医药学,编辑出版了《傣药志》《傣医传统方药志》《中国傣药》《傣医诊病特点》《傣族医药经验方》及《中华本草·傣药卷》等傣医药书籍,使傣医药学理论和经验进一步丰富和完善。此外"傣医四塔五蕴的理论研究"课题获得国家中医药管理局科技进步三等奖,使目前傣医药的基础理论、临床分科、药物剂型、治疗方法等逐步走上系统化、规范化的道路。

二、傣医理论体系

(一)傣医生命起源观与人体基本结构

1. **生命起源、生长发育**　在傣医的《嘎牙山哈雅》《档哈雅龙》等经书中都论述了生命先天来源于父母所受。在男性体内存在着一种特殊物质称为"巴敌先体",女性体内也存在着另一种特殊物质,称为"阿书的",两者结合形成了生命,并论述了受精卵变为胎儿的过程:以 7 日为 1 个阶段,4 个阶段为 28 日,与现代医学对受精卵的发育过程的认识基本相似。受精卵的生命力强弱与是否能够形成人体有关,主要还取决于父母双方"巴敌先体""阿书的"正常与否。若父母不健康,两者结合后也可能死亡、流产或发育不正常,出现畸胎或发育迟缓,易发生疾病。

对于受精后之卵子形成胎儿不断发育的过程,在《嘎牙山哈雅》一书中较生动而形象地论述了全过程。书中记载,当"巴敌先体"和"阿书的"结合后 5 日内,母体子宫内的条件适宜于受精卵的生存便可留存而且具有生命力,若"四塔"功能低下,形体不健康,即使两者结合也难以存活。留存于母体的受精卵到 7 日即变成"难木水斤"(似洗肉水的颜色,呈淡红色),渐变深红,7 日后变成多个小血泡聚合在一起形成一个完整的血团;4 个 7 日(28 日)后又变成似鸡蛋大的小血团;5 个 7 日(35 日)变成一质地松软的嫩肉块,以后逐渐生长出头、足、肢体、七官、九窍和内脏、毛发、骨骼、脑髓等,全身各器官都不断生长发育形成胎儿。10 个月左右则可出世。在受孕过程中,胎儿的性别是由物质因素所决定的,如果是布利夏帕佤(即男性因素)起主导作用,就生男孩,如果是依梯帕瓦(即女性因素)起主导作用,就生女孩。

2. **人体的基本组织结构**　傣族医学认为,人体是一个有机的整体,主要由 1 500 多个组织和 32 种湿性液体所组成。《嘎牙山哈雅》一书中记载:人体由 300 块骨,50 根筋,60 根小筋(最细的有 7 000 根),500 万根头发,900 万根毫毛,20 片指甲,32 颗牙齿,九大类肌肉,脏腑(心、肝、脾、肺、肾、胃、胰腺、大小肠、膀胱)、七官(双眼、双耳、双鼻孔、口)、九窍(七官加前后二阴)、巴咱夯档哈(古傣语,现称夯塔档哈,即五蕴:色、识、受、想、行),塔都档细(简称"四塔":风、火、水、土),暖(小虫,似细胞)等构成。说明傣族聚集区先民对人体即有较深入的认识。

(二)四塔、五蕴理论

1. **四塔理论**　四塔是塔都档细的简称。"塔"是音译,指界、元素、要素,如物质本源、地界、水界、火界、风界等。傣医学中"四塔"是指"风、火、水、土"。古印度流行于民间的(顺世派的)观点认为,唯有地、水、火、风四种元素(四大种)才是世界统一的物质基础,是无机世界和有机世界(包括人)存在的最终的原因,人死以后,四大分散,意识消亡。佛教亦认为世界上一切物质是由地(土)、水、火、风四种元素结合而产生,人体也是由此四塔而构成,赖四塔而生存。

傣医学把自然界万物归属于"风、水、火、土"四大类来认识。认为"风、火、水、土"是构成人体的四种基本物质元素,亦称"四要素"。傣医学借用"四塔"一词来形象地解释人体的生理现象,病理变化,指导临床辨病,立法选方用药。傣医学认为"四塔"先天禀受于父母,受后天水谷的补充和滋养,在体内维持着人的生理功能,是人体内不可缺少的四种重要物质。

据大量史料考证,傣医学的四塔理论广泛记述于《巴腊麻他坦》《帷苏提麻嘎》《嘎牙山哈雅》等文献中,与南传上座部佛教《解脱道论》、"观四大""四界差别论"经典中所称的"四大种",即"地大、水大、火大、风大"在许多方面的提法上有相似之处。但是,傣医四塔学说,它主要用以解释人体的生理现象和病理变化。

瓦约塔(巴利语 vayodhatu),傣语称"塔拢"(talong),意即"风气"。泛指人体各脏器的功能活动,是生命活动外在之表现。《帷苏提麻嘎》:"那内自身的风,有支持性或动性的,似风的,吹动的故名为'瓦约塔'(风)。""瓦约塔"(风)有支持、资助的特性,有转动的作用,如"上行风(气)、下行风、腹外风、腹内风、肢体循环风、出息入息风"都有转动的特性,以此促进机体的各种功能活动。傣医学认为,凡人体内具有"动"的特征的物质皆属塔拢(风)所管,如饮食物的消化与吸收,二便的排泄,呼吸,笑,哭,跳闹,行走,喷嚏,眨眼等。人体内有阿托嘎马瓦答、巫坦嘎马瓦答、姑沙牙瓦答、哥坦沙牙瓦答、案嘎满沙里瓦答、阿沙沙巴牙瓦答六大类风,塔拢(风)循行于机体的上下左右前后及内外。阿托嘎马瓦答(下行风),主管脐以下脏器的功能,如排泄二便、孕育胎儿等;巫坦嘎马瓦答(上行风),主管脐以上脏器的功能,如饮食物的消化吸收、喷嚏、咳嗽、眨眼、嗳气、视物、调节人体平衡等;姑沙牙瓦答(腹内风)指自上而下的气;哥坦沙牙瓦答(腹外风)指各脏器的活动和气味;案嘎满沙里瓦答(肢体循环风),主管人体进行卧、坐、走、说、笑、哭、跳、闹等活动;阿沙沙巴牙瓦答(出息入息风),指呼吸之气。

另外,对于复杂的疾病,傣医学认为,因风(气)具有"动"而不定的特征,故可夹杂其他病邪侵犯人体而发生多种病变,认为百病皆为风作怪,百病皆由风引起,故总结出因"风"而致的疾病400多种。这些疾病,全部均以"风"命名,如"拢沙力坝""拢沙龙""拢麻想""拢牛"等均离不开"拢"(风)字。临床上"以风论病""以病辨风",充分体现了傣族医学的特色。

爹卓塔(巴利语 tejod hātu),傣语称"塔菲"(tafei),意即"火"。指人体内的火气、热量、能量。《帷苏提麻嘎》:"那内自身的火,似火的,有遍热性或暖热特相的,以它而熟,而热的,以它而衰老,根坏力竭,皮皱发白的,以它而燃烧及以它而使之食的、饮的、嚼的、尝的、得以消化的,以它而燃烧使之发育长大的,或其他一切内自身的火,所执持的(维持)故名为'爹卓塔'(火)。""火",先天禀受于父母,受后天水谷之精华所补充。傣医学认为凡体内具有"热"性的物质皆属火所管。人体内存在着四种火,它不断地燃烧,具有温煦肌体之功,是生命活动的根本,没有火生命则结束,火衰则体衰,火旺则体壮。火随生命的存在而存在,随生命的消亡而熄灭。

火塔共有四种:① 温哈给,能帮助食物消化吸收,化生气血,滋养人体。② 巴基给,能使体内产生热量,维持机体功能活动。③ 基那给,能使终身昼夜有热量,精神饱满,生命充满活力。④ 基腊纳给,能使摄取的物质经机体利用后分泌和排泄。

阿波塔(巴利语 apodhatu),傣语称"塔喃"(tanan),意即"水(血)"。指人体内起滋润补益作用的体液,在正常情况下有保护各器官功能正常进行工作的作用。《帷苏提麻嘎》:"那内自身的水,似水的,所执持的(维持),以黏结性和流动状态,湿之为性而到达全身各处的故名为'啊波塔'(水—体液)。"傣族医学认为,凡体内具有"湿"性特征的物质皆由"塔喃"(水)所管,狭义的水专指血管外具有湿性、色白质清的部分,如中医的津、液,现代医学的组织液、细胞内外液等,广义的水还包括血。"血"是流淌于血管内,色赤的物质,具有滋润补益身体之功,先天禀受于父母,靠后天脾胃水谷所化精微而补充,生理上水血互补,病理上互相影响,水不足血干,血不足则水少,治疗时则应两者兼顾。

《嘎牙山哈雅》中记载,塔喃[水(血)]共有十二种组织:胆汁、痰、脓、血、汗、脂肪、泪、膏、唾、涕、关节滑液、尿。喃咪(胆汁)、喃木沙里(气管食管黏液)、习的(痰液)、波波喃木喃飞(现代傣语称为"暖",即脓液)、罗些当(现代傣语称为"喝",即汗)、眯朵(现代傣语称为"习海",即黏汗)、阿拉(现代傣语称为"喃木答",即泪)、瓦纱(即清口水、涎)、些罗(黏口水)、新哈泥嘎(现代傣语称为"摸",即涕)、喃木秧勒(指细胞液、组织液)、喃木尤(尿液)等。以上十二种若发生病变,皆可从塔喃[水(血)]来论治。

巴他维塔(巴利语 bataweitadu),傣语称"塔拎"(talin),意即"土"。指人体内的土气——脏腑和组织结构,认为它是人体最重要的物质本源,是四塔之本,生命的基础。《帷苏提麻嘎》:"那内自身的,属于自己中生而属于自己的,坚的(硬的),固体的(粗触),所执持的(保持),有住立(站立)作用的故名为'巴他维塔'(土)。""塔拎"(土)即为人的机体,犹如世间大地,以坚为性,能载万物。"土塔"包括人体的各部器官,故为四塔中主要的一塔。土塔共有 20 种组织和器官,亦称 20 种体属,分别是:给纱(现代傣语称为"朋贺",即头发),共有 500 多万根;罗马(现代傣语称为"昏多",即毫毛)有 900 多万根;拿哈、列么(手、足、趾、甲)共有 20 片;点答(现代傣语称为"候",即牙齿)共有 32 颗;喃飘满山(现代傣语称为"境",即肌肉)共有 900 块;纳腊乎(现代傣语称为"筛应",即筋,包括大小筋),路(骨,包括软骨),路龙(含骨髓之骨);麻叫(腰子,即肾脏);贺栽(心);呆(肝);潘泊(现代傣语称为"给罗麻刚",即腹膜、网膜、隔膜、筋膜);办(脾);棉(胰腺);巴巴张(现代傣语称为"拨",即肺);晒龙(大肠);晒囡(小肠),绷龙(胃),烘尤(膀胱),虎火(气管)。

在土、水、火、风四塔的相互关系上,傣医用"缘起"学的观点指出:巴他维塔都(土)以啊波塔都(水血)而摄之,以爹卓塔都(火)作保护,以佤约塔都(风、气)来支持,不致离散毁灭,从而产生不同元素的差别,形成了男性和女性之分。土是风、火、水三种元素的住处所缘;啊波塔都(水血),以巴他维塔都(土)而住,出没于土(机体)之中,以火作保护,以风来支持,是土、火、风三元素的结着所缘。爹卓塔都(火),以巴他维塔都(土)而住,以阿波塔都(水血)而摄之,以瓦约塔都(风、气)来支持,是土、水、风三种元素的遍熟所缘;佤约塔都(风、气),以土而住,以水摄之,以火遍熟,是土、水、火三种元素的支持所缘。

傣医认为塔都档细(土、水、火、风)存在于人体内和宇宙之间。世界万物和人之身均依靠这四种物质要素(亦称"四大生机")的支持,辅助组合而成。在塔都档细中有 42 种物质形相,其中土有 20 种,水(体液)12 种,火(阳气)4 种,风(气)有 6 种。在《巴腊麻巴坦》一书中说,塔都档细在正常的时候是"依照俱生,相互依止,互不离缘的"。

傣医理论把"风、火、水、土"四塔学说用以论述人体的生理现象和病理变化,并用于指导临床诊断和治疗疾病。在《五腊》《罗勒》《萨打》《阿皮踏纳萨》等史料中把"阿波塔都""巴他维塔都"这两个塔都中所含的物质结构用医学代号进行了编列,以此来命名机体各部位的名称,诊断疾病所在的脏腑和部位。认为土属物性,有形,代表机体的五脏六腑及组织器官,是四塔中最重要的一塔,故称"四塔之本";机体内的水(血)代表着机体内的物质储藏;火代表热量(能量)物质的来源;风代表着机体的功能活动。

在众多的傣医文献中谈道:没有土,万物难生;没有水,万物可以枯死,人体没有水(体液),生命难以存续;没有火(阳气、元气、热量、能量),万物就无法发育成熟;没有风,万物就不能生长。同时认识到人体内的风、火、水、土和自然界的风、火、水、土有着密切的联系。除了机体内风、火、水、土相互之间需保持动态平衡关系外,它还必须与自然界的风、火、水、土保持相对的平衡协调关系。如果人体内的某一塔都(或风,或火,或水,或土)偏盛偏衰,都会影响其他塔都共栖平衡关系,机体就会出现异常反应,发生各种疾病。傣医这一理论明确地阐述了人体这个整体与天地相应的自然法则,指出了人类的生活起居必须遵循和适应不断变化的自然规律,才能抵御自然界风、寒、湿、邪的侵袭,保证机体内各种功能的正常发挥,使生命得以生长存续,临床上傣医把这些现象称之为"四塔连心"。

2. **五蕴理论** "五蕴",傣语称为"夯塔档哈"。"夯塔"(巴利语 hangta),意为"蕴",蕴积,蕴藏,积聚,堆积,把种种不同的现象加以归类就是蕴。"档哈"(傣语 dang ha),意即"五""五种"。五蕴即鲁巴夯塔(色蕴)、维雅纳夯塔(识蕴)、维达纳夯塔(受蕴)、先雅纳夯塔(想蕴)、山哈纳夯塔(行蕴)五种积聚。其中色蕴指物质现象,识蕴、受蕴、想蕴、行蕴指精神现象。佛教认为,人体是由物质部分(色)和精神部分(识、受、想、行)所组成。

五蕴旧译作"五阴","阴"指"覆蔽"的意思。"五蕴"一词是梵文 pañcaskandha 的意译,在帕召戈达玛(即释迦牟尼)的南传"三藏经"的八部本经法之中,如《大象迹喻经》《圆觉经》《俱舍论》《巴拉满塔本身经》《解脱道论》等都有记载。佛教谓"色蕴"有二类:① 大种色(mahā bhuta)有四:地(土)界、水界、火界、风界。② 所造色(upāda rūpa)有二十四。所造色即地、水、火、风四大元素所造。大种色四,所造色二十四,合称二十八种色(物质)。傣医借用佛教学的"五蕴"一词来说明人体的精神和生理现象,其内容与佛教学的"五蕴"有别。

色蕴(rū pa khandha,鲁巴夯塔):"色"的概念,泛指一切的物质。例如人体内的眼、耳、鼻、舌、身等各个部分以及含有滋养素能支持身体的各种食物,亦指山、水、地、日、月、空间等。凡是能见的,能感知其存在的各种不同性质的物质,它们都是要变化的。最终要坏灭的物质,都被称为"色"。佛教认为,一切物质都有"色老"性,对于人体来说,例如牙齿的脱落这叫"显老",还有一些物质其变化极慢极细微,难于被察觉的叫作"隐老",还有一些物质,如日、月、山、水等的不断变化,但又无可见其变化的叫作"无间老"等。这些理论都是傣医所引用的对人体认识的指导思想。

傣医把色蕴解释为人的形体,指人的形象、容姿、精神状况、颜色等,是人体外在的表象。人有高、矮、胖、瘦、大、小及各种不同肤色、容貌,这些都与父母遗传相关。

识蕴(vinnāna kkhandha,维雅纳夯塔):"识"的概念,统一受、想、行三者的精神现象。佛经说:"把一切有识知相的总括为识蕴,此中如果能够知解识蕴,则其他的三蕴(受、想、行)便很容易知解了。"又说:"'识'和心、意之义为一。"

傣医把识蕴解释为"心",指人对外界事物的认识、识别和判断能力。若识蕴不足,人永远也不可能发育成熟,而只会变成弱智。识蕴与心脏功能相关,若心脏发育健全,心血充足,这一功能则可迅速发育长大而变成熟。在《巴腊麻他坦》中讲述了识蕴的四种作用:① 鲁巴沙加腊达(巴利文):人意识到人体的生长发育、生老病死的自然规律。② 鲁巴沙阿尼帕瓦(巴利文):能使人认识到人体的完整性和机体各组织器官的稳定性。③ 鲁巴沙乌扎约(巴利文):能使人认识到外界对机体在各种不同情况下可能产生的危害性,因而知道如何保护自己(类似于条件反射)。④ 鲁巴千梯(巴利文):使人认识到机体内部的"善恶"。"善"指机体内的各种营养物质及正常的生理活动;"恶",即机体内各种引起不良反应的有害物质。

受蕴(ve da na kkhandha,维达纳夯塔)。"受"的概念,相当于人的感情、感觉。指影响人的生理情绪的一切痛、痒、苦、乐、忧、喜、好、恶等感受。佛经归结为三受:苦受、乐受、不苦不乐受。

傣医把受蕴解释为"感受",指人对外界刺激,如冷热痛痒及其他因素的刺激的感受性和耐受力。若形体健康,四塔协调,这一功能表现则强,对外界(上述)的刺激耐受性强,不会出现一受刺激即痛苦欲死,或连连呻吟等。

想蕴(sannā khandha,先雅纳夯塔)。"想"的概念,相当于理性活动、概念判断。佛经说:"一切有想念相的总括为想蕴。"如"木匠想起木料""如小鹿看见草人而起'是人'之想"相似。

傣医把想蕴解释为"知觉",指人的思维能力、想象力、思想、志向和欲望。若四塔功能强盛,则该功能发育较好,思维敏捷,想象力强,反应快。若思虑、恼怒过度,则可见神差、反应迟缓等。

行蕴(sam khāra kkhandha,山哈纳夯塔)。"行"的概念,具有"运动""变化"之意。佛经说:"一切有行作相的总括为行蕴。"

傣医把"行蕴"解释为人体自受精卵开始生长发育至衰老死亡的全部变化过程。傣医学认为,人自受精卵开始均在发生着不同的变化,受精卵→形成人体→发育生长出四肢百骸、五脏六腑、五官九窍,逐渐发育成熟、生长、衰老、死亡,一生均在发生变化,这种变化则称为"行蕴"。

3. 四塔与五蕴之间的关系　傣医学认为,人类生长在世间,因有四塔和五蕴才有人体的存在,因有四塔而使人的各个部位统一协调,人才能够生存。四塔和五蕴随着生命的产生而产生,亦随着生命的结束而消失。傣医认为人的疾病也因四塔的失调而引起。疾病的发生和变化,决定于人体内四塔功能正常与否。若四塔功能正常,相互协调、平衡,则疾病很少发生。风、火、水、土四塔不亢不衰则生机旺盛,生命活动正常;四塔偏盛偏衰就将引起各种疾病;四塔崩溃则生命活动停止。傣医治病,力求为患者调平四塔,恢复人体诸元素的平衡,才能恢复健康。傣医学认为五蕴可因四塔而产生,也可因四塔而衰亡。熊十力《佛家名相通释》卷上:"色者何?《论》云'谓四大种,地、水、火、风及四大种所造,皆名为色'(色指的是机体一切物质现象)。""诸大种若不起,造色必不能起。"没有自然界之风、火、水、土便不可能有造色,即没有风、火、水、土也就没有生命。只有有了自然界之风、火、水、土,"五蕴"方能生起。佛教有"五因"(生、依、立、持、养)之说,谓风、火、水、土是促成五蕴生成的主要生因而谓之"生";五因之中的"依"指依据于大种(风、火、水、土)方能得生;"立"指的是转因,即随着风、火、水、土的变化而变化,如果四塔偏盛偏衰,五蕴亦可随之变异,也就是说人类和其他一切生物必须适应自然界气候环境的变化;"持"指维持、支持、持续、生而不灭之意,即以大自然为支持"五蕴"方可延续;"养"指的是风(气)的资助、支持,火(阳气,即能量)的温煦,水(津液、体液)的滋润濡养,土的受纳、消化运载(输布)而"五蕴"得以长养。

在正常情况下,五蕴和机体内的四塔、自然界的四塔有机地联系在一起,使人体的各脏腑功能活动和各种物质代谢过程处于平衡协调之中,以维持机体的正常生长发育,使生命得以存续,健康无病。当自然气候环境变化的时候,如果人体不能适应,将会导致机体内四塔的失调。由于四塔失调,如风、火过盛,临床上出现烦躁、易怒、头晕、眼花、失眠、口苦、咳嗽、咯血、便血、尿血、崩漏、带下等症,是由瓦约(风)、爹卓(火)偏盛而化,风火过盛,多种邪气相合相搏,又致啊波(水血,即体液)逆乱,致塔拎(土)受损,五蕴则因之失调。反之,如果精神长时间受到过度强烈持久的刺激,受觉、知觉、心理对外界不良事物的反映增多,使忧、思、悲、恐、怒、惊、喜处于长期紧张状态,也会影响四塔的动态平衡,使人体发病。四塔、五蕴在生理方面互相依存,相互为用;在病理方面则互相影响。四塔失调可致五蕴变化,反之,五蕴失调也可致四塔变化。

由五蕴变化所致的种种疾患的原因(情志,精神因素)谓之"内因"。由于外界的变化,即自然界的风、火、水、土失调导致机体内风、火、水、土偏盛或偏衰所发生的疾病,谓之"外因"。这些理论的提出对傣医临床起到了积极的指导作用。

(三) 风病论

"风"傣语称为"拢",相当于中医"正气"的范畴。傣医把人体内具有"动"性特征的物质,均归属于"风"所主。风性尚动,易流动游走,无处不到,可以带来,也可以带走。从广义而言主要指生命活动在外的表现;狭义而言,则主要指机体内起着输导作用的物质和功能。它包括了人体内流动着的富有营养的各种精微物质,以及五脏六腑各组织器官的生理功能、活动能力。傣医认为体内共有六种"风"支配人体各部位的活动,亦称"六种体属"。

1. **阿托嘎马瓦答(巴利语 jatokhǎmavata)** 意为"下行风"(气)。这种风的主要生理功能是主管脐以下的脏腑,有压送(输送和排泄)大小便,促进孕育生殖的作用,如果这种风(气)失调则可以出现排便无力,大小便失禁,孕育生殖能力减弱等症。因而起到调节人体生理功能平衡,促进新陈代谢的作用。

2. **巫坦嘎马瓦答(巴利语 uddnang amavata)** 意为"上行风"(气)。这种风(气)的主要生理功能是主管人体脐以上的组织器官,主受纳食物,可以使人喷嚏、咳嗽、眨眼、视物、呃逆、嗳气等。这些现象实际上是反射传导系统的功能活动,如果此风(气)过盛上冲蕴集头部,临床上可见到头晕、眼花、恶心、呕吐、头痛、耳鸣等病象。

3. **姑沙牙瓦答(巴利语 kott hāsa yāvā)** 意为"腹内风"(指胃肠内之气)。能自下而上,自上而下地移动,有推动研磨食糜,挤送(输布)营养物质和产生排空、饥饿的作用。傣医认为,如果这种风(气)一旦失调,就会产生纳呆、腹胀、消化不良、嗳气、腹痛等病象。

4. **哥坦沙牙瓦答(巴利语 kucchis ayāvāta)** 意为"腹外风",这种风(气)在体内有 32 处。临床上傣医又把它称作 32 种风(气),蕴藏于人体的五脏六腑之中,在人体内塔菲(火—阳气)的作用下使机体各脏腑和组织器官的生理功能活动能够正常地运转,认为此风(气)是生命活动的基本物质,也是生命活动的基础。

5. **案嘎满沙里瓦答(巴利语 angaman gānu sari novātā)** 意为"肢体循环风",是指循环于全身的肢体及屈伸等而生的风(气),致使正常的生理反射,使人能立、坐、卧、行等。这种风(气)主管肢体的生长、发育和功能活动,能使人站立、坐卧、行走、说话、嬉笑、哭闹、跳跃等。傣医认为在临床上一旦这种风(气)的功能失调,便可出现发育迟缓、痴呆、运动无力、说话迟、走路迟等病象。

6. **阿沙沙巴牙瓦答(巴利语 assāsa passāsa)** 意为"出息入息风"。肺中之气,指呼吸之气,有节奏地输送,使心脏能搏动。傣医认为这种风是上行风(气)的单独一部分,一指肺中呼出之气;二指经口鼻吸入的空中之气。由于出息入息的风(气)有节奏地进行,才使全身各脏腑的生理功能不停地运动。它是人体生命活动过程中所必需的物质和动力基础,这种出入息的功能活动和此种风(气)一旦停止,生命也即将随之消失。

傣医把人体内具有"动"性特征的物质,均归属于"风"所主,认为"风"是维持人体正常生理功能活动的基本物质元素之一。正常情况下风(气)一般主食物的受纳,水谷的消化吸收,代谢产物的排泄、生长、发育、传导与反射等,具有支持、资助的作用。如果机体内的风(气)动态平衡失调,风与其他塔都(水、火、土)的共栖平衡关系出现紊乱,该上行的风不上行,该下行的风不下行,该动的风不动,那么在临床上就可出现一系列与风有关的证候群。

风(气)除指人体的正气外,还指外在具有"动"性特征的病邪。傣医认为疾病的发生与风关系特别密切,因为作为病邪的风其性动摇不定,无处不到,无孔不入,可单独致人以病,也可载众邪侵犯人体而发病,无风邪则病无从传播,百病的发生与发展变化都与"风"有关系,这就是"百病皆属风"。傣医把许多复杂多变的疾病归属于风证论治,凡具有"动"的性质的疾病,均可以从风论治。傣医经书中所记载的以风辨病,以风字命名的疾病就有 300 多种,如"拢沙力坝"指机体感受风热毒邪后所致的癫狂、惊厥、抽搐;"拢麻想乎"指感受风热毒邪后引起的皮肤以痒痛为主的疾病。

各类风所致的疾病达 1 000 余种,所立方剂有 1 000 多首。具体来讲,风病可归纳为三大类:① "帕雅拢皇"(热风病):以热、疼痛、红、肿、麻木、抽搐、出血为主要表现,可分为"拢沙力坝""拢麻想乎""拢沙龙"。② "帕雅拢嘎"(冷风寒湿之病):以冷、痛、肿、麻木、关节活动障碍等为主要临床表现,分为"拢梅兰申"和"拢呆坟"。③ "帕雅者儿"(杂风病):可分为"拢旧""拢牛""拢匹勒""拢匹坝"四大类,每一类又有数十种乃至上百种不等。

(四) 三盘学说

"三盘学说"对人体常态、病态、治病用药按人体部位所属进行了划分。"三盘学说"认为人体共分上、中、下三盘,上盘为心、肺、上肢、头;中盘为肝、胆、脾、胃、胰腺、部分肠腔;下盘为肾、膀胱、大小肠、子宫、下肢等。

傣医认为三盘是人体水血、风气运行的通道,以通为常,一方面水血、风气运行于三盘之中,维持着四塔功能的协调与平衡;另一方面水血、风气通过三盘布散全身,内而脏腑,外而皮肤、肢体,激发和推动各脏腑组织的功能活动。"三盘"在生理上相互联系,在病理上相互影响。若某盘受某种因素的影响发生病变,均会导致其他盘的功能失调,而出现气血、水道受阻而发病。

"三盘学说"可用以确定病位、诊断疾病,对确定治疗方法及临床用药有指导作用。三盘学说提倡治病应先疏通三盘,通利水道,使毒邪从三盘而解。"三盘一通,百病易治,毒邪易排,若三盘受阻,百病难治。"这一理论在临床上得到广泛应用并取得了良好的效果。

(五) 雅解论

"雅解"又称为"雅给",文献记载有"解药""解毒药""解性药"等名称,是傣族人民世代相传、沿用的一种治病方法和用药。傣医认为,空气、水、食物中都含有毒素,这些毒素在人体中长期淤积而致病,傣医治疗各种病必先解其毒然后再治其病。千百年来,雅解在保障傣族人民的健康,解除病痛,促进康复等方面发挥了巨大的作用。长期的医疗实践经验的积累,使傣族人民发现上百种解除各种毒物及有害物质的药物及方剂,统称为雅解,并形成了独特的傣医学雅解理论——"未病先解、先解后治"。正常人经常服用雅解可排除毒素,减少发病,是为"未病先解"。健康是人体内四塔、五蕴功能处于动态的平衡和协调,发病是体内外各种帕雅(病毒邪气)而致,故治病应先排毒,此即"先解后治"。另外傣族医学认为雅解具有保持体内四塔、五蕴功能的平衡和协调之功。雅解是傣医治疗多种疾病前的用药,具有疗效好、家喻户晓、历史悠久、深入人心的特点,是傣医学中最具特色的药物及治疗方法之一,已成为傣医学体系中的重要组成部分,也是其他民族传统医学少见的用药方法。

"雅解",有广义和狭义两种含义。傣医学认为,人食五谷,嗜烟好酒,这些食物中会含有一些对身体有害的物质。正常情况下,可以通过人体的排毒功能将之排除而不生病,若过食或机体的排毒功能低下时,这些有害物质将蓄积于体内,致人以病。轻则出现口干舌燥、心烦不安、肢软汗出、颜面疔疮,重则可损伤脏腑或恶变、癌变、突变等。因此,傣医提出了"未病先解",常服解药和解毒食品。另外,又指出人体生病必有其因,应先服用解药以解除致病之因,然后再针对疾病对症下药,"先解后治",此为广义的雅解。狭义的雅解则包括解除食物毒性,解除毒性动物叮咬中毒,解除毒热,解除药物毒性,解除药物副作用等方面。无论广义或狭义,雅解的作用在于分解、中和体内的毒素,排毒解毒,解除食物中毒和药物中毒及其他物质所致的各种不良反应,以达调节四塔平衡、解除疾病的目的。名老傣医康朗仑指出:对于这些毒素,必须使用相应的药物和方法及通道排除,如发汗透毒、利尿排毒、呕吐排毒、泄下排毒、清热解毒。临床上,傣医就是在这一理论的指导下来防治疾病的。名老傣医波温囡认为人体发生疾病是因为自然界的外毒或内毒素而致三盘不通,治疗应先服用通利三盘方,通利水道,使毒邪从三盘而解,三盘通开后再对病症下药,有治病先通三盘,利水道而排毒之论。

雅解的治疗作用及适应证范围可分为9类:① 雅解沙把(百解胶囊),清火解毒,养颜亮肤,延年益寿,用于解除多种毒素。② 雅解(百解片),清火解毒,解酒毒、食物毒、热毒及其他毒素。③ 雅解匹勒(妇安解毒丸),专用于妇女产后误食禁忌或失治误治而导致的产后诸疾。④ 雅解今匹(解食物毒磨药方),主要用于解除食用有毒之物后引起的中毒反应。⑤ 雅解黄理(即清热解毒退热药)。⑥ 解毒蛇、蜈蚣、毒虫、野兽、疯狗类毒。⑦ 解酒毒类。⑧ 解烟毒类。⑨ 解菌毒类。

傣医传下来的各种解药及解药处方达百种,可以解各种毒。在长期的生活和医疗实践中,傣医们摸索总结了许多单、验、秘解药方,剂型有:水煎剂、水磨剂、散剂、片剂、丸、水浸剂等。傣医的解药理论深入人心,因而当傣族人民在身体感到不适时,如头晕、饮食不佳、失眠、精神委顿等情况,都认为自己中了毒,都向傣族摩雅(医生)求解药治疗,傣医根据其不同的表现诊断为不同的毒素淤积,而用不同的解药治疗。傣医常用的部分药物单味解药有雅解哈蒿、雅解哈干、雅解龙、雅解勐远、雅解哈勒、雅解沙短、文尚海、文蒿修、马摆喃、哈兵蒿、哈兵亮。常用的部分解药药方是雅解金匹、雅解嘎罕、雅解嘎沙罗、雅解匹勒、雅解巴龙、雅解逼、雅叫哈顿。其中雅解(百解片)是傣族民间常用的解毒药物,有解除人体毒素,调节四塔、五蕴的功能。雅解用于解除一切有害物质(如化学性、药物性、食物性等)对人体的损害,消除因失治、误治、误食禁忌而致的不良反应,如过度饮酒、抽烟,过食香燥辛辣之物或误食毒物而致的各种病症。经常服用可分解体内微量毒素,解毒养颜而预防各种热性之病,使肌体靓丽健康。

三、傣医的病因病理

傣医学认为,健康是人体内四塔、五蕴之间保持着相对的动态平衡和协调关系,这种关系若因某种外因或内因的作用而致失调,出现不足或有余便可发生疾病。

1. **四塔、五蕴功能失调是疾病发生的内因** 四塔(风、火、水、土)与五蕴(色、识、受、想、行)保持相对的平衡和协调关系人才能健康,四塔的偏胜偏衰均可使人发生疾病而影响五蕴之功能。如火盛则水不足,水盛则火衰,风盛则助火,火盛也可生风,土壅则风(气)滞而不通,土不足水则盛,水湿便可内停而发生腹泻,腹部及肢体肿胀、重着、麻木,水谷运化无力等。四塔、五蕴的功能失调,机体抵抗力则下降,外在的帕雅(病邪)乘虚而入,就会产生多种疾病。四塔、五蕴功能失调是疾病发生的内在原因,先天四塔、五蕴所受不足或劳逸失调、思虑过度损伤四塔、五蕴功能均可导致疾病的发生。

2. **地理环境与疾病发生的关系** 傣医学认为,疾病的发生与地理环境和居住条件关系密切,如居住于山区丛林之中,因空气寒冷塔拢(风)盛,易患肢体酸痛、麻木不仁,拢梅兰申(风湿病、关节炎)、拢贺接(头风痛)、拢旧(各种抽风)之症;居住于小溪山箐河边水塘边的,易伤人体塔菲(火)而塔喃(水)偏盛,易患水肿病、风湿病、关节炎、痛风、皮肤病等;居于平坝之地的易患高热病、传染病、流行病、皮肤病等,如咳嗽、发热、发冷、腹痛、泻痢等病(如伤寒、疟疾、鼠疫等)。因此,详问其居住之地对诊断疾病具有重要意义。

3. **气候变化对人体的影响** 傣医把一年分为三季:冷季、热季、雨季。在冷、热、雨三个季节里,均有各种不同的疾病发生,季节不同,治病使用的药物也有所不同。在《档哈雅龙》书中有记载每季服用的防病处方:如冷季,易患咳嗽、痰喘、肢体冷痛之病,应服偏辣味性温而润燥之药;热季,气候炎热,人易感受热邪而发生热性疾病,故应选服性凉而解毒、凉血除风之药,如雅解类;雨水季水湿内盛,人易患胃肠道疾病,如腹痛泻痢、呕吐中暑等,应多服收涩、芳香化浊、解毒之药,如茴香、豆蔻根、茅草根、藿香、姜、椒之类的药物。

而在季节更替的前后一段时间里,各有一些疾病发病率较高。比如在傣历的四月至五月,即公历2—3月份,是冷季与热季的交季时期,腹泻、痢疾等病的发病率较高。在傣历八月至九月,即公历的6—7月份,是热季与雨季的交季时期,发冷发热病如疟疾的发病率较高。而在傣历十二月至次年一月,相当于公历的10—11月份,是雨季与冷季的交季时期,这一时期伤风感冒、咳嗽哮喘等疾病发病率较高。

4. 饮食因素对人体的影响　人以食为生,饮食物的摄入,如辣、酸、麻、咸、臭、苦、涩、淡之偏嗜与疾病的发生关系密切。正常摄取食物一般不会生病,若饮食不节,偏好过食,便可发病,如过度饮酒嗜烟、过食香燥辛辣、肥甘厚腻均可导致人体内火热过盛,损伤水塔,而发生火热之病,如口干舌燥、咽喉肿痛、咳吐脓痰、头昏目眩、大便干结、胃中灼热、口苦咽干等病。另外,暴饮暴食,损伤塔拎(土)之功能,积食停饮于胃中,饮食不化而发生反胃呕吐、腹痛暴泻、嗳腐吞酸等。又如饮食不洁(节),误食毒物或过食酸冷不洁之品,损伤塔拎(土)之功能而使之发生呕吐,腹泻甚至大汗淋漓,中毒死亡等。

5. 房事不洁(节)、形伤体坏而发病　身心健康,还应注意节制房事,正常的房事可调节"四塔""五蕴"之功能,使之保持平衡。若房事过度,精伤气耗,或不注意清洁卫生,使病菌进入阴户宫腔,损伤"四塔""五蕴"之功能,则会出现疲乏无力,精神不佳,腰膝酸软,长此以往便可出现阳痿、阴痿、遗精早泄、妇女白带增多、阴痒等。

6. 兽、刀伤、水火烫伤、跌打损伤及其他所伤而致发病　兽、刀伤、水火烫伤及跌打损伤虽皆为外因,但在外因的作用下导致体内的四塔、五蕴功能失调,便可发病。如水、火烫伤,损伤皮肉,皮肉为塔拎(土)所管,故伤及土,同时由于伤痛而致患者的鲁巴夯塔(色蕴)也失调,出现表情痛苦,饮食不佳,睡眠失调等。另外,由于烫伤后出现大量渗出液体,耗伤水血,体内塔喃(水)受伤,久之用药不当,或损伤过度,热盛肉腐,毒邪便可从伤口内侵而加重病情,出现高热等。

7. 年龄老幼与疾病发生的关系　《嘎牙山哈雅》一书中记载,生命来源于父母所受,人的一生有三个不同阶段年龄的生理变化,应根据不同的年龄阶段掌握不同的用药特点。一般来说,1～20岁气血未充,形体尚未健全,应多食味甜咸之品。这一阶段易患拢沙力坝(热风病),发冷发热,泻泄腹痛,咽喉肿痛等疾病。生病也应考虑选用上述之味的药物治之,才不易损伤幼稚之体。20～40岁,形体壮实,气血旺盛,喜食百味,故体质偏热,风(气)偏盛,应多食酸、苦之物以制风火。这一阶段易患头目昏胀、口干舌燥、烦躁易怒、发热等病症。生病也应选择酸苦之味的药物治之,以除风清火毒。40岁以上的人形体渐虚,胃火渐衰,气血水湿运行渐不畅,易停留于体内而产生水湿不化之类疾病,如咳喘痰多、腹痛腹泻、腰膝疼痛、心脏病等四塔、五蕴功能渐减之疾病,在这一阶段应多食补火、土、气之甜、温、咸之品,若生病也应选择这类药物治之。

8. 疾病的发生与塔拢(风)的关系　在长期的生活和医疗实践中,傣医观察到人体发病与风关系极为密切,风可单独致病,但大多夹杂他邪相合侵犯人体而发病。因此,认为风致百病,百病皆由风引起。在治疗方面以风辨病,以病辨风,见病治风,风去病易愈,风存百病生,故将复杂多变的疾病归属于风来论治。傣医著作《风病条辨》一书就收载了200多种风病,充分体现了傣医的特色。

傣医学认为,风具有"动"而不定的特点,无处不到,无孔不入,并可夹杂他邪而致病。风分为内风、外风。内风由于体内四塔功能失调,风(气)偏盛或不足而发病。外风则是感受自然界的风毒邪气而致,一般多见内外风相合而使人发病。从部位看有上风、下风、左风、右风、前风、后风等。从性质来看,有冷风和热风之分,应明辨施治。

四、傣医诊断方法

(一)四诊辨病

傣医在长期的诊治疾病的过程中,不断总结经验,把点滴的经验收集归纳为《尼该档三》而记载于贝叶经中。这本经书成书年代难以考证,该书所载"尼该"即诊法,"档三"即意为诊病的三种方法,简称三诊。由于经书内记载为三诊,故在傣族民间千百年来一直以三诊(缺闻诊)相传而用,即望诊、问诊、摸诊三种诊查方法。但在傣医的实际诊疗活动中,则应为"尼该档细",即望、摸、闻、问四诊。

1. **望诊** 望诊傣语叫作"短朴害"。"短":即望,看,观察;"朴害":即患者。是用眼睛望患者,首先应望患者的夯塔(五蕴)神、色、形、态,通过望诊了解患者的精神表情、面色肤色、汗量、全身各个部位的变化及疼痛部位等;了解内在疾病在外的各种表现,如二便变化、舌部变化、毛发、步履、眼、耳、口齿、鼻、外伤或疗疮瘟疹等。对于特殊患者还应望其所居住的地方,吃饭的表情;同时还望眉毛,正常的眉毛是顺生,一边倒的如竖眉、倒眉、色枯黄无泽或脱落稀疏者为病态。望舌,应注意舌的各种变化,舌质红而干裂的为塔菲(火)过盛,塔喃(水)不足;舌体白而嫩,苔白水滑为体内塔菲(火)不足,塔喃(水)过盛,土不充;舌尖红或紫红,苔黄干厚腻的为塔菲(火)过盛。傣医在望诊上有一种颇具特色的指诊法:看左手大拇指可诊断肝、肾、肺、心、妇科方面的疾病;看右手大拇指可诊断冷风湿、热风湿。傣医用此法诊断、治疗疾病,方法较为独特、新颖。对这一诊疗方法,有待系统研究。

2. **摸诊** 摸诊傣语称为"赶朴害"。赶:即触摸;"朴害":即患者。"赶朴害":即摸诊之意。是指医生用自己的拇指、中指,或五指,或手掌,或手背来触摸某些部位或不同部位动脉的跳动来诊察疾病的方法。傣医的摸诊,主要包括摸体表部位、摸三部脉。

3. **闻诊** 闻诊傣语称为"聋朴害"。"聋":即闻、嗅;"朴害":即患者。傣医的闻诊分为反朴害(听诊)和聋扑害(嗅气味)二种。

反朴害(听诊):即医生用耳细听患者的各种声音,如语音、咳嗽声、呼吸音、肠鸣音、哭笑声、呃逆声、嗳气声、呻吟声、叹气声等的变化。

聋扑害(嗅气味):即医生用鼻闻患者身体发出的各种气味,如体气味、汗气味、口气味、大小便气味、呕吐排泄物气味及月经等气味。

4. **问诊** 问诊傣语称为"探朴害"。"探",即询问;"朴害",即患者。探朴害,是医生向患者或陪诊者询问了解疾病发生、发展、诊疗用药等经过、现在症状与其他疾病的相关情况,以诊察疾病的一种方法。问诊时主要询问患者发病的时间、季节,自我感觉症状、嗜好、家庭病史、患者病史、居住环境等。

(二)四塔辨病

傣医四塔理论,除用来形象地解释人体生理现象和病理变化外,还提出了四塔辨病的独特方法。傣医诊断书《嘎比迪沙迪巴尼》云:"谁要当好医生,首先必须精通四塔,方知病处,才能正确下药。"傣医把复杂疾病按四塔分为四大类进行辨治。

1. **辨瓦约塔(风、气)的病变** 塔拢(风、气)不足,临床表现为少气懒言,动则气喘,形瘦体弱,五脏六腑功能低下。诸如心悸胸闷,语音低微,疲倦乏力,自汗,食欲不振,脱肛脱宫,小便失禁等皆为塔拢之病变。

塔拢(风、气)过盛的临床表现主要有以下两种:一是风(气)不行,阻滞内停而可见闷胀疼痛,停滞于胸胁则胸胁痛,留于胃中则胃胀痛,滞于肠腔则腹痛、大便不爽。其特点为胀痛,以胀为主,部位不定,行走窜痛,嗳气或得矢气则舒,脉来不畅;二是风(气)逆行乱窜,表现为咳喘气阻,呼吸不畅,呼多吸少。胃气上逆,见呃逆,嗳气,呕吐,或见噎膈反胃,肝气上逆则胁肋胀痛,患者自觉有气自下而上冲至咽喉,吐之不出,咽之不下,腹痛或攻窜作痛等,这属内风(气)的病变。

2. 辨爹卓塔(火)的病变 爹卓塔不足的临床表现是见形寒畏冷,四肢欠温,面色苍白,口唇发青,肢体蜷缩,面色苍白,腰膝酸软,不思饮食或食后饱胀不适,或腹痛泻痢,完谷不化,腰膝冷痛,阳痿,遗精,早泄,精冷无子,未老先衰,脉弱而无力;妇女可见宫寒不孕,月经量少、色黑或闭经;儿童可见五迟症等,表现出一派火不足而衰退之象。

爹卓塔过盛的临床表现主要是颜面红赤,生疔长疖,口舌生疮,性爆气粗,口臭涎酸,头目眩晕,男性性欲亢进,大便干结,小便短赤,女性赤白带下,月经失调提前;皮肤生疮斑疹,疥癣病症。临床上大多与风相和而发生病变,如拢沙龙接火(热风火毒而致的咽喉肿痛病)、拢麻想害巴(带状疱疹),由于肌体内火毒过盛,复感外界的火热毒邪,内外相和而发生的皮肤病,如蛇串疮(带状疱疹)、火丹等。

治疗因塔菲(火)致病的药物,傣语称为"雅塔菲",如拢梅兰申(风寒湿痹证)是因人体内塔菲不足,复感外界帕雅拢嘎(冷风邪气)所致,治疗则应补塔菲(火),温通水血,使之运行,气血通则痛自止。方药选用"雅拢梅"煎服或泡酒内服,该方中"比比档三"均具有很好的补火通水之功而可治疗本病。

3. 辨阿波塔(水)的病变 塔喃(水)过盛之表现为水湿不化出现肢体肿大,按之凹陷或周身麻木困重,腹大如鼓(腹水),面色蜡黄,颜面水肿,尿少气短乏力,心胸闷胀疼痛,心慌心悸,肢体活动不灵,心翻呕吐,脉弱而无力等。"水"不足则面色无华,唇舌干燥,形瘦体弱,睡差,心慌心悸,贫血等病症。治疗因塔喃(水)致病的药,傣语叫作"雅塔喃",雅塔喃主要用于调节人体内水液,不足则补之,过盛则利之。

4. 辨巴他维塔(土)的病变 脾胃之土功能低下,可见胃脘胀满,不思饮食,消化不良,腹痛,肢体软弱无力,强硬胀肿,心悸心慌,少气懒言,面色无华,唇舌苍白,舌淡苔腻,脉弱无力等。土壅塞而不通,临床表现为脘腹胀满,大便闭阻,肢体困重,活动不灵,肿胀疼痛,胁肋下胀痛,心胸闷胀,头昏呕吐,肌肉酸痛,不思饮食,食而不化,嗳气吞酸,呃逆频频,脉来不顺等。

治疗因塔拎(土)的病变的方药,傣语叫作"雅塔拎"。雅塔拎主要用于调节土塔过盛或不足之方。如补土方,用以补助土塔之不足而强身健体,代表方雅亚毫方,主要由人字树、波丢么、狗牙花根、水菖蒲等所组成。方中人字树具有健胃开味之功为主药,波丢么、狗牙花根、水菖蒲均具有芳香化浊、补土健胃消食之功,而可治疗本病。

(三)五蕴辨病

傣医认为健康不仅仅是身体上的,更是心理、精神上的,并用五蕴代表了人体的生理、精神现象,认为外界各种刺激、情志活动变化等,均会引起五蕴的生理功能发生变化,一旦其功能失调超过了机体承受的限度,就会发生病理变化。从而提出了五蕴辨病方法,临床上单纯的五蕴病变颇为少见,多数都会伴有四塔病变,因而五蕴辨病常与四塔辨病结合运用。

1. 色蕴病变 因病邪、先天因素或四塔脏腑功能失调,导致人之形体、容貌、体态、毛发等出现异常,可见形体消瘦或肥胖、肢体痿软、瘫痪、面色苍白、萎黄、红赤、肤色发黄、毛发干枯、脱落等。

2. **识蕴病变** 识蕴病变主要表现为神志异常,如神昏谵语、烦躁不安、胡言乱语、思维迟钝、痴呆等症。

3. **受蕴病变** 表现为感觉异常、耐受力降低和情绪异常等,如四肢麻木、无冷热痛等感觉、肢体感觉异常、畏寒、忽冷忽热、哭笑无常、淡漠少语等。

4. **想蕴病变** 表现为因病邪、情志、先天或四塔脏腑功能失调,引起的人之思维、记忆障碍或精神异常,如思维错乱、记忆力减退、健忘、错觉、幻觉等。

5. **想蕴病变** 主要表现为人体生长发育出现异常,如发育迟缓、五迟五软、智力低下、痴呆、弱智、早衰等。

(四) 数理辨病

数理诊断为傣医独特的诊病方法,涉及了数学、天文、历算等古代傣族多学科知识,在傣族文献《腊贺给》《润轧别》等史料中均有记载。傣医认为人体发病与先天禀赋、出生时刻、出生环境,以及随年龄增长、日月星辰的变化等有着密切关系,人的生命活动与自然界的土、水、火、风四种物质密不可分。因此,傣医诊病时这些因素都会考虑在内,以准确判断疾病的病因、病位、病情轻重等,如四塔、五蕴综合分析就是傣医数理判断病位的方法,从四塔与患者出生年的关系来分析是傣医用以判断病情轻重的方法。

五、傣药特色

药材的发现及一种独特医学的形成总是和它所处的环境分不开的,傣医用药,自古以来都是通过就地取材来解决,在应用中多为老傣医口述相传,其气、性、味学说见于《档哈雅龙》《大医药书》等医著及各种医学手抄本中。

1. **傣药四气、性与味** 傣药之气分为荒(香)、好(腥)、敏(微臭)、哦(恶臭)四气。荒,即香,为芳香之药,傣医认为可以通气开味、清脑醒神、补益之功效,入风、入塔。敏、哦为臭气之药,傣医认为臭气之药入四塔,行周身,通气血之道,有消食积、理气胀、开窍醒神之功。

傣药药性分为五性,分别为寒、热、温、凉、平。傣药药味分为八味,分别为宋、万、发、景、烘、闷、撒、章。傣医学认为,每种药味各具有相应的功效。宋,即酸,有开味健胃、清火滋水、止咳作用。万,即甜,有补益作用,可补四塔、强身健体、润肤美容、延年益寿。发,即涩,具有收敛、止泻、治疮的作用。景,即咸,具有消肿止痛、软坚散结作用。烘,即苦,具有清火解毒、止泻之功。闷,即麻,具有通气止痛之功。撒,即辣,辣味药性热,补火通气血。章,即淡,具有利水、化湿、排毒之功效。傣药的味与性相关。一般酸苦味之药偏寒凉;麻辣味之药偏温热;香甜味之药偏补;味淡之药性偏平;咸味之药偏温;涩味之药性偏凉,有的性平。傣药的药味、药性与四塔、五蕴主病具有对应关系。

2. **傣药资源** 傣族聚居区属热带、亚热带地区,雨量充沛、热量分布均匀,具有大陆性和海洋性兼有的气候特征,终年温暖湿润,多雨,静风少寒,干湿季分明,适宜于生物生长繁殖,是我国热带植物生长分布(含傣药)最集中的地区,拥有大量珍贵稀有的物种。全国中药资源普查统计,这块区域有药材种类1 776种,其中植物药物1 715种,动物药47种,矿物药14种。

3. **傣药的炮制及剂型** 傣药多为生用或鲜用,一般药材采回后,洗净、切段或切片,晾干或晒干,制成粉剂即可。有时,也制成酒浸剂,即将鲜品或干品,配方后用米酒浸泡数日而成。在药物炮制过程中,傣医主张多晾少晒,特别禁忌暴晒或烘烤。因为暴晒、烘烤会影响药性,甚至会使药物失去药性。对于含有芳香油类的药物,如姜科、芸香科类的药物,则更忌暴晒与烘烤。傣医在炮制药物的过程中,还特别注意晾晒药物不落地,药物大多放在竹楼等通风良好的地方晾干,可防止药材因受潮霉变而降低药效。这些简便易行的加工方法,一直沿用至今。

傣医对少数药物的加工、炮制有特殊的要求,如骨类药物水牛角,傣医常用于治疗慢性胃炎、胃出血等病症,其加工的方法是将水牛角放在炭火上烘烧,直至牛角中心烧焦,用金属工具伸进牛角的中心部位,来回将焦质刮削取出,收集后入药。又如麂子脚,傣医常用其治疗红白痢,其炮制方法是将麂子脚置于炭火之上烘烤至黄至焦,用刀刮削焦物,收集入药,但必须边烤、边刮削、边收集至全部。再如鸡骨,傣医常用于治疗骨折,其加工炮制方法是将鸡骨放在瓦片上,然后将瓦片置于火炭上烘烤至发红,待鸡骨烤焦后取出冷却,研粉、收集入药。

在傣药的生产加工过程中为了增强傣药的疗效,减低毒副作用,傣医在制药过程中按配伍不同,选用不同的辅料,其常用的辅料有柠檬汁、盐、醋、糯米糊、大米、糖、蜜、酒、清石灰水、树浆、淘米水、甑脚水、米汤、灶灰水、芝麻油、菜油、蛇藤子油、椰子汁、野核桃油、露水、童子尿、乳汁、浆汁、山泉小溪水、钟乳石水等,如雅拢旧用旱莲草汁拌药粉搓成小丸药;雅叫帕中补用蜜拌匀搓成小蜜丸等。

傣医用药,不拘一格,通常因时、因人、因地、因症而定。用药方法有多种剂型。

水磨剂:通常称为"磨药"。磨药是指按照病情不同,选择不同的动、植、矿物药,配备相应的处方,分别醮清石灰水、灶灰水、药汁、清水或山泉水、井水在小石头上反复磨汁,取之内服、外擦治疗疾病的一种特殊方法及药物。解药、昂贵、紧缺、坚硬的药物常采用这一方法,如犀角、羚羊角、象牙、台乌、缅茄等。磨药的应用历史悠久,自傣医学产生以后首先出现的就是"磨药"。从古至今,傣医行医时都背着一个磨药袋,袋中装着几十种甚至几百种药物,治疗时针对患者的不同情况,选择药物磨汁内服和外擦,这种源自远古的服药方法至今仍然盛行于傣族民间,也是现在傣医常用的治疗方法。如:对食物中毒的患者,取文尚海(百样解)、邓嘿罕(定心藤)、白鹇骨等醮清石灰水内服;对咽喉肿痛、口舌生疮的患者,取哈帕利(大苦凉菜根)、哈帕弯(甜菜根)、哈吐崩(四棱豆根)磨于淘米水中内服;对高热、惊厥、抽搐的患者,取文尚海(百样解)、犀角醮旱莲草汁内服。皮肤疗、疮、肿、疖,毒蛇咬伤,选用广蒿休、咪火哇、哈帕利等磨汁内服和外擦。

散粉剂:即将原料药晒干、研成粉末入药。粉剂常用于治疗外科、内科疾病,如止咳散、胃痛散、止血粉。

汤剂:以饮片配方后煎水内服。

酊剂:又叫酒浸剂,用米酒浸泡数日即可,根据药性,可内服,也可外用,多用于治疗风湿性疼痛、跌打损伤。

水剂:以饮片煮水,或泡水取汁,也可用鲜品捣烂,过滤取汁外用,主要作为梅花针水、疮疡药水。

热敷剂:以原药研成粉末,用水或乙醇调匀,也可用鲜品捣碎,然后用鲜芭蕉叶将药包好,焐在火炭或炭灰内,待适温后,包敷患处。主要用于接骨,接筋,治疗跌打损伤、腰痛、胃痛和风湿痛等。

冷敷剂:以原药研成粉末,用水或乙醇调匀,或以鲜品捣碎后包敷患处,主要用于治疗外伤、疮疡。

丸片剂:将原药晒干研成粉末,加入相应药物的煎液或蜂蜜,调匀后制成片剂或蜜丸,用于内服。

汁剂:将新鲜药材捣烂,过滤取汁后,外用或内服,如用新鲜杧果树浆,兑温开水饮服,治疗失音症。

物膳食剂:以原药配方加入剁肉、猪肝、鸟兽肉、鸡、鸭、鹅、鱼、蛋等在膳食中服用,多用于治疗各种虚弱症,如贫血、神经衰弱、头昏、头痛等。

烟熏剂:用于驱赶病毒,预防瘟疫、传染病等,如小儿患荨麻疹时,用松毛烟熏房内外。

驱避剂：傣族聚居地大多雨量充沛，气候潮湿，杂草丛生，尤其是夏秋季节，蚊、蝇、蛇、虫较多，故傣家人在夏秋季节常用药草作为驱避剂，或栽种药草以驱避蚊、蝇、蛇、虫等，如栽种凤仙花以避蛇咬，栽种香茅草以避蚊虫。

熏蒸外洗剂：熏蒸外洗剂又叫沐浴剂，是将配方药物煎水去渣后作熏蒸或熏洗用，傣家人称之洗药水澡，主要用于治疗风湿病、皮肤病等，可用于全身或下肢水肿、出疹、出水痘。

挂佩剂：将药物放进用红布、红线缝制的小包内，佩带在身上或挂在脖子上，以防病毒或瘟疫。如小儿佩带阿魏可防疳积消化不良，妇女佩带麝香可以避孕。

推拿剂：将药材鲜品捣碎取汁，或以原药配方泡酒，用汁或酒擦抹于体表或穴位，推拿、按摩时，可起到舒筋活血功用。如用鹅不食草、车前草泡酒或炖酒，擦体表肿胀部位或穴位，能增强推拿、按摩之效果。

傣医的制药工具有以下几种：磨(石磨)、帕(刀)、贺欢(锤)、害(甄子)、磨拎(土锅)、贺(碓)、亨(筛)、拢(簸箕)、崩(箩)、床(筐)、莫憨(铁锅)、欢图(小竹箩)、波喃(水瓢)、说烈(铁铲)等。

傣药常用的加工及炮制方法有：① 傣药的净选加工：挑选、筛选、除去非药用部位、去毛、去头足和尾翅、去核等。② 其他加工方法：揉搓、研细、水磨、切制饮片等。③ 傣药的炮制方法：水淋法、漂洗法、切、削、露、烘、煅、焙、水飞等。

傣医的传统治疗器具分为以下几类：① 磨药具——磨药石、磨药碗、磨药袋。② 熏蒸具——熏蒸锅、熏蒸床。③ 睡药具——睡药床。④ 洗药具——洗药盆。⑤ 坐药具——坐药凳。⑥ 刺、擦药具——梅花针、擦药球。⑦ 拔罐具——火罐、水罐。

傣医传统疗法有烘雅(熏蒸疗法)、暖雅(睡药疗法)、芬雅(磨药疗法)、阿雅(洗药疗法)、难雅(坐药疗法)、沙雅(刺药疗法)、果雅(包药疗法)、过(拔罐疗法)、咱雅(擦药疗法)、闭(捏按疗法)等。傣医传统疗法具有悠久的历史，颇具民族特色，它属于自然疗法之范围。其特点是：具有治疗功能而无毒副作用，确有保健效果而又不损坏人体。

傣医治病用药原则上强调以调平四塔为主，组方原则按寒病用热药，热病用寒药，不足补之，多余泻之，寒热混杂的寒热并用、补泻相合，视各种病邪的轻重所偏而有量之多少差别，才能不致损伤四塔。傣族医药中的药物处方在治疗疾病时大多数使用的是由数味药物组成的、相对固定的复方，通过药物的增减来适应患者病情的个体化。所用的药方，少则二三味药，多则数十味药，有的一方多治，而有的一证多方。

傣医根据风、火、水、土的变化情况以及饮食、劳伤等各种不同的致病因素所致的不同疾病分别组配治疗四塔病的总方，称为"雅补塔都档细"，亦称"雅塔巴聋"，和四个不同类型的相应固定成方，傣医统称为"雅塔"。这四个雅塔中每一个雅塔都有一个基础方，其中用于因风失调而致病的方剂称"瓦约塔雅塔"(傣语)，即风塔方；用于因火致病的方药称"爹卓塔雅塔"，即火塔方；用于因水致病的方药称"阿波塔雅塔"，即水塔方；用于因土致病的方药称"巴他维塔雅塔"，即土塔方。施治时根据各个塔病情的需要，在基础方上灵活加减出相应的固定方几十个乃至数百个。每个方剂的药物配伍数量不一，少则三五味，多则数十味，具体应用时将其划分为"雅塔都杭禾"(四塔过盛)和"雅塔都档细"(四塔不足)的方剂，根据四塔辨病的结果酌情选用四个雅塔中的相应方药进行治疗，以此调节患者体内的风、火、水、土的平衡协调关系，从而达到治病的目的。

4. 傣医对药物采集的见解　傣医认为根据季节、时间、方位的不同所采收的药品具有不同的疗效。一年三季，一日早、午、晚，不同的时候药物的有效成分聚集的部位不同，采药时必须注意季节、时间、方位,才能使所采药物的有效成分含量最高,药效最好,同时易于贮藏和应用。

傣族把一年分为腊鲁闹(冷季)、腊鲁皇(热季)、腊鲁芬(雨季)。傣医认为,腊鲁闹(冷季),即傣历一至四月,相当于公历的11、12月和次年1、2月期间,药用植物的有效成分多贮存在植物的根部,此季主要采集植物的根茎入药。腊鲁皇(热季),即傣历五至八月,相当于公历3—6月,傣医认为此季正是植物生长旺盛季节,药用植物的有效成分多集中在叶片、花果等部位,此期间宜采叶片、花果入药。腊鲁芬(雨季),即傣历九至十二月,相当于公历7—10月,此季植物生长繁茂,药用植物的有效成分主要集中在植物的枝干、茎皮和全株等部位,此期多采茎皮或全株入药。在《嘎比迪沙迪巴尼》中讲述了应在一日不同时段的采集不同的药材部位:清晨,应采集果(种子);一日的正午,可采集花;下午,应采集树心;傍晚或黄昏,可以采集树干或根茎;正午至黄昏时期,应采集树皮;而采集嫩尖,应在黄昏至凌晨。

六、傣医学历史人物

傣医药从萌芽、发展到成熟经历了漫长的岁月,是千百年来无数傣族医药学家历经沧桑总结沉淀出来的智慧结晶。流传于世的丰富的傣医药学论著表明,在傣医药的各个历史时期都涌现出了许多杰出的医药学人才。然而,由于傣族大多信奉佛教的原因,医药典籍多为佛教经书的组成部分而不署个人作者,在历史典籍中少有相关人物的记载。尽管如此,为了纪念他们的贡献,傣族民间依然传颂着一些古代名医的故事。其中,最为著名的就是"八大名医"。

据说傣族民间曾有八位名医,被称作"八大医派",在历史上他们各自都创立了自己的阿巴(药物),亦称巴雅、平岛(即方药、处方之意),后人称"八大要方"。

帕牙比沙奴研究创立了"雅麻哈比扎哈聋",由摆沙板嘎(夜花叶)、摆麻汉(巴豆叶)、摆沙梗(毛叶巴豆叶)、摆习列(黑心树叶)、摆拢良(腊肠树叶)、摆抱板几(光叶巴豆叶)、摆抱囡(散维籽叶)、买抱板给(傣语音译,下同)、摆娜罕(羊耳菊叶)、芽敏(艾叶)、摆莫哈蒿(鸭嘴花叶)、摆管底(蔓荆子叶)、买别别蒿(白花丹叶)、摆麻脑(柠檬叶)、档切公、摆办藤、买哈囡、买极着聋、买帕娥浪、含毫、罕好喃(水菖蒲)、买芽康柯、嘿柯罗(青牛胆)、摆沙干(青藤叶)、竹扎令(宽筋藤)、摆麻皮囡(胡椒叶)、摆嘿摆(芦子叶)、摆帕克(杜茎山叶)、摆荒嫩(薄荷叶)、摆沙仑龙聋(白浆藤叶)、飞龙(松风草)、粉英(阿魏)、麻囡烘(苦瓜)、辛(姜)、景几(小茴香)、景朗(黑种草)、景丁洪、景讲(音译)、景亮(蜜蜂花)、哥(盐)等41种植物药组成。主要用于治疗风湿麻木、关节疼痛、偏瘫、腰痛、头痛等症。誉为治大病有效的方药。

帕雅迪沙把莫哈阿章研究创立了"雅叫维细萨腊甘",由晚荒(山柰)、喝麻娘、喝波亮(小红蒜)、反帕嘎(苦菜籽)、含毫(草蒲)、贺欢(大蒜)、管底(蔓荆子)、毫命(姜黄)组成。用于治疗胸腹满闷、腹泻、淋病、湿疹、头昏、四肢酸痛、水肿、睾丸炎等疾患。

帕雅迪沙把莫哈阿章还创立了可治五蕴疾病,和调平四塔,祛除"百疾"的处方"滚嘎先恩",直意为"价值万银方",据《档罕赞天》《档哈雅龙》等文献记述:帕雅迪沙把莫哈阿章创方时主要用来解除毒性和预防疾病为主,后来经过历代医家的长期临床医疗实践,不断地进行总结摸索和探讨,加减之后广泛用于治疗拢批冷(妇女产后诸疾),此方最先只有12味药组成,即:细拎(意译四种土)、拎嘎档(路中土)、拎昏带(南方土)、拎嘎倒菲(灶中土——灶心土)、拎嘎勒(北方土);细雅(四种草)、雅俄刚档(路中草)、雅俄刚喃(水中草)、雅俄呼埋(树洞草)、雅俄郎恒(房屋顶草);细亨(四种石),亨磨(磨盘石)、亨利菲(火石)、亨腊帕(磨刀石)、亨耐喃(鹅卵石)。

后来龚麻萨别又为此方加了别贵亮(野芭蕉花)、冷将勒(蚯蚓)、麻操(音译)3味药。

滚嘎先恩创制时并非此名,而是命名为"怀斤雅刚浓",意思是"牛在水塘中吃草"。何以此称?追溯在其更深的含意时傣医认为,风湿麻木困重,肢体僵硬不灵多因久居湿地而致,既然牛在水塘中觅食无任何顾忌,说明水中之草也一定能够治病,故起名"怀斤雅刚浓"。后来,加减之后不仅用于治疗上述疾病,对五心烦热、心慌意乱、精神委靡、不思饮食、妇科诸疾以及因五蕴(情志)变化、四塔(风、火、水、土)失调所致的某些疾病均可治疗,且疗效好,所以被誉为滚嘎先恩(价值万银方),而流传至今。

帕纳来研究创立"雅阿他纳来",由沙杆(青叶藤)、文母(苦藤)、嘿柯罗(青牛胆)、波波罕(南蛇千斤藤)、比比亮(红花丹)、抱冬电亮(散薇籽)、麻巴闷烘(苦冬瓜)、辛蒋(小姜)、毫命(姜黄)、辛(姜)等10味植物药组成。主要用于治疗哮喘、胸闷心慌、小儿高热、腹痛腹泻、头昏眼花、失眠等病症。

波迪先研究创立"雅勒罗松桑",由匹图(胡椒)、里逼(荜茇)、沙英(甘草)、辛蒋(小姜)组成。主要用于治疗贫血、心慌乏力、食欲不振、消瘦、尿痛、黄疸等病症,曾被誉为"天下宝药",或号称治疗"天下所有疾病的方药"。

腊西达迭研究创立了"雅桑",本方由哟些拎(金钢纂嫩叶)、辛蒋(小姜)、补累(野姜)、景朗(黑种草)、皇旧(旱莲草)5味植物药组成。主要用于治疗风湿麻木、痿软偏瘫、头痛耳聋、尿路感染、各种出血、黄疸、死胎不下等病症。

腊西达迭研究创立"雅达尖达巴帕",由党盖(音译)、辛蒋(小姜)、补累(野姜)3味药物组成。主要用于治疗黄疸病、各种出血病、偏瘫疼痛、腹胀腹泻、心慌、头晕、风湿酸痛、小儿高热等病症(被誉为"宝儿药""宝康药")。

腊西达叫研究创立"雅叫帕中朴"(亚洲宝丸),由抱冬电(薇籽)叶、含毫(菖蒲)全草、嘿柯罗(青牛胆)、紫雪花(比比亮)根、毫命(姜黄)根、补累(野姜)根、波波罕(南蛇千斤藤)根、凡帕干嘎(苦菜籽)、辛(姜)各等量。主要用于治疗发热、心慌头晕、脘腹满闷、恶呕作痛、全身酸痛、烦躁不安、虚弱乏力等病症,具有调气和胃、止痛安神之功。

腊西达菲研究创立"洒随"(今称"雅给",即解毒药),由文尚海(百样解)、广好修(青竹标)、雅借龙(大解药)、沙腊比罕(台乌)、哈帕弯(甜菜根)、帕力(大苦凉菜根)、雅解先打(傣百解)、嘿蒿烘(土木香)等8味植物药组成,是傣医最常用的解药。具有清热解毒之作用,对各种饮食不洁、胸腹不适、头昏眼花、心烦欲吐、汗出乏力等症均有较确切的疗效。

除了"八大名医"之外,还有一位医生也被广为传颂,他就是龚麻腊别。龚麻腊别的具体生平不详,只知道他通晓傣文,无疑应该生于产生傣文之后的年代。现存的许多傣文医药学资料都认为他是傣医药学著作《档哈雅龙》的作者。据说他还把"八大名医"创立的许多方子作了认真研究和实践应用,并在原方基础上进行加减变化。如"八大名医"创立的"雅叫哈顿"(五宝药散),方中原来只有五味药,龚麻腊别临床经过反复实践运用,总结经验在原方中加了一味"咪火哇",形成了事实上的"雅叫贺顿"。又如现在常用的"雅西里扪挪""滚嘎先恩"等著名方子也是他在名医们的几个原创方的基础上进行加减组配而命名的。很多文献记述说:龚麻腊别是1000多年前傣族医学理论的主要编著者、传播者,他不仅在中国傣族地区有着很高的声誉,在泰国等东南亚国家的民间也有传颂。

七、傣医学经典书籍

在傣族的原始社会时期,傣族的先民们虽然已经积累了一定的医药经验和知识,但由于没有文字,只好靠口传心授代代相传。中(汉)医药的输入,佛教的传入和傣文的产生扩大了傣族的视野,活跃丰富了族民的思想,从而极大促进了傣族各种文化形态的迅猛发展。在这样的大环境下,傣医学也进入了用文字记载医药经验和知识,用文字论述医药原理的新时代。在漫长的岁月里,傣族人民在同各种疾病作斗争的过程中不断总结经验,撰写了许多医药学著作,为后世留下了宝贵的遗产。下面就介绍其中的一些主要著作。

(一)《嘎牙山哈雅》

全书共分 5 集,阐述了人体生理解说,人体受精与胚胎的形成,人和自然的生存关系,五蕴(色、识、受、行、想)和四塔(风、火、水、土)的平衡与盛衰等。并阐述了人体内 32 类体属、1 500 种物质成分及其组织结构;解释了人体的生理现象和病理变化,论述了人的居住环境、病因与不同季节的发病特点,提出了合理的用药方法。

(二)《戈沙腊》

该经书认为人生来就有塔都档细(四塔),即瓦约塔、爹卓塔、阿波塔、巴他维塔,这四塔是用于解释医理变化的。而人体的生理现象、病理变化不外乎三类:沙列、比、拢勒。三类病理变化互相影响、互相资生,形成了各种疾病。但各类疾病都存在于人体的"三细双过坦",即"三十二体属"。这三十二体属在人体内相互依存、不断滋生,保持人体的动态平衡。这三十二体属的动态平衡起源于"九十六类告细货占波"(类似于基因、细胞)。

(三)《帷苏提麻嘎》

该书主要讲述"塔都档细",即"巴他维塔都"(巴利语),傣语称之为"塔拎",意即"土";"阿波塔都"(巴利语),傣语称之为"塔喃",意即"水";"爹卓塔都"(巴利语),傣语称"塔菲",意即"火";"瓦约塔都"(巴利语),傣语称"塔拢",意即"风"。本书从病理生理变化的角度较系统地论述了体内土、水、火、风的动态平衡关系,认为它是促进和构成人体不可缺少的四种物质元素,又谓"四大生机",现称"四塔"。此外,还专题记述了人类生命的起源和人体的基本结构"夯塔档哈",即"鲁巴夯塔"形体蕴、"稳然纳夯"心蕴、"维达纳夯"受觉蕴、"先牙纳夯塔"知觉蕴、"山哈腊夯塔"组织蕴,现称"五蕴"。傣医五蕴与佛经中记述的五蕴(色、识、受、行、想)大同小异,各自都从理论上说明了构成人体的物质世界和精神世界。傣医五蕴指出了人类生命体的形成是由"眼、耳、鼻、舌、身、色、声、香、味、触、男根、女根、命根"(维持生命存续的各种物质元素)、心所依处(精神意识)、身表(指在高级神经中枢的支配下所表现的"动能"现象)、语表(语言)、色柔软性(软体器官)、色积集(指形成胚胎的一切物质元素)、色相续(再生、发育成长延续)、色老性(衰老、退化)、色无常性(生理功能的异常变化),以及肝、胆、脾、肺、肾、心、发、爪、齿、汗毛、皮、骨、肉、腱、大小肠、胃、尿、虫类(含细胞)、土、水、火、风等 89 种物质要素构成的。认为人体约有 500 万根头发,900 万根毫毛,20 枚指(趾)甲,28～32 颗牙,900 块肌肉,900 根筋(腱),300 块骨头。阐述了心、肝、肺、脾、肾等重要生命脏器的生理功能活动和病理变化;人体内 10 大类,80 个支系的 1 500 种"哈滚暖",傣语即"小虫"(相当于现代所讲的细胞)等。

(四)《阿批坦麻桑几尼》

该书用四塔的平衡、失调、衰败来解释人体的病理变化。主要论述了傣医四塔的医学理论。

(五)《麻哈奔摩雅占波兰章》

该书记载了 42 000 多种动、植、矿物药的临床用法、配方等,还配有很多傣药图谱。

(六)《摩雅鲁帕雅借帕甘》

该书论述了傣医的七种诊断方法。

（七）《桑比打嘎》

《桑比打嘎》又称为《三论经学》，书中介绍这部著作是释迦牟尼的四个弟子，根据原始宗教时期口头相传下来的医药学知识，集中记录、整理、编纂成册的。本书的第一、第二册论述人类的生命起源、机体的成长、发育过程和人体的基本组织结构。

（八）《嘎比迪沙迪巴尼》

该书进一步论述了傣医理论，人体不同年龄的好发疾病，用药规则，采药时间和部位与药物功效的关系，傣医传统经方及傣医单验秘方等，内容较为丰富，广泛涉及内、妇、儿、外伤科疾病和一些疑难杂症。如书中讲到临床上看到神疲、多寐、易怒之症时，则属巴塔维塔（土）偏盛所致疾病，其病位多在肝胆、脾胃，如兼见肤色黑则提示血为苦性、含糖少，用药时宜用酸味或甜味药。书中提到问诊要注意患者的居住环境条件，如居住高寒山区、湖海易生风、生湿，若肤色黑红则属血辣、酸少，治疗时宜选用平性药、凉性药等。

（九）《罗格牙坦》

该书为巴利语音译，傣语称《坦乃罗》，作者和成书年代不清。记述内容包括三个方面，一是语音学；二是文学艺术；三是医学、药物学、气功等，较集中地阐述了人与自然、季节、气候的相互关系等。书中记述说：千百万年前，原始傣族先民通过吃草根树皮和野生植物的叶、花、果、籽作为充饥时的粮食，在长期的生活实践中认识到各种植物种类的不同，果实味道的差异，食用后给身体带来的不同作用（产生各种生理现象上的变化），从而获得了药物学的知识，为后世医家深入探索傣医学的起源与发展提供了珍贵的史学价值。

（十）《档哈雅龙》

《档哈雅龙》是傣医药历史文献中最著名的一部综合性巨著，原始版本现流失国外。该书中记录的内容十分丰富，叙述了人体的肤色与血色，多种疾病变化的治疗原则，病因及处方，人和自然与致病的关系，论"四塔"相生相克与处方，药性与肤色，年龄与药力药味，处方及其他等方面的内容。另外还系统地阐述了近100种"风证"（病）、介绍了原始宗教时期最早的复方"滚嘎先思"（价值万银药），"雅叫哈顿"（五宝药散），"雅叫帕中补"（亚洲宝丸）等数百个方。这些宝贵的医药知识编写内容大都是选自《阿皮塔麻几干比》这套经书中。

八、傣医学现代发展情况

在各级党委政府的重视关心下，通过几代人的努力，傣医学的发展进入了一个新的时期。

（一）理论研究

名老傣医们积极献方、献技、献书。已故的名老傣医康朗仑献出《哈帕雅档哈》（《竹楼医述》）一书。已故接骨名老傣医岩拉献出秘方"雅路哈"（接骨散）、秘技"喃温比诺"（温热水正骨按摩疗法）。已故名老傣医康朗腊献出《档哈雅龙》一书等。

科研人员先后收集了有关傣医学的贝叶经和纸板经200多部，记载有数千个单验秘方、传统经方和睡药、浴药、熏蒸、坐药、磨药等传统治疗方法与方药。科研人员对傣医的传统药物、单方、验方、秘方、加工方法进行了系统的分析、翻译、整理，采用傣、汉文对照的形式，先后出版了：《嘎牙山哈雅》（《人体解说》）、《傣医中专班临床课试用教材》《傣医四塔五蕴理论的研究》《傣医诊断学》《傣族传统医药学简介》、"中国傣医药丛书"（5分册）、《傣族传统医药学简介》《傣族传统医学基础理论》《傣药产品介绍》《中国傣医药彩色图谱》《档哈雅龙》《嘎比迪沙迪巴尼》、"二十一世纪傣医本科规范教材"（7分册）、《傣医常用名词术语解释》等近30部医学专著的整理出版，为开展傣医临床、科研、教学工作打下基础。

（二）傣药基础研究

科研人员从傣医药古籍收集到方药中，筛选出50多个传统经方、验方，进行了剂型改进、药效学研究、疗效观察、工艺研究、毒理学试验、质量标准拟定等工作，分别制成片、丸、散、膏、颗粒、口服液、油剂、酊剂、胶囊剂等12个剂型，应用于院内临床，改变了傣药传统手工制作的落后状况。对喉舒宝含片等一大批傣药进行了工艺改良，投放市场，受到使用者好评。

（三）傣医药教育和人才培养

政府高度重视傣医药教育和人才培养工作，解决傣医药人才后继乏人的问题。开展了名老傣医学术经验传承工作。完成了多批国家级省级跟师带徒工作，所培养的人才已成为傣医药行业临床、科研技术骨干，基本缓解了后继乏人的问题，形成了具有一定专业技术水平的傣医药临床、科研人才梯队。现在的傣医药人才培养，已形成了研究生教育、本科教育、专科教育、师带徒教育等多层次的傣医药人才培养模式。

第六节
苗 医 学

苗医学是苗族聚居区人民在生产和生活及长期与疾病做斗争的过程中逐渐形成的，是中国传统医学的组成部分。苗族与古时的"九黎""三苗"等有着密切的关系，目前主要聚居于贵州、湖南、湖北、四川、广西、海南、云南等地。由于其特殊的地理环境和气候条件，自古以来便是药材的主产地。

一、苗医学简史

与其他民族传统医学一样，苗医学亦是苗族聚居区先民在生产生活中与疾病进行斗争逐渐发展而来。其中，苗医学的特点是强调苗药，强调医药不分家、医药合一。苗族没有本民族文字记载的医学典籍，故苗医药发展也无明显的分期，但苗医学发展史上确实存在过一段较长时期"巫医合一"的时期。"巫医合一"是苗医学发展史的另一大特点。类似记载尚见于不少史书、地方志等，有的地方"巫医合一"延续至今。

明成祖永乐年间，明朝在平定思州、思南两个宣慰使叛乱后，正式设立贵州布政使司，废除世袭土司统治制度，改为临时任命的"流官"统治，史称"改土归流"。这一政策对苗族聚居区社会的发展有重要意义，它加强了苗族聚居区与中原地区文化、经济交流，促进了苗族聚居区社会的发展，也对苗医药的形成发展有巨大的促进作用，具体表现在：中（汉）医学的理论与技术传入苗族聚集区，促进部分兼职的苗医逐渐以经营药材、诊疗疾病为业，成为职业民间苗医师。职业民间苗医师的出现，可以使中（汉）医的知识更好地被吸收，他们借鉴中（汉）医的理论及技术，结合自身的实践经验加以总结、整理、提高，逐步形成具有地方及民族特色的传统医学理论。

二、苗医学的医理体系

苗族聚居区人民在长期与疾病作斗争的实践中，积累了宝贵的医疗经验。对致病因素、疾病诊断、治疗方法和预防等都有深刻的认识,在疾病分类和命名上具有浓厚的民族特色,临证处方用药,有许多独到之处。

(一) 生成学说与生灵学说

1. **生成学说** 苗族生成学说是阐明一切事和一切物(以下统称事物)共同生成原理的学说,生成学说是苗族对各门学科和各个领域的普遍认识,也是苗医药的理论指导。

(1) 事物生成的三大要素:苗医认为,各薄港搜(苗语,指物质生成的物质基础)、搜媚若(苗语,指事物生成的能量)、玛汝务翠(苗语,指事物生成的良好结构),是事物生成的三大要素。各薄港搜、搜媚若及玛汝务翠这三大要素相结合形成了三位一体,就可以生成新的事物,又因为事物生成是三位一体,所以研究事物必须一分为三。其中,搜媚若起主导作用,各薄港搜起保证作用,玛汝务翠起决定作用。

(2) 事物生成的三大关系:苗医认为,生成相资、生成相制、生成相征(只作征求解)或相夺,是事物生成的三大关系。事物与事物之间只有通过这些关系产生相互作用,才能实现生成过程中的各种变化。

(3) 事物生成的三大结局:苗医认为,生成胜负、生成难全、生成增多变好,是事物生成的三大结局。生成胜负,主要指事物在生成及存在的过程中都有由胜到负的局势;生成难全,主要指事物生成三大要素的质量条件难以满足需要的情况,假若条件优良,事物的生成则可周全;生成增多变好,主要是事物发展的总趋势,尤其是对人类的事业而言,不包括无生机的事物。

2. **生灵学说** 苗族生灵学说是研究生命灵感生成和演变原理的学说,即研究人体生灵能的生成、发展、充盛、亏损、荒废和消亡的学说。

(1) 生灵的生成:苗医认为,生灵即使生命,有生命物灵巧的能动作用和奇妙的生理现象,都是由搜媚若的灵感性所决定的,所以就把生命称为生灵。生灵能,是生物自体的生命本能。一切有生命物,其搜媚若的灵感性都具有一种可以主宰自体的新陈代谢、生长繁殖、遗传变异、治理内忧外患、利用事物和改造事物等生命活动的特殊功能,苗医称之为生灵能。

(2) 生灵能对人体的作用:苗医学用生灵学理论阐释人体结构学、生命学以及生灵医学等。苗医认为,光、气、水、土、石,是生成人体的物质原料。这些物质原料都有一定的促生灵能,当人体生灵能得到这些成分后,将其进行交合,形成各种形式的玛汝务翠,使其产生突变,变成汁水、浆液、细胞、血气、惠气、灵气等人体的基本成分。生灵能再把这些基本成分进行合理组合,就可生成皮、肉、筋、骨、组织、脏、躯壳、四肢、十窍、九架和三隶等人体结构,进而产生生命活动。

(3) 人体生灵的三大要素:各薄港搜是生灵生成的物质基础,包括上述的光、气、水、土、石这些物质原料,和由这些原料所生成的汁水、浆液、细胞、血气、惠气、灵气等基本成分,也包括这些基本成分所生成的皮、肉、筋、骨、组织、组件、脏器、四肢、十窍、九架和三隶等物质实体。各薄港搜对人体生灵的生成起保证作用。

玛汝务翠是人体生灵的良好结构,由人体生命所需的物质成分,经合理的、有步骤的、分层次的、高度有序地组合所构成。玛汝务翠对人体生灵的生成有决定性作用。人体玛汝务翠的内涵就是人体的结构学,苗医将人体分为头隶、胸隶、腹隶三个隶属。头隶包括脑架、身架、窟架、性架;胸隶包括肺架、心架、肾架;腹隶包括肚架、肝架。三隶中如果任何所属的架组发生功能障碍或器质性损伤,均可使人体发生病变。

搜媚若是父母授予的生灵能,含藏在原始细胞之中。自胎体形成之后,则含藏在头脑的深层,因此苗医也将其成为本命。本命的精髓充贯于脑内各组织结构之中,就可以化生气魄、精神、惠气、灵气及其他供给生命所需的高能物质,以发挥搜媚若的十大特性,主导人生全过程的生命活动。

(4)人体生灵的关系与结局:人体生灵的三大结局分别为生成胜负、生成难全和生成增多变好。生成胜负,是人生过程的两种趋势,由出生到壮年属胜的阶段,由壮年到衰老属负的阶段,阶段性的终末情况叫作结局,人生在各时期都可出现胜与负的结局。生成难全,指人生难以达到父母所授予生灵能的预定生命指标,如身体素质常不足,外界环境影响健康或导致疾病,难得高寿等。生成增多变好,一方面,是指人的一生中从幼小成长为壮健强盛之体,也包括知识和经验不断积累增多变好;另一方面,是指人的一生中能繁衍后代生息传承。苗医认为,事物生成的三大结局,在人体生灵能的生、成、盛、亏、废、亡中都有表现。

(二)对人体结构和生理的认识

苗医对人体生理的认识相当丰富,对于人体的生成原理、身体结构和生命功能进行长期的研究和积累,逐渐形成了具有一定特色的对人体结构和生理的认识,包括人体九架组论、气血水三要素论和三界学说等内容。

1. **人体九架组论** 苗医认为,人体由九架组相合构成,即人体是由九类各司其职的功能体系相结合所构成的大生命机构,这个功能体系即是组成人体的架组。人体九架分别为:脑架、身架、窟架、性架、肺架、心架、肾架、肝架和肚架。任一架组均不是现代医学所指的身体某一组织器官,而是与之功能相似的一个或多个器官组织的集组。人体九架在彼此利用生成相资、生成相制、生成相需的正常关系的协调下,充分发挥各自功能,共同维护生灵能的权威,保障其主导人体生命的全过程。

2. **气、血、水三要素论** 苗医把气、血、水视为人体最重要的三种基本物质,决定着人体的生命和健康,苗医用以阐释人体生理、对疾病进行诊断及辨证用药。

气,是指维持生命活动的精微物质,是人体能量的外在表现形式,分为四气,分别为粹气、惠气、灵气和废气,四气分别在人体中发挥形成、运行、转化和排泄的作用,推动着机体的正常运行。如果气发生了病变,人体各项功能便会下降衰退,出现气虚、气陷、倒气或气逆等相应病症。

血,是人体化五谷而得,为濡养全身的精微物质,机体的各种生理活动都离不开血。苗医将其分为四血,分别为生血、熟血、瘀血和废血,四血分别在体内发挥着濡养转化、排泄等相应的功能。苗医认为,血旺则体壮,血弱则生疾。

水,是组成人体必不可少的物质基础,分为四水,分别为原水、汁水、精水和废水,四水在人体内分别具有摄入、运化、升华和排泄的作用,维持着人体的正常生理代谢。也有苗医将水分为真水和废水,真水是指存在于体内的血中之血水、胆汁、胃液等,废水是指排出体外的尿液、汗液、粪便等。苗医认为,若机体出现水的代谢失常,则脏腑组织的功能就会相应的减弱或丧失。

苗医认为,人体气、血、水三者是相互依存、互变互生、相互影响的。苗医有"气血相互依存,气推血走,血带气行""气旺则人有神"之说。苗医诊断治病时,很注重神态的变化,两眼有神其病易治,两眼无神其病难治。血和水都是液态物质,相互化生。苗医有"水生血,血带水,血水相融,血无水不能生,水无血不养人"之说。在诊疗疾病时,苗医通过辨病是在气、在血、在水,还是气血同在,遂用补气、补血、补水等方法进行治疗。

3. **三界学说** 苗医将自然界中树、土、水三者的牵连关系用于类比人体功能区域之相互作用关系,即把人体从上到下依次划分为三大功能区域,分别称为树界、土界和水界。

树界是指人体锁骨以上的组织器官,包括脑、命窟(囟门)、光窟(眼)、生窟(耳)等,是人体重要的功能区域;土界是指颈部向下至脐之上的胸腹部组织器官,包括心、肝、脾、胃、肠等架组织器官,土界的脏腑器官同孕育万物的土壤一样,为人体源源不断地提供生长、发育、功能活动所需要的营养物质;水界是指肚脐之下至大腿以上的功能器官,主要包括人体肾架和性架,水界能调理人体水道,排出水液,酝酿男精女液,滋养维护人体本源之精华。

苗医三界论认为,人体树界、土界和水界三者之间维持着相互依存、相互制约的动态平衡,从而保持各自功能区域中架组的正常生理功能,维护人体健康。苗医在诊疗疾病时,运用三界论思想来指导临床用药,如在治疗法中有"补水养树法""通灵调水法"和"整树固土法"等。

(三) 苗医的病因学说

苗医认为,导致人体各类疾病的原因包括自然因素,也包括个体因素。苗医学认为,人体患病与不良的自然环境和气候有密切的关系,饮食不调、意外伤害、劳累过度、房事不节、情志所伤、先天禀赋异常等个体因素也是导致各种疾病发生的重要原因。苗医将导致人体生病的病因归纳为毒、亏、伤、积、菌、虫六种因素,简称为六因。六因致病的方式是通过产生毒害力导致人体生病,故苗医学有"无毒不生病"之说,将各类病因之毒归纳为风毒、冷毒、火毒、气毒、寒毒、水毒、盐毒、食毒、痛毒、菌毒、虫毒、蛇毒、药毒、光毒和化学物毒等。

(四) 苗医的诊断方法

苗医对疾病的诊断主要通过眼看、耳听、鼻闻、口问、手摸、指弹等方法。搜集疾病表现的各种症状和体征,结合天时、地域等,进行综合性分析,辨清冷、热二经,为治疗疾病提供重要依据。如望形态,见鼻翼煽动而发热咳喘为"飞蛾症";对于发于肌肉深部的急性化脓性疾病,若见病灶发于腋下,红肿热痛而硬,包块按之不动,为"夹瘰";若发于骨关节处,活动障碍,红肿热痛,为"骨节瘰";如手摸诊断,若见项部包块成串珠,不红不热,不痛或不甚痛,为"九子疡"。总之,苗医通过望、听、闻、问、摸、弹等方法,诊断疾病为应用药物提供依据。

(五) 苗医的治疗方法

苗医的治法分内治法和外治法两大类。尤以外治法体现了浓郁的民族特色和乡土气息。内治法是通过口服药物治疗疾病。常用剂型为煎剂,散剂及丸剂等。外治法是通过外治治疗疾病。常用方法如下。

1. **放血疗法** 用碎瓷片锐端或铁制针器在十指(趾)尖,指(趾)甲旁,或人中、舌下青筋等处点刺出血,视病情放一至数滴血。

2. **刮治法** 用铜钱、筷子或麻丝蘸桐油或菜油或药水,在脊柱两侧大筋,胸部肌肉隆起处刮治,直到被刮处出现瘀斑或瘀点即可。

3. **暴灯疗法** 将灯草心浸泡桐油或菜油,在灯上点燃后往选定的部位迅捷点灼,可听见轻微的爆炸声。

以上三种疗法均属急救疗法,多用于各种突发性的急症。

4. **气角疗法** 用 7～13 cm 长的牛(或羊)角尖,在顶端锉一小孔,治疗时将角紧按于患处,医者用嘴从小孔处将角内空气吸出,造成角内负压,然后迅速用蜡密封小孔,角即紧紧吸附于患处皮肤。该法主要用于治疗软组织损伤或风湿关节疼痛等。

5. **滚蛋疗法** 有滚生蛋和滚熟蛋两种方法。滚生蛋:取生鸡蛋一个洗净晾干,然后用此蛋在患者额部、胸、背、腹部、手足心等处来回滚动,直到鸡蛋发热为止,有退热作用。滚熟蛋:用治冷病的草药或具有重镇作用的金银戒指、手镯与鸡蛋同煮,蛋熟后将蛋取出稍候,即用热蛋在患者额部、背部、胸腹部滚动,使热力通过皮肤进入机体内达到治疗目的。主治风寒头痛、喘咳、腹痛、腹泻、小儿受惊骇等。

6. **发泡疗法** 将毛茛揉碎,取一团如花生米大小包额角或掌面腕横纹的中心,有痒痛感即去掉,有水泡发出。可治疟疾、牙痛、急性黄疸型肝炎等。

7. **佩戴疗法** 将药物装在特别缝制的小布袋内,佩戴在身上,或直接将药物缝在小儿的帽缘上,使药物气味通过口鼻的吸收来防治疾病。此法多用于小儿。

8. **熏蒸疗法** 本法可根据病情分全身熏蒸法和局部熏蒸法。全身熏蒸法:在土坎上挖一个深洞,洞上架几根木棍,木棍下面置一口锅,锅内放入药物,加水适量,锅底烧火,木棍的上面放许多松树枝,患者坐在松枝上,四周用席或布遮挡,头露于外,加热药液,使之产生大量蒸汽,直至患者全身发汗为止。局部熏蒸法:用药罐将药煎好后从火上取下,视局部病情大小,或直接对着药罐口,或连药水带药渣全部倒于小盆中,以药水热气熏蒸患处。一些呼吸系统的疾病还可直接以口鼻对着药罐口吸取药气。熏蒸疗法是热力与药力协同作战,热力使毛孔舒张、血液循环加快,便于药气从皮肤和黏膜的渗入,从而更快更好地达到治疗效果。本法的适应证比较广泛,凡属皮肤、经脉、肌肉、关节、筋骨及上呼吸道的一些疾病都可运用。

9. **火针疗法** 视疔、癀大小,选用特制的不同规格的铁针,然后估量疔、癀顶端与根部的距离,用卡子卡在针尖适当部位(免刺入过深或不及),将铁针烧红从疔、癀顶端垂直刺入,速进速出。主要用于疔、癀的治疗。

10. **抹酒火疗法** 适量白酒置碗内点燃,医者用手蘸燃烧着的白酒敷于患处,并施以摸、拍、揉、捏等手法。主治风寒湿痹、关节疼痛、软组织损伤等。

11. **烧药火疗法** 取绿豆大小的硫黄或米粒大小的麝香置于选定部位,用火煤子将其点燃,烧至患者不能忍受时取掉。此法具有较强的散寒除湿止痛之功,主治风湿麻木、关节疼痛等。

12. **针挑疗法** 在脊柱两侧或手掌大小鱼际处,将皮肤消毒后,用大缝衣针挑破皮肤,挑出少量皮下纤维或脂肪,并就将其剪去,然后包扎好伤口。主治小儿疳积、消化不良、哮喘、脊髓灰质炎等。

13. **纸媒筒疗法** 取 15 cm 左右的竹筒一个,用草纸浸透溶解后的蜡,裹于竹筒的一端,另一端罩住肚脐,然后点燃蜡纸,至蜡纸烧尽。主治小儿腹胀、腹痛、腹泻、食欲不振等。

14. **刮脊抽腿疗法** 用铜钱或筷子蘸桐油或菜油,刮脊柱及两侧大筋,然后双手握住患者脚踝用力扯住患者两腿。主治一些抽搐性疾病。

15. **拍击疗法** 用手蘸白酒在患者小腹及两腿内侧用力拍击,至患者痛不可忍为止。主治"扯肠风""缩阴症"等疾病。

16. **外敷疗法** 根据病情需要采用不同的药物和制剂敷于选定部位以治疗疾病。最常用的有以下三种:用鲜药捣烂外敷患处或肚脐,此法常用于各种皮肤、筋骨关节的疾病,也可治腹痛、腹泻等;用桐油煎鸡蛋制成蛋饼,趁热敷于肚脐上;取活鸡或客妈(泽蛙)一只,剖开胸腹不去内脏,趁热覆盖在患者胸腹上。

17. **外洗疗法** 用药煎水或鲜药捣烂兑水外洗局部病灶或全身,主治各种皮肤病、痹证、偏瘫等。

18. **热熨疗法** 将颗粒状食盐炒热,装入布袋内,趁热熨肚脐、胸膜、背心及其他病灶。也有医者直接用手掌蘸桐油在火上烤热后为患者熨以上各部位的。本法主要用于各种病情轻微的阴寒证。

19. **药针疗法** 本法根据病情有硫黄针和糖药针两种疗法。

（1）硫黄针疗法：取缝纫针一枚，将针尾插入筷子头内，仅取出 1.5 mm 左右的针尖扎紧备用。在一粗瓷碗内燃烧硫黄，熔化后即用针尖蘸硫黄点刺患处，视部位大小点刺一至数针不等。主治风湿麻木、瘫痪等症。

（2）糖药针（又名弩药针）：以川乌、草乌、生南星、一枝蒿、半夏、半截烂、断肠草等 30 多种祛寒除湿、舒筋、活血通络、蠲痹止痛的峻烈毒麻药榨汁，将药汁置放阴凉通风处晾晒浓缩成膏状，然后收藏于瓷瓶内备用。用时以竹签挑出一小点如黄豆大小，用 500 ml 酒或水稀释，并加入适量的虎尿、马蜂尿（蜂毒），然后用上述针具蘸药水点刺患处，视部位大小点刺一至数针，主治偏瘫、风湿麻木疼痛等。

（六）苗医疾病分类及命名特点

苗医中流行"病有一百单八症"的说法，然而这个数字概念并非确切的定数。通常苗医根据各种疾病的某些共性而将疾病进行归类，分为经、症、翻、龟、小儿胎病、新生儿抽病、疔、癀、花、疮、丹、杂病等类。如凡发病急骤，病势险恶，并以发热、抽搐、昏迷或剧烈疼痛为主症的一类疾病，大都归为"经"类；而以出血、疼痛、吐泻等为主症的一类疾病，大都归为"症"类，以上主症可单独出现，亦可兼其他症；各种原因导致的小儿营养不良、贫血一类的慢性疾病统称"小儿胎病"；各种原因导致的新生儿过敏性病变叫"新生儿抽病"；各种因在烈日下久晒或感受"邪祟"（瘴岚、秽浊）之气所致的急症统称"翻"等。这样分类在一定程度中体现了一定的规范性，基本包括了现代医学的内、外、妇、儿、神经、精神、骨伤、皮肤、寄生虫病，及各种急性传染病、流行病等。

苗医由于受到日常接触的自然界和生活环境的启示，对疾病的命名具有生动、形象、易于领会的特点，其命名特点有以下几点：① 取类比象命名，如膝关节红肿发亮如猫头的叫"猫头症"，子宫脱垂叫"吊茄"。② 以主症命名，如患者好食生米，面色萎黄的叫"米黄症"，皮肤瘙痒，皮屑多如雪花的叫"雪皮风症"。③ 以病变部位命名，如咽喉痒痛，说话，吞咽困难，声音喑哑的叫"哈喉症"，生于颈部的癀叫"项癀"。④ 以病灶色泽命名，如满嘴生白色斑点，甚至白膜满口的叫"白口疮"，高热、遍身有出血点加红色沙粒的叫"红沙症"。⑤ 以病变部位与植物形象结合命名，如肚腹、乳房、背部疮疡溃烂后，腐肉外翻如花状叫"肚花""奶花""背花"，唇内长出肿物，色白，状如菌子叫"白口菌"。⑥ 以病因命名，如男子因色欲过度而致病的叫"男色症"，因受寒而引起腹痛、肠鸣的叫"寒风经"。

苗医还将极其复杂的疾病分为冷病、热病两纲，及冷经、热经、半边经、快经（包括哑经）、慢经五经。

冷经：一身冷，寒战，颜面苍白，四肢无力，肢体蜷缩。

热经：持续发热，大汗，颜面发红，心烦，口渴。

快经：突然不省人事，大汗，四肢强直或抽搐，两眼直视，昏迷，多在 1～2 日死亡。快经中还包括哑经，其神志清醒以后，多留下后遗症。

慢经：起病缓慢，病程长，形体消瘦，面色苍白，四肢无力，失眠，盗汗。

半边经：头、舌及半边肢体麻木，不能行动。

疾病分三十六症，七十二疾，一百〇八小症，四十九翻。形成了纲、经、症、疾的理论模式。然而这只是模糊数字，而随着对疾病认识的不断深入，苗医对现代疾病的治疗也不断扩大，增加了疟疾、伤寒、乙型病毒性肝炎、浅表性胃炎等疾病。然而任何疾病都要按五经进行辨证，辨明五经中何经，三十六症中何症，七十二疾中何疾。如咳嗽，先辨明冷经、热经，苗医有"日咳为肺内有火""夜咳为肺内有痰"。又如腹泻首先辨明是冷经、热经，如患者怕冷，大便稀，次数多，为冷经腹泻；如患者发热，出汗，大便次数增多，欲解又解不出，为热经腹泻。所以苗医认识每个疾病都存在纲、经、症、疾的辨证隶属关系。

三、苗药简述

(一) 药物资源

苗药资源主要分布于苗族聚居的苗岭、乌蒙山脉、鄂西山地、大苗山脉及海南山地等广大地区。苗族聚居区具有得天独厚的自然环境,这些地区山峦重叠,江河纵横,气候温和,雨量充沛,自然植被繁茂,动植物和矿物药资源十分丰富,历来是我国药材主要产区。据不完全统计,苗药品种约有 2 000 种,常用的约为 400 种,目前已有一些苗药品种收载于全国性或地方性医药专著中,《中国民族药物志·第一卷》(1984 年)收载苗药 40 种;《中国民族药物志·第二卷》(1990 年)收载苗药 30 种;《苗族药物集》(1988 年)收载苗药 163 种;《苗族医药学》(1992 年)收载苗药 340 种;《中国苗族药物彩色图集》(2002 年)收载苗药 368 种;《中华本草·苗药卷》(2005 年)收载苗药 391 种。

(二) 苗药的分类

苗药分为冷药、热药两大类,在用药原则上遵循"冷病用热药,热病用冷药"的规律。凡是药味甜、麻、香、辣的药属热药;药味苦、涩的药属冷药。冷药入热经,热药入冷经。香、辣的药物同时入快经、半边经。

(三) 苗药的命名

苗药的名称,一般因方言、土语及药用部位的不同而异,即便在同一省区范围内也不统一(少数种类除外),但药物的命名方法却基本相似。"药"在湘西、四川、贵州、云南方言中均称为 guad(嘎),贵州东方言称之为 jab(加)。对一种药物的命名,无论是来源于木本、草本、藤本类的植物药,还是来源于昆虫、鸟、兽的动物药,名称的第一个词素(第一音节或第一、第二音节)一般是类别,药或药用部位的意译,第二、第三个词素(一个或几个音节)是该药物的动植物名称或特征(一般特征为形状、气味、颜色、季节、生境习性、功用等)的意译。如:本草药物的第一个音节为 reib(锐,湘西方言)、vob(窝)、roub(茹,四川、贵州、云南方言)。以车前草为例,就有 reib zheat mel(锐打脉,贵州松桃),vob ngeix bat dliangt(窝里八将,贵州黔东南),roub nzhub bant(茹只八,贵州毕节)等不同称谓,它虽有 3 个不同的名称,却是属于草本类的同一药物。

根类药物的第一个词素(第一、第二音节)为 ghob jong(嘎龚,除贵州少部分地区外,东部、中部、西部方言均同)。如 ghob jong jab laox liaod(嘎龚加罗略,贵州黔东南),意译即"钩藤根入药"。

木本植物的第一个词素为 det 豆,其意译为"木"。如杜仲称为 det dent(豆顿,贵州黔东南)或 det uab udfab(豆蛙五番,贵州黔南)。

花类药物的第一个词素为 bangx(榜,贵州毕节、黔东南)。如鸡冠花被称为 bangx ghaib rak(榜阶日,贵州毕节)。

此外,叶类以 ghob nus(阿鲁,贵州松桃)、nblongx(不留,贵州大方)、ghab nex(嘎缕,和昆虫类似)、ginb(菌,贵州松桃)、gangb(岗,贵州毕节、黔东南)等命名。

以 guab(ghob、jab、gab)为第一个音节命名的药物名称也比较常见。如:凤尾草(guab sab sab,嘎沙沙)、马鞭草(jab laob gheib,加劳给,贵州黔东南)。

苗药命名的第二、第三个词素是每一味药物的动植物名称或特征。如:蜈蚣(gangb kuk,岗克,贵州施秉),kuk 的意译是"凶恶",表示蜈蚣是一种凶恶的昆虫类药物。苦金盆(roub ghak cuk,茹嘎处,贵州大方),ghak cuk 的意译是"洋芋",表示苦金盆是一种具有似洋芋形状块根的草本类药用植物。

以上一般药物的命名规律,但少数也有例外。如:辣蓼(ngaox yib,港夷,贵州毕节),即是以气味

ngaox 香为第一个音节命名。还有一部分药物的名称仅仅只有一个音节,如:菟丝子(qob,确,贵州黔南)、姜(kaid,凯,贵州黔东南)等。

部分矿物药如硫黄、雄黄、信石,以及少数植物的加工品,外形似冰片。在大部分地区这类药物的名称与中药名相似。

从一个药物的名称就可知道该药物的类别、药用部位或特征,这体现了苗族药物命名的科学性及其民族特色性。

(四)常用苗药应用

1. 抗风湿、跌打损伤苗药

(1)八角枫:苗药名为 ghab jiongb dues diek naob dub(嘎龚倒丢劳读,贵州黔东南)。来源:为八角枫科植物八角枫 *Alangium chinense* (Lour.)Harms. 的支根及须根。属经:性热,味麻、辣,入冷经。效用:祛风,通络,散瘀,镇痛。主治:风湿疼痛,麻木瘫痪,跌打损伤。用量:须根 1～3 g,支根 3～5 g。

苗医常用方例:① 风湿麻木:八角枫 20 g,铁筷子 15 g。泡酒 1 000 ml,每日服 25～50 ml(贵州黔南)。② 跌打损伤:八角枫 2 g,铁冬青 15 g,透骨香 15 g。水煎服(贵州黔东南)。

(2)三角咪:苗药名为 deb das ndongt(得打董,贵州黔东南)。来源:为黄杨科植物三角咪 *Pachysandra axillaries* Franch. 的全草。属经:性热,味苦、辣,入冷经。效用:祛风除湿,活血止痛。主治:风湿麻木,跌打损伤,偏头痛。用量:10～20 g。

苗医常用方例:① 风湿麻木:三角咪、金钩莲、红禾麻、五香血藤各 10 g。泡酒服(贵州兴义)。② 跌打损伤:三角咪、铁筷子各 10 g。泡酒服(贵州贵阳)。③ 偏头痛:三角咪 15 g。水煎服(贵州晴隆)。

(3)大风藤:苗药名为 reib bid ghueub(锐比勾,贵州松桃),mongb naox liob(摸脑腰,贵州黔南),maob jaob(冒交,贵州毕节)。来源:为防己科植物木防己 *Cocculus trilobus*(Thunb.)DC. 的根。属经:性冷,味苦,入热经。效用:祛风通络,利湿止痛。主治:风湿痹痛。用量:10～15 g。

苗医常用方例:① 风湿疼痛:大风藤 10 g,八角枫 5 g,大、小血藤各 6 g。泡酒 1 000 ml,1 周后可服,每次 20 ml,或擦患处(贵州各地)。② 跌打损伤:大风藤 15 g,五花血藤 15 g,七叶莲 15 g。水煎服(贵州毕节)。此外,抗风湿、跌打损伤苗药还有:飞龙掌血、五香血藤、火把花根、白花丹、半截烂、刺三加、雷五加、南蛇藤、黑骨藤、紫金标等。

2. 止咳化痰苗药

(1)一朵云:苗药名为 vob jux bix yut(窝久碧幼,贵州黔东南),shob ghucab(绍怪,贵州松桃),bloux shab ndraf(补撒大,贵州毕节)。来源:为阴地蕨科植物阴地蕨 *Botrychium ternatum*(Thunb.)Sw. 的带根全草。属经:性冷,味甜、苦,入热经。效用:止咳,化痰。主治:咳嗽痰多,肺虚咳嗽。用量:6～15 g。

苗医常用方例:① 热咳:一朵云 10 g。水煎服(贵州各地)。② 肺虚咳嗽:一朵云 10 g,岩白菜 10 g。水煎服(贵州黔东南)。

(2)毛大丁草:苗药名为 mox dab dind cot(毛大丁草,贵州松桃),jab gangb bend jud(加八喽龚旧,贵州黔东南)。来源:为菊科植物毛大丁草 *Gerbera piloselloides* Cass. 的全草。属经:性冷,味苦,入慢经。效用:止咳,镇痛,止泻。主治:咳嗽,风湿疼痛,腹泻。用量:10～20 g。

苗医常用方例:① 咳嗽:毛大丁草、桑叶各 20 g。水煎服(贵州黔南)。② 风湿疼痛:毛大丁草

50 g。泡酒服(贵州黔东南)。③ 腹泻：毛大丁草 20 g。水煎服(贵州松桃)。

(3) 白牛胆：苗药名为 bex nuoux dant(白牛胆,贵州松桃)。来源：为菊科植物羊耳菊 *Inula cappa* (Buch.-Ham.) DC. 的根。属经：性热,味辣,入冷经。效用：止咳平喘,敛汗补虚。主治：咳嗽哮喘,体弱多汗。用量：10~30 g。

苗医常用方例：① 咳嗽哮喘：白牛胆根、天青地白各 20 g。水煎服(贵州毕节)。② 年久咳喘：白牛胆、岩豇豆、岩百合、岩白菜各 15~20 g。水煎服(贵州黔南)。③ 体弱多汗：白牛胆、阳雀花根各 30 g。炖肉吃(贵州黔东南)。

此外,止咳化痰苗药还有：枇杷树根、岩豇豆、岩白菜、矮地茶、蛇倒退、山紫菀等。

3. 清热解毒苗药

(1) 一支箭：苗药名为 wab kaob naob(蛙敲捞,贵州松桃)。来源：为瓶尔小草科植物瓶尔小草 *Ophioglossum pedunculosum* Desv. 的全草。属经：性冷,味甜,入热经。效用：清热解毒,镇痛。主治：跌打损伤,瘀血肿痛,毒蛇咬伤。用量：3~15 g。

苗医常用方例：① 毒蛇咬伤：一支箭鲜品适量,捣烂外敷或一支箭 15 g 吞服(贵州各地)。② 跌打损伤：一支箭 30 g。共研细粉,每服 1 g(贵州黔南)。

(2) 八爪金龙：苗药名为 jab bik lik jib(加比利吉,贵州黔东南),reib hleat hlot(锐拉老,贵州松桃)。来源：为紫金牛科植物朱砂根 *Ardisia crenata* Sims 的根。属经：性冷,味苦,入热经。效用：退热,解毒,消肿。主治：咽喉肿痛,风湿疼痛,跌打损伤。用量：6~15 g。

苗医常用方例：① 咽喉肿痛：八爪金龙 3 g。含服(贵州各地)。② 跌打损伤：八爪金龙 15 g,岩马桑 15 g,四块瓦 3 g。水煎服(贵州黔东南)。③ 风湿疼痛：八爪金龙 10 g,岩马桑 30 g。水煎服(贵州黔东南)。

(3) 三匹风：苗药名为 bul yuk dax(布幼打,贵州黔东南),big giand nenb(比坚伦,贵州松桃),zab nex zend liuk naob(摆类整噜闹,贵州黔南)。来源：为蔷薇科植物蛇莓 *Duchesnea indica* (Andr.) Focke 的全草。属经：性冷,味苦,入热经。效用：除热,止咳。主治：热咳,久咳,疔疮。用量：10~30 g。

苗医常用方例：① 小儿发热咳嗽：三匹风 10 g,蛇倒退 10 g,紫苏 10 g,桑白皮 10 g,蜂糖适量。水煎服(贵州黔东南)。② 带状疱疹：三匹风适量。捣烂外敷患处(贵州松桃)。③ 无名肿毒：三匹风、鱼鳅串、野菊花叶适量。捣烂外敷患处(贵州各地)。

(4) 血水草：苗药名为 reib ngueul nqind(锐欧清,贵州松桃)。来源：为罂粟科植物血水草 *Eomecon chionantha* Hance 的全草或根茎。属经：性寒,味苦,入热经。效用：清热解毒,活血止痛,止血。主治：目赤肿痛,咽喉疼痛,口舌生疮,跌打损伤,咳血。用量：6~30 g。

苗医常用方例：① 目赤肿痛：鲜血水草 30 g,夏枯草、千里光各 10 g。水煎服。② 咽喉肿痛：血水草 15 g,矮地茶 10 g。水煎服。③ 疮疡肿毒：鲜血水草、鲜蒲公英、鲜温大青各适量。捣烂外敷。

(5) 委陵菜：苗药名为 Reib jad nios ghueub(锐加女个,贵州松桃)。来源：为蔷薇科植物委陵菜 *Potentilla chinensis* Ser. 的根。属经：性冷,味苦,入热经。效用：清热解毒,凉血止痢。主治：痢疾。用量：10~30 g。

苗医常用方例：① 痢疾：委陵菜 20 g,酸汤杆 8 g,三颗针 10 g,马齿苋 20 g。水煎服(贵州晴隆)。② 红痢：委陵菜 20 g,十大功劳 10 g,仙鹤草 10 g。水煎服(贵州黔东南)。

(6) 海蚌含珠：苗药名为 reib bul gheub(锐不多,贵州松桃)。来源：为大戟科植物铁苋菜

Acalypha australis. L. 的全草。属经：性冷，味苦、涩，入热经。效用：清热利湿，凉血解毒，消结。主治：小儿疳积，小儿腹泻。用量：10～30 g。

苗医常用方例：① 小儿疳积：海蚌含珠 18 g，藿香 10 g，鱼鳅串 12 g。蒸鸡肝内服（贵州黔东南）。② 小儿腹泻：海蚌含珠 15 g，麦芽 12 g，山楂 15 g，刺梨根 10 g。水煎服（贵州毕节）。

此外，清热解毒苗药还有：地苦胆、八角莲、独角莲等。

4. 抗癌苗药

（1）龙葵：苗药名为 reib ghob ghob（锐过街，贵州松桃），wok sob veb（乌索欧，贵州黔东南），uab ghuab daif（蛙关呆，贵州黔南），khongb il（孔一，贵州毕节）。来源：为茄科植物龙葵 *Solanum nigrum* L. 的全草。属经：性冷，味苦，入热经。效用：排毒，散结。主治：恶疮肿毒，丹毒。用量：10～15 g。

苗医常用方例：① 痈疽、丹毒：龙葵适量，捣烂外敷患处（贵州黔东南）。② 恶疮肿毒：鲜龙葵适量，捣烂外敷（贵州黄平、剑河）。③ 血崩不止：龙葵 10 g，佛指甲 10 g。水煎服（贵州黔南）。

（2）黄药子：苗药名为 zend geet wangf suab（整草王珊，贵州黔南），zend git hsob（真贵嵯，贵州黔东南）。来源：为薯蓣科植物黄独 *Dioscorea bulbifera* L. 的块茎。属经：性冷，味苦，入热经。效用：凉血，降火，解毒。主治：吐血，便血，大脖子，疮痈。用量：6～15 g。

苗族常用方例：吐血、咳血、便血：黄药子 15 g，土大黄 15 g，仙鹤草 15 g。水煎服（贵州荔波）。大脖子：黄药子 200 g，苦金盆 100 g，泡酒 1 000 ml。内服及外搽（贵州息烽）。

（3）藤梨根：苗药名为 bid mongs（比猛，贵州松桃），zid nzhal maob（枳咱毛，贵州毕节）。来源：为猕猴桃科植物猕猴桃 *Actinidia chinensis* Planch. 的根。属经：冷、味微甘、涩，性凉。效用：清热解毒，祛风利湿，活血消肿。主治：癌症，黄疸，痢疾，消化不良，淋浊，带下，风湿痹痛，水肿，跌打损伤，瘰疬，结核。用量：30～120 g。

苗医常用方例：① 肺癌：猕猴桃根 60 g，鱼腥草 50 g，小龙胆草 20 g，车前草 10 g。水煎服（贵州剑河）。② 胃癌：猕猴桃根 30 g，苦荞头，鸡屎藤各 20 g。水煎服（贵州铜仁）。③ 风湿性关节炎：猕猴桃根 30 g，金钩莲、淫羊藿各 15 g。水煎服（贵州毕节）。

此外，抗癌苗药还有：象鼻花、棒头南星、海芋、蟾蜍、蛇六谷等。

5. 治咽喉肿痛苗药

（1）开喉箭：苗药名为 Reib hleat hlot 锐拉老（贵州松桃）。来源：为紫金牛科植物百两金 *Ardisia crispa* (Thunb). ADC. var. *crispa* 的根。属经：性冷，味苦，入热经。效用：清利咽喉，散瘀消肿。主治：咽喉肿痛。用量：6～15 g。

苗医常用方例：① 急性咽喉炎：开喉箭 3 g 含服（贵州贵定）。② 急性扁桃体炎：开喉箭 10 g，草玉梅 10 g，矮地茶 10 g。水煎服（贵州大方）。

（2）草玉梅：苗药名为 zend liul nangb dlub（真溜朗收，贵州黔东南）。来源：为毛茛科植物草玉梅 *Anemone rivularis* Buch. -Ham. 的根或全草。属经：性冷，味苦，麻，入热经。有小毒。效用：清热解毒，止咳化痰。主治：咽喉肿痛，痨咳，疮疡肿痛。用量：5～10 g。

苗医常用方例：① 咽喉肿痛：草玉梅 9 g，八爪金龙 5 g。水煎含漱（贵州黔东南）。② 痨咳：草玉梅 10 g，阳荷根 15 g，红姨妈菜 15 g。炖猪心肺吃（贵州贵阳）。③ 疮疡肿痛：鲜草玉梅适量磨醋外搽，或者捣烂外敷（贵州清镇）。

此外，治咽喉肿痛苗药还有：九节茶、飞天蜈蚣、马槟榔、冬凌草等。

6. 祛湿止泻苗药

（1）朝天罐：苗药名为 vob bal diel（莴八秋，贵州黔东南）。来源：为野牡丹科植物朝天罐 *Osbeckia crinita* Benth. ex C. B. Clarke 的果实和根。属经：性热，味酸、甜、微涩，入冷经。效用：清热利湿，止咳，调经。主治：痢疾，腹泻，咳嗽，月经不调。用量：10～60 g。

苗医常用方例：① 痢疾：朝天罐根 15 g。水煎服（贵州黔西）。② 腹泻：朝天罐根 15 g，地枇杷 10 g，刺梨根 15 g。水煎服（贵州毕节）。

（2）刺梨根：苗药名为 jongx xob dol（龚笑多，贵州松桃），ghab jongx det bel tok（嘎龚豆不脱，贵州黔东南），gherb jongx zend vies giangs（官龚整烟杠，贵州黔南），gherb jongx zond vieel giang（干炯整烟刚，贵州毕节），jangs zid bol hob（强枳薄喝，贵州毕节）。来源：为蔷薇科植物缫丝花 *Rosa roxburghii* Tratt. 的根。属经：性冷，味酸，涩，入热经。效用：清热，止咳，止泻。主治：肺虚咳嗽，腹泻。用量：10～30 g。

苗医常用方例：① 老年肺虚咳嗽：刺梨根 20 g，棕树根 10 g，麦冬 10 g，百部 10 g，白前 10 g，淫羊藿 15 g。水煎服（贵州黔东南）。② 腹泻：刺梨根 10 g，金樱子 10 g，小龙胆草 10 g，马齿苋 10 g。水煎服（贵州黔东南）。③ 消化不良所至腹泻：刺梨根 10 g，委陵菜 5 g。水煎服（贵州贵阳、毕节）。

（3）拳参：苗药名为 gangb niux dab（杠柳答，贵州黔东南），uab gerb lieb（蛙肝溜，贵州黔南），zib gaob drok（贵州毕节）。来源：为蓼科植物草血竭 *Polygonum poleaceum* Wall. 的根茎。属经：性冷，味苦，涩，入热经。效用：止血，止痛，止泻。主治：痢疾，胃痛，铁打损伤，外伤出血。用量：6～15 g。

苗医常用方例：① 肠炎，痢疾：拳参 15 g，委陵菜 10 g，海蚌含珠 10 g。水煎服（贵州毕节）。② 外伤出血：拳参研粉外撒患处（贵州各地）。③ 胃炎，胃溃疡：拳参 15 g，通光散 10 g，五香血藤 20 g。水煎服（贵州开阳）。

7. 止血苗药

（1）土大黄：苗药名为 reib mlal yul（锐马欲，贵州松桃），vob hxub（窝灰秋，贵州黔东南），uab haib haib（蛙海，贵州黔南）。来源：为蓼科植物尼泊尔酸模 *Rumex nepalensis* Spreng. 的根。属经：性冷，味苦，涩，入热经。效用：清热通便，止血。主治：痔疮，烧伤及各种出血。用量：9～30 g。

苗医常用方例：① 痔疮：土大黄 20 g，五倍子 15 g。水煎坐浴（贵州黔东南）。② 烧伤：土大黄 20 g，钓鱼杆 15 g。共磨成细粉，调菜油敷烧伤处（贵州黔东南）。③ 皮肤瘙痒：土大黄 30 g。水煎外洗（贵州各地）。

（2）白及：苗族名为 bid ngoub（比狗，贵州松桃），wet jut（乌旧，贵州黔东南），shib gouk（思钩，贵州毕节）。来源：为兰科植物白及 *Bletilla striata* (Thunb.) Reiehb. f. 的块茎。属经：性冷，味苦，入热经。效用：润肺，止血，生肌。主治：肺痨吐血，外伤出血。用量：10～30 g。

苗医常用方例：① 肺痨吐血：白及 15～30 g。水煎服（贵州毕节）。② 外伤出血：鲜白及适量，捣烂敷患处（贵州各地）。

此外，止血苗药还有：朱砂莲、紫珠、檵木等。

8. 利水渗湿苗药

（1）头花蓼：苗药名为 dlob dongd xok（搜档索，贵州黔东南）。来源：为蓼科植物头花蓼 *Polygonum capitatum* D. Don 的全草。属经：性热，味苦、涩，入冷经。效用：清热，利尿，通淋，止痢。主治：膀胱炎，肾盂肾炎，痢疾。用量：10～30 g。

苗医常用方例：① 膀胱炎：头花蓼15 g,凤尾草10 g,车前子10 g。水煎服(贵州雷山)。② 肾盂肾炎：头花蓼30 g,萹蓄15 g,金钱草15 g。水煎服(贵州贞丰)。③ 痢疾：头花蓼30 g,地榆15 g。水煎服(贵州贵定)。

(2) 金毛耳草：苗药名为 reib bib ngint(锐闭警,贵州松桃)。来源：为茜草科植物金毛耳草 *Hedyotis chrysotricha* (Palib.) Merr. 的全草。属经：性冷,味苦、酸、涩,入热经。效用：清热除湿,活血舒筋。主治：小儿高热,妇女血崩。用量：10～30 g。

苗医常用方例：① 小儿高热：金毛耳草10 g,艾叶5 g,钩藤10 g,山楂5 g。水煎服(贵州松桃)。② 妇女血崩：金毛耳草30 g。水煎,取汁冲红糖服(贵州毕节)。③ 黄疸：金毛耳草30 g。水煎服(贵州黔东南)。

(3) 凤尾蕨：苗药名为 minl ndad zanl(咪大专,贵州松桃),vob haib ghab mox(窝龺嘎玛,贵州黔东南)。来源：为凤尾蕨科植物凤尾蕨 *Pteris nervosa* Thunb. 的全草。属经：性冷,味甜,入热经。效用：退热止痉,利尿退黄。主治：小儿惊风,尿闭急性,黄疸型肝炎。用量：10～20 g。

苗医常用方例：① 小儿惊风：凤尾草10 g,白及8 g,钩藤15 g,蝉蜕8 g,天麻10 g,石菖蒲10 g。水煎服(贵州黔东南)。② 尿闭：凤尾草、水灯草、车前草各10 g。水煎服(贵州黔南)。③ 急性黄疸型肝炎：凤尾草、水葵花各20 g。水煎服(贵州惠水)。

(4) 猪鬃草：苗药名为 reib bib nbeat (锐被摆,贵州松桃),shib jat lut(柿加绿,贵州毕节)。来源：为铁线蕨科植物铁线蕨 *Adiantum capillus-veneris* Linn. 的全草。属经：性冷,味苦、涩,入热经。效用：清热,利尿,止咳。主治：肺热咳嗽,小便热痛。用量：10～30 g。

苗医常用方例：① 肺热咳嗽：猪鬃草、鱼腥草、桑叶各10 g。水煎服(贵州黔东南)。② 湿热泄泻：猪鬃草、凤尾草各15 g。水煎服(贵州毕节)。

9. 解表苗药

(1) 南布正：苗药名为 reib ded(锐呆,贵州松桃),jab heib khob(加灰柯,贵州黔东南),uab dierb vieeb(蛙拎烟,贵州黔南)。来源：为蔷薇科植物中华水杨梅 *Geum japonicum* Thunb. 的全草。属经：性热,味辣,气香,入冷经、快经、半边经。效用：补虚,止头晕,解表。主治：老年头晕,体虚头晕,感冒。用量：10～30 g。

苗医常用方例：① 体虚头晕：南布正50 g,仙桃草20 g。炖肉或炖猪脚,食肉喝汤(贵州各地)。② 感冒：南布正50 g。水煎服(贵州黔东南)。③ 快经引起的头晕、面红耳赤：南布正15 g,紫苏叶10 g,芦根10 g,八爪金龙10 g。水煎服(贵州黔东南)。

(2) 一枝黄花：苗药名为 reib benx ghunx(锐盆棍,贵州松桃),vob nail lies bad(窝乃略巴,贵州黔东南)。来源：为菊科植物一枝黄花 *Solidago virga-aurea* L. var. *leiocarpa* (Benth.) A. Gray 的全草。属经：性冷,味苦,入热经。效用：清热,解毒。主治：感冒头痛,咽喉肿痛,黄疸,百日咳,小儿惊风,鹅掌风。用量：10～30 g。

苗医常用方例：① 感冒发热：一枝黄花15 g,鱼鳅串15 g。水煎服(贵州各地)。② 扁桃体炎、咽喉痛：一枝黄花15 g,草玉梅10 g。水煎服(贵州黔东南)。③ 黄疸：一枝黄花15 g,田基黄15 g。水煎服(贵州黔南)。

(3) 鱼鳅串：苗药名为 mas lanx dand(马兰丹,贵州松桃),ghab jongx vob nail lies(嘎龚阿内溜,贵州黔东南)。来源：为菊科植物马兰 *Kalimeris indica* (L.) Sch. -Bip. 的全草。属经：性冷,味苦,入热

经。效用：消食积,退热,止咳。主治：感冒发热,小儿食积,咳嗽。用量：10～20 g。

苗医常用方例：① 小儿食积：鱼鳅串 15 g。水煎服(贵州松桃)。② 感冒发热：鱼鳅串、马鞭草 15 g。水煎服(贵州毕节)。③ 咳嗽：鱼鳅串 15 g,白菜 15 g。水煎服(贵州各地)。

此外,解表苗药还有：鱼腥草、三白草、五匹风等。

四、结语

苗医学是中国传统医学的重要组成部分,近年来在党的民族政策的指引下,苗医学得到迅速发展,苗医学逐步从经验医学向理论医学发展。我们确信在不久的将来,苗医学将在国家大力发展中医药的利好政策下,在广大苗医学科技人员的努力下得到更好、更快发展。

第七节
回 医 学

回医学是中国传统医学的重要组成部分。回医学的医学主体与我国其他民族医药学一样,是基于中华大地、深受中国传统医药学影响下发展起来的医药学,中间结合自己所处的区域性文化、民族习俗等,同时因回族聚居区恰在丝绸之路上,其特殊的地缘环境使得回医学在一定程度上又吸收了部分阿拉伯医学的知识,形成了具有自身特色,进一步丰富了中国医药这一伟大的宝库。

一、回医学简史

回医的萌芽始于唐代,随着古丝绸之路的开通,大唐与西域波斯的贸易往来日益频繁,同时阿拉伯医学也逐渐开始输入中国。这些医学科技成就随着东西方文化的交流,丰富了我国的医学发展。同时,该地一直存续的中(汉)医学,与丝绸之路上传播的其他医学,互相激荡、交流和借鉴,渐渐形成了一种融汇中西传统医学的医学——回医。

宋代,丝绸之路上中阿之间的经济和医药文化交流持续发展。据《宋会要辑稿》中记载,宋太祖建隆元年(公元 960 年)至淳熙五年(公元 1178)的 218 年,阿拉伯各国使节来中国入贡香药的次数就达 98 次。赵汝适《诸蕃志》记载当时从阿拉伯输入的香药有犀角、乳香、龙涎香、木香、丁香、安息香、没药、硼砂、蔷薇水等百余种。香药是热带芬芳类植物和动物分泌的香辛胶汁类药物,具有轻清升阳、芳香化浊、开胃醒脾、化湿理气、开窍通神、辟秽降浊、解郁疏表、活血化瘀等作用。回族先民对香药的输入推广及应用有颇多贡献。回族聚居区人们在日常生活、饮食、卫生、保健中,常用香药熏洗衣物、化妆、美容、调制食品,并祛邪防腐、治病强身、净化居室等,因此有"香药来自回回"之说。香药的不断输入及在医药生活中的广泛应用,对我国传统医学的发展尤其是回医药的形成起了很大的推动作用,不仅在药物品种上增添了许多新的种类,丰富了治疗方法,提高了治疗效果,而且创出了很多含香药的著名方剂,丰富了我国传统医药学的内容。香药及其以香药为主配制有效治方收载入当时编著的各类医药书籍中,成为我国医药中不可缺少的品种。

元代是回医形成和发展的重要阶段,在朝廷所设立的 3 所最高学府中就有回回国子学、国子监。医药方面,朝廷的最高医疗卫生机构广惠司,便是由回族人掌管。元代是回医药发展的鼎盛时期,历史上回医四大医著除了唐代李珣所著的《海药本草》外,其余 3 本均属元代的作品。

经。效用：消食积,退热,止咳。主治：感冒发热,小儿食积,咳嗽。用量：10～20 g。

苗医常用方例：① 小儿食积：鱼鳅串 15 g。水煎服(贵州松桃)。② 感冒发热：鱼鳅串、马鞭草 15 g。水煎服(贵州毕节)。③ 咳嗽：鱼鳅串 15 g,白菜 15 g。水煎服(贵州各地)。

此外,解表苗药还有：鱼腥草、三白草、五匹风等。

四、结语

苗医学是中国传统医学的重要组成部分,近年来在党的民族政策的指引下,苗医学得到迅速发展,苗医学逐步从经验医学向理论医学发展。我们确信在不久的将来,苗医学将在国家大力发展中医药的利好政策下,在广大苗医学科技人员的努力下得到更好、更快发展。

第七节
回 医 学

回医学是中国传统医学的重要组成部分。回医学的医学主体与我国其他民族医药学一样,是基于中华大地、深受中国传统医药学影响下发展起来的医药学,中间结合自己所处的区域性文化、民族习俗等,同时因回族聚居区恰在丝绸之路上,其特殊的地缘环境使得回医学在一定程度上又吸收了部分阿拉伯医学的知识,形成了具有自身特色,进一步丰富了中国医药这一伟大的宝库。

一、回医学简史

回医的萌芽始于唐代,随着古丝绸之路的开通,大唐与西域波斯的贸易往来日益频繁,同时阿拉伯医学也逐渐开始输入中国。这些医学科技成就随着东西方文化的交流,丰富了我国的医学发展。同时,该地一直存续的中(汉)医学,与丝绸之路上传播的其他医学,互相激荡、交流和借鉴,渐渐形成了一种融汇中西传统医学的医学——回医。

宋代,丝绸之路上中阿之间的经济和医药文化交流持续发展。据《宋会要辑稿》中记载,宋太祖建隆元年(公元 960 年)至淳熙五年(公元 1178)的 218 年,阿拉伯各国使节来中国入贡香药的次数就达 98 次。赵汝适《诸蕃志》记载当时从阿拉伯输入的香药有犀角、乳香、龙涎香、木香、丁香、安息香、没药、硼砂、蔷薇水等百余种。香药是热带芬芳类植物和动物分泌的香辛胶汁类药物,具有轻清升阳、芳香化浊、开胃醒脾、化湿理气、开窍通神、辟秽降浊、解郁疏表、活血化瘀等作用。回族先民对香药的输入推广及应用有颇多贡献。回族聚居区人们在日常生活、饮食、卫生、保健中,常用香药熏洗衣物、化妆、美容、调制食品,并祛邪防腐、治病强身、净化居室等,因此有"香药来自回回"之说。香药的不断输入及在医药生活中的广泛应用,对我国传统医学的发展尤其是回医药的形成起了很大的推动作用,不仅在药物品种上增添了许多新的种类,丰富了治疗方法,提高了治疗效果,而且创出了很多含香药的著名方剂,丰富了我国传统医药学的内容。香药及其以香药为主配制有效治方收载入当时编著的各类医药书籍中,成为我国医药中不可缺少的品种。

元代是回医形成和发展的重要阶段,在朝廷所设立的 3 所最高学府中就有回回国子学、国子监。医药方面,朝廷的最高医疗卫生机构广惠司,便是由回族人掌管。元代是回医药发展的鼎盛时期,历史上回医四大医著除了唐代李珣所著的《海药本草》外,其余 3 本均属元代的作品。

明清时期,废除元朝"四等人制"原则,提出"华夷一家"的中华整体观,"为君用人但当明其贤否,何必分别彼此"?(《明太宗实录》卷一百三十四),体现了以"贤"分人,而非其族别,在这种背景下,中国传统医学得以自由发展。

中华人民共和国成立特别是改革开放之后,回医学的发展进入新的阶段。1949 年 10 月创建了北京市回民医院,此后相继在沈阳、呼和浩特、南京、哈尔滨、西安等地也相继成立回医医院。20 世纪 90 年代,有关单位召开回医药学术讨论会,并出版了会议论文集。全国首家回医药科研机构——宁夏中医研究院回医药研究所自成立以来,为收集、整理回医药做了大量工作,并承担了国家中医药管理局的科研课题——"回族卫生保健研究",回医学在中国传统医学框架内有了较快发展。

二、回医理论体系

回医是以人天浑同的整体运动学说理论,以真一(玄真独一)、元气(第一物质、万有之始)和阴阳(动静)七行(四元:气、水、火、土;三子:金、木、活)及其相互生化关系为理论基础和方法论,是一种理、法、方、药、术比较完整的、古老而又新生的民族医学。

(一)真一七行理论

1. 真-七行理论 真一理论认为,宇宙存在真正意义的主宰,这种超自然的力量创造了万物,从而演化出元气、阴阳、天地、四元三子、大成全品的人,类似于中(汉)医学的道,"真一"描述了无限存在的自然过程。人被视为真一流溢创造的宇宙万物中最完美的生灵,人是一个具有外在的血肉之躯和内在的灵魂紧密相连的统一体,人体的生理及疾病所导致的病理变化皆在真一流溢范畴之中。

元气学说认为,在没有形成宇宙以前的先天世界,充满一种混沌状态的物质,"中含妙质,是谓元气"。"元者,一切精粹之所聚;气者,一切精粹所寓之器。"回医理论中称元气为"第二实有",指元气是第二种无限的存在,"真一"为"第一实有"的无限的自然过程中无限的运动方式。回医认为,元气具有生化能力,当元气发露,则自然生化开始,"真一化育之事,皆由其代为发挥",并成为"先天之末,后天之根"。所谓后天即后天形器世界,即回医学常说的"大世界"(整个世界)和"小世界"(人身)。元气不仅成为后天物质世界一切有形无形事物的本原,而且从"承元妙化,首判阴阳"到"唯独人也,妙化天真",均由元气统摄生化一贯到底。

2. 阴阳、四元、三子与七行

(1)阴阳学说:回医认为,真一承元妙化,首判阴阳,阳舒阴敛,变为水火,而化生四元,体现了回医以阴阳学说为核心的平衡和谐论和动态认识论。

回医认为,元气自然化生的整个过程,是通过不断的运动实现的,而运动变化最大的和最突出的特征,集中体现于"动"和"静"两方面。回医认为,混沌元气开始化生,"一动一不动,遂于其中有两分之象",其静多动少者,谓之阴,动多静少者,谓之阳。也就是说,回医用阴和阳来指代万事万物相互作用的基本方式,将这两种相反的运动方式及其相互作用,视为阴与阳来指代万事万物相互作用的基本方式,将这两种相反的运动方式及其相互作用,视为阴与阳本质性的内涵,同时将其作为元气的广化,是万物极其重要的连续性的运动过程。

回医重视阴与阳的辩证关系与和谐统一。认为冷为阴,热为阳;阴阳始分,黑者为阴,白者为阳;阴阳终分,阴敛于内,阳发于外;重浊者下降,属阴也,清者上升,属阳也;阴中寓有真水,阳中寓有真火等。回医重视阴与阳、动与静的辩证关系,更重视阴阳的和谐统一,其医学理论的本质是以阴阳学说为核心的朴素的平衡和谐理论和动态认识论。回医认为,没有阴阳的统一,事物就不能发生、发展和变化,生命过程就成为无源之水、无木之本。所以,回医主张积极创造维护人体阴阳动态平衡的条件,从而达到"小世界"和"大世界"和谐统一的目的。

(2)四元论:回医四元论把阴阳衍化生成的水、火、气、土称作"四元",又称"四象、四气、四行、四奇行"。《天方性理》中记述阳舒阴敛而为火水,水得火而生气,火暴水而生土,是故水、火、土、气四象成焉。

回医以四元标定空间方位。回医认为四元各有其专注之位,气位于东,土位于西,火位于南,水位于北。"至于弥漫无隙之处,则四气互相揽入,而滚为一气矣。"因为"四者单行,则万物无自而生。四者相揽,则万物于兹而化育焉"。故曰,"四行为万物之母"。回医认为,日月九天运动,地气之寒热温凉,则为"四际分空"的照映,不可不察。火、水、气、土四元聚结而分空四际,空中自地至天有四际,近于地者温际,上于温者湿际,再上者冷际,近于天者热际,此乃四际分空之论。

回医以四元标识四时顺序。回医认为:"未有四气之先,空中无四时也。四时,即四气轮转流行而成者也。"四气流行至东方所专盛之气,则其时为春;流行至南方所专盛之火,则其时为夏;流行至西方所专盛之土,则其实为秋;流行至北方所专盛之水,则其时为冬。因为火与气之流行以发越,春与夏也有发越之象;土与水之流行以收藏,秋与冬亦皆有收藏之力。

回医认为,四元是构成人和万物的基本物质,四元也称为四象,包括有形运动与无形运动的形象与征象,反映了自然四象万千变化的运动性态。回医亦称四元为四气,更形象地概括其本质,四气是指无时不有,无处不在,弥漫无隙,渊源于阴静阳动,出现于自然生化中,而成四类千变万化的运动性态。"万物于滋而化""四行为万物之母",四元论反映了回医对自然的唯物认识和运动性态论。

(3)三子说:回医认为,天地定位,水火交错,万物开始化育,四元配合而成三子。土与水合而生金;气与火和而成木;水、火、气、土四者共合而生活类。金、木、活谓之"三子"。回医认为,三子为化育万物之纲。自金、木、火三子在天地化育形成以后,万物莫不靠其资生,所以又称"三母"。

回医认为,在自然生化过程中,万物按一定生成次序先后形成,先者为其胜,为其名,金、木、活三子相互交错,三气无所不至,万物始生。金气胜,金气流行,山得之为玉石,水得之为蚌珠,土得之为五金之矿,草木得之为嘉植,水得之为萍藻,沃土得之生禾稼,瘠土得之生草毛;四植之中,禀土胜者为坚质,禀气胜者为囊空,禀水胜者多繁花,禀火胜者多果实,皆要得此木气以化育者也。活气胜,活气流行,生于山者为走兽,其形体与丘陵似,生于林者为飞禽,其毛者与林叶似,生于水者为鳞介,其鳞甲与水波似;禀气土胜者性温,禀火土胜者性烈,禀气水胜者性贪,禀水火胜者性暴,皆要得此活气以化育者也。

(4)七行说:火、水、气、土谓之四元,金、木、活谓之三子,四元三子共构七行,七行分布,万物汇成。

回医理论包含着以真一理论和元气学说为核心的万物本原论及对世界的朴素认识,认为在自然生化过程中,万物按一定的生成次序先后问世。真一内涵妙质元气,元气两仪阴阳,阴阳化生水、火、气、土四元,四元相互作用生成金、木、活三子。四元先于天地定位,生三子化育万物。四元三子而成七行,七行分布,万物汇成。回医真一七行理论以真一学说为核心基础,以阴阳七行为构架,阐释了宇宙起源、生命过程、天人感应、性理属显等天地万物和人的生态关系。

(二)生命观和生理观

1. **以"真一流溢""天人合一"为核心的生命认识观** 天人合一的整体思想是回医对世界和生命的朴素认识观。回医认为,人与宇宙万物有同源、同构、彼此通然,人是"真一"流溢创造的宇宙万物中最完美的生灵,对人体的认识形成了在后天一元论宇宙观指导下,包含大世界(宇宙自然)先天理化、后天形化和小世界（人身）先有形化、后有理化的性理学说。回医对自然形成认识的理论基础上，对人和生命的形成也有较为系统的理论认识。回医认为"人体乃万物之精华""人不能无天地而自立，天地万物亦不能无人而自有，万物为人之护卫，人为万物之枢机"。回医认为，人的化生与自然的形成是同步的，天地是大世界，人的生命活动是小世界，均为同源、同构、同步运动、和谐统一的动态实体，人与自然两者都是从元气的化育开始，其生化内涵完全一致。人身小世界的原始是从"藏于父脊，授于母官"的一点种子所化育，"小世界之种子，即大世界之元气"反映了回医"天人合一"的整体认识观。

关于"人极"之化育，回医也是以真一元气学说为基础，以阴阳七行理论为架构来阐释的。哲理古诗云："初惟一点，是为种子；藏于父脊，授于母宫。承继先天，妙演后天，胚胎兆化，分清分浊。本其二气，化为四液，黑红黄白，层包次第。四本升降，表里形焉，红者为心，黄者其包，黑者为身，白者其脉，身心既定，诸窍生焉。肝、脾、肺、肾、耳、目、口、鼻，体窍既全，灵活生焉。"

2. **四体液学说** 回医认为，人身这个小宇宙的元始，是来源于"藏于父脊，授于母宫"的一点种子经过化育，在元阳和元阴（阴阳）的滋养下，"清"与"浊"化育成四个层次的液质。由外到里依次为"黑液质""红液质""黄液质""白液质"。从里到外，白液质属水，为清之至；黄液质属火，为清中有浊；红液质属气，为浊中有清；黑液质属土，为浊之至。

四者均为人身血肉精气之本，由父母之"无形"阴阳元气，生化为"有形"之血肉之躯。四体液充盈而平衡则维护健康，若四体液液质比例失衡，盛衰变异，则会导致疾病发生。

（三）回医病理病机论

回医在临床实践中，要求注重对患者机体秉性及其病理根源的辨别，不仅要根据身体秉性与四体液的相关联系，还要从人体整体功能上分辨出病理根源和整体病位。以回医的病位提出了四部七病说：气部包括呼吸系统、皮肤等与外界空气接触的脏器部位，以及肌肉、骨骼、运动体系、外周神经等，相当于中（汉）医学的表位；火部包括心血管循环系统、肝脏、胆腑、内分泌系统、神经系统等与传输能量和信号的脏腑与组织，相当于中（汉）医学的半表半里位，又称枢部；土部包括消化系统为主的脏腑（脾胃肠），相当于中（汉）医学的里位；水部包括泌尿生殖系统为主的脏腑，相当于中（汉）医学的半表半里其中的一部分。回医认为，药物不是治疗病原本身，而是帮助人体扶正祛邪而排除疾病。人体主要有三个排病渠道，一是从气部体表和呼吸道排出；二是从土部胃肠道排出；三是火部通过四体液（以红液质体液和白液质体液为主）走入水部的泌尿系统排出。根据阴阳不同属性，气、火、土、水四部（对机体结构层次和病位的划分），除水部外，均可划分为阳性病及其系列阳性证候群和阴性病及其系列阴性证候群。气火土三部分出六病，而水部则以阳不足的阴性病及其系列阴性病证候群为主，因此气火土水四部中为大疾病范畴，七病是四部之中所发生的病理性反应，说明了疾病的时间、空间、属性。

（四）回医诊断方法

1. **五步诊断法** 遵循回医一元论的真一理念，以真观（望诊）、启示（闻诊）、真通（脉诊）、神迹（技诊）、思辨（判诊），形成五步诊法，通过辨证候、辨体质、辨病位、辨病因的综合诊断法进行疾病诊断。

2. **回医尿诊** 通过对患者尿的诊辨，能够对患者的气质、体液进行了解，从而判断肝、肾、脾等脏以及膀胱、尿道的功能。医者主要从患者尿之色泽、气味、清浊、稠稀、沉淀、泡沫及量等方面进行辨别，从而识别疾病来源，为临床诊断提供依据。

3. **大便诊** 回医药学理论认为，根据大便色样、形态、干稀度、气味差异、量多量少、食物残渣、是否伴脓血、黏液性质、泡沫性等，诊明大便之常态与非常态，对整个机体有病无病的鉴别及鉴别脏器的种种不同疾病,具有十分重要的意义。

4. **痰诊** 《回回药方》中述:"因冷便生痰疾,为因吃食不能成血,为成本形,却变作痰。痰本是半消之血。"因此,回医认为,痰是机体异常体液和水谷在体内未完全消化而未成精血的浊物,也是体内水湿停聚凝结而形成的一种质稠浊而黏的病理产物,与机体湿性气质异常偏盛有关。故有"四体液为生痰之源,肺为贮痰之器"之说。根据痰的色样(白、黄、红、黑)形状、黏稠度及兼症的不同,诊断四体液气质异常。

(五) 安全有效的治疗方法

回医强调和顺精准医学模式,在顺应人体生命力、自愈力、抵抗力条件下,引导自体能量进行的排病力,采用的和顺精准方法也是用创伤最小、毒副作用最低、疗效最佳、时间最短、康复最快的理念。包括调整失调气质和四体液平衡、纠正形状性改变和结构损伤、标本缓急、助和顺而祛邪疾、七一定则(依时、依地、依人、依病、依病级、依病期、依病危)等治疗方法,制定安全有效的治疗方案。

(六) 天然芳香药物为引导的特色

回医的药物性能与功用皆以四元三子(七行)描述,认为药物的生长与存在均源于自然万物的生化过程,即四元(气、火、水、土)及三子(金、木、活)的化育聚结之功,因而药物有不同的气质进而禀性分为"寒、热、干、湿"四性,同时成为质性气、火、水、土、金、木、活药。回医药物四性(寒、热、干、湿)虽与中(汉)医寒、热、温、凉表述分类方法相似,但实际内涵却有差别。

回医认为药物成长化育源于"四气",因此,回医药物的四性(四禀性)为寒、热、干、湿。同时回医将药物四性又分为由低到高的药性级别(四级),根据药物性质的强弱不同,将其分为四级,一级药性最弱,无毒性,为药食同源类药物,四级药性最强,毒性也最大。因此,了解回医每味药物药性的级别,对临床安全用药有重要意义。

回医用药方剂中,首先,确立阳主阴从的能量药物,必然有芳香类的药物为引导,调动人体自身能量真一元阳之气(阳主阴从),从而调整人体四体液(黑、红、黄、白)平衡,使人体自愈力、抵抗力、生命力得到提升,祛病力增强,最终治愈疾病。

回医用药有多种方式,有口服、香熏、洗浴、浸泡、灌肠、脐疗、敷贴、栓剂、鼻吸、滴眼等多种方式;特色方法还有:烙灸法、吹法、提法、贴法、滴鼻法、点烟法、割法、放血法、斋戒法等。

第八节
壮 医 学

壮医学是我国缺乏文字记载中的少数民族中第一个通过整理形成比较完备的理论体系,具有医疗、保健、教育、科研、文化、产业体系的民族医药,是中国传统医学的重要组成部分。壮医学主要以阴阳为本、三气同步、脏腑气血骨肉、三道两路学说及毒虚致病论等为核心理论;以调气、解毒、补虚为主要治疗原则;主张辨病与辨证相结合,以辨病为主;重视内治,擅长外治。

壮族聚居区主要分布于祖国南疆,北纬21°31′～26°45′,东经99°57′～112°,北回归线横贯其间,属亚热带季风气候区。壮族聚居区大部分位于我国地势第二台阶中的云贵高原东南边缘,山地丘陵交错,河流纵横,物产丰富。

一、壮医学简史

壮医学在历史上是一个不断发展和变迁的过程。变迁源于两个方面,一方面的变迁是由于壮族聚居区的生产力发展、社会的进步,另一方面的变迁是壮医长期受中华文化和中医药文化的影响渗透下产生的变化过程,这两方面是壮医健康发展的重要推动力。

早期壮族聚居区生存条件恶劣,多雨湿热、瘴疠横生、毒虫毒物遍地,壮族先民对原始医药的需求尤其迫切,这时已有陶针、角疗、骨刮、针刺等治疗技术开始运用,《内经》即有"九针自南方来"的论断。秦汉时期,壮族聚居区有数十种动植物、矿物药被认识和应用。晋隋以后,壮族聚居区对痧、瘴、蛊、毒、风、湿等疾病的认识不断深入。隋代巢元方所著的《诸病源候论》就记载了岭南俚人的五种毒药:不强药、蓝药、焦铜药、金药、菌药以及中毒的诊断方法。唐宋时期,壮医对人体解剖及生理病理认识不断加深,形成了包括草药内服、外洗、熏蒸、敷贴、佩药、药刮、角疗、灸法、针挑、陶针及金针等十多种壮医治疗方法。进入晚清和民国时期,随着汉壮文化交流的深入,大量中(汉)医药学知识、思维方法等传入壮族聚居区,壮医药知识由零星的积累到逐渐形成包括人体生理病理、疾病的病因病机、诊断、治疗方法等内容的具有区域特色的壮医理论雏形。

由于壮族没有规范统一的文字,长期以来,壮医药经验和知识缺乏记载和总结。中华人民共和国成立以后,特别是改革开放以来,在党和政府的重视支持下,广西壮族自治区将壮医药研究列为重点项目,有计划地对壮医药进行发掘、整理和研究。通过大量的文献收集、文物考察和实地调查,在古医籍发掘整理、理论的探讨、临床诊断与治疗方法的研究等不同领域中取得了多方面的成就。丰富而零散的壮医药经验得到了理论上的总结,构建了包括理、法、方、药、技完整的壮医理论体系。

二、壮医的特色

长期的生产、生活和医疗实践,以及独特的自然环境和地理位置,加上汉壮文化的交流,使壮医学在中华医药大家庭中逐步形成了自己的医学体系。

(一) 理论特色

1. **阴阳为本理论** 受中(汉)医药学的影响,壮医认为,万物皆可分阴阳,万变皆由阴阳起,此即阴阳为本。阴阳为本理论的核心是"衡",强调阴阳的均衡性,即阴阳在动态中须保持一种均衡,人与自然之间,人体内部各器官之间的也需保持平衡关系,是为常态。

2. **三气同步理论** 壮医认为,整个人体可分为三部:上部天,包括外延;下部地,包含内景;中部人。在生理上,人体的天、地、人三部与自然界(天、地)同步运行,制约化生,生生不息;即天气主降,地气主升,人气主和。升降适宜,中和涵养,则气血调和,阴阳平衡,脏腑自安,并能适应大自然的变化,是为人体健康常态;反之,若天、地、人三气不能同步运行,则为病理状态,致百病生。

3. **脏腑气血骨肉理论** 壮医认为,脏腑气血骨肉是构成人体的主要物质基础。一切生理和病理变化,都是在这个物质基础上进行、表现或反映的。壮医的脏腑主要是指位于天部和人部内的相对独立的实体,没有很明确的"脏"和"腑"的区分观念。在诸脏腑中,壮医称大脑为"坞",含有统筹、思考和主宰精神活动之意。壮医称心脏为"咪心头",有脏腑之首的意思;称肺为"咪钵"、肝为"咪叠"、胆为"咪背"、肾为"咪腰"、胰为"咪曼"、脾为"咪隆"、胃为"咪胴"、肠为"咪虽"、膀胱为"咪小肚"、妇女胞宫为"咪花肠"。这些脏腑各有其功能,共同协调并维持人体的正常生理功能,相互间无表里之分。当脏腑实体受损伤或相互间失去协调,就会引起功能失调,从而导致疾病发生。壮医称气为"嘘",主要指人体之气;

气为阳,血为阴;气是动力,是功能,是人体生命活动力的表现。壮医称血为"勒",是营养全身骨肉脏腑、四肢百骸的极为重要的物质,得天地之气而化生,赖天地之气以运行;其颜色、质量和数量有一定的常度,而其变化可以反映出人体的许多生理和病理变化。壮医称骨为"夺"、称肉为"诺",是构成人体的整体形态,并保护人体内的脏器在一般情况下不受外部伤害;骨肉是人体的运动器官,人体内的三道两路都往返运行于骨肉之中。骨肉损伤,可导致上述通道受阻而引发其他的疾病。

4. 三道两路学说　壮医认为人体内有谷道、水道、气道(合称"三道")和龙路、火路(合称"两路")。"谷道"为消化吸收之通道;"水道"为生命之源——水出入之通道,水道与谷道同源而分流,在吸取水谷精微营养物质后,谷道排出粪便,水道排出汗、尿;"气道"是人体与大自然之气相互交换的通道。三道通畅,调节有度,人体之气就能与天地之气保持同步协调平衡,即健康状态;三道阻塞或调节失度,则三气不能同步而疾病丛生。

龙路与火路是壮医对人体内两条极为重要的内封闭通路的命名,其通路未直接与大自然相通,但却能维护人体生机和反映疾病动态。传统壮医认为,龙是制水的,龙路在人体内即是血液的通道(故有些壮医称之为血脉、龙脉),其功能主要是为内脏骨肉输送营养,龙路有干线,有网络,遍布全身,循环往来,其中枢在心脏。壮医认为火路在人体内为传感之道,其中枢在"巧坞",也有干线和网络,遍布全身,使正常人体能在极短的时间内感受外界的各种信息和刺激,并经中枢"巧坞"的处理迅速作出反应,以此来适应外界的各种变化,实现"三气同步"的生理平衡。火路阻断,则人体失去对外界信息的反应、适应能力,从而导致疾病,甚至死亡。

5. 毒虚致病理论　壮医认为,毒和虚是导致疾病发生的主要原因。毒虚致病,一是因为毒性本身与人体正气势不两立,正气可以祛邪毒,邪毒也可损伤正气,两者争斗,正不胜邪,则影响三气同步而致病;二是某些邪毒在人体内阻滞"三道""两路",使三气不能同步而致病;三是由于体虚,脏腑气血骨肉功能及其防卫能力相应减弱,易为邪毒所侵袭,出现毒虚并存的复杂临床症状。

6. "巧坞"主神理论　颅内容物壮语称为"坞",含有统筹、思考和主宰精神活动的意思。壮医将人的精神活动、语言及思考能力,归结为"巧坞"的功能。故凡是精神方面的疾病,在治疗上都要着眼于调整"巧坞"的功能。"巧坞"为上部天,位高权重,全身骨肉气血,内脏器官都要接受"巧坞"的指挥,是名副其实的人体总指挥部。"巧坞乱"或"巧坞坏"就会指挥失灵、失误而导致其他脏腑功能失调,使三气不能同步而引发全身性的疾病,甚至死亡。

(二)诊断特色

壮医对眼睛极为重视,认为这是天地赋予人体的窗口,是光明的使者,是天地人三气的精华所在。人体脏腑之精上注于目,所以眼睛能包含一切,洞察一切,能反映百病。壮语称眼睛为"勒答",眼睛长在"巧坞"上,直接受"巧坞"指挥,因此在疾病诊断上,把目诊提到十分重要的地位。目诊可以确诊疾病、推测预后、确定死亡。人体内的脏腑气血,"三道""两路""巧坞"功能等,都可通过目诊获得相对准确的信息。

壮医辨病与辨证是壮医诊断的重要内容。壮医辨病是将通过各种诊断技法收集到的病理资料进行归纳、综合分析判断,以确定患者之疾为何病,归属哪一科。壮医辨证是在辨病的基础上,进一步判明疾病的病因、病位、病态,加以综合,以确定疾病的阴阳属性。就壮医辨病而言,据文献记载及实地调查资料,壮医病名达数百种之多,其中不少独具浓郁的民族特色和地方特色。壮医辨病,重在辨痧、瘴、蛊、毒、风、湿六大类。而壮医辨证,重在辨阴证和阳证,兼辨虚证、实证和寒证、热证,但主要以辨阴盛阳衰证和阳盛阴衰证作为辨证总纲。壮医以辨病为主,所以临床多主张专病专方专药,即使证变了,也不一定立即变更治疗原则和原来方药,与中(汉)医强调"辨证施治"的特点有很大的区别。

(三) 治疗特色

1. **治疗原则** 调气、解毒、补虚是壮医独特的治疗原则。调气,即通过各种具体的治疗方法(包括针灸、刺血、拔罐等非药物疗法或药物疗法)调节、激发和通畅人体之气,使之正常运行,保持三气同步。解毒,壮医认为人之所以发病,是由于受到"毒气"的侵犯,故治疗上一定要以祛毒为先。解毒是壮医治疗疾病的重要法则,在临床上的运用可体现在两方面:一是具体的毒药和解毒药的运用;二是解毒作为壮医重要的治则,在指导临床各科疾病的诊疗中起着重要的作用。补虚,壮医对于慢性病、老年病或邪毒祛除之后的恢复期内,治疗上以补虚为首务。壮医重视食疗和动物药,认为这在补虚方面尤其适用,因人为灵物,同气相求,以血肉有情之动物药来补虚最为有效。人应顺其自然,通过食疗来补虚最为常用。

2. **外治方法** 壮医在治疗方法上既讲究内治,更重视外治,且以外治为主。不管是内科疾病还是外科疾病,几乎所有的病症都可采用外治法,即使是用内治法治疗内科疾病,亦多配以外治法,一般的病症,仅用外治法即可奏效。

(1) 壮医针法:是流传于壮族民间的一种治疗方法,是壮医外治法的一个重要组成部分。常用的针具有砭针、骨针、陶针、竹针、木针、金属针等,常用的针法有火针疗法、针挑疗法、挑痔疗法、挑痧疗法、挑疳疗法、陶针疗法、麝香针疗法、颅针疗法、跖针疗法、旋乾转坤针法、神针疗法、耳针疗法、掌针疗法、油针疗法、皮肤针疗法、温刮缚扎刺法、刺血疗法等。

(2) 壮医灸法:是通过烧灼或熏烤体表穴位或患处,使局部产生温热或轻度灼痛的刺激,以调节人体的阴阳平衡,达到防病治病目的的一种治疗方法。常用灸法有:药线点灸疗法、鲜花叶透穴疗法、火功疗法、无药棉纱灸疗法、药棉烧灼灸疗法、四方木热叩疗法、水火吹灸疗法、灯花灸疗法、麻黄花穗灸疗法、艾灸疗法等。

(3) 其他疗法:壮医除针、灸疗法外,还有许多行之有效、形式多样、被广泛用于民间的治疗方法,目前收集到的有:壮医刮疗法、药物熏蒸疗法、药物熏洗疗法、佩药疗法、药捶疗法、敷贴疗法、点穴疗法、隔离避秽法、滚蛋疗法、药物竹罐疗法、热熨疗法、鼻饮法、接骨术、浴足疗法、经筋综合疗法等。

其中,壮医药线点灸疗法已入选第三批国家级非物质文化遗产名录,壮医药物竹罐疗法、壮医经筋疗法、壮医针挑疗法等一批常用疗法已列入适宜技术推广项目,得到了较好的保护与推广使用。

3. **遣药组方** 壮医治疗疾病重视内治,遣药组方特色鲜明,主要体现如下。

(1) 喜用鲜药疗效优:壮族地处亚热带,草木四季常青,给壮族人民提供了使用新鲜药物的环境和条件,从而逐渐形成喜用鲜药的习惯。《桂平县志》中记载:"夫草木之性,取其枯者于药肆,不如采其新者于山中,况以地方生物疗地方生人之病,其必多验。"指出用当地鲜药治病,不仅方便,而且疗效显著。如桂西山区有位壮医,擅长治疗急性乳腺炎,他常用的两味药——鲜芭蕉根和马鞭草在屋前寨边随时可以找到。

(2) 善用毒药和解毒药:特殊的气候和地理环境使壮族地区生长了许多带有毒性的药物,产生了痧毒、瘴毒、湿毒和风毒等各种毒气。在长期与毒邪作斗争的过程中,壮族先民总结了丰富的解救治疗方法。根据文献记载和实地调查,壮医认识和使用的毒药和解毒药在百种以上。如唐代苏敬《新修本草》收载了两种壮族地区著名的解毒药——陈家白药和甘家白药。又如唐代陈藏器《本草拾遗》有用菌药烧灰敷疮疥,用蜈蚣治风毒和热毒等记载。壮医还积累了"以毒攻毒"的用药经验,如宋代壮医民间使用有毒的曼陀罗花治疗小儿积疾,这一经验被周去非收入了《岭外代答》。随着时代的发展,壮医使用毒药和解毒药治病的经验有了更高层次的发展,当代壮医理论还确立了"毒药和解毒药"的应用原则。据统计,目前用于治病的毒药有 99 种,广泛运用于治疗内、外、妇、儿、五官等多种临床常见疾病,疗效甚佳。

(3)因地制宜用寒凉:壮族地区地热湿重,其人易生湿热,发病以热病为多,用药主张寒凉。《内经》云:"至高之地,冬气常在;至下之地,春气常在。""南方者,天地所长养,阳之所盛处也,其地下,水土弱,雾露之所聚也。""南方地暖无冰雪"。表明不同的地域环境,不同的生活习惯,对人体体质和病变影响很大。南方包括壮族地区阳盛湿多炎热,人感之易生热病,故遣药时多用寒凉药物治之。金银花、菊花、白茅根、雷公根、罗汉果、一点红、蒲公英、芙蓉树等,皆是壮医常用的具有清热解毒作用的寒凉药物。

壮医组方原则是复方由主药、公药、母药、帮(带)药五类壮药构成,各类药物在方中作用明确,主次分明,互相兼顾。主药是针对主要病症或病因起主要治疗作用的壮药,在一个复方里,主药必不可少,主药同时也可以是公药或母药。公药针对阴证而设,是指温补、增强人体抵抗力、免疫力类壮药;母药针对阳证而设,多为寒凉类壮药,有清热降火、消炎解毒杀菌的作用。帮药是帮助主药治疗主病的辅助药物,或同时治疗兼症。带药,又称药引,是指引导其他药物到达病所或调和药味的药物。壮医配伍原则一般四五味药即成一方,很少超过十味药。强调组方宜味少精炼,力专效宏。在具体应用时,注意选择药性、味、效相似的药物组合在一起,还考虑药量轻重和药力大小,以起到增效作用,而且常常配伍解毒药,以抑制或消除药物毒性和烈性。此外,组方时尤其注重主药的选用,选择既符合主要病症又可以治疗阴证或阳证的药物。常见组方类型有主帮合用,增加功力;主引合用,直达病所;主帮公母合用,相反相成。

三、壮医学发展现状

(一) 学科、教育和科研发展现状

壮医学是经过 30 多年发掘、整理和研究基础上创建起来的民族医药新兴学科。1984 年广西中医学院成立壮医研究室和壮医门诊部开始对壮医药进行系统的挖掘、整理。多年来,在壮医学挖掘、整理和研究的过程中,注重和不断加强壮医药学科队伍的建设。经过不断建设与发展,壮医学学科已形成壮医理论创新与发展研究、壮医方药基础与应用研究、壮医临床应用研究三个稳定的研究方向。

1985 年,广西中医学院招收了我国医学史上第一批壮医史研究生,为壮医学的挖掘整理培养了一批高素质的人才。2002 年广西中医学院开始招收中医学专业壮医方向本科生,壮医学的教育正式纳入普通高等本科教育的轨道。2005 年 10 月广西中医学院成立壮医药学院,成为全国为数不多的民族医药高等教育机构。广西中医学院组织编写出版了《壮医基础理论》《壮医诊断学》《壮医方药学》《壮医药线点灸学》等十二本高等院校壮医专业教材,该套教材的正式出版,标志着壮医药高等教育课程体系的建立。2006 年经国务院学位办批准,广西中医学院获得民族医学硕士学位授权点,壮医学人才培养进入了一个新的起点。2011 年 4 月国家教育部正式批准广西中医学院开设本科壮医学专业,广西中医学院成为全国唯一开展壮医学本科教育的高等院校,标志着壮医药高等教育和人才培养进入了新的发展阶段。

1985 年,我国首家区级民族医药科研机构——广西民族医药研究所在南宁成立。2009 年,更名为

广西民族医药研究院。壮族聚居的柳州地区、百色地区相继成立了以壮医药为主攻方向的民族医药研究所,对民俗、考古等文献资料,涉及岭南及壮族地区的医药卫生的记载进行了初步搜集整理。20 世纪90 年代以后,壮医学术进入了大发展时期,大量壮医药科研课题得到资助,一批壮医药科研成果逐渐得以总结形成,并根据研究结果出版了一系列相关学术专著。其中最具代表性的壮医药学术专著有:著名壮医药学专家黄汉儒编著的《壮族医学史》填补了壮医史研究的空白;《中国壮医学》首次系统地阐述了壮医药的基础理论体系,奠定了壮医学的理论基础。其后出版的《中国壮药学》首次提出了壮药理论体系;《壮医药线点灸疗法》《壮医药线点灸临床治验录》是全国最早的壮医药教材;《中国壮药原色图谱》《常用壮药生药学质量标准研究》《中国壮药志》首次提出了壮药范畴和壮药生药质量标准体系;《壮医特色疗法》及《广西壮医特色治病技法》视听教材系统介绍了壮医的系列特色疗法及其临床应用;《中国壮医针灸学》首次构建了壮医针灸学科;《实用壮医内科学》反映了壮医内科学的特色和发展水平,这些都是壮医的重要著作。《中国壮医病证诊疗规范》对常见壮医病症的诊疗提出规范;《壮医目诊诊断技术规范与应用研究》等系列专著对一批壮医常用特色诊断技法的操作技术规范进行了界定;《中医壮医临床适宜技术》将临床 77 项中医壮医实用诊疗技术做系统介绍,对临床实用技能有很强的指导性;《壮医药学科构建与人才培养》第一次对壮医药高等教育进行了深入研究和探讨。另外,还出版了《中国壮医内科学》《常用壮药临床手册》《桂药原色图鉴》等 20 多部壮医药学术专著。

(二) 医疗机构、诊疗技术发展现状

目前,广西已建成壮医民族医院、中医院壮医科 70 多家,形成了遍布全区的壮医药服务体系。经过多年的挖掘、整理和研究,壮医总结形成了 30 多类诊疗技法,其中不少已经制定了技术规范,如《壮医药线点灸治疗类风湿关节炎的技术规范》《壮医经筋疗法治疗腰椎间盘突出症的技术规范》《壮医针挑疗法治疗哮喘的技术规范》《壮医刮痧排毒疗法治疗慢性咳嗽的技术规范》《壮医药物竹罐疗法治疗强直性脊柱炎的技术规范》《壮医药线点灸治疗白癜风的技术规范》《壮医药线点灸治疗荨麻疹的技术规范》《壮医药线点灸治疗疣病的技术规范》《壮医药线点灸治疗慢性盆腔炎的技术规范》《壮医药线点灸治疗带状疱疹后遗神经痛的技术规范》《壮医药线点灸治疗偏头痛的技术规范》《壮医火针疗法治疗骨性关节炎的技术规范》《壮医刮痧排毒疗法治疗慢性结肠炎的技术规范》《壮医刺血疗法治疗痛风的技术规范》等。相关专著有吕琳等主编的《壮医常用诊疗技术操作规范》、滕红丽等主编的《民族医特色诊疗技术规范》、黄贵华主编的《壮医优势病种诊疗护理及技术规范》等。近年来,一大批壮医实用适宜技术在临床得到广泛的推广与应用,壮医药线点灸疗法、壮医药物竹罐疗法、壮医刮痧疗法、壮医针挑疗法、壮医经筋疗法等先后走出了广西,在国内、东盟乃至欧美部分地区得到认可和使用。

(三) 壮药研究与开发现状

壮族聚居区由于复杂而典型的地理环境加上特殊的气候条件,药材资源十分丰富。据调查仅壮族聚居的广西壮族自治区境内,药品品种就达 4 623 种之多(其中植物药 4 064 种,动物药 509 种,矿物药50 种),名列全国第二。广西境内壮药品种就达千种以上,其中常用壮药达 709 种(据《广西民族药简编》统计)。而且,这些药物资源具有广阔的开发前景,如金银花、罗汉果、肉桂、蛤蚧、八角、蚺蛇、葛根、天花粉、广豆根、广西血竭、广金钱草、扶芳藤、大黑山蚂蚁、灵香草、木棉花等。特别是三七的开发和综合利用,已受到专家的高度重视。一些具有一定生产规模的民族药相继生产,如正骨水、芸香精、中华跌打丸、金鸡冲服剂、鸡骨草丸、炎见宁片、三金片、百年乐、大力神等。还有近年开发成功的舒洁牌药物文胸、产妇春浴液、神女乐浴液、童热清口服液、胎黄消口服液、药物腹带、药物眼罩、点灸药线等,均

是在壮医验方、秘方或民间单方发掘、整理基础上研制而成的。这些具有地方民族特色的民族药,功效显著,且不易仿制,因而除了具有临床使用价值,为广大患者提供便利外,还具有很强的市场竞争能力,开发利用投放市场后取得了较好的社会效益和经济效益,有的还远销海外。

(四) 壮医学现代研究概况

随着壮医学研究的不断深入,不少壮医研究工作者对壮医的特色诊断方法、治疗方法、验方、秘方及壮药等开展了一系列的现代研究,并取得一定的成果。

黄瑾明、黄汉儒等发掘、整理了壮医药线点灸疗法,并获得广西医药科学技术进步一等奖和国家中医药管理局科学技术进步二等奖。李彤通过临床观察的方法,验证了甲诊在乙型病毒性肝炎诊断和鉴别诊断中的重要意义。龙锦良、葛槐发、唐奇标、杨永俊等采用自拟壮药方或民间验方分别治疗药物性溶血、痧症、乙型病毒性肝炎、糖尿病等疾病,均显示良好的临床疗效。邓秋妹、黄振兴、崔丽萍、陈丽珍、黄瑾明、董明娇、陈焕海、黄杜宁、李忠贵等一批壮医专家采用壮医药线点灸治疗痹证、慢性咳嗽、痛经、流行性结膜炎、小儿厌食、呃逆、乳腺小叶增生、斑秃、急性腰扭伤、麦粒肿、小儿哮喘、小儿腱鞘积液、坐骨神经痛、小儿疳积等疾病,涉及内科、外科、儿科、妇科、伤科、五官科等临床各科,均获得较为明显的疗效。黄振兴、覃必志、莫乃金、王柏灿、罗连登、冯礼华等运用壮医针挑疗法为基础治疗顽固性头痛、痔疮、软组织损伤、面瘫、痧症等常见疾病,临床疗效显著。此外,尚有运用鲜花叶透穴疗法治疗痹证、水火吹灸合狐胆涂抹治疗疖肿、壮医熨浴疗法治疗痹证、壮药走马箭全身熏洗配合敷脐治疗小儿急性肾炎、自拟方治疗女阴瘙痒、壮医药物竹罐疗法治疗痹证、火针疗法治疗尖锐湿疣等一系列临床报道,均获良效。

随着对壮药的不断研究,科研人员在寻找进口药的国产资源方面,成功地从同科属植物中找到了一些进口药材的本国资源,如采用广西产的萝芙木总碱制成的降压灵,是临床上广泛运用的降压药物。此外还有安息香、大风子、剑叶龙血树、儿茶等,已成为代替进口药材的壮药资源。在抗肿瘤方面,研究了白花蛇舌草、娃儿藤、密花美登木和广西美登木等药物,还发现了不少抗癌植物,例如野百合、长春花、喜树、三尖杉、粗榧、蒉齿三尖杉、冬凌草等,并成功研制了抗痨丸、青蒿素、胖得乐、绞股蓝茶、金鸡冲剂、结石通、罗汉果晶、鸡骨草丸、胃灵、山绿茶、脑心宁等药物。

第九节
其他民族传统医学

一、瑶族传统医学

中国瑶族是古代东方"九黎"中的一支,是中国华南地区分布最为广泛的少数民族,也是中国长寿的民族之一。目前,瑶族主要分布在广西、湖南、广东、云南等南方亚热带雨林气候地区。瑶族没有自己的文字,大部分医药经验知识多是以山歌为主要传播形式,口授相传;其医药理论简单明了,用药经验及治疗方法具有自我特色。在长时期的医疗实践中,瑶族人民积累了丰富的临床治疗方法,形成了一套比较完整的治疗基础理论体系。主要的医疗基础理论有:盈亏平衡理论、证同疾异论、三元和谐论、气一万化论、心肾生死论、鼻关总窍论、诸病入脉论和百体相寓论等。瑶族医学的诊断方法有:望、闻、问、摸和试诊,比较具有特色的诊法有望诊中的眉诊、鼻诊、人中诊、目诊、耳诊、肚脐诊等。瑶族外用物理疗法有 30 余种,如常用的有外洗、气熏、火灸、针刺、拔罐、刮痧、推拿和敷贴等方法。瑶族常用的药物非常丰富,根据其医疗病症配伍和方剂常应用不同药材。如其常用的药材有:两面针、南五味子、五加皮、宽筋藤、威灵仙、四方藤、大血藤、络石藤、鸟不落、青蒿、尖尾凤、竹叶龙根、猛老虎、麻骨风、上山虎、九龙钻、伸筋草、半枫荷、爬山虎、铁线草、白背风、血藤、鸭脚木、九龙藤、半边风、大发散、香附、乳香、小茴香、陈皮、三棱、厚朴、白及、追骨风、牛耳风、五味藤、八角枫、当归藤、吹风散、地龙、大葱、生姜等。

二、朝鲜族传统医学

朝鲜族传统医药是扎根于中华文化土壤,受中(汉)医理论影响,在朝鲜族文化和原初的防病治病实践经验基础上形成和发展起来的一种中国少数民族医学,其历史相对较短。以 19 世纪李济马及其所著《东医寿世保元》为代表医家和著作。朝鲜族医学在发展过程中形成了以中医药理论为核心的东洋传统医学派和以《东医寿世保元》《四象诊疗医典》为主要内容的"四象学派"。东洋传统医学派以中医药理论为用自不待言。四象学派主要通过望、闻、问、切四诊采集患者信息,内容涉及患者的体质、容貌、性情、二便、饮食、脉象等多方面,在综合分析的基础上确定出患者属于太阳人、太阴人、少阳人、少阴人的四种人属象,并进而区分出患者的寒热类型。我国的朝鲜族医家在后续的过程中进一步挖掘中(汉)医精华,对"四象医学"进一步发挥与创造,也提出了"天人合一理论",进一步丰富了朝鲜族医药"天、人、性、命"整体观、"五脏之心中央之太极"观、"五脏之肺脾肝肾四维之四象"观、"辨象体质辨证""药物归象于人"等理论体系,促进了中国朝鲜族医药学的发展。

三、哈萨克族传统医学

哈萨克族传统医药是生活在中国境内的哈萨克族群众在原初的基础医学知识和总结用药经验的基础上,受中(汉)医药理论启迪和影响,利用中国传统哲学思维来辨识疾病、指导用药的传统医学体系。其最重要的学说是六原学说(阿勒吐格尔学说),六元即天、地、明、暗、寒、热,是哈萨克族传统的宇宙观和认识观,用六元的相互滋生、相互转化和依存、相互克制来解释物质与生命的起源、变化和转归。六元之消长平衡决定着人体自身的稳态,这种平衡一旦失调会造成人体的疾病。哈萨克医用六元学说来解释人体的生理、病理、疾病的防治、药物的属性及饮食原则,并与天地相参,体现了哈萨克医"天人相应"的整体观念。哈萨克医另一个重要理论是阴阳学说,其贯穿哈萨克医药理论的各个方面,用来说明人体的组织结构,生理,病理,疾病的产生、发展和转归以及药物(事物)的属性等,并指导临床诊疗和预防。哈萨克医诊断主要为二诊六法,即加尼思尔格(望、嗅、听)和曼斯尔格(问、触、切),基本等同于中(汉)医的望、闻、问、切。治疗上除药物疗法外,还有正骨手法、蒸熏洗疗法、放血疗法、以毒攻毒疗法和食疗等。药物根据药性(寒、热、温、凉、大寒、大热)、药味(酸、苦、甘、辛、咸)进行分类,药性中的热、温、大热和药味中的辛、甘属阳,药性中的寒、凉、大寒和药味中的酸、苦、咸属阴。

四、彝族传统医学

彝族传统医药是彝族人民长期同疾病作斗争的经验总结,经过长时间的民间积累传承多由家族内部口耳相传、世代相传至今。15 世纪中叶成书的《滇南本草》(明代兰茂著)为我国第一部中(汉)医理论与云南民族医药经验相结合的地方性本草著作,这个结合也体现了彝族医药的基本特点。《双柏彝医书》是一部客观反映彝族民间传统医药知识的经验方集,与其他中(汉)医著作一致,本书体例可概括为

"以病带方,以方统药,一病数方,一方数药"。彝医基础理论包括清浊(阴阳)二气、五行学说、气血与脏腑理论等内容。彝医认为"千千的事物,万万的根子,产生于清浊"(《西南彝志》),并认为清气为阳、浊气为阴,清浊二气就是阴阳二气,阴阳二气的变化发展产生了物质世界,而且也认为阴阳是互根互用的,任何一方都不能脱离另一方而单独存在。其五行学说认为宇宙间的一切事物都是由木、火、土、金、水五种物质组成的,且世间万物也可以用五行的功能属性来予以概括,五行的运动和相互间的作用导致了事物的发展变化。彝医认为"人死气血断,气出于七窍",说明气血维持人体生命活动的重要性。同时也认识到人体脏腑组织之间的相互关连和相互影响。认为中(汉)医的"脏"心、肝、肺、肾(无脾)为清气所藏,中医的"腑"胃、胆、大小肠、膀胱(无三焦)为浊气所主。并认为"清气管精神,浊气管生命"。彝医诊断主要通过望、闻、问、切和方位推算法,来获取疾病的诊断要素,形成诊断结果。其治疗方法可概括为五技、十术、十二法等。五技包括贴敷疗法、针刺放血、刮痧、取治和骨伤治疗,十术包括吹喷术、拔吸术、割治术、水浴术、发汗术、熏洗术、拍打术、按压术、结扎术、埋药术。十二法包括年月历算法、生辰历算法、孕产历算法、本命历算法、掌纹测病法、五行定名法、属象推算法、香包避孕法、生男生女测算法、耳背测病法、疾病部位推算法和疾病预后推算法。其药物治疗为经验用药层面,未有系统的药物性质及功效等相关理论。

五、侗族传统医学

侗族传统医药在 20 世纪 80 年代之前并未形成较系统、具有理论体系的医学体系,其后有百岁名侗医吴定元利用中(汉)医理论为指导,阐释了侗族医药独特的理论、诊法、辨证辨病及方药特点,写就临床医案《草木春秋》,其后相继有专门书籍编著出版。上述书籍初步总结了侗族医药理论及临床经验,提出了侗医药学术思想的核心是天、地、气、水、人五位一体,认为人是由气所生,由土和水所养,并认为气和水两者失去平衡,人体就要生病。侗医认为五位中的天、地、气、水、人都有冷热之分,故疾病分为冷病和热病两大类。凡发热、火毒、红肿、癫狂、虫、蛇、草所致的热病,各种外伤、会传染的疾病、大部分的痧症等,属于热病范畴。冷病指凡是自觉冷感或病程长、体质虚弱,或不红不肿的疮疱等病症。其诊断疾病的方法为看、摸、算、划四种,后表述为问、看、摸、脉等四诊。其把病症分为风、症、惊、痢、疮、痧、痛、伤寒、霍乱、妇人病、小儿病及杂症等 12 门、568 种。治疗方法分为内治、外治、食疗、心理和运动疗法等。

六、佤族传统医学

中国佤族主要聚居在云南省西南部普洱市的西盟、澜沧、孟连以及临沧市的沧源、耿马等地。在漫长的历史进程中,佤族人民在生产劳动中,经过不断的实践创造形成了以植物药为主,包括动物和矿物的佤族医药,成为我国传统医药宝库中的重要组成部分。在民主改革以前,佤族曾经认为疾病是鬼神所为,遇有疾病都靠杀鸡、剽牛做鬼,祈求神鬼使患者康复。佤族民间医生多认为疾病是鬼神附体、鬼神作祟,气血羸弱、阴阳失调、阴气过旺、邪气过盛等造成的结果。佤族信奉"万物有灵"的原始宗教,强调"天人合一",重视人与自然的和谐相处,认为世界是由天、地、自然和人构成的,风、寒、热、湿、火(鬼、神)等邪气侵蚀人体,就会造成人生病;同时认为世间万事万物之间均是有联系的,只要找到事务变化的原因,对症下药,均是可以妥善解决;认为自然界中所有的动物、植物和矿物等均是药物,均具有治疗疾病的作用。佤族医药在诊治患者时常用的诊断方法主要有:一问、二看、三号脉、四顶指甲尖。此外,由于佤族医药很大部分来源于魔巴(巫师),因而在诊病的时候迷信色彩较浓,除求神送鬼外,还有看手相、看面相算卦等方式。佤族医药的诊疗方法有：一是用药物进行诊治,主要有外拔外包内服法、外切外敷内服法、推拿按摩外敷法、食疗法、外敷内服法、熏疗法、生食含漱法、放血内服法、外搽内服法、外包外洗法、散剂、蒸熏法、嚼涂法等。二是使用物理疗法进行诊疗,主要有：拔火罐法,揪、刮法,抹法,放血法,揉搓法,拍打法,刮舌疗法。此外,佤族会使用身边的药物简单地进行疾病治疗,如：用拔火罐的方法治疗挫伤、关节疼、腰疼,用口吸的方法或用异物刺进肌肉组织的方法治疗脓包,用炒糊的米治疗消化不良、腹痛,用浓茶水治疗结膜炎,用小便治疗外伤、创伤和扭伤,用烂破布烘热治斑痛、伤寒,用草烟叶包治外伤,用针刺、刀割的方法治疼痛、脓疮,用竹片刮舌头治疗麻疹,用小麻线包扎止血等。佤族医药至今已发掘的常用药物有 500 多种,以及有大量的常用单方、经验方和秘方。

七、拉祜族传统医学

拉祜族主要分布在我国的西南边疆山区。拉祜族医药主要是其自身民族医药积累,以及在不断迁徙过程中主要吸收汉族,还吸收傣族、藏族等传统医学的经验逐步发展起来的,拉祜族医药主要依靠心授口传的方式流传至今,现在仍然是拉祜山区广大人民群众赖以防病治病的有效手段和方法。拉祜族传统医学认为,人是由头、胸背、四身(四肢)三部分组成,人体内部有心、肝、肺连贴(脾)、腰子(肾)、苦胆、肚子(胃)、小肠、大肠、养儿肠(子宫)、尿胞、顺气(睾丸)等多个脏腑。拉祜族传统医学认为,人与天地相应,将天人合一的哲学思想与传统医学相结合,天有 365 天,人有 365 节,人之所以会生病,在外是根源于气候变化,在内是因为气血壅滞。人的有机整体是通过筋脉连成的,人是由骨、筋、皮肤等组织内外联系构成的统一体,气血是生存的物质基础,为各种脏器提供动力;废物排出、营养吸收都需要依赖气血来完成。气候变化是生病的根源,一年二十四节气,人最易在季节变化时生病。寒、火、风、气、湿是生病的重要原因。拉祜族传统医药还认为,人有三关,口关主管食物,鼻关主管气的呼吸,肛关主管排泄,疾病的预防应该把好口、鼻、肛门三关。限于条件,对于疾病的诊断,拉祜族传统医药主要通过感官直接观察来收集资料,分析判断,其方法有望、问、听、摸和药诊。拉祜族传统医药治疗方法种类丰富,包括药物治疗和非药物治疗等 20 种手段,包括提风法、胸鸡法、火功法、佩戴法、熏洗法、坐浴法、封刀接骨法、推抹法、刮痧法、拔罐法、药粥法、外洗法等。拉祜族主要聚居于我国西南山区,其中云南省澜沧县是我国唯一的拉祜族自治县。拉祜族积累了丰富的用药经验,在民间流传着一些有效的单方验方,经调查拉祜族传统医药成方和口传方 400 余首。在用药方法上,拉祜族传统医药经验多样,如内服外用法,内服外包法,生熟合用法,垫药法,热敷法。内服外用法:用黏黏草煎水,一部分内服,一部分外洗胸部,可治疗小儿感冒、急性肺炎等。

八、土族传统医学

土族传统医药是中国传统医学的组成部分之一,因土族只有语言没有文字,故该传统医药至今仍处于言传口授、世代相传的阶段。土族传统医药来自民间,取于自然,是土族人民在长期同疾病作斗争中,利用当地植物、动物和矿物资源,进行防病治病实践经验的总结。土族传统医药深受中(汉)医的影响,如对疾病的称谓相同或相近,如鼻衄、头痛、腹中积块等;治疗疾病的方法亦与中(汉)医相同或相近,除了天然药物外,也有针灸、放血等疗法;药物炮制加工也类似,如炒、焙等;药物剂型也同样有水煎剂、丸剂、散剂等不同剂型,其中土族传统医药以散剂为多。土族传统医药把在表、在外、肉眼所见的疾病归为外科;把在里、在脏、肉眼见不到的疾病归于内科;把妇女的经、带、胎、产,归于妇科等。同中(汉)

医一致,也将疾病分为内、外、妇、儿、眼等科。土族传统医药形成后,发展较缓慢,因此对疾病的诊断方法也略显粗浅,主要根据患者对所患疾病症状的主诉询问,以及望诊、闻诊、触诊等诊断方法。土族传统医药治病,既采取用药、针刺和放血等治疗方法,也有预防措施。药物治疗常为水煎内服和外用,尤其外治法名目繁多,有热敷、外洗、外搽、外贴,还有点眼。另外药酒的使用比较普遍,浸泡与炮制有一定讲究。土族人口偏少,居住分散,但祁连山东段为土族主要居住区,其药材资源丰富。据初步调查,土族传统医药中,仅处方中涉及的常用药物就有127种,其中植物药69种,动物药37种,矿物药6种。因祁连山东段地处青藏高原、黄土高原和内蒙古高原的交汇处,属于山地景观,药物资源分布也是相互交错,既有喜阳光耐干旱的药物品种如党参、柴胡、黄芩、黄芪、远志、杏仁;又有旱生和沙生的药物品种,如甘草、麻黄、小茴香、枸杞等;还有喜高寒阴湿的药物品种,如秦艽、羌活、大黄、贝母等。土族传统医药的药物采集、加工、炮制与中(汉)医药类似,在药物制剂上重视散剂。根据医疗用量的不同,散剂又分为内服散剂,外用散剂和煮汤散剂。

九、纳西族传统医学

纳西族分布在云南丽江、永宁和四川、西藏的部分地区。纳西族先民很早就以草药防病治病,民间医多为巫医,运用自己实用之医术治病的同时,也使用其他民族的医药手段治病。唐代,纳西族社会生产得到发展,创造了象形文字,受到南诏与吐蕃的文化医药的影响,形成了纳西族巫教——东巴教。尔后出现了大量的东巴经典,记述了从原始社会到封建社会的医药文化知识。后来,纳西族医药形成多元性发展,明代以来藏族医药学术发展迅速,北移的纳西族与藏族混居一起,吸收藏医知识。清代随着中(汉)医药的进入,纳西族医药增添了中(汉)医知识。清代光绪二十年(1894年),丽江鸣音乡冷水沟,大东巴阿普肯命,有一册东巴医药专书《称恩说律》,书中记载有草药、动物药、矿物药200余种,他据此行医,医术精深,当地人民甚为赞誉,此书在东巴之间相互传抄,为行医延寿之道。民国时期外国传教士带进西方医药,开设医院,传授西医药知识。民国时期,和纯厚搜集玉龙本草标本328种整理成册,阐述了纳西族用药。在药物方面,丽江素有"药材之乡"的誉称。丽江境内有药材2010种。按水平分布,以玉龙山为界,可分为东西两片。西片特产猪苓、竹红蕈、滇豆根、黄射干、三尖杉、五倍子、榧子等。东片特产天冬、穿山甲、菟丝子、五灵脂、麻黄、佛手、龙骨、黄药子、金丝马尾黄连。按垂直分布,玉龙山为标志,海拔2000 m以下的金沙江畔,亚热带代表药材天花粉、川楝子、蜈蚣、斑蝥虫、楒子、桔梗、茯苓、三七、牡丹皮、白胶香、山慈菇、龙衣、谷精草、密蒙花、滑石。海拔2000~3000 m为高山温凉地带,代表药材当归、人参、西洋参、木香、秦艽、鹿仙草、珠子参、紫丹参、叶三七、麝香、熊胆、猴骨。海拔4000 m为高山寒湿地带,代表药材虫草、贝母、岩菖蒲、雪茶、雪莲花、缘绒蒿等。

十、黎族传统医学

黎族医疗方法的传授没有文字记载,主要是口传心授,师徒传教,一代一代传授下来,开始由"药母"带着学徒上山去识别药物,称为"踏草",包括药用植物(草药)的名称,根、茎、叶、果形态,生长的地方等。草药医平时就留心察看,哪些草药生长在什么地方,遇到患者需要用时,就直往那里采集。学徒先掌握草药的作用,识别草药使用方法后,就由"药母"杀鸡祭神,搞一种传授药方的登药仪式,黎族人称为"交刀"。交刀后,学徒才可单独采药行医。黎族对疾病的诊断方法不统一,医术传授都是采取师传徒接,口传心授的方法及自己在治病实践中积累经验。黎族传统医药就是这样在乡村民间传承。其医技医疗手段,与壮医等相近,大致分为内服法(煮水内服、冲盐水内服、冲酒内服、榨汁内服)、外用法(外擦、外敷、外洗)、捻痧法、佩药法等数种。海南黎族地区地处热带北缘,气候温和,终年无霜雪,热量充足,雨量充沛,在五指山,高山峻岭,呈中间高四周低的环形多层状结构的地形,土壤肥沃,植被资源极其丰富,蕴藏着丰富的动植物药材,素有"天然药库"之称,为我国的南药生产基地。据明代张天复著《皇舆考》一书所列举,就有槟榔、沉香等,槟榔的种植已有 1 500 年的历史。全岛有高等植物 4 200 多种,占南方广东植物的 70%,可入药的植物达 2 000 多种,占全国的 40%,《中药大辞典》中收载的就有 500 种,其中经过筛选的抗癌植物有 137 种,南药 30 多种。灵芝据调查有 38 种,占全国的 59.4%。

十一、布朗族传统医学

中国布朗族主要居住在澜沧江和怒江中下游两侧海拔高度在 1 500～2 300 m 的半山区,他们与傣、汉、佤、彝等民族交错杂居。从商周时代到明代,布朗族基本上属于原始社会后期,原始宗教中的占卜、祭祀、图腾崇拜得到生存和发展,催生了布朗族的原始医药。早在傣历六百三十九年(公元 1277 年)就有翔实的文字记载,民间流传着布朗族医药的手抄本,他们把丰富的治病经验镌刻在贝叶上或书写在缅纸帖上,形成了具有民族特色的传统医学。布朗族在长期的实践中积累形成了较为丰富的用药经验和古朴的医疗技术。诊治方法多为望、闻、问、切、触,对常见病的传统疗法的非药物治疗主要有:拔罐疗法、京竹筒疗法、口咂治疗、刮痧揪痧、针刺放血疗法、推拿按摩与隔火、石头疗法、牛舌舔疗、膝盖顶腹逼下胎盘法等。布朗族药物诊疗中部分常用的药物有木棉(布朗族名为咯纽)、水菖蒲(布朗族名为图考)、卷柏(布朗族名为的哇三睦)、臭牡丹(布朗族名为德茬)、密蒙花(布朗族名为考吊塞公)、马鞭草(布朗族名为雅抗恩)、鱼腥草(布朗族名为把歪)、阔叶十大功劳(布朗族名为克勒)、滇橄榄(布朗族名为三么辟)、墨旱莲(布朗族名为久印)、车前草(布朗族名为牙烟育)、五指毛桃(布朗族名为堆炯)、阴石蕨(布朗族名为达蛙胡苦)、半圆盖阴石蕨(布朗族名为打哇互苦)、茴茴蒜(布朗族名为当名嗖)、马齿苋(布朗族名为宗新朵)、榼藤子(布朗族名为马巴)、断肠草(布朗族名为娥喽壳)、朝天罐(布朗族名为靶簸)、蜘蛛香(布朗族名为雅卜命)、三叶五加(布朗族名为当介里)、番石榴(布朗族名为麻果)、大黑附子(布朗族名为嘎恩)等。

十二、傈僳族传统医学

中国傈僳族是云南世居民族之一,发源于青藏高原北部,是中国、缅甸、印度和泰国的一个跨界性质的少数民族,主要分布在我国的云南、四川、西藏之间的州县和缅甸北部克钦邦的葡萄县。在长期与疾病斗争的过程中,傈僳族积累了较为丰富的用药经验和一定的医疗技术,但是认识较浅,尚未达到理性的阶段,因而没有医药理论,没有形成系统和完整的医疗体系。

傈僳族行医人员均为"神药两用"及务农"兼业"人员,没有专职医药人员。傈僳族民间医生诊断疾病多用视、触、叩、听、嗅等方法,常用捏、按、压、挤以及刮痧、针刺、割治、拔火罐等手法减缓病情,治疗疾病。传统治疗方法主要有煎服法、洗滴法、口吸法、箭穿法和旋转法等。傈僳族常用的药物大约有 255 种,其部分主要药材有:一炷香(傈僳族名为莫狂闷)、千里光(傈僳族名为木把莫、美卡西歪)、千金子(傈僳族名为质多义莫)、土一枝蒿(傈僳族名为挂布义狂)、土牛膝(傈僳族名为莫诺罗然)、土黄芪(傈僳族名为破破神)、大瓦韦(傈僳族名为四逮俄)、大红袍(傈僳族名为阿采莫依左)、大将军(傈僳族名为布鲁兹、不理兰)、大麻(傈僳族名为孜失鸡色、质)、女贞子(傈僳族名为辣加兰、你珍紫)、小三颗针(傈僳族名为三区马此、坑布)、小红参(傈僳族名为百家乳玉)、小茴香(傈僳族名为同质汉俄)、山玉兰(傈僳族名为米九兰、甲咪纳巴)、山珠半夏(傈僳族名为泥欠补兰)、山慈菇(傈僳族名为害必)、山稗子(傈僳族名为尼阿恰贝、年达纳)、川贝母(傈僳族名为贝门)、川芎(傈僳族名为迪恒马)、马尾连(傈僳族名为阿耐耶扒这、阿摸希希)、马桑(傈僳族名为几子)、云南红景天(傈僳族名为明勒石)等。

十三、德昂族传统医学

德昂族为云南独有民族之一,主要分布在云南西南部,其中大部分人口分布在云南德宏傣族景颇族自治州,少数分散居住在云南省保山、临沧、普洱市等地。历史上,德昂地区的医药卫生条件非常落后,德昂人患上疾病曾经依靠的是求巫解除病痛,至今还存有一些草医把看病和巫术结合来给患者治病的情况。德昂族医药资料很少,尚没有形成系统和完整的医学体系。从对德昂族行医的相关调查的发现,德昂族医生诊断疾病主要依靠观察、询问、诊脉和触摸等方法对疾病进行诊断;行医过程中对于医药的使用方法主要是煎煮口服、外敷、涂擦;也会使用一些物理治疗方法,如:抵痧、刮痧、放血、拔火罐、保守治疗骨折等方法。

德昂族人民居住在山区,相对偏僻的山区生活给德昂族人生存和生活带来挑战的同时也迫使他们在实践中不断积累了利用山区丰富的药用动植物资源的医学经验。据记载统计,德昂族常用的医药植物有102种,动物药有3种,并有单方和验方40个。如部分常使用的主要植物药有:理肺散(德昂族名为理肺散)、短冠草(德昂族名为银蒿)、滇杠柳(德昂族名为穿鱼草)、溪畔落新妇(德昂族名为山高良)、尖子木(德昂族名为莫呆海弄)、革叶茴芹(德昂族名为怕举垒)、美丽胡枝子(德昂族名为地花生)、展毛野牡丹(德昂族名为莫呆海燕)、粗糠柴(德昂族名为埋朋娘)、朱瑾(德昂族名为莫屁翁)、马利筋(德昂族名为牙货巴南)、直角荚蒾(德昂族名为碎米果)、野棉花(德昂族名为山棉花)、油桐(德昂族名为桐果)、啄荚云实(德昂族名为麻缩裂)、罗望子(德昂族名为麻奖)、岩黄连(德昂族名为马尾黄连)、白桂(德昂族名为三股筋)、血满草(德昂族名为牙勒介)、黄常山(德昂族名为常山)、眼睛草(德昂族名为莫展云)、红葱(德昂族名为万娘)、野藿香(德昂族名为板尖)、鱼眼草(德昂族名为帕滚母)、臭黄皮(德昂族名为撇反)、小黄牛(德昂族名为小黑牛)、水芹(德昂族名为贡港)、白花酸果藤(德昂族名为芒桂燕)、耳草(德昂族名为牙比林)、重楼(德昂族名为牙戛壮)等。

十四、怒族传统医学

中国怒族与古代氐羌族群有密切的联系,自古没有文字,因而医药知识仅靠口头传说传承。最早记录有关怒族先民活动情况的是《元史·地理志》。从唐宋时期的族源形成至明代,怒族医药处于民间医药的萌芽状态,以适应艰苦的生存环境和受神与鬼的原始文化影响形成的原始医药经验比较简单和零碎,具有一定的盲目性。怒族民间医药常用的医药技术方法主要有:放指头血、刮疹、猪下巴骨髓涂肿部、滴乳于眼法、滴鲜葡萄藤汁于眼法、尿液洗眼法、刀割中毒点、怒制酒抹敷伤口、弹血法、拔火罐、熊油除毒法,以及运用一些方剂进行治疗。怒族常用的药物没有详细记载,根据民间使用的情况调查表明,其常用的主要药物有:车前草(怒族名为得濮卧)、鱼腥草(怒族名为郝遮)、青蒿(怒族名为梳模)、鸡矢藤(怒族名为裸义冷)、水菖蒲(怒族名为菖蒲、歹十古)、木贼、毛轴蕨、猪鬃草、云南铁角蕨、西南小阴地蕨、单芽狗脊蕨、金黄鳞毛蕨、肾蕨、大瓦韦、石韦、侧柏、云南红豆杉、沙果松、滇藏木兰、鸡血藤、五味子、香血藤、山鸡椒、三股筋、雪上一枝蒿、升麻、绣球藤、云黄连、多叶马尾连、马尾连、大黄连刺、红毛

七、青藤、荷包地不容、蕺菜、长叶绿绒蒿、总状绿绒蒿、紫金龙、紫花地丁、岩白菜、牛膝、何首乌、马桑、银木荷等。

总之，在各民族及其传统医学长期的历史发展进程中，受不同的政治、经济、文化、交通等，以及地域、环境、人口、文字等因素的影响，各少数民族传统医学发展的时间有先有后，历史有长有短，水平参差不齐，所以尚有一些发展规模相对弱小、医学体系相对不够完善、影响相对有限的民族传统医药，如景颇族医药、布依族医药、羌族医药、东乡族医药、高山族医药、哈尼族医药等，在此不一一列举和赘述。正如中国是统一的多民族国家，伟大的祖国由 56 个民族共同缔造，中国传统医学也是包括中国所有民族的传统医学，是建立在中华民族命运共同体之上多元一体的统一的医学，各民族传统医学皆为中国传统医学的重要组成部分。

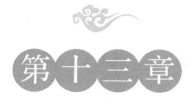

第十三章

中国主要民族传统医学的特色研究

基础理论研究

南派藏医药学术思想对藏医学发展的影响

藏医学是中国传统医学重要的组成部分,它的发展历史中主要吸收了中(汉)医学的精华,同时受印度医学等的影响,结合青藏高原丰富的药物资源,在生活实践中总结与疾病斗争的经验从而形成的一门基于自然哲学为理论基础,包括人体生理、病理病机、诊断与治疗等方面体系完整、具有地域特色的医药科学。特别是藏医宇妥·元丹贡布整合前人的理论基础,编纂了典籍《四部医典》,典籍囊括了藏医学基础到临床各科的基本知识,为藏医药理论体系系统化发展奠定了坚实的基础。随后,在公元14世纪中叶,藏医药学术理论得到了进一步发展,出现了学术思想百家争鸣,理论学派百花齐放的现象,其中以南方学派和北方学派为主要代表学派。

一、南派藏医药的主要学术思想

南方学派起始于14世纪中叶,以吐蕃南部达波、贡布等地为中心的低海拔地区,在继承宇妥·元丹贡布等先辈们医学精髓的同时,又根据自己独特的见解分化出来的一个较大的藏医学流派。南派也叫"苏喀派","苏"在藏语中有低海拔热带地区的含义,南派根据达波、贡布等低海拔地区的气候特点、地理环境、生活习俗、生活条件等因素影响而易诱发疾病的诊疗方法,通过南派创始人索卡·年尼多杰勤奋努力、刻苦钻研,研制出了治疗心脑血管疾病的良药"七十味珍珠丸"和治疗消化系统疾病尤以治疗急慢性胃炎为甚的"仁青佐珠达西",是南派藏医对心脑血管疾病、消化系统疾病疑难杂症的一大贡献。

藏医药理论发展到14世纪中叶时,藏医药物鉴定、炮制方法等方面出现了诸多不同认识,在同一个区域中同一药物具有多种不同的鉴定识别,出现了不同程度的质疑争论,直接影响到了藏医药材的使用以及治疗疾病的功效。鉴于上述情况,索卡·年尼多杰召集达波、贡布等地的诸多名医,在"夏学暗嘎"地方讲授《四部医典》中药物的六味、八性、三化味、十七效等药物基本理论,结合实际运用到临床操作中,同时收集在鉴定、识别、炮制等方面存在争议的药物各抒己见展开激烈的讨论,通过细致地归纳总结,达成共识,编著了《珍贵药物图鉴或药物明晰》《药味论·铁鬘》《甘露库》《甘露池》等医药著作,确定了具有南派藏医药特色的药物的药味、功能、药效、本质、释名和化味及主治病症。同时在藏医放血、艾灸法的穴位也有独特的方法,为南派藏医药理论的发展打下了坚实的基础。根据地域环境将这一流派称其为："南方学派"或者"下方学派"。

二、学术思想传承模式及其对藏医发展的历史贡献

1. **南派藏医学术思想传承脉序**　通过索卡·年尼多杰的努力以及与各大医者们共同探讨、辩论形成了独特的南派藏医理论学术思想。他们编纂了许多关于藏医学基础、临床的经典著作,培养了众多南派藏医学术思想传承人,其中主要传承人有"四精通"弟子即诀窍精通者明久次旦、功业精通者查温·索朗扎西、实践精通者金巴才本多杰、讲述精通者李琼·白玛加布。由这四大弟子所培养出来的藏医药传承人不计其数,南派藏医药学术理论、临床实践技能得到不断发展更新,在后来的南派藏医药传承历史过程中具有较大影响的人物分别是金巴才昂、夏尔布班钦、嘎瓦夏嘉旺秀、苏喀·洛哲杰布、直贡·却吉扎巴、班仓益西、根秋王波、帝玛尔·丹增彭措、司徒·却吉迥尼等弟子为南派藏医药的传承弘扬做出了一定贡献,从藏医基础理论到临床实践发展均有较大突破,从药物识别、炮制到运用均有他们独特的见解,彰显了南派藏医药学术思想特点。后续弟子通过不断学术创新到15世纪之后内部逐渐分化出三个小的学术流派,其中以直贡·却吉扎巴传承创立的学术流派称其为"直贡学派";以夏尔布班钦传承创立的学术流派称其为"南方下派";以司徒·却吉迥尼传承创立的学术流派称其为"康巴派"。

2. **南派藏医学传承医家的医学贡献**　南方学派在传承发扬过程中培养、撰写了大量传承人及典籍,具体如下。

(1) 索卡·年尼多杰:出生于前藏达布拉妥索日城地区坚嘎尔家族,自幼跟随其父仁增彭措学习藏语诵读、书写等,跟随夏热然见巴、免顿·旺秋桑波等学习各类文化知识,特别是勤于藏医药知识的学习。16岁精通医学开始著书立说,著有《宇妥精要清除悲痛黑暗之恩德阳光补遗》《千万舍利》一卷医书(总集一切医诀四百一十六类)、《四部医典广注·水晶彩函》《四部医典》难点进行解释的《四部医典问答银鉴》《善说阳光》《四方医生信扎》等诸多论著。索卡·年尼多杰研制出了治疗心脑血管疾病的特效药"七十味珍珠丸",治疗消化系统疾病尤以治疗急慢性胃炎为甚的药物"仁青佐珠达西",为藏医药治疗心血管系统、消化系统打下了坚实基础。同时将涅、洛、恰和艾、娘、贡等地的医生邀请到一起,讲授自己所著的《珍贵药物图鉴或药物明晰》《药味论·铁鬘》《甘露库》《甘露池》等,从药味、功能、药效、本质、释名和化后性味及主治病症等进行鉴定,奠定了藏医南学的理论基础。

索卡·年尼多杰培养了四大精通的学徒、八大灵气的徒弟、十六大高智商的徒弟、二十大荣誉的徒弟等藏医药传承人。其中诀窍精通者明久次旦、功业精通者查温·索朗扎西、实践精通者金巴才本多杰、讲述精通者李琼·白玛加布等四大精通学徒培养出来的诸多藏医药继承人,在南派藏医药的传承和发扬过程中起到了桥梁衔接作用。

(2) 查温·索朗扎西:索卡·年尼多杰培养的功业精通者查温·索朗扎西出生于达波地区,从小精学各类文化知识,随后拜索卡·年尼多杰学习藏医理论,一生从事藏医药理论的教授传承和患疾众生的疾病诊疗工作,编著了许多藏医药临床经验汇集,培养出了许多藏医传承人,为弘扬和传承南派藏医药学术思想奠定了坚实的基础。

(3) 金巴才昂:金巴才昂是索卡·年尼多杰四大精通学徒之实践精通者金巴才本多杰的学生,他不仅精通藏传十明学科,尤其是对藏医学颇有造诣,编著了《四部医典释义》,其内容包括根本序释义《论述捷径》、论述部释义《词义明日》、秘诀部释义《康乐如意》、后续部释义《实践明鉴》。将他的医学世

家传承和自己独特的诊疗实践经验、秘诀验方毫无保留地讲授给后继人,为藏医药的发展做出较大贡献。

（4）苏喀·洛哲杰布：苏喀·洛哲杰布从小继承祖辈们的藏医学事业,师从敏珠洛杂瓦处学习藏文诗词学,龙布曲杰处学习《四部医典》和《千万舍利》等诸多藏医理论知识,跟随萨迦药城的仲德夏沃班聪潘达、古格阿巴泽仁、碧吉万博等诸多藏医传承人,系统地学习并精通了藏医基础和临床秘诀,后编著有《千万舍利》目录《奇去智者之心》《开水论》《根本部和论述部的注释祖先口述》《后续部脉诊的注释祖先口述》《医学概论·庆喜仙人之歌》等著作。苏喀·洛哲杰布追随宇妥·元丹贡布亲笔著述的愿望,花费许多的时间精力到处搜寻,终于在山南娘麦(林芝)地区寻找到了新宇妥·元丹贡布亲笔整理的《四部医典》,在山南扎塘地区对《四部医典》书稿进行了历史上第一次审核修订并雕刻印版,是藏医药发展史上深有影响的《扎塘版四部医典》木刻版,对传承和发扬藏医药做出了重要贡献。

（5）夏尔布班钦：曾任噶举派第七世大宝法王嘎玛却哲嘉措的御医,向医师金巴才本多杰学习了南派藏医药的理论知识,在发展弘扬藏医药方面,特别是在临床工作、培养学生以及著书立说等方面做出了许多贡献,由他及其他的徒弟所传承的流派称其为"南方下派",主要代表著作有《四部医典释义》《医史·善说金穗》《千万舍利目录》等典籍。

（6）直贡·却吉扎巴：直贡·却吉扎巴自幼天资聪明,爱好学习,拜呷翁曲杰旺秀根秋加参等老师,系统学习藏区文化,尤其对藏医药知识学习造诣较深,在传承学习藏医药理论的同时结合自身的实践经验,通过不断钻研最终对"蚌"病、瘟疫等疾病的诊断治疗得出了自己独特的治疗秘诀窍,在防治瘟疫疾病方面研制出了能够防疫治疗一切疫病的"直贡派黑药",创立了"直贡学派",为后人继承发扬藏医药奠定了更坚实的基础。其主要著作有《疗"蚌"延寿护命》《仁青黑药丸札记贤者能喜》《四部医典难释》等。

（7）司徒·却吉迥尼：出生于康巴德格,自幼聪明,跟随帝玛尔·丹增彭措、班仓益西等多名老师学习藏医、天文历算知识,年仅20岁已是在藏医药学临床造诣和理论方面有较深功底和颇有名气的藏医药学家,积极吸收学习中(汉)医学、印度医学等医学理论。版刻校对了德格印经院《四部医典》等10余部藏医学典籍,创建设立了藏医学校等藏传十明学科讲授基地,培养了许多杰出的藏医药人才,为藏医药发展做出了重要贡献,近代藏医研究学者们号称是"南派藏医药的第二个开拓者"。

三、结语

南派藏医药学术思想具有严密的传承机制,规范的传承流序,在其发展过程中培养了对藏医药发展有重大影响的藏医药传承人,编著了诸多藏医药典籍,在临床实践经验中针对疑难杂症研究出了许多经方验方,在藏药的识别、炮制以及应用等方面具有独特的认识,为藏医药发展做出了重要贡献。

藏医学对尿诊的认识及研究思路

藏医学是我国传统医学的重要组成部分,为藏区人民的防病、治病起到了积极作用。藏医学在诊断方面具备自身的特色和优势。尿诊是藏医诊断疾病的重要方法,其以三因学说为理论基础,根据历代藏医学家的实践摸索总结出来的。尿诊主要依靠视觉和嗅觉诊察尿液,以判断疾病的寒热属性或患病部位。尿诊的内容包括尿液的颜色、气味、蒸汽、气泡、尿液中的漂浮物和沉淀物等。藏医尿诊学有着深奥的理论基础、完善的诊断技术、严格的执行标准和丰富的实践经验,同时它也是简便、经济、易行的一种诊疗手段。

一、藏医对尿诊的认识

藏医认为疾病的发生机制归根到底是隆、赤巴、培根三者失调,身体元气受损而致,治疗的目的是调整三大因素的盛衰,使其达到新的协调平衡,此即藏医学理论的核心"三因学说"。根据文献记载,在藏医学创立之初,尿诊便作为一种专门的诊法加以记录和论述。藏医经典《月王药诊》有载:"检查小便,从隆、赤巴、培根等具体形态诊断疾病。"该书将诊尿置于诊脉之前,可见其对尿诊的重视程度。《四部医典·望镜辨尿》云:"善哉心生大仙细当听,望诊镜鉴以其可辨尿,先行视时用具转化情,正常病尿死尿和魔尿,共计八节尿说分明。"由此观之,藏医诊尿主要是凭望诊之法。

1. **尿液的形成** 按藏医理论,饮食通过食管进入胃之后,首先由搅拌培根对食物进行全面搅拌蠕动,使之变成黏糊状,然后由消化赤巴进行消化,最后由分解隆对饮食进行全面的分解和过滤,使其分成精、糟两种。精华部分由胃进入肝形成血液。血液分解成精、糟两种,糟粕储藏在胆囊中形成胆汁,胆汁又分解成精与糟,其精华为黄水,分布至全身,而糟粕部分通过输尿管进入膀胱,形成尿液中的沉淀物。在胃里分解出的饮食糟粕,通过肠道、输尿管进入膀胱,形成尿液,因此尿液的颜色因食物不同而发生变化。混悬物来自血和胆的部位,因而能反映出内在疾病的情况。如患者有热证,则混悬物浓稠而多;如患寒证,则混悬物稀薄而少。内有寒或热,则尿液中的混悬物必会明显反映出来。故依据混悬物的多少,可以作为诊断寒证或热证的依据。

2. **正常的尿液** 藏医学认为一个正常人的尿液,当刚排出体外时,尿液清澈见底,颜色浅黄,质地稀薄,一般没有特殊气味,或只有轻微的鼬鼠样气味,尿中的蒸汽不大不小,尿花(泡沫)形状大小均匀,尿液表面有浮皮极薄,待蒸汽散尽后,尿液表面似从周围逐渐向中心转变收缩,尿色呈白黄而清澈,尿液随体内不同情况,尤其是色素较多时,尿液可能较深,但仍是稍深的淡黄色而澄清,则为正常无病之症。

3. **病尿** 尿诊通过嗅尿液气味,观察尿液颜色、蒸汽消失的快慢、蒸汽的大小、尿液表面的浮膜、尿液中的沉渣、泡沫等来诊断疾病和指导临床用药,还可以进行预防和保健。藏医学在临证具体实施察尿时,需按热时、温时、冷却后三个阶段分别观察,不同时段所诊尿的内容则各有不同。

(1)热尿:热尿的观察内容包括尿液的颜色、蒸汽、气味和气泡四个方面。当尿刚排出体外时,立即观察尿液的颜色,久置后尿液的颜色就会有所变化。当尿液的颜色如池里的水,色清且稀者是隆型疾病,黄色是赤巴型疾病,白色是培根型疾病。尿液刚排出时,观察蒸汽的大小及持续时间的长短。蒸汽大者为增盛热证,蒸汽小而持续时间比较长者属隐热证或陈旧热证,蒸汽小而持续时间比较短者是培根、隆型的寒性疾病,尿液的蒸汽不稳定、时大时小者是寒热综合征。尿液刚排出时,气味最为明显。尿液的臭味大者是热性疾病,无臭味或臭味小者是寒性疾病。用麦秆等搅动尿液,观察其尿花的数量、大小、颜色及持续时间的长短,当泡沫大且呈现出青色者是隆型疾病,泡沫小、呈现红黄色者是赤巴型疾病,泡沫似口涎者是培根型疾病。

(2)温尿:温尿的观察内容包括尿液中的沉淀物和漂浮物。仔细观察尿中的沉淀物可辨别很多疾病,如沉淀物像小羊毛尖散布在尿液中是隆病,形状如棉花团在水中漂浮,中心稠密而周围较稀,盖满整个碗底是赤巴病,沉渣如毫毛撒入尿中者为培根型疾病;如白云飘逸,其中杂有聚集之青黑色物是肺病,沉淀物如脓状,是体内有脓液,沉淀物如细沙沉在碗底是肾脏疾病的征兆。沉渣厚且无论密布尿液的上中下哪一部位者都是热性疾病,沉渣少而薄者是寒性疾病。浮膜是漂浮在尿液表面的浮皮,当其薄而腻者是寒性疾病,厚者是热性疾病。

(3)凉尿:凉尿的观察内容包括尿液变质时的变质情形。尿液从体内刚排出时热而清凉,待冷却变凉后变稠,性质有所变化,此为尿液变化的时间。当蒸汽尚未消失之前尿液开始发生变化者是热性疾病;尿液已经变凉,蒸汽也已完全消失后才发生变化者是寒性疾病;尿液的蒸汽刚消失开始发生变化者,就是寒热综合征。尿液变化后无薄厚之分,并从容器的边缘开始发生变化者是寒性疾病;从容器的底部开始向上逐渐发生变化者是热性疾病;从容器的边缘处逐渐向中央发生变化者是陈旧的热性疾病;从尿液尚未变化之前开始发生变化者是寒热综合征。尿液静止变稠是热性疾病;尿液静止后变稀、薄而清亮者是寒性疾病。

此外,尿诊还有诊声、诊味、诊触等方法。如排尿时有嘘嘘声者为隆症,叽叽声者为热症,咚咚声者为寒症,响声时大时小或时有时无为邪魔病。用舌尖舔尿时,甜味隆症,苦味热症,酸味寒症,锈味中毒症,酸而腥者水肿症,苦而腥者瘟疫症。尿液涂在皮肤上待干后,感觉粗糙者隆症,灼热者热症,柔和者寒症。

二、尿诊的研究思路

对藏医尿诊开展系统的研究,对揭示尿诊的科学内涵,提高尿诊的技术水平,乃至弘扬传统医学都具有重要的价值。

1. **医史文献研究**　目前,学术界对藏医尿诊技术重视不足,需要对藏医尿诊的技术背景、发展规律及与其他民族传统医学尿诊技术的关系加以重点研究。在这一领域,藏医尿诊中的汉文化因素、敦煌古藏医文献与尿诊、藏医与阿拉伯医学在尿诊领域的关系、历代藏医对尿诊的贡献等都应该成为藏医学研究的重点。

2. **藏医、中(汉)医和传统医学的理论研究**　尿诊在藏医、中(汉)医和传统医学中都被不同程度地运用于临床,三种医学指导尿诊实践的理论不尽相同,但诊断疾病的途径却都是尿液本身。因此,开展三种医学体系相结合的尿诊理论研究,对于从现代医学角度理解藏医,以及从传统医学角度建立现代疑难病和多发病的评价体系都大有裨益。

3. **与现代诊疗技术及研究手段的结合**　不同于以分析还原方法为基础的现代医学系统论,藏医尿诊注重对人体整体的有机把握,具有古代早期医学科学的特征。因此,藏医尿诊技术既有其高于现代分析医学、与现代生命科学相趋同的一面,又有其原始朴素、缺乏分析基础的一面,我们完全有可能借鉴或采用现代生命科学的方法论和研究方法推进藏医尿诊技术的研究,使藏医学由朴素的生命认知上升为现代意义上的现代生命科学,这正是今后藏医学的发展方向之一。

代谢组学是对某一生物所有小分子代谢组进行定性和定量分析的科学,于 1999 年由 Nicholson 提出。代谢组是反映机体状况的分子集合,所有对机体影响的因素如基因、环境、药物、营养、时间等均在代谢组中得到反映。代谢组学最大的优势在于数以万计的小分子可以通过与经典的代谢途径相互关联,从而在精细分析的同时具有整体的特点。代谢组学对尿液的分析不仅具有整体的特点,而且十分灵敏和精确。传统医学所观察到尿液的颜色、气味、沉淀以及排尿感觉等差异,其内在实质是代谢成分化学组成的变化,运用代谢组学的方法可以将这些差异清晰地呈现出来,以尿样为研究对象的代谢组学可以看成是尿诊的高度精细化,其中蕴涵丰富的信息。正是基于这样的前提,藏医学的尿诊所观察到尿液的颜色、气味、蒸汽、气泡、尿液中的漂浮物和沉淀物等差异,其内在实质是代谢成分化学组成的变化,运用代谢组学的方法可以将这些差异清晰地呈现出来,以尿样为研究对象的代谢组学可以看成是传统尿诊的高度精细化,其中蕴涵丰富的健康与疾病信息。代谢组学不仅能够提升藏医尿诊的科学价值,更为重要的意义在于其可能在阐明藏医病证本质方面蕴涵着巨大潜力。基于尿液的代谢组学方法,通过对健康人体和不同病症患者的尿液进行动态研究,进而与藏医理论紧密联系,有可能为藏医理论的客观化、定量化开辟一条崭新的途径。

三、小结

尿诊是藏医望诊中的重要内容之一,既能判断疾病的寒、热属性,又能鉴别疾病属于隆、赤巴、培根哪一种性质,还可以判断所患疾病的部位是体表还是五脏六腑,是一种十分方便且适合于藏区的诊断方法。

随着现代科技的进步,藏医尿诊不能仅仅停留在传统的诊断手段上,要与现代科技结合起来,应用先进仪器,提高尿诊的准确性和可靠性,不断完善和丰富尿诊内容,使传统藏医学在医林中更具有特色和吸引力。科研工作者应该对尿诊进行深层次研究,挖掘其科学内涵,使其在临床和科研方面发挥出应有的作用和价值。

维医学异常黑胆质证的研究概况

维医学是中国传统医学的重要组成部分,是维吾尔族人民在与疾病不断作斗争的过程中长期受传统中华文化、中(汉)医药文化的影响,同时吸收古希腊—阿拉伯医学部分知识而形成的带有地域特色的医学。维医学的传统理论体系包括:四大物质论、气质论、体液论、器官学说、力学说、素质学说、形与神学说、健康学说、危象学说等,在这些理论中,以四大物质学说为其基础。维医借助火、气、水、土四种基本物质的属性及其生克关系来阐述维医对人体生理、病理复杂关系的认识,解释人体与外界环境之间的相互作用,并进一步指导临床的辨证论治。

一、体液与疾病

体液论是在四大物质和气质论的基础之上产生的,是维医的重要学说之一。维医认为人体是由胆液质、血液质、黏液质、黑胆质四种不同的体液构成,各种体液分属不同的寒热属性,如胆液质体液属性干热,血液质体液属性湿热,黏液质体液属性湿寒,黑胆质体液属性干寒等。各体液之间呈现着相互制约又相互补充的关系,保持着相对平衡的状态,任何体液结构上的失衡或数量、质量的异常变化均可导致疾病的发生。

1. **胆液质** 主要参与营养物质的消化,即通过胆道滴至肠道分解脂肪,以助其消化,刺激肠道蠕动,加速消化产生的废物(粪便)排出体外。胆液质异常引起胃肠炎、胃肠溃疡、结石、胆囊炎、胰腺炎、肝硬化、肝炎、胰腺炎、阑尾炎等消化系统病症,此外引起心肌炎、肿瘤(如子宫肌瘤、肝癌、胃癌)、输卵管炎等疾病的可能性也较大。

2. **血液质**　对人体的作用非常大,它能将消化吸收的营养物质输送至人体所有部位,补充被消耗的营养。异常血液质型体液引起高血压、脑动脉硬化、皮脂腺瘤、肺结核、肝硬化、脾硬化、骨质增生等疾病的可能性较大。

3. **黏液质**　为机体提供营养物质,还可以防止属性干热的胆液质对其他体液质进行分解破坏,预防人体出现异常变化。其主要作用是减缓摩擦及刺激。异常黏液质型体液会引起抑郁症、躁狂症、癔病、结石、脑萎缩、糖尿病、脂肪肝、肝硬化、白内障、哮喘、硬皮病、肾积水、前列腺增生、骨质增生、胃炎、肝炎、中耳炎、支气管炎等。

4. **黑胆质**　具有形成沉淀、保持器官形状与特质的功能,能限制胆液质、血液质过度燃烧,防止其他体液质溢出身体轨迹而蔓延,对需要黑胆质的器官(骨骼、头发、软骨、肌腱等)输送营养物质。除此之外,它还参与感觉、思维、记忆等活动,通过自身刺激作用来刺激感觉器官。异常黑胆质型体液会引起神经衰弱、癫痫、抑郁症、躁狂症、心绞痛、心肌梗死、食管癌、子宫肌瘤、胃癌、肝癌、乳腺癌、宫颈癌、胃癌、湿疣、扁平疣、骨髓炎等。维医体液论认为异常黑胆质体液也是易患肿瘤、糖尿病、哮喘、高血压病等多种复杂病证的基础。

5. **体液分型与临床研究**　有维医专家对冠心病和哮喘进行了体液分型对比研究,结果表明冠心病可发生于各种体液类型的人群,但异常血液质人群患有冠心病的可能性较大,冠心病患者群体中,辨证为异常血液质性患者占到 23.75%,而异常黑胆质患者为 16.18%,异常黏液质型患者为 12.00%,异常胆液质型患者为 7.64%。夜间哮喘发作患者维医辨证分型研究中发现,夜间哮喘发作患者中辨证为异常黑胆质型人最为多见,占 70.27%;其次为异常胆液质型占 14.41%;异常黏液质型占 12.6%;而异常血液质型的患者仅占 2.70%。

二、异常黑胆质与复杂疾病

维医认为不同体液异常的人群患相同疾病的概率有所不同,如异常黑胆质体液类型的人就易患多种疾病,包括类风湿关节炎、心血管疾病、重症哮喘、肿瘤等。研究表明,糖尿病、高血压等也与异常黑胆质密切相关。

黑胆质体液是四大体液之一,是一种色略黑且味酸涩的液体,属性干寒。维医认为黑胆质体液与疾病发生的关系更为密切。黑胆质体液具有形成沉淀、保持器官形状与特质的功能,能限制胆液质、血液质过度"燃烧",防止其他体液溢出身体轨迹而蔓延,对需要黑胆质的器官(如骨骼、软骨、筋、肌腱等)输送营养物质。另外,它还参与感觉、思维、记忆等活动。黑胆质主要位于脾脏,有增强胃消化、吸收的能力。黑胆质偏盛的人为干寒性气质,具体临床表现为脉搏细缓,眼部深陷发青;面黑无光暗淡;口苦涩;舌干苔青或灰色,严重者为黑色;皮肤色黑粗糙、无光,有瘙痒感、抓挠掉屑等;肤温低;尿量多、次数少、发白、有沉淀;失眠、多梦、噩梦等。

黑胆质过盛(较重)的为异常黑胆质,异常黑胆质病证的临床表现主要有晨起口苦,口干舌燥,多饮多食,舌暗有瘀斑、苔色灰暗,形体消瘦,心悸,心烦,失眠谵妄,抑郁多梦,好幻想,情绪不稳定,易怒,手脚冰凉,皮肤粗糙、色暗无华、有瘙痒感、易掉屑,尿清、量多、静置易形成沉淀,大便干结等。其中,失眠谵妄、抑郁多梦、好幻想、情绪不稳定、易怒等症是由于异常黑胆质作用于"脑",使脑的干寒属性偏盛,影响脑的情志调节功能而生成的;心悸、心烦、手脚冰凉、舌暗有瘀斑等症是由于异常黑胆质在心及血管形成"沉淀",并影响心脏温煦机体的功能之故;作用于肝脏便减弱肝脏自然力的功能,产生未成熟体液,由于这种未成熟的体液不具备营养功能,故可使机体出现形体消瘦、皮肤粗糙、色暗无华、有瘙痒感、易掉屑;异常黑胆质影响被支配器官胃肠道、脾、肾等脏器的功能,其中影响到胃肠道及脾等时则出现晨起口苦、口干舌燥、苔色灰暗、大便干结;异常黑胆质刺激胃肠道可形成"假胃口",出现多饮多食;影响到肾及膀胱等便出现尿清、量多且有沉淀。类风湿关节炎、心血管疾病、重症哮喘、肿瘤、糖尿病、高血压等疾病的发作均与黑胆质的异常密切相关。

有研究观察报道了1996—2000年新疆维吾尔自治区维吾尔医医院的1 108例就诊患者,病种包括高血压、冠心病、类风湿关节炎、银屑病、白癜风、哮喘、支气管炎等疾病。根据维医传统的诊断标准,确定这些患者的体液类型,通过对这些患者的体液类型和疾病病种的相互比对,发现各种疾病的异常体液分型分布与患者性别之间没有明显的相关性,但与患者的年龄之间有明显的规律,如异常胆液质型患者的发病率有年轻化的趋势,而异常黑胆质型患者的发病率在老年人群中较多。

三、异常黑胆质载体动物模型的建立

维医学认为体液质平衡紊乱是异常黑胆质形成的主要生理病理基础,导致体液质平衡紊乱的各种原因中饮食、环境、精神因素占有重要的地位。长期食用干寒属性的饮食、药物,长期居住于干寒环境和过度地受到寒冷空气以及严重的环境污染的影响,过度的焦虑、愤怒、恐慌、忧虑等,都会减弱脑、肝、心等支配器官的功能,影响体液的生成和调节过程,使组织的固摄力减弱,热量容易散发,热能下降,使机体和组织器官的气质趋向于寒性。人体内黑胆质体液的量增加,从而使四种体液质平衡发生紊乱,使体液质"燃烧",最终会导致异常黑胆质体液,出现一系列异常黑胆质证候的表现。

为了方便运用现代科学手段研究维医,探索维医学"证"的本质,阐明维医方药对"证"的治疗作用及机制,有学者研究建立了小鼠异常黑胆质载体动物模型,并对其进行多项指标的观察及模型建立的可行性和可重复性的评价,研究表明多因素的复合作用可建立异常黑胆质载体动物模型。

采用小鼠置于干寒饲养环境、干寒属性的饲料饲养并间断足底电击等造模因素干预15日的方法进行造模,并与正常对照组(正常饲养、未受任何刺激、室温下喂养)进行对比,观察指标包括定性指标(皮肤毛发、情绪反应、行为状态、兴奋程度、舌象舌苔、饮食水状态、小便和大便状态等)和定量指标(体温、体重、饮食量、饮水量、尿量、大便量)。实验观察到,造模组小鼠随造模时间的延长出现了形体消瘦、烦躁不宁、易怒、攻击性强、倦怠嗜睡、易醒、孤僻、毛发乱无光泽和易掉、皮肤较凉、舌淡暗紫有瘀斑、大便干燥、体重增长速度慢及饮食量、饮水量、尿和大便量增多等,研究结果表明从模拟病因、症状表现、自然恢复过程等方面建立的异常黑胆质载体动物模型符合维医学异常黑胆质证候的认识特点,模拟出的一般状态的改变符合维医学异常黑胆质证候的一般特征。观察动物饮食量、饮水量,结果与对照组比较,模型组动物饮食量增多($P<0.05$)、饮水量增多($P<0.05$),这种异常黑胆质载体动物饮食量、饮水量增多的状况与异常黑胆质证候患者临床表现相似。

还有学者在小鼠异常黑胆质型动物模型的建立中,对比了二因素(干寒饲养环境、正常的饲料饲养、间断足底电击)与三因素(干寒饲养环境、干寒属性的饲料饲养、间断足底电击)干预的动物模型各类指标,结果表明二因素复合作用组模型动物在相同时间段表现出的生物表征与三因素复合作用组相比有程度上的差异,且尚不完全符合人体异常黑胆质证候临床表现;与正常对照组比较,三因素复合作用后模型动物表现出的生物表征变化更加符合人体异常黑胆质临床证候特点;三因素复合作用组不仅有生物表征的改变,同时有免疫功能的紊乱;结合干寒环境、不良精神刺激、干寒属性食物等多因素复

合作用所建立的异常黑胆质证候动物模型不仅符合人体异常黑胆质临床证候特点,而且具有稳定性和可靠性。

四、异常黑胆质载体动物模型的体内变化特征

1. **免疫功能及免疫器官超微结构变化**　有学者在小鼠异常黑胆质动物模型建立后应用流式细胞仪测定小鼠外周血的 $CD4^+$、$CD8^+$、IL-2、IL-6、IFN-γ、TNF-α、IgM、IgG、IgA 含量变化,结果表明模型组与正常组对比:外周血 $CD4^+$ 细胞(%)含量明显低于正常对照组($P<0.01$);外周血 $CD8^+$ 细胞(%)含量明显低于正常对照组($P<0.01$);$CD4^+/CD8^+$ 值低于正常对照组($P<0.05$);血清中 IL-2 与 IFN-γ 的含量明显降低($P<0.01$),IL-6 与 TNF-α 的含量明显升高($P<0.01$);血清中 IgM 与 IgG 的含量明显升高($P<0.01$),IgA 含量明显降低($P<0.01$)。上述指标的变化表明模型组动物存在免疫功能抑制、体液免疫功能低下等状况。

研究表明异常黑胆质载体动物模型小鼠脾脏和胸腺脏器重量指数低,腹腔巨噬细胞吞噬中性红的功能减弱,刀豆素 A(ConA)和脂多糖(LPS)诱导的脾脏淋巴细胞增殖减弱;脾脏和胸腺淋巴细胞亚群 $CD4^+$ 分数降低,$CD4^+/CD8^+$ 值倒置,T 细胞亚群功能低下;溶血素抗体生成功能降低;血清 IL-2、INF 含量下降,IL-6 和 IgG 含量升高。从此可得出结论,异常黑胆质与机体免疫功能紊乱有一定的相关性,既有细胞免疫功能的紊乱,又有体液免疫功能的失衡,此可能是异常黑胆质载体动物模型的免疫学变化特征,也可能是临床异常黑胆质证型患者的免疫学变化特点。

有学者在建立异常黑胆质小鼠模型后,用透射电镜观察脾脏、胸腺的变化,结果表明脾脏、胸腺部分淋巴细胞呈现凋亡细胞改变;模型组的脾脏出现淋巴细胞稀少,边界不清,并可见少数淋巴细胞核染色质异常浓缩呈团块,以及月牙形细胞核,呈现细胞凋亡改变,内皮性网状内皮细胞核内异染色质增多,呈团块并且边移,细胞内线粒体肿胀,空泡变,网内淋巴细胞也可见月牙形细胞核;胸腺细胞排列松散,形状不规则,界限不清或有突出形成微绒毛,细胞核固缩或呈月牙性改变,胞质和细胞器减少,内皮性网状细胞核异染色质增加,胞质内线粒体空泡变。

2. **下丘脑—垂体—肾上腺轴(HPAA)功能及形态结构的变化**　有学者用小鼠建立维医学异常黑胆质载体动物模型,并与正常组比较,实验动物下丘脑、垂体和肾上腺合成及分泌激素的调控功能出现紊乱,下丘脑—垂体—肾上腺轴处于应激激活状态,血清、脑组织单胺类神经递质存在异常。研究结果表明异常黑胆质载体动物模型存在 HPAA 紊乱,这可能是异常黑胆质的物质基础。透射电镜观察结果表明模型小鼠下丘脑、垂体、肾上腺细胞的超微结构可出现下述改变:下丘脑与正常组对比,模型组可见下丘脑神经元细胞体胞核大,核基质变淡并出现空泡,核形轻微不规则,异染色质较对照组多,核仁边集;胶质细胞圆,胞质密度不均匀,有明显的空泡结构,细胞器排列松散,核糖体、内质网减少,可见少量的溶酶体及畸形线粒体,但基质密度和嵴分布基本均匀,异染色质多呈团块状并聚集核膜下,核周隙明显增宽,胞质基质变成空泡状,细胞器较少,神经细胞突触减少,突触前部的分泌小泡减少;星形胶质细胞肿胀,间质血管中、重度扩张。垂体分泌细胞存在着粗面内质网轻微扩张、线粒体嵴断裂、基质空泡化、细胞核变形、核异染色质成团块并有边集现象,细胞内大小不等内分泌颗粒;垂体细胞重度增殖。肾上腺上皮细胞脂滴增多、脂滴呈空泡状,细胞内含有大量密度较高的圆形线粒体、嵴为管状、线粒体周围有明显的间隙;肾上腺网状带重度增殖,肾上腺髓质重度增生。由此可得出结论维医异常黑胆质病证与下丘脑—垂体—肾上腺组织细胞的变化有密切的关系。

3. **"支配器官"的组织形态及组织细胞超微结构改变** 有学者在建立小鼠动物模型后,针对其"支配器官"如脑(下丘脑)、心脏、肝脏等的变化,采用 HE 染色,光学显微镜下进行组织形态学的观察,透射电镜观察细胞超微结构改变,结果显示:与正常对照组相比,模型组下丘脑星形胶质细胞肿胀,间质血管中、重度扩张;心肌脂肪浸润,间质血管扩张;肝脏肝细胞再生明显,存在点状坏死、间质炎性细胞浸润;透射电镜观察模型实验动物脑(下丘脑)、心脏、肝脏细胞都有不同程度的线粒体肿胀、粗面内质网扩张和空化、细胞变形、核周隙增宽、核变形等超微结构的损伤。这说明机体"支配器官"的形态和超微结构改变可能是异常黑胆质产生的部分病理学基础。

4. **微循环状态的改变** 建立异常黑胆质小鼠模型后与正常对照组的舌和前右侧趾组织进行对比,分别用光学显微镜和透射电镜观察细胞超微结构改变,结果显示:与正常对照组相比,模型组小鼠舌和甲床组织病理学有明显的改变和细胞器损伤,光镜下观察发现:模型组蕈状乳头和上皮下结缔组织内微血管扩张、淤血,血管周围偶见少量炎性细胞;甲床真皮浅层血管与骨髓内血管扩张、充血;电镜下观察发现:模型组毛细血管管腔狭窄,呈不规则状,管壁粗糙,内皮细胞异染色质增多;甲床毛细血管内皮细胞异染色质明显增多。这说明异常黑胆质的产生过程中机体有微循环状态的改变。

5. **体内 apoE 基因转录水平低下** 建立异常黑胆质载体动物模型,应用半定量 RT-PCR 方法对比模型组与正常组之间 $apoE$ 基因转录水平的差异,结果表明 $apoE$ 基因在异常黑胆质证候模型动物体内的转录表达水平明显低于正常对照组,说明异常黑胆质模型动物体内 $apoE$ 基因表达具有特异性,$apoE$ 基因表达水平的向下调控可能是异常黑胆质性病证的分子机制之一。

6. **血栓前状态改变** 建立小鼠异常黑胆质载体动物模型后,采用流式细胞术、放射免疫法和 ELISA 方法等检测小鼠外周血中 CD41、CD62p 的表达及 ET-1、组织纤维蛋白溶酶原激活物(t-PA)、组织纤维蛋白溶酶原激活物抑制物(PAI)、血浆纤维蛋白(FIB)、血浆凝血酶原时间(PT)、凝血酶时间(TT)、活化部分凝血活酶时间(APTT)水平,结果表明与正常对照组对比,异常黑胆质证小鼠组 CD62p、FIB、PAI、ET-1水平升高($P<0.05$),t-PA 水平降低($P<0.05$),APTT 时间缩短($P<0.05$),CD41、PT、TT 在两组间对比,差别无统计学意义($P>0.05$),由此可知异常黑胆质证载体动物模型存在血栓前状态改变。

五、异常黑胆质与肝硬化、糖尿病等病证结合动物模型的建立

1. **肝硬化病证结合动物免疫器官组织形态及细胞超微结构的变化** 根据维医学理论,采用多因素复合作用 3 星期建立大鼠异常黑胆质证载体动物模型后,再用二乙基亚硝胺(DEN)诱导进一步建立异常黑胆质与肝硬化病证结合动物模型。采用光学显微镜对该模型大鼠脾脏和胸腺的组织形态学进行观察,透射电镜观察其细胞的超微结构的变化,光学显微镜观察结果与正常对照组相比,肝癌对照组、异常黑胆质证型组和异常黑胆质肝硬化病证模型组的免疫器官损伤性病理改变显著增加;透射电镜观察结果表明黑胆质性肝硬化组脾脏线粒体空泡变,核周隙变宽,淋巴细胞数目增多,细胞零散,有个别细胞坏死或凋亡,脾窦内可见红细胞较多,异染色质呈团块状、边集;异常黑胆质组胸腺网状细胞多核仁,基质密度降低,核周隙增宽,有较多胞突,其内可见线粒体空泡变,淋巴细胞可见核固缩,染色质成团块,部分淋巴细胞发生凋亡。由此可知异常黑胆质体液通过免疫器官的组织形态学改变和细胞超微结构的变化来促进异常黑胆质性肝硬化的发生和发展。

2. **肝硬化病证结合动物免疫、内分泌紊乱状况** 建立维医异常黑胆质证载体大鼠模型后,再用

DEN 诱发建立维医异常黑胆质肝硬化病证结合大鼠模型,检测 IL-1β、IL-6、TNF-α、促肾上腺皮质激素(ACTH)、皮质酮(CORT)等免疫、内分泌指标的变化,结果表明:与正常对照组相比,异常黑胆质肝硬化病证模型组血清 IL-1β、IL-6 和 TNF-α 水平显著升高(IL-1β,$P<0.01$;IL-6、TNF-α,$P<0.001$);与模型对照组相比,异常黑胆质肝硬化病证模型组 IL-6 和 TNF-α 水平显著升高($P<0.01$);与正常对照组相比,模型对照组、异常黑胆质证组、异常黑胆质肝硬化病证模型组血清 ACTH 和 CORT 水平显著升高;与模型对照组相比,异常黑胆质肝硬化病证模型组 ACTH 水平显著升高($P<0.05$),由此表明,异常黑胆质肝硬化病证模型发生肝硬化时其免疫与内分泌网络功能处于紊乱状态。

在异常黑胆质肝硬化病证模型肝脏病变的发生过程中,DEN 是其发生的主要原因,异常黑胆质体液起了促进作用,并且异常黑胆质体液、免疫与内分泌网络的紊乱和 DEN 三者之间相互联系、相互促进。

3. **糖尿病证结合动物模型的建立** 最近研究发现异常黑胆质证性 2 型糖尿病患者的神经—内分泌—免疫网络紊乱,而且比非异常黑胆质证性 2 型糖尿病患者严重,为了阐明异常黑胆质体液与 2 型糖尿病发生与发展的内在联系,有学者采用多因素复合作用 3 星期建立大鼠异常黑胆质证载体动物模型后,以高脂乳剂喂养联用小剂量链脲佐菌素(STZ)腹腔注射,建立异常黑胆质证性 2 型糖尿病病证结合动物模型。该模型的动物异常黑胆质的特征性行为状态明显,空腹血糖明显增高,胰岛素敏感性明显降低,利用胰岛素效率下降,出现胰岛素抵抗,血脂水平更加紊乱,糖耐量减退。以上均符合 2 型糖尿病糖代谢紊乱特征,又提示异常黑胆质体液可能促进糖尿病的发生、发展。表明异常黑胆质性 2 型糖尿病病证结合大鼠模型造模成功。

六、总结

维医古典理论认为四种体液保持平衡状态时机体就会处于健康状态,这四种体液一旦发生异常便会导致各类疾病,黑胆质体液的异常变化是肿瘤、糖尿病、哮喘、高血压等多种复杂病症的主要证型基础。为了研究异常黑胆质体液的科学内涵及其与所引起的各类疾病的关系,研究者建立了异常黑胆质载体动物模型,所建立的动物模型的外表特征和代谢状况等与异常黑胆质证候患者基本相似,异常黑胆质动物模型的免疫功能变化、免疫器官和支配器官组织结构的变化、微循环状态和血栓前状态的改变等都与异常黑胆质证候患者具有类似的相关性,通过对动物模型的研究发现,异常黑胆质的发生与机体免疫功能、HPA 轴功能、*apoE* 基因缺失等有关。异常黑胆质病证结合动物模型的研究结果表明,异常黑胆质体液通过神经、内分泌和免疫的紊乱而加速相关复杂疾病的形成,由此可知异常黑胆质性体液通过体内的神经、内分泌、免疫等功能的某些变化而加速一些病症的发生。总之,异常黑胆质载体动物模型及其相关指标的研究结果,为研究维医学打下了良好的基础,创造了维医学基础研究的新平台。

维医学轻度体液型气质失调状态

轻度体液型气质失调状态是指采取预防或治疗手段,防治疾病发生或发展的方法,是维医学治则学说的基本法则,是维医学的核心理念之一,也是维医预防保健的重要理论基础和准则。简单来说,轻度气质失调状态就是采取一定的措施防止疾病产生和发展的治疗原则,包括未病先防和既病防变两个方面。轻度体液型气质失调状态是某一疾病得不到及时正确的治疗随着传变必将导致另一疾病的发生。所以维医学重在提前预防及时控制某一种疾病的发展、演变。

轻度体液型气质失调状态这一维医学思想认为人体状态由三种形式存在：① 健康状态，即人类身体的气质和器官从而产生的活动与影响的正常运行状态。② 疾病状态，是人体状态逆反于以上状态的形式。③ 既不属于健康也不属于疾病状态。这种状态不会发生过多的健康和过多的疾病，这种状态的气质偏向于疾病但是器官正常。此后维医学进一步补充和发展了人体状态的思想，对"轻度体液型气质失调状态"作出了具体细致的阐述，其形成的完整而严密的体系，有效指导了临床实践，也为后世维医预防医学奠定了基础。

一、轻度体液型气质失调状态的学说

1. **维医素质学说** 素质学说是说明人体对异常变化的防御、抵抗和再生能力的定义及其作用的学说，其中自然力能支配人体一切生命之力和各种活动的正常运转，它能识别人体抵抗力的"神秘点"，如果出现异常利用和状态，能动员这些"神秘点"及时进行纠正，防止疾病的发生。有时有些人患了某些疾病，不进行治疗，过了一段时间也自行好转，恢复健康，就是自然力的奇特本能所致。人体正常活动，如果出现异常及时纠正，从而产生能预防各种疾病的力量。如果"问题"较为严重，而且人体自然力不能纠正，会发展到严重的异常状态，即疾病。这时人会表现出各种症状来"请求"外来的支援即治疗。治疗包括各种护理疗法、饮食疗法、药物疗法和手术疗法等。

2. **维医学健康学说** 健康学说是说明健康定义，保健必要的条件及其他在健康、长寿中所起作用的学说。维医学认为，人类是世界上最文明的生物，他们在整个生存过程中，为长寿而努力奋斗。人们按质、按量摄入食物，过着有规律的生活，保持舒畅的心情，从而达到健康、长寿的目的。古代维医学将与人类保健措施有关的、在人类生活中必不可少的，而且对健康有直接影响的保健必要条件归纳为 8 种：新鲜空气、合理饮食、合理的动与静、适当的睡与醒、正常的积与泄、良好的精神状态、良好的清洁卫生、避免恶习。这就要求人们不但要治病而且要防病，不但要防病而且要注意阻挡病变发生趋势，并在病变未发生之前就采取预防措施。这样才能掌握疾病主动权，达到防病的目的。

3. **疾病学说** 包括气质失调类疾病(所谓气质失调型疾病又分体液型及非体液型各 8 种)、形状改变类疾病、结构损伤类疾病，以及三大类型及病级、病期、病危等。

气质失调类疾病分为非体液型气质失调和体液型气质失调两大类，其中体液型气质失调系指机体四种体液(胆液质、血液质、黏液质及黑胆质)的异常变化(某两种体液属性的一面或某一种体液属性的两面偏盛)，使机体正常气质发生异常状态，导致各种疾病。它又分为体液数量失调和质量失调两类。数量失调系指某一种体液的数量增多或减少而产生的气质变化，而体液质量还没有发生改变，或还未落积在某一个器官而发生的疾病。这时出现某一种体液过剩的相关症状，但未出现某一个脏器疾病的临床表现。这种状态叫轻度体液型气质失调。

根据维医理论体系，轻度体液型气质失调状态，就符合当今所说的治未病、亚健康状态。亚健康状态具有双向转化特点。所谓双向转化，是指亚健康状态即可向健康状态转化，也可向疾病状态转化。这种转化是逐渐进行的，有一个从量变到质变的演变过程。以上学说提出的这些治未病思想对维医预防医学起到了承前启后的作用，在现代维医学健康教育和临床实践中仍具有广泛的指导意义。

现代医学研究认为，亚健康状态是指身体处于健康和疾病之间的一种功能状态。虽说在临床上没有明显体征或器质性病变,但在生理功能上却有许多不适症状和心理体验。如身体经常感到疲劳,精神欠佳,体力透支,免疫功能低下,易患感冒,自然衰老加速,处于心脑血管病或其他慢性病前期,但到医院检查未发现器质性病变,这种状态称为"亚健康状态",即人们所说的亚健康。关于亚健康状态命名,提法不一,主要有亚健康状态、第三状态、亚疾病状态、亚临床期、慢性疲劳综合征等。除了上述名称,亚健康状态还被叫作潜病状态、中间状态、半功能状态、半健康状态、灰色状态等。这些名称虽说不同,但其内涵是一致的,只是从不同角度命名而已。

二、轻度体液型气质失调的评估预测

四诊是维医学捕捉轻度体液型气质失调状态信息、了解其发生原因、预测其转化过程的手段,也是识别、辨证轻度体液型气质失调状态形成机制的依据。轻度体液性气质失调分为异常胆液质型、异常血液质型、异常黏液质型和异常黑胆质型等四类。

异常体液的特征:人体健康的基础是四种体液在机体内处于正常平衡状态。这通过体液间相互补充、限定和控制作用来保持。如果其发生异常变化造成失衡或质量改变,就会引起疾病。因此,体液超出产于肝脏时的正常状态,在数量和质量上发生改变,成为对机体无益或有损体液,称之为异常体液。

维医治疗疾病时,明确四种体液发生异常的状态及其因果关系,才能正确诊断并能采取相应地治疗措施,取得满意的疗效。不同异常体液有其相应的特征,具体如下。

1. **异常胆液质** 脉象:脉细、搏动无规律。眼部变化:眼珠发黄或略黄。面部变化:面部发黄、暗淡无光、苍白。口味:晨起时口苦。舌与舌苔:有黄色厚苔,舌发麻、舌干、易裂。体表皮肤:粗糙无光,病重者有黄斑。体温:体温升高。尿量:尿量减少。尿色:呈黄色或橙色。睡眠:睡眠少。异常胆液质型轻度体液型气质失调的人容易发脾气,多出现消化道症状。

2. **异常血液质** 脉象:脉粗,呈波浪状,搏动有力。眼部变化:略红,血管充血。面部变化:面部发红。口味:晨起时口甘。舌与舌苔:苔黄,舌相对较大,舌尖有红色小点。体表皮肤:手触时感觉较热。体温:体温相对较高。尿量:尿量相对较多。尿色:赤黄。睡眠:尚少。异常血液质型轻度体液型气质失调人的性格开朗,打哈欠较多,多出现心血管疾病表现。

3. **异常黏液质** 脉象:脉粗、缓弱。眼部变化:发白或略白、无神。面部变化:白皙、无华。口味:晨起时口黏。舌与舌苔:舌苔白腻,舌相对较大。体表皮肤:手摸时感觉较凉,严重时有皮下水肿。体温:降低。尿量:尿少但小便次数多。尿色:白。睡眠:多。异常黏液质型轻度体液型气质失调人性格倾向于懒惰,记忆力差,多出现皮肤病及骨关节疾病的表现。

4. **异常黑胆质** 脉象:细、缓。眼部变化:发青、深陷。面部变化:稍黑、无光、暗淡。口味:晨起时口味苦涩。舌及舌苔:有青或灰色舌苔,舌干,严重失调者舌面全部为黑色舌苔。体表皮肤:肤色稍黑、粗糙,手摸感觉较凉,有瘙痒感,抓挠易掉屑。体温:相对降低。尿量:量多、小便次数少。尿色:发白、静置易形成沉淀。睡眠:失眠、多梦及噩梦。异常黑胆质型轻度体液型气质失调人的脾气急躁,喜欢幻想,多出现神经系统疾病的表现,严重者出现精神病相关表现。

三、轻度体液型气质失调状态的调治方法

维医学提倡未病先防,既病早治。维医学有关治则的内容十分丰富,其基本原则包括调节失调气质,表根慢急,助防祛邪,七因定则,及治防变等。

1. **轻度体液型气质失调采用调节法** 轻度体液型气质失调采用调节法,并根据患者情况进行非药物疗法。

(1)胆液质调节法:用于体内外干热性因素的过多影响下发生的轻度胆液质型气质失调疾病。采用湿寒性治疗措施及其药物。

(2)血液质调节法:用于体内外湿热性因素的过多影响下发生的轻度血液质型气质失调疾病。采用干寒性治疗措施及其药物。

(3)黏液质调节法:用于体内外湿寒性因素的过多影响下发生的轻度黏液质型气质失调疾病。采用干热性治疗措施及其药物。

(4)黑胆质调节法:用于体内外干寒性因素的过多影响下发生的轻度黑胆质型气质失调疾病。采用湿热性治疗措施及其药物。

2. **轻度体液性气质失调调节药物**

(1)胆液质型体液调节方药:车前子、木瓜子、菊苣、马齿苋子、甜瓜子、黄瓜子、芫荽、白檀香、莴苣子、樟脑等。

(2)黏液质体液调节方药:小茴香、洋茴香、甘草、孜然、桂皮、草果、甘松、葡萄干等。

(3)黑胆质体液调节方药:牛舌草、甜瓜子、无花果、葡萄干、菟丝子草、紫苏、小檗实、菊苣、香青兰、余甘子、小茴香等。

(4)血液质体液调节方药:菊苣、莴苣子、柠檬、芫荽、檀香、葡萄醋、乌梅、地锦草、红枣、龙葵果等。

注明:药物剂量、用法、剂型、疗程由医师按照病情来决定。

四、预防

在发病前就增强保健意识,进行有效健康管理,适时采取康复医疗,消除病因或影响健康的不利因素,按照维医预防保健理论定期采取预防性调节气质等措施,我们就可使轻度体液型气质失调状态发生"逆转",促进轻度体液型气质失调状态向着健康状态转化,达到健康长寿目的。由此可知,轻度体液型气质失调状态并非无法可救、无药可医,只是要给予重视和采取积极防治措施。那种悲观、无所作为的观点,是不可取的。加强科学保健,提高生活质量,完全可以重新找回健康,这正是医学的根本目的和追求的目标,也是当今保健医学和康复医学研究的热点问题。

南传上部座佛教思想对傣医学精神康复的影响

南传上部座佛教在傣族聚居区人民社会精神生活中具有重要的地位,因傣族人民全民信教,故使之成为具有民族性、群众性特色的傣族本土宗教信仰。

1. **南传上部座佛教根本教义"八正道"的思想体现** "八正道"为八种正确的思维和行动方法,是南传上部座佛教的根本教义。八正道是指"正见、正思、正语、正业、正命、正精进、正念和正定",其要旨主要体现在八个方面:正见,正确的见解;正思,根据四谛真理进行思维;正语,不说妄语,诚实;正业,不偷盗;正命,正当生活;正精进,工作生活毫不懈怠;正念,相信真理;正定,内心清净。这八个方面的内容在实际生活和工作中可以解释为:坚持正确的世界观、人生观和价值观;工作中应把眼光放得长远,按照计划去努力,兢兢业业,坚持进取;生活中与人友善,以真诚的态度对待他人,不损害他人利益。"八正道"从精神心理健康的角度出发,提出了精神健康是在生活实践中,能够做出良好的适应,正确认识自我、控制自我,正确对待外界影响,从而使身心平衡协调,让精神和形体进入和谐状态。

2. 南传上部座佛教修持方法"三学"和"我空法有"的思想体现 "三学"即戒、定、慧,指通过守持戒律,修习禅定而获得智慧。三定从严于律己的角度出发,做到正修正语。在生活中主要体现为人们在从事各项劳动中,应遵纪守法,靠自己的努力来赚取正当收入,保持平和的心态,不做恶,造福人类,回馈社会。"我空法有"的思想,虽然对个人的主观精神做出了否定,但对客观世界的否定是通过"分析"的方法来否定的,实际上却承认事物的基本组成因素"极微"的存在,带有唯物思想倾向。

3. 南传上部座佛教思想在傣族民众生活中的体现 800多年的封建领主政权让佛教思想扎根于傣族人民的精神活动中,西双版纳傣族聚居地"寺塔遍村落"。傣族人民建寺造塔,把佛塔当作至高无上的象征。僧人在寺读经、入寨化缘、雨季安居、定期到布萨堂诵戒等,保持着某些原始佛教的遗风。"赕佛""赕薄""赕白象"等宗教活动,经过改造、融合渗透到傣族人民的社会生活之中,现在已经成为民间用于祈祷、感恩的一种民间习俗。通过"赕"以表达崇拜佛祖的心愿,他们相信通过对宗教的献祭,能保佑自己及家人的安康。从精神的层面表达傣族人民对美好生活的一种向往和期望。"泼水节""关门节"代表"浴佛"和"佛祖入寺"的宗教活动。经岁月文化融合后"浴佛"完毕,集体性的相互泼水象征幸福、安康;"佛祖入寺"后也就进入农忙季节,为了集中精力从事生产劳动,禁止嫁娶活动,不能远离家庭等。

从乔迁、盖房念诵的《守护经》到新婚时表示"祝福"的巴利语经文;从生育孩子请大佛爷取名到葬礼时要念《阿昆倘玛》超度亡灵。傣族在生产、生活及对美好生活的愿望和祈祷都与宗教活动密不可分,通过频繁的宗教活动,让傣族民众团结、互助,形成特有的一种行为准则和道德规范。这种约定俗成的习俗让傣族群众的生活和平安定。

4. 南传上部座佛教思想在傣医精神康复中的体现 傣医学精神康复指从生物—心理—社会角度出发,运用傣族民间思想对疾病进行心理干预,使患者以健康的心理状态参与社会生活,而达到帮助疾病恢复的目的。

原始南传佛教中的许多思想被傣医学的经典所吸收,最终形成独具特色和优势的傣医药理论体系。崇佛的宗教色彩,让精神康复保健成为傣医医疗过程中带有民族特色和神秘色彩的医学内容。傣医精神康复保健的理论偏向于佛教中"玛哈步他"的哲学思想,保持了傣医四元素(风、火、水、土)之间的平衡理论。傣医传统认为人的生命构成离不开这四种元素,人与自然界密不可分,要保证人的身体和精神健康无病,只有以顺应自然为前提,让四元素相互平衡和协调。其中"玛哈步他"的哲学思想把精神健康放到一个十分重要的地位,傣医学运用傣族人民崇佛的心理,用特殊方式和方法把它表现出来。如傣医独具神秘色彩的"口功",傣医把这样的治疗方法叫做"报"。

"口功"是西双版纳傣族聚居地,一种传统的、未被正式列入典籍的民间治疗方法。在骨折等一些疾病的治疗过程中,傣族民间医生主要采用"口功",即一种以念口诀为主的治疗方法。"口功"的学习人选必须经过寺庙大佛爷的挑选,经过寺庙学习、背诵并把背诵内容纹在身上,学成以后经过佛寺佛爷正式授权以后才能对患者进行医治,其中"口功"经文的内容就包括"玛哈步他"的哲学思想和"八正道"的要旨。通常在进行治疗前,手臂刺有佛教经文的傣族民间医生会给患者念诵佛教经文的内容,同时全身运气到口中,再将口中之气吹到患者伤痛的地方,以此达到行医治病的目的。这种止痛效果类似于精神心理暗示的止痛疗法。傣族民间医生通过念诵经文的过程,调整患者的呼吸,运用患者对宗教的信仰进行自我暗示,消除患者因为疼痛引起的紧张心理,放松转移分散注意力,再运用物理方法(如冷刺激)让局部疼痛缓解而达到机体自我修复的目的。

患者在疾病康复过程中,往往会到寺庙中求佛诵经。傣医部分古籍中也有提到通过宗教活动可以加速患者治愈的过程。在宗教活动过程中,转移注意力,缓解焦虑抑郁情绪,促进新陈代谢,提高机体对外界环境的应对能力。并激发患者兴趣爱好,通过各种活动,增加与周围环境的接触,改善认知,促进身体功能恢复。

傣医康复医学中精神康复的观念源于南传上部座佛教,是把佛教思想、民众的群体性信仰运用于生活实践和医学实践的一种体现。在运用的过程中融入本土文化,把人与自然、精神与形体和谐。佛教文献中的大量的精神,充分体现了精神健康保健的特色。佛教独具特色的思想中包含其积极的人生态度,对傣医精神康复保健理论的形成和发展产生了重要的影响。

新时期傣医药与中(汉)医药结合的探索

中(汉)医药学是以汉族文化为背景的中国古代社会的主流医学。傣医药学,不仅是傣族文化的精华,同时也是中国传统医学的重要组成部分。纵观傣医药的发展史,可看出中原汉文化随着官方、通商和移民戍边三个渠道传入傣族聚居区,傣医药在长期对外交流中,对内地的汉族医药文化有较多借鉴之处,即主要吸纳了中(汉)医药学的理论和经验,故只有把两者结合起来,开拓创新,傣医药才能步入可持续发展的康庄大道,中国传统医药才能更加丰富多彩。

一、傣医药与中(汉)医药结合的基础

1. **傣医药文化中渗透着中(汉)医药文化**　人类健康生存需要医药,各个民族在历史上都有自己的医学创造与医学积累,傣族医药也不例外。隋唐时期,汉文化大量传入云南,作为汉族文化一部分的中(汉)医药学也随之传入云南。据有关史籍记载,在唐代就出现了傣族首领与汉族首领相互交换名贵药材,如鹿茸、人参之类,故在傣医经书中出现了人参及其他民族传统医学药材的药名及配方。元世祖至元二十三年(公元1286年),傣族高僧督英达创傣文,傣族有了自己的文字,傣族医学开始有文字记载。15世纪中叶,明代本草学家云南人兰茂撰写的医药学著作《滇南本草》,成为我国第一部中(汉)医理论与少数民族医药经验相结合的地方性本草专著。其中西南地区的民族药物,不仅记载了药名,而且考证了植物和产地,还尽量将当地的民族用药经验收入书中,记载了大量的云南地产药材,为保存传播中(汉)医药理论起到了重要的作用。

2. **傣医药学中的中(汉)医药内容**　受中(汉)医影响,傣医药学和中(汉)医药学有着诸多相似的哲学思维、医疗特点、用药经验,都属于中国传统医学。在基础理论方面,傣医药学具备了中(汉)医学整体观念、辨证论治、天人合一、未病先治等特点;同样用取象比类的方法以自然界事物的发生、发展、变化规律来阐释人体的生理、病理及疾病的发展预后等;在病因学上,都认识到病因有内因与外因两大类;在诊法上也都应用望、闻、问、切(傣医用摸法)四法;在诊断内容上也有许多相似,甚至是相同之处。比如,在傣文医学著作《刚比迪萨沙可菊哈》(《看舌诊断书》)中的吹菊哈(看舌尖),知病在心肺;稿菊哈、呗麻恒朗(看舌后根),则知肾脏之疾患;短坑宁(看舌边),可知肝胆病;短甘宁(看舌中部),可知脾胃病,这与中(汉)医的舌诊内容一致。在辨病方面,也用寒热辨证、脏腑辨证;在治则用药上都提倡"热病用

寒药""寒病用热药""不足者补之""多余者泻之";在用药上也有部分外来药,比如中(汉)药阿魏、丁香、明矾、朱砂、雄黄等;在治疗方法上都广泛使用内服、外治,其中傣医针刺、放血、拔火罐、按摩、熏蒸等也与中(汉)医药如出一辙。这些内容都是傣医药受中(汉)医药影响并与之交流、融合、补充、发展的体现。

二、傣医药与中(汉)医药结合的现实意义

1. **傣医药与中(汉)医药结合是自身发展的需要** 傣医药对傣族聚居区人民的繁衍生息发挥过重大的作用。但由于多种原因,傣医的医学理论和治疗方法主要还是靠口传、心记、指药传授、亲教秘传等方式流传。即使现在,仍主要是以口头和文字记载两种方式流传于民间,表现为经验医学,重医技而轻医理。加之民族语言上的限制,现实中绝大部分傣族同胞会说傣语,听得懂傣语,却看不懂傣文,而傣医药的文字多记载于南传上座部佛教佛经中,不会看、看不懂的现象较为普遍,这也一定程度上影响了傣医药自身的发展。反观中(汉)医药,其理论体系完善,语言文字传播成熟,故傣医药与中(汉)医药的结合将促使傣医药理论体系的通俗化,想去看、看得懂是传承傣医药的基础。

2. **傣医药与中(汉)医药结合是对外发展的需要** 傣医药在新的历史条件下,必须走与中(汉)医药相结合的道路,同时包括借鉴其他民族医药,不断完善自身发展,才能提高中国传统医药整体实力。现今社会,传统医药的潜能正日益体现:"以人为本,个体化治疗"的医疗观念与现代人的心理需求不谋而合;应用系统方法认识人体生命活动的整体观能最大限度地减少诊断的失误;综合调理的医疗手段是治疗多因素疾病、耐药性疾病和养生保健的有效方法;来源于大自然的各种天然药物,由于毒副作用小,成本低,药源性疾病少而容易被世人所接受。与之相对,现代医学的局限性正日趋凸显,如重视局部结构却忽视整体功能、医患关系紧张、抗生素的滥用和化学药物的毒副作用等。伴随着化学合成药物治疗向"天然药物及自然疗法"的转变,人们对医疗保健要求的提高,竞争力得到极大提高的中国传统医药才能把握住机会,实现走出国门的梦想。

3. **傣医药与中(汉)医药结合有利于弘扬传统文化** 傣医药学和中(汉)医药学都植根于中国传统思想文化,是在中国深厚文化底蕴的基础上形成和发展起来的。韩愈云"文以载道",从某种意义上说,没有丰厚的文化载体,就不会有中(汉)医药学、傣医药学和其他民族医药学今天的传播。同样,离开了坚实的中华文化的根基,中(汉)医药、傣医药和其他民族医药也将成为无根之本,无源之水。而以文化为根基的傣医药与中(汉)医药的结合不仅促进了傣文化和汉文化的吸收和融合,更是中华传统文化的有益补充,促进了传统文化的发展和弘扬。

三、傣医药与中(汉)医药结合的途径和方法

1. **理论融合,求同存异** 傣医药学和中(汉)医药学对疾病的认识、防治的着眼点有所不同,但在基础理论本质上有一致性,即整体观念和辨塔(证)论治。这些基础理论的一致性可以作为两者结合的基础和桥梁。以"天人合一"的整体观为例,傣医的四塔学说与中(汉)医的阴阳五行学说,虽然他们的着眼点不完全一致,但都从整体上把握人、万物和天地之间的关系,是中国天人感应思想的发展,都是在阐述人体、社会、自然三者之间的同步性和同一性,他们在本质上是一致的。在诊断中,傣医辨"塔",中(汉)医辨"证",不同的提法,却有着异曲同工之妙。又如体质观上,傣医的"年龄三阶段论(稳牙档三)和肤色、血性及胆汁论",中(汉)医的"九种体质类型",两者均认为体质因素与发病有很大的相关性,个体体质的特殊性,往往导致对某种致病因子或疾病的易感性。疾病的性质和病理过程,与患者的体质关

系密切,疾病的演变往往取决于机体内部矛盾运动的倾向性。因此,可以本着"求同存异"的思想,兼容并蓄,实现傣医药学和中(汉)医药学的理论融合。

2. **临床互补,拓宽药源** 无论是傣医药,还是中(汉)医药,其目的均是实现预防和治疗疾病,恢复和增强健康。而临床疗效则是体现医学目的的最好途径。傣医药和中(汉)医药在长期的医疗实践过程中形成的不同用药特色,独特的医药经验使他们在临床技术上具有很强的互补性。如傣医的外治疗法(傣医九项适宜技术)不仅简单易学而且疗效显著,适易推广,云南西双版纳州民族医药研修所(州傣医医院)的傣医药专家们,多年来一直在全州各级医院的中(汉)医科推行"傣医九项适宜技术",并获得到了中(汉)医临床医生和患者的肯定。而中(汉)医擅长的传统针灸、推拿技术也在傣医临床医生中开展使用。因此,可将两者的治疗手段结合起来,吸纳各家之长,找出最恰当最适合的治疗方案,提高临床疗效,更好地服务于患者。

俗话说"巧妇难为无米之炊",在临床技术互补的同时,不可回避的现实就是药源。临床所用傣药绝大部分来源于野外的天然动植物,由于傣医药学起步较晚,加之历史、地理及教育等多因素的影响,傣药的药源缺乏问题已经成为阻碍傣医药可持续发展的瓶颈。如何在困境中发展,最直接有效的办法就是大面积种植傣药,解决来源,但随之而来的问题更为复杂:种植环境的把控,种源的筛选,专业种植人才的空白,标准化种植的成本等。所以,借助中(汉)药成熟的市场平台,拓宽药源是最行之有效的办法,同时部分傣药与中(汉)药在基源上是一致的,在用药部位、药物功效和主治病证上有所差异。故把傣药和中(汉)药结合起来应用,不仅可以弥补药源不足,还能丰富药物的药效,拓展传统药物的临床使用范围。

3. **培养人才,充实队伍** 傣医药是中国传统医药百花园中绚烂的一枝,但它的发展过程却显得艰苦而曲折。而人才是实现傣医学传承、可持续发展的关键环节,一直以来傣医学后继无人的问题,特别是随着时代的发展,原有中专层次的傣医专业人才已经不能够满足傣医药发展的需要,大量中(汉)医药专业人才融入傣医药的传承和发展事业中,不失为解决傣医药人才不足问题的可取、有效途径。比如西双版纳州卫生学校合并为西双版纳职业技术学院医学系后,每年招收傣医学(三年制)大专一个班,并在课程设置上确定中医基础理论、中药学、中成药学为必修课程,成为充实傣医药队伍的有益补充。

藏医药人才培养中加强医学人文素质的重要性

人文素质教育是医学教育的永恒主题,藏医药学教育不例外。人文医学教育是医学教育中不可或缺的一项教育内容。藏医药学具备丰富的理论和临床实践技术,以确切的疗效为藏区人民做出了不可磨灭的贡献,是藏文化遗产的精华,也是祖国传统医学的重要组成部分,是一门以医疗实践为主体的应用科学,即使在现代科学技术汹涌澎湃的浪潮下,藏医药学依然具有很强的生命力,特别是党和政府大力支持为藏医药事业的发展提供了保障。

一、藏医药人才培养史回顾

在整个藏医药发展历史过程中,就教育的形式而言,经历了宫廷带医、师徒传、授学位教育(包括寺院教育和学校教育)这三种形式。藏医药教育如同藏医药学的发展历史,有漫长的过程,早在吐蕃王朝赤松德赞的支持下,藏医药学鼻祖宇妥·元丹贡布在贡布曼隆(今西藏林芝)修建了第一所民办的藏医历算学校,藏语称为"达那朵",当时学校开设的课程主要有他所编著的藏医药学经典著作《四部医典》

《藏医历算学》《藏医星算学》以及《藏医伦理学》,还修习历史上一些著名藏医药专家的医典、著作。学僧还必须逐年按照一定的程序进行有组织的教授、医疗实践活动和采药实践活动。还教授药物炮制方法、人体解剖挂图知识等课程。学制一般为 10 年,当时就提到学校不仅是教书的场所,而更是育人的场所,医生无论有多么高的学术成就,第一还是要看做人行为,对行医者来说,时刻要持有一颗人道主义及其慈悲之心。后来在藏医药学教育进入藏地各大寺院,形成了独具特色的"曼巴扎仓"(医明学院),之后藏医药学和佛教融为一体,又一次地使医学医德走上了新的台阶,为藏医药教育发展提供了独具的平台,培养出了一批又一批德才兼备的医药人士。

高等藏医药教育初步较晚,1989 年成立西藏藏医学院,1995 年成立了青海大学藏医学院,经过近20 年的发展,两所院校教学规模不断扩大,专业设置不断拓宽,现两所院校已获批博士点和硕士点,同时在藏区乃至国内建立了许多藏医院,藏医学进入了高等医学教育的发展之路。

二、人文素质教育

人文素质,即人文科学的研究能力、知识水平和人文科学体现出来的以人为对象、以人为中心的精神即人的内在品质。当维持你某种能力的外部输入停止后,也就是说教育停止后,你的这种能力没有消失,或者说,在环境的变换下,你的某种能力具有不变性,我们就说,你的知识内化了,即转化成了素质。人文素质教育需要达到的目的远不止是知识的灌输,更重要的是使人具备人文知识、理解人文思想、掌握人文方法、遵循人文精神。

人文素质教育的培养的重要目标是要为社会创造出有用的复合型人才,不仅是学校的责任,应该是社会各界来发扬光大,为培养出高素质、高水平的社会主义现代化建设有用人才而添砖加瓦,在学校内教师不仅仅是传道授业解惑,更要育人,育人要做到教书育人、管理育人、环境育人、服务育人等。这显然在学校内育人也不仅仅是教师的事,高层到领导,下层到门卫保安以及炊事员等为育人谋贡献。

三、藏医学中的人文教育

藏医学人士对人文素质一词并不陌生,宇妥·元丹贡布编著的藏医药学经典著作《四部医典》中,对医生的修养有精辟的论述。该书中指出"医师职业一般与特殊,一般身语意业可讲求"。医生的修养可分为一般和特殊两种。一般的修养要在身、语、意上下功夫。身:指在行动方面,要把药物、手术器械备齐,一切为治病而工作。语:指在语言方面,对于各种患者,要和颜悦色,使患者心情愉快。意:指在思想方面,对病情反复斟酌,确诊不误,积极治疗,一切为患者所想。特殊的品德修养表现在观、行、修三个方面。所谓的"观"在辨证施治、用药以及在手术方面,要严防"不及"的偏向,"太过"的极端,"相反"的歧途,要执行正确的中庸之道。所谓"行",在行为取舍时,对不善行为如疯狂、乱语、粗鲁、骂人等都要戒除。所谓"修",要有慈悲之心,不要堕入与此相反的歧途。

另外,传统藏医药的行为举止中,吸取了佛教"六度"的精华,行医讲究布施度(给予)、持戒度、忍辱度、精进度、禅定度、般若度。藏医的布施度就是要求医生在平时注意采集珍贵、稀有的药物,遇到贫困危急的患者,要不计报酬给予布施。持戒度就是持戒上述的不善行为,遵守传统医德,为患者负责,保持药物的卫生。使医生学会去分享。忍让度是指不计较患者的怨言、不计较药费的高低,始终保持良好的态度。精进度是指反复熟悉医书,需要背诵的要经常复习,疑难之处请教老师,勤奋采集药物,研制配方,经常准备好医疗器械,不误时机地给患者送药等,都是勤奋精神的体现。禅定度指修习要有坚定的信念。

最后般若度是修习智慧,培养慈悲之心。藏医吸取"六度"理念,可以一定程度上避免医疗事故的发生。

藏医学中讲到行医者对人乃至对众生要有慈悲之心,更不用说可怜的患者。医生对患者不能用简单的方式来机械对待,这是藏医学中对生命的理解,我们要客观地对待患者,在《四部医典》中也阐述到为何学医,学医究竟是为了什么等。做一个明医而不是名医,藏医学中尤为看重。

四、加强人文素质的重要性以及方法

藏医药学科的现代化对藏医药教育提出了新的要求,如何以新的思维、新的观念和新的角度,来审视高等藏医药教育发展趋势,建立新的人才质量观。满足人类健康事业的发展需要和实现藏医药现代化与可持续发展,藏医药高等院校应进一步改革人才培养模式,拓宽专业知识结构的同时要加强人文素质教育。藏医药学发展需要人文,目前,藏医院校的学时被庞大的专业课程所占据,藏医院校学生在专业课程及其公共课程的学习外,还要学习现代医学基础课程、计算机等课程,在语言上要学习自己民族语言外,同时要加强汉语汉文的交流写作,还要学习外语,繁重的学习任务,一定程度上制约了学生文化素质的培养和提高。从文化传承的角度出发,在藏医学中要设置关于文化素质教育的课程如《藏医学史》《藏医伦理学》《藏医身心学》等,加大力度优化课程。除了上述课程之外,法律、卫生法学、医院管理、道德、伦理学、医学心理学等知识的汇入,有助于形成和谐的人际环境和文化环境。人文素质教育是医学教育发展的必然和需要,这一块藏医学尤其要重视。

在学校内要营造浓郁的人文氛围。有目的、有组织地安排医学生进行人文素质教育,不定期地举行讲座和活动,也是营造浓厚人文氛围的重要途径。除了藏医学特有的人文素质内容外,还要涉及如中国传统文化类讲座、西方思想文化类讲座、东西方文化比较讲座、文化素养与科学精神讲座、伦理道德知识讲座、人文与社会讲座等、社会主义核心价值等讲座,都可以加强对医学生人文素质的培养。

为了提高藏医药教育质量,使人文素质教育工作落到实处,取得成效,学校必须增加教学投入。同时,教师文化修养和人文素质的提高也是营造人文氛围的重要方面,学校必须重视对藏医药专业教师的培养,通过外派学习(包括佛学寺院等)培训形式,激励教师不断提高知识水平和教学技能,挖掘藏文化中关于人文素质教育的范例,如敦煌文献中出现的礼仪问卷、萨迦格言、普贤教言等,在藏医药学专业课教学过程中努力把人文素质教育融入专业教育之中,为培养出更好的藏医药高等教育人才而努力。

总之,人文素质教育是一个系统工程,涉及很多方面。当今医学发展呈现出自然科学与人文科学相互交叉、渗透、融合的整体趋势,医学既是科学,也是人学,藏医学也不例外,医学模式的转变,医学回归自然,只有医学与人文相结合才能更好地为满足人们的需求,也能达到医学所求。所以在藏医药人才培养时要注重人文素质教育。

第二节
临 床 研 究

肾阳虚证、异常黑胆质证及与哮喘病证结合的科学内涵

一、引言

肾阳虚证、异常黑胆质证分别是中(汉)医学、维医学中常见的证型之一,而中(汉)医学与维医学均

是中国传统医学的重要组成部分,肾阳虚、异常黑胆质分属中(汉)医学及维医学理论体系中的重要概念。近年,有学者通过文献梳理回顾后发现,肾阳虚证、异常黑胆质证的科学内涵存在异同性,笔者同时对肾阳虚、异常黑胆质的证本质进行了相关科学内涵的研究,也发现了有关这些异同性的科学基础。

哮喘是一种由多种炎症细胞、细胞因子和炎症介质共同参与的慢性气道变应性炎症,但以免疫因素为主导的气道炎症学说还不能完全反映哮喘发病机制的全貌。近年来,以下丘脑—垂体—肾上腺皮质轴(hypothalamic-pituitary-adrenal axis,HPAA)为代表的机体固有抗炎机制在哮喘发生和发展中所发挥的作用日益受到重视,也即哮喘与 HPAA 为主轴的神经—内分泌—免疫(neuro-endocrine-immune,NEI)网络之间有着紧密的联系。研究发现 HPAA 功能紊乱是中(汉)医肾阳虚的本质特征之一,并且笔者前期相关临床及基础研究工作已证实哮喘反复发作使患者与实验动物 HPAA 功能低下或紊乱,从而加重气道炎症。因此,在中(汉)医学中,哮喘常被认为属于肾虚或隐潜性肾虚。同样,维医理论认为,维医异常黑胆质的病因病机过程亦可能与 HPAA 功能紊乱有内在的联系,而 HPAA 功能紊乱可能是使异常黑胆质生成并导致相关复杂性疾病的重要原因。并且,维医认为异常黑胆质哮喘为哮喘之重症。由此可见,肾阳虚证、异常黑胆质证分别是中(汉)医学、维医学中哮喘疾病的常见证型,两者证本质均与 HPAA 功能紊乱有关。而把中(汉)医学与维医学中比较常见的证型及与哮喘病证结合模型进行对比研究,对深刻认识相关民族传统医学,构建现代中国传统医学具有重要意义。

二、肾阳虚证、异常黑胆质证本质及异同性

1. **肾阳虚证本质研究回顾**　肾阳虚证本质的研究始于 20 世纪 50 年代末,当初首先发现反映肾上腺皮质功能的尿 17-羟皮质类固醇(17-OHCS),在不同疾病的肾阳虚证患者普遍很低。20 世纪 60 至 80 年代由肾上腺皮质向上追溯到垂体,后至下丘脑,形成肾阳虚可能为下丘脑—垂体—肾上腺皮质功能紊乱的理论。再而由肾上腺皮质轴扩展到性腺轴、甲状腺轴,发现都有相似的功能紊乱,由于肾阳虚证存在下丘脑—垂体及三个靶腺轴不同程度、不同层次的功能紊乱,如此可推论肾阳虚证病理发源地在下丘脑。20 世纪 90 年代选取模拟肾阳虚证的皮质酮大鼠模型,改用以药测证的方法,以健脾的四君子汤、活血的桃红四物汤为对照,发现只有补肾的右归饮能有效地提高促肾上腺皮质释放激素的基因表达量,至此连同其他有力的证据,认为肾阳虚证的主要调节点可定位在下丘脑。肾阳虚证的皮质酮大鼠模型除了存在下丘脑—垂体—肾上腺—胸腺(HPAT)轴功能抑制之外,同时出现神经递质如去甲肾上腺素(NE)、多巴胺(DA)、5-羟色胺(5-HT)等水平增加;垂体、肾上腺、胸腺重量减轻,血浆 ACTH、皮质酮含量下降,下丘脑室旁核促肾上腺皮质激素释放激素(CRH)神经元与正中隆起 CRH 神经纤维、垂体 ACTH 细胞等明显减少;T 细胞增殖反应、自然杀伤细胞活性、IL-2、INF-γ 含量下降等一系列表现,进一步表明了肾阳虚定位在下丘脑及与 NEI 网络存在本质联系的观点。近年来,在细胞学水平发现温补肾阳药物可激活肾上腺皮质干细胞,提高其储备功能;并采用转录组学技术,在分子水平系统揭示了补肾药物改善肾阳虚证的分子基础。另外,研究还发现温补肾阳药及其组分能够保护海马与下丘脑神经元应对反复应激所带来损害的能力,而益气代表药及其组分则无此能力。

2. **异常黑胆质证本质研究回顾**　在对异常黑胆质证本质研究中,有学者依据维医学基础理论,用人工气候箱模拟干寒环境、慢性足底电刺激模拟不良精神刺激和给予特制的干寒属性饲料等因素复合作用于实验动物,成功模拟出了符合人体异常黑胆质证临床表现的证候动物模型,并对该证候模型进行免疫学本质的探索。提出了异常黑胆质证与机体免疫功能紊乱有密切关系,既有细胞免疫功能的紊

乱,又有体液免疫功能的失衡。并且,研究发现异常黑胆质的病因病机过程可能与 HPAA 功能紊乱有内在的联系,HPAA 功能紊乱可能是使异常黑胆质生成及其导致复杂性疾病的根本所在。HPAA 有关的指标 ACTH 和 CORT 含量的改变、血清及脑组织单胺类神经递质含量的异常可能是异常黑胆质载体动物模型 HPAA 功能紊乱的物质基础。由此可见,异常黑胆质证本质与 HPAA 功能密切相关,并且与 NEI 功能紊乱存在本质联系。

3. **肾阳虚与异常黑胆质证本质异同性** 由于大量的临床与实验研究表明肾阳虚证、异常黑胆质证与 NEI 功能紊乱有关,尤其是与 HPAA 功能紊乱密切相关,我们前期开展了肾阳虚证、异常黑胆质证动物模型建立以及对比的研究工作。研究中一方面采用多点皮下注射皮质酮方法建立肾阳虚模型;另一方面根据维医学理论,采用干寒饲养环境、干寒饲料、慢性间断性足底电击、强迫游泳、制动等多因素复合作用建立异常黑胆质模型,同时设立正常对照组,观察各组大鼠的一般状态、体重、饮食水量等;采用旷场试验、糖水消耗试验观察大鼠行为学特点;称取各组大鼠胸腺、脾脏、双侧肾上腺、甲状腺、睾丸重量,计算各脏器体重指数;ELISA 法检测血浆中 CORT、ACTH、三碘甲状腺原氨酸(T_3)、甲状腺素(T_4)、促甲状腺素(TSH)、雌二醇(E_2)、睾酮(T)、黄体生成素(LH)、促卵泡素(FSH)水平以评价下丘脑—垂体—靶腺轴功能,并检测 cAMP/cGMP 值以反映交感—副交感神经功能,研究结果显示两者存在异同点(表 13-1):① 一般状态及行为学:两者均表现为体重下降,情绪烦躁易激惹,毛发枯燥暗淡,倦怠嗜睡,小便量多,行为学异常,诸如旷场试验中出现抑郁情绪,对糖水的偏爱下降,但以上的变化以异常黑胆质组改变更加显著。其中不同之处:肾阳虚组表现为饮水减少,大便溏薄,舌质淡。异常黑胆质组表现为多饮、多食,大便干,形状细长,舌有瘀点瘀斑少苔。② 神经—内分泌—免疫指标:肾阳虚、异常黑胆质均存在免疫功能、交感/副交感神经功能紊乱,亦存在下丘脑—垂体—三靶腺轴功能紊乱,但是表现不同,肾阳虚表现为肾上腺、甲状腺萎缩,而睾丸增生,血浆 CORT 水平升高(考虑与外源性皮质酮尚未代谢完全有关),ACTH 水平下降,血浆 T_4、TSH、LH、FSH 水平升高。异常黑胆质模型则表现为肾上腺、甲状腺、睾丸增生,血浆 CORT、ACTH、T_3、T_4、TSH、LH、FSH 水平升高,其中以肾阳虚的改变较为显著。③ 交感—副交感神经功能:肾阳虚、异常黑胆质均表现为 cAMP 水平降低,cAMP/cGMP 值显著下降,说明两者均出现了交感—副交感神经功能紊乱,以异常黑胆质表现较明显,但两者无统计学差异。以上结果表明异常黑胆质大鼠生物学表征更加明显,而肾阳虚大鼠生理学指标

表 13-1 肾阳虚与异常黑胆质证本质异同性

共　　性	个　　性
均出现生物学表征改变与行为异常	以异常黑胆质组表现更加明显 肾阳虚组表现为饮水减少,大便溏薄,舌质淡。异常黑胆质组表现为多饮、多食,大便干,形状细长,舌有瘀点瘀斑少苔
均出现下丘脑—垂体—靶腺轴功能紊乱	各激素水平改变以肾阳虚组更为明显 肾阳虚组:激活下丘脑—垂体—甲状腺轴、下丘脑—垂体—性腺轴功能,抑制下丘脑—垂体—肾上腺轴功能,表现为肾上腺、甲状腺萎缩,而睾丸增生。异常黑胆质组:同时激活下丘脑—垂体—三条靶腺轴功能,表现为肾上腺、甲状腺、睾丸增生
均出现免疫功能紊乱	以异常黑胆质组表现更为明显
均出现交感—副交感神经功能紊乱	以异常黑胆质组表现更为显著

改变更加显著。其内在机制尚不明了,但从两者的造模因素分析,肾阳虚模型通过大量外源性皮质酮,即 HPAA 受到了负反馈抑制;而异常黑胆质模型通过多种应激因素,即 HPAA 受到了外界刺激因素处于激活状态,两者看似不同,实则导致的病理结果相似,均引起了 HPAA 功能紊乱,但由于刺激的方式以及程度不同,则 HPAA 轴紊乱的程度亦不同,其临床表现、生理学指标改变也有所区别。

三、肾阳虚证型哮喘与黑胆质证型哮喘

1. **哮喘与 HPAA 的关系**　哮喘患者往往存在 HPAA 功能的紊乱,一方面是内源性糖皮质激素的分泌相对或绝对不足;另一方面是激素分泌的昼夜节律紊乱。国外学者对 194 例长期使用糖皮质激素的哮喘患者进行小剂量促皮质激素试验,结果显示至少 46% 的患者出现肾上腺功能受到抑制,而未使用糖皮质激素的哮喘患者也存在 HPAA 功能的下降,表现为基础水平的肾上腺皮质激素分泌减少。正常的 HPAA 昼夜节律对于控制炎症反应亦至关重要,皮质醇昼夜变化可反映 HPAA 节律,另有研究发现,慢性哮喘患者的唾液皮质醇昼夜节律发生改变,24 h 平均唾液皮质醇水平下降,而且峰值显著延迟。动物研究结果显示,急性的哮喘模型(卵清白蛋白共激发 2 周,中间休息 1 周)血浆皮质酮水平和下丘脑 CRH mRNA 水平显著升高;而慢性发作的哮喘模型(卵清白蛋白连续激发 3 周)血浆皮质酮和下丘脑 CRH mRNA 水平显著下降,说明哮喘 HPAA 功能与造模时间长短相关,可能存在一个从增强到减弱的转变过程。HPAA 功能改变可对哮喘患者产生重要影响,主要是应激时机体内源性糖皮质激素分泌相对不足,这也是哮喘发生的危险因素。长期反复应激可抑制 HPAA 功能,导致内源性糖皮质激素分泌相对不足,可使气道高反应性和气道炎症进一步加重。然而哮喘患者在反复的应激过程中,内源性糖皮质激素水平在相当长时间内仍处于正常水平以上,但长期高水平的 GC 可导致 GC 受体表达下降或功能受损,使哮喘患者产生糖皮质激素抵抗,从而加重气道炎症。当 HPAA 功能进一步紊乱时,下丘脑 CRH 分泌可出现下降,进一步加重气道炎症。Silverman 等研究发现采用同一方法制备哮喘模型,CRH 基因敲除组小鼠气道炎症和气道高反应性均显著加重,而血皮质酮水平明显下降,证实 CRH 的不足可导致内源性糖皮质激素下降,从而加重气道炎症。另外 HPAA 昼夜节律功能变化和肺功能、气道炎症程度亦密切相关,哮喘患者的肺功能亦存在明显的昼夜节律:一般凌晨 4 点左右最差,而中午 12 点至下午 4 点之间肺功能相对较好,这可能与皮质醇的昼夜节律变化相关(两者尽管在时间相上存在差异)。Fujitaka 等研究发现哮喘患者不论处于缓解期或发作期,下午皮质醇水平反而较上午升高,这与正常的节律相反,而白昼皮质醇水平波动越大,哮喘患者病情程度就越重。以上结果显示,HPAA 功能紊乱或昼夜节律变化可能是哮喘疾病发生发展的重要危险因素。

2. **肾阳虚与哮喘**　哮喘在中(汉)医学中属于"哮病",古人很早就意识到肾虚是哮病的重要病机。《类证治裁》曰:"肺为气之主,肾为气之根,肺主出气,肾主纳气,阴阳相交,呼吸乃和。若出入升降失常,斯喘作焉。"肾无生气之根则肺难为气之主,肺肾又为子母关系,子病日久可及于母,故肾虚日久必累及于肺。另外,诸如"在肺为实,在肾为虚""发时治肺,平时治肾",以及"久病及肾"等中(汉)医理论都阐释了古代医家在治疗疾病中对肾虚病机的重视。笔者团队自 20 世纪 50 年代开始肾阳虚的证本质研究,并且发现肾虚作为哮喘的重要病机有现代医学的物质基础。研究结果证实,哮喘患者不论辨证属肾阳虚或无肾虚者,其尿 17 - OHCS 水平均表现低下,表明哮喘患者通常有轻微或潜在性的肾上腺皮质功能低下;肾阳虚型哮喘患者静脉滴注 ACTH 24 h 后,其 24 h 尿 17 - OHCS 水平较基础值升高小于 10 mg,而第二日反应正常,说明肾阳虚型哮喘患者 ACTH 兴奋试验呈延迟反应;部分肾阳虚型患者还

出现血浆 ACTH 水平低下,以及皮质醇昼夜节律呈 M 型或 L 型的异常表现;而无肾虚组则血浆皮质醇昼夜节律呈正常"V"型或"U"型,这说明哮喘患者无肾虚见证时,肾上腺皮质功能已有轻微的或潜在性的不足,而发展至肾阳虚时,不仅肾上腺皮质功能下降,而且垂体或下丘脑功能也可能改变。在中(汉)医药治疗哮喘的研究中,温补肾阳的方法被证实对哮喘有很好的干预作用,并与改善 HPAA 功能相关。有报道对 284 例哮喘患者采用中(汉)药预防哮喘的季节性发作,结果表明补肾中(汉)药温阳片治疗哮喘的有效率为 63.4%~75.0%,而对照组(采用小青龙汤温化寒饮的方法)显效率仅为 19.5%~22.2%,两组间疗效有显著差异。进一步研究发现,补肾法可以使哮喘患者 ACTH 兴奋试验恢复正常,且血浆 ACTH、皮质醇水平也恢复至正常范围内。许多使用糖皮质激素治疗的患者也可出现类似肾阳虚型哮喘的表现,如尿 17-OHCS 值下降,ACTH 反应低下等,而使用大剂量吸入糖皮质激素加服补肾中(汉)药可有效撤减口服糖皮质激素。研究结果显示,补肾中(汉)药淫羊藿不仅可改善哮喘 Th1/Th2 细胞失衡,还可增加下丘脑 CRH mRNA,从而改善哮喘 HPAA 功能。补肾中(汉)药在改善 HPAA 功能的同时,对 HPAA 相关的炎性因子 IL-6 水平作用较弱,故推测补肾中(汉)药主要是调节神经内分泌轴,其作用靶点可能是下丘脑。海马为 HPAA 功能调节的重要组成部分,不仅参与调节 HPAA 昼夜节律,而且参与了 HPAA 应激反应的负反馈调节。Liu 等研究发现淫羊藿苷对皮质酮诱导的海马神经元损伤有保护作用,说明补肾中(汉)药不仅对 HPAA 有改善作用,而且对其更高位调节系统海马也有调节作用。随后基础研究进一步表明,淫羊藿可改善哮喘大鼠转录因子 $T-bet/GATA-3$ 比例失衡,从而扭转 Th1/Th2 细胞比例失衡,进而改善气道炎症。另有研究显示淫羊藿苷可下调嗜酸性粒细胞表面 CCR3 和 Eotaxin 表达,从而抑制嗜酸性粒细胞趋化,减轻嗜酸性粒细胞浸润及气道炎症。近期笔者团队对淫羊藿苷抗炎机制进行深入研究发现,淫羊藿苷对炎症正向调控通路(MAPK 通路)无明显抑制作用,而对炎症负向调控通路(PI3K/Akt 通路)则显示了激活作用,可在细胞分子水平增加内源性抗炎物质-磷酸化 Akt 蛋白表达。因此,从人、动物、细胞、分子各水平研究显示补肾药物对哮喘有干预作用,这为哮喘疾病采用补肾治疗提供了科学依据。

3. **异常黑胆质与哮喘** 维医认为异常黑胆质作为黑胆质、胆液质、黏液质、血液质等体液"燃烧"的最终病理产物,如这些中间产物含量增多,沉积到呼吸道黏膜下组织中,并在此逐步浓缩,通过本身的刺激性作用,使支配支气管平滑肌的神经纤维受刺激而造成平滑肌不规则地收缩,从而引发哮喘病发作。临床研究发现,异常黑胆质哮喘是重度哮喘中淋巴细胞亚群及其介质紊乱最明显,而内源性皮质醇相对较高的一部分,并且,维医认为异常黑胆质哮喘为哮喘之重症。因此,异常黑胆质与哮喘关系的研究日益受到重视。有学者研究发现异常黑胆质哮喘患者血嗜酸细胞阳离子蛋白(ECP)、血总免疫球蛋白 E(T-IgE)、血特异性免疫球蛋白 E(S-IgE)水平明显高于非异常黑胆质哮喘患者,第一秒用力呼气流量(FEV_1)明显低于非异常黑胆质哮喘患者,说明异常黑胆质哮喘患者气道炎症更明显,阻塞情况更严重。通过液相色谱质谱联用系统的血清代谢组学研究发现异常黑胆质哮喘患者 15 个表征代谢表型变异的生物标记物,其中,溶血磷脂酰胆碱的降低可能与炎症介导的肺表面活性物质的功能异常有关,这为进一步认识异常黑胆质哮喘的发病机制及维医独特的治疗原则提供了基础。

4. **肾阳虚、异常黑胆质证与哮喘病证结合模型异同性** 肾阳虚哮喘与异常黑胆质哮喘分别是中(汉)医和维医常见的哮喘证型,是中(汉)医和维医理论对同一疾病的独特认识。鉴于肾阳虚、异常黑胆质证型在哮喘病中的重要性,笔者建立了病证结合模型,在上述建立肾阳虚、异常黑胆质证的基础上,结合卵蛋白致敏激发建立了肾阳虚哮喘、异常黑胆质哮喘大鼠模型。从动物模型分析,除了观察上述指标外,还使用美国 Buxco 公司有创肺功能仪检测各组大鼠气道阻力;Bio-Plex 悬液芯片技术检测各组血清以及肺泡灌洗液中若干细胞因子(IL-2、IL-5、IL-6、IL-10、IL-13、GM-CSF、IFN-γ 等)含量;肺组织病理切片进行 HE、PAS 及 MASSON 染色观察气道炎症严重程度、黏液渗出以及气道重塑等情况,结果显示两者存在异同性(表 13-2)。具体表现在:① 两者均呈现虚证表现,如消瘦、精神委顿、蜷缩弓背、自主活动减少、反应迟钝等;在旷场试验中活动减少,糖水消耗试验中对糖水的偏爱程度下降,其中,以上表现以异常黑胆质哮喘组更加明显,并且,不同的是异常黑胆质组表现为饮食量、饮水量增加,而肾阳虚哮喘组饮食量、饮水量减少。② 两者均出现 HPAA、交感—副交感神经功能紊乱,肾阳虚哮喘组肾上腺、甲状腺萎缩,睾丸增生;异常黑胆质哮喘组肾上腺、甲状腺、睾丸增生;两者血 CORT、TSH、FSH、LH 水平升高,以肾阳虚哮喘组升高更为明显,而血 ACTH 变化不同,肾阳虚哮喘组降低,异常黑胆质升高。③ 两者作为病证结合模型,一方面具有哮喘的表现,卵蛋白激发时出现喷嚏、呼吸急促、蜷缩弓背、口唇发绀、喉中痰鸣音、频繁洗面等哮喘发作的症状,另一方面具有气道高反应性、气道炎症、气道重塑等哮喘病理特征。但两者又有区别,肾阳虚哮喘组除了哮喘症状外,还伴有肾阳虚的表现,而异常黑胆质哮喘组则伴有异常黑胆质的表现,哮喘发作的程度以异常黑胆质哮喘组表现为重。Mch 激发浓度为 12.5 mg/ml、25 mg/ml 时,异常黑胆质哮喘组气道阻力高于肾阳虚哮喘组($P<0.05$)。异常黑胆质哮喘组血清及 BALF 中 Th2 型细胞因子含量高于肾阳虚哮喘组,其中血清 IL-13、GM-CSF,BALF IL-13 水平差异有统计学意义($P<0.05$),Th1 型细胞因子 IL-2、IL-10 下降以肾阳虚哮喘组更为明显。病理结果显示肾阳虚哮喘组炎细胞浸润、黏液分泌、胶原沉积程度重于异常黑胆质哮喘组,但上皮损伤、水肿程度以异常黑胆质哮喘组更明显,均无统计学意义,考虑与样本量太少有关。由此,我们可以看出异常黑胆质哮喘组、肾阳虚哮喘组在生物学表象、HPAA、气道高反应性、气道炎症、气道重塑等方面存在异同点,有必要开展深入的研究。

表 13-2　肾阳虚证哮喘与异常黑胆质证哮喘模型异同性

共　性	个　性
均出现生物学表征改变与行为异常	以异常黑胆质哮喘组表现更加明显 肾阳虚哮喘组伴有饮水减少,大便溏薄,舌质淡等类似肾阳虚证的表现。异常黑胆质哮喘组伴有多饮、多食,大便干、形状细长,舌有瘀点瘀斑少苔等类似异常黑胆质的表现
均出现下丘脑—垂体—靶腺轴功能紊乱	各激素水平改变以肾阳虚哮喘组更为明显 肾阳虚哮喘组:激活下丘脑—垂体—甲状腺轴、下丘脑—垂体—性腺轴功能,抑制下丘脑—垂体—肾上腺轴功能,表现为肾上腺、甲状腺萎缩,而睾丸增生。异常黑胆质哮喘组:同时激活下丘脑—垂体—甲状腺、性腺、肾上腺三条靶腺轴功能,表现为肾上腺、甲状腺、睾丸增生
均出现免疫功能紊乱	以异常黑胆质组表现更为明显
均出现交感—副交感神经功能紊乱	以异常黑胆质组表现更为显著
均出现气道高反应性、气道炎症、气道重塑	气道高反应性以异常黑胆质哮喘组表现更为显著 血清、BALF 中 Th2 细胞因子及其他致炎因子以异常黑胆质哮喘组升高更为显著,而抑制因子水平以肾阳虚哮喘组下降更为明显 病理结果显示肾阳虚哮喘组炎细胞浸润、黏液分泌、胶原沉积程度重于异常黑胆质哮喘组,但上皮损伤、水肿程度以异常黑胆质哮喘组更明显

四、结论

综上所述,根据文献复习以及前期研究结果,我们推测肾阳虚证、异常黑胆质证存在相似的物质基础,但程度有所不同,因此证候表现有所差异;肾阳虚哮喘、异常黑胆质哮喘气道炎症、气道高反应性、气道重塑均比单纯哮喘严重,可能与 HPAA 轴功能紊乱有关。但是,完全基于动物研究有一定的局限性,科学阐释肾阳虚、异常黑胆质证本质异同性,需进一步结合临床研究。总之,科学阐释肾阳虚、异常黑胆质的证本质,可促进各民族传统医学相互交流,推动中华民族传统医学体系的构建,并促进其国际化和现代化,从而丰富人类医学文明。

藏医学经典《四部医典》京尼萨克病因病机探讨

一、引言

京尼萨克是指多尿、口甘、口舌发干、多汗、喜凉以及四心发热、尿甜而混浊为主要特征的隆、赤巴、培根紊乱的综合病症,是一种常见,且难以治愈的多发病和疑难病。京尼萨克之名最早见于《四部医典》,其中有专章阐述了京尼萨克的病因、分型、临床表现、治则及治法,表明藏医早在公元 8 世纪对京尼萨克有了全面系统的认识和科学的分类,并且在当时的社会条件下,达到了相当高的诊疗水平。"京尼"在藏语中意为尿频,"萨克"在藏语中有"消耗性体液"之意,有学者称之为"消耗性尿频症"。单从病名上可以看出,该病属于消耗性疾病,认为是人体所需的精华随尿液排出体外所致,这与现代医学中所提到的糖尿病有一定的相似性,但不是对等的。目前,藏医学受到现代医学的影响,以至于医家们将两者相提并论,病名混称,影响了对京尼萨克的临床诊疗和研究。因此,有必要从理论和临床实践中入手,深入研究京尼萨克,以便科学有效地指导京尼萨克文献研究、临床经验整理,发掘其内涵。

二、病因

1. **内因** 培根是京尼萨克发病的重要内因,是古象雄藏语,为藏语音译,其中,"培"为水、"根"为土之意,是整个人体体液和组织功能的总称,具有腻、寒、重、钝、柔、稳、黏七个特性,司消化食物、分布体液、调节肥瘦之职。主要依存在七精中的精微、肌肉、脂肪、骨髓及精液,三秽中的大便和小便,五官中的鼻和舌,五脏中的肺和肾,六腑中的胃及膀胱。藏医认为,人体由三因即隆、赤巴、培根;七精即精微、血、肉、脂肪、骨、骨髓、精液;三种排泄物即小便、大便、汗液。三者在正常生理条件下,三因支配着七精和三秽的运动和代谢变化,上述三者互相依存、互相制约,保持着相互协调和平衡;当在外部因素的作用下,发生病理变化时,三因与七精三秽就演化成作害物与受害物的关系,三因(作害物)的盛、衰、紊乱使七精三秽(受害物)的运动变化或代谢发生障碍,从而引发疾病。《四部医典》曰:培根紊乱使身体的热能下降,培根具有水土之重性和凉性,居上而临下,是所有寒性病的根源。值得一提的是,培根的七个特性是五官(眼、耳、鼻、舌、身)中身官的感知对象,说明了藏医与主流医学之间认识人体与疾病方法论的巨大差异。从另外一个层面讲,藏医认为所有疾病的根源都是与生俱有的,在认识疾病时应该在自身查找问题的根源。

2. **外因** 藏医从饮食和行为起居两个方面高度凝练了引发京尼萨克的外因。一是过食咸、甘二味。过量摄入咸、甘之味的食物是引发京尼萨克的重要外因。《四部医典》中记载:咸味具有散结、开塞、疏通的作用,罨熨有出汗、生热、开胃的功效,能治隆和培根病;过量则引起脱发、白发和皱纹增多,体质减弱,诱发麻风、丹毒、血液及赤巴病,也因性重而引起培根病;甘味适宜身体需要,补七精增体质,老幼体弱皆补益,治咽喉肺部疾病,愈伤和焕发容颜,五官敏锐,长寿颐养的作用,治中毒症及隆和赤巴病;过量则会引发培根病和肥胖症,胃火衰败,尿症及瘿瘤和淋巴病。二是过多摄入凉、重二性偏多的食物。根据藏医药"六味、八性、十七效"理论八性(重、腻、凉、钝、轻、糙、热、锐)源于六味,两者之间具有高度统一性,并明确提出了重、腻、凉、钝四性引发培根病,指出了它们在六味中的分布情况:凉性依次分布在涩、苦、甘味中,以甘味为甚;重性依次分布在咸、酸、甘味中,以甘味为甚,虽然在京尼萨克的外因中只提到了凉、重二性,但腻、钝二性同样分布在甘味中,腻性依次分布在咸、酸、甘味中,以甘味为最,钝性依次分布在苦、涩、甘味中,以甘味为甚。三是根据藏医行为起居保健理论,提出了久居潮湿之地和卧床安逸是引发京尼萨克又一重要外因。《四部医典》曰:"餐后不运动,白昼入眠,卧潮湿之地,入浴冷水,衣物单薄,受凉皆可引发培根病。"潮湿肥沃之地为培根之所,因为培根意为水土,尤以水性为主,久居潮湿之地与病性相符,极易引发培根病,安逸卧床乃贪图安逸,缺乏运动,引起消化不良,从而导致培根偏盛,引发培根病。

三、病机

藏医认为,引发京尼萨克的病机主要有以下 5 个阶段。

1. **培根偏盛** 过量进食苦、甘之味和性重、凉和油腻的食物,饱食后静养不动、昼眠、久居潮湿之所,沐浴于冰冷之水,穿着单薄,过食新生的小麦、豆子和新结的果实及陈腐之物,多食山羊和犏牛的瘦肉、生乳、酸奶及奶渣,脂肪及植物油,陈年酥油和蔫萎的蔬菜,野蒜等未经烹饪或未熟、烧焦的食物,多饮凉水冷茶,暴饮暴食或者饮食无节制,与培根的腻、寒、重、钝、柔、稳、黏的性相趋于一致而引起培根偏盛,从而导致胃火运化能力下降。藏医学认为,三因(隆、赤巴、培根)与三胃火(能碎培根、能消赤巴、能分隆)两者之间具有整体和部分的关系,虽然功能表现不同,但本质相同。

2. **胃火的运化能力下降** 即能碎培根不能碎、能消赤巴不能消、能分隆不能区分精华与糟粕,从而使食糜在整个消化系统未能充分消化,将其糟粕通过消化道内壁的细小脉道直接吸收到血液中,行至肝脏,生成恶血。肝乃血府,是人体热量之源,在转化精微和维持能量平衡中起着非常关键的作用。有学者认为,肥大脂肪细胞脂解产生大量游离脂肪酸(FFA),经门静脉入肝,刺激肝糖异生和三酰甘油(TG)的合成,抑制肝糖利用,减少肝脏对胰岛素的摄取,并指出脂代谢障碍为糖尿病及其并发症的原发病理生理改变,并提出可将 2 型糖尿病称作"糖脂病"。

3. **脂肪沉积** 居于肝脏的能化赤巴不能将其熟化为血液,使糟粕转至肌肉,位于肌肉的三胃火依不能运化,糟粕继续转至脂肪并开始堆积,引发肥胖,也就是产生了异常的脂肪组织。因为培根与精微、肌肉和脂肪之间存在相互依赖关系,三胃火运化能力的不足,导致肥胖进一步加重,这种长期性的营养过剩,引起的代谢功能障碍会进一步破坏整个机体相互协调和平衡,形成相辅相成的恶性循环关系。有学者认为,脂肪细胞是炎症产生的重要基地,它在胰岛素抵抗及 2 型糖尿病发生方面具有重要的作用,但正常脂肪细胞的内分泌功能对炎症分子的毒害作用有保护作用。脂肪组织是最先被发现炎症与肥胖症有关的部位,进一步说明了藏医的脂肪等七精转化理论有一定的科学依据。

4. **赤巴发生紊乱** 藏医认为,人体是由数目庞大的微生物群落组成,正常状态下起着促使人体生存和帮助消化等作用,病理状态下则引发诸多疾病。人体的各种微生物嗜甘的特性,使微生物繁殖加速,致使赤巴偏盛,引发热病。《四部医典》曰:"环境、时令、饮食、行为起居等外因的作用下,引起微生物群落的紊乱,从而吞噬七精,导致年乃的发生。""年乃"是热病的一种,具有肿胀、发红、疼痛、很热或很凉等症状,相当于现代医学中的炎症。可见"年乃"在京尼萨克的病变过程中扮演着很重要的角色。同样,目前的实验研究证明,脂肪组织的慢性炎症是联系肥胖和代谢类疾病(如胰岛素抵抗和2型糖尿病)的关键所在。脂肪组织是一个代谢活跃的内分泌器官,可分泌多种脂肪因子,其中一部分为传统意义上的激素,如瘦素、脂联素、抵抗素、内脂素等;另一些与炎症及免疫相关的细胞因子相同,如 TNF - α、IL - 6 等。近年来的研究还表明,肥胖的发生与肠道菌群、代谢失调引起的炎症反应以及外界环境引起的应激反应密切相关。

5. **隆偏盛** 由于三胃火发生病变,使机体不能充分利用饮食的精微,加之赤巴的偏盛,引发了之前沉积的脂肪等物质的消耗,使精华漏入膀胱,与尿液一起排出体外,尿中含有脂肪和糖并呈现出尿液甜如蜂蜜的症状,患者体质下降,隆发生偏盛。现代医学认为,由于胰岛素不足,机体不能充分利用葡萄糖,使脂肪和蛋白质分解加速来补充能量和热量。其结果使体内碳水化合物、脂肪及蛋白质被大量消耗,再加上水分的丢失,患者体重减轻形体消瘦。

总之,藏医很早就认识到了肥胖与京尼萨克之间的因果关系,其中培根偏盛是根源,胃火下降是核心,脂肪堆积是基础,说明脂肪的正常代谢与否与京尼萨克有很大的关系,而脂肪代谢与三胃火息息相关,从中我们不难看出,京尼萨克整个发病过程分为培根偏盛、脂肪沉积、赤巴紊乱、隆偏盛 4 个阶段。其中,培根偏盛所致的脂肪代谢紊乱和赤巴偏盛引发的热证是最主要的两个关键点。也说明了京尼萨克的发病过程中培根偏盛和脂肪堆积为病势最轻,为发病初级阶段,赤巴紊乱为病势中等,为出现并发症的阶段,隆型最为严重,为发病的最后阶段,很难治愈,且预后不良。

基于藏药药性理论的《四部医典》治疗心脏疾病方剂内在规律研究

一、资料

在前期研究工作中搜集《四部医典》中记载的藏医药方剂并建立数据库。在此数据库中搜索与心脏相关的各类方剂,得出明确记载具有治疗心脏疾病的方剂共 75 首,其中明确其寒热属性或三因病症的有 69 首方剂,分别是治疗隆性疾病的 18 首,治疗赤巴性疾病的共 39 首,治疗培根性疾病的 7 首,治疗血骚性疾病的 5 首,本文以此 69 首方剂作为研究对象。

二、方法

《祖先口述》《蓝琉璃》等诸多《四部医典》的注释版本都对"味"与"效能"的相关性即"效能"的推算方法给出了各自的计算模型。笔者通过对文献的反复比较研究,得出了以《祖先口述》的记载内容为蓝本的计算模型。通过此模型,计算出组成方剂的每一味药和整个方剂的效能,并对治疗每一种类型的方剂进行比较。

三、结果

治疗隆病之方剂主要以甘、辛味和热效、腻效为主进行配伍,治疗赤巴病之方剂主要以甘、辛、苦味和寒效、钝效为主进行配伍,治疗培根病之方剂主要以甘、辛味和热效、动效为主进行配伍,治疗血病之方剂主要以甘、苦味和寒效、钝效为主进行配伍。详见表 13-3 及表 13-4。

表 13-3　治疗心脏各证型的方剂中药味分布情况　　　　　　　　　（单位：种）

病症类型	甘	酸	咸	苦	辛	涩
隆病	51.97	17.00	8.68	12.94	75.45	14.50
赤巴病	42.36	14.68	0	45.40	43.89	24.55
培根病	52.62	2.86	24.19	4.00	74.95	0
血搔病	75.00	16.67	6.25	72.92	72.92	41.67

表 13-4　治疗心脏各证型的方剂中效能的分布情况　　　　　　　　　（单位：种）

效能	隆	赤巴	培根	血搔
稀	0	8.47	1.20	5.25
干	16.54	5.05	12.80	0.75
重	3.85	2.84	2.60	5.00
轻	11.9	6.3	14.6	3.0
稳	0.3	0.2	0.4	0.3
动	14.2	18.1	16.8	10.8
柔	0	0	0	0
燥	32.2	24.8	31.6	16.5
热	9.5	1.6	9.4	0
寒	0.7	17.6	1.8	13.5
温	0.3	0	5.6	0
凉	2.5	6.9	0	5.0
涩燥	0	0	0	0
腻	21.8	15.6	18.4	13.0
钝	4.1	16.7	0.4	15.0
锐	6.2	0	11.6	0
绵	5.3	6.4	4.8	5.0

四、讨论

《四部医典》为代表作的藏医学认为,隆、赤巴、培根的紊乱是导致疾病的主要因素,而治疗疾病时,以此三因的平衡为目的。隆病有轻、动等六个属性,赤巴有热、锐等七个属性,培根有寒、钝等六个属性,因而三因的紊乱实则是其 20 个属性的紊乱。一般认为甘味药具有重、腻、凉、稳、柔等的效能,以克隆的轻、硬、细、糙、动和赤巴的热、轻等属性而平衡隆和赤巴的紊乱,酸、咸、苦、辛、涩等味亦通过药物的十七效能克疾病的 20 个属性来达到治疗目的。

隆宿主心,因而无论何种病症患于心都需防范隆病的紊乱,用药上也要适当地配伍具有治疗隆病功效的药物,这一理论在本研究中也有体现。

从药味的比例上看,几乎所有方剂都含有较多的甘味药和辛味药,甘、辛两味都具有治疗隆病的功效,说明了心脏乃隆之宿主部位,因而配伍时多用具有治疗隆病功效的药物的原则。血搔病和赤巴病的方剂苦味的比例较高,因血搔病和赤巴病均为热性疾病,用苦味药可起到清热解毒的作用。治疗隆和培根病的方剂甘、辛两味的用药比例较高,这样的配伍除有益于治疗隆宿主的器官心脏之外,尚有治疗隆和培根等寒性疾病的功效。

几乎每一类方剂的糙之效能比例较高,有"糙"之效能的药物除了具有治疗培根的功效外,对隆和赤巴等病症的应用无法从藏医药理论上阐明,笔者认为这可能是引起药物不良反应的主要原因。腻效的比例也普遍较高,这可能是因为心脏乃隆之宿主部位,而隆又能被腻效平衡。其余的效能,如寒效和钝效用于治疗血搔病和赤巴病,热效用于治疗赤巴和培根等与藏医药理论刚好吻合,而且药味与药效主要与疾病的寒热性质密切相关。从《四部医典》中治疗心脏疾病的方剂具有很强的配伍理论支持,能够从组成方剂的药味、药性、药效的组合上阐明其配伍的内在规律和理论,能够从藏医药理论角度阐明方剂的作用机制。可见,《四部医典》方剂配伍理论严谨、规律可循,理论指导意义强,有待我们深入研究和学习,并在临床中与病症的属性结合加以应用。

高原红细胞增多症的国内研究现状及藏医学诊治特色探析

高原红细胞增多症(high altitude polycythemia, HAPC),简称"高红症",系由于高原低氧引起的红细胞过度代偿性增生的一种慢性高原病。藏医认为该病属于"血隆病"之"坏血增多"的范畴,是指长期生活在高原的人对低氧环境不适应引起的红细胞增生过度。大多数患者发病在海拔 3 000 m 以上地区。与同海拔高度的健康人相比,坏血增多患者的红细胞、血红蛋白、血细胞比容显著增高,动脉血氧饱和度降低,导致血液黏稠度增高,血流阻力增加,进而引起一系列并发症。此病多见于高原移居人群,少见于高原世居人群,以中老年人患者居多,男性发病率明显高于女性,儿童病例罕见。此病具有发病慢、早期病症不明显、病情进展缓慢、秋冬季节易发的特点,在临床中,根据症状、体征、实验室检查均可做出诊断。藏医药作为一种传统高原医学,在防治慢性高原病上具有突出的特色和优势,尤其对 HAPC 早有其诊断和治疗方面的认识。

一、藏医对 HAPC 病因病机的认识

1. **目前国内对 HAPC 病因病机的研究现状**　HAPC 是由于机体持续高原低氧引发红细胞过度增生的一种慢性高原病,是常驻高海拔地区常见的慢性高原病之一,也是引发其他慢性高原病的重要基础病因,其发病机制至今尚未完全阐明,以藏医药理论和临床实践为指导,运用植物化学与药效学相结合、药代动力学和代谢组学结合的研究模式等,目前国内对其病因病机研究文章较多,具体归纳为如下(表 13 - 5)。

表 13 - 5　目前国内对 HAPC 病因病机研究现状　　　　　　　　　　　　　　353

研究方法	病因病机研究结果
病理生理研究	低氧导致需提高血液的携氧能力,增强供养,使红细胞增多所致
炎症因子的表达	是多种细胞因子的纵深调节与相互间关联调节所致
中(汉)医文献研究	是清气不足、感受寒邪、燥邪伤阴、饮食失节、不良嗜好导致气血运行紊乱所致
藏医文献研究	"蜡毒"或"多血病",三因失调引起,属于"培根木布"病的范畴
藏医临床研究	该病属于血液病,由赤巴的紊乱引起;属于查陪病,是由于高原低氧,从而降低红细胞携氧能力而形成的
试验研究	是由于长期在高原低压低氧环境下生活而引起;促红细胞生成素(EPO)的生物活性增加引起的;属于藏医学"坏血增多"范畴,高原缺氧环境时,红细胞代偿性过度增生引起
临床病例分析	是高原地区因缺氧而引起的一种慢性高原病
文献资料研究	是在慢性缺氧刺激下,缺氧诱导因子的 2 个亚型:HIF - 1 和 HIF - 2 均被显著上调所致;是高原低氧环境引发气虚,致气虚无力行血,从而出现以气虚血瘀所致

2. **结合藏医理论笔者对 HAPC 病因病机的认识**　　根据《四部医典》"论述部"明确指出"三因"(即正常的隆、赤巴、培根)及其相关理论依据。

藏医认为在正常情况下,三因共同维持生命有序进行,如从消化吸收的角度而言,其代谢过程可分为浅层和深层的含义。浅层代谢主要指从食物嚼碎、吞咽、消化、吸收的所有代谢过程,此过程开始到结束都离不开正常"三因"即"三火"的有序协调完成;深层代谢是指吸收后的精华物质通过胃肠部细小毛细血管把精华的物质输送到肝脏的过程中,三者都在不断进行代谢吸收,到了肝脏后位于肝脏的变色赤巴等火的作用下,该部位的精华物质进行再代谢再吸收,最终变成了血液。而形成的血液在流动的过程中也在不断进行再吸收再代谢,从而维系生命的正常有序进行。

总之,正常的隆、赤巴、培根的作用以机体每个细胞间都在不停地进行消化、吸收、分解,达到汲取精华,排除糟粕的代谢目的。但这些正常的"三因"即"三火",如果受外界四缘的影响下,可发生变量或其功能变化,致其消化、吸收、分解等代谢功能发生紊乱,最终导致疾病。因此,HAPC 主要也是由于气候环境为主的外缘突然侵入导致机体血液中消化、吸收和分解的三火的代谢功能紊乱,导致精华不化,糟粕侵入,即因高原低氧引起单位红细胞内氧气的含量减少,而为了使输送氧气的量达到正常需要,三火只能用尚未完成代谢吸收的糟粕产物来弥补单位时间红细胞数量去维持其有序进行,故导致血管里坏血增多。这也是高原缺氧的一种生理适应代偿反应,从而导致了 HAPC 形成。

二、HAPC 的临床症状和诊断标准

HAPC 多见于高原移居人群或者高原世居人群,男性发病率明显高于女性。与同海拔高度的健康人相比,患者的红细胞、血红蛋白、血细胞比容显著增高,动脉血氧饱和度降低,并伴有头痛、乏力、记忆力减退、失眠或嗜睡、腹胀、食欲下降、消化不良、恶心、气短、心悸、胸闷、咳嗽、口唇和面颊部发绀,眼结膜充血,面部血管扩张呈紫色条纹,女性月经不调,男性阳痿、性欲减退等。藏医病症:脉搏,皆浮快而虚;尿症,尿液色青或赤红,清澈;体征,头、眼眶、牙根、下颌角处痛,肩关节、髋关节、两侧踝关节痛,怕

冷,出汗,寒战,嗜睡却失眠,疲劳,贪热,全身无力,不愉快感等。在以上特殊的诊断指标外,结合我国2010 年颁布的我国高原病命名、分型及 2004 年青海国际高原医学大会提出了新的 HAPC 国际诊断标准:规定男性血红蛋白浓度≥210 g/L,女性血红蛋白浓度≥190 g/L,可诊断为 HAPC。

三、治疗

目前现代医学对于 HAPC 的治疗尚无有效方法和药物,一般只能采用间断吸氧改善缺氧状态或采用高压氧舱缓解,重症患者需及时移居环境优良处治疗。而藏医学对于 HAPC 的治疗具有独特优势,藏医经典《藏医医诀补遗》中明确指出,对于"坏血增多"引起的"血隆病",藏医在治疗上通过饮食、起居、药物、外治四大疗法渐进的形式进行治疗,即早期症状较轻者通过饮食和起居进行调节,中期治疗一般采用饮食起居调节的基础上,服用二十五味余甘子等藏药治疗;症状较重者采用饮食、起居、药物治疗的同时采用放血疗法等外治方法进行治疗。

1. **饮食疗法** 饮食干预是 HAPC 防治中的一项基本措施。要防止饥饿,宜进食性热低脂,高纤维、易消化饮食,避免过硬和辛辣等刺激性食物,保持大便通畅。禁忌过度进食肥肉脂肪、牛奶、蛋黄、动物肝脏、脑髓、烈酒、浓茶等营养过重的饮食,以及辛酸饮食、葱蒜、陈旧变质饮食、烧糊烧焦的食品,尤其是禁忌陈旧绵羊肉。除可喝红景天和沙棘饮料等防治措施外,最新研究发现青稞、蕨麻、糌粑、荨麻、牦牛酸奶等藏民族特色饮食对该病的防治有着奇特的治疗效果(表 13-6),值得推广。

表 13-6 典型对 HAPC 预防和治疗作用的饮食研究现状

饮 食 品 名	病因病机研究结果
青稞	具有降血糖、降血脂、保护心血管、抗癌及增强免疫力等功效
蕨麻	有抗氧化,耐缺氧,抗疲劳,抗心肌细胞凋亡,并能提高机体免疫力与应激能力
糌粑	具有高蛋白、高纤维、高维生素和低脂肪、低糖等特点,对多血症有防治作用
荨麻	增强胃火,帮助消化,治隆病,补身,治疗陈旧热,降血脂等功效
牦牛酸奶	含 18 种氨基酸,具有延缓衰老、调节免疫功能的作用,同时有很强的抗缺氧的功效

2. **起居疗法** 起居方面注意适当的休息,防止吸入灰尘,防止浓烟熏呛,多待在清静或干净之处吸新鲜空气或吸氧静养,但提倡适应性运动,禁忌剧烈活动和过度劳累。因此应叮嘱患者要做到:在情绪上要保持乐观,避免波动,戒烟,起居有常,适时增减衣物,适应性体能锻炼,如练冥想、瑜伽、散步、太极拳、八段锦等适当体能适应性锻炼,均能不同程度地防治 HAPC。

3. **药物疗法** 对于急进高原者采用吸氧结合口服二十五味余甘子丸等藏药疗效较显著。藏药在提高机体整体耐缺氧能力、减轻缺氧导致的脏器损伤方面具有独特的疗效。藏药根据高原气候,降雨量少,日照充足,风沙大,日照与大风易加快空气中的水分蒸发,造成空气中缺乏水分濡润,出现高原干燥气候。而且藏药的配伍体现了因地、因时的组方原则,对高原抗缺氧药物研究前景十分广阔。因此在高原医学研究的基础上,深入研究发掘红景天等纯藏药单方、二十五味余甘子等藏药复方的抗缺氧药物,对于有效防治 HAPC,保障高原地区军民的健康,进一步促进高原地区经济建设,巩固边防,都是大有必要的。目前藏区藏医医院在临床用药中,主药为复方二十五味余甘子丸,在此基础上根据患者的综合病情及并发症,用药上按照君、臣、佐、使的配伍组方用药规律进行治疗。二十五味余甘子丸是治疗 HAPC 的首选藏药复方,而三果汤是其经典基础方,来源于公元 7 世纪成书的藏医经典《月王药诊》,收载于《中华人民共和国卫生部药品标准藏药》,是藏医用于高原红细胞增多症放血治疗前必需的内服药方,通过调和气血而达到抗缺氧、抗氧化、防治高原红细胞增多症等方面的功效,相关单味药和复方药物研究现状详见下表 13-7(单味药)和表 13-8(复方药)。

表 13-7 治疗 HAPC 单味药研究现状

药 材 名 称	主 要 功 效
余甘子	抗氧化,抗肿瘤,抗动脉粥样硬化,降血脂,抗疲劳,抗菌及增强免疫等功效
冬虫夏草	抗氧化,抗肿瘤,免疫调节,降血糖,保护肾脏等功效
红景天	抗缺氧、疲劳、抑郁、炎症、病毒、肿瘤、辐射,延缓衰老以及促进血管新生等功效
藏红花	抗缺氧,抗血凝,降低全血黏度,活血化瘀等功效
沙棘膏	抗缺氧,抗氧化,抗疲劳等功效
翼首草	解毒,清新旧热,清心热,治瘟病时疫、心机亢进等功效
杜鹃花	抗氧化,对心肌缺血再灌注损伤有明显的保护等功效
荨麻	抗炎,镇痛,活血等功效
甘青青兰	抗缺氧,抗氧化,抗菌,抗乙型肝炎病毒等功效
黑枸杞	降血脂,抗氧化,抗疲劳等功效

表 13-8 治疗 HAPC 藏药复方常用药物功效

藏药复方名称	主 要 药 物	药效学结果
二十五味余甘子	余甘子、巴夏嘎、甘青青兰等	降血压,除坏血,治疗多血症等高原病,降血脂,对 HAPC 具有治疗作用
五味余甘子汤	余甘子、巴夏嘎等	止血,除坏血等功效
三果汤散	诃子、毛诃子、余甘子	清热,调和气血,抗疲劳,对血清中 EPO mRNA 有一定调控作用,对 HAPC 具有干预作用
多血康胶囊	余甘子、沙棘、红景天等	降低 EPO 含量、抑制 HIF-1a 表达
益心康泰胶囊	黄芪、大黄、锁阳等	改善微循环
三普红景天胶囊	红景天、枸杞子、沙棘	增强红细胞变形能力
二十味沉香散	紫檀香、沉香、广枣等	防止红细胞过度增生
十八味降香丸	降香、巴夏嘎、甘青青兰	干坏血,降血压,用于多血症、高血脂

4. **外治疗法** 藏医治疗 HAPC 需要结合患者体型特征、年龄、所处地域、饮食起居习俗、病症特点、病程等基本情况,在药物治疗的基础上采用放血疗法等外治法来达到治疗效果。藏医放血疗法是藏医十八大传统外治疗法中对于心血管疾病应用较广泛、疗效奇特、操作简便的外治法,藏医古籍《年桔伟文纳合布》(音译名)中指出"机体半病来源于血,故放血乃外治之首"和"疾病之根源于血,若无血

则不生病,放血乃外治之首"等理论依据,尤其对现代医学认为的 HAPC 的治疗具有独特优势。藏医放血疗法具体操作方法是放血前患者口服三果汤散 7～15 日,其为藏医放血疗法治疗 HAPC 之前必服的分离汤,是放血疗法四步中鼓脉法的主要内容。藏医古籍《放血疗法教诲·澄清谬误》(意译名)中指出:"好血坏血如水奶相融,三果汤如天鹅则辨开,不服三果汤而放血者,好血外出疾病不除根。"其作用是通过三果汤散的药理作用促使热证成型、病血成熟,使血流旺盛,用于使病血与正常血液分离。藏医认为放血疗法具有退热或泻火的作用。火热的旺盛必然会血盛,放血可以减少血盛,除恶血、调血气、改变血脉中气血运行不畅的病理变化,也可以直接使火热致邪随血而泻,降低红细胞的浓度和黏度而达到治疗的效果。笔者认为藏医放血疗法对 HAPC 的治疗效果优于中(汉)医放血和现代医学药物和静脉血液置换疗法。

5. **预防** 藏医重视未病先防,既病防变。因此预防措施上严格按照饮食、起居、药物三者共同预防该病的发生。首先饮食方面食用易消化,含维生素较高的食品,禁忌烟酒、不易消化食物,可食营养价值低的食物和红景天和沙棘饮料;起居方面要加强适应性运动,如体能训练、散步、打太极、练瑜伽、冥想等方法来适应高原缺氧环境下的生存能力;药物防治主要以治本为主,解表为辅。药用余甘子、杜鹃花、肉桂、荜茇、石榴等祛寒健胃,扶正培根之药为主药;辅为沉香、肉豆蔻、丁香、木香等益气和中,降隆养心之药;复方药物服用二十五味余甘子、三果汤、五味余甘子汤、四味藏木香汤、二十一味沉香等来预防该病发生。

四、HAPC 常见并发症及其对治法

HAPC 易诱发多种高原病并发症,对高原人群的身心健康危害极大,是机体正常代偿反应,但过度增生的红细胞将导致血液黏滞度显著增加,血液呈高凝状态,而高凝状态的血液更易形成血栓,这进一步加重 HAPC 患者组织缺氧,诱发肺动脉栓塞、冠心病以及脑梗死,这是本病致死致残的重要原因。另外,HAPC 患者体内过度的氧化、应激反应被激活,而抗氧化物质大量消耗是导致器官损伤的另一重要原因。因此,可累及肺、心、脑、肾、肝、消化道等多个重要脏器发生病变,以下是查阅相关文献得知常见并发症及主要对治方法(表 13 - 9)。

表 13 - 9　HAPC 常见并发症及其藏医对治法(药物 + 外治法)

并 发 症	主要复方药	主要外治法
呼吸系统疾病	二十五味余甘子 + 四味红景天	放血疗法(岗杂)
心血管系统疾病	二十五味余甘子 + 三果汤散	放血疗法 + 涂擦疗法
中枢神经系统疾病	二十五味余甘子 + 二十味沉香丸	放血疗法 + 火灸疗法
肾脏疾病	二十五味余甘子 + 日轮散	放血疗法 + 热敷疗法
肝脏疾病	二十五味余甘子 + 十三味红花丸	放血疗法(日通杂)
消化系统疾病	二十五味余甘子 + 四味藏木香汤	放血疗法 + 火灸疗法

五、讨论

目前,医学界对于 HAPC 的病因病机方面现代医学与藏医学都有不同的论述,现代医学对该病的

病因病机解释则更详细,然而,尽管现代医学的病理研究已达到了基因水平,但 HAPC 的病因及病理机制至今仍然尚未完全明确。笔者分析和归纳的基础上结合藏医学特色理论体系阐述对该病病因病机的认识。对于 HAPC 等高原病的防治,藏医特别注重辨证以求因,审因以论治。辨证施治,针对性强,而且藏医药更能体现藏族人民在与恶劣的自然环境英勇顽强的斗争中,利用天赐的纯天然绿色药品配伍周密,全方位兼顾和保障。藏医在治疗方法上主药二十五味余甘子丸等结合藏医外治放血疗法,有着确切的疗效,值得进一步的继承和发扬。但是,有必要在操作规范化方面进一步深入地研究和探索。因此,在继承藏医药理论基础上,以临床疗效为根本,一方面将藏医药原创思维与现代科技结合,加强藏医药治疗 HAPC 古籍文献整理与用药经验数据挖掘,以代谢组学等系统生物学现代研究手段,分析和归纳和对藏药二十五味余甘子丸等 HAPC 的常用药物方剂的配伍规律,进一步对有效藏药进行针对性的筛选与开发,发展形成系列的方药,并不断扩大应用和适用范围的同时,加强联合疗效确切的藏医特色外治放血等外治方法,使藏医藏药对高原病的防治发挥更加重要作用。

藏药六味獐牙菜丸治疗便秘 280 例临床观察

一、对便秘的认识

1. **藏医学** 藏医学认为便秘是隆、赤巴、培根功能紊乱、饮食发生不及、过甚、相反等反常导致肠道干燥、大便秘结的一种疾病。便秘分为隆、赤巴、培根、虫、下泄隆逆行所致 5 种。老年性便秘属赤巴和培根功能紊乱所致便秘病。

症状:隆便秘,症见胃鸣、粪便干黑、状如鹿粪。赤巴便秘,症见下腹硬而蛮、疼痛、矢气不通。培根便秘,症见胃胀、腹部沉重、频频呃逆。虫便秘,症见肛门发痒、刺痛。下行隆逆行便秘,症见胃鸣、腹臌、矢气不通。

2. **中(汉)医学** 中(汉)医学认为便秘主要由燥热内结、气机郁滞、津液不足和脾肾虚寒所引起。

(1)燥热内结:中(汉)医认为过食辛辣厚味,过服温补之品等可致阳盛灼阴;热病之后,余热留恋肠胃,耗伤津液;或湿热下注大肠,使肠道燥热,伤津而便秘,这种便秘又称为热秘。

(2)气机郁滞:情志不舒、忧愁思虑、久坐少动、久病卧床等引起气机郁滞,致使大肠传导失职、糟粕内停,而成秘结,即所谓"气内滞而物不行"。粪便不结燥,但排出困难是此型的特点,所以又称为气秘。

(3)津液不足:久病、产后、老年体衰、气血两虚;脾胃内伤、饮水量少,化源不足,病中过于发汗、泻下伤阴等。气虚则大肠转送无力,血虚津亏则大肠滋润失养,使肠道干槁,便行艰涩,所以称为虚秘。

(4)脾肾虚寒:年高久病,肾阳虚损,阳气不运则阴邪凝结;或素有脾阳不足,又受寒冷攻伐,而致脾肾阳衰,温煦无权则寒凝气滞,肠道传送无力,大便艰难,称为冷秘。

3. **现代医学** 现代医学认为引起便秘的原因很多,分器质性和功能性两大类。包括结肠良性和恶性肿瘤,小肠、结肠、直肠和肛门病变,腹内各种占位病变压迫肠道,腹膜炎、感染性毒血症等引起的肠麻痹,内分泌失调,代谢紊乱,化学品中毒,严重心肺疾病,神经系统等器质性病变,妊娠,饮食习惯不良,结肠功能紊乱,精神紧张等。老年性便秘属功能性便秘。临床上主要表现是下腹硬而满、胃胀、腹部沉重疼痛、矢气不通、频频呃逆等表现。便秘可区分为急性与慢性两类。急性便秘由肠梗阻、肠麻痹、急性腹膜炎、脑血管意外等急性疾病引起慢性便秘病因较复杂,一般可无明显症状。

（1）便秘的种类：按发病部位分类，可分为两种：① 结肠性便秘：由于结肠内、外的机械性梗阻引起的便秘称为机械性便秘。由于结肠蠕动功能减弱或丧失引起的便秘称之为无力性便秘。由于肠平滑肌痉挛引起的便秘称之为痉挛性便秘。② 直肠性便秘：由于直肠黏膜感受器敏感性减弱导致粪块在直肠堆积，见于直肠癌、肛周疾病等。习惯性便秘多见于中老年和经产妇女。

长期便秘得不到药物治疗会对人体造成严重危害。因为长期便秘会严重妨碍人体排毒，甚至会因长期便秘无法排毒而昏迷甚至死亡。常人食物进入胃肠，经过消化、吸收最终将残渣变成粪便排出体外需要 24～48 h。如果因为某些原因，使粪便在大肠内停留时间过久，粪便内所含的水分被过量吸收，粪便变得干燥坚硬，排便时伴有时间延长、难以排出，肛门坠胀、疼痛，或引起了腹胀、腹痛、多屁、食欲不振、头晕乏力等症状，正常的排便规律被打乱，排便次数减少，间隔时间延长，严重者排出的大便像羊屎样，呈小球形颗粒状。如果每星期排便次数少于 3 次，并伴明显排便困难，这种情况就称为便秘。

便秘多见于老年人，可分结肠便秘和直肠便秘。老年人牙齿多不健全，喜吃低渣精细饮食，因而缺少纤维素对肠壁的刺激，使结肠运转粪便的时间延长；加之老年人运动少，肠肌收缩力普遍下降，均易促成结肠便秘。老年人提肛肌和肛门括约肌松弛无力，造成粪便嵌塞在直肠窝内而成直肠便秘。便秘也可由肛周疾病如痔瘘、结肠癌、直疝等引起。某些铁、铝、钙制剂也可引起便秘。由于习惯性便秘，患者往往长期服用泻剂，这可导致肠功能紊乱。预防便秘应多吃蔬菜、治疗肛周疾病和酌情用通便药。

（2）临床表现：便秘的主要表现是大便次数减少，间隔时间延长，或正常，但粪质干燥，排出困难；或粪质不干，排出不畅。可伴见腹胀，腹痛，食欲减退，嗳气反胃等症。常可在左下腹扪及粪块或痉挛之肠型。

急性便秘多由肠梗阻、肠麻痹、急性腹膜炎、脑血管意外、急性心肌梗死、肛周疼痛性疾病等急性疾病引起，主要表现为原发病的临床表现。

慢性便秘多无明显症状，但神经过敏者，可主诉食欲减退、口苦、腹胀、嗳气、发作性下腹痛、排气多等胃肠症状，还可伴有头昏、头痛、易疲劳等神经症症状。

（3）便秘的危害：便秘虽不是什么大病，但却十分痛苦，且可导致一些并发症，宿便堆积在肠道里，不断产生各种毒气、毒素，造成肠内环境恶化、肠胃功能紊乱、内分泌失调、新陈代谢紊乱、食欲及睡眠差、精神紧张。宿便压迫肠壁，使肠黏膜受伤，肠蠕动变慢，导致习惯性便秘和顽固性便秘，宿便产生的臭气导致口臭和臭屁，宿便产生 22 种毒素（人每日都在进食五谷杂粮，经过消化吸收，最后在大肠形成粪便，粪便中伴有大量细菌及其分解代谢产物，许多物质对肌体是有害的，其中包括硫化氢、二氧化碳等，以及苯类、吲哚、肉酶杆菌毒素、毒碱、甲醛等 22 种有害物质）被肠道反复吸收，通过血液循环到达人体的各个部位，导致面色晦暗、皮肤粗糙、毛孔扩张、褐斑、痤疮、细小皱纹、肥胖、乏力、烦躁，宿便中的毒素进入血液，导致中老年人出现高血压、心脏病、半身不遂、阿尔茨海默病等，同时还会加重中老年人的心脑血管疾病。对高血压、冠心病患者来说，便秘是十分危险的，这些患者经常是在排便时突发脑血管意外，冠心病加重，甚至死亡。对于年轻人来说，便秘可致内分泌失调，产生脾气暴躁，面部粉刺疮。此外，便秘还可致高热不退，咳嗽不止。而对这些病，通过通便治疗，可收到奇效。

便秘对妇女的影响较大，可能会引起月经紊乱，子宫位置不正。这是因为直肠内粪便过度充盈，子宫颈被向前推移，而子宫体则向后倾斜。如果长时间反复发生子宫后倾，阔韧带内的静脉就会受压而不畅通。因此,子宫壁也会发生充血,并且失去弹性,使子宫长久保持在后倾位置,发生骶部疼痛、腰痛、月经紊乱,经期肛门直肠坠胀等。

二、诊断

诊断一般根据病史及症状即可确诊。辅以便常规、胃肠 X 线、肠道内镜等检查,可以明确是功能性便秘还是器质性便秘。

三、藏医治疗

一切便秘宜用灌肠法导泻,按配制峻导剂和缓导剂,按病情加减导泻为宜,如隆病者加野姜、赤巴病者加大黄、培根病者加荜茇、虫症者加酸藤果,下行隆逆行所致泄泻,用气功进行调节。起居饭食方面注意根据隆、赤巴等的偏盛情况进行调理。

六味獐牙菜丸每次 2 粒,每日 3 次,便秘时增加药量,饭后服用禁用辛辣刺激性及油腻食物等。

六味獐牙菜丸由獐牙菜、藏茵陈、广木香、诃子、花粉、苦瓜等组成,对急慢性胆囊炎、中老年性便秘及病毒性皮肤病(包括肝胆性雀斑)等有显著疗效。具体药理与临床研究如下。

1. **调节皮肤新陈代谢、内分泌** ① 对皮肤新陈代谢有调节作用,其内含大量苦苷、药素、黄色龙胆根素、葡萄糖苷等,经皮肤表面易于吸收而分解,生成扩张毛细血管并激活或促进皮肤细胞的酶系统、提高皮肤组织的生化功能;能升高皮肤温度,与拟副交感类药物的作用相似;使皮肤保持正常的代谢功能,促进自由基和脂褐素等代谢废物的排出。② 为表皮细胞提供各种营养,保持表皮细胞的活力和再生能力,而使表皮细腻有光泽。③ 六味獐牙菜丸可调节内分泌,内分泌紊乱,往往会造成皮肤色素沉积,出现痤疮、扁平疣、雀斑、粗糙等症状。因此,调节内分泌的平衡,就可美容。

2. **去黄褐斑** 六味獐牙菜的成分丰富而全面,内含大量蛋白质,多种氨基酸,胡萝卜素,维生素 B、C、E,微量元素硒、磷脂、核酸等护肤成分,促使体内 SOD 含量增加。其中维生素 E、维生素 C、β 胡萝卜素、硒、SOD 等能清除机体过量自由基,延缓皮肤衰老和脂褐素沉淀的出现,清除黄褐斑。

3. **消除青春痘** 六味獐牙菜中的活性蛋白酶含量达 90 多种,可促进皮肤的营养吸收,使皮肤细胞更新加快,显得年轻富有活力。六味獐牙菜丸还含有丰富的防止皮肤粗糙的胱氨酸和色氨酸,能有效地补充皮肤生长所需的多种胶原蛋白质,使皮肤细腻富有弹性,并能舒展和清除皱纹,使人容颜娇美红润光泽,青春永驻。临床实践表明,六味獐牙菜能调节内分泌代谢,促进血液循环,改善体质和免疫功能,可消除青春痘。

4. **治疗习惯性便秘** 习惯性便秘,是一种常见的疾病,它给患者带来了极大的身心痛苦和折磨。对同时患有心脑血管疾病的患者,更是一种潜在的危险因素,这些患者常可因用力排便而发生意外。现在治疗便秘的药物很多,一些也很有效,但也有不少有副作用,如腹泻、头晕等;有的则治标不治本,停药后便秘重新发生。六味獐牙菜丸是一种治疗便秘有效、无副作用的药物,经过临床观察,对慢性便秘患者给予六味獐牙菜丸在 3～5 日效果明显,并认为六味獐牙菜丸治疗便秘的效果具有连续性,其中有 25 年连续便秘史者,服用六味獐牙菜丸 4 个月后,排便恢复正常。对 280 例习惯性功能性便秘患者进行治疗效果观察,其中男 98 例,女 182 例,年龄在 5～86 岁。这些患者均排便困难、大便干燥、量少等。经用六味獐牙菜丸治疗,每日 3 次,每次 1～2 粒,1 个月为 1 个疗程。其中 180 例在服用六味獐牙菜丸 3～5 日后,便秘症状有明显改善,有效率达 96.24%。表现为患者排便间隔时间和排便时间缩短、粪便软化、便量增加、便秘痛楚和排便不完全的感觉减轻等，六味獐牙菜丸对便秘的治疗效果，不受年龄、性别、治疗作用缓和，不出现副作用。六味獐牙菜丸能有效地治疗便秘，其主要生理效应在于六味獐牙菜丸可调节肠功能的紊乱，使回、结肠张力和活动增加。所以，六味獐牙菜丸有"肠道警察"之称，是肠道紊乱的有效调整剂。

5. **对消化系统疾病的治疗** 六味獐牙菜丸治疗胆热、胆痛、胃痛（平滑肌松解作用）、牙痛、口疮、肝细胞坏死引起黄疸等有不错的效果。

6. **对心脑血管疾病的治疗** 心脑血管疾病是当今世界上威胁人类健康的第一大杀手，随着生活水平的提高，人们膳食结构的改变，心脑血管疾病的发病率不断上升。高血脂是导致心血管疾病的一大因素，当前临床上治疗高血脂的药物，或多或少对人体都有一定的副作用。因此，六味獐牙菜丸就成了一种安全、有效的治疗高血脂药物。临床上六味獐牙菜丸治疗 26 例高血脂患者 5 个月后患者高血脂的成分有明显下降。因此六味獐牙菜丸治疗高血脂的效果很显著。

四、临床资料

1. **一般资料** 本组均为门诊患者，共 280 例，其中便秘患者 157 例，面部黄褐雀斑 66 例，胆囊炎 57 例，年龄 5～86 岁，病程最长 26 多年，最短 17 日左右。详见表 13-10。

2. **临床分型及疗效**

（1）药物组成及作用：六味獐牙菜丸，有急慢性胆囊炎、中老年性便秘及病毒性皮肤病（包括肝胆性雀斑）等有显著疗效。

（2）治疗方法及用药时间：六味獐牙菜丸，每次服 2 粒，每日服 3 次，饭后服用，病程较长者服用 3 个疗程（每个疗程为 30 日）。

（3）治疗效果：经过治疗 30 日左右后临床观察有显著疗效。痊愈 246 例，显效 26 例，无效 8 例。痊愈达 87.86%，显效率达 9.29%，无效率达 2.86%，总有效率达 97.14%（表 13-10）。

表 13-10 临床分型及疗效

项 目	病 例	男 性	女 性	痊 愈	显 效	无 效	总有效率（%）
大便秘结	157	41	116	144	10	3	98.09
面部黄褐雀斑	66	24	42	54	9	3	95.46
胆囊炎	57	32	25	48	7	2	96.49
合计	280	97	183	246	26	8	97.14

五、典型病例

某患者，女，26 岁，藏族。患者右上腹疼痛，胃胀，腹部沉重疼痛，大便秘结，面部皮肤色素沉积，出现痤疮、扁平疣、雀斑、黄褐斑等表现。检查 B 超为慢性胆囊炎等表现。到院后服用六味獐牙菜丸 38 日后上述症状完全消失且大便正常，当时复查 B 超等检查无发现异常表现，随访 6 个月未发现病情复发。

六、小结

六味獐牙菜丸首先对皮肤新陈代谢有调节作用,内含大量苦苷、药素、黄色龙胆根素、葡萄糖苷等。经皮肤表面易于吸收而分解,生成扩张毛细血管并激活或促进皮肤细胞的酶系统、提高皮肤组织的生化功能,使皮肤保持正常的代谢功能,促进自由基和脂褐素等代谢废物的排出。其次是为表皮细胞提供各种营养,保持表皮细胞的活力和再生能力,对消除皮肤色素沉积、出现痤疮、扁平疣、雀斑、使皮肤粗糙等有明显的美容效果。再者是六味獐牙菜丸可调节内分泌紊乱,保护皮肤弹性,防止皮肤衰老。

六味獐牙菜丸对中老年性便秘及习惯性便秘的治疗作用。现在治疗便秘的药物很多,一些也很有效,但也有不少有副作用,常常会出现腹泻、头晕等症状,有的则治标不治本,停药后便秘就重新发生。六味獐牙菜丸作为一种治疗便秘有效、无副作用的药物。经过临床观察,对慢性便秘患者给予六味獐牙菜丸在3~5日后效果明显。六味獐牙菜丸治疗便秘的效果具有连续性,其中有25年连续便秘史者,每日不服用通便药就不能排便,服用六味獐牙菜丸1个月后,便秘症状有明显改善,排便恢复正常。六味獐牙菜丸对便秘的治疗效果,不受年龄、性别影响,治疗作用缓和,不出现副作用。六味獐牙菜丸能有效地治疗便秘,其主要生理效应在于六味獐牙菜丸可调节肠功能的紊乱,使回、结肠张力和活动增加,从而缓解便秘。六味獐牙菜丸对消化系统疾病的治疗,治疗胆热、胆痛(平滑肌松解作用)、牙痛、口疮、肝细胞坏死引起黄疸等具有一定的疗效。

藏医学白脉疗法对脑卒中后遗症的治疗特色

根据中国生物技术发展中心抽样调查的数据显示,中国城乡脑血管病的年发病率平均为200/10万,患病率为400~700/10万,全国每年新发脑血管病病例250万,病死率为130/10万,是我国人口总死亡第二位原因。全国每年用于治疗脑血管病的费用达100亿元以上,间接经济损失超过200亿元。由此可见,脑血管病已经成为严重影响我国民生的重要公共卫生问题。卒中具有高发病率、高致残率、高病死率、高复发率的特点。在致残率方面,有研究认为70%~80%的幸存者存在不同程度的肢体功能障碍,43.7%的患者生活不能自理,给患者家庭和社会带来了沉重的负担。缺血造成的局灶性脑损害引起许多神经功能的缺损,包括偏瘫、偏身感觉障碍、失语和偏盲等,其中运动功能障碍是最常见的临床表现,也是脑血管病康复治疗中的重点。

一、脑血管病治疗现状

现有的治疗措施降低了病死率,但致残率不降反升,综合性治疗措施越来越受到临床工作者的重视。

近年来,由于现代医学在诊断和治疗上的进步,脑卒中患者病死率降低,但由于不能开展相应及时的康复治疗,在致残率上反而有所增加。按照世界卫生组织的要求,脑卒中患者的康复目的是:改善运动、言语、认知和其他受损的功能;使患者在精神、心理和社会上再适应,使患者能恢复自主活动、社会活动和人际间的交往;尽可能恢复患者的日常生活活动能力。因此,如何积极有效地促进恢复期神经功能的修复,仍是目前脑缺血研究的热点。

国际上多年来主要针对神经元保护进行抗脑卒中创新药物研制,效果不理想,10多年来美国食品药品监督管理局(FDA)仅仅批准了一个相对有效的药物上市,其原因可能是单细胞、单靶点思路阻碍了药物的成功率。美国国立神经病学与卒中研究所(NINDS)提出的神经血管单元(neurovascular unit, NVU)概念,为脑缺血后进行综合治疗提出了新的要求,也为创新药物开发提供了新的思路。NVU 将神经元、血脑屏障(blood brain barrier,BBB)、小胶质细胞(microglia)以及维持脑组织完整性的细胞外基质看成一个整体。脑缺血会损伤神经血管单元,导致外周白细胞透过 BBB、内源小胶质细胞的激活并释放有毒介质造成组织损伤从而引发广泛的炎症反应,活性氧(ROS)的产生以及神经元和其他脑细胞内钙超载也会导致免疫反应,最终导致炎症细胞的活化和浸润。由于 BBB 是神经血管单元的核心组成,其通透性增加会对神经血管单元造成较大破坏。因此针对 NVU 功能所形成的整体治疗思路是基于脑卒中当前治疗现状所提出的必然要求。

二、藏医白脉疗法的内涵及其治疗缺血性脑血管病的优势

藏医认为人体的命脉主要由白脉(神经)和黑脉(血管)组成,把大脑比喻成白脉的海洋,把心脏比喻成黑脉的海洋,白脉与脏腑和四肢相连接,功能主要是管理运动知觉功能。黑脉包括红色命脉(动脉)和黑色命脉(静脉)。缺血性中风大致相当于藏医经典医著《四部医典》中所描述的"脉瘫",是黑、白脉系统受损所致,属于"白脉病"的范畴,也就是说藏医认为中风时人体的神经系统和血管均受到了损害。这与现代有关缺血性脑血管病的治疗要兼顾"神经血管单元"的理念甚为吻合。这也是藏医对缺血性脑血管病的治疗采用内服、外用、饮食、器械治疗相结合的综合治疗方法的理论基础。

1. **白脉疗法的基本内涵**　白脉疗法是藏医诊疗体系中最具有代表性的治疗方法之一,主要是通过口服藏药和外治的方法相结合,达到改善因脑血管病所导致的肢体和躯干白脉功能的综合性治疗方法。

从藏医经典文字记载来看,传统藏医白脉疗法中外用药多以酥油为基质,根据患病部位的不同加以不同的药物,采取收敛、下泻、补益的方法擦挫白脉。内服药则有七十味珊瑚丸、如意珍宝丸、七十味珍珠丸等。

现代藏医常以内服如意珍宝丸,外用白脉软膏结合推拿按摩的白脉疗法治疗缺血性脑血管病。白脉软膏始载于《藏医临床札记》,藏医主要用于瘫痪、痉挛等白脉病(神经系统疾病)的治疗,由藏医药专家贡曼贡确班达根据传统藏医药学理论,秉承经典巨著《四部医典》以及诸多藏医药学专著研制。现代制剂改良了传统剂型的制作工艺,使其更有利于临床使用,同时还保证了其"舒筋活络,开窍通络"的切实疗效。"白脉软膏"处方中姜黄、甘松、藏菖蒲清热活血;阳起石、甘草、花椒等具有益筋活络之功效;肉豆蔻、藏茴香可调和人体隆;花椒可以使肌肤表面孔隙得以开放,进而帮助肌肤吸收药物中的有效成分;油性基质可以使打开的皮肤孔隙闭合,并促使药效长久发挥作用。

内服药如意珍宝丸是藏医传统的经典验方,藏语名为:桑培努布日布,该药最早源于藏医经典方剂二十五味珍珠丸,始载于《四部医典》中,经历代藏医药学家不断改进和完善,最后收载于贡珠元旦嘉措所著的《藏医临床札记》一书,是藏医治疗各种白脉病的首选药物,也是临床最为常用的药品之一。

2. **白脉疗法治疗脑血管病的优势**

(1) 药物的独特功效:这些传统藏药大多来源于在海拔 4 000 m 以上的青藏高原上,藏医工作者每年都会在固定的季节上山采药,相较于其他药物而言,藏药具有的某些天然特性和"坐台""锻灰"等特殊的炮制方法,一方面可以降低药物的毒性,一方面还可提高药物的特殊功效,使得其可以穿过血脑屏障,从而使药力直达病灶部位,让变异和已经受损的脑细胞再次恢复功能。另外藏药里不仅有调理血

管的药还有很多调节神经功能的药物,可以不断地刺激大脑的神经,然后在病灶周围的神经中形成一个新的神经传导通路来支配已经偏瘫的一侧肢体进行运动,从而恢复神经的功能。

(2)治疗方法独特:外用药白脉软膏涂抹,以患肢为主,同时进行点、按、揉等手法的按摩,关节部位做相应的关节活动。不但可以增强药物的经皮吸收,还可以通过按摩等手法刺激患者相应部位白脉(神经)功能的恢复。

白脉疗法中的内服药多为珍宝类方剂,这类方剂,一般具有药味较多、作用全面的特点,从多角度调理人体隆、赤巴、培根的不和谐状态。同时,由于药物的不同属性,可以相互制约,也可以彼此促进,从而是整个方剂处于平和的状态。此外,还有多种抑制毒副作用的炮制方法,进一步调节药性,并有启开脉道、提高功效的作用。因此,藏医认为,这类药物对于白脉疾病这类复杂的病证具有良好的疗效,即使无病,服后也可以滋壮身体。对于脑卒中这类需要长期治疗的患者来说,也从安全性角度提供了较好的保证。

(3)白脉疗法的应用现状:我们发现藏医白脉疗法在缺血性脑血管病的治疗方面,尤其是促进患者运动功能恢复及减轻卒中后肌张力方面具有较好的疗效,且存在低成本、低毒副作用的优势。初步的实验研究也显示了白脉疗法对缺血性脑血管病的神经功能恢复作用明显。

此外,在中风患者的康复与治疗中运用白脉疗法认为临床效果良好,对于患者的肌力恢复、认知能力、关节活动情况等方面总有效率可达80%以上。另有学者通过临床观察,发现患者发病后,越早介入藏医白脉疗法其治疗效果越好,可以减轻病残程度。尤其是在改善患者心理状态,防止抑郁症的发生,改善关节挛缩以及防止褥疮发生等方面起到了比较好的作用。

三、小结

藏医白脉疗法着眼于脑卒中后机体赤巴、培根、隆失调尤其是隆功能异常进行调节,是从内外结合、整体和局部兼顾的整体性治疗方案。所选传统藏药经特殊的炮制工艺后,能直接透过血脑屏障对受损脑区进行治疗,改善其功能状态,同时,通过局部用药、手法施治的方法,使药物直达病所,因此能较好地恢复卒中患者语言蹇涩,肢体运动障碍等常见后遗症。既注重了受损脑区的神经功能,又改善了患者的肢体运动功能,与现代医学所提出的整体治疗思路具有一定的相似性。该方法操作简单,疗效卓著,而且药物成本较低,适合在临床推广。在基层以及藏区等缺医少药的条件下,对于脑卒中患者的临床康复更有着重要的意义。

云南民族医药治疗肝病用药特色研究

肝脏是人体内最大的、以细胞为主要构成的实质性器官,在体内发挥着包括消化、解毒、代谢、合成、分泌等重要的生理功能。多种物理、化学、生物等外界因素和遗传、免疫等内在因素均可导致肝细胞的损害,引起肝脏疾病的发生。肝病可按多种方法进行分类,按病因大致可分为肝炎、自身免疫性肝病、脂肪肝、酒精性肝病、药物性及中毒性肝病、遗传性肝病、代谢性肝病、全身性疾病引起的肝脏疾病、妊娠相关性肝病等。诸多肝病中,肝炎的发病率最高,其中又以病毒性肝炎最为多见,尤其是乙型病毒性肝炎。肝病病变机制复杂,治疗难度大,目前现代医学对肝病治疗方法包括药物治疗、免疫治疗、手术治疗、细胞治疗、人工肝支持、肝脏移植等,但单纯的现代医学治疗疗效并不乐观,在抗病毒、降酶、调节免疫、阻断病情进展等方面的疗效不尽如人意。因此寻找疗效确切的具有抗病毒及免疫调节作用的中(汉)药、其他民族药已成为目前研究的热点。

在云南众多的民族传统医药中,除傣医学、藏医学、苗医学、彝医学,其他少数民族传统医药多停留在简单浅显的认知与实践阶段,尚未形成本民族的医药理论体系,多为零星的单方验方和医疗经验,对肝及肝病缺乏系统的认识。有的民族传统医学因医学和药学发展的不平衡,即"药早于医,药多于医",则借鉴中(汉)医学或现代医学来阐释自己的用药理论。对于这些少数民族传统医药,民间流传的单方、验方即是他们防病治病的宝贵经验。

一、单验方的收集

收集方法包括文献收集和实地调查收集两种。文献收集是本次研究的主要方式。在对云南各民族传统医药治疗肝病的文献进行收集整理时,应尽可能全面地调查收集各类文献资料,需要对各类民族传统医药的出版物、内部资料、CNKI 数据库等进行治疗肝病的文献资料的收集。实地收集是对文献收集的重要补充,因此本研究根据实际需要对西双版纳、楚雄等地进行了实地调研,进行资料收集和人物访谈,尽可能地获得有价值的信息资料。共收集涉及 16 个少数民族(傣族、彝族、傈僳族、佤族、藏族、哈尼族、瑶族、白族、拉祜族、苗族、基诺族、景颇族、德昂族、普米族、布朗族、壮族)及其他(未标明所属民族)治疗七种肝病(肝炎、黄疸、肝硬化、肝肿大、肝癌、肝脓肿、肝昏迷)的 806 首单验方。单验方来源见表 13 - 11。

表 13 - 11　单验方来源

收　集　类　型	数　量（首）
出版物	632
文献收集内部资料	107
期　刊	40
实地收集	27
合　计	806

二、单验方的统计

1. **按民族及疾病分类统计**　单验方的信息涵盖单验方来源、所属民族、组成、制法、主治、用法、禁忌、研究资料、备注等,将收集到的云南民族传统医药单验方录入数据库及统计软件。806 首单验方中共有 538 首明确标明了民族来源,占总数的 67%。涉及了云南 16 个少数民族,以傣族、彝族、傈僳族、拉祜族、佤族、普米族较多;因民族民间医学多为经验医学,很多单验方在主治上无现代医学病名对应,有的仅以症状代替病名,例如"全身发黄""皮肤黄染",为避免单验方的遗漏,将其归属于"黄疸"范畴;有些虽有现代医学病名,但较笼统,范围较大,例如,收集的单验方中对肝炎的分类不详尽,以"肝炎"统称的占大多数,涉及的病名包括:肝炎、黄疸型肝炎、传染性肝炎、急性黄疸型肝炎、慢性肝炎、乙型病毒性肝炎、病毒性肝炎、急性无黄疸型肝炎、急性传染性无黄疸型肝炎、黄疸型传染性肝炎、急慢性肝炎、急性传染性肝炎、急性肝炎、迁延性肝炎,统计分析时将其统归于"肝炎"范畴,以充分利用单验方资料得到科学的统计结果。民族及疾病归属情况见表 13 - 12。

表 13-12 单验方疾病及民族归属统计表(首)

民 族	肝 炎	黄 疸	肝肿大	肝硬化	肝脓肿	肝 癌	肝昏迷	合 计
傣 族	52	118	67	1	0	0	1	239
彝 族	61	46	0	6	0	0	0	113
傈僳族	58	19	1	1	0	0	0	79
拉祜族	19	0	0	1	0	0	0	20
佤 族	16	0	0	2	0	0	0	18
普米族	15	0	0	0	0	0	0	15
藏 族	6	2	4	2	0	0	0	14
哈尼族	8	3	1	1	0	0	0	13
布朗族	9	0	0	0	0	0	0	9
瑶 族	6	0	0	0	0	0	0	6
基诺族	4	0	0	0	0	0	0	4
景颇族	2	0	0	0	0	0	0	2
白 族	1	0	0	1	0	0	0	1
苗 族	1	0	0	1	0	0	0	1
德昂族	1	0	0	0	0	0	0	1
壮 族	1	0	0	0	0	0	0	1
其 他	225	21	3	16	2	1	0	268
合 计	485	209	76	32	2	1	1	806

此外,在全部收集的单验方中,明确标明所属地区的有382首,占总数的47%,涉及10首以上单验方的地区为:西双版纳、怒江、玉溪、曲靖、临沧、楚雄、德宏。

2. **按用法分类统计** 内服剂型主要有汤剂、散剂、丸剂、饮剂、食疗方。"外用"与"内服+外用"两种用法50首单验方均来源于傣医,外用主要剂型有外包剂、外搽剂、外洗剂、酒剂,治疗疾病为黄疸和肝肿大。

表 3-13 按用法分类

用　　法	数　量(首)
内 服	756
外 用	35
内服+外用	15

三、高频药物分析

对收集的806首治疗肝病的民族民间单验方用SPSS软件进行初步统计,统一规范药物名称、重新整理药物频次,尽量避免同名异药、同药异名的情况存在。经过整理,实际使用药物为996味(单验方中出现了虎牙、虎骨、象牙、犀角、猴骨等野生动物药,现已禁用,不予统计)。由表2可以看出,云南民族医药治疗肝炎、黄疸、肝肿大的单验方较多,有必要对其单验方药物分别进行频次统计以了解各种疾病的药物使用情况,针对性地显示治疗各种疾病的高频药物。

1. **治疗肝炎的高频药物**　治疗肝炎的单验方共485首,使用药物1 546方次。前20高频药物见表13-14。

表 13-14　肝 炎 单 验 方 药 物 频 次 排 列(前 20)

药　物	频　次	药　物	频　次
茵　陈	51	十大功劳	12
龙胆草	46	田　螺	12
青叶胆	43	鱼眼草	11
红　糖	27	板蓝根	10
马鞭草	22	水冬瓜树皮	10
姜　黄	19	地豇豆	10
甘　草	17	土大黄	10
柴　胡	13	葫芦茶	10
车前草	13	白花蛇舌草	10
虎掌草	13	夏枯草	10

使用频次在前20的药物中,茵陈、龙胆草、马鞭草、柴胡、车前草、板蓝根、白花蛇舌草、夏枯草具有利湿退黄和(或)解毒、疏肝功效,是临床治疗肝炎的常用中药。甘草亦位列肝炎方的高频药物,其在治疗肝病方面的机制主要有:一是调和药性、缓和百药,故使用广泛;二是甘草性缓,可缓急止痛,治疗肝炎方中出现的胁痛、腹痛等症状;三是因肝病多见脾胃虚弱之象,而甘草味甘厚重,可起到补益之功。红糖在治肝炎方中多作为药引,也取其温补、缓急之功,使用达到27方次。例如,拉祜族以石风丹20 g、蜜糖花树皮30 g、红糖为引治疗急性肝炎;彝族以竹节黄40 g、甜竹根30 g、红糖20 g治疗黄疸型肝炎。青叶胆、虎掌草、十大功劳、田螺、鱼眼草、水冬瓜树皮、地豇豆、土大黄、葫芦茶为治疗肝炎的常用民族药,部分药物不仅在民族民间医学的理论里有功效主治等的记载,现代研究结果也证明其在治疗肝病方面的作用。

2. **治疗黄疸的高频药物**　治疗黄疸的单验方共209首,使用药物688方次。前10高频药物见表13-15。

胡椒是常见的调味品,但在治疗黄疸的单验方中,其使用频次最高,在傣族地区使用较为普遍,如《档哈雅龙》记载:"黄疸病,取叫哈赶(缅甸帮根)、匹囡(胡椒)、里逼(荜茇)、尖几(公丁香)、补累(野姜)各等量,捣细粉,用水调匀搓成小丸药内服、外搽。"其用量较小,多为3～7粒,且常与姜、食盐等调味品配伍使用。现代药理学研究表明,胡椒果实含多种酰胺类化合物,其中胡椒碱能起到利胆作用。在上述药中,十大功劳、拔毒散、金竹、定心藤、野姜、青竹标为治疗黄疸的常用民族药。

药　物	频　次	药　物	频　次
胡　椒	13	姜　黄	8
草决明	12	旱莲草	7
十大功劳	11	金　竹	6
拔毒散	11	定心藤	6
茵　陈	10	野　姜	6
马鞭草	8	青竹标	6

3. **治疗肝肿大的高频药物**　治疗肝肿大的单验方共76首,使用药物263方次。前6高频药物见表13-16。

表 13-16　肝肿大单验方药物频次排列(前6)

药　　　物	频　　　次
野　姜	9
水菖蒲	8
黑心树	8
胡　椒	7
姜	7
姜　黄	6

从上表可以看出,特色的民族药为野姜、黑心树。其他疾病的单验方数量较少,大多药物使用频次为1,其中肝硬化共32首单验方,使用频次在2以上的药物是:虎掌草8方次,青叶胆7方次,车前草、姜黄、龙胆草各3方次,白茅根、半截叶、辰砂、红糖、降香、马兜铃、珊瑚、神曲、檀香、万丈深、小兵打、鸭嘴花、玉米须、珍珠、栀子各2方次;肝脓肿共2首单验方,使用频次在2以上的药物为菖蒲;肝昏迷、肝癌各1首单验方,无频次在2以上的药物。

四、组方规律数据挖掘

1. **处方录入与核对**　将上述收集并筛选后的处方录入"中医传承辅助平台(V2.5)"软件。录入完成后,由双人同时审核数据,以确保准确性。通过"中医传承辅助平台(V2.5)"软件中"数据分析"模块中的"方剂分析"功能,进行用药规律挖掘。

2. **数据分析**

(1)提取数据源:在"方剂主治"项目中分别输入"肝炎""黄疸""肝硬化""彝族""傣族""拉祜族",提取出可治疗"肝炎""黄疸""肝硬化"的全部单验方,以及"彝族""傣族""拉祜族"治疗肝病的全部单验方。

第十三章　中国主要民族传统医学的特色研究

(2) 组方规律分析:"支持度个数"(指药物组合在所选处方中出现的频次)设为"肝炎"4、"黄疸""肝硬化"3,点击"用药模式"按药物组合出现频次从大到小的顺序进行排序;"置信度"(A→B 表示 A 出现后,本参数越接近 1,B 出现的概率越高)设为 0.6,点击"规则分析"得到药物组合关联规则;最后点击"网络展示"提出核心药物组合,并直观展示药物间相互关系。

(3) 新方分析采取聚类分析(核心算法包括改进的互信息法和复杂系统熵聚类):首先根据处方数量并结合经验判断,以及不同参数提取数据的预读,分别设置相关度和惩罚度,"肝炎"6/4、"黄疸"8/4、"彝族""傣族""拉祜族"8/2。然后点击"提取组合"按钮,发现新组方(基本算法是无监督的熵层次的聚类),并实现网络可视化展示。

3. 结果

(1) 基于关联规则的单验方组方规律分析治疗"肝炎"的单验方:分析所得药对的用药规则为当"定心藤"出现时必有"十大功劳",当"郁金"出现时有 80% 可能出现"茵陈","大黄"与"栀子"有 67% 的可能同时出现(表 13 - 17)。并进行关联规则网络展示(图 13 - 1)。

表 13 - 17 肝炎单验方中药物组合的关联规则(置信度≥0.6)

规　　　则	置　信　度
定心藤→十大功劳	1
郁金→茵陈	0.8
大黄→栀子	0.666 666 667
栀子→大黄	0.666 666 667
苦参→龙胆草	0.666 666 667
泽泻→茵陈	0.666 666 667
黄芩→茵陈	0.625
珍珠草→茵陈	0.625
虎掌草→红糖	0.625

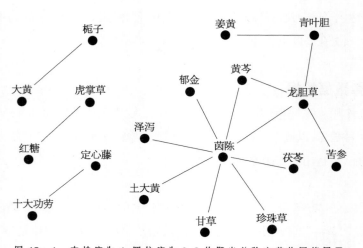

图 13 - 1　支持度为 4,置信度为 0.6 的肝炎单验方药物网络展示

治疗"黄疸"的单验方分析所得药对的用药规则为当"定心藤"出现时必有"十大功劳",当"定心藤"出现时有 75% 可能出现"大黄藤",所以当"定心藤、十大功劳"同时出现亦有 75% 的可能出现定心藤(表13-18)。并进行关联规则网络展示(图 13-2)。

表 13-18　黄疸单验方中药物组合的关联规则(置信度≥0.6)

规　　则	置　信　度
定心藤→十大功劳	1
定心藤→大黄藤	0.75
十大功劳,定心藤→大黄藤	0.75
猪肝→食盐	0.75
茵陈,珍珠草→土大黄	0.75
珍珠草→茵陈	0.666 666 667

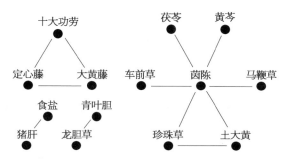

图 13-2　支持度为 3,置信度为 0.6 的黄疸单验方药物网络展示

(2) 基于复杂系统熵聚类的药物核心组合分析在核心组合提取基础上,运用无监督熵层次聚类算法,肝炎得到 4 个新方(图 13-3),彝族治疗肝病得到 1 个新方(图 13-4),傣族治疗肝病得到 3 个新方(图 13-5),拉祜族治疗肝病得到 4 个新方(图 13-6),并进一步查找新方与新方之间的关联,进行网络展示。

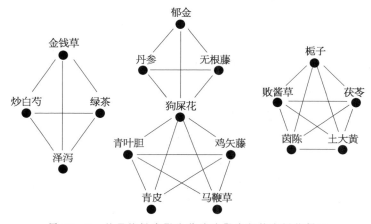

图 13-3　基于熵层次聚类的治疗肝炎新处方网络展示

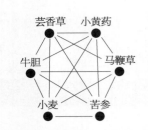

图 13-4　基于熵层次聚类的治疗彝族
肝病新处方网络展示

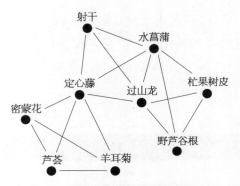

图 13-5　基于熵层次聚类的治疗傣族
肝病新处方网络展示

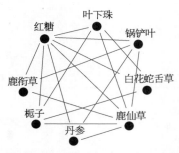

图 13-6　基于熵层次聚类的治疗拉祜族肝病新处方网络展示

五、云南民族传统医药治疗肝病单验方药物的使用特点分析

1. **药物使用呈现多样性**　因许多民族传统医药多为经验医学,单验方多无病因病机等的考究,所以单验方中药物的使用依据也呈现多样性。从文献收集和实地调研的情况看,云南民族传统医药治疗肝病单验方用药依据主要有三个,一是按症状用药,二是按疾病用药,三是按经验用药。

(1) 按症状用药:此类用药在单验方中所占比例较大,傣医的《档哈雅龙》《古傣医验方译释》,彝医的《彝药志》《彝族植物药》等少数民族医书中多以症状记录单验方的临床使用,由于少数民族地区医疗条件有限,无法通过现代医学的检查明确诊断,民族民间医生只能针对症状进行治疗。如《档哈雅龙》记载:患病后双目发黄,取哈罕满(拔毒散根)30 g,埋宋锅(土连翘根)30 g,麻尚烘(苦毛瓣无患子根)15 g,柯罗(青牛胆)15 g。煎服或泡水内服。《彝医植物药》记载:肝痛,以野荞麦鲜品加田基黄、青鱼胆草煎水服。

(2) 按疾病用药:在收集的单验方中许多已按现代疾病进行针对性治疗,涉及病名最多的为肝炎,其次为肝硬化、肝脓肿、肝癌、肝昏迷等。例如,彝族用野三七 30 g 治疗病毒性肝炎,傈僳族用鸡冠花 20 g 治疗肝硬化腹水,凤庆地区以半节叶 30 g、水红花根(细鸡刺根)30 g、红糖 15 g 治疗肝癌等。

(3) 按经验用药:在收集到的肝病单验方中,多数都是属于经验用药的,尤其是单方。这些特色用药是各少数民族传统医药长期医疗实践的宝贵经验。如傣族用野姜外搽治疗肝肿大,多个民族用青叶胆治疗肝炎并将其命名为肝炎草,彝族用牛胆汁治疗黄疸等。

2. **药物使用和地域分布关系密切**　在云南民族传统医药治疗肝病单验方的药物的使用上,具有明显的地域性和民族性的特点。从地域上来分,如曲靖地区常用地豇豆、星秀草、黄花香、熊胆草、土大黄、鱼鳅串、珍珠草等;西双版纳地区常用十大功劳、葫芦茶、竹叶兰、定心藤、水冬瓜树皮、大黄藤、无根藤、杧果、金竹、田螺、羊耳菊等;玉溪地区常用书青叶胆、枯矾、鸡矢藤、牛胆汁、田螺、透骨消、五指毛桃、仙鹤草等。但同时存在药物多地域的交叉使用,如青叶胆、虎掌草、马鞭草等均是多个地区在使用。从民族上来分,彝族常用青叶胆、姜黄、苦参、马鞭草、水冬瓜树皮、小黄药、鱼眼草、白牛膝、苦荞等;傣族常用十大功劳、定心藤、大黄藤、白牛胆、古山龙、胡椒、金竹、杧果、射干、水菖蒲、竹叶兰等。但同样也存在有的药物交叉使用的特点,比如十大功劳,傣族和彝族都在使用;无根藤,彝族和佤族都在使用;半截叶,拉祜族和佤族都在使用;青叶胆、田螺,多个民族都为常用。

3. **注重药引的使用** 药引的应用是云南民族传统医药治疗肝病的显著特点,806首单验方中有102首用到了药引,使用最多的是红糖,其次有盐、白糖、酒、胡椒、姜等。在中(汉)医领域,药引是指医师根据药剂的性质或病情的需要,要求病家自备的一些药物或辅料,加入药剂中一同煎服,主要起到辅助治疗和调和药性的作用,又称"药之引信"。在民族传统医药里药引的作用与中(汉)医大致相同,在临床上使用频率很高,药引数量可为一味也可有多味,药引的范围也不限于药物,其他物质也可作药引,如傣医常用胡椒、盐、姜等,彝族常用红糖、白糖、酒等,佤族多用盐,拉祜族习惯用丁香、草果等芳香之药。其中很多都是日常的调味品,少数民族地区将它们作为药物使用,并认为有其特殊的功效。

4. **药食同源** 饥饿与疾病的泛滥是药食同源的起源;营养素与活性成分的并存是药食同源有力的佐证。"药食同源"的理论是民族民间长期与疾病做斗争的智慧结晶。上述药引中提到的盐、糖、胡椒、姜等即属于"药食同源"的范畴,这一意义同样体现在动物药的使用上。云南民族医药在治疗肝病的单验方中用到了动物药,其中动物的肝、胆、胆汁使用较多,如彝医古籍《此木都齐》中记载:服用牛或羊胆可治疗心、肺、肝痛。这些动物药的使用一方面有"药食同源"的意义在里面;另一方面有"以脏补脏"的民族传统医药天人合一的朴素医疗观念。如猪胆,在《哀牢本草》里的记录为"清热解毒,除湿利胆,用于咽喉肿痛,哮喘咳嗽,肝胆湿热,骨髓脓疡"。现代研究也证明,动物的胆汁确有活性强、疗效显著的药理作用。猪胆的化学成分为胆汁酸类、胆色素、黏蛋白、无机物等,胆汁酸中有鹅脱氧胆酸、3α-羟基-6氧-5α胆烷酸和胆石酸,另含猪胆酸和猪脱氧胆酸。常用于呼吸系统、五官科疾病及消化系统如治疗单纯性消化不良、急性传染性肝炎等。

5. **药用部位与中(汉)药的区别** 在民族药物里,有的中(汉)药使用与中(汉)医理论指导下的中药药用部位相区别。如中(汉)药里药用部位为种子的使君子,在少数民族传统医药里不仅用到了种子,还用到了藤、根;中(汉)药里药用果实的山楂,在其他民族传统医药里就用到根和树皮。

6. **中(汉)药在民族传统医药中的使用特点** 民族传统医药中使用的中(汉)药有以下五个特点。

(1)民族传统医药里使用的中(汉)药,其功效主治与中(汉)医理论指导下的中(汉)药的功效主治一致,如茵陈、龙胆草、姜黄、柴胡等。

(2)民族传统医药里使用的中(汉)药功效主治有别于中(汉)医理论指导下的中(汉)药功效主治。在中(汉)医理论里没有治疗肝病相应的理论和应用,但少数民族传统医药里却有明确的理论和应用,如射干在中(汉)医理论里的性味功效主治是:苦寒,清热解毒,消痰,利咽,用于咽喉肿痛、痰盛咳喘等,在少数民族传统医药里,彝族还把射干用于慢性肝炎、胆囊炎;傣医理论认为射干微苦、涩、凉,入水、土塔,清火解毒,凉血止血,利胆退黄,利尿化石,收敛止汗。用于六淋证、胆汁病出现的黄疸、消渴病等。

(3)少数民族传统医药和中(汉)医药均没有治疗肝病的相关理论,但是现代研究证实药物治疗肝病的药理机制或是有肝病治疗的临床应用,如黄芪、桂枝等。

(4)少数民族传统医药和中(汉)医及现代研究都缺乏治疗肝病的理论支持,但是仍旧应用在少数民族传统医药的中(汉)药,如蒲公英、续断、鱼腥草等,这些没有治疗肝病理论支撑的中(汉)药在其他民族传统医药治疗肝病领域里的广泛使用,也为中(汉)药新用提供了研究思路。

(5)其他少数民族药物融入中(汉)药行列。诸多民族药物因显著的疗效,使用范围扩大,有的已收入中(汉)药行列,比如鸡矢藤、珍珠草等。

7. 民族传统医药特色疗法在肝病中的运用 常见的肝炎、肝硬化等肝病的治疗方法一般为内治,即通过口服汤药、成药等以达到治疗效果。研究中笔者发现云南民族民间也将外治法单独运用或与内治法联合运用于肝病的治疗中,傣医的十大外治法(熏蒸、睡药、洗药、坐药、刺药、包药、拔罐、擦药、推拿、口功)是傣族医疗体系中的重要内容,也是傣医特色疗法。名傣医康朗腊临床诊疗经验研究集《档哈雅龙》中就有诸多外治法的记载,如:治多种原因引起的黄疸病,取埋扎海盖(音译)30 g,煎服,药叶煎汤外洗;双目发黄,取嘿嘎伯(玉叶金花藤)30 g,埋哈东(团花树)30 g,煎汤服3口后外洗;肝脾肿大,取景郎(黑种草籽)、反帕嘎(苦菜籽),捣烂加水调匀揉搽,每日5~6次可治之;肝肿大取摆麻嘿(洗碗叶)、辛(姜)、贺波亮(小红蒜),捣烂加淘米水外洒炒热外包,连包3个月可治之。彝医的外治也极具特色,有关外治的古籍记载远较其他内容为多,《启谷署》中就有记载将彝药捣烂或研细末调敷的方法治疗腹腔肿瘤。

外治法是民族医药治疗肝病的特色疗法,多选用鲜品,即采即用,可采用外敷、外包、外搽、外洗等多种操作方法,优点为无须经过肝脏代谢,不良反应少,安全、简便、廉验,具有实用价值。民族医药的外治法为肝病的治疗拓展了思路,其在治疗相应疾病中的价值值得进一步研究和开发,对诊疗技术的挖掘与新药的开发同等重要。

云南是一个多民族的省份,其中15个是云南特有少数民族。千百年来各族人民积累了丰富的防病治病经验与知识,形成了以傣、彝、藏族医药为主,白、纳西等民族传统医药多元并存的云南民族传统医药体系,为云南各个民族人民健康和繁衍做出了重要贡献。云南民族传统医药治疗肝病的理、法、方、药是千百年来各族人民临床经验的总结,不论是文传的还是口承的,其实际功效和存在的价值都是毋庸置疑的,其单独使用或与中(汉)医及现代医学结合都有可能解决更多医学难题。从各民族传统医药中寻找治疗肝病的有效药物和方法对于防治肝病具有重要的现实意义和价值。

蒙医学放血疗法

一、蒙医放血疗法源流

放血疗法是以针刺某些穴位或体表小静脉而放出少量血液的治疗方法。操作时,先行皮肤常规消毒,选用三棱针或粗毫针,速刺速出,针刺入一般不宜过深。放血疗法属于传统医学范畴,是各民族传统医学外治的重要手段,被广泛地应用于治疗各类疾病,在我国中(汉)、藏、蒙、维吾尔、壮、哈萨克、回、苗等民族传统医学中都有放血疗法,特别是中(汉)医、藏医和蒙医放血疗法具有相对完整的理论体系,丰富的临床实践,并对其他民族传统医学放血疗法有较大的影响。

蒙古族人民根据自己所处的生存环境、生活习俗、地势气候、饮食穿戴的特点创立了独特的传统外治疗法,称为蒙医五疗法,是蒙医内病外治的非药物疗法。大致包括放血疗法、灸疗法、油脂疗法、浸浴疗法、穿刺疗法等。蒙医放血疗法是蒙医常规疗法。据蒙医学理论对非药物性疗法又分为峻烈疗法、温和疗法和非温和疗法3种。放血疗法为非温和疗法的一种,蒙医中的放血疗法,最初以"引病外除"原理和寒热学说为指导。随着《医经八支》和《四部医典》传播到蒙古地区,蒙医放血疗法又吸收了古印度医学和藏医学的理论,故蒙医放血疗法在很大程度上与藏医放血疗法相合,从理论体系到临床经验都有其相似之处和共同的特点。

二、蒙医学放血疗法作用原理

蒙医特别注重平衡关系,治疗疾病以保持平衡为主。所以对偏盛偏多证主要采用外泻或下泻,对热证主要采取清热、降温,以达到协调三根、平衡阴阳。放血疗法就是在这种自然哲学理论思想的指导下,在人体体表浅静脉特定的穴位上,进行放血,以引病外除为总治则,达到泻病血,除病气,协调三根、平衡阴阳来保障机体正常的生命运动。

1. **协调三根,平衡阴阳,促进精华与糟粕的分离**　受外界因素的影响,三根失去平衡,协日偏盛,消化协日功能亢进,引起食物消化功能与精华糟粕分离功能紊乱,阴阳失调,导致协日型热性疾病,影响血液正常的生理功能。依据放血疗法治疗原则,选择适当的穴位进行放血,随着富含协日的病血流出体外,消化协日之偏盛可得到抑制,食物消化吸收功能自然恢复常态,那么精华与糟粕的分离功能也自然恢复常态,所以三根、七素也随之恢复,达到阴阳平衡。

2. **下泻病血,驱逐脉病,改善气血循环**　依据蒙医理论,放血前服用分离汤,可分离正血与病血。正血与病血彻底分离后,流出体外的应是病血。随着病血流出体外,血、协日的偏盛得到纠正后,瘀血症状自然缓解,随着瘀血症状的缓解,怒张、肿胀等病理改变也逐渐得到改善,气血运行逐渐恢复常态。

3. **清热退热,消肿止痛,去腐生新**　协日病变后,影响气血运行,引起红肿热痛,或引起精华混浊衍生恶血,腐蚀脏腑。协日发生热性病变时表现急剧,易于播散,体温高,疼痛剧烈。此时,实施放血治疗后,随着病血的流出,消化协日之热能亦可得到抑制,体温自然就会下降。消化三能恢复常态后,精华与糟粕的分离也将随之恢复常态,也就是说不再有恶血衍生,脏腑也不再被腐蚀,而且精华与糟粕分离正常后,机体将很快恢复其旺盛的生命力。

三、蒙医放血疗法时机的选择

蒙医认为放血一般视病情分早、中、晚期。早期放血宜于发病初期,例如体腔出血侵及脏腑,流血过多而不止者以及扩散热、骚热、食物中毒等起病急骤,不循常规成熟,掌握时机及时放血治疗。中期放血一般在无恶寒现象,身体沉重麻木,疾病的正血与病血已充分分离,血液无混杂现象时宜于施治。晚期放血时要注意病血与正血是否充分分离。否则服用三子汤,使疾病成熟,正血与病血充分分离后放血。凡血和协日热邪或病血散布于脉道时易于转化为其他疾病,因应用不当之饮食引发余热采用放血治疗。

四、蒙医放血疗法部位

中(汉)医刺络放血部位的选择是基于经穴理论基础之上的,放血部位主要有耳穴、阿是穴、反应点和浅表静脉(脉络管)等。蒙医同藏医相似,放血部位较固定,以静脉为主要放血部位,将静脉切开或穿破进行放血。《四部医典·论述本》记载有77处可放血的脉,而《四部医典·秘诀本》上记载有90处可放血的部位。其中头颈部有21处,上肢有34处,下肢有18处,躯干有4处,耳前后4处,肺肝合脉有2

处,肝胆脉有 4 处,黄水脉有 2 处,短尾脉有 1 处,共有放血脉 90 处。目前,临床上常用的脉穴有头部放血脉,有前额脉,位于前额正中线发际下 0.3 寸,金柱脉位于右眼瞳孔直上,发际下 0.5 寸,银柱脉位于左眼瞳孔直上,发际下 0.5 寸,以上三个穴位放血主治血热性头痛、神经血管性头痛、面部痤疮及对高血压性头痛亦有一定疗效。舌脉位于舌系带两旁的两条脉之间的正中,主治偏瘫失语、吞咽困难、口舌干燥、舌体蜷缩、心热等症。

五、蒙医放血疗法选用工具

不同民族使用的放血工具各不相同,但归纳起来分为两类:一类是刀具,另一类是针具。考古学研究探明,北方民族远在新石器时代就开始制造和使用放血器具。同藏族相似,蒙古族放血工具以锐利刀具为主,主要是因为藏族和蒙古族都是游牧民族,所用的生活工具多是刀具。放血工具的材质从古到今有石质、骨质、金属质等。现今混合金属制作的放血刀具最适合放血疗法的要求。依据患病的部位不同,使用的刀具形状也不同:在前额部络脉放血时用剃刀状放血刀具;在颈部络脉放血时用弯尖新月状器械;在人体部位明显的粗大络脉放血则选用大刀状器械。放血工具的形状多种多样,包括羽毛根状、月牙状、斧刀状等。现代放血工具很多选用中(汉)医针灸中的三棱针或梅花针。

六、蒙医放血疗法的放血量

放血疗法放血量的多少是其产生疗效的关键因素之一。因为放血量的多少跟刺激量密切相关,直接影响疗效,更重要的是放血量与其安全性有着密切的联系。如果放血量不足,则达不到应有的疗效;而放血过量则会产生安全问题,所以对刺络放血疗法的研究中放血量的研究至关重要。刺络放血疗法在世界范围内都有应用,不同地区放血量不同,各有优势及不足,此取各地区不同放血疗法的共通之处,并针对放血量作了比较研究,取其精华,以促进形成更合理的放血疗法诊疗标准,使刺络放血疗法在临床更加安全有效地应用。

中(汉)医放血疗法中对放血量没有统一的标准,文献记载或"出血如豆"或"微出血"等。《内经》认为"瘦者浅刺少出血,肥者深刺多出血",又有"凡血络有邪者,必尽去之,若血射出而黑,必会变色见赤为止,否则病必不除而反为害"。现代临床中一般根据患者年龄、精神状况、体质强弱、病程长短、病情轻重等方面辨证论治,灵活掌握放血量。另外刺血部位的不同与出血量关系密切。不同穴位其主治特性不同,选取与病情相应的穴位或络脉刺之,可用较少的出血量取得好的疗效。末梢部位的穴位,其对刺激的敏感性较强,出血量可少些,而其他部位敏感性较差,出血量相对可多些。在刺络放血疗法中决定出血量多少的关键是机体的功能状态,它包括不同的病证及寒热虚实的病情、患者体形体质的胖瘦强弱、年龄和性别等。

蒙医放血疗法放血量是根据患者的年龄、病情、体质和血象而定,掌握适量。放血时还要观察血色,应审辨正血与病血,在病血放尽而正血出现时,即刻停止放血。原则上坚持应多次少量放血,但为制止五脏的疼痛、血症的刺痛等情况,虽是正血亦可放出一些。放出的血色黄稀,有白色泡沫或血液表面有黏液或脓液者则是病血。应将病血放尽,其量大者远非中(汉)医放血法所能比拟,待病血放尽而正常血出现时,即刻停止放血。若由热邪亢盛而致体内血液亢盛,关节肿胀等病症,也应放血,以祛病血之热势。对于正精虚衰的患者,放出的血液似脓或水样时,应适当控制出血量,若视此为脓水而大量放血,将更使正精亏损而诱发水肿病。凡属老年、小儿以及孕妇,只放出血气,而不能放出点滴血液。

七、蒙医放血疗法操作方法

1. **放血前准备**　放血前必须做好准备工作,一般在放血前 3 日给予分离汤,使病血与正血充分分离,然后再放血施治。常用的汤药有三子汤、苦参汤、栀子汤等。在未服用分离汤前不宜放血,否则会导致正血流失而病血不出,且将生赫依,造成余热不除。

2. **放血操作**　放血的方法分静脉放血、组织放血、穴位针刺放血。静脉放血时,术者将常规消毒局部,用橡胶管或绷带结扎,使血管鼓起、固定,脉位不易移动。血管鼓张后用手指揉擦,使肌肉麻木,减少疼痛。然后术者用左手拇指和示指、中指拿刀,置于距离结扎处的三指以下,用右手拇指和中指力度均匀的弹击刀针即开始放血。进刀的方法按脉管的部位,粗细有纵划法、斜切法、横断法等。组织或局部放血一般用三棱针,放几滴为宜。如果放血过程中出现以下情况可给予及时处理。例如无病血时找原因后可另换血管放血。出血不止时立即止血。伤口肿胀一般是切口过小造成的,可给予局部按摩或服药。昏厥主要是过度紧张,赫依作祟引起,应立即止血后相关处理。放血完毕后,把结扎绳缓慢解开,处理刀口,敷以消毒纱布包扎,防止感染。为了避免恶血发生,减少剧烈运动,禁止喝酒、浓茶。

八、蒙医放血疗法适应证与禁忌证

蒙医认为血、协日引起的热性疾病均可用放血疗法治疗,如疫热、疖肿、疮疡、丹毒等热证。巴达干与赫依引起的寒证若与血和协日合并时也可放血治疗。

但对于热性疾病仍要分清时机进行放血,发病初期宜早期放血,中期放血一般在无恶寒现象时使用,晚期放血时要注意病血与正血是否充分分离。

相对于适应证来说,放血疗法不宜用于正精耗竭、孕产妇、水肿、大疥痛疾、胃火衰败等寒性疾病以及由巴达干、赫依所转化的疾病,体虚、儿童和老年人及已用过其他疗法如催吐法、鼻药法、泻下法、灌肠法治疗后的患者均禁用。

蒙医学、现代医学诊治肺结核进展

肺结核病是结核分枝杆菌引起的慢性肺部感染性疾病,其中痰中排菌者称为传染性肺结核。我国结核病患病人数居世界第二位,是我国重点控制的重大疾病之一。在临床上,历代蒙医把此病归于"肺痈疽"范畴进行诊治。据统计,我国结核病年发病例 100 万,全国现有活动性肺结核患者 499 万,年死亡人数 5.4 万,肺结核/艾滋病(TB/ HIV)双重感染患者约 2 万,每年新发多重耐药结核杆菌(MDR - TB)约 10 万人。面临结核病带来的严峻形势,全球范围开展了一系列控制和治疗措施,但同时也面临双重感染、多耐药结核病的传播等诸多困难。为寻求新的治疗方法和途径,蒙医作为我国的传统医学,近年来蒙医治疗肺结核取得了明显成效。现将该领域治疗肺结核的文献进行综述。

一、病因病机

蒙医理论认为肺结核的发病主要由于人体三根之平衡失调,巴达干偏盛并与协日相搏客于气道,继而与血邪合并,导致巴达干黏液激增气道,齐素、协日热邪炽盛于肺,遂生此病。凡吸烟过多,长期处于灰尘、烟雾大的环境,汗后过饮冷水,以及伤风感冒余邪,用力过度或劳累等,均为诱发本病之因素。

二、现代医学治疗

1. **肺结核的治疗仍以化学药物治疗为主** 常用的一线化学药物主要是异烟肼(INH)、链霉素(SM)、吡嗪酰胺(PZA)、乙胺丁醇(EMB)、利福平(RFP)和氨硫脲(TB1)等。二线抗结核药物是耐多药肺结核治疗的主药,包括氨基糖苷类如阿米卡星和多肽类如卷曲霉素等;硫胺类如乙(丙)硫异烟胺;氟喹诺酮类如氧氟沙星、左氧氟沙星、莫西沙星等,长期应用安全性和肝耐受性也较好;环丝氨酸:对神经系统毒性大,应用范围受到限制;对氨基水杨酸钠:为抑菌药,用于预防其他药物产生耐药性;利福布丁:耐 RFP 菌株中部分对它仍敏感;异烟肼对氨基水杨酸钠等药物。有研究者开展了左氧氟沙星与莫西沙星治疗老年耐多药肺结核临床疗效对比分析,结果左氧氟沙星与莫西沙星联合基础抗结核药物治疗耐多药肺结核均取得较为满意的效果。但是,莫西沙星组患者治疗效果优于左氧氟沙星者。还有研究者开展了利福喷汀与利福平治疗肺结核疗效和安全性的 Meta 分析,表明利福喷汀具有长效、高效、副作用小等优点。

2. **大环内酯类药物的抗结核作用** 最新研究结果表明,分枝杆菌因存在 erm37 基因而对大环内酯类具有固有耐药性。Hoffner 等对 23 株 MTB(21 株耐药)的研究发现,克拉霉素是大环内酯类抗结核活性最强者,其他大环内酯类,如阿奇霉素和罗红霉素也有可能被用于肺结核的治疗。肺结核的西药治疗其疗效虽肯定,但是疗效长,药物的毒副作用较大,常引起肝肾功能损害和胃肠道不良反应等,致使治疗间断,易产生耐药性。

3. **其他治疗** 肺结核治疗也包括手术治疗、介入治疗、免疫治疗等具有明显的效果。

三、蒙医治疗

1. **蒙医治疗法** 在滋生体素,清肺黏、齐素、协日热和黄水热的前提下,以辨证治疗为原则,一般口服四十三味铜灰散、二十八味犀牛角散、二十五味竺黄散;体质弱或年迈者亦可用牛奶送服。咳痰带血者,五味竺黄散加云香十五味。体弱、食欲不振者,口服五味清浊散、光明盐四味汤;咳痰不利者口服五味沙棘散。有研究者用嘎日迪-5、三子散、古日古木-13、桑塔拉-43 治疗痰涂阴型肺结核 53 例,整体治愈率达 90%,临床有效率为 96%。还有研究者用色茹-25 味散,扫日劳-8 味汤、曹乌-8 味散、桑塔拉-43 味散、珠岗-25 味散、马日布-3 味汤、达日布-5 味散加劳泽特-18 味散治疗浸润型肺结核 20 例,治愈 18 例,好转 2 例,总有效率 100%。

2. **蒙医酸马奶治疗法** 酸马奶中的有益微生物在其生长过程中能产生多种抗生素和有机酸,这些生物活性物质对结核分枝杆菌、大肠埃希菌、葡萄球菌和其他有害微生物表现出较高的抗菌活性,尤其是对结核分枝杆菌作用更明显。因此,研究者认为酸马奶是防治结核病最理想的辅助治疗药。有学者用酸马奶加服蒙药赛日 25 味巧丸及桑塔力 25 味丸治疗 56 例肺结核,痊愈 51 例(占 91%),有效 5 例(占 45%)。苏雅拉吉日嘎等肺结核急性期过后,酸马奶配用蒙药扫日劳 7 味散、桑塔拉 25 味散、当玛 5 味散及色茹 13 味等药物,治疗 58 例肺结核及结核性胸膜炎患者,痊愈 36 例占 62%,好转 20 例占 34.5%,未愈 2 例占 3.5%。浩斯巴亚尔等用蒙药苏日严其木格治疗陈旧性肺结核病临床分析,发现单用苏日严其木格治疗组治愈率明显高于单用西药组。

3. **蒙医外治疗法** 根据患者体质强弱,则取肘外侧脉、肺脉穴、肘源脉针刺放血气治疗,临床疗效确切,但目前尚未广泛应用于临床,其作用机制有待进一步研究。

四、蒙医结合现代医学治疗

蒙药抗结核主要以扶正祛邪、增强机体免疫功能,在一定程度上抑制结核杆菌的生长而达到治疗效果,并能保证西药抗结核治疗的顺利进行,弥补抗结核西药的不足,以提高肺结核的治疗效果而达到治疗目的。大量的试验研究和文献报道证实,蒙医结合现代医学治疗具有巨大的发展空间和广阔的应用前景。斯钦毕力格用蒙药桑塔拉-25味加化疗治疗浸润型肺结核与对照组对比有效率分别为97.4%、92.0%,发现蒙医结合现代医学治疗有利于肺结核病灶的吸收与肺部组织的修复,并在症状改善、空洞闭合、痰菌转阴等方面有明显效果。乌力吉巴特尔等用蒙药伊赫-汤,配合化疗治疗肺结核29例,并与单纯化疗27例进行对照发现蒙西医结合方法治疗肺结核,可提高疗效,减少西药的毒副反应,有利于肺结核病灶的吸收与修复,具有推广价值。红花用通拉嘎-5、斯如-25、给旺-13、朱刚-25、巴特尔-7、古古勒嘎日地-15、古日古木-13、额尔敦乌日勒、敖喜根-18、苏日老-4汤等蒙药配合化疗药治疗30例空洞型肺结核,发现蒙医结合现代医学治疗不仅疗效确切、安全、费用低、疗程短、不易复发而且副作用小,能够有效地增强患者的免疫功能,并能调理人体生理功能,提高抵抗力。胡格吉乐图等用抗结核化疗药配合舍如-25、钦-25、那仁满都拉-11等蒙药结合治疗耐药性肺结核30例临床观察结果,总有效率为93%,治愈率为70%,无效率为6%;发现痊愈率高,症状的改善明显,而且蒙药能弥补西药化疗的不足,解决抗结核西药毒副作用问题。

五、结语

通过对患者的疗效观察,西药治疗肺结核起效快,疗效肯定,但抗结核药存在不良反应多、出现耐药等问题。蒙药抗结核主要通过调节机体三根之平衡,增强机体免疫功能及在一定程度上抑制结核杆菌的生长而达到治疗目的;蒙药配合西药化疗,不仅能促进痰菌阴转、空洞闭合、病灶吸收,而且可减少抗结核药的毒副作用,改善症状、提高生活质量,有利于结核病灶的吸收与肺部组织的修复,对杀灭结核杆菌起到协同作用,值得临床推广和应用。目前存在的主要问题为缺乏统一的辨证分型和诊疗标准,个别报道中无规范的对照研究及远期疗效观察,致使疗效无法相互比较,影响了对药物的正确评价,对该病的治疗多局限于一般的临床观察,多为回顾性报道,而临床实验研究较少,对耐多药结核病的研究尚处于初始阶段,还未研制出具有杀灭或强力抑制结核杆菌作用的蒙药制剂,所以如何充分利用现代医学的诊断技术和研究方法,加强基础实验和蒙药制剂的研究,采用蒙西医结合的方法,制订严格的辨证和诊疗标准和研制出高效与安全的蒙药制剂及蒙医结合现代医学的抗痨方案,仍是今后肺结核研究的主要课题。

蒙医学治疗脑震荡的临床疗效观察

脑震荡是头部受外力作用后,即刻发生的中枢神经系统一时性功能障碍,系形态学上无肉眼可见的异常改变、神经系统检查无器质性体征的一种原发性脑损伤。其特点是有点时间的意识障碍,醒后有短暂的逆行遗忘,而无器质性损伤的征象,无明显病理改变。发生机制至今仍有许多争论。

蒙医认为脑震荡属头部内伤范畴,可分为轻、中、重度。由于头部受到外力"脑气"和"脑髓"等有关组织解剖位置失常,气血循环受阻,出现"不通则痛"的病理变化。如不及时治疗,进一步加重"不通则痛",出现一些后遗症,影响正常工作和生活。蒙医以"以震治震"为治疗原则用震脑术等方法治疗脑震荡效果显著。

一、临床资料

60 例脑震荡患者均选自 2009 年 4 月至 2010 年 4 月在内蒙古医学院附属中蒙医院住院及门诊就诊的患者,并按就诊顺序随机分为治疗组(蒙医治疗组)和对照组(现代医学治疗组),各 30 例。60 例患者中男 35 例,女 25 例,年龄最大 55 岁,最小 21 岁;轻型(度)脑震荡 15 例,中型(度)脑震荡 38 例,重型(度)脑震荡 7 例。治疗前年龄、性别、病情程度分级分布均衡,具有可比性(表 13 - 19)。

表 13 - 19 一般资料($n=30, \bar{x} \pm s$)

组 别	n	年龄(岁)	性 别		病情程度分级		
			男	女	轻	中	重
治疗组	30	41.3 ± 10.0	17※	13※	9※	18※	3※
对照组	30	41.3 ± 8.54	18	12	6	20	4

注:※ $P > 0.05$,无显著差异

二、诊断标准及临床分型

1. **现代医学诊断标准**

(1) 有头部外伤史(直接或间接损伤)。

(2) 伤后立即发生一过性意识障碍(意识丧失或恍惚),时间在 30 min 内;清醒后常有“逆行性健忘”(即近事遗忘)。

(3) 有头痛、头昏、头晕、恶心呕吐、耳鸣、无力等症状。生命体征基本正常。

(4) 可神经系统检查一般无阳性体征,腰椎穿刺检查颅内压多正常,少数可为低压。脑脊液检查正常。

(5) 颅脑 CT 或 MRI 检查脑内无明显异常。

2. **蒙医诊断标准**

(1) 明确的头部外伤史。

(2) 伤后立即出现短暂的意识障碍,从数秒钟到数分钟不等,一般不超过 30 min。

(3) 伤后有逆行性遗忘,即近事遗忘。

(4) 受伤当时有面色苍白、瞳孔改变、四肢松弛、反射减退,后随意识的好转上述症状逐渐消失,神经系统检查无异常。

(5) 伤后可以出现头痛、头昏、恶心、呕吐等,有的还可以有心悸、耳鸣、记忆力下降等自主神经功能紊乱症状。

(6) 测量患者双手中指的长度,可出现长短不一的现象。

(7) 头颅 CT 无异常改变。

(8) 以上各项临床表现及明确的头部外伤史、伤后立即发生短暂的意识障碍、神经系统检查无定位体征是脑震荡诊断的必备条件,必须同时具备,不可缺一。逆行性遗忘的存在则是确认脑震荡的重要依据。

3. **脑震荡病情程度分级标准** 脑震荡根据程度可以分为轻型(度)脑震荡、中型(度)脑震荡和重型

(度)脑震荡三种。

(1)轻型(度)脑震荡:头部受伤后立即出现眼前发黑、站立不稳,四肢发软或一过性精神恍惚等短暂、轻微的症状。

(2)中型(度)脑震荡:头受伤后立即出现短暂昏迷,而不伴有近事遗忘。

(3)重型(度)脑震荡:头受伤后立即出现短暂昏迷和近事遗忘者。

4. **纳入标准**

(1)符合蒙医诊断标准。

(2)符合现代医学诊断标准。

三、治疗方法

1. **治疗组**

(1)治疗原则:以震治震,先震后静,震静结合,促进气血循环,辨证论治。治疗组采取蒙医震脑术和蒙药结合治疗方法。

(2)方法

1)震脑术:① 医者嘱患者取仰卧位于启震床垫之上,让患者枕在装满干细沙的启震碗上,伸直手脚,手掌朝内。② 医者用启震杵从患者患侧的肘部启震点(肘横纹外端旁开 10 cm 处)开始依次对肩头部启震点(肩头旁开 10 cm 处)、耳部启震点(耳郭旁开 10 cm 处)、头顶部启震点(头顶旁开 10 cm 处)对侧耳部启震点、肩部启震点、肘部启震点、膝部启震点(膝关节旁开 10 cm 处)、患侧膝部启震点用启震杵(1 900 g)进行 3 次自由落体运动。轻度、中度、重度脑震荡启震杵自由落体高度分别为 30 cm、40 cm、50 cm。将此法重复进行 3 次。③ 贴患者足底放置启震板(1 500 g),医者用一手扶住启震板,另一手拿大号启震锤(1 000 g),用适当的力量敲击启震板,每侧 3 次。④ 医者把患者从头部轻轻扶起,使其端坐。医者立于患者之后,用启震带从患者前发际沿两耳上缠绕其头部,一手合住启震带两端交叉处在患者后脑部拧紧向上牵拉。让患者咬住一根启震筷的中间部位,启震杆紧靠患者嘴角。同时医者用另一手拿小号启震锤(200 g)敲击启震杆两端,用适当的力量先敲患侧,再敲健侧依次反复敲击 3 次。⑤ 医者面对患者而立,用双掌分别扶住患者头部两侧,稍向上提起患者头部并向健侧微屈其颈,双手协同用力,将患者头部向前后两个方向小幅度的快速震动 3 次。再用一手掌按扶患者下颌部,另一手按扶患者后枕部,双手协同用力,将患者头部向左右两侧小幅度地快速震动 3 次。⑥ 医者调整包头启震带之松紧,数小时后,如因过紧而引起患者头痛不适时,可将前额部之启震带向上略提则可缓解疼痛不适。如此包扎启震带休养 3 日。隔 3 日进行 1 次震治,3 次为 1 个疗程。

2)蒙药治疗:试验组所使用的蒙成药物均为国药准字药剂。早:额日顿乌日勒 1 号(国药准字 Z15020410)15 粒、三子汤(国药准字 Z15020410)3 g 送服;午:通拉嘎 5 味(国药准字 Z15020410)13 粒温开水送服;晚:扎冲 13 味(国药准字 Z15020410)9 粒睡前温开水送服,配伍形成系列药,口服治疗 10 日。根据蒙医辨证施治原则、三体素的 1 日之内盛衰期及临床经验筛选了本组系列蒙药及早、中、晚分别服用。

2. **对照组**

(1)治疗原则:适当卧床休息,减少脑力和体力劳动,对症支持治疗。

(2)方法:脑复康 1 片(0.8 g)口服,每日 3 次;复方活脑素胶囊 1 丸(2 g)口服,每日 3 次;维生素 C

片 1 片(20 mg)口服,每日 3 次;维生素 B₆ 片 1 片(20 mg)口服,每日 3 次。每疗程为 10 日。

四、疗效判定标准

参照《临床疾病诊断依据及治愈好转标准》制定。

治愈:治疗后头痛、眩晕、耳鸣、对声敏感、对光敏感、视觉问题、疲劳、睡眠障碍、恶心等症状和体征全部消失,不影响日常活动及工作。好转:上述症状和体征基本消失,仅在劳累和过度用力时出现轻微症状。未愈:上述症状和体征无变化或反复加重。

五、统计学处理方法

全部数据均采用 SPSS8.0 软件包进行统计分析,计量资料用 $\bar{x} \pm S$ 表示,计数资料用 2×2 表 χ^2 检验,显著性水准 $\alpha = 0.05$,有序资料用 Ridit 检验分析。

六、结果

1. **治疗前后各观察指标的积分变化** 两组治疗前后各观察指标的积分情况见表 13 - 20。头痛(A)、眩晕(B)、耳鸣(C)、恶心(D)、对光敏感(E)、视觉问题(F)、疲劳(G)、睡眠障碍(H)、对声敏感(J)当中,治疗组和对照组治疗前后 A、B、C、D、E、F、G、H、J 均有显著性差异($P<0.001$)。对照组治疗前后仅 A、B、C、E、F、H、J 有显著性差异($P<0.001$),而 E、F、H 无显著性差异($P>0.05$)。治疗后组间比较 A、B、C、D、G、J 有显著性差异($P<0.05$)。

表 13 - 20　治疗前后症状积分变化($n=30,\bar{x} \pm S$)

症状与体征	治 疗 组		对 照 组	
	治疗前	治疗后	治疗前	治疗后
A	2.97 ± 0.93	0.27 ± 0.13※◆	2.93 ± 0.78	0.70 ± 0.61※
B	3.03 ± 0.81	0.20 ± 0.11※◆	3.13 ± 0.77	0.77 ± 0.65※
C	2.60 ± 0.93	0.33 ± 0.27※◆	2.43 ± 1.04	0.57 ± 0.33※
D	2.53 ± 1.11	0 ± 0※◆	2.77 ± 1.04	1.37 ± 0.16
E	1.67 ± 1.21	0.20 ± 0.18※	1.4 ± 1.04	0.13 ± 0.11※
F	1.83 ± 1.09	0.30 ± 0.19※	1.07 ± 1.11	0.13 ± 0.09※
G	2.17 ± 1.15	0.67 ± 0.55※◆	2.37 ± 0.93	2.3 ± 0.79
H	2.13 ± 0.90	0.37 ± 0.35※	1.87 ± 0.94	0.5 ± 0.47※
J	1.70 ± 1.15	0.13 ± 0.1※◆	2.07 ± 1.05	0.47 ± 0.27

注:※ 治疗前后比较 $P<0.001$,◆ 治疗组与对照组比较 $P<0.05$

2. **治疗前后疗效比较** 两组疗效见表 13 - 21。治疗组和对照组有效率分别为 97.00% 和 87.00%,经 Ridit 检验有效率和治愈率的组间差异有显著性意义($P<0.05$)。

表 13 - 21　两组疗效比较 ($n=30$)

	例 数	治 愈	好 转	无 效	总有效率(%)
治疗组	30	7	22	1	97*
对照组	30	4	22	4	87

注：* $P<0.05$，有显著差异

七、讨论

现代医学认为脑震荡是轻型颅脑损伤，往往以为是脑功能的一过性功能障碍，无形态变化。而近来的一些研究对这一观点提出了挑战，从而对脑震荡的发病机制方面有了诸多不同的说法。在治疗方面以对症治疗为主，其疗效各不相同。而脑震荡一系列不同程度的症状往往影响着患者正常工作和生活等。因此，应该重视起来，共同努力去探索其机制，提高整体疗效。

蒙古族人民在长期的游牧生活中遇到脑震荡现象较多，并在实践当中积累了治疗各种脑震荡的临床经验。蒙医学认为脑震荡属头部内伤范畴，其发病机制是头部受到外力作用后，脑气和脑髓等有关组织由于它的惯性而向受力方向移位，使解剖位置失常，气血运行受阻而引起。在治疗方面主要采用蒙医震脑术及相关蒙药来治疗本病。

本研究结果表明，蒙医综合治疗对脑震荡的各种指标均有治疗作用。并且相同条件下，在改善脑震荡的头痛、眩晕、耳鸣、恶心、疲劳、对声敏感等症状方面蒙医综合治疗脑震荡方法比现代医学常规疗法显著。

1. **蒙医震脑术对脑震荡的治疗作用**　蒙医震脑术具有丰富的朴素唯物主义辩证哲学观点。而本研究采用的震脑术为在多年治疗脑震荡的实践中摸索并优化的治疗方案。主要以"以震治震，震静结合，先震后静"原理为指导，根据震荡部位及轻重程度来灵活选用不同程度、不同类型的"震脑术"进行诊治。其机制为主要通过震波将动能传播到受伤的脑组织，纠正有关脑组织的紊乱状态，使脑组织间不协调的力学关系得到改善，促进局部气血循环，从而消除因震荡而产生"不通则痛"的一系列临床症状，达到"通则不痛"之目的。震脑术启震杆施震时产生横波，传播到头部，纠正脑组织前后方向的紊乱。从脚底施震时产生纵波，传播到头部，纠正脑组织上下方向的紊乱。启震筷上施震时，纠正脑组织左右方向的紊乱。

2. **蒙药对脑震荡的治疗作用**　蒙医学认为人脑为白脉之海，所以"畅通白脉"是治疗各种脑病的主要原则之一。在脑震荡的治疗中也采用额尔顿乌日乐、扎冲 13 味等具有畅通白脉、舒筋活血、镇静安神等功效的蒙药来辅以震脑术，从而达到更确切的疗效。

额日顿乌日勒、三子汤、通拉嘎 5 味和扎冲 13 味三组药为蒙医临床医师治疗脑震荡的常用方剂。其中额日顿乌日勒(1 号)主要成分为石膏、地锦草、白云香、白豆蔻、苘麻子、檀香、肉豆蔻、木香、川楝子、草果仁、方海、白苣胜、紫檀香、体外培育牛黄、甘草、诃子、水牛角浓缩粉、草决明、栀子、藏红花、土木香、黑苣胜、丁香、海金沙、肉桂、沉香、人工麝香、荜茇、珍珠等，主治蒙医"白脉"伤、清热、安神、燥"协日乌素"等。三子汤主要以金诃子、川楝子、水栀子组成，主治清热、解毒、凉血、分离正血与恶血。通拉嘎 5 味以石榴、肉桂、豆蔻、荜茇、红花组成，主治暖胃消食、清槽归精、化滞除湿。扎冲 13 味以诃子、草乌、菖蒲、木香、珊瑚、珍珠、沉香、禹粮土、丁香、甘草、磁石、麝香、肉豆蔻等组成，杀黏止痛、舒筋通窍、祛黄水。额日顿乌日勒以白脉良药珍珠为主,配以脏腑之六味良药、黄水病三药和两个檀香,共为辅;配合牛黄、麝香、犀牛角等清热解毒、镇静止痛药物,具备了清热安神、舒筋活络功效,故对白脉损伤引起的各种疾病有良效。扎冲13味为加配专治白脉病及脑脊髓病良药磁石、珍珠和清脉清脑药珊瑚、禹粮土及理气药丁香、沉香、肉豆蔻等,故对半身不遂、头痛眩晕等颇有奇效。

从选用的整体方剂来看,其中富含疏通白脉、改善气血循行、安神补脑等功效。因此,在脑震荡的治疗上起到良好的治疗作用。

综上,蒙医综合治疗脑震荡是标本兼治,其总有效率、各阶段症状评估分均比现代医学常规治疗组优越。这在治疗脑震荡方面提供了疗效确切、安全适用、经济简便、病程短少的治疗方法,值得推广应用。

维医学优势病种疗效评价研究

维医学是中国传统医学的重要组成部分,具有一定的中国西域文化特色,是我国新疆医疗卫生事业中具有特色和优势的学科,在其发展过程中,形成了自己独特的基础理论和丰富的临床经验。本研究以维医对白癜风等7种优势病种的临床疗效评价为研究对象,针对其诊断标准、治疗方案及疗效评定标准进行文献整理,对以往病例的整理分析,临床再评价研究,进一步科学客观地评价其有效性及安全性,形成体现维医特色优势的白癜风等7种优势病种的规范化诊疗方案及其指南为目标,主持完成了白癜风等7种优势病种的临床疗效评价研究。

一、研究内容及结果

1. **维医治疗白癜风等7种优势病种的文献整理** 按照文献研究方案,新疆维吾尔自治区维吾尔医药研究所牵头,新疆维吾尔医学专科学校作为协作单位,以白癜风等7种优势病种的维医辨证认识、学术思想、病因病机、证候论述、诊断、药物治疗和非药物、护理技术等为考证内容,对公开出版的《维吾尔医学百科全书》、维吾尔医药学专科学校第一代和第二代通用教材、《医学之目的》(《Agrazi tibbiya》)、《身心之康复(维吾尔文版)》(《Shi pa il kulub》)、《治疗指南》(《Dasturul ilaj turki》)、《拜地依药书》(《Ihtiyarati badiyi》)等29部维医学古籍、著作、新疆维吾尔医学专科学校各版次的教材进行全面的考证和系统整理,为白癜风等7种优势病种的维医诊疗方案的制定提供文献依据。

2. **维医治疗白癜风等7种优势病种的以往病例整理分析** 按照以往病例整理分析方案,新疆维吾尔自治区维吾尔医医院、和田地区维吾尔医医院、喀什地区维吾尔医医院、库尔勒市维吾尔医医院、新疆维吾尔医学专科学校直属医院5家医院的以往病例被纳入整理范围,对以往符合纳入标准的白癜风等7种优势病种的住院病例,收集人口学、诊断学、治疗学、疗效评价、护理学资料信息并进行系统整理研究分析,为维医诊疗白癜风等7种优势病种的临床再评价研究方案的优化提供临床依据。

3. **维医治疗白癜风等7种优势病种的临床再评价研究** 我们严格按照临床再评价研究方案,采取治疗前后自身对照、开放试验方法,在新疆维吾尔自治区维吾尔医医院、和田地区维吾尔医医院、喀什地区维吾尔医医院、库尔勒市维吾尔医医院、吐鲁番地区维吾尔医医院、哈密地区维吾尔医医院,对维医诊疗白癜风等7种优势病种的有效性和安全性进行了系统的临床再评价研究。

（1）白癜风临床再评价研究：入组病例360例，其中脱落19例，其结果：① 白癜风维医症状评价：临床痊愈157/341，临床痊愈率46.0%；显效175/341，显效率51.3%；有效9/341，有效率26%；无效0/341，总有效率100%。② 白癜风白斑面积评价：治疗后白癜风白斑面积明显缩小。临床痊愈率为10.3%，总有效率77.7%。③ 白癜风色素再生评价：临床痊愈率13.5%，总有效率55.4%。④ 白斑总疗效：临床痊愈率11.4%，总有效率93.8%。白癜风患者治疗前白斑面积和色素再生总面积与治疗中、后比较均有显著性差异（$P<0.01$），即白癜风主症得到显著改善。⑤ 疗效与原气质的分析："干热性"痊愈率14.7%，总有效率94.1%；"湿热性"痊愈率4.0%，总有效率96.0%；"干寒性"痊愈率17.0%，总有效率91.1%；"湿寒性"痊愈率3.9%，总有效率96.1%。上述表明"湿寒性"的无效率最低，总有效率最高。因此，可以认为维医治疗"湿寒性气质"的白癜风疗效最好。⑥ 白癜风患者异常黏液质分型：341例白癜风患者中涩味黏液质性白癜风患者多见（118例，占34.6%），与维医学文献古籍记载一致，进一步证明了"涩味黏液质"是白癜风的主要发病原因之一。涩味黏液质具有过度湿和过度寒的特性，是异常黏液质的典型类型之一，可以认为涩味黏液质性白癜风最多见。⑦ 异常黏液质分型与疗效的分析：341例6种不同辨证分型白癜风患者中咸味黏液质型（$P=0.02$）和涩味黏液质型（$P=0.01$）患者的治疗前白斑面积与治疗中后比较均有显著性差异，而对凝固样黏液质性白癜风患者治疗前白斑总面积与治疗后比较无显著性差异（$P=0.39$），因此可以认为本治疗方案对涩味黏液质和咸味黏液质型白癜风疗效最好，凝固样黏液质型白癜风疗效最差。⑧ 成熟清除疗法对白癜风进展期的作用分析：198例进展期白癜风患者使用成熟清除疗法，白斑平均总面积有减小趋势（$Z=5.382，P<0.001$），而色素点有增生趋势（$Z=5.645，P<0.001$）。使用成熟清除疗法治疗198例进展期白癜风患者可见其对白斑有显著的控制作用，对色素点有促生作用，因此可认为维医控制白癜风进展有显著作用。⑨ 白癜风随访：对62例白癜风住院患者进行随访，即经3个月及6个月追踪观察发现，患者白斑平均总面积有减小趋势（$\chi^2=183.24，P<0.001$），色素点有增生趋势（$\chi^2=105.59，P<0.001$）。证明该治疗方案疗效肯定。⑩ 安全性方面，该治疗方案所用的药物未引起显著的副作用和不良反应，对心、肝、肾功能及血液指标均无明显不良影响，因此可认为维医治疗白癜风方面有效和安全。

（2）子宫平滑肌瘤临床再评价研究：入组病例360例，其中脱落38例，其结果：① 按照子宫肌瘤疗效判定标准：临床痊愈63/322，临床痊愈率19.6%；显效72/322，显效率22.4%；有效59/322，有效率18.3%；无效128/322，无效率39.8%，总有效率60.2%。② 按照临床症状改善疗效分析：临床控制63/322，临床控制率19.6%；显效7/322，显效率2.2%；有效174/322，有效率54.0%；无效76/322，无效率23.6%，总有效率76.4%。③ 涩味黏液质型主症的疗效：治疗中期，小腹疼痛、坚硬疼痛、月经周期紊乱、经期延长的改善差异显著（$P<0.001$），有显著统计学意义；月经量多改善有差异（$P<0.05$），有统计学意义；下腹包块无改善；治疗后期，小腹疼痛、坚硬疼痛、月经量多、月经周期紊乱、经期延长的改善差异显著（$P<0.001$），有极其显著统计学意义；下腹包块无改善。④ 异常黑胆质型主症的疗效：治疗中期，小腹疼痛、坚硬疼痛、经期延长的改善差异显著（$P<0.001$），有显著统计学意义；月经量多、月经周期紊乱改善有差异（$P<0.05$），有统计学意义；下腹包块无改善。治疗后期：小腹疼痛、坚硬疼痛、月经量多、月经周期紊乱、经期延长的改善差异显著（$P<0.001$），有显著统计学意义；下腹包块改善有差异（$P<0.05$），有统计学意义。⑤ 疗效与气质的分析结果：湿热性总有效率50.0%，痊愈率50%；干寒性总有效率60%，痊愈率18.1%；湿寒性总有效率60.9%，痊愈率21.8%，可以认为维医治疗干寒

性气质的子宫平滑肌瘤疗效最好。⑥ 疗效与异常体液分型的分析结果：涩味黏液质型总有效率60.4%，痊愈率22.5%；异常黑胆质型总有效率60.2%，痊愈率18.0%；所有患者总有效率60.2%，痊愈率19.6%。因此，可以认为维医对改善涩味黏液质型子宫平滑肌瘤的疗效具有一定优势。⑦ 疗效与不同发病部位的分析：肌壁间的无效率最低，临床痊愈率也较高，而且肌壁间的病例数最多，因此，可以认为维医治疗子宫平滑肌瘤对肌壁间这个部位最有效。⑧ 实验室指标分析提示，该治疗方案所使用的药物未引起显著的副作用和不良反应。综合以上情况可以认为，维医治疗子宫平滑肌瘤方面有效和安全。

（3）银屑病临床再评价研究：入组病例300例，其中脱落13例，其结果：① 按照临床症状改善疗效分析：疗效分析，基本痊愈221/287，临床控制率77%，显效60/287，显效率20.9%，好转5/287，有效率1.7%，无效1/287，无效率0.3%，总有效率99.7%。② 按照银屑病面积和皮损严重程度（PASI）分析，治疗中期，银屑病面积大小明显缩小，差异极其显著（$P<0.001$），说明在使用成熟剂和清除剂后，维医治疗银屑病能明显改善银屑病的面积。治疗后期，银屑病面积缩小更明显（$P<0.001$），说明维医治疗银屑病能明显改善PASI。③ 本次研究结果表明，维医治疗银屑病有明显的疗效，治疗后可使PASI、银屑病的症状和体征明显改善。④ 主症分型：在治疗中期和治疗后期，对银白色鳞屑的所有主症"银白色鳞屑、可见薄膜现象、点状出血点"改善明显（$P<0.001$），差异显著，有显著的统计学意义。⑤ 次症分析：治疗中期，对异常黑胆质型的次症的改善不明显，对其他3种异常体液类型的次症改善明显。治疗后期，对所有异常体液分型次症都有改善，差异显著，有统计学意义。⑥ 气质分析：维医治疗干热性气质银屑病的疗效最显著（$P<0.05$）。⑦ 异常体液分型的分析：维医治疗异常咸味黏液质银屑病具有一定的优势（$P<0.05$）。⑧ 维医特色护理规范在临床上应用的结论：银屑病维医优势病种患者入院时基本情况及相关信息指标评估分数与出院时的比较，两组之间的差异具有统计学意义（$P<0.05$），可以说维医特色护理规范在临床上应用起到了显著性作用。⑨ 安全性方面，所有观察病例未出现过敏反应，治疗方案对心、肝、肾功能及血液指标均无明显不良影响。综合以上情况可以认为，维医治疗银屑病方面是有效和安全的。

（4）冠心病稳定型心绞痛临床再评价研究：入组病例数300例，脱落33。① 按照心绞痛疗效分析：Ⅰ级显效106/267，Ⅰ级显效率39.7%；Ⅰ级有效13/267，Ⅰ级有效率4.9%；Ⅱ级显效65/267，Ⅱ级显效率24.3%；Ⅱ级有效65/267，Ⅱ级有效率24.3%；Ⅱ级无效1/267，Ⅱ级无效率0.4%；Ⅲ级显效12/267，Ⅲ级显效率4.5%；Ⅲ级有效5/267，Ⅲ级有效率1.9%。② 按照心电图疗效分析：显效67/267，显效率25.1%；有效123/267，有效率46.1%；无效64/267，无效率24.0%；加重13/267，加重率4.9%；总有效率71.2%。③ 按照维医辨证分型疗效分析：停药182/267，停药率68.2%；减药85/267，减药率31.8%。④ 按照维医症状疗效分析：显效180/267，显效率67.4%；有效87/267，有效率32.6%；总有效率100%。⑤ 本次研究结果表明，维医治疗冠心病稳定型心绞痛有明显的疗效，治疗后可使心绞痛、心电图、硝酸甘油停减率明显改善。⑥ 治疗中期，异常黑胆质型的所有症状均有显著改善，差异极其显著（$P<0.001$），有极其显著统计学意义。涩味黏液质型的所有症状也改善显著（$P<0.01$），差异显著，有显著的统计学意义。因此，在治疗中期，对异常黑胆质型和涩味黏液质型的改善最显著。⑦ 治疗后期，除了对异常血液数量过盛而浓稠型的"情绪稳重、睡眠多、晨起口味正常、脉粗呈波浪状搏动、皮肤较正常偏湿热"这5个次症改善不明显外，其余所有异常体液分型次症的改善都极其显著（$P<0.001$），差异极其显著，有显著的统计学意义。⑧ 维医治疗"干寒性米杂吉"稳定型心绞痛的疗效最显著（$P<$

0.05)。⑨ 稳定型心绞痛的发病因素主要为"饮食习惯"和"高血压病"（$P<0.05$）。⑩ 安全性方面,所有观察病例未出现过敏反应,治疗方案对心、肝、肾功能及血液指标均无明显不良影响。综合以上情况可以认为,维医治疗稳定型心绞痛方面是有效和安全的。

（5）膝骨关节炎临床再评价研究：入组病例数 300 例,脱落 10 例。① 按照"疼痛"改善的结果分析：临床控制的疗效 52/290,临床控制的疗效率 17.9%;显效改善的疗效 120/290,显效改善的疗效率41.4%;有效改善的疗效 109/290,有效改善的疗效率 37.6%;无效改善的疗效 9/290,无效改善的疗效率 3.1%,疼痛改善总有效率 96.9%。② 按照"肿胀"改善的结果分析：临床控制的疗效 227/290,临床控制的疗效率 78.3%,有效改善的疗效 8/290,有效改善的疗效率 2.8%;无效改善的疗效 6/290,无效改善的疗效率 2.1%,肿胀改善总有效率 97.9%。③ "关节功能指数"改善的结果分析：临床控制的疗效 97/290,临床控制的疗效率 33.4%;有效改善的疗效 75/290,有效改善的疗效率 25.9%;无效改善的疗效 81/290,无效改善的疗效率 27.9%;关节功能改善总有效率 72.1%。④ 本次研究结果表明,维医治疗膝骨关节炎有明显的疗效,治疗后可使疼痛、肿胀、关节功能指数得到明显改善。⑤ 症状、体征分析：在治疗中期,维医治疗膝骨关节炎在"休息痛""活动痛""压痛""肿胀"的改善明显,说明在使用成熟剂和清除剂后,维医治疗膝骨关节炎在改善"休息痛""活动痛""压痛""肿胀"方面在治疗中期已经有了明显的疗效（$P<0.001$）。但是,对"关节功能指数"的重度受限的改善差异不显著,无统计学意义。在治疗后期,维医治疗膝骨关节炎在"休息痛""活动痛""压痛""肿胀""关节功能指数"的改善明显,说明维医治疗膝骨关节炎在改善"休息痛""活动痛""压痛""肿胀""关节功能指数"方面疗效显著（$P<0.01$）,有统计学意义。⑥ 在治疗中期和治疗后期,涩味黏液质型的"膝关节疼痛以深部痛为特征"得到了显著性改善。在治疗中期和治疗后期,石膏状黏液质型的"舌苔黄腻、脉粗硬快"得到了显著性改善。在治疗后期,异常黑胆质型除"皮肤色暗"没有改善外,其余症状均有明显改善。⑦ 维医治疗湿寒性气质膝骨关节炎的疗效较显著（$P<0.05$）。⑧ 维医治疗石膏状黏液质型膝骨关节炎的具有一定的优势（$P<0.05$）。⑨ 安全性方面,所有观察病例未出现过敏反应,治疗方案对心、肝、肾功能及血液指标均无明显不良影响。综合以上情况可以认为,维医治疗膝骨关节炎方面是有效和安全的。

（6）子宫颈糜烂临床再评价研究：入组病例数 300 例,剔除脱落 17 例。① 按照临床症状改善疗效分析：临床控制 162/283,临床控制率 57.2%;显效 22/283,显效率 7.8%;有效 99/283,有效率35.0%,无效 0/283,无效率 0.0%,总有效率为 100%。② 按照子宫颈糜烂疗效分析：痊愈 168/283,痊愈率59.4%;显效 33/283,显效率 11.7%;有效 82/283,有效率 29.0%;无效 0/283,无效率 0.0%;总有效率为 100%。③ 对 4 种维医分型的主症分型进行统计分析,结果表明,治疗前后蓝色胆液质型、异常黑胆质型、无味黏液质型的改善差异极其明显（$P<0.001$）,有显著的统计学意义。④ 经对子宫颈糜烂的临床主要症状进行统计分析,结果表明,除"子宫颈息肉"无统计学意义外,其余子宫颈糜烂的临床主要症状均有显著性改善（$P<0.001$）,有显著的统计学意义。⑤ 对蓝色胆液质型和异常黑胆质型的次症改善最为显著（$P<0.001$）。⑥ 维医治疗干寒性气质子宫颈糜烂的疗效较好（$P<0.05$）。⑦ 维医治疗"无味黏液质型"子宫颈糜烂具有一定的优势（$P<0.05$）。⑧ 安全性方面,所有观察病例未出现过敏反应,无严重不良事件,治疗方案对心、肝、肾功能及血液指标均无明显不良影响。综合以上情况可以认为,维医治疗子宫颈糜烂方面是有效和安全的。

（7）溃疡性结肠炎临床再评价研究：入组病例数 250 例,脱落 17 例。① 按照溃疡性结肠炎综合评定疗效评价标准,在疗效评价中总有效率 100%;临床痊愈 47/233,痊愈率 20.2%。其中按黏膜病变疗效来评价时总有效率为 91.8%，临床痊愈 90/233，痊愈率为 38.6%；按主要症状疗效来评价时总有效率为 100%，临床痊愈 155/233，痊愈率为 66.5%；按照维医证候疗效来评价时总有效率为 100%，临床痊愈 91/233，痊愈率为 39.1%。② 维医治疗溃疡性结肠炎有明显的疗效，治疗后可使临床表现，如黏膜病变程度、腹泻、脓血便、腹痛、发热等症状得到明显改善。③ 主症症状：黏膜病变、腹泻、脓血便、腹痛、发热的改善极其显著，说明维医治疗溃疡性结肠炎对所有主症症状的改善疗效都非常显著($P<0.001$)，有极其显著统计学意义。④ 次症症状：除了腐败的血液质型的"皮肤热湿"这一症状没有改善外，其余所有症状都有改善，而且除了"腐败的血液质型"的"脉粗缓波浪状"有改善($P<0.05$)和"面部发红"明显改善($P<0.01$)外，其余所有的 5 个分型的次症都得到了极其明显的改善($P<0.001$)，差异有显著的统计学意义。⑤ 在治疗后期主症积分和次症积分显著性降低($P<0.001$)，有显著的统计学意义，说明维医对溃疡性结肠炎主症的改善非常显著。⑥ 维医治疗湿寒性气质溃疡性结肠炎的疗效显著($P<0.05$)。⑦ 维医对五种类型的异常体液分型的综合疗效无明显差异($P>0.05$)。⑧ 维医对改善腐败的血液质型的黏膜病变具有一定的优势。维医对改善异常黏液质型的主要症状具有一定的优势。维医对改善异常黑胆质型的维医证候最显著($P<0.05$)。⑨ 对直肠乙状结肠这个部位最有效。⑩ 安全性方面，所有观察病例未出现过敏反应，治疗方案对心、肝、肾功能及血液指标均无明显不良影响。综合以上情况可以认为，维医治疗溃疡性结肠炎方面是有效和安全的。

4. 维医治疗白癜风等 7 种优势病种护理方法和技术的整理提高研究 按照研究方案，对入院评估、入院护理、一般护理、心理护理、饮食护理、给药护理、生活护理、出院护理等方法措施、健康教育和维医贴药法、敷药法、擦药法、涂油法、药蒸法、药液灌肠法、药塞法、药捻法、药粉吸鼻法、药液点滴法、药粉吹喷法、药粉散扑法、药液漱口法、药汁起泡法、埋沙疗法、日光疗法、披兽皮疗法、温泉疗法、倒兽血疗法、药灸法、研磨擦涂法、药浴法、膝下药浴法、药熏疗法、冷水疗法、放血疗法、拔罐疗法、放水蛭吸血疗法等 20 余种特色治疗技术，进行整理提高研究，进一步完善和制定治疗白癜风等 7 种优势病种护理方法和技术操作规范。结果表明，所采取的护理方法和技术有效、安全。

二、研究成果

1. 制定《白癜风等 7 种优势病维医诊疗方案及其指南》 通过本项目的实施，研究制定《白癜风等 7 种优势病维医诊疗方案及其指南(暂行)》，该指南已由新疆维吾尔民族医药学会发布，并作为行业标准，推广使用全区各级维吾尔医药机构，将为维医疾病诊疗方案及其指南的制定提供示范。

2.《白癜风等 7 种优势病维医证候诊断及疗效评定标准》 通过本项目的实施，研究制定《白癜风等 7 种优势病维医证候诊断及疗效评定标准(暂行)》，该标准已由新疆维吾尔民族医药学会发布，并作为行业标准，推广使用全区各级维医机构，将为维医疾病证候诊断及疗效评定标准的研究制定提供示范。

3. 研制"白癜风等 7 种优势病的维医科研病历研究系统" 该系统已取得 7 套软件著作权证书，该成果以计算机软件的形式表达，以信息技术为核心，借助计算机、数据库、数据统计挖掘等方法和技术，可以作为维医临床与科研需求的医疗业务平台、数据管理平台与临床研究平台进行转化，提高维医临床研究的科学性、系统性、规范性，同时其可自定义的多角度数据挖掘为深度分析临床数据提供了可行性。该系统推广应用到本研究各协作单位，与和田地区维吾尔医医院、喀什地区维吾尔医医院、库尔勒市维吾尔医医院、哈密地区维吾尔医医院等协作医院连接后，进行终端研究数据规范化录入以及分析等,为本项目的顺利进行奠定基础。同时,以其框架与模式作为基础已开发维医临床科研信息一体化的技术体系。

4. **为制定疾病临床路径和新药临床研究指导原则奠定基础**　白癜风等7种优势病维医证候诊断、疗效评定标准和诊疗指南的研究制定和推广使用,将为白癜风等7种优势病维医临床路径和维药新药临床研究指导原则的制定奠定基础。

5. **建立维医诊疗远程会诊网络平台**　该成果以计算机软件的形式表达,作为维医诊疗远程会诊网络平台进行转化,以信息传输技术为基础,克服远程传输的安全问题,系统兼容技术以及大幅面医学图像处理等困难,与和田地区维吾尔医医院、喀什地区维吾尔医医院、库尔勒市维吾尔医医院、哈密地区维吾尔医医院等协作医院连接后,进行可视化检测、语音对话、图片讨论、远程培训等,并可以推广至全疆维吾尔医医疗机构。

6. **编纂出版白癜风等7种优势病种维医诊治7部专著**　该成果以专著的形式,这对规范各级维医医疗机构的专病专科的建设、诊疗行为具有实际意义。

本项目所取得的成果以行业标准、诊疗指南、专著、论文、专利、软件和医疗机构医院制剂等形式表达,并以项目推广、继续医学教育、学术会议、远程会诊、培训班、进修学习、对口支援等途径进一步推广全区各级维吾尔医药机构。

总之,本项目通过维医的继承创新与临床实践相结合、与文献整理和提高研究相结合、与学科建设相结合、与人才培养相结合、与知识产权保护相结合、与技术创新相结合,探索出了一条较成熟的维医医疗、教学、科研为一体的研究模式。

急性冠脉综合征维医学异常体液分型与
冠状动脉病变及血脂相关性的临床研究

急性冠脉综合征(acute coronary syndrome, ACS)是指冠状动脉内不稳定的动脉粥样斑块破裂或糜烂引起血栓形成所导致的心脏急性缺血综合征。现代医学通过冠状动脉造影术可直接发现病变血管及了解冠状动脉阻塞情况。维医认为急性冠脉综合征属"心痛"范畴,其病机是人体在各种内外不良因素的影响下出现体液失衡,导致异常体液产生,超过人体的自我调节能力而致病。其中异常血液质旺盛为主要病机,但异常黑胆质、异常黏液质、异常胆液质也能导致急性冠脉综合征。笔者将维医体液理论与现代医学先进诊疗手段相结合,通过对198例成功接受冠状动脉介入治疗的急性冠脉综合征患者进行维医异常体液分型、冠状动脉造影结果和血脂水平的分析,寻找维医异常体液分型与客观指标的规律性,为维医药临床辨证施治提供客观依据。

一、临床资料

1. **一般资料**　所选病例来自2009年4月—2010年4月新疆医科大学第一附属医院、新疆维吾尔自治区人民医院心脏内科、新疆维吾尔自治区中医医院、新疆维吾尔自治区人民医院、喀什地区人民医院、喀什地区第二人民医院冠状动脉介入治疗的住院患者,共198例。其中男110例,女88例;平均年龄58岁。合并高血压53例,合并糖尿病49例,合并高脂血症58例,合并以上3种疾病的26例,陈旧性脑梗死12例。

2. **诊断标准**

(1) 现代医学诊断标准：急性冠脉综合征的诊断标准按美国心脏病学会(ACC)、美国心脏病协会(AHA)制定的标准。冠状动脉病变程度分级标准：采用国际上统一的直径法表示,冠脉直径减少50％～74％为轻度狭窄,75％～89％为中度狭窄,90％以上为重度狭窄,有多处病变时以狭窄最重一处计算狭窄程度;100％为完全闭塞。

(2) 维医异常体液分型诊断标准：参照国家标准对冠心病症状、证候的描述、异常体液分型方法等作出辨证诊断。

3. **病例纳入标准**

(1) 符合上述诊断标准。

(2) 患者同意接受调查,签署知情同意书。

4. **排除标准**

(1) 严重肝肾功能不全患者。

(2) 合并充血性心力衰竭(心功能为Ⅲ、Ⅳ级者)、重度心律失常(如持续性快速房颤、房扑、室速)、脑梗死(急性期)、重度肺功能不全等急性疾病者。

(3) 严重心力衰竭,NYHA 分级Ⅲ级及以上者。

(4) 孕妇或哺乳期患者。

(5) 肿瘤、造血系统疾病及精神病患者。

二、研究方法

1. **病史资料的收集**　患者入院后在 24 h 内完成现病史、既往史、家族史等一般资料的收集,并对相关维医四诊信息进行采集,判别维医体液质类型。行冠状动脉造影,分析结果。

2. **血脂水平检测**　患者入院后在 24 h 内后抽取静脉血检测血脂水平,采用乙酰丙酮显色法测定三酰甘油(triglyceride, TG)的含量;采用沉淀漂浮酶联法测定总胆固醇(totalcholesterol, TC)、低密度脂蛋白胆固醇(LDL－C)、高密度脂蛋白胆固醇(HDL－C)含量。具体操作由各大医院检验科完成。

3. **统计学方法**　采用统计学软件 SPSS14.0,计数资料比较用卡方检验,计量资料组间比较使用 t 检验。

三、结果

1. **急性冠脉综合征维医异常体液类型分布特征**　急性冠脉综合征常见维医异常体液型有异常血液质型 78 例(39.4％)、异常黑胆质型 58 例(29.3％)、异常黏液质型 30 例(15.1％)、异常胆液质型 32 例(16.1％),证候按出现频次或频率大小排列依次为：异常黏液质型＜异常胆液质型＜异常黑胆质型＜异常血液质型。

2. **急性冠脉综合征维医异常体液类型与冠状动脉病变支数的关系**　单支病变患者以异常黏液质型 19 例(33.9％)及异常胆液质型 18 例(32.1％)多见;双支病变以异常血液质型 51 例(64.6％)多见;而三支病变患者最常见的类型为异常黑胆质型 39 例(61.6％),见表 13 - 22。

表 13-22　维医异常体液分型与冠状动脉病变支数的关系［例（%）］

病变支数	例数	异常黏液质型	异常胆液质型	异常血液质型	异常黑胆质型
单　支	56	17(33.9)	20(32.1)	13(23.2)	6(10.7)
双　支	79	7(8.86)	9(11.4)	51(64.6)	13(16.5)
三　支	63	4(6.34)	5(7.93)	15(23.8)	39(61.9)
合　计	198	28(14.2)	34(17.2)	78(39.4)	58(29.2)

3. 急性冠脉综合征维医异常体液类型与冠状动脉病变程度的关系　冠状动脉狭窄在50%～75%的常见异常体液类型为异常黏液质型(12例,31.6%)及异常胆液质型(13例,34.2%);冠状动脉狭窄在76%～90%的常见异常体液类型为异常胆液质型(18例,33.3%)及异常血液质型(21例,38.9%);冠状动脉狭窄在91%～99%的常见异常体液类型为异常血液质型(38例,73.0%);闭塞性病变(冠状动脉狭窄100%)最常见的异常体液类型为异常黑胆质型(28例,63.6%),见表13-23。

表 13-23　维医异常体液分型与病变程度的关系［例（%）］

病变支数	例数	异常黏液质型	异常胆液质型	异常血液质型	异常黑胆质型
50～75	38	12(31.6)	13(34.2)	7(18.4)	6(15.8)
76～90	54	8(14.8)	18(33.3)	21(38.9)	7(13.0)
91～99	62	5(8.06)	2(3.23)	38(73.0)	17(27.4)
100	44	3(6.82)	1(2.27)	12(27.3)	28(63.6)
合　计	198	28(14.2)	34(17.2)	78(39.4)	58(29.2)

4. 急性冠脉综合征维医异常体液类型与冠状动脉 Gensini 积分的关系　冠状动脉 Gensini 积分≤10的常见异常体液类型为异常黏液质型(9例,42.9%);Gensini 积分在11～30的常见异常体液类型为异常胆液质型(13例,44.8%)、异常血液质型(8例,27.6%);Gensini 积分在31～50的常见异常体液类型为异常血液质型(26例,54.2%);Gensini 积分在51～70最常见异常体液类型为异常血液质型(34例,49.2%)及异常黑胆质型(26例,37.7%);Gensini 积分在≥71最常见异常体液类型为异常黑胆质型(18例,58%),见表13-24。

表 13-24　维医异常体液分型与 Gensini 积分的关系［例（%）］

Gensini 积分（分）	例数	异常黏液质型	异常胆液质型	异常血液质型	异常黑胆质型
≤10	21	9(42.9)	6(28.6)	4(19.0)	2(9.52)
11～30	29	6(20.7)	13(44.8)	8(27.6)	2(6.90)
31～50	48	6(12.5)	6(12.5)	26(54.2)	10(20.8)
51～70	69	5(7.25)	4(5.80)	34(49.2)	26(37.7)
≥71	31	2(6.45)	5(16.1)	6(19.4)	18(58.0)
合　计	198	28(14.2)	34(17.2)	78(39.4)	58(29.2)

5. **急性冠脉综合征维医异常体液类型与血脂水平的关系** 急性冠脉综合征维医各异常体液类型组 TC、HDL－C 水平比较差异无统计学意义($P＞0.05$)。各异常体液类型组 TG 和 LDL－C 水平相比，差异有统计学意义($P＜0.05$)，其中异常黏液质组和异常血液质组 TG 和 LDL－C 水平明显高于其他证候类型组($P＜0.05$)，其他组差异无统计学意义($P＞0.05$)，见表 13－25。

表 13－25　维医异常体液分型与血脂水平的关系(mmol/L,x±s)

指标异常	黏液质型	异常胆液质型	异常血液质型	异常黑胆质型
TG	3.18±0.68*	1.25±0.65	3.21±1.08*	1.65±0.68
TC	5.02±1.09	5.10±1.10	5.11±1.19	4.95±1.22
LDL－C	2.95±1.18*	2.08±1.14	2.99±1.12*	2.15±0.66
HDL－C	1.16±0.56	1.15±0.38	1.10±0.71	1.22±0.48

注：与其他异常体液类型血脂水平相比，* $P＜0.05$

四、讨论

维医学认为机体气质、体液的失调是疾病产生的根本。人体长期在体内外各种不良因素(如不良的环境、饮食、生活方式及精神因素等)影响下，4 种不同体液其质或(和)量发生异常变化，产生异常胆液质、异常血液质、异常黏液质、异常黑胆质，使原本处于相对平衡状态的 4 种体液失衡，导致体液所包含营养物质的正常功能及其运输、代谢等活动出现异常，异常体液有害成分沉积在血管壁，使血管壁增厚，弹性减弱，管腔狭窄，血管硬化，血管阻滞。由此又会产生恶性循环导致血管堵塞引起心绞痛、心肌梗死等。本研究结果显示，急性冠脉综合征最常见的异常体液质类型为异常血液质型，但异常黑胆质型、异常胆液质型、异常黏液型也有一定分布。此结果再一次验证了维医理论，即临床大部分的冠心病是由异常血液质所致。

冠状动脉造影术是评价 ACS 病变分级及危险程度的"金标准"。近年来，冠状动脉造影和经皮冠状动脉介入治疗(PCI)在临床上应用较广，但冠状动脉造影结果与急性冠脉综合征维医异常体液类型之间的关系研究尚未开展。通过对不同冠状动脉病变范围和病变程度患者维医异常体液类型的深入分析，有利于寻找急性冠脉综合征维医异常体液类型的客观本质，指导临床辨证分型施治。本研究发现单支病变患者以异常黏液质型及异常胆液质型多见；双支病变以异常血液质型多见；而三支病变患者最常见的类型为异常黑胆质型。在急性冠脉综合征维医辨证的各种异常体液型中，受累血管数目的增加、血管病变程度的加重以及冠状动脉 Gensini 积分的增加，维医异常体液类型呈现由异常黏液质型→异常胆液质型→异常血液质型→异常黑胆质型的演变过程。进一步揭示了临床需针对患者不同的冠状动脉病变特点辨证施治的重要意义。同时更需值得一提的是，此规律又与维医理论相一致，即异常黑胆质型体液的形成而引起的疾病最为严重、复杂和顽固难治。因为异常黑胆质体液分量重、质地稠，更易在血管壁上沉着，形成血管硬化、阻塞等是导致衰老、老年病及痼疾的根本所在。

高脂血症是冠心病发病的独立危险因素，其水平的高低与冠状动脉病变严重程度密切相关。有效地防治血脂异常是防治心脑血管疾病的重要途径。高脂血症是现代医学的病名，维医传统古籍文献无此病名，但有大量类似病变及其临床表现的记载。维医病机学认为，一切疾病的发生，外因为发病的条件,内因是发病的基础,外因通过内因而起作用。高脂血症的发生也不例外。饮食失宜、过逸少动是外在因素,而导致体内体液失衡,异常体液占上风,其病理产物及重要的致病因素贯穿于本病的发生、发展以及并发症的整个过程中,超过人体的自我调节能力而致病。本研究结果显示,异常黏液质型和异常血液质型患者血中 TG 及 LDL-C 水平高于其他异常体液型,证明高脂血症与异常黏液质和异常血液质有一定的相关性。这对维医临床辨证分型治疗急性冠脉综合征合并高脂血症患者有一定的指导作用。

维医学特色疗法蒙孜吉(成熟剂)和木斯合力(清除剂)

在维医学中,对致病因素导致异常改变的体液首先采取蒙孜吉(成熟剂),继而采用木斯合力(清除剂)治疗方法,将致病因素成熟后清除体外,这是治疗物质性病理改变必须经过的重要特色疗法之一。故维医医师必须辨别具备异常体液以及它们发生异常改变时所具有的状态、特点的能力,蒙孜吉(成熟剂)和木斯合力(清除剂)药物成分、配方原则以及它们对异常体液成熟作用,清除过程,并识别其所具有的临床意义。

体液是正常人体吸收的营养物质被机体内产生体液的各脏器和腺体所利用,并经一系列生物化学反应而产生,其在机体中有专门的器官储存,并在整个生命活动中被消耗。它是在人体生命过程中不断地消耗又不断地产生新的体液来补充维持体液自身的动态平衡,为生命活动提供必需物质基础,人类健康保持与疾病状态的出现与保持体液平衡状态有着密切的关系。

一、蒙孜吉(成熟剂)

"蒙孜吉"的字典意义是"成熟剂、收敛"等意思,维医学的意思是"体液浓度调节剂"的意思,所谓"成熟"不是用高温将致病体液从生的状态变成熟的状态的意思,而是指体液性密杂吉改变(物质性改变)性疾病治疗中,通过使用具有一定属性和性质药物,调节体液浓度(浓度和稀度)、量和质,以及恢复各体液之间的平衡。

如以上所述,使用蒙孜吉(成熟剂)药物是维医学治疗疾病的特色之一,服用蒙孜吉(成熟剂)是指在体液性气质性疾病治疗中,在进行机体全面清除异常体液之前进行的,治疗中不可或缺的一种自然疗法之一,在维医学中广泛使用。在维医学中体液型气质性疾病治疗中除了异常血液质以外,其他异常体液给予不同的蒙孜吉(成熟剂)和木斯合力(清除剂)药物和方法,从体内清除异常体液。蒙孜吉(成熟剂)作为一种成熟剂成熟体液的同时还能起到治疗疾病的作用,单独使用蒙孜吉(成熟剂)也可以达到治疗疾病的目的。所以说加深理解蒙孜吉(成熟剂)治疗疾病的原理并在临床实践中进一步的研究显得非常重要。

1. **蒙孜吉(成熟剂)的种类** 目前蒙孜吉(成熟剂)在临床实践中使用的种类很多,这主要与维医医师的经验及对致病因素的理解而产生,其实维医学古籍文献中已经总结了比较常用蒙孜吉(成熟剂)种类,具体如下。

(1)异常胆液质成熟剂:药用红枣 7 颗,天山璟菜花、莲花、地锦草、菊苣草根、玫瑰花各取 7 g,菊苣草种籽 10 g。

(2)异常黑胆质成熟剂:无核葡萄 12 颗,小茴香、青香茅各取 7 g,铁线蕨 18 g,无花果 5 个,甘草、玫瑰花各取 10 g。

(3) 异常黏液质成熟剂：破布木果 20 g，药用红枣 10 颗，牛舌草、香青兰、薰衣草、铁线蕨、小茴香、地锦草各取 7 g，甘草 10 g。

以上不同蒙孜吉(成熟剂)分别针对一种体液而组方，可以直接用成方，也可以根据患者气质变化灵活加减，以及在临床实践中不断完善，以期更接近异常体液的属性。但是实践中蒙孜吉(成熟剂)也具有局部成熟和直接治疗的作用，比如药粉吸鼻法、药粉喷法、药蒸法、灌肠法、药熏法等都是根据疾病状况来进行成分调节。

2. 应用蒙孜吉(成熟剂)药物的时机　在维医学辨证分析及诊断正确的前提下，出现体液异常现象，有成熟剂使用指征(有服药条件)必须用蒙孜吉(成熟剂)。因为维医学将疾病的发生分为气质改变性疾病、结构改变性疾病和完整性改变性疾病等类型。其中一些疾病由特殊的因素所导致，但是大部分疾病还是由异常体液改变所致。不同体液异常改变造成一个脏器出现不同的临床特点。所以说异常体液状态，是决定疾病的发展和属性。这就是在维医学诊断学中维医学传统方法得到的客观和宏观的疾病信息的综合决定蒙孜吉(成熟剂)的适用和不适用问题。

大多数情况下，一种疾病的发生受到几种体液的相互作用。一种体液在数量和质量发生改变时，势必促进另一种体液质量和数量上也发生改变。所以在对某一种疾病进行辨证分析时，全面仔细考虑体液平衡和气质改变非常重要。即在治疗疾病时，要进行全面地身体检查和体液分型，而不能简单地将之归结为是由某种体液引起，而直接用该种体液成熟和清除，这样势必影响临床治疗效果。另外虽然同时发生多种体液异常改变，但是用蒙孜吉(成熟剂)过程中一定要以表现最突出的气质改变特点为主进行治疗才符合治疗原则，即抓住疾病的主要病机。使用蒙孜吉(成熟剂)实际上是一种增强人体台比艾提(防御能力)或者是将异常物质转化成具备排出体外的资格(形状)的物质，所以选择蒙孜吉(成熟剂)时要同时兼顾体液的种类和程度。总之，使用蒙孜吉(成熟剂)，首先要根据人体发生的异常表现及症状体征，正确判断疾病性质并作出诊断，然后使用与之对应的蒙孜吉(成熟剂)药物才符合临床实践。也就是在收集脉象、大小便、面貌、舌苔、眼巩膜等症状体征信息的基础上，通过维医学辨证分析及患者气质正确分型才能制定出正确的治疗方案。

3. 蒙孜吉(成熟剂)药物的特点

(1) 蒙孜吉(成熟剂)药物通过改善脑、心脏、肝脏等支配器官功能，加强人体"台比艾提(素质)库外体(力)"。

(2) 蒙孜吉(成熟剂)药物通过对异常体液数量及性质上的调节，达到调整异常体液数量、浓度、质量的目的，使之具备异常黏液质排出体外的资格，加强人体"台比艾提(素质)库外体(力)"的作用。

(3) 蒙孜吉(成熟剂)药物通过补充人体水分、调节异常体液浓度，使已发生变质的物质具备被清除的资格，达到加强人体"台比艾提(素质)库外体(力)"的作用。

(4) 蒙孜吉(成熟剂)药物是因为通过改善组织、器官弹性，增加细胞膜通透性，改善新陈代谢，加强摄取营养力，营养物质被机体吸收状况明显改善，营养物质达到人体最需要的各个部位，从而达到提高人体"台比艾提(素质)库外体(力)"的作用。

(5) 蒙孜吉(成熟剂)药物在一定程度上有清除已发生改变异物的作用，调节致病体液浓度的同时清除体内已腐败的物质，通过将其排出体外阻止异常体液损坏组织，预防各种疾病的发生。

(6) 蒙孜吉(成熟剂)药物通过补充人体水分，在一定程度上控制体温，具有调节体温的作用。

4. 蒙孜吉（成熟剂）药物的适应证

（1）慢性病。慢性病的发病机制主要有如下几种：① 患病器官发生吸收和排泄功能降低。② 慢性病中器官组织弹性减弱，这样不给蒙孜吉（成熟剂）药物，直接给予木斯合力（清除剂）药物就会发生更多的失水，出现组织器官痉挛、脆性增加等现象。③ 因长期患病，人体台比艾提（素质）力量减弱。蒙孜吉（成熟剂）药物在一定程度上补充水分，提高人体台比艾提（素质）力量，提高以后应用的药物作用。④ 慢性病使用蒙孜吉（成熟剂）药物，可预防木斯合力（清除剂）药物使用过程中出现的不良现象。

（2）部分诊断不清的疾病，通过首先给予蒙孜吉（成熟剂）药物分清诊断和疾病性质。

（3）慢性病反复给予蒙孜吉（成熟剂）、木斯合力（清除剂）药物，达到确切地清除异常黏液质或致病物质的目的。

（4）部分急症患者严重失水时，待急症状况好转后采取适当的措施给予蒙孜吉（成熟剂）药物补充水分。

5. 应用蒙孜吉（成熟剂）药物的禁忌证

（1）异常血液质引起的疾病不能用蒙孜吉（成熟剂）药物治疗。原因是：① 异常血液质异常改变所致的疾病中，血液对血管壁的压力增高。如果在这种状态下给予蒙孜吉（成熟剂）药物，因其有补充水分的作用，增加血液含量从而更加重血液对血管壁的压力，出现血管意外的风险增加。② 蒙孜吉（成熟剂）药物用量一般比其他多些。③ 异常血液质引起的疾病大部分是急症和高热性疾病，而蒙孜吉（成熟剂）药物的药理作用缓慢。④ 蒙孜吉（成熟剂）药物被吸收到血液增加血液含量，增加血液压力。所以误用蒙孜吉（成熟剂）药物会发生毛细血管破裂，引起内出血。所以异常血液质引起的疾病给予调节性质的药物。

（2）急症和高热性疾病不能用蒙孜吉（成熟剂）药物。急症和高热性疾病不能用蒙孜吉（成熟剂）药物的原因是：① 急症和高热性疾病有一些危及生命的现象。② 机体的台比艾提（素质）力量还没有减弱。③ 蒙孜吉（成熟剂）药物作用缓慢，对急症起作用缓慢达不到控制的目的。④ 蒙孜吉（成熟剂）药物针对某种典型症状起作用。所以遇到急症情况时，不要因给蒙孜吉（成熟剂）药物而耽误急救的时间，及时采取急救措施。

（3）严重心力衰竭患者不能给予蒙孜吉（成熟剂）药物。因蒙孜吉（成熟剂）药物加重心脏负担，加重症状。

（4）尿潴留、尿道结石坎顿、肝硬化引起的水肿等疾病不能给予蒙孜吉（成熟剂）药物。

6. 应用蒙孜吉（成熟剂）药物的注意事项

（1）服用蒙孜吉（成熟剂）药物不能同时服用全身滋补药物。滋补强身药物提高机体温度和能量消耗，影响蒙孜吉（成熟剂）药物的性质和作用。

（2）用药前必须分清患者气质和体液分类属性，据患病后气质和致病异常黏液质属性针对性地使用蒙孜吉（成熟剂）。

（3）服药期间要认真观察，待到物质完全成熟时，即等到出现异常体液的表现才能给予木斯合力（清除剂）药物，进行异常物质清除。

（4）不能依靠蒙孜吉（成熟剂）药物服药时间，要观察患者出现的症状和体征，如出现异常体液成熟的迹象（异常体液成熟的体征和症状），才能停服蒙孜吉（成熟剂）药物，开始服用木斯合力（清除剂）药物。

(5) 若发生淤积现象,为预防增加心、脑、肾等脏器的负荷,特别要观察内脏器官是否发生内出血。

(6) 有些情况下消化道功能不良等原因,服用蒙孜吉(成熟剂)药物可能会引起呕吐等症状。出现这种症状停服蒙孜吉(成熟剂)药物,观察患者2~3日,等到消化功能恢复后,继续服用蒙孜吉(成熟剂)药物。

(7) 蒙孜吉(成熟剂)药物服药期间要注意饮食,改善饮食条件,膳食中不能有与蒙孜吉(成熟剂)药物相对作用的饮食成分。

(8) 蒙孜吉(成熟剂)药物完全表现出药物作用以前要禁忌淋浴、发汗、精神上疲劳、易激怒以及性生活。

二、木斯合力(清除剂)

木斯合力(清除剂)的辞典意思是"泻剂""排出剂"等,在维医学治疗体液性气质性疾病当中,致病物质成熟后,也就是致病异常体液在蒙孜吉(成熟剂)的作用下成熟,具备被体内清除的资格后,将他们完全排出体外,进行清除为目的的一种自然疗法。为使用木斯合力(清除剂)首先将致病异常体液成熟[服用蒙孜吉(成熟剂)]是必需的。以下为应用木斯合力(清除剂)药物时需注意的情况。

临床使用木斯合力(清除剂)药物,将致病异常体液排出体外,充分重视患者的体质、疾病性质、年龄、性别等特点,因根据不同特点应采取不同的处方、方法和形式,以及不同剂量来将致病异常体液排出体外,进行清除。用木斯合力(清除剂)治疗中如不特别重视这些点,不仅达不到将致病异常体液排出体外的目的,反而会诱使疾病加重甚至出现一些非预知情况,并可能危及患者生命。服用木斯合力(清除剂)过程中特别要重视以下几点。

服用木斯合力(清除剂)前必须分清将要清除体外的致病异常体液类型和属性。首先使用蒙孜吉(成熟剂)直至致病异常体液成熟并出现相关表现时,才选择针对该致病异常体液清除作用的木斯合力(清除剂),绝对不可在致病异常体液成熟前给予木斯合力(清除剂)药物。

服用木斯合力(清除剂)药物,一定要明确该木斯合力(清除剂)药物是否与患者实际病情相吻合。为此对以下几点要特别注意。① 要看患者体质状况。体能很弱、自然力(免疫力)低下,心功能衰竭、严重贫血等疾病状况好转的患者不能给予作用强烈的木斯合力(清除剂)药物,要给予作用温和起到软化作用的木斯合力(清除剂)药物。② 要看患者的年龄状况。年幼、老人不能给予作用强烈的木斯合力(清除剂)药物,要给予作用温和、起到软化作用的木斯合力(清除剂)药物减量服用。③ 孕妇不能服用作用强烈的木斯合力(清除剂)药物,要给予作用温和的木斯合力(清除剂)药物或想别的方法将致病异常体液排出体外。④ 注意患者体重及肥胖和消瘦情况。⑤ 要弄清楚患者有无使用作用强烈的木斯合力(清除剂)药物的禁忌证。虽然服用木斯合力(清除剂)药物是治疗体液性气质改变性疾病过程中必须经过的有效治疗方法之一,但是已患有胃溃疡病、肠道阻塞、痔疮、心脑血管硬化、严重高血压病、眼内压增高以及消化道有肿瘤患者服用作用强烈木斯合力(清除剂)药物,导致严重后果,引起生命危险,所以在这种情况下给予作用温和的具有软化作用的木斯合力(清除剂)药物。

用木斯合力(清除剂)药物以前做好准备工作。也就是在服用木斯合力(清除剂)前一日患者应食易消化饮食,软化大便,忌空腹使用木斯合力(清除剂)药物。患者尽量将具有腹泻作用的药物在0.5~1 h内服完,以及在服用木斯合力(清除剂)药物后要轻轻走路。如果服用木斯合力(清除剂)药物后患者出现恶心、呕吐,让患者吃甜苹果、石榴汁具有止恶心、呕吐作用。胃消化功能弱的患者服用木斯合力

(清除剂)药物后如出现胃不舒服、疼痛等症状时服用少量的小茴香露剂可消除疼痛症状。

患者服用蒙孜吉(成熟剂)过程中避免接触过冷过热空气,手脚不能用过冷的水洗,要避免过度体力活动、精神兴奋和精神紧张。

服用木斯合力(清除剂)药物要特别注意气质改变部位和原因性质。也就是气质改变的物质在全身,需要全身排泄时,以上讲述的买提布合(成熟剂和清除剂的融合体)来排泄最合适。如果是异常体液输入到某个器官蓄积,在该器官发生体液性气质改变,根据该器官所在部位、气质功能,选择适合该器官和异常改变性质选择木斯合力(清除剂)药物。比如致病物质在体内深处组织、毛细血管、肌肉组织、皮肤和手脚等离肠道较远的器官组织中,作用持久、排泄作用轻微的木斯合力(清除剂)和利尿药物一起服用达到清除致病物质的目的。如果是致病物质在眼睛、耳朵、鼻和口腔等部位和器官时,使用成分中有芦荟、盒果糖藤等药物的蜜丸形式的木斯合力(清除剂)最合适。

患者服用木斯合力(清除剂)药物的时期要避免与木斯合力(清除剂)作用相对饮食,难消化、产气、具有刺激作用的食物、冷饮、酒类,要多食易消化、稀饭、油性多的食物等食物。

要特别注意木斯合力(清除剂)服用时间和服用量。保证服用木斯合力 24 h 内排 4～5 次便,持续 3 日,不能超过 3 日。如致病异常体液含量较多,不能一次性用药完全排出体外,那么制备作用较轻微的木斯合力(清除剂)药物,连续 7～8 日服用或间断性给药也可以。但是患者必须按照医生的指导按量和时间服用,如果违反医生指导出现一些没有预料到的事件发生。以上所述,疾病的发生是由于异常血液质发生异常所致,就不能给予蒙孜吉(成熟剂)和木斯合力(清除剂)药物,只服用清血、造血、活血、降低血液温度、稀释血液、调解血液质的药物进行治疗,下面讲述异常胆液质、异常黏液质、异常黑胆质等发生异常改变表现和体液状态以及对它们用蒙孜吉(成熟剂)和木斯合力(清除剂)方法,以及判断异常体液成熟的方法。

三、异常胆液质所致疾病治疗原则

因各种原因作用下发生异常胆液质时,身体皮肤颜色变黄、睡眠少、巩膜染黄色、口味苦、舌苔变黄色、多渴、尿色呈黄色、易恶心、身体有不良刺激和疼痛、脉呈细数等表现。维医学中异常胆液质因各种原因作用下发生异常改变成多种异常胆液质所致的各种疾病所使用的蒙孜吉(成熟剂)和木斯合力(清除剂)种类也不一样。就是说异常胆液质在哪种因素的作用下发生异常改变,首先要控制致病因素,制备成熟异常胆液质,使它具备被清除的资格的蒙孜吉(成熟剂)药物成分。物质成熟后给予该种异常胆液质调节药物,异常胆液质被清除到体外。然后给予主治药物,最后给予滋补强身药物。

1. **异常胆液质专用蒙孜吉(成熟剂)**　成分与制备方法:天山璇菜花、莲花、玫瑰花、地锦草各取 10 g,菊苣草籽 15 g,药用红枣、菊苣草根、刺糖各取 30 g。将以上药物沉泡在 1 500 ml 水中 4～8 h,煎熬,取 750 ml 糖浆,根据患者年龄,每日 2 次、每次 50～100 ml,饭后趁热服用。以上药物服用 3～5 日,等出现异常胆液质成熟的迹象时,给予相应的木斯合力(清除剂)药物,将已发生异常改变的异常胆液质排出体外。

2. **异常胆液质专用木斯合力(清除剂)**　成分及制备方法:莲花、玫瑰花、地锦草各取 10 g,诃子肉、菊苣草籽各取 15 g,菊苣草根、刺糖、菟丝草各取 30 g,罗望子、铁线蕨、乌梅各取 45 g,巴达姆油 10 g,这些药物加到异常胆液质专用蒙孜吉(成熟剂)中,制备糖浆,每日 2 次、每次 60～100 ml 服用,有降低肠道内压,在蒙孜吉(成熟剂)的作用下以成熟异常胆液质排泄到体外,解毒,增加肠道吸收能力,散气等作用,主要用于异常胆液质所致的体液性气质改变性疾病中在蒙孜吉(成熟剂)的影响下将已成熟疾病物质清除体外。

    3. 异常胆液质成熟的症状体征表现   异常胆液质在蒙孜吉(成熟剂)的作用下成熟达到以上状态,自从用药第一日起计算大概需要3～5日时间。在这一期间异常胆液质成熟,具备被清除体外的资格时,出现机体新陈代谢有关的一些表现。也就是脉象、舌象、口味、尿量及尿色、皮肤和皮色、睡眠与醒状、渴度等发生以下改变,达到健康身体最低标准范围以下。

    (1) 脉象:因人体气质改变对脉象有一定影响,已占优势的致病异常胆液质属性属于干热性,给予蒙孜吉(成熟剂)以前患者脉象呈细数脉,当异常物质成熟后,变成粗缓脉。已占优势异常胆液质属于湿寒性气质,服用蒙孜吉(成熟剂)以前患者脉象呈粗缓脉、充量搏动,当物质成熟后,出现相对数细脉。致病异常胆液质属于干寒性气质,脉象呈细缓脉、脉速不齐,当服用蒙孜吉(成熟剂)物质成熟后,脉呈粗、波浪形或呈粗、数脉。

    (2) 舌象:健康人舌苔呈一层均匀分布的稍微白色的苔,当异常胆液质发生异常改变,变成致病体液时,出现患者口干、舌表面出现淡黄色或厚黄色舌苔形成。患者服用胆液质相对应的蒙孜吉(成熟剂)药物,等到异常物质成熟时,口干逐步消失,舌苔上的颜色由白色逐步变成正常。

    (3) 口味:口味变化,患者早晨起来时口味变化表现比较突出。给予蒙孜吉(成熟剂)药物以前,如晨起口味苦,等异常物质成熟后,口感苦的表现消失,恢复正常口味。一开始如口感无味或酸味,等异常物质成熟后变成稍微无味。最初有口臭,等到异常物质成熟口臭就消失。

    (4) 口渴:患异常胆液质发生改变而引起的疾病,患者都有不同程度的口渴。给予蒙孜吉(成熟剂)后,等异常胆液质成熟时,口渴感减少或消失。

    (5) 尿量和色泽:如果是单纯异常胆液质发生改变而引起的疾病,尿量相对较少,颜色呈黄色和澄清,待到给予蒙孜吉(成熟剂),异常胆液质成熟以后尿量增加,尿色呈橙色。如果是异常胆液质混入未成熟异常黏液质引起的疾病,尿色呈黄色,轻度的浑浊状态。等到异常物质成熟后尿色逐渐变白色,浓度也逐步恢复正常状态。如果是异常胆液质中混入异常黑胆质而导致异常胆液质引起的疾病,患者尿色呈芝麻油色,尿量相对少而浓。服用蒙孜吉(成熟剂)后当异常胆液质开始熟时,尿色呈洗肉水色,等物质成熟后,尿色逐渐变白最后呈偏黄白色、澄清液体。

    (6) 皮肤和肤色:如果皮肤发生变粗糙而柔软性降低,皮肤呈浅黄色或淡黄色,等异常物质成熟后,皮肤变得柔软而恢复弹性,皮肤黄染消失。

    (7) 睡眠与清醒:如果患者睡眠减少,变得脾气暴躁、易怒等,服用蒙孜吉(成熟剂)物质,异常物质成熟后,睡眠增多,脾气暴躁等异常行为会消失。

    以上是表示胆液质在蒙孜吉(成熟剂)药物作用下成熟的表现,当异常胆液质成熟时,上述表现未必同时出现,只要其中最主要的两个或两个以上的改变表现或大多数改变表现出来,就可认为异常物质成熟。此时通过服用相对应木斯合力(清除剂),将异常胆液质清除体外,从而为异常胆液质异常改变引起的体液型气质改变性疾病的治疗奠定基础。

四、异常黏液质引起的疾病治疗原则

    异常黏液质因各种原因发生异常变化时,出现全身肤色呈白色,嘴唇厚,触摸全身肌肉松弛感、凉感,多流口水,无口渴感,睡眠多,消化不良,口感呈无味,舌苔呈白苔,智力低下,尿量多以及呈白色,脉呈粗、缓脉等异常黏液质特有的表现。

维医学中,对因异常黏液质发生异常改变引起的各种疾病的蒙孜吉(成熟剂)和木斯合力(清除剂)的种类也不一样。即异常黏液质在哪种因素作用下发生异常变化,控制该因素的同时,成熟异常黏液质,制备具有能将异常黏液质清除体外作用的蒙孜吉(成熟剂)。等到异常物质成熟后,给予该种异常黏液质的木斯合力(清除剂)药物,从体内清除异常黏液质。之后给予主治药物,最后给予滋补强身药物进行治疗。

1. **异常黏液质专用蒙孜吉(成熟剂)** 成分和制备:铁线蕨、玫瑰花各取 10 g,洋茴香、小茴香、无籽葡萄、甘草各取 15 g,无花果干 30 g,纯蜂蜜或玫瑰花酱 60 g。将以上八味沉泡到 1 500 ml 水中,煎至 750 ml 药液为止,再放入蜂蜜或玫瑰花酱,根据患者情况每日 2 次,每次 50～100 ml 服用。该蒙孜吉(成熟剂)服用 7～9 日,等到出现异常物质成熟的表现时给予异常黏液质的专用木斯合力(清除剂)。

2. **异常黏液质的专用木斯合力(清除剂)** 成分和制备:铁线蕨、玫瑰花、洋茴香、小茴香各取 15 g。无籽葡萄、甘草各取 20 g,无花果干、番泻叶各取 30 g,盒果糖藤 15 g,刺糖 60 g,巴旦木油 10 ml。按照规则将以上草药浸泡 4～6 h,煎至合并结液,过滤配制 500 ml 合剂即可。每日 2 次,每次 60～100 ml 服用,从而将异常黏液质内彻底清除。

3. **异常黏液质成熟时机体表现** 异常黏液质在蒙孜吉(成熟剂)药物的作用下成熟,具备从体内清除的条件时,身体会出现异常物质成熟的一系列相关表现。即:脉象,舌苔,口味,尿量及颜色,皮肤及肤色,睡眠与清醒状态,口渴等发生变化,接近身体健康正常限度的范围之内。

(1)脉象:如给予蒙孜吉前脉象呈较粗且缓慢,异常物质成熟后脉象呈细数。

(2)口味和舌苔:如晨起时口感呈无味或苦酸,舌表面有厚灰色舌苔逐渐清晰,接近健康状态。

(3)尿量及颜色:患者尿液呈白色且浓,尿量多,甜味。异常黏液质引起的体液型气质改变性(物质性)患者尿液呈洗肉水样,尿量相对多。异常黏液质中混入异常胆液质而产生的体液型气质改变患者尿液呈淡黄色,尿量一般。异常黏液质中混入异常黑胆质而产生的异常黏液质引起体液型气质改变,患者尿液呈白色且浓,量相对少些。给予蒙孜吉(成熟剂),当异常物质成熟时,尿量及颜色接近健康时的状态。

(4)睡眠与清醒:患者若有睡眠过多、手脚沉重、懒惰情况,给予蒙孜吉(成熟剂)药物后,当异常物质成熟时睡眠逐步恢复正常,手脚沉重,懒惰情况也随之消失。

以上症状中只要其中最主要的两个或两个以上的症状或更多的症状表现出来,就可认为异常物质成熟,与此同时通过服用对应的异常黏液质清除剂,在蒙孜吉(成熟剂)作用下成熟的异常黏液质可从体内清除。

五、异常黑胆质引起的疾病治疗原则

异常黑胆质在各种原因的作用下,发生异常改变时,会出现全身肤色变黑,身体瘦弱,产生假食欲,思维障碍,尿液偏蓝白色,脉搏细且缓慢等属于异常黑胆质的症状。

维医学中,针对异常黑胆质异常改变引起的各种疾病,所使用的蒙孜吉(成熟剂)和木斯合力(清除剂)药物种类也不一样。即异常黑胆质在哪一种因素作用下发生异常改变,就要控制哪一种因素。要成熟异常黑胆质,制备将异常黑胆质具备排出体外作用的蒙孜吉(成熟剂)药物。当异常物质成熟后,给予此种异常黑胆质的木斯合力(清除剂)药物,从而体内清除异常黑胆质。最后给予主治药物,滋补强身药物进行治疗。

1. **异常黑胆质的蒙孜吉（成熟剂）** 成分和制备：薰衣草、牛舌草、香青蓝、铁线蕨、地锦草、小茴香各取 15 g，甘草、破布木果各取 20 g，药用红枣 30 g，刺糖 60 g。以上多味沉入 1 200 ml 水中沉泡 4～6 h，煎熬至 600 ml 时为止，过滤，制备买提布合，根据患者实际情况，每日 2 次，每次服用 50～100 ml。

该蒙孜吉（成熟剂）药物要服用 15 日到 1 个月或者更长时间，等到机体出现异常物质成熟的症状表现时，给予下面的异常黑胆质专用木斯合力（清除剂）。

2. **异常黑胆质木斯合力（清除剂）** 成分和制备：薰衣草、牛舌草、香青蓝、铁线蕨、地锦草、小茴香各取 15 g，药用红枣、破布木果各取 30 g，甘草、菟丝草、番泻叶各取 20 g，清泻山扁豆、刺糖各取 60 g，巴旦木油 15 ml。以上多味药材沉入 1 500 ml 水中沉泡 4～6 h，煎至 750 ml 为止，制备糖浆，每日 2 次，每次服用 60～100 ml，将已具备被清除条件的异常黑胆质从体内清除。

3. **异常黑胆质成熟时出现的标志和机体表现** 异常黑胆质在蒙孜吉（成熟剂）的作用下，成熟为以上状态和表现时，需要 15～41 日，甚至需要 180 日。在此时间段内，异常黑胆质成熟并具备清除体外的条件时，机体会出现异常物质成熟相关的一系列表现。即脉搏活动，舌苔，口味，尿量及颜色，皮肤及肤色，睡眠和清醒状况，口渴等发生变化，接近身体健康时正常限度的范围之内。

（1）脉象：如给予蒙孜吉（成熟剂）前气质呈干寒性，脉象呈细且不齐，给予蒙孜吉（成熟剂）当异常物质成熟后脉象呈变细缓脉，接近健康时脉象。

（2）舌苔：患者口干、舌表面有厚灰色舌苔，服用蒙孜吉（成熟剂）后，异常物质成熟时，舌苔颜色变淡，逐步接近健康状态。

（3）口味：如患者口感涩味或酸味，口干，服用蒙孜吉（成熟剂）后，异常物质成熟时，口干逐渐变得无味，口干消失。

（4）尿量及颜色：异常黑胆质引起的疾病中，患者尿液呈黑色或浑浊而且浓，尿液表面泡沫较多。尿液静放时易形成沉淀。给予蒙孜吉（成熟剂），当异常物质成熟时，尿量增多、浓度稀释、颜色接近健康时的尿色，尿液形成沉淀现象消失。

（5）皮肤与肤色：如肤色稍微发黑变成无光、失去光泽、变得干及粗糙，给予蒙孜吉（成熟剂）药物，当异常物质成熟时，肤色逐步澄清，湿度恢复，变得细嫩和光滑。

（6）睡眠与清醒：患者若有失眠、脾气暴躁、易怒、妄想、抑郁等，给予蒙孜吉（成熟剂）药物后，当异常物质成熟时以上症状恢复正常，精神明显振奋起来。

六、各类体液被体内清除时出现的标志和机体表现

各类体液异常在木斯合力（清除剂）药物的排泄作用下，为体内完全清除从服药第一日开始计算，平均需要 1～3 日时间，最多需要 5 日时间。但是因致病因素较复杂，在蒙孜吉（成熟剂）的作用下成熟时间较长者，服用木斯合力（清除剂）异常改变的异常体液从体内清除的时间也比较长。所以正确判断异常物质是否完全清除体外的有关症状体征，要充分重视各类异常体液占优势的机体表现，也就是头部的沉重感、血压改变、大小便改变、尿色改变、病情改变等观察。

根据有关各占优势异常体液症状体征，可判断异常改变物质完全清除或没有清除。体内哪一种体液发生异常引起密杂吉（气质）改变，就会出现该异常体液相应的症状体征表现。针对这一现象给予蒙孜吉（成熟剂）等到异常物质成熟后，以上所述的症状体征发生相应的改变，身体状况接近健康状态正

常范围内的最近健康表现。根据这些表现认为异常物质已成熟,给予相应的木斯合力(清除剂)药物,这些异常体液的症状体征就消失。比如异常黏液质引起的气质改变中出现流大量口水、嗜睡、手脚沉重等症状;异常胆液质引起的气质改变而出现全身皮肤黄染、尿色变黄、口味苦、皮色苍白、无光;异常黑胆质引起的气质改变主要有睡眠少、脾气暴躁、幻想、多虑、肤色和口唇发青或发黑等症状。上述体征将随着异常物质的清除逐步消失。

1. **头部和身体沉重感** 根据头部及身体沉重有无,可以评价致病物质是否完全清除,蒙孜吉(成熟剂)药物成熟致病物质的同时,还有补充一定量的水分,增加血管内压的作用,当致病异常物质成熟时,感到头部和身体沉重,给予木斯合力(清除剂)清除致病异常物质后头部和身体沉重感消失。

2. **血压** 根据血压改变状况可以评价异常体液是否完全清除。蒙孜吉(成熟剂)药物收集致病物质异常体液,是致病物质具备被清除体外的条件,大多数情况下给予蒙孜吉(成熟剂)药物,当致病物质成熟时患者血压相对升高,在木斯合力(清除剂)的作用下,随致病物质被体内清除,血压也逐步恢复正常或者下降。

3. **大小便** 根据大小便颜色改变状况可评价或判断致病物质是否完全清除,也就是异常胆液质的木斯合力(清除剂)清除异常胆液质时,大便呈稀薄、深黄色。随着异常胆液质从体内排泄出去,大便深黄色颜色相对减弱变成浅黄色或健康人大便颜色相同、小便由黄色逐步变淡。服用异常黏液质木斯合力(清除剂)时,大便呈稀便、水样便,颜色呈土色,伴有黏液样或脓液样物质。随着异常胆液质从体内排泄清除,大便变浓稠、颜色变成浅黄色。服用异常黑胆质的木斯合力(清除剂)时,大便呈黑色或铁锈色。随着异常黑胆质从体内排泄清除,大便变成土色或浅黄色便。

4. **疾病状况改变** 根据疾病状况的改变可以评价或判断异常体液是否完全清除,比如体液性气质改变性头痛治疗中,服用木斯合力(清除剂)后头痛完全消失。高血压病中,致病因素查清后,给予蒙孜吉(成熟剂)和木斯合力(清除剂)进行清除以后,血压开始恢复正常值范围内,就是表明致病异常物质体内被完全清除的最明显表现。

总之,维医治疗疾病过程中,特别是体液性气质改变性疾病以及由体液性气质改变性疾病发展而形成的结构改变性疾病治疗过程中,致病因素异常体液的异常状态和它们引起疾病的过程,以及清楚疾病后果时,才能正确判断疾病,以致病物质清除体内为目的,根据疾病原因针对性使用蒙孜吉(成熟剂)和木斯合力(清除剂)药物,执行有序的治疗措施,不仅可获得良好的治疗效果,达到根本上治疗疾病的目的,还能缩短疗程,减轻患者经济负担。

维医学对祖卡木(感冒)和乃孜乐的认识和常用药

一、基本概念

祖卡木(感冒)和乃孜乐是呼吸道感染所引起的以头痛、鼻塞、流鼻涕、喷嚏、恶风寒、发热、脉浮为主要临床表现的病症。维医学古籍中记载,祖卡木(感冒)和乃孜乐是指脑内淤积,湿性过多而发生的病证。根据病情的发展,病情的轻重、脑部流下来的液体流向的不同分祖卡木(感冒)和乃孜乐。

祖卡木(感冒):脑部往下流的感染性液体往鼻腔流,感染鼻黏膜,同时从鼻腔中流出来,病情较轻。

乃孜乐:脑部往下流的感染性液体往气管(喉咙)方向流,同时感染气管及其下面的脏器,病情较重,症状明显。维医学古籍中乃孜乐有两种解释,一种是上述症状较重的祖卡木(感冒),另一种是从脑部流下的感染性液体也叫乃孜乐。维医在临床上把祖卡木(感冒)和乃孜乐以同样的方法进行治疗。

二、病因病机

1. **干热性气质失调**　干热性气质以干性和热性影响上呼吸道,使血管萎缩、燥湿,影响呼吸道黏膜,破坏上呼吸道正常(生理)气质,降低局部太比艾提(免疫力),同时降低呼吸道太比库外提(自然力)和自我保护力。

2. **湿寒性气质失调**　湿寒性气质使湿性和寒性影响上呼吸道的正常代谢,降低呼吸道物质交换,影响上呼吸道黏膜和组织的代谢,破坏呼吸道正常的气质,降低局部太比艾提(免疫力)。

3. **湿热性气质失调**　湿热气质使湿性和热性降低上呼吸道的库外提(免疫力),降低上呼吸道吸收库外提阿依瓦尼(自然力),引起上呼吸道正常的气质紊乱,降低局部太比艾提(免疫力)。

4. **干寒性气质失调**　干寒性气质使干性和寒性,降低呼吸道的库外提(免疫力)并刺激组织、细胞,破坏呼吸道正常的气质降低局部太比艾提(免疫力)。

以上四种因素都为致病菌的繁殖和生活提供适宜的环境,使细菌不断繁殖,引起上呼吸道感染。

三、症状

1. **热性(干热性、湿热性)气质失调引起的祖卡木(感冒)**　咽部干痒或灼热感、多喷嚏、声重、鼻子流清涕、鼻黏膜红肿、干咳、轻热、口渴。

2. **寒性(干寒性、湿寒性)气质失调引起的祖卡木(感冒)**　头痛如裹,流大量清涕,嗅觉、味觉减退,恶寒发热,肢体酸痛无力。

四、诊断依据

1. **按主要临床表现和病历来诊断**

(1) 热性气质失调引起的祖卡木(感冒):除了看咽部干痒或灼热感,多喷嚏,声重,流清涕,鼻黏膜充血,兼见恶寒重,发热轻或不发热,心烦口渴等症状,此外患者有饮食热性食物或接触热性环境的历史。

(2) 寒性气质失调引起的祖卡木(感冒):除了头痛如裹,流大量清涕,嗅觉减退,恶寒发热,肢体酸疼等症状,此外患者有长时期饮食寒性食物或接触寒性环境的历史。

2. **辅助检查**　检查血常规白细胞数增多。

五、治疗方案

气质失调引起的感冒先调节气质,病情好转后用补身药,提高患者抵抗力药。

1. **治疗热性气质失调引起的感冒选择性用消炎、消肿、退热、止咳类维药**

(1) 天山堇菜、睡莲花各 20 g,准备卡西卡普(泡茶)喝,每次 200~300 ml 出汗解表。

(2) 天山堇菜、祛皮甘草根、罂粟壳、睡莲花、铁线蕨、蜀葵子、神香草各 10 g,小红枣、破布木果果实各 20 g,洛王子 50 g,白砂糖适量,加水 1 500 ml 熬汤,每日 3 次,每次 100 ml。

(3) 天山堇菜油、莲子油、葫芦子油等选用滴鼻腔。

(4) 选择性用卡西卡普颗粒,每日 3 次,每次 1 包;祖帕糖浆,每日 3 次,每次 30 ml;巴旦蜜膏,每日

3次,每次 15 g,饭后服用;赛皮斯坦蜜膏,每日 3 次,每次 15 g,饭后服用。

2. 治疗寒性气质失调引起的感冒选择用消炎、消肿、退热、止咳类维药

(1) 天山堇菜、去皮甘草根、睡莲花、神香草各 10 g,铁线蕨 10 g,小红枣 30 g,冰糖 60 g,准备卡西卡普,每日 3 次,每次 100 ml。

(2) 选择性用祖卡木颗粒,每日 3 次,每次 1 包;卡西卡普颗粒,每日 3 次,每次 1 包;哈西糖浆,每日 3 次,每次 30 ml;祖帕糖浆,每日 3 次,每次 30 ml。

六、注意事项

(1) 慎食难消化、高脂肪、酸辣的饮食。

(2) 食用容易消化的、清淡的饮食。

(3) 避免体力劳动、游泳、饮食含酒精的饮料。

(4) 尽量避免不良刺激,注意饮食,适当的休息,保暖,养成良好的生活习惯。

七、处方中的药材

1. **天山堇菜**　堇菜科植物天山堇菜 *Viola tianshanica* Maxim. 的干燥全草,性质为一级湿寒,有轻泻异常胆液质、调节血液热性过盛、生津止温饱、发汗退热等功效,用于热性感冒、发热、头痛、咽痛、肢肿、小儿惊厥。外用适用于疗疮肿痛等。

2. **睡莲花**　睡莲科植物雪白睡莲 *Nymphaea candida* Presl. 的干燥花蕾,性质为二级湿寒,有降热止咳、益心护脑、安神止痛、祛乃孜来等功效,用于感冒发热、头痛咳嗽、心悸不安、咽痛解毒。

3. **甘草根**　豆科植物乌拉尔甘草 *Glycyrrhiza uralensis* Fisch 的干燥根和根茎,入药之前削去其皮而用,性质为湿热,有调节浓性体液、滋补胸肺、润肺化痰、定端止咳、散风退热、调和药性等功效。用于干寒性或黑胆质性疾病,如咳嗽胸痛、气短哮喘、顽痰不化、喉干失音、感冒发热等病症。

4. **罂粟壳**　罂粟科植物罂粟 *Papaver somniferum* L. 的干燥果壳,有催眠、镇静、止痛、止血等作用,用于咳嗽、咯血、头痛、腹泻、痢疾、阳痿、失眠等病症的治疗。

5. **铁线蕨**　铁线蕨科植物铁线蕨 *Adiantum capillus-veneris* L. 的干燥全草,性质为平,有成熟异常黑胆质和异常黏液质、消炎解毒、止咳化痰、利尿通经、固发固毛等功效,用于治疗胸、肺乃孜来性毒液,感冒,咳嗽气喘,尿闭,经闭,经水不畅,毛发脱落等病症。

6. **蜀葵子**　锦葵科植物蜀葵 *Althaea rosea* (L.) Cav. 的干燥成熟种子,性质为湿热,有消炎、镇痛、润滑、软化等功效,用于感冒、乃孜乐、咳嗽、胸膜炎、肺气肿、肠炎、痢疾、尿痛、关节炎等病症的治疗。

7. **神香草**　唇形科植物硬尖神香草 *Hyssopus cuspidatus* Boriss. 的干燥地上部分,性质为干热,有成熟及清除异常黏液质、促进机体自然随和、止咳化痰、平喘利肺等功效。用于胸肺黏稠性顽疾、头痛胸痛、气喘气短、胸胁疼痛、久咳痰多。

8. **小红枣**　鼠李科植物枣 *Ziziphus jujuba* Mill 的干燥成熟果实,性质为一级寒,湿干性为平,有清血排毒、清热消炎、止咳化痰、补身安神、除疹止痒等功效,用于治疗热性或血液质性或胆液质性各种病证,如血热腐败、脓液成块、发热、肺炎、胸膜炎、乃孜乐性感冒、咳嗽顽痰、体虚失眠、皮疹瘙痒等病症。

9. **破布木实**　紫草科植物破布木 *Cordia dichotoma* Forst. f. 的干燥成熟果实,性质平,有成熟和清除异常黏液质、调节胆液质平衡、润肺止咳、宽胸化痰等功效,用于咳嗽不止、胆液质旺盛、咯痰不爽、喉干咽痒等病症。

10. **洛王子** 豆科植物酸角 *Tamarindus indica* L. 的干燥成熟果实,性质为二级干寒,有清除异常胆液质的热性和纯化异常的血液质、清热消炎、清热补胃、降逆止吐、清血降压、清热固精等功效,用于治疗热性和胆液质性疾病或血液质性疾病,如胆液性发热、口渴胃虚、恶心呕吐、血热偏盛、遗精早泄及湿热性皮肤病和尿路感染等病症。

天山堇菜油、莲子油、葫芦子油,把这些药材分别浸泡在白芝麻油 30～60 日(7、8 月份)后祛除药渣,油液过滤而得的油制剂。

白癜风治疗过程中维医学特色护理效果研究

维医学在防病治病的过程中根据四大物质(火、气、水、土)学说、气质学说、体液学说、力学说认识疾病、诊断疾病。因此维医学认为白癜风的病因多由体内外各种不良因素的影响下,体液失衡,气质失调,支配器官功能减弱,累及肤表所致。其中黏液质(湿寒)偏盛所致的白癜风尤为多见,原因是机体自然力减弱,热气降低,体液中非所需物质过盛,肤表吸收力虚弱,体液失衡降低脑、心、肝之功能,过多食用寒性饮食,局部组织长期受压、梗阻、创伤等均可成为诱发本病之因素。所以维医对白癜风的认识、治疗、护理等方法,具有自己的独到之处,并有着显著的疗效。为了科学地观察和判定维医护理对白癜风的效果,新疆维吾尔自治区维吾尔医医院皮肤二科从 2008—2010 年对 104 例住院治疗的白癜风进行了维医特色护理(即心理、饮食、用药、生活、康复等护理)并对护理效果进行对比研究,取得了理想的效果。

一、资料与方法

1. **一般资料**

(1)病例入选标准:接受治疗的患者均为医院住院患者,确诊为白癜风,并征得患者同意,能坚持治疗。年龄≥8,≤65 岁。符合《临床皮肤性病学》中有关"白癜风"的诊断依据及维医药辨证分类。

(2)病例排除标准:合并严重的心功能不全、肝肾病变等严重原发性疾病;妊娠期或哺乳期妇女;精神障碍、沟通困难患者。

(3)病例基本情况:104 例白癜风患者中男性 49 例,女性 55 例,年龄 10～65 岁;平均住院日 45 日。

2. **方法**

(1)治疗时采取调理、内服、外用药物疗法结合维医药特色护理等综合的方法。

(2)对比设计:通过问卷的形式对收治的 104 例患者入院和出院时的基本情况及相关信息进行合理的统计学分析和研究。

二、维医药特色护理

在常规护理过程中,我们对此患者进行维医药特色护理。

1. **入院评估** 评估患者眼、舌、舌苔、脉象以及饮食、睡眠、精神状态、生活习惯、生活自理能力以及年龄、性别、职业、文化程度、社会地位等相关因素以利于维医特色护理即辨证施护。

2. **心理护理** 白癜风患者由于病程长、病情反复、短期治疗效果不明显,疾病久治未愈,加上对疾病的认知情况、康复保健知识掌握不全及担心疾病对容貌的影响,所以造成较为严重的心身障碍。导致患者易产生心理恐惧、焦虑、失望、离群、猜疑心重、易怒、对各种刺激情绪反应强烈,甚至丧失治疗信心等一系列不良心理症状。因此对患者进行心理状态原因分析,有效地减轻或解除患者心身痛苦。所以对患者的心理安慰十分重要。我们在护理过程中根据患者原气质分型特点(干热性、湿热型、湿寒性、干寒性四型)和异常体液变化、病情、年龄、职业、文化程度、社会角色、工作环境、生活习惯、饮食、嗜好以及接受、理解能力进行维医心理护理。如:异常涩味黏液质型白癜风患者的心理特征为易激动、性情脆弱、忧郁、想象力往往远离实际、善于反面性思维、不愿与人交往。在进行心理护理时首先应建立良好的护患关系。当患者刚入院后,陌生的环境会给患者造成紧张恐惧的心理,所以对医务人员言行十分敏感,此时护士的言行有可能直接影响患者的情绪和心态。因此,这时护士应热情主动和患者交谈,倾听患者的意见和建议,尽量满足患者的需求,用美好的语言和严肃认真的工作态度让患者感到安慰和帮助,从中获得安全感和信任感,从而消除紧张忧郁的情绪,愉快地接受治疗。其次要做到有针对性地实施康复指导,如:指导患者注意饮食起居、养成良好生活习惯,发展自身兴趣爱好,坚持适当体育锻炼;阅读一些科普知识的书籍,加强保健知识;坚持长期治疗,完成每次的疗程,不要因为症状减轻就立即停止用药等,使患者了解疾病的有关知识,掌握自我康复护理的知识和方法,消除对疾病担心的心理,树立战胜疾病的信心,保持良好的心理状态和积极的生活态度,以促进病情痊愈。积极发挥家庭的效用。由于患者的心理压力较大,因而家庭支持对此类患者具有较大的效用,我们应积极争取患者家庭成员的配合,向他们介绍一些心理知识,引导他们在患者面前保持良好的心境,多劝解、体谅患者,在生活上给予无微不至的关怀,共同创造家庭温馨气氛,帮助患者树立战胜疾病的信心。

3. **饮食护理**　调整患者的日常饮食,实行饮食禁忌是疾病治疗阶段的重要条件之一,维医认为引起白癜风最主要的因素之一是长期食用湿寒性食物如:鱼、海鲜、酸奶、冷饮、酸性水果、凉菜等,使体内湿寒性气质和湿寒性体液旺盛,引起肝脏热能衰退,导致异样黏液质过多,所以白癜风患者的维医饮食护理是让患者食用热性食物,以提高肝脏的热性,补充营养,促进异常体液的成熟、清除,断绝异常气质形成环境,从而充分发挥药效。所以在进行饮食护理时根据患者的病情,体液、气质变化适当调整饮食结构。如:异常涩味黏液质型白癜风患者的饮食特点为喜欢湿寒性食物,所以对此类型患者要特别强调应多食用湿热性食物,如羊肉汤、鸽子肉汤、无花果、甜巴达木仁、杏仁、开心果、松子仁、甜石榴、胡萝卜、紫葡萄、香蕉等;不宜过多食用燥热属性的食物如各种烤肉、马肉、胡椒、孜然、辣椒、干姜、西红花、核桃、苦巴达木仁等。告知患者在发病期间或疾病痊愈后,如不注意饮食,会导致病情加重或复发。除此之外要保证食物的质量、数量和进餐时间,特别要注意食物的煮熟和卫生,要及时进餐,不可暴饮暴食,进食时充分咀嚼食物。不使用塑料袋装食品,饭不能过热或过凉等。在忌上述饮食的同时还应忌各类海鲜、各种凉菜、咸菜、泡菜、酒类、冷藏冷冻食物等。

4. **药物护理**　向患者详细说明有关该疾病的知识,解释按医嘱坚持长期服药的必要性。嘱咐患者不要因为症状控制、减轻或治愈就自行停药或随意更换药物。如果患者在服用维医汤剂,护士应说明用药细节,维药宜饭后服,汤剂宜温服,合并用药时要注意前后时间间隔(15~20 min)。在服用清除剂时注意观察患者面色,脉象,大便颜色,次数及有无消化道(恶心、呕吐、腹胀、腹泻)反应,是否有头痛现象等情况,如出现异常情况立刻通知医生,遵医嘱减量或停药,可加服保护胃黏膜和保肝药物。观察并记录患者的用药量和用药时间、用药方式、用药后的效果及反应。

5. **生活护理**　指导患者养成良好的生活习惯,安排好作息时间,根据患者的年龄、身体结构、身体健康状况选择适宜的活动,以增强体质,提高免疫力。如:异常涩味黏液质型白癜风患者的特点为体凉、身瘦,喜欢待潮湿处,动作迟缓,睡眠较少。在进行生活护理时协助患者制定活动计划,提倡多运动,注意保暖,必要时用维药泡脚或用驼绒腰带护腰等。解释保持充足睡眠的重要性,指导患者迅速入睡的方法,饭后避免睡眠要适当地活动、注意睡眠姿态与时间,如睡前用温水泡脚。保持病床、病服整洁,室温保持在 22～24℃,相对湿度在 55％～60％。每日用紫外线灯消毒病房 1 次,给患者提供舒适、干净、空气清晰的环境。注意个人卫生,提倡穿纯棉柔软宽大内衣,保持皮肤干燥、清洁,防止皮肤感染。加强基础护理,如皮肤护理(床上全身擦涂,头发护理,修剪指甲)口腔护理等。防止搔抓搓擦皮损部位及强力刺激,以免引起皮损。避免潮湿阴冷环境。讲解戒烟、酒、浓茶的必要性及由此带来的危害。减少性生活,以免加重病情。尽量减少接触化工原料、油漆、重金属等有害物。

三、统计学分析方法

数据用两组配对样本 t 检验进行如下统计(以 $\alpha < 0.05$ 为水准)。

四、结果

104 例白癜风患者入院时基本情况及相关信息指标评估分数与出院时之间具有显著性差异($P <$ 0.05),即维医特色护理规范在临床上应用起到了显著性作用(表 13 - 26、表 13 - 27)。

表 13 - 26 患者基本情况及相关信息制定的问卷评价指标数

研究病种	心理护理		饮食护理		生活护理		给药护理	
	入院	出院	入院	出院	入院	出院	入院	出院
白癜风	0～40		0～40		0～24		0～52	

表 13 - 27 白癜风患者基本情况及相关信息指标评估分数的治疗前后显著性比较

护理种类	患者基本情况及相关信息指标评估分数($\bar{x} \pm s$)		t 检验(P 值)
	入院时	出院时	
心理护理	26.55 ± 4.90	7.64 ± 1.76	<0.001
饮食护理	26.48 ± 4.68	6.60 ± 3.79	<0.001
生活护理	13.19 ± 2.93	3.86 ± 1.25	<0.001
给药护理	31.91 ± 5.64	6.83 ± 1.89	<0.001

五、小结

通过对 104 例白癜风患者异常体液辨证分型特点实施有效的维医护理,取得了良好的效果,有效缓解了患者恐惧、焦虑、失望、抑郁等消极心理和一些不良的生活习惯。同时增加了患者对医护人员的信任,并能够用良好的心态积极配合治疗和护理工作,对自己的疾病有了基本的认识和了解,同时能复述饮食忌口、如何正确服药等有关知识。因此,通过维医特色护理可以明显提高本病患者的治愈率、显效率和有效率,降低疾病复发,因此值得推广应用。

维医学诊断子宫平滑肌瘤回顾性调查分析

子宫平滑肌瘤是体内外因素的作用下,体内体液平衡发生紊乱,异常黑胆质和异常黏液质发生质和量的改变导致子宫平滑肌细胞异常增生,表现为下腹部触到肿块、月经紊乱、白带增多、肿块压迫引起下腹部疼痛主要表现的器质性疾病,子宫平滑肌瘤是成年妇女内生殖器官多发性、常见良性肿瘤。子宫平滑肌瘤影响患者的生育能力,影响生活而引起严重心理障碍及精神负担,是一种成年妇女生殖系统慢性疾病。本研究采用流行病学回顾性调查研究手段,对新疆五家维吾尔医医院确诊为子宫平滑肌瘤的患者住院病历作为研究对象,收集 10 年以来在维吾尔医医院住院接受维医药物治疗的子宫平滑肌瘤患者病历资料,收集资料过程剔除带有并发症、其他合并妇科病或其他系统严重疾病的患者病历,筛选单纯患子宫平滑肌瘤的患者病历 500 例进行回顾性调查,经审核 500 例被调查病历中 350 例符合纳入标准,并收集住院病历中的人口学、诊断学等方面的临床诊疗资料信息,建立临床资料信息(数据)库,最后对临床资料信息(数据)进行统计学处理,分析并总结近代维医学诊断子宫平滑肌瘤经验,为制定维医学诊疗子宫平滑肌瘤规范化技术研究方案提供依据。

一、资料及方法

1. **研究对象**　新疆五家维吾尔医医院确诊为子宫平滑肌瘤患者的住院病历档案资料作为研究对象,资料收集时间限定为 1998—2008 年 10 年间在省、地、县级五家维吾尔医药医院住院接受治疗的子宫平滑肌瘤患者住院病历资料作为本次回顾性研究对象。

2. **方法**　检索 1998—2008 年新疆维吾尔自治区维吾尔医医院、喀什地区维吾尔医医院、和田地区维吾尔医医院、新疆维吾尔医学专科学校直属医院、库尔勒市维吾尔医医院等五家维吾尔医医院已确诊为子宫平滑肌瘤并接受住院治疗的 500 例患者住院病历,符合纳入标准,一是子宫平滑肌瘤诊断标准;二是必须是在维吾尔医医院住院接受治疗的病历。剔除标准是患者年龄在 65 岁以上或 14 岁以下;住院期间经检查证实有结核、各种肿瘤、严重心功能不全、肝肾病变、精神病者;原始病历涂改严重、无法判定原始病情者的病历。收集到的住院病历资料进行人口学资料、诊断学资料为主要调查内容,进行回顾性调查、分析并总结 500 例子宫平滑肌瘤患者的临床资料。

3. **统计学方法**　采用 SPSS13.0 统计软件对数据进行统计学处理,对年龄、职业等人口学资料指标描述其构成情况。对诊断学资料的指标如生育史等描述其分布,密杂吉(气质)分布等描述其分布。双侧检验,检验水准为 0.05,$P \leqslant 0.05$ 表示差异有统计学意义。

二、结果与分析

收集到 500 例住院病历中经过严格筛选,有 350 例符合纳入标准,150 例符合剔除标准,对 350 例患者接受维医传统方法诊断及维医学辨证分析过程进行分类统计分析。

1. **一般临床资料**　调查中对收集的一般项目中与子宫平滑肌瘤有直接因果关系的项目进行重点统计学处理。

患者年龄分布分析:31~40 岁 183 例(52.29%),41~50 岁 102 例(29.39%),21~30 岁 40 例(11.53%),51~60 岁 22 例(6.34%),60 岁以上 2 例(0.58%),20 岁以下 1 例(0.29%)。31~50 岁是

高发年龄段,21～30 岁和 51～60 岁较少见,20 岁和 60 岁以上患者很少见。

婚姻状态分布分析:患者中已婚 346 例(98.86%),未婚 2 例(0.57%),丧偶 1 例(0.29%),分居 1 例(0.29%)。婚姻与本病发生发展有关系。

患者体质敏感程度分布分析,无过敏体质患者 322 例(92.00%),有过敏史者 28 例(8.00%)。子宫平滑肌瘤的发生发展与人体敏感度没有关系。

个人嗜好分析,患者中嗜食辛辣食物 71 例(42.01%),油炸食物 26 例(15.38%),冷饮 43 例(25.44%),嗜食辛辣食物有喜欢饮冷饮者 26 例(15.38%),嗜食肥腻食物者 1 例(0.59%),有 181 例病历中没有饮食习惯记录。辛辣、冷饮、油炸食物与疾病发生发展有一定关系。营养状况分布分析,患者营养良好者 328 例(93.71%),营养状况差者 22 例(6.30%),营养状况与本病的发生有关,过度摄取高营养物质也是本病的原因和诱因。

文化程度分布分析,患者中初中水平 75 例(27.10%),小学文化水平 63 例(22.70%),高中中专文化水平 56 例(20.20%),本科水平 45 例(16.20%),大专 31 例(11.20%),文盲 7 例(2.50%),有 73 例病历中没有文化程度判断结果。疾病的发生发展与患者的文化水平没有关系,不同程度的文化水平不影响疾病的发生发展。

患者职业分布分析,患者中农民 144 例(41.14%),教师 55 例(16.80%),高级干部 34 例(10.40%),工人 22 例(6.70%),其他职业 52 例(15.90%),商人、专业技术人员、公务员、民警等专业人员少见。农民占多数,与居住环境、饮食有关。

2. 诊断学资料

(1) 生育史分布分析:患者初婚年龄调查 17～20 岁 197 例(56.28%),21～30 岁 145 例(41.42%),31～40 岁 4 例(1.14%),16 岁以下结婚 2 例(0.57%)。17～30 岁结婚人数最多,这一年龄段发病高峰期。生产次数分布分析,生育两胎者 182 例(52.00%),三胎 61 例(17.40%),一胎 43 例(12.29%),4 胎和 5 胎各 20 例(5.70%),七胎 7 例(2.00%),八胎 4 例(1.14%),十胎和十一胎各 1 例(0.29%),没有生育史的患者 6 例(1.71%)。二胎、三胎、一胎、四胎和五胎者数量较多,而十胎、十一胎数量很少。刮宫次数分布分析,刮宫次数 1 次 57 例(16.30%),2 次 44 例(12.60%),3 次 23 例(6.60%),4 次 4 例(1.14%),5 次 4 例(1.14%),6 次 1 例(0.28%),7 次 2 例(0.57%),9 次 1 例(0.28%),没有刮宫的患者 214 例(61.14%)。没有进行刮宫流产手术病例最多,其次是刮宫次数 1 次、2 次、3 次的患者人数多,与疾病发生发展呈负相关系。流产次数分布分析,流产次数 1 次 62 例(17.71%),2 次 28 例(8.00%),3 次 11 例(3.14%),4 次 7 例(2.00%),5 次 1 例(0.29%),7 次 1 例(0.29%),0 次 240 例(68.57%),流产次数 1 次、2 次、3 次和没有流产史者数量较多,流产次数 5 次、7 次者较少,疾病的发生发展与流产次数之间呈负相关系。

(2) 气质分布分析:患病后的气质中干寒性 229 例(65.43%),湿寒性 77 例(22.00%),干热性 28 例(8.00%),湿热性 6 例(1.71%),绝对干性 5 例(1.43%),绝对湿性 3 例(0.86%),绝对寒性和热性各 1 例(0.29%),干寒性密杂吉(气质)占最多数,其次是湿寒性和干热性,其他湿热性、绝对干性、绝对湿性、绝对寒性和热性少见(表 13-28)。

(3) 患者发病前的原正常体液分布分析:原正常体液中黑胆质 197 例(56.29%),黏液质 124 例(35.43%),胆液质 21 例(6.00%),血液质 8 例(2.29%),胆液质、黏液质数量最多,与疾病的发生发展有直接关系(表 13-29)。

表 13-28　子宫平滑肌瘤患者已改变的密杂吉分布情况

情　况	密杂吉（气质）	例　数	百分比
有　效	绝对热性	1	0.29
	绝对寒性	1	0.29
	绝对干性	5	1.43
	绝对湿性	3	0.86
	干热性	28	8.00
	湿热性	6	1.71
	干寒性	229	65.43
	湿寒性	77	22.00
合　计		350	100.00

表 13-29　子宫平滑肌瘤患者正常体液分布情况

情　况	正常体液分型	例　数	百分比
有　效	胆液质	21	6.00
	血液质	8	2.29
	黏液质	124	35.43
	黑胆质	197	56.29
合　计		350	100.00

（4）异常改变的体液分布分析：疾病发生后异常改变的体液中，异常黑胆质 195 例（55.71％），异常黏液质 121 例（34.57％），异常胆液质 25 例（7.14％），异常血液质 9 例（2.57％），异常体液中异常黑胆质、异常黏液质数量最多，是引起子宫平滑肌瘤主要原因（表 13-30）。

表 13-30　子宫平滑肌瘤患者合立体海日台比依（异常改变体液）分布情况

情　况	异常体液分型	例　数	百分比
有　效	异常胆液质	25	7.14
	异常血液质	9	2.57
	异常黏液质	121	34.57
	异常黑胆质	195	55.71
合　计		350	100.00

（5）B超显示双侧卵巢状况分布分析：住院患者中作双侧卵巢B超检查者 98 例，其中双侧卵巢正常 82 例（83.70％），肿大 16 例（16.30％），没有做双侧卵巢B超检查者 252 例。肌瘤发生与卵巢大小没有关系。

(6) 舌象、舌苔、眼部变化、面部变化、口味、皮肤变化、体温、尿量、尿色、睡眠分布的构成比分布分析：舌象变化中呈紫斑48例(23.80%)，淡红33例(12.90%)，暗红11例(5.40%)，赤红7例(3.50%)。舌质改变中舌质尖边红46例(22.80%)，舌干易裂34例(16.80%)，舌质相对大17例(8.40%)，舌发麻和舌尖红色小点各3例(1.50%)，没有记录舌象改变的病历有148例(42.30%)，舌象改变中主要是紫斑色或淡红较多见。舌苔改变分布分析，舌苔颜色改变中，灰色79例(22.57%)，灰褐色干苔5例(1.43%)，灰褐色湿苔41例(11.71%)，黑色苔16例(4.57%)，青色苔15例(4.29%)，白腻苔27例(7.71%)，黄腻苔12例(3.43%)，白浊苔2例(0.57%)等，灰色、灰褐色湿苔、白腻苔27例多见；舌苔厚薄中，薄苔89例(25.43%)，薄黄苔26例(7.43%)，厚苔38例(10.86%)，薄苔最多见，其次是黄薄苔、厚苔。眼部变化分布分析，有117例(33.40%)病历中没有眼部改变的描述，眼部发白76例(32.60%)，暗淡64例(27.47%)，发黄27例(11.60%)，无光32例(13.70%)，发黑17例(7.30%)，无神15例(6.40%)，发红2例(0.90%)。眼部发白、暗淡、发黄、无光等多见，而发黑无神、发红等少见。面部变化分布分析中，面部稍黑93例(26.60%)，暗淡76例(21.70%)，无光66例(18.90%)，白皙64例(18.29%)，发黄、苍白各20例(5.70%)，无华5例(1.43%)，无光、发红各3例(0.86%)。面部稍黑、暗淡、无光、白皙等多见，其他发黄、发白、无华、发红等少见。口味变化分布分析，晨起时苦126例(36.00%)，苦涩107例(30.57%)，口味甘60例(17.14%)，口味黏性49例(14.00%)，有口味8例(2.29%)。口味变化中苦涩、晨起时苦、口味甘多见，其次是黏性、有口味等。皮肤变化分布分析，体表皮肤较凉159例(45.43%)，皮肤粗糙101例(28.86%)，稍黑35例(10.00%)，无光34例(9.71%)，较热14例(4.00%)，皮肤出现黄斑3例(0.86%)，有瘙痒感、易脱屑等各2例(0.57%)。体表皮肤变凉、皮肤粗糙占较多数，其他变黑、无光、较热、瘙痒、脱屑等少见。全身体温变化分布分析，体温正常范围的178例(50.86%)，体温相对降低113例(32.29%)、降低23例(6.57%)，体温升高或较高各18例(5.14%)，体温正常的患者人数占多数。患者尿量分布分析，量少次数多180例(51.43%)，尿量减少103例(29.43%)，尿量相对较多56例(16.00%)，量多次数少11例(3.14%)，尿量减少占多数，其次是增多，量少次数多、量多次数少少见。尿色分布分析，尿色发白220例(62.86%)，尿色发白静止时形成沉淀97例(27.71%)，尿色黄23例(6.57%)、橙色8例(2.29%)、赤黄2例(0.57%)，大部分患者尿色发白静止时形成沉淀，尿色发白、黄色等多见，橙色、赤黄少见。睡眠分布分析，睡眠多144例(41.14%)，睡眠少110例(31.43%)，睡眠中多梦41例(11.71%)，睡眠尚少35例(10.00%)，失眠19例(5.43%)，做噩梦1例(0.29%)。睡眠少占多数，其次是睡眠多、失眠、多梦、睡眠尚少较多见。

(7) 脉象改变分布分析：细脉140例(40.00%)，迟脉59例(16.90%)，短脉和宽脉各52例(14.86%)，浮脉26例(7.40%)，长脉15例(4.30%)，强脉4例(1.14%)，弱脉2例(0.57%)，细脉人数最多，其次迟脉、短脉、浮脉、宽脉、长脉等少见。特殊脉象中有319例(91.10%)病历没有特殊脉象记录；记录的特殊脉象有均脉9例(29.0%)，鼠尾脉7例(22.60%)，冲脉6例(19.40%)，爬虫脉4例(12.90%)等。

(8) 病因及诱因的分布分析：大部分患者原因不明136例(38.90%)，感染92例(26.29%)，饮食习惯76例(21.70%)，局部创伤、免疫因素、不良卫生习惯9例(2.60%)，除了原因不明以外，饮食习惯和感染因素占多数。

(9) 在维医辨证分析中合立体海日台比依(异常体液)分布分析，赛危大依海日台比依(异常黑胆质)166例，白里海密海日台比依(异常黏液质)66例，赛非拉依海日台比依(异常胆液质)23例，胡尼海日台比依(异常血液质)2例。赛危大依海日台比依(异常黑胆质)与本病的发生发展有关,其次是白里海密海日台比依(异常黏液质)(表13-31)。

表 13-31 子宫平滑肌瘤在维医辨证分析中合立体海日台比依(异常体液)的总体分布情况

异常体液	白里海密海日台比依 (异常黏液质)	赛危大依海日台比依 (异常黑胆质)	赛非拉依海日台比依 (异常胆液质)	胡尼海日台比依 (异常血液质)
有 效	126	199	23	2
缺 失	224	151	327	348

(10) 维医辨证分析中白里海密海日台比依(异常黏液质)分布分析:苦味白里海密台比依 38 例(57.60%),甜味白里海密台比依 14 例(21.20%),咸味白里海密台比依 13 例(19.70%),无味白里海密台比依 1 例(1.50%),苦味白里海密台比依、甜味白里海密台比依最多见,其次是咸味、无味白里海密台比依(表 13-32)。

表 13-32 子宫平滑肌瘤在维医辨证分析中异常黏液质的分布情况

情 况	异常黏液质	例 数	百分比	有效百分比
	甜味异常黏液质	24	6.86	19.05
	咸味异常黏液质	23	6.57	18.25
有 效	苦味异常黏液质	78	22.29	61.91
	无味异常黏液质	1	0.29	0.79
合 计		126	36.00	100.0
缺 失		224	64.00	—
合 计		350	100.0	—

(11) 维医辨证分析中异常黑胆质的分布分析,稀释异常黑胆质 94 例(54.20%),浓稠异常黑胆质 72 例(43.40%),稀释异常黑胆质数量最多,与本病发生有关。分析中异常胆液质分布分析,浅黄色异常胆液质 8 例(30.40%),淡黄色异常胆液质 6 例(26.10%),黑绿色异常胆液质 4 例(17.40%),浅紫色异常胆液质 3 例(13.00%),烧焦异常胆液质 2 例(8.70%),浅黄异常胆液质较多见。分析中异常血液质分布分析,异常血液质变质 1 例(50.00%),异常血液质稀释 1 例(50.00%),异常血液质少见。常见症状与体征分布分析,常见症状有下腹部疼痛、脐周围及下部疼痛、白带增多、月经失调等。常见体征主要有子宫稍大、可触到肿块、有压痛,白带有异味增多。

(12) 鉴别诊断分布分析:鉴别诊断中,有 120 例、203 例、348 例病历中缺乏鉴别诊断,其余病历中子宫腺肌病 110 例(47.83%),卵巢肿瘤 66 例(28.69%),孕期子宫 23 例(10.00%),子宫内膜癌 7 例(3.04%),卵巢囊肿 3 例(1.30%)。临床上子宫肌瘤常与子宫腺肌病、卵巢肿瘤等鉴别,此外,还需与宫颈炎、葡萄胎、畸胎瘤、输卵管囊肿等疾病鉴别。

(13) 病情程度、并发症的分布及与疗效的关系分布分析:病情中等患者痊愈、显效、有效和无效比例相对高计算卡方值和相关系数 P 值大于 $0.05(P\geqslant0.05)$,病情轻中重度之间的差异没有统计学意义,病情不管是轻还是中、重都有一定的疗效(表 13-33)。

表 13-33　子宫平滑肌瘤患者病情程度与疗效的关系情况

病情程度	疗效				合　计
	痊　愈	显　效	有　效	无　效	
轻　度	6	13	17	5	41
中　度	19	2	21	9	51
重　度	4	0	4	0	8
合　计	29	15	42	14	100

注:卡方 $=1.33$,$P=0.514$,相关系数$(r)=-0.088$,$P=0.386$

常见并发症分布分析,有 237 例病历中没发现并发症,常见并发症有贫血、慢性宫颈炎、慢性盆腔炎、细菌性阴道炎、慢性附件炎、宫颈糜烂、慢性胆囊炎、高血压、宫颈癌等疾病多见,其他并发症较少见。

三、讨论

住院病历回顾性调查研究中与子宫平滑肌瘤有直接因果关系的项目进行统计处理。患者年龄 31~50 岁是患病人数最多的高发年龄段,21~30 岁和 51~60 岁较少见,20 岁以下和 60 岁以上患者很少见。子宫肌瘤的发生与生育能力及雌激素水平有关,故可认为 31~50 岁的妇女是高危人群,要提前给予干预,采取多方预防措施。已婚占大多数,未婚及丧偶、分居少见,这符合维医学基础理论"内分泌和雌激素水平高低与本病发生发展有关"的说法,机体敏感度与本病发生发展没有关系,肌瘤的生长不受机体敏感度的约束。个人嗜好中辛辣、冷饮、多食油炸食物,营养状况与疾病发生发展有一定关系,不良的饮食习惯促进子宫肌瘤的发生发展,而过度摄取一种有刺激性营养物质,使机体内短暂地发生合立体(体液)失衡而导致本病发生的原因和诱因,也是我们进一步的研究内容。

子宫肌瘤发生发展与文化水平没有关系,职业分布中农民人数最多,与患者居住环境、卫生条件、生活习惯、民俗及饮食习惯有关。

诊断学资料中生育史分布调查初婚年龄在 17~20 岁的最多,其次是 21~30 岁,31~40 岁、16 岁以下结婚人数较少。17~30 岁这一年龄段是发病高峰期,已形成易患因素。生育两胎者占多数,其次是三胎、一胎,产四胎至十一胎少见,没有生育史的患者也可发病。产五胎以下患者数量较多,而十胎、十一胎数量很少,说明怀胎次数与孕激素水平呈正相平衡关系。患者刮宫 1 次患病人数最多,而 2~9 次少见,没有刮宫史的也可患病,刮宫与疾病发生发展呈负相关系。流产次数与发病之间关系分析中,流产 1 次患病人数最多,其次是 2~7 次,没有刮宫史 48 例,疾病发生发展与流产次数之间呈负相关系,刮宫、流产次数少者子宫肌瘤患病率高。

患病前的原正常合立体(体液)分布中,异常黑胆质和异常黏液质人数最多,异常胆液质、异常血液质人数较少,异常黑胆质和异常黏液质与疾病的发生发展有直接关系。患病后的异常气质分布分析中干寒性密杂吉(气质)占多数,其次是湿寒性和干热性密杂吉(气质),湿热性、绝对干性、绝对湿性而绝对寒性和热性气质较少见。可以认为干寒性气质的人中子宫平滑肌瘤最多,其次是湿寒性和干热性气质。异常体液分布分析中,疾病发生后异常体液分布中异常黑胆质人数最多,其次是异常黏液质,异常胆液质、异常血液质很少见。异常黑胆质、异常黏液质数量最多,是引起子宫平滑肌瘤的主要体液异常,与维医学传统学说一致。住院部分患者做双侧卵巢 B 超检查,其中双侧卵巢正常占多数,肿大少见,肌瘤发生与卵巢大小有没有因果关系,需要更广泛地进行病理学和流行病学调查。

疾病发生后患者体征表现紫斑、淡红多见,舌质改变中舌质尖边红、舌干易裂、舌质相对胖大占多数。舌苔颜色改变中灰色、灰褐色湿苔、白腻苔最多。舌苔中薄苔最多,其次厚苔和薄黄苔。眼部变化中发白、暗淡、发黄、无光等多见。面部稍黑、暗淡、无光、白皙等多见。口味变苦涩、晨起时苦、口味甘多见。皮肤变化中体表皮肤变凉、皮肤粗糙占较多数。大多数患者全身体温降低。尿量改变中多数尿量减少,量少次数多。大部分患者尿色发白,静止时形成沉淀,尿色黄。大多数患者睡眠时间短,失眠、多梦、睡眠尚少较多见。

脉象改变分布分析,多数脉象呈细脉,其次是迟脉、短脉、浮脉,而宽脉、长脉等少见。特殊脉象中均脉、鼠尾脉、冲脉、爬虫脉等多见。

发病诱因和原因中大部分患者疾病原因不明,饮食习惯和感染是主要致病诱因,而局部创伤、免疫因素、不良卫生习惯等诱因少见。

维医辨证分析中体液异常的分布分析,异常黑胆质占多数,其次是异常黏液质,而异常胆液质、异常血液质数量很少。异常黑胆质与本病的发生发展有着重要关系,其次是异常黏液质。在具体分析异常体液分布分析中,异常黏液质的分型苦味黏液质最多,其次是甜味黏液质、咸味黏液质、无味黏液质。异常黑胆质的分型分布中稀释黑胆质较多与本病发生有关,而浓稠黑胆质相对少见。异常胆液质的数量很少,其分型中浅黄色胆液质较多,其次是淡黄色、黑绿色、浅紫色、烧焦型等。异常血液质的数量很少,其分型主要血液变质、稀释等。

常见的症状与体征调查中,有下腹部疼痛、脐周围、脐下部疼痛、白带增多、月经失调等症状。有子宫稍大,可触到肿块,有压痛,白带有异味、量增多等常见主要体征。

回顾性调查病例中子宫平滑肌瘤与子宫腺肌病、卵巢肿瘤、孕期子宫、子宫内膜癌、卵巢囊肿等进行了鉴别。除了以上疾病以外还有宫颈炎、葡萄胎、畸胎瘤、输卵管囊肿等疾病也进行了鉴别。

调查病例中常见并发症有高血压、贫血、慢性胆囊炎、慢性宫颈炎、慢性盆腔炎、细菌性阴道炎、慢性附件炎、宫颈糜烂、宫颈癌等疾病多见。

总之,传统维医诊断子宫肌瘤不仅要靠辨证分析特征,还需要考虑患者年龄、居住、卫生环境、饮食习惯、风俗等因素。多方面掌握致病因素,正确判断患者密杂吉(气质)、致病体液异常种类后才能够正确诊断并能引导临床治疗,也是提高维医临床疗效的关键所在。

"治未病"——亚健康状态的维医学干预治疗

随着人们对自身健康越来越关注,不少人士都重视调整自己处于似病而又非病的一种状态。这种疾病和健康之间的"中间状态"称之为亚健康状态,这是一类次等健康状态(亚即次等之意),是介于健康与疾病之间的状态,故又有"次健康""第三状态""中间状态""游离(移)状态""灰色状态"等的称谓。亚健康是"介于健康与疾病之间的一种生理功能低下的状态"。实际上就是我们常说的"慢性疲劳综合征"。因为其表现复杂多样,多指无临床症状和体征,或有病症感觉而无临床检查依据,但已有潜在发病倾向的信息,处于一种机体结构退化和机体生理功能的低质量状态和心理失衡状态,亚健康状态也是很多疾病的前期征兆,如肝炎、心脑血管疾病、代谢性疾病等。亚健康人群普遍存在"六高一低",即高负荷(心理和体力)、高血压、高血脂、高血糖、高体重、免疫功能低。亚健康是个大概念,包含着前后衔接的几个阶段:其中,与健康紧紧相邻的可称作"轻度心身失调",它常以疲劳、失眠、胃口差、情绪不稳定等为主症,但是这些失调容易恢复,恢复了则与健康人并无不同。调查显示,我国亚健康人群发生率在45%～70%,发生年龄主要在35～60岁,从事脑力劳动者、知识分子、老年人及特殊职业人员均为亚健康问题突出人群。

一、"未治病"——亚健康状态的定义

世界卫生组织对于健康做如下定义:健康不仅是没有疾病或疼痛,而且是一种躯体上的、精神上的及社会上的良好状态,这种良好状态,有赖于机体内部结构与功能的协调,有赖于调节系统对内环境稳定、平衡的维持。故以世界卫生组织的健康概念为依据,所谓亚健康状态,多指无临床症状和体征,或有病症感觉而无临床检查依据,但已有潜在的发病倾向,处于一种机体结构退化和机体生理功能的低质量状态和心理失衡状态。

亚健康是一种临界状态,处于亚健康状态的人,虽然没有明确的疾病,但却出现精神活力和适应能力的下降,如果这种状态不能得到及时的纠正,非常容易引起心身疾病。

二、"未治病"——亚健康状态的症状

1. **身体上有不适** 周身疼痛、头晕、脱发、斑秃、早秃、皮肤敏感、瘙痒、性能力下降、女子过早闭经或痛经、记忆力减退、心算能力差;易怒、烦躁、悲观,难以控制自己的情绪;注意力不集中,睡觉时间越来越短,醒来也不解乏;处于敏感紧张状态,情绪低落,心情沉重,易于疲乏,或无明显原因感到精力不足,体力不支。无自信心,憋气,肌肉抽搐等种种不适,但医生查不出问题或难以确诊。

2. **某些疾病的临床前表现** 疾病前状态。

3. **目前医学上难以确定发病原因的一些综合症状** 如更年期综合征、神经衰弱综合征、疲劳综合征等。

4. **某些临床检验值偏高、低值,但无症状** 如血脂、血压、心率变化等。

5. **某些病原携带,但无症状** 如:乙型肝炎病毒、结核杆菌等。

6. **高危病因子状态** 如超重(肥胖)、吸烟、过度紧张等。

综合以上原因要素,亚健康状态目前常见的症状为:失眠、疲劳、头晕、偏头痛、超重(单纯性肥胖)、皮肤粗糙、瘙痒、肌肉酸痛等8个常见症状,现代科学称之为"第三状态",亚健康状态,而中(汉)医称为"未病"。未病不是无病,但也不是可见的大病,按中(汉)医观点是阴阳、气血、脏腑营卫的不平衡状态。而维医学则认为是机体、气质、体液平衡失调,出现异常体液气质状态,往往出现在疾病前期。如及时纠正,机体则还原平衡状态,反之则加重或长期处于异常状态,并产生疾病。

三、"治未病"——亚健康状态治疗

亚健康的内涵丰富,外延广泛。健康概念的范围有多大,亚健康的范围就有多大,疾病涉及的领域

有多宽,亚健康涉及的范围就有多宽。WHO 有关资料提示,健康是一种身体、精神和文化上的完美状态,而不只是身体无病。根据这一概念,经过严格的统计学统计,世界上有 1/3 的人群处于健康和患病之间的过渡状态。对于这种过渡状态,处理及时、得当,身体则向健康转化,反之则患病,因此,对于"治未病"——亚健康状态治疗和研究,是 20 世纪生命科学研究中的重要内容。在既往国内的医学领域和保健领域,亚健康作为一种主观的状态,不被现代医学所认定,故对于治疗只是对症和暗示性治疗或是强化自我防护意识等,如稳定情绪,自我减压,调整休息和睡眠,做有氧运动等增强自身免疫力,改善生活方式等,但无明确的通过药物干预调整亚健康状态的概念、内涵、界定,并为人们提供安全、有效、方便、经济可行的干预方法。

1. "治未病"——亚健康状态心理干预治疗

(1)调整心理状态并保持积极、乐观:广泛的兴趣爱好,会使人受益无穷,不仅可以修身养性,而且能够辅助治疗一些心理疾病。善待压力,把压力看作是生活不可分割的一部分,学会适度减压,以保证健康、良好的心境。

(2)及时调整生活规律,劳逸结合,保证充足睡眠:适度劳逸是健康之母,人体生物钟正常运转是健康保证,而生物钟"错点"便是亚健康的开始。

(3)增加户外体育锻炼活动:每日保证一定运动量;现代人热衷于都市生活,忙于事业,身体锻炼的时间越来越少。加强自我运动可以提高人体对疾病的抵抗能力。

(4)戒烟限酒:医学证明,吸烟时人体血管容易发生痉挛,局部器官血液供应减少,营养素和氧气供给减少,尤其是呼吸道黏膜得不到氧气和养料供给,抗病能力也就随之下降。少饮酒有益健康,嗜酒、醉酒、酗酒会削减人体免疫功能,必须严格限制。

2. "治未病"——亚健康状态现代西学治疗　保证合理的膳食和均衡的营养。其中,维生素和矿物质是人体所必需的营养素;维生素 A 能促进糖蛋白的合成,细胞膜表面的蛋白主要是糖蛋白,免疫球蛋白也是糖蛋白。维生素 A 摄入不足,呼吸道上皮细胞缺乏抵抗力,容易患病。

人体不能合成维生素和矿物质,而维生素 C、B 族维生素和铁等对人体尤为重要,因此每日应适当地补充多维生素片;除此之外,微量元素锌、硒等都与人体非特异性免疫功能有关。

3. "治未病"——亚健康状态维医治疗　维医学在临床实践中,形成了以病证结合、辨证施治为原则,采用饮食忌口、成熟疗法、清除疗法、药物疗法及非药物疗法为一体的综合治疗技术,该技术较成熟,疗效显著,特别是维医学的独具特色的异常体液气质成熟—清除方法,恰到好处地体现一种纠正似病非病的不良状态—亚健康状态—异常体液气质状态的干预和平衡为目的的治疗方案,其作为一种安全、有效、自然、经济的疗法,是为提高人的健康素质和生活质量而值得推广和应用的方案。

运用维医异常体液气质平衡疗法及成熟—清除疗法,使处于疾病前状态的异常气质体液得以纠正,使机体恢复健康。其重点在于利用比较天然、经济、实用的维药,经过多年临床验证的治疗方案,即机体是否存在非体液型气质失调和体液型气质失调来诊断疾病,可使用成熟剂、清除剂调节异常气质体液,使正常体液生成,继而恢复各脏器的功能状态,从而恢复机体自然力。根据患者的睡眠和食欲的改善,大小便次数的正常,体温、脉搏、舌苔和舌质正常,小便颜色和密度基本符合正常气质和体液分型,精神活泼、四肢有力等判断体内异常体液气质的完全清除调节至正常。维医诊疗强调成熟疗法、清除疗法、药物疗法、非药物疗法等综合诊疗方法,其核心是在维医理论指导下,经千百年医疗实践形成的特色疗法和治疗药物。临床观察证明其综合诊疗技术疗效确切、安全、价格低廉,目前该技术较成熟,并已在我国的各级维医医院使用。

四、临床资料

医院内科门诊在 2008—2010 年两年将 216 例年龄 18～65 岁、符合亚健康状态诊断标准的患者分为两组,对照组给予心理咨询及对症治疗,每周 1 次,4 周(28 日)为 1 个疗程,治疗组心理咨询治疗同时,给予维医气质调理治疗 4 周(28 日)观察疗效。对每一例患者按维医治疗方案给予体液气质分型辨证,给予相对应的异常体液气质的成熟剂及清除剂,口服治疗汤剂来源为维医医院合剂中心的异常体液成熟剂及清除剂(均为汤剂型),其处方来源于 2005 年 9 月第一版,上海科学技术版社出版的《中国医学百科全书·维吾尔医学》。

五、疗效观察标准

按 8 个亚健康状态每例患者按其异常体液气质分型,心理咨询、疏导,同时服药时间给药,异常血液质只服清除剂(按维医基础理论),异常胆液质、黏液质和黑胆质服用成熟剂和清除剂,按成熟、清除指标观察,判定该例患者亚健康状态在 3 个月内不发作,不重新出现为显效,偶尔出现为有效,持续状态为无效。

六、结果

具体见表 13 - 34。

表 13 - 34　治疗组与对照组总有效率

分组情况	病例数	显　效	有　效	无　效	总有效率(%)
对照组	108	12	33	53	30
试验组	108	49	43	18	85

七、讨论

亚健康由以下四大部分组成:① 排除疾病原因的疲劳和虚弱状态。② 介于健康和疾病的中间状态。已有研究证实,机体内正常的协调功能为一切生命活动的核心。机体调控功能正常时,不同于健康和疾病之间的中间状态,或疾病前状态。③ 在生理、心理、社会适应能力和道德上的欠完美状态。来自外界的各种刺激就会通过正当的调控功能化险为安,而机体调控功能出现紊乱或长期异常未得到纠正和控制时,外界各种因素对人体的刺激就会潜移默化地导致某些组织或器官形成器质性改变,而这些组织器官所负载的基本生理功能也随之发生紊乱和异常,这主要表现为躯体的不适并伴有心理、社会、道德方面的不完美状态。在现代医学临床无据可依,无病可定,恰好维医学理论体系为此提供了比较合理、完善的概念和内涵。维医学基础理论中的基本理论为体液理论和气质理论。维医学认为,人体是一个有机整体,自然界中的四大物质(水、土、气、火)的最小分段属性相互影响产生新的属性为气质,分为干、湿、热、寒及干热、湿热、湿寒、干寒等八种,而四大物质又在气质的影响下在机体中产生四种体液,分为血液质、黏液质、胆液质、黑胆质等四型。体液在人体中以各自相应的气质,相对的数量和质量上的平衡来维持机体的正常生理状态,此时为正常体液和气质状态。当气质和体液在数量和质量上出现异常时,机体的内环境相对平衡状态失调,出现气质、体液紊乱,维医称之为异常气质或异常体液状态,该状态会产生一系列的机体功能性的失调,表现为临床上的不适应状态或自觉不适症状,当异常体液气质进一步加深,并持续很长时间,导致机体脏腑出现器质性异常改变时,则出现疾病状态。故从上述理论而言,机体气质和体液的异常导致的功能性不良和失衡状态,即为亚健康状态。维医中的气质平衡疗法和异常体液成熟疗法,从长期的传统的民间疗法发展至现代维医临床疗法,是维医治疗疾病及调理机体失衡状态的核心疗法之一,疗效肯定,而且是一种比较天然、低毒、低成本、疗效显而易见的以中草药为基础的疗法。

第三节
药 物 研 究

"以毒攻毒"少数民族的"毒药"理论与方法

少数民族传统医药是指我国55个少数民族在与自然、疾病做斗争的历史进程中所积累、形成并传承至今的医药经验和知识,是我国传统医药的重要组成部分。少数民族在漫长的自觉与不自觉地认药、识药、用药过程中,掌握了大量植物、矿物、动物的药用知识,还认识到了它们对人体的毒害作用,并积累了对有毒药物的使用经验。如我国藏区人民很早就产生了"有毒就有药,有药就有毒,药与毒并存"朴素的毒药认识理论。"以毒攻毒",即用有毒药物治疗难治性、顽固性疾病,是我国传统医药普遍采用的一个基本治则。在少数民族传统医药中,"以毒攻毒"也有充分的体现。"以毒攻毒"是苗医"治毒八法"之一,认为大毒之药多性猛力宏,对于某些恶毒顽疾,常能触及要害,动其根本,达到以此毒克彼毒之效,如以断肠草治疗癌症,以见血封喉治疗顽固性风湿病等。在侗族、土家族、维吾尔族、蒙古族、壮族等少数民族传统医药中也有相似的"以毒攻毒"用法。故收集、整理、挖掘少数民族使用毒药的方法与经验,客观评价少数民族对有毒药物的认识,积极推进有毒药物的研究和合理应用,是振兴推进中国传统医学发展的一项重要工作。

现代药物毒理学对毒物的定义是:在一定条件下,以较小剂量给予时,引起生物体功能性或器质性损害的化学物质。药物过量给予也可能会引起毒效应。毒物与非毒物间不存在绝对的界限,只是以引起中毒的剂量大小加以区别。显然,基于现有的研究水平,少数民族毒药很难以现代毒理学的概念来定义与限定,因此,对少数民族"毒药"(或称为有毒药物)的界定主要是指由少数民族传统医药理论指导,或少数民族用药经验形成的,被本民族认为药物偏性较大、能产生毒副作用或能导致人死亡的植物、矿物、动物类药材,其也包括现代毒理学研究发现的含有毒性成分、具有明确毒性反应、而又被少数民族地区使用的天然药物。

一、少数民族毒药应用概况

1. **少数民族使用毒药的原因** 我国少数民族长期生活的地区地理环境复杂多样,有山地丘陵、高山密林、荒芜沙漠、沿海滩涂或内陆草原。不同的地理环境孕育了不同的民族风俗与用药习惯。无数中毒致死的实例和教训,使少数民族对毒药有着特别直接和深刻的感受,逐渐形成了带有崇拜色彩的药物认识论,并总结了丰富的毒药使用和解救治疗方法。唐代陈藏器在《本草拾遗》有论"岭南多毒药,亦多解物,岂天资乎"。《岭外代答》也称"广西妖淫之地,多产恶草",佐证了独特生存环境为少数民族认识毒药、善用毒药创造了客观条件。如据文献记载和实地调查,我国壮族认识和使用的毒药和解毒药就有百种以上。《桂海虞衡志》记载壮族先民"药箭,化外诸蛮(经考证主指壮族)所用,弩虽小弱,而以毒药濡箭锋,中者立死,药以毒蛇草为之"。《诸病源候论》记载壮族先民制造的 5 种毒药:不强药、蓝药(蓝蛇头制成的毒药)、焦铜药(用焦铜制成的毒药)、金药(用生金制成的毒药)、菌药(用毒菌制成的毒药)。毒药在生产生活中的实践也促使少数民族将毒药应用于治病,使毒药除了能害人之外,亦能救人。

2. 少数民族对毒药的认识

(1) 经验认识:少数民族在毒药的认识与使用上,经过长期的实践沉淀与口耳传承,形成了丰富的经验,大大避免了用药的盲目性,提高了用药的安全性。如壮医能运用眼、耳、舌等感官来识别植物、动物、矿物的形、色、气味,从而辨别哪些药有毒,哪些无毒;

(2) 理论认识:我国的藏、蒙、维吾尔、傣等民族传统医药在发展过程中不断总结、提高并吸收其他民族的经验,最终形成了较完善的医药理论体系,在其医药理论形成过程中也将本民族对毒药的使用经验纳入理论中,形成了对毒药在更高层面的认识。如维吾尔族有毒药物毒性与其药性及性级有密切关系。药物药性一般分为干热、湿热、湿寒、干寒、平和等几种;性级则反映药物属性强弱程度,分为四级,一级为药性最弱,四级为药性最强。在维医药理论中,有毒的维药一般多属药性四级之品,如巴豆有大毒,其维药药性即为四级干热。苗医将药物分为有毒、无毒、大毒、小毒和偏性集中 5 类,小毒、大毒之品用之宜慎或禁,偏性虽无毒性,但久服可造成人体功能失调发生疾病。苗医认为毒药用之得当可有奇效,因此就有了"以毒攻毒"的毒药用法。再如藏药典籍《晶珠本草》收载矿物药 309 种,每味矿物药都有相应的性味、功效、品质特征等藏医药理论描述,其中宝石类药物居多,在藏蒙医药体系中极具民族特色。

3. 减毒方法

(1) 配伍减毒:在少数民族传统医药中,采用配伍方法避免或减少药物毒性的发生,但各民族用药习惯不同,有些民族多用单味药,而有些民族则擅用多味药组成复方应用,因此,配伍减毒多见于讲究复方使用的少数民族传统医药中。如壮医临床用药一般讲究由主药、配药、引药和解毒药组成,主药是针对主要病症的药,配药是增进主药的功效或针对兼症的药,引药是促进药物达到病所或调和药味的药,而解毒药是抑制或消除药物毒性或烈性的药物。蒙医在配方中多根据药物毒性大小及功效需求选用不同药物或药用部位(如乌头类有草乌、草乌茸、草乌花、草乌叶等)或其炮制品,在此基础上,配伍有解毒或缓和药力的药物如甘草、诃子、荜茇、黑豆、绿豆等,以协调毒性。苗药在使用中也很注意配伍,认为药性相反配伍则毒性增大或药效降低,黔西北地区有"二十九畏毒反歌"(石韦不合铧头草,内服外用非平常,蜈蚣怕合地风虫,诸蛇休见灶马子等);瑶族民间有"三十六反"(草药相反须得讲,红黑二丸血贯肠。麦子七治晕咳痰,相反就是铁扁担……马齿苋与顶天柱,相反梅侯和皇珠等)都反映了有毒药物的配伍禁忌。

(2) 炮制减毒:对有毒药物进行炮制是民族药减毒、存效的主要方法之一。少数民族对有毒药物的炮制极具民族特色,各民族在长期实践过程中形成了多样的药物炮制方法,常见的药物炮制方法有炒、煨、炙、焙、煅、蒸、煮、制霜、水飞、发酵、干馏、埋、熏、汗渍、佩干、磨、烧灰、榨油、腌、晒等。同一味药物在不同民族的炮制方法可能各异,如草乌的炮制,蒙古族采用尿制、诃子制,维吾尔族采取奶制,侗族采取醋制;砒石的炮制,蒙古族以芦荟汁浸煨,土家族以豆腐煮制,维吾尔族以硼砂煨制等。通过炮制,能缓和药性,降低毒性,以保证临床用药的安全有效。少数民族在药物炮制方面,特别是有毒药物的炮制上积累了很多经验,如土家族、苗族对药物炮制的一般要求就有"毒要制,补要蒸,软草要生用,硬要烧,水要干,昆虫应有声"等说法。

(3) 使用解毒药:少数民族在使用有毒药物的过程中,由于历史条件和医疗水平的限制,只能以口尝百草的反复实践来认识毒药的性味功能与毒副作用,药物中毒事件不可避免。在生与死的亲身实践中,药物中毒后的偶然解救,使人们认识到了有中毒必然有解毒之药。我国白族民间传说"药王识药"的故事即反映了人们发现解毒药的偶然过程,传说记载"有一次药王吃了蛇泡,中毒后晕倒在一棵茶叶树下,恰巧茶叶上的露水刚好滴到药王的嘴里,药王慢慢苏醒过来,从此药王就知道了茶叶有解毒的功效"。在我国维吾尔族药学理论中,用于解药毒的药物被称为"矫正药",矫正药与有毒药物同用,可消除或矫正由有毒药物所致的不良反应。在维药中,矫正药的使用具有一定的规律性,绝大多数药物都有其特定的矫正药,水银的矫正药为牛乳、油脂汤等,砒石的矫正药为牛乳、儿茶、酥油等,轻粉的矫正药为牛能、肉汤、西黄芪胶等。在傣药学理论中,用于解药毒的药物称为"雅解"。壮族常用的解毒药有陈家白药、甘家白药、玳瑁血、甘蔗根、曼陀罗花、甘草等。基诺族民间流传的解药毒药物有:用树葱(兰科植物金钗股 *Luisia teretifolia* Gaudich 全株)解乐果中毒、用毛柿子(柿树科植物山柿子 *Diospyros morrisiana* Hance 鲜叶)解狗闹花中毒、番石榴(桃金娘科植物番石榴 *Psidium guajava* L. 的叶)解巴豆中毒、鸭脚木[五加科植物鹅掌柴 *Schefflera octopylla* (Lour.) Harms 的树皮]解断肠草中毒、萝卜(十字花科萝卜 *Raphanus sativus* Linn 的鲜叶)内服解草乌中毒等。在四川、云南彝族地区,彝药都拉(经考证为毛茛科植物紫乌头 *Aconitum episcopale* Lévl.)可用于解乌头类植物药中毒,且疗效确切。

二、少数民族毒药的研究思路

1. **民族医药制毒治毒理论多样化——探析"以毒攻毒"的理论延伸**　在长期的医疗实践中,民族药的应用离不开相应的民族医学理论或实践经验指导,对民族药的认识与用药特点也是基于其所依托的医药理论及经验。少数民族对毒药的认识与应用,也遵循了民族药形成的规律和特点。我国少数民族在千百回医药实践的基础上,除了像藏族一样形成了"有毒就有药,有药就有毒,药与毒并存"朴素的毒药认识理论之外,不同的民族(如我国的黎族、苗族、侗族等)也在对毒药"以毒攻毒"理论的认识之上,又衍生出了"以黄治黄""以白治白""以红补红""以汁相濡"等用药指导理论,丰富了民族传统医药的理论内涵。随着少数民族在医药实践中对"以毒攻毒"用药原则的认识加深,在使用毒药治疗难治性、顽固性疾病取得显效的巨大鼓舞下,少数民族随之将"毒"理论延伸到对疾病的基本认识角度,提出了"毒邪"致病、"毒气"致病的疾病病机理论,成为"以毒攻毒"在医药理论方面的延伸。

如我国土家族医学在病因上注重外因,认为人体疾病多由外邪中的"毒气"致病,提出"毒气为百病之首,万恶之源",形成独特的"毒气"病因病机论。"毒气"进入人体,破坏正常的功能活动而发病,"毒气"损伤人体组织器官,病情多表现为急、危、重、多变;"毒气"留恋体内,易形成恶病,处理不当会危及生命,甚至造成永久性损伤。"毒气"共有 18 种,即风、寒、水、潮、火、热、瘟、食、虫、草、气、血、巴达、尿、粪、脓、胎毒。根据"毒气"来源不同,将"毒气"分为"天毒""蔫毒"和"生毒"三大类。由气候异常变化所化生之毒气,或瘟疫之气所产生的无形毒气为"天毒",主要有风毒、寒毒、潮(雾)毒、热毒、火毒、瘟毒等;自然界中存在的有形之毒物称"蔫毒",由于误服、接触、误伤,使"毒气"侵入人体而发病,包括虫毒、草毒、食毒、水毒等;由"毒气"内侵或体内生理病理代谢产物蓄积所致的无形之毒称"生毒",常见有血毒、气毒、痰毒、巴达毒、尿毒、粪毒、脓毒、胎毒等。土家族传统医学的"毒气"理论具备了较完善的病因病机和理法方药体系。"毒气"理论提出"治病先除毒""毒去则体安"的基本治则,其治法包括攻毒、败毒、赶毒、消毒、排毒、拔毒、化毒、散毒、提(放)毒、调毒,并将土家族治毒药物分为"赶风毒、散寒毒、润燥毒、祛湿毒、清热毒、败火毒、驱疫毒、消水毒、赶尿毒"等 24 类。在临床上,土家族传统医学根据"毒气"的类别和治法进行组方遣药,形成医、药、护(服侍)一体的疾病防治方法。

2. **少数民族有毒药物传统炮制方法的科学阐释——抓住民族药的特色闪光点**　前文已述,民族药的炮制是民族医药传统特色之一,许多民族药在生产及临床应用中有着极具民族特色的特殊炮制技术和与生活方式相适应的传统制备工艺;再者,由于少数民族聚居区地域广阔、分布零散,很多民族对同一种药物的炮制工艺也不尽相同,造成药材质量差异较大,机制阐释不明。对于少数民族有毒药物的现代研究,完全可以从药材炮制科学化与规范化角度,牢牢抓住民族药的特色和闪光点。如诃子汤是蒙药草乌炮制的主要方法,采用电喷雾质谱法观察草乌经诃子汤炮制前后化学成分变化,发现制草乌生物碱的种类没有明显改变,双酯型生物碱峰相对强度下降,脂类生物碱峰相对强度增大,表明用诃子汤炮制草乌时,在水中浸泡使剧毒性生物碱部分水解而毒性降低,诃子中大量鞣质与草乌生物碱生成难溶性盐,在体内减缓吸收而进一步降低毒性。对草乌几种炮制品双酯型生物碱进行含量测定,显示诃子制草乌的双酯型生物碱含量最低,甘草制草乌含量次之,酸奶制草乌含量最高,验证了诃子制草乌蒙古族传统炮制方法的科学性。

3. **"效毒"关系与用药安全——正视民族药的核心价值**　近几年我国传统医药产品进入国际市场后频繁发生"毒害"作用或不良反应事件,使我国在新药研发方面逐步将药物安全性提到非常重要的位置。"效"与"毒"都是药物所具有的天然属性,药物用之得当可纠偏扶正,产生治疗作用;用之不当则会产生毒副反应,民族药虽属天然药物,但在"效毒"关系上亦显如此。当前,民族药的研发工作尚处起步阶段,正视并科学解析民族药的"效毒"关系及用药安全,充分借鉴我国中(汉)药新药研发方面积累的前期经验,自觉加强民族药安全性方面的研究工作,对民族药"以毒攻毒"治法及配伍减毒、炮制减毒、解毒药减毒等"减毒存效"法则提出科学阐释,真正体现民族药的核心价值——安全与有效。乌头属植物在我国蒙古族、藏族、彝族、维吾尔族等少数民族间应用广泛。对不同炮制时间附子饮片的毒—效性与饮片三种双酯型生物碱的含量变化进行相关性研究,结果表明:具有"回阳救逆"功效和"高效低毒"特点的附子饮片保存了适量的中乌头碱和次乌头碱,乌头碱干扰了附子"回阳救逆"功效的显现(负相关),次乌头碱与附子的毒性和"回阳救逆"功效均成正相关。中乌头碱、次乌头碱在饮片中的适当配比存在是保证附子"回阳救逆"及安全性的关键。

藏药帕栗嘎用药现状和品种整理研究

藏医学是祖国医学宝库的组成部分之一,历史悠久,内容丰富,凝聚了藏区人民长期与疾病作斗争的宝贵经验,具有独特的理论体系和浓厚的民族特色。在其形成过程中,始终受到中华文化和中(汉)医药学的影响,并吸收了印度医学等外来医药学的有益成分。但是,由于历史和行业技术水平的限制,藏医药的科学系统整理仍显不够;藏医药学经典著作的考证研究还显欠缺;藏药品种亦多混乱,正品与代用品交错使用,且各地藏医所云不一,莫衷一是。这不仅有碍用药的准确性,也不利于藏医药研究和教学的顺利开展。其中,藏药帕栗嘎的辨认和用药就是一个例子。

一、藏药帕栗嘎的用药现状与品种整理

藏医药巨著《晶珠本草》《草本药库》《四部医典》等里面记载有藏药帕栗嘎的药材性状及其为君、臣药的复方药物。近几十年问世的藏药学著作《藏药志》中将藏药帕栗嘎记载为大果马兜铃和淮通马兜铃,并阐明均为代用品。罗达尚编写的《中华藏本草》中记载的帕栗嘎为马兜铃科植物藏马兜铃(淮通马兜铃)Aristolochia moupinensis Franch. 的茎或根茎。另附注本品尚有:异叶马兜铃 Aristolochia heterophylla Hemsl、穆坪马兜铃 Aristolochia manshuriensis Kom.、小木通 Clematis armandi Franch、藏木通 Aristolochia griffithii Hook. f. et Thoms ex Klotzch 等。由国家中医药管理局《中华本草》编委会组织编写的《中华本草·藏药卷》中也有记载:藏医用马兜铃科宝兴马兜铃、马兜铃、大果马兜铃、淮通马兜铃等作为帕栗嘎的原植物入药,但它们的形态特征等与正品记载有差异,因而正品需待考证。

《迪庆藏药》中提及藏马兜铃 Aristolochia griffithii Hook. f. et Thoms. ex Duchartre 为正品,分布于西藏南部、不丹、锡金、尼泊尔、印度东北部。较为详细地阐述了穆坪马兜铃 Aristolochia moupinensis Franch 为其代用品,且含有马兜铃酸类 0.05%。并提及在德庆、盐井使用穆坪马兜铃即木香马兜铃;而中甸用中(汉)药木通(毛茛科铁线莲属)代;青海、甘肃、四川等地藏医亦用川木通代;蒙医多用东北马兜铃 Aristolochia manshuriensis Kom.[中(汉)药材称关木通],亦有用短尾铁线莲(当地称山木通)。《晶镜本草》中指出帕栗嘎正品为藏马兜铃 Aristolochia griffithii Hook. f. et Thoms. ex Duchartre,而穆坪马兜铃(木香马兜铃)Aristolochia moupinensis Franch 性味等与正品相似,亦可入药。也有木通作为帕栗嘎而入药,但不属于同一科且为误用品。《甘露本草明镜》中记载的帕栗嘎为木香马兜铃 Aristolochia moupinensis Franch。另外,根据调查发现青海部分基层藏医院此前用川木通入药,而今均为藏马兜铃,其中一藏医院使用帕栗嘎一种 Aristolochia sp.(新拟,无草本考证,由青海省食品药品检验所主任药师骆桂法鉴定),而西藏昌都地区仍使用川木通,西藏自治区藏医院等以木香马兜铃作为正品帕栗嘎入药。

由此可见,仅帕栗嘎一物就存在如此之多的代用品或误用品,且同名异物和同物异名现象比较普遍,上述宝兴马兜铃、淮通马兜铃、穆坪马兜铃均为同物异名,为马兜铃科马兜铃属宝兴马兜铃 Aristolochia moupinensis Franch.;《中华藏本草》中所提及的穆坪马兜铃实则为马兜铃科马兜铃属木通马兜铃 Aristolochia manshuriensis Kom.,又名关木通,与蒙医用的东北马兜铃为同一物。另外此书中所记载的藏木通实则为西藏马兜铃 Aristolochia griffithii Hook. f. et Thoms ex Duchartre,而 1995 年出版的《藏药部颁标准》中藏木通定为叶芒嘎保(标准编号:WS3-BC-0126-95),来源于毛茛科铁线莲属植物绣球藤 Clematis montana Buch-Ham,而此物种又为帕栗嘎的来源之一川木通的两种基源物种,即毛茛科铁线莲属小木通 Clematis armandi Franch 和毛茛科铁线莲属绣球藤 Clematis montana Buch-Ham 之一。而《中华藏本草》中记载的藏马兜铃(淮通马兜铃)Aristolochia moupinensis Franch 实为宝兴马兜铃,西藏马兜铃应为 Aristolochia griffithii Hook. f. et Thoms. ex Duchartre。另据《迪庆藏药》《晶镜本草》等记载,帕栗嘎正品为藏马兜铃 Aristolochia griffithii Hook. f. et Thoms. ex Duchartre,但《度母本草》中记载:"帕栗嘎缠绕着其他树木而生,无花果。"《蓝琉璃》中也同样指出:"木质藤本,像枯老的叶芒(铁线莲),无花果。"由此可见,上述正品帕栗嘎在内的所有物种的形态特征等均

与藏药草本巨著《度母本草》和《四部医典》诠释《蓝琉璃》记载有差异,因而正品帕栗嘎尚待进一步考证。

根据上述分析和归纳,目前藏医所用和文中记载的帕栗嘎计有 2 科 2 属 9 种原植物,分别是:马兜铃科马兜铃属大果马兜铃 *Aristolochia macrocarpa* C. Y. Wu et S. Y. Wu、宝兴马兜铃 *Aristolochia moupinensis* Franch、大叶马兜铃 *Aristolochia heterophylla* Hemsl、木通马兜铃 *Aristolochia manshuriensis* Komar、西藏马兜铃 *Aristolochia griffithii* Hook. f. et Thoms ex Duchartre、马兜铃 *Aristolochia debilis* Sieb. et Zucc. 和毛茛科铁线莲属小木通 *Clematis armandi* Franch、绣球藤 *Clematis montana* Buch. -Ham、短尾铁线莲 *Clematis brevicaudata* DC. 。另有帕栗嘎一种 *Aristolochia* sp. 无草本记载,但有藏医临床使用现象,且被专家鉴定为藏药帕栗嘎一种,属马兜铃科马兜铃属。

二、混乱原因初探

1. **原植物及生药性状的相似性** 帕栗嘎的来源因历史原因及文献记载的含混,从而导致了应用上的复杂化,据整理帕栗嘎计有 2 科 2 属 10 种药用植物的根或藤茎入药,各类原植物及生药的性状特征都比较相似。

2. **药效的相似性** 上述 10 种物种多有泻热降火,利尿通淋,清心除烦,通经下乳,解毒消肿的功效。由于效用上的相似性,造成同物异用、异物同用的混乱现象。

3. **同物异名和同名异物现象** 马兜铃属（*Aristolochia*）、木通属（*Akebia*）和铁线莲属（*Clematis*）植物中有很多植物的名称包含"木通"与"马兜铃",因此"木通"一词有混淆,如《四川中药志》称穆坪马兜铃为"淮通"或"淮木通",而大叶马兜铃俗名又为淮通。《中国药典》收载木通有川木通(铁线莲属的茎部)和关木通(东北马兜铃的茎)两大类。故藏药帕栗嘎也在《西藏植物志》中称藏木通,在《迪庆藏药》中称之为藏马兜铃,而在 1995 年出版的《藏药部颁标准》中藏木通定为叶芒嘎保。

4. **用药习俗不一样** 由于同物异名和同名异物现象,导致用药习俗的不一样。如《迪庆藏药》中提及在德庆、盐井使用穆坪马兜铃即木香马兜铃;而中甸用中药木通(毛茛科铁线莲属)代;青海、甘肃、四川等地藏医亦用川木通代。蒙医多用木通马兜铃 *Aristolochia manshuriensis* Kom.（中药材称关木通）,亦有用短尾铁线莲。而目前部分地区藏医院所用帕栗嘎实际调查中也凸显出各地用药习俗不一样之现象。

三、讨论

由中国科学院西北高原生物研究所编写的《藏药志》记载:藏医用马兜铃科大果马兜铃和淮通马兜铃入药。但二种植物均具花果而与上述记载不符,仅为代用品。据说青海部分藏医用中药木通入药,显然也不符合上述记载,因而正品需待考证。而《迪庆藏药》《晶镜本草》等记载帕栗嘎正品为藏马兜铃 *Aristolochia griffithii* Hook. f. et Thoms. ex Duchartre,但其与《度母本草》《晶珠本草》等所记载的"像枯老的叶芒(铁线莲),无花无果"等特征有所差异。再者藏药帕栗嘎作为清肺止咳丸、七味红花散、七味红花殊胜散、二十五味竺黄散、二十九味能消散、十五味止泻木散、九味牛黄丸、七味熊胆散、二十五味冰片丸、二十五味余甘子散等常用藏成药的君、臣、佐药,在藏医临床上已使用了近千年,并且在临床上已取得了良好的疗效。而上述所记载的正品帕栗嘎藏马兜铃为马兜铃科马兜铃属植物,此类植物引起的马兜铃酸肾病与此前藏医临床疗效截然不同。因此,上述 2 科 2 属 10 种植物均为帕栗嘎的代用品或误用品,正如藏医大师尼玛所讲,目前已知藏药帕栗嘎均与本草记载的无花无果实类帕栗嘎之间存在一定的差异,且所知代用品帕栗嘎类引起的肾损伤等,使青海省藏医院在马兜铃酸肾病报道早期就已停止使用此类植物药。因此,《晶珠本草》所记载的正品帕栗嘎目前无统一辨认和入药,对藏药帕栗嘎的辨认和用药品种混乱、代用品或误用品交错使用等情况有待系统地整理,并且目前已禁止使用和载入药典的具有马兜铃酸的代用品或误用品能否替代在藏医临床上已使用了近千年且具有良好疗效的正品藏药帕栗嘎有待进一步阐明。

一个好的起点:反向药理学的方法学

以植物为本的各民族传统药物是当今国际市场药品的潜在丰富来源,但至今开发极少。沿袭从疾病—药物作用关系出发,逐步深入到分子机制的以往药理学研究路线在开发新药时效率不高。化学家虽然合成了数以百万计的化合物,但从现有的数据库中,开发出具有潜力的新药,机会并不会太大。而按照药物发现先于对其作用方式和机制了解的反向药理学的研究模式,即以在历史上长期使用来治疗疾病,并已被证实具有很高安全性和功效的传统药物为化合物资源,根据现代医学生理、病理知识,选取受体、离子通道及酶等多种药物靶点,筛选出具有生物活性的物质作为研发新药的先导物,将会极大地减少开发费用,缩短开发所需时间。而且,传统药物最能体现传统医药的特色,是传统医药的精髓所在,但它是多种化学成分的混合物,寻找能(近似)替代产生传统药物本身的药理效应且结构清楚的化学成分或化学成分的组合,对传统医药的开发与深入研究具有重要意义。

然而,在遵循反向药理学的研究路径研发传统药物时会遇到下述问题:有些药物虽经长期的临床应用已证实确有疗效,但药理作用机制并不清楚,靶点并不明确。并且迄今为止,也不存在一种方法能将作为传统药物的某种药理效应的物质基础的化学成分一举全都提取出来,实际情况是,已有许多成分从药物中提取出来,随着时间的推移,还会有新的成分提取出来。从传统药物中提取出的化学成分,是否就能产生原来药物的效应,犹未可知;所提取的化学成分之间是否仍然保留着原药物中化学成分之间的相互作用关系,也无定论;药物的同一成分对不同的机体细胞可能会有不同程度的作用,不同成分对同一机体细胞作用程度也可能会不一样;药物本身所具有的多种药理作用和其成分的药理作用并非完全一致,使得在进行药理研究并确定药效物质基础时,不把原药物的药理效应和其化学成分的药理效应联系起来,将不能准确地确定哪些成分在什么程度上产生了原药物本身的特定的药理效应。怎样判别原药物的成分是否构成以及怎样构成原药物根据某种药理机制产生特定药理效应的物质基础,至今没有适当的分析方法。因此,为了获得对传统药物作用机制的了解,并尽可能地开发利用传统药物的化学成分资源,我们应认识到阐明传统药物的作用机制和识别传统药物的药效物质这两者是相互关联的,由此着手发展反向药理学的方法学,使得我们能利用已分离出成分的理化性质和药理性质,逐步寻找到能(近似)替代产生传统药物本身的药理效应且结构清楚的化学成分或化学成分的组合。

疼痛是危及人类健康的主要问题之一,镇痛药中也不乏传统药物的身影。龙血竭是一种著名的传统药物,有活血化瘀、镇痛止血的作用,但它是由多种化合物构成的混合物。我们以阐明龙血竭的镇痛机制和寻求龙血竭的镇痛活性成分(组合)为切入点来思考和发展反向药理学的方法学。我们根据疼痛产生和传导的生理机制,选取与疼痛关系密切的离子通道作为靶点,考察龙血竭本身对这些靶点的效应,并从龙血竭的众多成分中筛选出具有镇痛活性的化合物乃至确定能产生类似于龙血竭本身镇痛效应的成分组合,再逐步深入到这种组合作用于靶点的药理机制研究,从而克服了以往传统药物研究中由于仅孤立地考察原药物或原药物中个别成分的效应因而无助于阐明药物的作用机制和确定哪些成分产生它的效应的弊病。

一、发展反向药理学的方法学

一般说来,尽管高通量筛选、组合合成与非对称合成等生物技术的进展为药物发现打开了新的局面,由于药物发现过程已变得成本昂贵、兼具风险和效率低下,制药业仍面临严重的挑战。因此,出现了基于传统药物知识的有利于从单靶点药物向多靶点药物的显著转变。以天然药物发现、民族药理学和传统医药为基础的战略选择被认为有望克服以往药物发现中由时间、成本和毒性这三个因素造成的主要障碍,它作为另一种药物发现引擎正在凸显出来。新的战略选择催生了被称为反向药理学的跨学科研究领域,它提供了药物研发中从随机地追踪偶然的发现到形成一条有组织的路线来寻求先导物的范式转变。

反向药理学选取在长期医疗实践中被证实确有疗效的传统药物,应用现代科技手段和方法对其进行标准化、以安全性及活性为目标的剂量与药靶的探索性研究,在不同水平上进一步确证其效应,阐明其药理机制和识别相应的有效成分或药效物质,为传统药物的现代临床应用提供科学依据,为传统药物的安全性评估和质量控制奠定基础,为创制新的化学实体药物发现新的先导物,并通过进一步的预临床和临床研究将先导物开发为候选药物。这一过程中"安全"是最重要的出发点,效应变成有待确认的事情。由传统知识所激发的反向药理学将以往的"实验室→临床"的药物发现过程颠倒为"临床→实验室"的相反路径,这种研究模式的创新性在于将有生命力的传统知识和现代科学技术处理结合起来,更快地提供更好和更安全的先导物。于是,那些在长期临床应用中显示出较高功效和较少毒、副作用的传统植物药作为发现新的先导物的基础受到了较多的关注和研究。

传统药物的化学成分复杂多样,是获得新的先导物的丰富资源。以镇痛药物为例,根据以往的临床经验和实验观察,常见的单味止痛药如川芎、延胡索、三七、独活、威灵仙等。然而,这些单味药中具有镇痛活性的成分至今开发极少,究其原因,一是这些药物及其成分虽然有较好的镇痛效应,但其作用机制和靶点却并未在现代科学的水平上得以阐明;二是原药物是具有多种药理效应的多种化学成分的混合物,究竟哪些成分能产生原药物的镇痛效应并未得到确证。

与单一化学实体药物的情形不同,传统药物的药理研究既要阐明其药理效应,又要确定其产生特定药理效应的药效物质;药理作用机制要通过确定实现它的药效物质来提供具体的物质基础,而药效物质的确定又依赖于药物作用机制的阐明。这既是从药效物质和作用机制两者的相关性来阐明传统药物临床疗效的科学根据的关键问题,也是按照反向药理学研究模式,如何从传统药物获得能体现原药物良好性能的先导物的方法学问题。过去通常的研究传统药物的做法往往是仅单独研究从原药物中分离的化学成分或原药物本身的效应,没有把原药物的效应和其化学成分的效应联系起来,忽略了传统药物研究中应该给予充分关注的问题:原药物本身所具有的多种药理效应和其成分的效应可能并非完全一致。因此,这种方式的研究很少有助于阐明原药物的药理机制,也不能准确地确定哪些成分在什么程度上产生了原药物特定的药理效应,更难以判定分离出的化学成分之间是否仍然保留着原药物中化学成分之间产生特定药理效应的相互作用关系(很少研究原药物多个成分的联合效应)。针对传统药物研究中这些尚待解决的问题,我们以确有多种疗效的傣药龙血竭的镇痛效应的研究为背景,提出了以传统药物本身的药理效应为参照,将其成分(组合)的效应与原药物本身的效应作比较,寻求能替代产生原药物本身效应的化学成分(组合)作为研发新药的先导物这一新的方法学的基本原则。

为了实现上述原则指导下的药物发现,我们提出了传统药物药效物质的操作型定义:药物所含的某种成分,或某几种成分的组合作用于机体细胞能产生该药物所具有的某种药理效应,则视这种成分,或这几种成分的组合,为该药物的对应于这种药理效应的有效成分(另一概念"活性成分"泛指那些天然物质中具有某些药理效应的化学成分),或有效成分组合;有效成分,或有效成分组合在其剂量与该药物所含这些物质的量相关联时,能替代该药物作用于机体细胞产生该药物所具有的某种药理效应,则统称为药效物质;所研究的药物和其所含的某种成分,或某几种成分的组合是否具有药理效应应依据表征药理效应的参数值来判定;某种成分,或某几种成分的组合的有效程度如何应依据它(们)和药物的药理效应参数值的一致性程度来判定。据此定义制订相应的研究策略:在确定传统药物的某种成分,或某几种成分的组合是否为该药物的相应于某种药理效应的药效物质时,应将药物的药理机制研究和其成分(组合)的药理机制研究结合起来,将药物的物质基础研究和药物的作用机制研究结合起来,首先阐明作为一个整体的药物的药理机制和效应,以此为参照确定被考察成分或成分的组合是否有类似的药理机制和效应,然后将整体药物的效应与被考察成分的效应依照两者的药理效应参数值进行比较,由此判别药物的某种成分、成分的组合是否为其有效成分、有效成分组合或药效物质。据此从传统药物的众多成分中找出能体现传统药物本身特点、能替代产生原药物药理效应的化学成分或成分的组合作为其药效物质基础。

药效物质的操作型定义反映了原药物的药理效应与其化学成分(组合)的药理效应之间的关系,并能对药物成分(组合)的有效程度进行定量刻画,建立药效物质的操作型定义把对传统药物药效物质的探求转化为如何实现传统药物本身的药理效应与其成分(组合)的药理效应之间关系的检测、表达与分析这样一个能应用现代科学技术逐步解决的问题,使得以传统药物为资源的药物发现能够真正地得以实施。根据有关传统药物的临床经验的文献记录和实验观察,提出药物的药理机制假说;针对选定的药物作用靶点,在分子和细胞水平开展确证传统药物效应的探索性研究;以传统药物本身的药理效应为参照,按照药效物质的操作型定义,筛选出具有药理活性的化学成分(组合),通过对原药物本身的药理效应和药物成分(组合)的药理效应之间关系的定性和定量分析,确定能(近似)替代传统药物产生特定药理效应的药效物质;当药效物质由多种成分构成时,还需分析这些成分间的交互作用;再结合组织器官或整体动物模型对所确定的药效物质进行更广泛的药理和药效学研究,即是引入药效物质操作型定义后传统药物的作用机制和药效物质基础的反向药理学研究模式。

遵循这里形成的方法学,我们对在长期临床实践中已证实确有镇痛疗效,没有表现出明显毒副作用的传统植物药龙血竭开展了系统研究。

二、疼痛、电压门控性纳通道和瞬时感受器电位香草酸受体

疼痛是从不愉快到难以忍受的一种主观感觉,这种感觉是由于一些物理和化学刺激作用于外周神经末梢而引起的,如高阈机械刺激,过高或过低温度刺激以及多种伤害性化学刺激等。由于这些刺激可导致组织细胞的损伤,因此也称之为伤害性刺激(nociceptive/ noxious stimuli)。在生物进化过程中体内有些细胞分化为感觉神经元,其中部分特化为专门接受伤害性刺激的神经元,这些细胞被归为伤害性感觉神经元(nociceptor)。其中,DRG 是躯体感觉神经元胞体的聚集处。在这些细胞的膜(特别是其轴索外周端末梢膜)上存在有许多感受疼痛刺激的膜蛋白(膜受体/通道蛋白)分子,如钠通道、钾通

道、钙通道、辣椒素受体 1(transient receptor potential vanilloid 1，TRPV1)、ASICs、nAChRs 等。

钠通道广泛分布在可兴奋细胞中，是由一个 α 亚单位及两个附属的 β 亚单位组成的跨膜糖蛋白，多数为电压门控性离子通道。目前已对 10 种 α 亚单位(Nav1.1~Nav1.9，NavX)及 4 种 β 亚单位(β₁、β₂、β₃、β₄)进行了基因编码，并且已知至少有 6 种 α 亚单位存在于背根神经节。其中部分钠通道亚型能够被纳摩尔浓度的河豚毒素所阻断，被定义为河豚毒素敏感型(TTX-S)，另一些则对微摩尔浓度的河豚毒素仍有抵抗，被定义为河豚毒素不敏感型(TTX-R)。

TTX-S 钠通道电流是初级感觉神经元膜电位去极化过程中的重要离子流，因此对细胞膜动作电位的产生和痛觉的传导有着十分重要的意义。此外，TTX-S 钠通道对来自损伤轴突的不受刺激调控的自发传入放电活动即异位电活动还具有一定的诱导和维持作用。在 TTX-S 钠通道亚型中，*Nav1.3* 和 *Nav1.7* 与疼痛的关系尤为密切。在大鼠的神经性疼痛模型中，如慢性压缩性损伤(CCI)和脊神经结扎(SNL)后，可见成年大鼠 DRG 神经元上 *Nav1.3* 表达明显上调；在大鼠后爪注射角叉菜胶后，*Nav1.7* 在 DRG 神经元的表达上调。*Nav1.7* 的这一动态调节说明其可能促成了神经元的高兴奋性，从而导致炎性疼痛。

TTX-R 钠通道在神经病理性疼痛和炎症介质所致的伤害性感受器致敏中扮演重要角色。生理状态下，含有 TTX-R 钠通道的 DRG 神经元，是伤害性感受器神经元。*Nav1.8* 主要分布在伤害性感受器神经元上。在炎性痛模型上，*Nav1.8mRNA* 表达和 *Nav1.8* 电流均增加；Wood 小组发现 *Nav1.8* 基因缺失的小鼠对伤害性机械性刺激表现出明显的痛觉缺失，对伤害性温度感受轻微缺乏，炎性痛觉过敏延迟发展。这些都表明 *Nav1.8* 参与了疼痛通路，阻断 *Nav1.8* 的表达或功能可能会产生无副作用的镇痛。用反义寡核苷酸的方法选择性降低 *Nav1.8* 蛋白的表达后，有效地阻止了由慢性神经或组织损伤引起的痛觉过敏和异常性疼痛，并且可以逆转脊神经损伤所致的神经病理性疼痛，这些资料提供了 *Nav1.8* 与神经病理性疼痛相关的直接证据。*Nav1.9* 是小直径 DRG 神经元持续性 TTX-R 电流的基础，对初级伤害性感受神经元的电生理性质有重要的影响，其可能促成了神经损伤后 DRG 神经元的高兴奋性以及周围炎症后持续性热觉过敏和自发性疼痛等行为。

TRPV1 广泛分布于背根神经节、三叉神经节和迷走神经节中的中等和小型神经元上，而正是这些神经元介导了伤害性信息的传入。激活无髓鞘的 C 类感觉神经元末端的 TRPV1，可直接开启非选择性阳离子通道，引起 Ca^{2+} 内流，细胞去极化，神经元兴奋，机体感受到如辛辣食物所产生的烧灼感，因此，TRPV1 已成为一个开发新型外周镇痛药物的靶点。Davis 等和 Caterina 等进行的小鼠 TRPV1 基因敲除研究显示，TRPV1 受体缺失小鼠对辣椒素和类似物树胶脂毒素(resiniferatoxin，RTX)不敏感，体外培养的感觉神经元和中枢传入神经纤维对 H^+ 刺激敏感性大大下降(pH<5)，伤害性热刺激(>43℃)产生激动电流的概率大大下降，提示 TRPV1 对于感受辣椒素类刺激是必需的，其参与对 H^+ 和伤害性热刺激感受的结果都证明了该靶点对镇痛治疗的意义。

三、确定龙血竭调制电压门控性钠通道电流及抑制辣椒素诱导的 TRPV1 电流的药效物质

基于上述现代医学对疼痛的生理、病理机制的认识，选择大鼠 DRG 细胞 TTX-S 和 TTX-R 电压门控性钠通道和 TRPV1 作为药物靶点，利用膜片钳技术观察百合科龙血树属植物剑叶龙血树含脂木材中提取的龙血竭本身和从龙血竭中分离的黄酮类单体化学成分(组合)对这些靶点的调制或抑制作

用。以龙血竭本身的效应为参照,按照上述药效物质的概念和研究策略,筛选出龙血竭中具有生物活性的有效成分(组合),将它们的药理效应参数与龙血竭本身的效应参数作比较,根据上述药效物质的操作型定义确定龙血竭调制 DRG 细胞 TTX-S 和 TTX-R 钠通道电流和抑制辣椒素诱导的 TRPV1 电流的药效物质基础。在配制龙血竭化学成分组合的溶液时,按照从龙血竭中提取的终产物的质量比例关系设定化学成分组合中各种化学成分之间的浓度比例关系,从而保证了化学成分组合中所含的化学成分与龙血竭中所含的这些化学成分在质量比例关系上的一致性。

实验结果表明,在浓度对应的情况下,龙血竭的化学成分龙血素 B 能够产生与龙血竭类似的对 DRG 细胞 TTX-S 钠电流的调制作用(图 13-7),从而确定了龙血素 B 为龙血竭调制 DRG 细胞 TTX-S 钠电流的药效物质;而在以龙血竭本身对大鼠 DRG 细胞 TTX-R 钠通道电流的调制作用作为参照,筛选龙血竭的活性化学成分时,发现没有一种化学成分单独作用能够对 DRG 细胞 TTX-R 钠电流产生与龙血竭类似的调制作用,而龙血竭的三种成分剑叶龙血素 A、剑叶龙血素 B 和龙血素 B 的组合则能产生类似于龙血竭的对 TTX-R 钠通道电流的调制作用(图 13-7),因而判定这 3 种化学成分的组合为龙血竭调制 DRG 细胞 TTX-R 钠电流的药效物质。观察龙血竭的三种化学成分剑叶龙血素 A、剑叶龙血素 B 和龙血素 B 及其组合对辣椒素诱导的 TRPV1 电流的影响,三种化学成分组合的作用与龙血竭本身的作用类似(图 13-8)。判断这 3 种化学成分的组合亦为龙血竭抑制辣椒素诱导的 TRPV1 电流的药效物质,这种抑制会阻碍痛觉信号传导导致疼痛缓解。

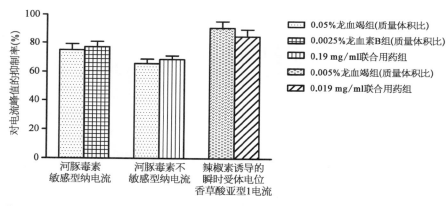

图 13-7 龙血竭及其药效物质基础对 DRG 细胞钠电流和 TRPV1 电流峰值的抑制效应。在组合物中剑叶龙血素 A、剑叶龙血素 B 和龙血素 B 的浓度比为 38:19:8

四、龙血竭调制电压门控性钠通道电流和 TRPV1 的药效物质中各化学成分的相互作用

上述关于龙血竭调制 DRG 细胞 TTX-R 钠电流的药效物质是 3 种化学成分有效组合的研究结果说明了传统药物的某一特定效应可能不是一种成分,而是多种成分的分子有效组合所产生的,组合中个别成分的单独作用因有其他成分存在而受到影响。在研究传统药物药效物质的作用机制时,如果该药效物质并非单一的化学成分,还应分析药效物质中各种化学成分之间的相互作用方式,这也是弄清药效物质的作用机制不可或缺的一环。

药物之间的相互作用性质可分为协同、拮抗和添加。Greco 等人建立了分析药物相互作用性质的模型,该模型可用于两种或两种以上的药物相互作用分析,它的应用前提是:组合药物中各成分单独使用时的量效曲线满足 Hill 方程。龙血素 B、剑叶龙血素 A、剑叶龙血素 B 3 种化学成分调制 DRG 细胞 TTX‑R 钠电流的量效曲线均满足 Hill 方程,因此我们采用这种数学模型分析了龙血素 B、剑叶龙血素 A、剑叶龙血素 B 在调制 DRG 细胞 TTX‑R 钠电流时的相互作用关系。

Greco 模型中,α 为药物相互作用的强度因子,其绝对值越大表示药物相互作用的程度越强。$\alpha>0$ 且 95% 置信区间不包括 0、$\alpha<0$ 且 95% 置信区间不包括 0 分别表示药物的相互作用性质为协同和拮抗,$\alpha=0$ 或 95% 置信区间包括 0 则表示药物之间无相互作用(即添加)。计算结果表明,剑叶龙血素 A、剑叶龙血素 B 和龙血素 B 在联合调制 DRG 细胞 TTX‑R 钠电流时的相互作用强度因子为 4.545 大于 0,其 95% 的置信区间 3.952 2—5—5.068 24 不包括 0,因此可以认为剑叶龙血素 A、剑叶龙血素 B 和龙血素 B 在联合调制 DRG 细胞 TTX‑R 钠电流时具有协同作用,这也证实了剑叶龙血素 A、剑叶龙血素 B 和龙血素 B 的有效组合才是龙血竭调制 DRG 细胞 TTX‑R 钠电流的药效物质。然而,这种协同作用的产生机制还需要进一步的探索和研究。

针对药物对 TRPV1 的拮抗作用,我们根据郭敏等推导的等效曲面公式,建立三种化合物交互作用的可视化模型(图 13‑8)。Q 点是组合物的混合浓度(38 μmol/L 剑叶龙血素 A,19 μmol/L 剑叶龙血素 B 和 8 μmol/L 龙血素 B),Q 点的坐标值在统计上小于其所对应的理论可加点的相应坐标值,因此 Q 点位于三个等效面之下,说明组合 A 作用时各成分间的相互作用性质为协同。

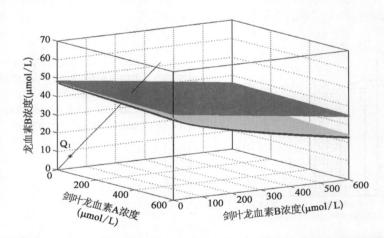

图 13‑8　根据剑叶龙血素 A、剑叶龙血素 B 以及龙血素 B 三者产生的联合用药效应所绘制的叠加曲面图,Q₁ 点代表混合浓度(38 μmol/L 剑叶龙血素 A,19 μmol/L 剑叶龙血素 B 以及 8 μmol/L 龙血素 B),从统计学角度看,Q 坐标值小于三者理论叠加点的相应坐标

五、龙血竭的活性成分及其组合对小鼠辣椒素致痛的影响

由于药物在机体内发挥作用过程的复杂性,特别是药物作用靶点时多因素的干扰,即使在体外具有良好活性的化合物,也并不一定在整体水平上表现出预期效果。因此在体实验验证对于药物开发是非常有必要的。

我们在初步实验中使用辣椒素疼痛模型分别验证龙血竭及其成分或组合的镇痛活性。将注射辣椒素 5 min 内各组小鼠舔足时间均值进行比较,LB 组与对照组没有显著差别($P>0.05$)外,其他各组均明显降低小鼠的添足时间($P<0.05$),如图 13‑9 所示。组合物的镇痛效果最接近龙血竭本身的作用。

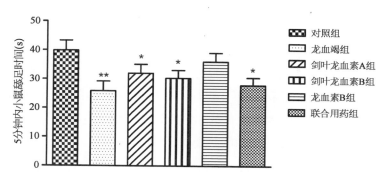

图 13-9　使用不同药物时辣椒素引起小鼠的舔脚动作时间。龙血竭的活性成分及其组合对小鼠辣椒素引起的舔脚反应的影响。实验中各实验组与对照组均添加相同浓度的辣椒素（1.2 μg／爪）。各组与对照组进行 t 检验。* $P<0.05$；** $P<0.01$

六、结语

反向药理学是相对于往常的药理学研究过程提出的新的研究思路，是再发现的范例。反向药理学采集临床应用传统药物所得到的线索和观察结果，将其延伸到探索性研究中，然后进行体内、体外的科学实验。然而，对于传统药物的药理机制与物质基础研究而言，只有这种概念框架是不够的，还需要可操作的方法学。与以往从天然产物或已知分子结构的众多化合物中筛选活性成分有所不同的是，针对传统药物的特定疗效确定其药效物质基础，是不能脱离传统药物本身药理作用机制研究的。因此我们认为采用反向药理学的研究模式对传统药物进行研发所面临的首要问题是如何实现传统药物的药理效应与其成分的药理效应之间的关系检测、表达和分析，这是在以往药物研究中所未曾遇到过的新问题。为此，应设计实验观察哪些成分（组合）在什么程度上具有原药物本身所具有的药理效应，并做出药理学的表征，在此基础上确认哪种成分或成分的组合能替代产生原药物本身的效应，并对成分间的交互作用方式进行分析。我们可以借鉴以往药物学研究中形成的理论和方法，但却不能完全照搬、照做来达到目标。这个问题的解决不仅对科技方法的发展和创新提出了很高的要求，也需要我们创立适应传统药物研发的现代学科体系。这就要求我们重新审视，仔细分析并慎重确立传统药物研究领域里的某些核心概念。在所建立的传统药物药效物质的定义中我们强调了它与包含它的传统药物的联系，以及它的药理效应与传统药物自身的药理效应的对应，而用与它易混淆的概念活性成分去泛指那些天然物质中具有某些药理效应的化学成分。

总之，在对传统药物进行现代化研究中，为了解决复杂的问题，不仅需要应用各种新的科技手段，还需要建立在研究中所应遵循的方法学及提出相应的研究策略。好运气的垂青很重要，但没有方法学的指导很可能会错过好运气。我们希望以龙血竭的镇痛效应为背景所形成的反向药理学的方法学能为传统药物的现代研究提供一个好的起点，能为引发传统药物研发领域的研究者提出这个领域中更适当的问题，找到解决问题的方法，从而起到抛砖引玉的作用。

藏药甲泻类方的历史渊源与对应的病证

一、甲泻类方的历史渊源

藏医学家藏多·达玛贡布《札记》记载甲泻源于公元 7 世纪《无畏武器》，但《无畏武器》现已失传，无法考证。现最早记载甲泻的书籍为公元 10 世纪《十万拳头》,八位藏医学家总结的藏药甲泻类方有 12 种,其中两家类方相同,可归为十种甲泻类方。藏医泻下疗法是公元 7 世纪广泛运用的诊疗方法之一,公元 8 世纪达到成熟。公元 11 世纪的藏多·达玛贡布在《札记》中指出:"肝病甲泻脾病血泻,载于《无畏武器》,承于'昌帝'医理,上师经验我实践。"这里所说的肝病甲泻是很多泻下疗法之一,当时的藏区人民引进其他民族的先进医药知识,要求所有藏医学者都按三大医科理论进行探讨和行医,为藏医及包括藏医泻下疗法在内的所有疗法的传承和发展奠定了坚实基础。

公元 11 世纪,藏区佛教文化不断发展,学术思想十分活跃,出现"百花齐放,百家争鸣"的局面,进一步促进了藏医学的发展。藏医界出现了许多学术上有相当成就的医学家,如杰布米拉、藏多·达玛贡布、宇妥萨玛·元丹贡布等,他们撰写了大量的藏医学专著,在总结藏族先民丰富经验的基础上,提出了新的理论和观点,形成不同学派,并推出了甲泻类方、泻心类方、泻肾类方、泻胃类方、泻肺类方、泻宫类方等独具特色的藏医泻下疗法方药。

据史料记载,当时杰布米拉继承其父亲孜那木札口传的诊治疗法,并根据当地的地理气候、疾病类型,结合诊治经验撰写了《十万拳头》。该书记载了甲泻类方,此法方药由 7 种藏药构成,在后来的医学著作中形成了很多甲泻类方。通过甲泻类方的构成、核心药物、边缘药物的研究分析,可以认定《十万拳头》中的甲泻方药是此类方的核心组成部分,而后的各种名家甲泻类方均是在《十万拳头》甲泻的基础上,按不同类型的疾病延展处方而形成。由此可知,《十万拳头》甲泻是所有甲泻类方的母方。

藏多·达玛贡布是公元 11 世纪出生于现西藏阿里地区的一位著名藏医学家,著有《札记》和《心记》,现存版已合编为《札记》。他提倡三因论脏腑的辨证论治方法,如泻肝类方的方药就有四种类方,可按肝热病的不同时期、不同类型、不同症状、不同并发症采用不同的类方,体现了藏医独有的个性化治疗特色。

宇妥萨玛·元丹贡布在继承藏族先民泻下疗法的基础上,汲取了中原医学和印度医学的医学精华,编著了《藏医十八分支》,被视为《四部医典》的补遗版,完善和填补了《四部医典》的藏医药理论,标志着藏医药学理论体系的成熟。《藏医十八分支》的隐秘十八节中,载有"肺燥泻、肾温泻、聋捉音泻、清眼泻"等五脏五官之泻。隐秘章节的泻下方剂体现了"温"和"柔"的特点,禁忌少,年迈者、儿童、体弱消瘦者皆可使用。其中记载的攻下逐瘀方药肺燥泻、肾温泻等,至今仍被藏医学家所推崇。

公元 13 世纪末,昌狄·白旦坚赞编著的《秘诀金斗》和《秘诀银斗》,不仅促进了昌狄派藏医的发展,而且对藏医药的发展也产生了深远的影响。在《秘诀银斗》中记载了大量的泻下疗法,其方剂都以六味或九味方为基础,根据患者、季节、疾病类型等特点对泻药方进行增减,实施个体化的泻下治疗,尤其在甲泻类方的泻药应用方面增加了泻脉的硇砂,使方药具备了泻肠兼泻脉的功效,当时用于陈旧性肝热病治疗,真正实现了血液清毒的目的。经研究,此甲泻类方药适用于早期肝硬化、慢性乙型病毒性肝炎的临床研究,至今仍有很大的推广价值。

公元 14—16 世纪,先后出现了以《四部医典》为核心的不同学术思想和藏医学派别,其中较有代表性的为强巴学派和苏喀学派,又称北派和南派。不同医学派别之间的交流,使藏医药学在临床、药物制剂方面有了前所未有的发展,同时也孕育了一批优秀的藏医学家,贡曼巴·公却德勒为其中之一。他撰写的《医学秘诀汇集》中,有关肝病的章节记载:"以君臣泻药为基础,如公子般的小檗皮,如妃子般的金诃子,如卒子般的红花和岩精,如骏马般的甘青聚集成一团,可泻清所有肝脏邪热。"藏药君臣妃配伍方法是针对脏腑、疾病、类型的不同变化而组合药物的配伍理论。君药,针对的是疾病的主要矛盾;臣药,一般有辅助君药治疗主症的作用,有时也会用来治疗主要兼症;公子药,能辅助君、臣药治疗主症,或直接治疗次要兼症;妃子药,能制约一些君药峻烈之性,在病重之时起效;卒子药,进一步辅助君臣药调节主症和兼症;骏药,一般是引经药,引领方中诸药至特定病灶的药。这一配伍理论就像中(汉)医君臣佐使配伍理论一样,使得药物兼顾疾病的主症和兼症,并确保用药不伤正气,不留邪气。君臣妃等配伍是在病因、病机和证候确定后,依据药物的功效和主治病证来确定君臣妃卒药物和顺序。

贡曼巴·公却德勒将君臣泻药分为大狼毒和高山大戟,主下泻;公子为小檗皮,主清热;妃子为金诃子,缓和药性,缓和君臣药泻下逐水之力;卒子为藏红花和岩精,除肝脏邪热;骏为甘青,主药性引入肝脏,兼清热。君臣妃甲泻类方的方药精当、结构简单、合理周全。君臣妃这一理论引入泻药的配伍当中,使泻肝药方具有整体性,又有寒热相携相克性,这表明泻肝方药既有推,又有束,还有阻止,有分工,也有合作。分工是合作的基础,只有明细分工,才能组合精当的方药。

嘎玛·切杰在宇妥、南北派等医学思想基础上撰写了《方剂精选·心宝》,可以看作《四部医典》后续方剂章节的补遗,是一部不可多得的方剂著作。《方剂精选·心宝》中的甲泻类方,由泻三药加治寒热病的四种药组成,其中有调节寒证的药物。这是肝热证、慢性乙型病毒性肝炎趋于肝硬化阶段肝脏疾病寒热交错时期的最好泻下方剂,也是甲泻类方经历几千年发展的必然产物。

公元18世纪初,帝玛尔·丹增彭措撰写了《晶珠本草》,对2 294种药物的性味、功效以及名称等作了详细阐述,成为至今最完整的藏药本草学专著,被广泛使用。他的另一部著作《帝玛医学文集》记述的肝泻疗法药方,由六种药物组成,用塞北紫堇送服,治疗肝血热、眼病、关节病等疾病。通过泻肝治疗眼病是运用了脏腑与五官相表里的辨证法,这与现代医学肝脏疾病引起眼睛视力减退的理论有类似之处,医此治彼的理论对实践有很强的指导意义。可想而知,帝玛尔此方药对甲泻类方理论和实践的发展产生了巨大的推动作用。

二、甲泻类方对应的病症

类方的研究既要比较各方的差异,还要揭示形成这些相似性和差异性的根本原因。而类方的相似性与差异性本身就蕴含着深刻的复方配伍规律,蕴含着复方巧妙的加减化裁规律。甲泻类方性味的表达五味八性的组合,临证组方用药时只有将性味结合起来看,才能确切地把握药物的功效和灵活的组方配伍。甲泻类方的味见表13-35。

表13-35 甲泻类方的味

统计类别	甘	酸	咸	苦	辛	涩
频 数	18	2	2	8	8	4
百分比	42.8%	4.8%	4.8%	19.0%	19.0%	9.5%

根据六味的功能特点,结合主治病证的病势、病位和病性,选择有针对性性味的药物组成方剂,是临床组方的重要思路。12个类方元组成的甲泻类方从六味的角度来看,甘味在此类方贡献率42.8%。这正好说明了在五源中由土、水元素构成的甘味,具有重、稳、润、柔、凉、钝、稀、软、干的性质,其中重、稳、润、柔治疗隆病,凉、钝、稀、软、干等治疗赤巴病,由此得出甲泻类方的主要味为甘味,能泻下肝胆热性疾病与赤—隆性肝病的赤巴的结论。

表 13-36　甲泻类方的性

统计类别	寒　性	中　性	热　性
频　数	24	4	14
百分比	57.2%	9.5%	33.3%

从表 13-36 来看，甲泻类方从寒热之性角度来说，归属于寒性占 57.2%，治疗肝热病、肝淤血、肝肾病等具有燥、热、锐属性的肝胆疾病。

表 13-37　甲泻类方出处及其对应的病症

甲泻类方元	类方元出处	对应病症	使用方法
五味甘青散	杰布米拉	肝热病	汤剂
十六味大狼毒散	藏多·达玛贡布	肝淤血	汤剂
九味白狼毒散	藏多·达玛贡布	肝热病、血热病	粉剂
二十二味大狼毒散	藏多·达玛贡布	肝血热病	粉剂
二十一味大狼毒散	藏多·达玛贡布	肝淤血	粉剂
七味朱砂汤	宇妥萨玛·元丹贡布	肝肾病、关节病、干眼病	汤剂
五味巴豆散	昌狄·白旦坚赞	肝淤血	丸剂
九味诃子丸	昌狄·白旦坚赞	肝热病、视力减退	丸剂
五味甘青散	贡曼巴·公却德勒	肝热病	膏剂
七味白狼毒散	嘎玛·切杰	肝热病	不详
九味巴豆散	达玛嘎玛卓磐	肝热病、视力减退	不详
七味朱砂散	帝玛尔·丹增彭措	肝肾病、关节病、干眼病	不详

从表 13-37 甲泻类方的藏红花、甘青、大狼毒、白狼毒等组方，反映了治疗疾病的类型和特点。但因各藏医学家的经验不同，治疗方法的侧重点也不一样。甲泻在历代类方以泻血热为主要功能，治疗肝热病、肝血热、肝性眼病、肝水病等疾病。但通过此表分析得知每个甲泻类方元都有侧重点。五味甘青散、九味白狼毒散、九味诃子丸、七味白狼毒散、九味巴豆散因泻热而除去病根；十六味大狼毒散、二十一味大狼毒散、五味巴豆散的配伍中相互依存、相互对立关系的寒热药物，保持着相对的动态平衡，热能破血，寒能泻火而调肝淤血；二十二味大狼毒散清泻血热，肝为血海，故治肝血热病；七味朱砂汤通脉疏密、寒热互补，降肝热，补肾火，可主调肝肾病。

从图 13-10 中可知，治疗肝热病的百分比为 58.30%最高，这就显示肝热病是甲泻类方的首要

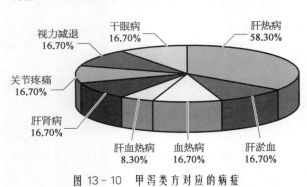

图 13-10　甲泻类方对应的病症

治疗病证,因此,在现代医学中与肝热病相对应的乙型病毒性肝炎、甲型病毒性肝炎、肝硬化也是甲泻类方的首要治疗病证。

总之,经藏医古籍文献研究、整理和归纳,首次提出藏医甲泻类方出现于公元前 7 世纪左右,完善和发展于 10—19 世纪。从甲泻类方的味、性、治疗的病证归类分析,得知甲泻类方以泻血热为主要功能,治疗肝热病、肝血热、肝性眼病、肝水病等疾病,其中治疗肝热病的百分比高达 58.30%,证明肝热病是甲泻类方的首要治疗病证,故现代医学中与肝热病相对应的乙型病毒性肝炎、甲型病毒性肝炎、肝硬化也是甲泻类方的首要治疗病证。

维药桑椹果对常见细菌的药物敏感性试验研究

一、概述

新疆种桑养蚕历史悠久,桑树种类品种以及桑椹产量均居世界首位,桑椹资源相当丰富,药桑椹在我国仅分布在新疆的和田、喀什和阿克苏等地区,也是新疆目前桑椹品种分类鉴定中唯一的黑桑种。新疆是唯一适宜栽培药桑的地区,有着得天独厚的自然环境,新疆各族人民历来有鲜食药桑果的习惯。

维药桑椹,又名毛桑,现代医学已经开始研究并重点关注药桑椹的抗炎、消肿、止痛防病、保健功能,包括抗炎、杀菌、凉血、防癌抗诱变、增强免疫力、保护肾功能、驻颜延缓衰老、促进造血细胞生长、降低血糖和血脂等。另外,药桑椹的营养成分十分丰富,富含维生素和黄酮类化合物。药桑椹具有很高的药用、营养和保健利用价值。

有学者对新疆药桑椹营养成分的初步研究表明:药桑椹的营养成分十分丰富,富含维生素和黄酮类化合物,具有良好的保健作用。其中硫胺素、核黄素、尼克酸含量不仅比其他水果高出许多倍,而且比富含这些维生素的豆类、肉类甚至动物肝脏还高出很多。桑椹类水果中黄酮和维生素含量均以药桑椹最高,因此药桑椹有更高的营养保健利用价值。有研究者对新疆四种桑椹营养成分和药桑椹果汁的化学成分进行了测定,结果表明药桑椹色素中胡萝卜素含量较高,维生素含量相当于普通桑椹的 2 倍,氨基酸种类齐全,必需氨基酸与非必需氨基酸比值为 0.65,符合联合国粮食及农业组织(FAO)/WHO提供的参考蛋白模式值,符合天然绿色食品的国际标准;出汁率比普通桑椹高 5%~10%,具有很高的营养和药用价值。由于药桑椹丰富的营养价值和广泛的药用价值,已作为特色水果资源进行研制开发的药桑椹汁、药桑椹酱、药桑椹罐头等产品面世。以药桑椹为原料开发绿色食品和中草药剂及医疗保健功能,将资源优势转化为经济优势,前景十分广阔。

药桑椹具有六种防病保健功能,包括防癌抗诱变、增强免疫力、保肾护肝、驻颜延缓衰老、促进造血细胞生长、降低血糖和血脂。特别是药桑椹果中含有一种叫白黎芦醇(RES)的物质,能刺激人体内某些基因表达抑制癌细胞生长,并能阻止血液细胞中栓塞的形成。另外,药桑椹还可以阻止致癌物质引起的细胞突变。

目前对药桑椹的研究利用还很薄弱,基础研究相对滞后,仅有初步的营养成分测定研究,对药桑椹药用价值的利用仅局限于传统的维医治疗上。笔者多年来采用维吾尔族民间单验方药桑椹新鲜果汁或药桑椹饮液(药桑椹干果用开水泡制)漱口治疗慢性咽炎急性发作或反复不愈患者数千例,取得了较好的治疗效果。表明药桑椹治疗咽炎效果好,无毒副作用,使用方便,患者易于接受,但是,国内尚未见维药药桑椹对细菌的抗炎作用的研究。

二、材料与方法

1. **菌株和培养基** 供试菌株菌种来源于新疆维吾尔自治区药检所购买的标准菌株以及和田地区医院微生物学实验室保存的菌种,用前经过鉴定,为典型菌株,有金黄色葡萄球菌标准菌株、铜绿假单胞菌标准菌株、沙门菌标准菌株、大肠埃希菌标准菌株、耐甲氧西林金黄色葡萄球菌标准菌株、表皮葡萄球菌标准菌株、化脓链球菌标准菌株、肺炎链球菌标准菌株、耐青霉素肺炎链球菌标准菌株、流感嗜血杆菌标准菌株、志贺标准菌株、变形杆菌标准株等共14种。

菌液制备先将各菌种接种在适宜的培养基中活化后,再接种在肉汤培养基中,置37℃温箱培养6~8 h取出,制备0.5%麦氏单位菌悬液。

2. **仪器**

(1) Vitek2-compact 全自动细菌鉴定仪。

(2) 电子全自动移液器 biomerieus 8012842。

(3) 生物安全柜(垂直流超净工作台)电热恒温培养箱,手提式高压灭菌锅,基础型电子分析天平等。

3. **试剂**

(1) 培养基(M-H药敏培养基,血平板,巧克力平板)。

(2) 0.5%麦氏单位菌悬液配制盐水用0.5% NaCl medium 3 ml。

4. **方法**

(1) 抑菌试验滤纸片法:① 制备抑菌实验用药敏纸片:以6 mm直径滤纸片,挑取一环供试菌接种于皿平板中,37℃培养24 h。② 用灭菌棉签分别蘸取各种供试菌悬,均匀地涂布在M-H平板上。③ 用无菌镊子将直径为6 mm的小圆滤纸片贴于涂布菌液的M-H平板上(每平板划分7个小区)。④ 将各药液50 μL分别点在特定贴好滤纸平板分区内,倒置于37℃培养箱培养24 h,记录各药对几种病原菌的抑菌情况,记录抑菌圈直径。

(2) 最小抑菌浓度(MIC)的测定:采用倍比稀释法测定MIC,操作全部在超净工作台内进行。① 取加塞无菌小试管,每组8支。在每组的1~8号管中加入1 ml制好的培养液,第一管中加药煎剂1 ml,混合后从第一管中取1 ml加入第二管,混合后,取1 ml加入第三管对倍稀释,依次至第七管,取出后的混合液弃去。第八管为空白对照管加1 ml培养液。② 用制备好的0.5麦氏单位菌悬液,分别在1~8号管每管加50 μL(对照组则分别在1~8号管中加1.0 ml混合培养基)。此时实验组1~7号管内药液的浓度稀释倍数分别为1∶2,1∶4,1∶8,1∶16,1∶32,1∶64,1∶128,8号管作阴性对照管。

三、结果

1. **药桑椹试验药的编码** 1号药液,干果水煎煮液(1 g=1 ml);2号药液,干果醇提取液(1 g=1 ml);3号药液,2009年桑椹原汁;4号药液,2010年市售有糖水药桑椹罐头;5号药液,2009年无糖水罐头(自备);6号药液,2011年原罐头果汁(去渣);7号药液,2011年原罐头果汁。

2. **实验结果分析** 具体结果见表13-38~表13-40。

表 13-38　七种药桑椹试验结果　　　　　　　　　　　　| 433 |

标准菌种编号	1	2	3	4	5	6	7
标准菌种名称	干果水煎液 (1 g=1 ml)	干果醇提液 (1 g=1 ml)	2009 年 桑椹原汁	2010 年市 售有糖水 药桑椹罐头	2009 年 无糖水罐 头(自备)	2011 年 原罐头果 汁(去渣)	2011 年 原罐头 果汁
耐甲氧西林 金黄色葡萄球菌	12	10	8	8	8	8	9
金黄色葡萄球菌	13	10	8	8	8	8	9
志　贺	12	9	8	8	8	8	10
铜绿假单胞菌	14	12	8	8	10	11	12
肺炎链球菌	18	13	12	8	11	13	13
流感嗜血杆菌	14	13	13	6	6	13	0
表皮葡萄球菌	10	9	9	8	8	9	10
变形杆菌	12	11	10	8	12	10	12
化脓性链球菌	14	12	13	8	12	12	14

注：<8 mm 为无抑菌作用；9～12 mm 轻度抑菌作用；13～16 mm 为中度抑菌作用；>16 mm 为高度抑菌作用

（1）1 号药液[干果水煎煮液(1 g=1 ml)]、2 号药液[干果醇提液(1 g=1 ml)]对标准金黄色葡萄球菌、标准铜绿假单胞菌、标准沙门菌、标准大肠埃希菌、耐甲氧西林金黄色葡萄球菌、表皮葡萄球菌、化脓链球菌、肺炎链球菌、耐青霉素肺炎链球菌、铜绿假单胞菌、流感嗜血杆菌、志贺菌、变形杆菌有中度抑菌作用。

（2）3 号药液(2009 年桑椹原汁)、5 号药液[2009 年无糖水罐头(自制)]对标准金黄色葡萄球菌、标准铜绿假单胞菌、标准沙门菌、标准大肠埃希菌、耐甲氧西林金黄色葡萄球菌、表皮葡萄球菌、化脓链球菌、肺炎链球菌、耐青霉素肺炎链球菌、铜绿假单胞菌、流感嗜血杆菌、志贺菌、变形杆菌有轻中度抑菌作用。

（3）4 号药液(2010 年市售有糖水药桑椹罐头)对实验用细菌均无抑菌作用。

（4）6 号药液[2011 年原罐头果汁(去渣)]、7 号药液(2011 年原罐头果汁)对标准金黄色葡萄球菌、标准铜绿假单胞菌、标准沙门菌、标准大肠埃希菌、耐甲氧西林金黄色葡萄球菌、表皮葡萄球菌、化脓链球菌、肺炎链球菌、耐青霉素肺炎链球菌、铜绿假单胞菌、流感嗜血杆菌、志贺杆菌、变形杆菌有中度抑菌作用。

（5）7 号药桑椹液均对化脓性链球菌有抑菌作用。

（6）新 4 号药液(自备桑椹原汁)对标准铜绿假单胞菌、耐青霉素肺炎链球菌有高度抑菌作用；对化脓链球菌、标准金黄色葡萄球菌、MRS、标准沙门菌有中度抑菌作用。对标准大肠埃希菌、志贺菌无抑菌作用。

因此对 4 号药液我们不再进一步进行 MIC。

在此基础上，对药液重新编号，进一步进行抑菌筛查实验。

表 13-39　两种药桑椹实验结果

菌　株	自备桑原汁	药桑椹罐头
标准铜绿假单胞菌	22	25
志贺菌	6	6
耐甲氧西林金黄色葡萄球菌	10	6
标准沙门菌	10	6
标准大肠埃希菌	6	6
标准金黄色葡萄球菌	12	6
化脓链球菌	12	6
耐青霉素肺炎链球菌	20	20

表 13-40　化脓性链球菌抗菌筛查试验

编　号	药　桑　椹	抑菌圈直径
1	干果水煎煮液(1 g＝1 ml)	11
2	干果醇提取液(1 g＝1 ml)	12
3	2009 年桑椹原汁	12
4	2009 年无糖水原汁(自备)	12
5	2011 年原汁(去渣)	14
6	2011 年原罐头果汁	16
7	自制罐头原汁	13

3. **MIC 实验结果**　7 个药桑椹液对标准金黄色葡萄球菌、标准铜绿假单胞菌、标准沙门菌、标准大肠埃希菌、耐甲氧西林金黄色葡萄球菌、表皮葡萄球菌、化脓链球菌、肺炎链球菌、耐青霉素肺炎链球菌、铜绿假单胞菌、流感嗜血杆菌、志贺菌、变形杆菌均有抑菌作用(表 13-41、13-42)。

表 13-41　药桑椹 MIC 结果

编号	实验菌种	干果水煎煮液(1 g＝1 ml)	干果醇提取液(1 g＝1 ml)	2009 年桑椹原汁	2009 年原果汁(自备)	2011 年原汁(去渣)	2011 年原罐头果汁
1	耐甲氧西林金黄色葡萄球菌	32	32	16	32	16	32
2	标准大肠埃希菌	32	32	16	16	16	16
3	标准金黄色葡萄球菌	32	32	16	16	32	32
4	标准铜绿假单胞菌	64	64	64	64	64	64
5	标准沙门菌	64	32	16	16	16	32
6	流感嗜血杆菌	32	32	32	32	32	可疑
7	志贺杆菌	64	32	16	18	16	32

表 13－42　药桑椹 MIC 结果

编号	药 桑 椹	化脓链球菌	肺炎链球菌	PRP(耐青霉素肺炎链球菌)
1	干果水煎煮液(1 g＝1 ml)	64	2	64
2	干果醇提取液(1 g＝1 ml)	64	32	64
3	2009 年桑椹原汁	64	32	64
4	2010 年市售有糖水药桑椹罐头	64	32	8
5	2009 年无糖水罐头(自备)	32	64	64
6	2011 年罐头果汁(去渣)	64	64	64
7	2011 年原罐头果汁	32	64	64

四、讨论

现代抗菌药物从发现至今的几十年时间里成为人类抵御细菌感染的有力武器,但随着抗菌药物的长期应用甚至滥用,越来越多的细菌对现有的抗菌药物产生了耐药性,降低了现有抗菌药物的效率。维药是维吾尔族等新疆各族群众治疗疾病的重要武器,在现代预防和控制细菌性感染疾病方面也发挥了积极作用。

诸多研究人员对天然药物进行了抗菌作用研究,而由于维药的特殊性,细菌较少对维药产生耐药性,并且维药具有毒副作用小、取材方便、经济实惠的优点,因此研究和开发维药对解决耐药菌株的问题具有重要意义。本实验在查阅了相关的古籍著作和文献后,发现维药药桑椹有明显的抑菌效果,经平板法抑菌试验筛选后选择了不同药桑椹液,就它们对 14 种临床常见细菌的体外抑菌效果进行了比较和探讨。

从抑菌圈实验和最低抑菌浓度实验可得出,各药桑椹液对几种供试菌的抑菌效果较好,其中以化脓链球菌、标准金黄色葡萄球菌、耐青霉素金黄色葡萄球菌、肺炎链球菌、耐青霉素肺炎链球菌、标准铜绿假单胞菌最为显著。市售有糖水药桑椹罐头无抑菌作用,这可能是药桑椹汁被稀释且加蔗糖或部分添加剂后,药理作用降低所致。总体抑菌效果比较,各药液中,干果水煎煮浓缩液、醇提取液、新鲜药桑椹原汁的抑菌作用效果较为明显。

经实验研究揭示,维药药桑椹具有抗菌抑菌作用,特别是对革兰阳性球菌和革兰阴性杆菌(铜绿假单胞菌)等化脓性细菌具有较强的抗菌抑菌作用。另外,发现它不仅对化脓性感染有作用,且对耐青霉素金黄色葡萄球菌、耐青霉素肺炎链球菌、流感嗜血杆菌、大肠埃希菌、志贺痢疾杆菌具有抑菌抗菌作用。验证了维医前辈们在临床上验证的结果与现代实验研究结果,其功能主治具有一致性,这对维药抗菌药物的筛查和开发具有重要意义。

第三篇

中国主要民族传统医学的相似性与差异性

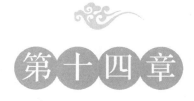

第十四章

基础理论比较研究

第一节
中国主要少数民族传统医学与中(汉)医学比较研究

中国传统医学视野下维医学的产生与发展

每个传统医学都有自己的分类体系,如印度传统医学分为阿育吠陀、瑜伽等七种体系。中国传统医学则以学派进行分类,学派大多以范围论派,如以地域分则有新安医派、孟河医派等,以服务范围分则有御医、走方医等。每个民族的社会和文化发展取决于民族生存的条件,传统医学的产生和发展也不例外。藏医、蒙医、维医等中国少数民族传统医学具有其相对鲜明的特色——传统医学带有明显的地方属性,关乎当地文化观念和表达方式,即按照当地的区域传统文化来表述,患者才更愿意接受——但究其根本,中国各民族传统医学是植根于中华文明而发展起来的,是在当地原初的医疗实践和用药经验的基础上,经中(汉)医学激荡发蒙而产生,与中(汉)医药是同宗同源,血脉相连。从某种角度而言,蒙医、藏医、维医等也可以认为是中国传统医学的不同流派或学派。维医作为中国传统医学的一分子,并未留下较完整的历史文献可供直接研究,但它散在于浩瀚的医药及其他古籍、丰富的出土文物之中。

四大物质学说(即火、气、水、土)是维医的理论核心和哲学理论基础,为维医理论的形成奠定了基础。维医理论认为,所有生物之起源,疾病之形成皆与自然界的水、土、火、空气四大物质关系密切,是它们之间在变化过程中相互作用和反应的结果。维医认为四大物质产生气质,气质产生四津,四津化为精神,精神产生各种力,力转化为各脏器的功能。四大物质对人类的影响在人类形成四种液体。后者是人类食用自然界的各种营养物质后,被人体消化吸收到肝脏所形成的复杂体液,它包括血液质、黏液质、胆汁质和沉液质(曾有一段时间被翻译为黑胆质)。而其诊疗疾病的特点则和中(汉)医一致,为整体观念和辨证论治。本文在对传统医学的构成要素进行剖析的基础上,立足中国传统医学视野阐述维医的产生与发展,为中国传统医学的整合推进提供参考。

一、中国传统医学视野下维医的产生与发展

"谚语曰:有病不治,常得中医。"(《汉书·艺文志》)这可能是"中医"二字的最早记载,但此时的"中医"并非学科分类,而是指中等水平医生的意思,盖与《难经》中"问而知之谓之工"的"工"同意。这是"中医"古义,至今已然不用。由于中国古代尤其是古代前期并无近代所说"民族"的概念,而主要根据文明类型加以区分,将社会群体分为华夏、蛮夷两个部分,故而也不会有所谓今之民族传统医学的概念。可

以认为,在中国传统医学的发展过程中,汉族医学始终发挥凝聚和辐射作用,把中国多个地区的民族医学催生并且使之结合为一体,这一体便是近现代所谓的中(汉)医学。由于中(汉)医学在中国疆域版图内起源最早、体系最完善、优势明显,而且在历史发展进程始终吸收中国各民族医学所长,使得中(汉)医学在被赋予该名词的时候即一定程度上成为中国传统医学的集大成者。这固然与中(汉)医学的先进性与开放包容性有关,也在一定程度上与中(汉)医学所处地位有关。因为历代围绕中央王朝并为之提供医疗服务的基本都是中(汉)医学这个群体,使得这个群体有机会接触到中国各地甚至域外进贡的医书方药,而这些医书方药则基本是各地贡献的精挑细选的。可以说在不断的临床实践过程中,融合程度高的基本上已经成为中(汉)医的一部分,融合程度低的则构成了今天中国各民族医学的特色。故而,在中国古代,"医学"可能有优劣之分、服务对象之异和地域或"社会群体"之别,但并无明确的基于"医学"概念的分类,在祖国疆土范围内,医界秉承的只有一个"医"的概念。今义"中医"一词使用至今为160年左右。大约在16世纪中叶,即明末清初时候,现代意义上的西方医学开始传入我国。在西方医学进入我国最初的两个世纪里,或许西方有基于中国疆域版图的中国医学或中国医生的称谓,但彼时医学在称谓上并无中西和古今之分。直到1857年,英国传教士医生合信在上海编译出版了《西医略论》,才开启"中医"一词的今生。《西医略论》是第一部在书名中冠以"西医"的医学著作,同时也是目前已知最早使用"中医"一词指称中国固有医学的著作。直到19世纪80年代中医、西医两个术语开始被纳入中国传统医学话语体系,后被各专业接受并逐步形成,开启了我国中医西医"二元格局"指称中国医学的新时代。

在 Pubmed 里可以查到1913发表的关于中医的文章 *Chinese medicine in America*,在中国知网可以查到1946年发表在《世界化学》上的文章《铊·图解化学工业》,文章中提到"(硫黄)中医用作药料",这两篇文章是目前两个数据库中可以查到的"Chinese medicine""中医"词语的最早记载。中国知网记载"维医/维吾尔医"一词最早的一篇文献是1979年发表在《中医杂志》上的一篇会议记录《全国中医学术会议在北京隆重召开》:"……以及对藏族、蒙古族、维吾尔族等少数民族医学史的研究成果,充分证明了具有几千年发展史的祖国医药学有其独特的完整的理论体系……"真正的研究文章出现则到了1983年。至于 Pubmed 里最早出现"uyghur/ uighur/ uygur medicine"一词的时间则更迟。那么在上述医学术语出现之前,中国新疆这片大地上的"医"又是如何称谓?自古,中医(古称"医""岐黄"等)就因中国疆域的辽阔、气候的多样、自然资源的丰富而呈现出一定程度的地域差别性,并据此提出了因时、因地、因人制宜的"三因制宜"学说,以及基于各地用药经验、特色和代表医家的"中医各家学说",不同地理环境,遣方用药大同小异。在此基础上产生了中医学术流派。民族地区医学不以理论见长,多医疗实践经验和对药物具体应用的认识,如吐鲁番回鹘医学文献显示,当时回鹘医学内容主要涉及内科杂病、外科、五官科、妇科等的简易治疗方剂,也包括有朴素的理论。中(汉)医在具体疗法积累的基础上,更基于中华文化,利用中国传统哲学、古代自然科学认识对疾病和药物进行了理论层面的凝练和升华,当这些民族地区的医疗实践经验和药物认识大部分融进中医理论体系或经中(汉)医的激荡发蒙而产生理论后,中国传统医学的轮廓和组成中国传统医各部分学术流派的状态就逐渐清晰起来。当然,当时还有如于阗医、胡医等的称呼,一般而言在当时胡医指的是非汉族的医士,于阗医指的是于阗的医士,而并非是一个医学理论体系的概念。

那么,当时没有"维医"的概念称谓,是否具有"维医"概念的实质内涵呢?有研究发现新疆各少数民族在唐以前的早期医学尚停留在一般经验的水平上。在后续的发展阶段,中国新疆这片土地上的医疗实践,扎根中华文化并依托中(汉)医学优势,同时充分利用作为丝绸之路枢纽的便利,部分吸收其他传统医学的精华,经过改良后与本地区的医疗实践、用药经验以及优秀传统文化相结合,中国新疆这片土地上的医学逐渐形成了对人体和疾病的认识以及防病治病特色,直到中华人民共和国成立后《中国医学百科全书·维吾尔医》《维吾尔医治疗与诊断原则》的出版才标志着我国维吾尔医药这一学科体系雏形的形成。

中(汉)医学术流派简称中(汉)医流派,有广义、狭义之分。广义的中(汉)医学术流派涵盖中医学派、医派及狭义的中(汉)医流派范畴。有学者提出蒙医学、藏医学、维医学等也可以认为是中国传统医学的不同流派。在中(汉)医学理论体系内部,由于学术主张不同,产生了不同的学说和观点,随着学术主张的成熟和学术队伍的扩大,势必产生一批学术造诣较高、影响较大的医学家,这类群体被称为中(汉)医学派。一般来说,一个学派的形成条件有三:一是一个或几个学术造诣较高、影响较大的医学家作为学术带头人;二是一部或数部反映这派观点的传世之作,并保持该学派的研究方法和学术风格;三是有一大批跟随的弟子,这些弟子本身也必须具有一定学术的素养。中医医派,大多是以地域范围论派,如地域范围、服务范围或其他。而狭义的中医流派一般局限于学科内部,如男科流派、妇科流派、儿科、正骨流派等。中国民族医和中(汉)医其他学派或医派建立理论的模式方法一致,即在原初医疗经验和用药知识总结的基础上,借助哲学理论,经归纳演绎和概括而成。经过梳理发现,有些民族医学具备中(汉)医学派的三个条件,应该可以归纳为中(汉)医学派的范畴;而有些民族医学并不具备中(汉)医学派三个条件,可能可以归纳为中(汉)医医派范畴;而绝少有可以归纳入狭义中医流派的。根据上述概念分类,维医具备上述中(汉)医学派的三个构成条件,似应该可以纳入中(汉)医学派范畴。

在中国传统医学的形成过程中,始终集中吸纳了各地区各民族的医疗经验和用药特色。正如前文《素问·异法方宜论篇》中所描述的,无论从气候、地域、物产和居民的生活习俗来看,该篇所描述的"西方",正是我国西北地区,尤其是新疆一带,即今天的藏医、维医等似乎与此有一定的渊源联系。《内经》中的这段记录反映了中(汉)医学是在当时的历史条件下所能做到的中国各地区、各民族医药总和这个事实,而且从中可以体会出中(汉)医学形成的长期性、开放性、包容性、曲折性和复杂性。《内经》具体分析了中国各地的具体情况,为中国传统医学"地方医派"的产生原因作了铺垫说明。维医出土典籍高昌回鹘医学方书《杂病医疗百方》(成书于公元10世纪左右),更可以看出中(汉)医学的影响。"从文献所开列的药方看,不少与中医基本一致,而且用词也有不少采自汉语,甚至直接用汉文书写的数字'一'和'三'等,但几乎看不到阿拉伯及波斯医学的影子,也未见任何蒙古文化影响的痕迹。"而且还有西域医者在敦煌从事药店生意,或者坐堂卖药。

把民族医学排斥于中医学之外,对于发展祖国医学事业是极为不利的。"智者察同,愚者察异"(《内经》),中(汉)医学体系的形成是中国各地区、各民族医药经验的总结集成过程,是一个对这些经验进行总结提炼升华为理论的不断"察同"的过程,主要来自通过中国哲学思辨对大量医疗经验的认识、整理和抽象。远在公元前138年,中(汉)医药便随张骞凿通西域而传入新疆,同时,中原地区以外的医药知识也通过各种渠道补充中(汉)医。这些不仅体现在上述《内经》等中医理论为主的著作中,还体现在对药物的认识之中。如同样作为中(汉)医四大经典之一、产生于我国汉代的第一部本草学专著《神农本草经》,就记载了肉苁蓉、葡萄、胡麻、胡桐、苜蓿等10多种西域的地产药物。南朝陶弘景更是在《本草经集注》中明确指出青琅玕、丹砂、木香、雄黄、雌黄、戎盐、苜蓿、安石榴、葡萄、芥、胡麻、酥这些药物产自西域(现中国新疆)。《隋书·西域传》云:"龟兹国……(出)盐绿、雌黄、胡粉、安息香等。"熙宁十年(公元 1077 年)四月,于阗国入宋朝贡,进奉物有乳香、安息香、胡黄连等。在敦煌汉文医药文献所记载的敦煌市场常见和利用较多的约 211 种药物中,有 41 种自中国内地输入,77 种自中国西域输入。而且药材贸易量较大,如吐鲁番阿斯塔纳 514 号墓文书记载的药账中所列"香"达 1 492.5 kg 以上,硇砂 453 kg。而"香"药当时主要经由陆路越葱岭而来。硇砂出西戎,后被《新修本草》收录,但此医疗文书年代早于《新修本草》成书年代,说明该药在收入药典前已经经过多年的医疗实践。同时,在新疆吐鲁番发现了《针灸经》《张文仲疗风方》《神农本草经》《耆婆五脏论》和《诸医方髓》等;在新疆和田地区曾出土我国针灸发展史上第一部腧穴经典《黄帝明堂经》残页。这些记载和出土文献一方面证明维医在药物方面贡献中(汉)医这个事实;另一方面证实中(汉)医曾在西域广泛流传并影响维医理论的形成和发展。同样,吐鲁番阿斯塔纳 153 号墓文书(约公元 596 年)即有记录当时的医方(图 14-1),从用药、计量单位以及体例看与中(汉)医无异。当然,不仅是重量单位,研究发现高昌回鹘当时表示度量衡的术语大多数取自汉语,很少来自西方。同样,《隋书·经籍志》载有的五部中国西域医书,如《西域诸仙所集药方》《西域婆罗仙人方》《西域名医所集要方》等,更是中国新疆地区原初的医学知识和用药经验被中(汉)医吸收和融合的明证,从书名也不难看出记载的是方剂,属于传统医学技术层面的知识。而且新疆的道地药材也源源不断输入中原,被中(汉)医学吸收利用,经过临床实践并被赋予"中药"的概念后服务当地并反哺新疆。如继《神农本草经》中收载新疆药物之后,唐《新修本草》新增的 114 种药物多是新疆道地药材。唐代医学巨著《千金要方》就汲取了西州、匈奴、蛮夷等少数民族的医药经验,该书和《外台秘要》都有"西州续命汤"的记载。李时珍《本草纲目》中所用的中国少数民族医药材料更多,初步统计在 131 种以上。同样的,在《突厥语大词典》收录的 137 条生药词汇中,仅有阿月浑子、酸模、榅桲、骆驼刺、桦树、胡杨、冰草、苏克(阿米药汁)、毒(毒药)等少部分生药中(汉)医不常用,其余皆为中(汉)医常用药物,可以看出中国新疆地区医学与中(汉)医学之间的渊源关系。更有统计发现维药基源植物来源 24.1% 是新疆野生,22.1% 来自中原,前两位合计占到了 46.2%,而来源于热带亚洲的仅占 11.0%。

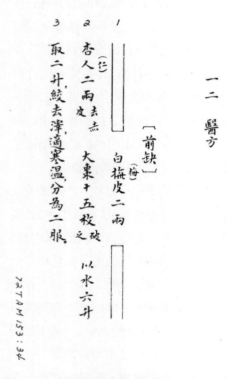

图 14-1 阿斯塔纳 153 号墓出土文书医方

同样,红花原产中国西域,迫至元代,中国南北方已普遍种植。和田大枣也是起源于黄河流域的枣沿"古丝绸之路"经河西走廊引种栽培而来的。上述从药物层面说明了在"维医"这个词汇出现之前,当时中国新疆的医疗经验和药物认识就已经是中(汉)医学的有益补充,其在实际上已经成为中国传统医学的一部分。其向朝廷"献天文及秘方奇药""贡纳道地药材",同时随着丝绸之路贸易的兴盛亦有大量新疆药物输入内地,乳香、没药等被收录入《本草经集注》标志着外来药材正式进入我国的本草著作,自此不断有来自新疆的药物经中(汉)医研究之后被收录入中(汉)医典籍。从"表象中的具体"作出各种各样的"抽象的规定",从而产生了很多概念、原理、规律,甚至比较完善的观点和学说,构成理论体系的逻辑要素。而这些理论体系又反过来指导了中国西域的医疗实践。如维吾尔族翻译家安藏用回鹘文翻译了《难经》《神农本草经》等中(汉)医经典著作用以指导当地的医学实践,并没有将中(汉)医经典排除在本地医学之外。彼时的当地医学与中原医学之间已经部分含有中(汉)医学派与中(汉)医学的关系。而对于中国西域"中国的统治之所以能维持这么长久,与其说是由于武力……不如说……以及中国优秀的文明的力量"。但正如斯坦因的记录"中国知道环绕边陲的蛮夷以外还有很开化的民族……"说明当时中国西域地区的科技、文化等落后于中原地区。故而,还有另一种可能是当时中国西域地区医疗条件较为落后,由于频繁的贸易往来、战争,当地人有机会接触到当时较为先进的中(汉)医学并引进为己所用,结合当地的医疗实践和用药经验,并对其加以改造以适合当地的气候条件、风俗习惯和地方疾病谱系特点——就如中国西域(新疆地区)对伏羲女娲像的改造一样。故而中国民族医药学派较大地保持了自己的特色,究其原因:一则中国民族医学所处位置相对中原其他中(汉)医学派为偏远,交流不便,语言不同;二则部分中国民族医学在引进和借鉴中(汉)医书籍的时候需要将之进行本民族语言的翻译,翻译医家的水平、当地医家对疾病的认识和经验的夹杂、特殊的信仰、不同的语言表述方法、当地气候自然条件和风俗习惯以及外来医学的影响等导致在翻译过程中难以做到完全符合原意,尤其是面对复杂的古汉语。

中医理论体系扎根中华文化,饱含中国传统思维,其形成深受中国古代哲学的影响、社会自然科学的渗透,是长期医疗经验的积累。中(汉)医四大经典著作《内经》《难经》《伤寒杂病论》《神农本草经》是中(汉)医理论的核心基础,标志着理、法、方、药一体的中(汉)医学理论体系基本形成。其中《内经》《难经》奠定了中(汉)医学理论体系的基础,《伤寒杂病论》奠定了中(汉)医学辨证论治理论体系的基础,《神农本草经》奠定了中(汉)药学的基础。当时中国西域的医学实践在和中(汉)医学交流过程中进行交融,被中(汉)医学部分吸纳,参与形成了中(汉)医理论体系,而这些理论体系又反过来影响当时中国西域医疗实践。需要说明的是,当时中国西域地区的医疗实践贡献最多的是各种药物,主要体现在构成中(汉)医技术层面的内容。

目前研究维医的文献中鲜有明确指出其理论形成的标志性书籍者,大部分是介绍中(汉)医学及其他医学对中国西域地区医疗的影响,及当地医家对中(汉)医学及其他医学的传播和应用情况,尤其在临床经验和药物应用方面。但医学特别是传统医学的诞生是一个文化事件,是在早期医疗实践和用药经验,以及零星医学知识积累到一定程度,伴随着文字的产生而逐渐形成的一种学术体系和文化现象,以出现了重要的医学专著为标志。在此,需要对"医的起源"和"医学的起源"做一区别,"医"是一般医疗实践活动,而只有一种医疗知识系统形成才能说是"医学的起源",即"医的起源"是"医学起源"的前身。目前大部分梳理的是中国西域(新疆地区)的医疗情况即"医的起源",而并非"医学的起源"。在此方面仍然需加大研究力度,采用二重证据法,以"地下之新材料"补正"地上之材料",予以佐证。

无论在与内地的不断交往中,还是在中(汉)医传往域外的路途中,中国西域地区医疗在从"医"到"医学"的过渡中都大量汲取了中(汉)医药文化的精华。中(汉)医药文化对于当地医疗实践具有激荡发蒙的意义,并与当地的医疗实践结合起来构成了维医发展的源头。但由于历史上出现过丝绸之路的"三绝三通",且西域地处边疆,导致了中国西域的医学在后续发展中受到了一些外来医学的影响,这些影响较其他中医学派为大,掺杂了一些外来医学的理念和方法,外来医学如波斯医学、古印度医学经由丝绸之路与之交流,也成为维医发展过程中的重要知识来源。当然,这些外来医学的理念和方法,有些也经新疆传入内地,但产生的影响有限。如明代中叶至清代中叶传入我国的"西医理论",一部分即沿袭了希腊和罗马医学的理论;另一部分虽然接受了自然科学的某些成就,但结合程度较低,临床疗效也不显著。与丰富多彩的中(汉)医学相比,极为逊色,因而没有产生明显的影响。说明中国传统医学自身体系相对完善,理论及临床水平较高,在发展过程中一直秉承开放、包容、共享,"他山之石,可以攻玉",只是不同中医学派体现出对外来医学内容的吸收重点、程度、广度和方式上有所不同。

同时,在医学教育上,维医和中医其他学派一样采取师徒传授的方式。公元 702 年,武则天时期在庭州设立北庭都护府,在州的官职中,设有经学博士和医学博士各一人,负责教授生徒和医治疾病。这是否是最早的中央政府"医疗援疆"尚有待考证,但教授中(汉)医,交流学术,促进岐黄之术的薪火传承则是肯定无疑的。如出土于吐鲁番的丸、散、汤剂的验方残片,很可能就是教授生徒过程中传抄到这里来的。可以说汉唐时代,中国西域的中(汉)医学的发展,为后来回鹘医学的形成与发展奠定了基础,中(汉)医是维医形成的主要基础。由于我国医学[中(汉)医]与经济、文化和科技等均在晋唐时期取得了辉煌的成就,在国际上很快传播到了朝鲜、日本、印度等地。当然也就更是中国各地其他民族主动效仿学习的对象,如(高昌)"后至隋时……有《毛诗》《论语》《孝经》,置学官弟子,以相教授。虽习读之,而皆为胡语……其刑法、风俗、婚姻、丧葬与华夏小异而大同"。我国历史上由契丹建立的辽代,初期似乎还缺乏基本的医疗概念,至辽太祖下令引进中(汉)医学,才对医学在北国的传播起到了关键性的作用,可以说辽代盛行的治病方式还是中(汉)医、中药和针灸。但由于辽的祖先以渔猎为主,逐草而居,故而在解剖学和尸体保存方面有自己的独到之处。西辽王朝的政治体制和政治制度基本沿用了辽代,典章制度与辽代一脉相承,其使用的官方书面语言是汉语,而彼时中国西域全境皆处于西辽王朝的统治之下,促进中(汉)医在当地的发展自是毋庸赘言。而元代忽必烈时代更是重视医学发展,不仅要求路府州县都建立医学机构,而且规定这些医学机构必须建有祭祀伏羲、神农和黄帝的三皇庙,中国古代医学在元代又一次达到高峰。

中国传统医学的传承更多的是一种群体内的单向传承,甚至中国医学典籍和西方医学比较起来数目也并不是很多,经典著作更是屈指可数,入门拜师成为学习的主要方式。比如明代地方医学教育重于中央,清代官办医学教育明显衰退,民间医学教育持续兴盛。民族医学是中国传统医学的一部分,医学传承多以家传、师带徒或民间口耳相传的方式进行,从而影响了人才的培养和医学传承。唯一的例外是自清代开始,藏医、蒙医教育受到了政府的关注。教育方式的相对封闭性导致各地尤其是交通不便的偏远地区对中(汉)医学获取的渠道多端、解读各异、意义自定、形式多样,所以有些虽系出于中(汉)医,都秉承思辨哲学、天人合一的整体观念,看重实践经验的积累和诊疗心得的总结,但有些并非"原汁原味"。尤其是大部分民族医学教育多是内部自发进行,必然导致了各地医学表现形式的不同,但也正是这些不同解读和实践,丰富了中国传统医学各家学说理论和促进了各学派的诞生和发展。

此外,当时中国西域获取医学资料的难易一定程度上决定了其医学的萌芽状态。东汉蔡伦发明纸之后,极大促进人类文化尤其是中华文化的延续与传播,有了纸,中(汉)医学才能得到蓬勃的发展。纸产生以后中(汉)医学逐渐传播到中国西域……终于传遍了全世界。可以说纸的发明在技术层面为中(汉)医学自身的传承和对外的传播及影响力提升提供了有力的技术支持。

"各个少数民族都对中国的历史做过贡献",体现在中(汉)医上则是各个少数民族用药经验都对中(汉)医学的形成做出过贡献,即中(汉)医学根植于优秀中华传统文化,是中国各地区、各民族医药学术和经验的总和,是中国民族医学发展的"干细胞",如有研究认为中(汉)医学是维医形成的基础。由于医学本身所具有的技术属性和实用性,决定了不同医学(或医疗)接触的结果,一方面将产生医学融合现象或使医学(医疗)门类逐渐减少,另一方面将使得流传下来的医学增加更多的外来成分和复杂性。以上再次表明,现在所谓的民族医学当初即是中(汉)医学的重要组成部分,所以在任何时候都必须把民族医学纳入中(汉)医学,而不能把它作为中(汉)医学以外的医疗体系来对待。

中(汉)医在发展过程中也曾有过不同的称呼,如服务对象不同的御医、走方医等,医者身份不同的儒医、道医、佛医等,地域不同的孟河医派、岭南医派等,民族不同的藏医学、蒙医学、维医学等,但无论怎样分类,都是植根于中华文化土壤,遵循中医整体观念和辨证论治,都是中医的一分子,尽管表现形式有所不同。当然,这种不同也体现在技术以外的文化现象表述上,比如有学者通过对吐鲁番出土的伏羲女娲图特点分析发现其大致可分为两个阶段:第一阶段年代较早(公元650年以前的画作),伏羲女娲多着当时流行的汉服,其人物形象也是典型的汉人形象,艺术手法也是典型的汉风格。但到了年代较晚的第二阶段(多判定为公元650年之后),人物均为少数民族形象,服饰也多为胡服。虽然其画风或外表发生了重大转变,但其本质及内容却没有变。

我国几个主要的民族传统医学,虽然各有一些自己的民族特点,但基本上属于一个体系。我们既要承认一些民族传统医学有其相对的独特性,但绝不能把这种独特性夸大到与祖国医学截然不同,甚至超越这个基本体系的程度。医学具有一定程度的地域属性,但其发展是不能脱离整个社会发展的,自西汉设立西域都护府之后,在西汉王朝的统一部署下,中央政府派驻大量官员、屯垦戍边的官兵,使来自中原地区大量汉人迁往西域,而当地的政治、军事、农业等方面均仿照中原地区的模式运作。加之当时的中央政府还向西域派送医药,故而当地的医学模式也概莫能外。如自六朝至宋初,中(汉)医学的经典著作以及疗法手段不断进入西域,在敦煌、吐鲁番、楼兰、于阗、麻扎塔格等地均有汉语医学残卷出土,证明了中(汉)医在这些地方的传播与应用。而且,中国的周边被沙漠、海洋、高山所环绕,形成一个相对封闭的自然地理单元,在这个单元之内中(汉)医学起源最早、体系最完善、水平最高、影响最大,更是历朝作为正宗并推广的。而"在任何社会,一种医疗方法体系的强弱不仅是系于它本身的客观疗效,同样重要的是社会政治群体的理念是否容纳这种医疗方法体系背后的世界观"。很显然,在大一统的中国疆域范围内,不论是汉族主政的王朝还是少数民族建立的王朝,都秉承大一统思想,其政治群体对中(汉)医学背后的"世界观"都是"容纳"和推崇的,这也是中(汉)医实现高水平、集大成和在国内全疆域发展的重要保证。

吐鲁番出土的回鹘文献中,可以确认的20条汉语来源术语中,不仅包括药名和医用术语,而且还有一些与医学相关的其他术语。历史上不仅高昌"文字亦同华夏,兼用胡书",而且斯坦因在和田发现了许多写在纸上的古和田语残卷和汉语残卷,鉴定年代大约为公元8世纪,当然还有西藏文残卷和一些梵文残卷,不过后来证实西藏文残卷不是在和田本地写的,而是由西藏输入的,并没有提到其他写在纸上的文字。同样在库车,玄奘《大唐西域记》虽记载其"文字取则印度,粗有改变",而在这里只找到了龟兹文纸写残卷和许多汉译佛典残卷。当然,佛教传入唐代后又大规模逆向传到西域,这在客观上促进了汉文化的流布。而且,《西域传》中关于西域的记载也反映出西域文化与华夏文化有着共同的历史底蕴。在对域外文化的选择性吸收和中国化改造的过程中,之前诸多文化的影响沉淀成了底层文化,并以传统文化的形式继续影响着今天维吾尔族文化的发展。此外,吐鲁番还出土有《针经》残片、《熏牛鼻药方》及《萎蕤丸服药法》等文献,足以证明最迟在唐代初年,新疆地区的医药情况几乎与内地无殊。当时唐与西域书籍的频繁交流,主要方向是唐朝输入西域,但也有西域向唐朝输出,形成书籍环流。其动力来源于两方面:一方面是唐朝为了提升话语权和政治影响力;另一方面西域是为了学习先进文化和制度。上述皆可佐证中(汉)医药作为当时的较先进科学技术文化对中国西域当地的医疗实践产生激荡发蒙作用,并参与构成其源头和持续影响其发展的状况。

从某种意义上说,医学的起源特别是传统医学的起源是一个原初的医学知识和用药经验被赋予一系列符号的过程,而其后续的发展与完善本身就是一个动态的融合与扬弃,其间大约有四个方面的因素在起主要作用:劳动实践是医学起源的外因,求生本能则是医学起源的内因,某些代表性人物的出现则是医学起源的主导力量,而其核心因素则是哲学的萌芽,前三者属于原初医疗经验的积累或本能的医疗活动,并不能构成系统的医学体系,而只有在哲学的参与下才使得传统医学理论体系的形成成为可能。故而认为,维医既不是土生土长的,更不是舶来品,而是在中华传统文化的哺育下,在中国西域(新疆地区)原初医疗经验和用药习惯的基础上,经过中(汉)医药文化的激荡发蒙而产生,中(汉)医参与构成维医形成的源头,并持续影响其发展。在此过程中,中国西域(新疆地区)有着悠久历史的中(汉)医学对维医的形成和发展起了决定性的作用,构成其发展的基石;而波斯医学、古印度医学、阿拉伯医学经由丝绸之路与之交流,也成为维医发展过程中的重要知识来源。

二、从《福乐智慧》看维医的形成和发展

诞生于公元 11 世纪的长篇诗作《福乐智慧》是维吾尔文学史上的一座里程碑,对研究古代维吾尔人的风俗习惯、哲学思想、历史、语言、文化等提供了多方面的丰富资料。其中儒家文化、佛教文化、伊斯兰文化和维吾尔族的传统文化在《福乐智慧》中占有重要位置。它以诗歌的形式展示了古代维吾尔族的医学理论和医疗活动,是研究维医的一部极有价值的重要文献。通过《福乐智慧》一书关于医学和当时的医学实践的记载可以帮助认识维医理论的形成和发展。

《福乐智慧》的序言写道:"作者是出生在巴拉沙衮的一位忠诚的信士,他在喀什噶尔写成此书,并奉献给东方的君主桃花石·布格拉汗。"桃花石系指中国。我国唐朝的统治瓦解以后,全国形成了封建割据状态,喀喇汗王朝是我们统一多民族国家内的封建制割据政权之一,喀喇汗王朝的统治者们一直给自己冠以"桃花石汗"的尊称,自认是唐朝的汗国,其王朝也是唐朝的王朝。成书于此时的《福乐智慧》序言明确指称"此书十分珍贵,它以秦国贤者的箴言写成,以马秦国智者的诗歌装饰而成",而"秦"和"马秦"都指我国中原。而且《福乐智慧》中的道德伦理与思想观念和中国文化传统具有明显的一致性。

《福乐智慧》中关于医学的记载体现了维医与中(汉)医学的血缘关系源远流长,而且部分认识与中(汉)医学具有明显的一致性。如:"无知识的人,个个都是病人,疾病得不到医治,必然化作死灰。""无知者啊,快去医治你的病吧,智者啊,请你医治愚人的昏昧。""疾病将你的精力消蚀,如不及时医治,会送你进墓穴。"其所表达的疾病治疗观念与《内经》中的描述基本一致,即:"拘于鬼神者,不可与言至德;恶于针石者,不可与言至巧;病不许治者,病必不治,治之无功矣。"还有就是含有中(汉)医"既病防变"的思想在内。和中(汉)医重视脉诊的情况相同,《福乐智慧》也进一步说明了脉诊在维医诊断中的重要性:"医生们围着他,为他诊脉,不知他所患何病,众说风云。"

《福乐智慧》中描述的"体素"和中(汉)医的"禀赋体质"相对一致,《福乐智慧》中说"首先要辨明自己的体素,顺应者食用,违拗者摒弃""人之所以为人而有别于牲畜,就因人视体素而挑选食物",如"倘若体素寒凉,则应加食热品,倘若体素燥热,食物应选凉性";同样,"内热积滞,应立即食用凉性食品,若寒气郁结,热性饮食十分重要"。这几句话对应中(汉)医的理论则是"寒者热之,热者寒之"(《素问·至真要大论篇》),而且从表述方式看基本一致。《福乐智慧》中说"如果你对体素调理得当,你将会健康地度过一生",这句话对应的中(汉)医理论则是"阴平阳秘,精神乃治"(《素问·生气通天论篇》)。《福乐智慧》认为"人体由相克的四要素组成""它使冷热、干湿相辅相成",而中(汉)医则认为"相生相克规律是一

切事物发展变化的正常现象,在人体则是正常的生理规律"。《福乐智慧》认为"人身七官受制于心灵,人以心灵挑起重担千斤""人心是君主,躯体是臣仆",《素问·灵兰秘典论篇》则认为"心者,君主之官,神明出焉",可见维医和中(汉)医都将"心"看作是生命活动的主宰。《福乐智慧》认为"若是年过四十,面临生命之秋……"《素问·阴阳应象大论篇》认为"年四十,阴气自半也……"同样在治疗上,《福乐智慧》描述"智者啊,这是他肝火太旺,应服用刺糖,泻火才行",和中(汉)医理念如出一辙。"很明显,他的血气太盛,告诉他,应当放血才行",而《内经》记载"帝曰,补泻奈何,岐伯曰,神有余,则泻其血"。说明当时新疆的医生和中原医生一样是讲究辨证论治的,有相对一致的防病治病原则和方法。《福乐智慧》撰写于公元 11 世纪中后期的宋代,而《内经》成书则不迟于西汉,从上文的对比可以发现《福乐智慧》和《内经》有着极大的渊源。

在古代,佛教对新疆影响很大,但正如前文所述,西域的佛教有些并非直接源自印度,而是佛教传入唐朝后又大规模逆向传到西域,这样的佛教无形中融进了中华文化的成分。《福乐智慧》和《金光明经》对四大特性的论述基本一致,佛教认为"四大,地、水、火、风也……实之四大",可以说"四大理论"直接来源于佛教。维医基础理论之一的四大物质说也认为火、气、水、土四种物质对人体有重大影响,于是对四大物质的属性进行研究,并采用取类比象的方法,把各种体液、器官、组织、生理和病理现象,按事物的不同属性、作用、形态分别归属为四大物质,借此说明人体的生理病理现象以及人与外界的相互作用,并以此为基础对各种疾病进行辨证论治。这个认识的方法、过程和结果均与中(汉)医有着极大的相似性(表 14-1)。"四大"在人体内则表现为寒、热、干、湿四种状态,经常保持或基本保持着平衡,如果关系失调,就会诱发疾病。这种思想在《佛说北斗七星延命经》中有明确的表述:"……由于地、水、火、风失调而生病……"在佛教医学思想支配下形成的寒、热、干、湿医学理论,始终是维医辨证论治的基本方法。

表 14-1 中(汉)医五行理论与维医"四大物质说"对比

中(汉)医	维医	中(汉)医	维医	中(汉)医	维医	中(汉)医	维医	中(汉)医	维医
五脏	五脏	五行	四大物质	五季	四季	五色	四色	五气	四性
肝	肝	木	—	春	春	青	—	风	—
心	心	火	火	夏	夏	赤	红	暑	热
脾	脾	土	土	长夏	—	黄	黄	湿	湿
肺	肺	金	气	秋	秋	白	白	燥	干
肾	肾	水	水	冬	冬	黑	黑	寒	寒

虽然《灵枢·通天》没有使用"气质"这个名词,但通篇实质上论述的都是人的气质类型问题,其奠定了气质学说的初步基础。需要指出的是和《内经》同时代的希波克拉底在其著作中也没有直接使用"气质"一词,它使用的是"克拉克西",即几种体液的混合比例的意思。几个世纪以后,罗马医生哈林才用拉丁语"气质"来表示气质这个概念。同样,通过对回鹘医学重要文书《医理精华》(回鹘文)的研究发现,回鹘医"四大体液"属于梵语借词 tadu,现在维医读法为 tot hilit。同时该残卷中出现了"对血液性、胆汁性(疾病)患者……"的描述(图 14-2),即《医理精华》中三种体液均指胆汁、痰液、风,不包括血液在内,

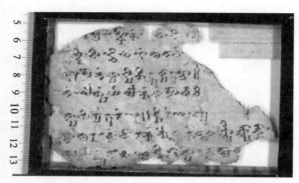

图 14-2 208 反面

但在提及病因时多处又言及血液,但在《鲍威尔写本》中则体液与季节的对应关系趋于明朗,雨季—风、秋季—胆汁、夏季—血液、春季—痰液。与维医"体液学说"的名称表述非常接近。而外来借词排在第二位的是汉语借词(梵文第一可能与回鹘文翻译原文本为梵文有关),且两套回鹘语写本都是书写在汉文佛教经卷的背面(图 14-3)。故而,维医"四体液学说"的演变,大概要追溯到印度"三原质学说",并受到后来古希腊"四体液学说"的影响。

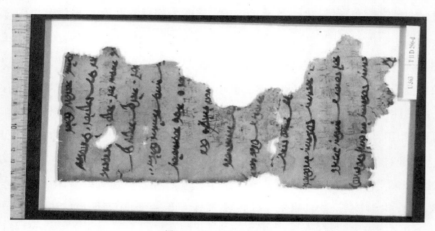

图 14-3 U563 正面

同样,从诊断看,维医有望诊、听诊、问诊、脉诊和辅诊(尿诊、大便诊、痰诊等),其中脉诊是维医辨认疾病的重要方法之一。中(汉)医有望、闻、问、切四诊,脉诊同样处于一个很重要的位置。但仔细分析其理论及临床运用,维医七诊还是源于中(汉)医四诊的,只是侧重面不同,如尿诊、大便诊、痰诊可分属中(汉)医的望诊、闻诊和问诊。治疗方法,如内治法,维医也基本采用类似中(汉)医的清热法、祛寒法、解毒法、祛湿剂、祛风法、泻法、吐法、止血法、利尿法、补法等。药物学方面,如中(汉)药常用药白术、苍术,维医的读法及临床运用都与中(汉)医一致,读 bai ju、sa ki ju,汉语音译"白术""苍术",药效也是健脾燥湿等。其辨证论治过程也是通过四诊获得材料,根据四大物质的生克乘侮规律来诊断疾病,如面苍白、形体肥胖、肌肉松软、性情沉静、动作迟缓、嗜睡、小便清长、舌质淡、舌苔白、脉迟等,考虑为黏液质(湿寒)偏盛,水患为病。此辨证要素与中(汉)医痰湿壅盛证极为相似。

维医和中医学所有其他学派一样,是脱胎于中国西域(新疆地区)原初用药习惯和医疗实践,经过中(汉)医药的激荡发蒙而产生。这和当时医生们生活在中华文化的浓厚氛围中是分不开的,"喀喇汗王朝的人是借助于回鹘人而生活在中国文化的影响之中的",自西汉初年张骞"凿通"西域开始,中原文化就更直接地影响着西域,中(汉)医学思想同样影响着当地医学。当然,"据在塔里木盆地诸古代遗址考古发掘的结果来看,文明上的特征乃是由中国、波斯以及印度三种文化势力混合而成的一种产物",所以波斯医学、古印度医学也是维医发展过程中重要的知识来源。和中(汉)医所有其他学派一样,维医也保持着一部分自己的特色,且由于一方面中国西域(新疆地区)自然地理条件复杂,山地、沙漠、戈壁、绿洲、高原森林地带,构成了以热、寒为基础的干寒性地区;另一方面,由于中国新疆民众毕竟多是生活在祖国边陲之地,与域外文化有更多且更为长久的接触,因而在其医疗知识体系中融入了种种域外文化的元素,导致其特色较其他中医学派更为鲜明。

三、基于对病证的认识看维医与中医学的关系

维医和中(汉)医学皆根植于中华传统文化,受到中国古代哲学和科学技术文化的影响,维医在很多病证的诊断方面也体现出与中(汉)医相同或相近的表现。随着研究的不断深入,维医与中(汉)医对病证认识的相似性逐步被揭示和证明。如有研究发现维医认为所有中风(昏仆、休克)神志丧失之患者,均因脑腔间隙被痰液、血液、黑胆液压迫所致,颇符合中(汉)医所言痰涌胸膈(痰迷心窍)、血热妄行、暴怒伤肝而气闭等证。但维医对于中风的认识不及中(汉)医全面,只涉及了中(汉)医中风证之闭证,对于中(汉)医中风证之脱证却未涉及。同样,研究还发现维医异常黏液质基本等同于中(汉)医痰湿壅盛证,维医异常沉液质等同于中(汉)医的肾虚痰瘀证等,类似于中(汉)医概念的方域化表述。

对具体疾病治疗,两者无论在理论阐释还是诊断治疗上都具有极大的相似性。在理论上中(汉)医五行学说中"火"的"温热、上升"特性,作用与维医四大物质学说中"火"的"散热""上升"特性,"土"的"能为生命物保存它们所需的各种营养物质,并对有些物质有分解和加工"作用,"水"的"生湿、生寒、流下"作用基本相似。在诊断上,中(汉)医五行学说是以五行的生、克、乘、侮关系来阐释人体的生理活动和病理表现,据此以确定治疗原则。维医四大物质学说以四大物质的生、克、太生、太克的变化规律,来说明人体的生理功能、病理变化,以及生理功能与病理变化在整体方面的各种联系,以此指导对疾病的诊断。在治疗上两者都提出针对病证,要逆其证候性质而治的基本原则;如用热治寒,用燥(干)治湿等指导治疗。

当然,疾病认识的相同更多的是源于诊断要素的相对一致性,维医诊断要素的获取主要来自脉诊、望诊和问诊,问诊自不待言,主要通过谈话了解病状、病史等。维医望诊主要分为望形体、望口舌、望神态、望颜色和望呼吸。研究发现维医望诊和中(汉)医相比,在诊察方法、思维方式以及病色主病规律方面有很多相同之处。与其他医学不同,由于脉诊在中国传统医学诊断中所具有的独特和崇高的地位,所以本文将单独进行论述。下面以中(汉)医常见病感冒(维医称祖卡木)为例看维医和中(汉)医诊断要素的异同。通过对比中(汉)医、维医不同证型感冒的诊断要素发现维医寒性祖卡木对应的是中(汉)医风寒证、维医热性祖卡木对应的是中(汉)医风热证,两者的诊断要素进本相同(表14-2)。

表 14-2 感冒的中(汉)医、维医证候诊断要素对比

中(汉)医风寒证	维医寒性祖卡木	中(汉)医风热证	维医热性祖卡木
鼻塞	味嗅觉下降	发热,鼻窍干热	身体发热,皮肤热
流清涕	流清浊涕	咽干甚则咽痛	咽喉干燥
恶寒	寒战	鼻塞	鼻塞,味嗅觉下降
肢体酸楚、甚则酸痛	肢体关节酸痛	肢体酸楚	肢体关节酸痛,全身酸痛
舌苔薄白	舌苔薄白或淡蓝	舌尖红	舌尖偏红,舌边、舌尖红
脉浮或浮紧	粗,细,缓	舌苔薄白干或薄黄	上有厚黄苔
咽痒	咽痒	口干,口渴	口干、口渴

中(汉)医风寒证	维医寒性祖卡木	中(汉)医风热证	维医热性祖卡木
咳嗽	咳嗽、咳痰	头痛	头痛
恶寒、无汗,或并发热	身体发热	流浊涕	流黄浊涕
头痛	头昏、头痛	咳嗽	咳嗽咳痰
兼气虚或气短乏力	全身乏力	咽痒、咽喉肿痛者	咽喉部发红、声音嘶哑
兼阳虚者,畏寒、四肢不温	皮肤寒	脉浮或浮数	硬,快

　　同时,维药的药理作用、炮制加工、功能主治和用法用量与中(汉)药基本相同,其证候诊断要素与中(汉)医也有部分相同或相似。维药复方的组方和后续的临床应用过程中,根植中华传统文化,深受中国古代哲学和社会自然科学的影响,自觉、不自觉地将当地用药经验融入传统中(汉)医药体系,并根据辨证论治疗效对复方作药物的加减调整。维医异常体液的成熟和清除疗法类似于中(汉)医外科对脓肿的治疗,维医先利用药物促进异常体液成熟,然后清除;中(汉)医治疗脓肿先外敷药物促进脓肿成熟,继而排脓。同时,由于在历史上中(汉)医对祖国各地民族医学经验尤其是药物层面的吸收利用,所以此类维医复方部分可以利用中(汉)医药理论来解释病机,辨证用药。如维医辨证论治与中(汉)医一样,主要采用望、闻、问、切四诊。而且,通过部分文章作者的分析发现目前一些从事维医临床医师的医学背景是中(汉)医学,即中(汉)医学专业学生经过适当培训可以胜任维医临床工作。如《青岛早报》报道:"艾山江现年已经80岁高龄,是新疆著名维医乌哈氏的第八代传人⋯⋯10岁时在父亲的督促下开始研读《内经》《神农本草经》《维医处方集》等"说明虽然维医经过长期的发展形成了自己的理论,但维医和中(汉)医学由于其根植中华文化、辨证论治思维和所采用手段的一致性,两者依然具有源头上、部分理论上、诊断和治疗上极大相似性和可通约性。

四、以脉诊为例看中国传统医学的特色和内部同源性

　　1. **中西方医学脉诊的比较**　　脉诊是中国传统医学最大的特色和标志,"至今天下言脉者,由扁鹊也""扁鹊抚息脉而知疾所由生",说明中国传统医学脉诊在临床诊断中的重要性。当然,至今2 000多年来,中国、欧洲,以及世界上其他地区的人们都对脉搏怀有极大的兴趣,亚历山大时代的医生、解剖学家 Herophilus(公元前4世纪)被认为是古代西方脉学的创始人,其解剖学家的身份也部分决定其脉学理论基础与中医迥异。中国传统医学对脉搏的重视自不待言,贯穿其发展全过程,而且有着很强的历史传承性。中国传统医学的脉诊部位为手腕,而古希腊希波克拉底似乎并未采用手腕部诊脉的方法。在中古时代,西方医师诊断疾病是一面诊脉,一面观察小便(图14-4)。但脉诊在中国传统医学内部却具有极大的一致性(图14-5),且这种一致性明显具有贯穿古今的传承性。

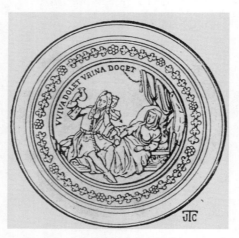

图 14-4　一边摸脉一边检查尿的西方医师
(Vieillard, L' Urologie et les Medecins urologues, Paris, 1903.)

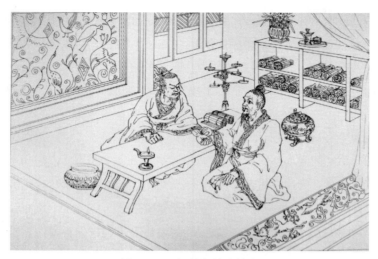

图 14-5　医缓为景公诊病

　　当然,西方医学对脉诊也曾相当重视,如 16 世纪时萨克森尼亚(Hercules Saxonia)宣称"不论现在或未来,脉搏都是医学中最重要的部分",但实际情况是如今在西方医学关于脉搏的分析已经基本无人问津。并非其他,恰是不同医学体系本身所具有的哲学基础、指导思想和方法论决定了"脉搏"诊断不同的走向和结局。和中国医师的孜孜以求不同,从希罗菲勒斯到盖伦,希腊的诊断师们极少对脉搏不同部位的不同触感表示兴趣,或者根本不曾注意过,甚至认为就实证经验上而言,脉搏只不过是一连串的跳动与间歇。波斯医生则认为:"心脏和动脉各自的运动等同于对方的运动,没有什么不同的。因而,可以从动脉和脉搏的情况来掌握心脏的状况和运动。"盖伦在西方首创检查手腕脉搏用于诊断,他以为脉搏与心搏有关,动脉的舒张是主动的,但动脉的收缩则是一种被动状态。阿维森纳所著《医典》的脉诊同中医脉诊之间从内容上看并没有直接的关系,其来自盖伦对脉搏的讨论,与中国传统医学建立在整体观和哲学思辨基础上的"气口成寸,以决生死"(《素问·经脉别论篇》)不同,它主要是建立在古希腊、罗马的古代哲学和解剖基础之上的,阿维森纳《医典》脉诊与中国传统医学脉诊是两个脉学体系,它们在各自不同文化的影响下,各有自己的发展轨迹。1902 年之后,在西方所谓"脉的艺术"已经从临床医学中消逝了,但在中国传统医学却被延续了下来。

　　西方脉学创始人 Herophilus 的解剖学身份决定了东西方脉学在生理病理基础和思维方法上的不同。在西方是在触摸全身一律的心脉,基本没有超出脉与心脏的关系范围。与中国传统医学的不同,其侧重于记录脉的频率与节律,并逐步融合进随后发现的血液循环系统中,如阿维森纳描述了不同的脉冲类似于在动脉和心室心律失常中所产生的脉冲。而在中国传统医学虽然认为脉的生理是"脉乃血脉,气血之先,血之隧道……"但却又可以反映全身脏腑情况,"心肝居左,肺脾居右,肾与命门,居两尺部",即中国传统医学是在触摸反映人体不同部位信息的众多的脉;甚至脉还有反映季节等自然环境变化的因素在内,"春日浮,如鱼之游于波;夏日在肤,泛泛乎万物有余;秋日下肤,蛰虫将去;冬日在骨,蛰虫周密"(《素问·脉要精微论篇》)。所以,中国传统医学的脉象能够反映全身脏腑功能、气血阴阳的综合状态,也能反映人体适应自然时序更迭的生理变化。可作为探求病因病机、辨别病位病性、指导治疗、养生和判断预后的重要依据,形成了博大精深的中国传统医学脉诊理论体系。从古至今,中国传统医学深信脉位的重要性,将脉诊列为四诊之一,"切脉而知之谓之巧"(《难经·六十一难》),从脉象的变化来考察气血的正常与变异、脏腑的强弱、正邪的消长等。最终实现了"他们(中国医师)仅凭脉搏就能确定疾病的位置的近乎不可思议的能力"。即中国传统医学不仅重视脉,而且赋予了脉搏更多的内涵,这个与古希腊人不同。一言以蔽之,希腊医生(西方医学)测量脉搏,中国医生(中国传统医学)则诊断脉象。

就像西方医学进入中国初年,这些西方医师为博取患者的信任而将为患者把脉作为患者治疗疾病的必要程序,而并非必须诊断要素一样,脉诊在古代西方医学同样是不被重视的,验尿的地位则为主要。那些古代西方医师们经常被形容为一手摸着脉搏,一手高举着尿壶(图14-4)。甚至有些古代西方医师可以完全无视患者,只看那些血液、痰液、尿液即可对疾病作出诊断。以眼睛所见为判断,切脉无疑是脉搏测量。即看似相同的动作,其背后的哲学基础和思维方式却是完全不同的,这与西方医学的理论体系和哲学背景有关。因为在古希腊及中世纪的医学中,体液状态及其比例等被认为是健康或疾病的根源,而对尿液的检查则是体液平衡与否的最好判断。至于这背后的原因则正如李建民所说:"我仍然以为古中国与古希腊医学及其身心论最大的歧义还是在于自然哲学的差别。这一差别可视为中、希脉学的非偶然性因素的基础。"与之对应的是在治疗上,如在体液学说理论生理学指导下的欧洲,无论什么病,医生总是使用相同的方法,开相同的处方——灌肠剂、放血和导泻。这个与中国传统医学的主流疗法完全不同。

2. 脉诊在中国传统医学的内部同源性 和印度传统医学分为阿育吠陀、瑜伽等七种体系一样,中国传统医学更注重整体与局部的关系,也有着基于不同分类标准的内部分类方法,一般以中国传统医学学派命名。也有只保留学派实质而将"学派"二字从名称中取消者,如藏医、蒙医、维医等,体现了中国传统医学的多元一体性。中国传统医学很重视脉诊,有关脉诊的理论与经验均极丰富,行医时主要采用的是切脉,"诊脉断病"是判断一个医生医术高低的"标尺"。正如清代医家汪昂所谓:"医学之要,莫先于切脉,脉候不真,则虚实莫辨、攻补妄施,鲜不夭人寿命者。"医师脉诊时闭目沉思即所谓"持脉有道,虚静为保",或者结合患者的舌象思考即所谓"切脉动静而视精明,察五色,观五脏有余不足,六腑强弱,形之盛衰",而绝少有心思离开指下的脉象者(图14-5)。中国传统医学内部,无论医患都同样把脉诊作为诊断的重要部分,甚至是看作可以决定患者生死预后的"金标准",如"小人母年垂百岁,抱疾来久,若蒙官一脉,便有活理。讫就屠戮无恨"(《世说新语·术解》),是对中(汉)医脉诊的描述;"医生们围着他,为他诊脉,不知他所患何病,众说风云"(《福乐智慧》),这是对维医脉诊的描述。

中(汉)医学的脉诊及其背后的天人合一的整体观念、取类比象的方法很早就传入我国一些少数民族地区并融合进当地医学,至今为这些学派所重视。脉学起源于中(汉)医,至少在公元5世纪已经传入印度并影响了印度脉学的形成,中(汉)医脉学和部分经佛教传入吐蕃王朝的印度脉学共同促进了藏医药学脉学的产生,究其源头依然是中(汉)医脉学。中(汉)医脉诊的内容经过藏医药学的吸收传入蒙古地区成为蒙医药学诊断方法之一。维医在问诊、看诊、听诊、触诊中常用且较重要的是脉诊,脉诊在多数情况下可以反映体内各种气质失调和病变,并判断体液是否产生元素——这个与古希腊及中世纪医学的基本基于尿诊诊断"体液"状态不同。当然,如果仔细考证,中国传统医学内部不同学派对于脉搏也存在一些不同的认识。如蒙医虽也认为"五脏六腑疾病切脉最能知之"。但是在诊法、治病等方面蒙医药学具有自己的一些特色,具体认识方面部分有别于中(汉)医脉诊。同样,脉诊在藏医药学的地位也是其他诊法所不能取代的。藏医五源(土、水、火、气、空五种元素)组成了人类对躯体和心智的基本认识,并且每种元素对应人体的一个器官系统,并认为脉诊可以感知五源中每种元素处于身心和谐状态还是失衡状态,进而判断其对应的器官系统健康与否。藏医脉诊与中(汉)医一样也是以示指、中指、环指三指定寸、关、尺(冲、甘、恰),脉应五行方面,由《四部医典》所确立的五行分候与中(汉)医理论基本一致,均以肝、心、脾、肺、肾分应木、火、土、金、水,但在对应脏腑方面则有所不同。与中(汉)医的三部诊法(诊察人迎、手寸口、足趺阳三个部位的脉象变化以推测病情的一种方法)一样,维医切脉位置常在桡动脉、足背动脉与颈外动脉处,而且其同样具有丰富的诊断内涵。"人迎在颈……人迎之位,挟结喉两旁者……"(图14-6),趺阳脉又名冲阳脉(图14-7),而寸口脉的解剖基础对应的是桡动脉。所以维医的诊脉位置与中(汉)医基本相同。

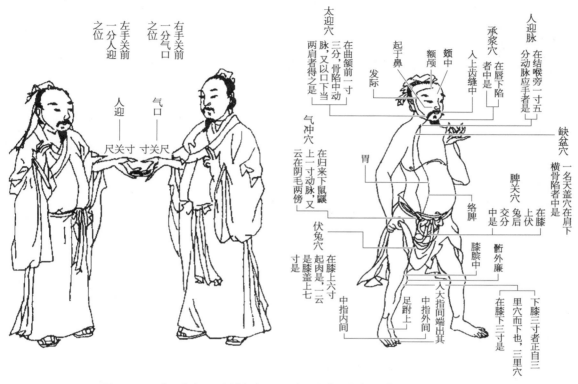

图14-6 中(汉)医脉穴图·气口脉(左)和中(汉)医经络图·阳明经(右)

(选自宋代朱肱《活人书》)

当然,即使在中(汉)医学本身,不同的古代医学文献也存在叙述不一致的现象。但这个"有别"也正如日本学者栗山茂久所言:"中国医学界对于切诊的辩论几乎都是围绕在诊断师应触摸什么部位,以及每个部位所代表的意义。"中国传统医学对于脉象归类的看法虽然不一致,但归类所采取的原则却是一致的,即企图采用某几种脉为"纲"而分统各脉,以求执简驭繁,纲举目张,并使脉象实质之说明,通过归类而更加明确。即中国传统医学内部(中国不同民族传统医学之间)的差异不是体现在脉诊的哲学理论基础和方法论上,而是体现在一些脉诊具体概念和临床含义上,属于同一脉学体系内部的争鸣。

在诊脉部位的选择方面,藏医《四部医典》和蒙医《四部甘露》的认识一致,即认为男性用左手诊脉,女性用右手诊脉。中(汉)医曾经有过基于阴阳学说"男左女右"的说法,但目前则不论男女皆主张进

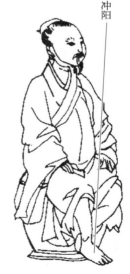

图14-7 中(汉)医脉穴图·冲阳脉

(选自宋代朱肱《活人书》)

行双手诊脉。在此方面维医和中(汉)医一致,取双手脉诊。进一步的研究发现,维医不仅和中(汉)医脉诊的部位相同,而且维医基础理论和脉象学理论所讲的脉象分类、特点、发生机制与中(汉)医学脉象训练仪中的 26 种脉象基本相似(表 14－3)。从切脉的经过、脉象代表的意义和其背后的哲学基础来看,中(汉)医脉学应是上述各民族医学脉诊发展的源头和基础或者是有共同起源。

表 14－3　中(汉)医学与维医脉象种类与特征

类型	中 （汉） 医			维 医		
	脉名	脉象	对应疾病	脉名	脉象	对应疾病
1	平脉	一息四至,和缓有力	见于正常人	均脉	系指脉搏的均衡	全身解剖结构及生理功能正常
2	迟脉	一息不足四至	寒证,见于邪热积聚	迟脉	脉搏触指比常态有慢之感	寒证,营养不足,代谢产物堆积,晕厥,腹泻,贫血
3	缓脉	一息四至	湿病,亦见于平人	长脉	平静较长、收缩期短	表示生命力强
4	数脉	一息五至以上,不足七至	热证	快脉	一息五至以上,收缩期早晚	气血虚衰,劳累,喘气,病危时
5	疾脉	一息七八至	阳极阴竭	短脉	一息七八至	阳极阴竭
6	细脉	脉细如线	湿证	细脉	脉细如线	高于干证、减少湿证,感染性疾病,失眠等
7	促脉	数而时一止,止无定数	瘀滞	双峰脉	数而时一止,止无定数	瘀滞
8	结脉	迟而时一止,止无定数	寒痰瘀血,气血虚衰	双头脉	脉搏切始即止	心脏生命力虚弱,动脉硬化
9	代脉	迟而中止,止有定数	脏器衰微,跌仆损伤	均脉	迟而中止,止有定数	脏器衰微,跌仆损伤
10	滑脉	往来流利,应指圆滑	孕妇	充脉	应指圆满	有丰富的血容量
11	涩脉	往来艰涩,迟滞不畅	精伤,血少,气滞,血瘀	锯齿脉	脉搏混乱、忽高忽低、忽长忽短	气血虚弱,脑膜炎,肺炎和胸膜炎等疾病
12	弦脉	端直以长,如按琴弦	肝胆病	蚂蚁脉	指触脉搏像蚂蚁行走之感	心脏生命力虚弱,动脉硬化,心衰
13	虚脉	举按无力,应指松软	气血两虚	少脉	应指弱而不明	表示体液减少所致,营养不足,晕厥
14	动脉	脉短如豆,滑数有力	疼痛,惊恐	强脉	应指颤而频搏,重按始得	气质干性失调
15	洪脉	脉体扩大,充实有力,来盛去衰	热盛	波浪脉	往来流利,充实有力	瓣膜病,态甫病,甲状腺功能亢进症
16	微脉	极细极软,似有似无	气血大虚,阳气暴脱	软脉	指感软弱,甚至无别	生命力大虚,疲劳,晕厥
17	散脉	半止数或脉力不匀	元气离散,脏器将绝	鼠尾脉	先粗起快,后软速慢	身体逐渐虚弱

类型	中（汉）医			维　医		
	脉名	脉　象	对应疾病	脉名	脉　象	对应疾病
18	实脉	举按充实有力	湿证，平人	硬脉	举按粗硬而有力	干证，缺乏湿汗
19	紧脉	崩急弹指，状如转索	实证，寒证	—	脉搏细而快、粗硬	热干性，焦虑症
20	浮脉	举之有余，按之不足	表证	浮脉	指感浅浮	升高体质热量
21	濡脉	浮细无力而软	虚证，湿困	小脉	软而无力	过多湿证，瘫痪，麻痹，振颤，麻痹
22	革脉	浮而搏指，中空边坚	失精，崩漏	—	应指粗硬而中空无满	黏液质不足
23	沉脉	轻取不应，重按始得	里证	沉脉	轻取不应，重按始得	体质热量逐渐下降
24	伏脉	重按推至筋骨始得	邪闭，厥病痛极	—	应指无力而柔软	表示身体虚弱
25	牢脉	沉按实大弦长	阴寒内积	—	应指有序而实力	堆积黏液质、气血不足
26	弱脉	沉细无力而软	阳气虚弱	弱脉	应指无力而弱，甚至无应	生命力虚弱，营养不足，过多疲劳，晕厥

五、复方：维医与中（汉）医的不约而同还是异名同源

在元代，维吾尔族人中取汉名者较多："种人之请名者触目皆是，其人皆慕效华风，出于自愿，并非有政府之奖励及强迫，而皆以汉名为荣。"如维吾尔族人鲁明善继承和发展了我们古代的"农本"思想，其所著《农桑撮要》是元代三部重要农书之一，继承了中国月令体裁农事的月令传统，其主要内容即是一部通俗易懂的农书，其写作目的之一就是鉴于以往"务农之书，或繁或简，田畴之人，往往多不能悉"的弊病而作，其有系统地介绍了汉族农业生产经验（尤其是淮南地区），列举每月应做的农事，包括农作物、蔬菜、瓜果、竹木的栽培，家禽、蚕、蜂的饲养，农产品加工、酿造、贮藏等，同时书中还介绍了维吾尔族等民族的晒干酪和选配羊种等经验。该书的最主要特色是将西北少数民族的农牧生产技术与中原的农业生产技术相结合。该书反映了我国古代农业生产实际所达到的水平，也反映了我国劳动人民的聪明和智慧。

与之类似，就医学而论，祖国医学发展史上也出现过很多少数民族的医学家及其著作，如忽思慧的《饮膳正要》、沙图穆苏的《瑞竹堂经验方》（图 14 - 8）等，虽是少数民族作者的著作，但基本上都是汉化了的医学著作，虽然掺杂一些少数民族的风俗习惯及医药内容，但却不应将之作为民族传统医学正统的经典著作来对待。同样，现代一些维医的著作，尽管作者以维吾尔族学者为主，但和中（汉）医学著作一样，通篇可见"整体观念""辨证论治""方证相应""异病同治""同病异治"等内容，其实就是换了语境（或表述方式）的中（汉）医学。比如新近发表的一篇文章《不同炮制方法对维药石榴皮中有效成分含量的影响》，对其功效的描述为"石榴皮是石榴科植物石榴（*Punica granatum* L.）的干燥果皮，归大肠经，性温，其味酸涩，具止泻涩肠、止血、驱虫之功，临床广泛用于治疗便血久泻，久痢脱肛，带下崩漏，虫积腹痛"。虽然题目标明是"维药石榴皮"，但中（汉）医化的功效语言一目了然，通俗易懂。与中（汉）医一样，维医也是使用性质相反的药物来达到治疗的目的，如维医认为癫痫是因痰津性（湿寒）和黑胆津性（干

寒)过盛所致,故用香青兰(干热)为主药来治疗;又如维医认为感冒呕吐、肝炎、消化不良胃痛属于过多的湿寒性物质进入人体后导致湿寒过多,干热缺少致冷凝瘀阻,也就是湿寒性物质中毒时,导致胆汁质相对缺乏,血液质、黏液质、沉液质与胆汁质之间的平衡失调,影响主要脏器功能,引起瘀阻而产生一系列中毒症状,故用一枝蒿(干热,味苦)补充缺乏的胆汁质,使津液回复平衡状态,从而化解冷凝瘀阻,消除中毒症状。

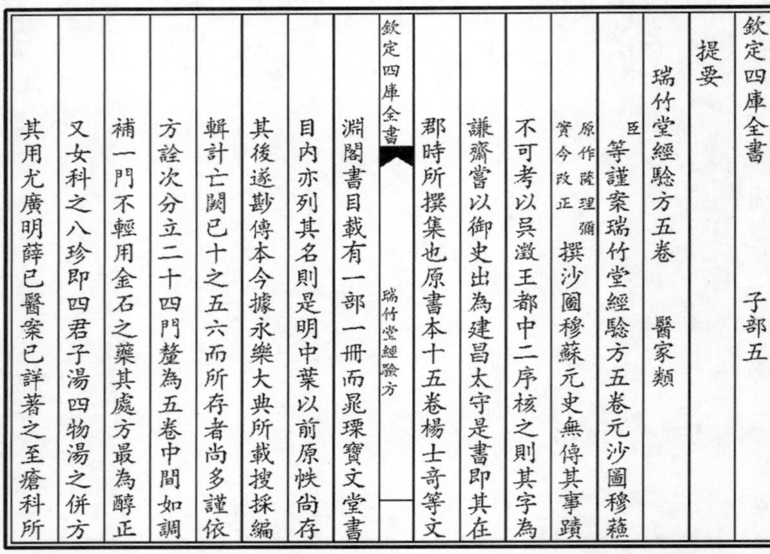
欽定四庫全書　子部五
提要
瑞竹堂經驗方五卷　醫家類
臣等謹案瑞竹堂經驗方五卷元沙圖穆蘇原作薩理彌實今改正撰沙圖穆蘇元史無傳其事蹟不可考以吳澂王都中二序核之則其字為謙齋嘗以御史出為建昌太守是書即其在郡時所撰集也原書本十五卷楊士奇等文
欽定四庫全書　瑞竹堂經驗方
淵閣書目載有一部一冊而晁瑮寶文堂書目内亦列其名則是明中葉以前原帙尚存其後遂尠傳本今據永樂大典所載搜採編輯計亡闕已十之五六而所存者尚多謹依方詮次分立二十四門釐為五卷中間如調補一門不輕用金石之藥其處方最為醇正又女科之八珍即四君子湯四物湯之併方其用尤廣明薛已醫案已詳著之至瘡科所

图 14-8 《四库全书·瑞竹堂经验方》

研究发现大部分维药复方的命名方式与中(汉)医基本相同,主要有如下几种,即:① 以主要功能加剂型命名,如维药艾比·衣密萨克小丸,维医中"衣密萨克"即固精之意。其对应中(汉)医的固精丸(《魏氏家藏方》卷四)等。② 以所治疗的疾病名称命名,如维药"祖卡木颗粒","祖卡木"即感冒的意思。对应中(汉)医的"风寒感冒颗粒"等。③ 采用处方中主要药材名称,如买朱尼达瓦衣米西克,主药即麝香(米西克)。对应中药的麝香丸(《圣济总录》)等。④ 剂量加剂型命名,如维药罗补比开比目仁膏、罗补比赛各日仁膏等,维医中"开比日""赛各日"分别为大、小之意。对应中(汉)医的大活络丹、小活络丹等。⑤ 主药名加剂型,如驱虫斑鸠菊注射液。中(汉)医对应如瓜蒌皮注射液等。同时,一些维药成药的说明书也大都采用中(汉)医的功效表述方式,即大部分维药成药用中(汉)医化的语言可以明确表述其功效主治。下面以 10 种维药复方为例来分析维药复方的组成是否常用中药,其组方是否符合中医理论的认识,是否可以用中(汉)医理论来解释?

1. **阿娜尔妇洁液**　组成:石榴皮、苦豆子、蛇床子、没食子、珊瑚、花椒、冰片。功效:清热燥湿、止痒,广谱抗菌、抗病毒,抗炎镇痛,抑制变态反应。药物组成出处、分布及功效见表 14-4。

表 14-4　阿娜尔妇洁液

药　名	出　处	分　布	功　效
石榴皮	《雷公炮炙论》	我国大部分地区有分布	涩肠止泻,止血,驱虫
苦豆子	《新疆中草药手册》	分布于我国华北、西北及河南、西藏	清热燥湿,止痛,杀虫

药 名	出 处	分 布	功 效
蛇床子	《神农本草经》	全国各地	温肾壮阳,燥湿,祛风,杀虫
没食子	《海药本草》	分布于地中海沿岸希腊、土耳其、叙利亚、伊朗及印度等地。我国无分布记载	涩肠,固精,止咳,止血,敛疮
珊 瑚	《唐本草》	海底	去翳明目,安神镇惊,敛疮止血
花 椒	《日用本草》	主产我国河北、山西、陕西、甘肃、河南等地	温中止痛,杀虫止痒
冰 片	《本草纲目》	东南亚一带	开窍醒神,清热止痛

2. **爱维心口服液** 组成:蚕茧、小豆蔻、牛舌草花、牛舌草、黄花柳花、丁香、甘松、薰衣草、松罗、肉豆蔻衣、玫瑰花、香青兰、麝香、西红花、三条筋。功效:行血通络,化瘀消滞,滋五脏,健脾胃。药物组成出处、分布及功效见表14-5。

表 14-5 爱维心口服液

药 名	出 处	分 布	功 效
蚕茧	《全国中草药汇编》	我国辽宁、河北、山东、山西、陕西、甘肃、新疆、安徽、江苏、浙江、福建、台湾、广东、广西、湖南、湖北、四川、贵州、云南	清热止血
小豆蔻	《四部医典》	分布于拉丁美洲、亚洲和非洲大陆	中医少用,藏医药学和维医多用。印度传统医学使用超过2000年,有祛风、健胃功效
牛舌草	《江苏药材志》	我国大部分地区有分布	清热解毒,杀虫止痒
黄花柳花	—	主要分布于我国新疆地区	中(汉)医少用,印度医认为其具有较强的抗炎、解热、镇痛、强心、缓解眼涩的功效,维医用于治疗冠心病、心绞痛等心血管疾病
丁香	《药性论》	主产于坦桑尼亚、马来西亚、印度尼西亚等地。我国广东有少数出产	温中,暖肾,降逆
甘松	《本草纲目》	主产我国四川。此外,甘肃、青海等地亦产	理气止痛,开郁醒脾
薰衣草	—	1962年我国新疆开始引种薰衣草	中医少用,维医用于治疗胸腹胀痛,感冒咳喘,头晕头痛,心悸气短,关节骨痛等
松罗	《证类本草》	—	能治寒热,能吐胸中痰涎
肉豆蔻衣	《中药志》	分布马来西亚、印度尼西亚、巴西等地	芳香健胃和中
玫瑰花	《本草纲目拾遗》	主产于我国江苏、浙江、山东、安徽等地	行气解郁,和血止痛。属理气药
香青兰	《全国中草药汇编》	分布于我国广东、广西	清肺解表,凉肝止血
麝香	《神农本草经》	主产于我国四川、西藏、云南、陕西、甘肃、内蒙古;此外,东北、河南、安徽、湖北、广西、贵州、青海等地亦产	开窍,辟秽,通络,散瘀

药 名	出 处	分 布	功 效
西红花	《中国药典》	我国北京、山东、浙江、四川等地有栽培	活血化瘀,凉血解毒,解郁安神
三条筋	《云南中草药》	分布于我国湖北、四川、云南等地	活血止血,接骨生肌

3. **百癣夏塔热片** 组成:地锦草、司卡摩尼亚脂、诃子肉、芦荟、毛诃子肉、西青果。功效:清除异常黏液质、胆液质,消肿止痒。药物组成出处、分布及功效见表14-6。

表 14-6 百癣夏塔热片

药 名	出 处	分 布	功 效
地锦草	《嘉祐本草》	全国各地均有分布	清热解毒,凉血止血
司卡摩尼亚脂	—	巴基斯坦	祛寒止痛,驱虫补胃,维医常用药材
诃子肉	《雷公炮炙论》	我国主产于云南、广东、广西等地	涩肠敛肺,降火利咽
芦荟	《开宝本草》	目前于南美洲的西印度群岛广泛栽培,我国亦有栽培	清肝热,通便
毛诃子肉	《晶珠本草》	产于我国云南南部	清热解毒,收敛养血,调和诸药
西青果	《中药材手册》	分布于我国广西、云南西南部、广东南部等地	清热生津,解毒

4. **复方高滋斑片** 组成:牛舌草、欧矢车菊根、檀香、大叶补血草、香青兰、家独行菜子、紫苏子、牛舌草花、蚕茧、薰衣草、芫荽子。功效:强心健脑、安神,通脉。药物组成出处、分布及功效见表14-7。

表 14-7 复方高滋斑片

药 名	出 处	分 布	功 效
牛舌草	《江苏药材志》	我国大部分地区有分布	清热解毒,杀虫止痒
欧矢车菊根	—	高加索东部和南部、土库曼斯坦山区、亚美尼亚及西亚各地	对心脏衰弱有较好的疗效,中(汉)医少用
檀香	《名医别录》	我国台湾亦有栽培,主产于印度、印度尼西亚等地	行气温中,开胃止痛
大叶补血草	《新疆中草药手册》	分布我国东北及内蒙古、新疆等地	止血散瘀
香青兰	《全国中草药汇编》	分布于我国广东、广西	清肺解表,凉肝止血
家独行菜子	《中华本草》	分布于我国黑龙江、吉林、新疆、山东及西藏等地	祛痰止咳,温中,利尿
紫苏子	《日华子本草》	主产于我国甘肃、湖北、江苏、湖南、浙江、安徽、河南等地	降气消痰,止咳平喘,润肠
牛舌草	《江苏药材志》	我国大部分地区有分布	清热解毒,杀虫止痒

药 名	出 处	分 布	功 效
蚕茧	《全国中草药汇编》	我国辽宁、河北、山东、山西、陕西、甘肃、新疆、安徽、江苏、浙江、福建、台湾、广东、广西、湖南、湖北、四川、贵州、云南	清热止血
薰衣草	—	1962年我国新疆开始引种薰衣草	中(汉)医少用,维医用于治疗胸腹胀痛,感冒咳喘,头晕头痛,心悸气短,关节骨痛等
芜荽子	《本草纲目》	全国各地均有栽培	发表透疹,健胃

5. 西帕依固龈液　组成:没食子。功效:健齿固龈,清血止痛。药物组成出处、分布及功效见表14-8。

表 14-8　西帕依固龈液

药 名	出 处	分 布	功 效
没食子	《海药本草》	分布于地中海沿岸希腊、土耳其、叙利亚、伊朗及印度等地。我国无分布记载	益血生精,安神和气

6. 复方卡力孜然酊　组成:驱虫斑鸠菊、补骨脂、何首乌、当归、防风、蛇床子、白鲜皮、乌梅、白芥子、丁香。功效:温肤散寒,祛风燥湿,舒经活络,活血化瘀,清除异常黏液质。药物组成出处、分布及功效见表14-9。

表 14-9　复方卡力孜然酊

药 名	出 处	分 布	功 效
驱虫斑鸠菊	《中华本草》	分布于我国新疆、云南等地	中(汉)医少用,祛风活血,杀虫解毒
补骨脂	《雷公炮炙论》	主产我国四川、河南、陕西、安徽等地	温肾助阳,纳气,止泻
何首乌	《本草纲目》	主产我国陕西南部、甘肃南部、华东、华中、华南、四川、云南及贵州	安神,养血,活络,解毒(截疟),消痈
当归	《神农本草经》	主产于我国甘肃、云南。此外,陕西、四川、湖北、贵州等地亦产	补血活血,调经止痛,润肠通便
防风	《神农本草经》	分布我国东北、内蒙古、河北、山东、河南、陕西、山西、湖南等地	解表祛风,胜湿,止痉
蛇床子	《神农本草经》	主产于我国河北、山东、江苏、浙江等地。此外,广西、四川、陕西、山西亦产	温肾壮阳,燥湿,祛风,杀虫
白鲜皮	《药性论》	主产于我国黑龙江、吉林、辽宁、内蒙古、河北、山东、河南、山西、宁夏、甘肃、陕西、新疆、安徽、江苏、江西(北部)、四川等省区	清热燥湿,祛风止痒,解毒

药 名	出 处	分 布	功 效
乌梅	《本草经集注》	主产于我国四川、浙江、福建、湖南、贵州。此外，广东、湖北、云南、陕西、安徽、江苏、广西、江西、河南等地亦产	敛肺，涩肠，生津，安蛔
白芥子	《新修本草》	主产于我国安徽、河南、山东、四川、河北、陕西、山西等地	利气豁痰，温中散寒，通络止痛
丁香	《药性论》	原产于非洲摩洛哥，现我国广东也有种植	温中降逆，补肾助阳

7. **复方一枝蒿颗粒** 组成：一枝蒿、大青叶、板蓝根。功效：维医清除乃孜来，解毒利咽，用于乃孜来所致的感冒、发热，咽喉肿痛。中(汉)医解表祛风，凉血解毒。药物组成出处、分布及功效见表14-10。

表 14-10 复方一枝蒿颗粒

药 名	出 处	分 布	功 效
一枝蒿（新疆一枝蒿）	《本草纲目拾遗》	分布于我国新疆等地	祛风解表，健胃消积，活血散瘀
大青叶	《全国中草药汇编》	分布于我国山东、江苏、福建、台湾、广西、广东、四川、云南等省区	清热解毒，凉血消斑
板蓝根	《本草纲目》	分布于我国长江流域，江苏、甘肃等地有栽培	清热解毒，凉血利咽

8. **健心合米尔高滋斑安比热片** 组成：牛舌草、牛舌草花、龙涎香、珍珠、琥珀、蚕茧、珊瑚、檀香、金箔、银箔、红宝石、黄花柳花、香青兰、玫瑰花。功效：补益支配器官的作用。用于心悸，失眠多梦。药物组成出处、分布及功效见表14-11。

表 14-11 健心合米尔高滋斑安比热片

药 名	出 处	分 布	功 效
牛舌草	《江苏药材志》	我国大部分地区有分布	清热解毒，杀虫止痒
龙涎香	《本草纲目拾遗》《台湾府志》	分布遍及各大洋。我国东海、南海均有	行气活血，散结止痛，利水通淋，止心痛
珍珠	《本草汇言》	海产的天然珍珠主产于我国广东、台湾；淡水养殖的珍珠主产于我国黑龙江、安徽、江苏及上海等地	镇心安神，养阴息风，清热坠痰，去翳明目，解毒生肌
琥珀	《本草纲目》	分布于我国云南腾冲、广西平南、辽宁抚顺	镇惊安神，散瘀止血，利水通淋，去翳明目
蚕茧	《全国中草药汇编》	主产于我国辽宁、河北、山东、山西、陕西、甘肃、新疆、安徽、江苏、浙江、福建、台湾、广东、广西、湖南、湖北、四川、贵州、云南	清热止血

药 名	出 处	分 布	功 效
珊瑚	《新修本草》	海底	去翳明目,安神镇惊,敛疮止血
檀香	《名医别录》	我国台湾亦有栽培,主产于印度、印度尼西亚等地。	行气温中,开胃止痛
金箔	《药性赋》	—	镇心,安神,解毒
银箔	《本草蒙荃》	—	安神,镇惊
红宝石	—	—	维吾尔族习用药,有爽神悦志、养心益脑、理血解毒作用
黄花柳花	—	主要分布于我国新疆地区	中(汉)医少用,印度医认为其具有较强的抗炎、解热、镇痛、强心、缓解眼涩的功效,维医用于治疗冠心病、心绞痛等心血管疾病
香青兰	《全国中草药汇编》	分布于我国广东、广西	清肺解表,凉肝止血
玫瑰花	《食物本草》	主产于我国江苏、浙江、福建、山东、四川、河北等地	理气解郁,和血散瘀

9. **祖卡木颗粒** 组成:山柰、睡莲花、破布木果、薄荷、大枣、洋甘菊、甘草、蜀葵子、大黄、罂粟壳。功效:调节异常气质,清热,发汗,通窍。用于感冒咳嗽,发热无汗,咽喉肿痛,鼻塞流涕。药物组成出处、分布及功效见表14-12。

表 14-12　祖卡木颗粒

药 名	出 处	分 布	功 效
山柰	《本草纲目》	分布于我国台湾、广东、广西、云南等省区	散寒,去湿,温脾胃,辟恶气
睡莲花	《本草纲目拾遗》	生于池沼湖泊中,全国广泛分布	消暑,解救,定惊
破布木果	《全国中草药汇编》	我国福建、台湾、广东、海南、贵州、云南、西藏东南部	行气止痛,化痰止咳
薄荷	《雷公炮炙论》	全国大部分地区均产,主产于江苏、浙江、江西	疏风散热,辟秽解毒
大枣	《神农本草经》	全国大部分地区,主产于河北、河南、山东、四川、贵州等地	补中益气,养血安神
洋甘菊	《湖南药物志》	分布于我国新疆北部和西部	祛风解表,治感冒、风湿疼痛
甘草	《神农本草经》	分布于我国东北、华北及陕西、甘肃、青海、新疆、山东等地区	健脾益气,清热解毒,祛痰止咳,缓急止痛,调和诸药
蜀葵子	《本草纲目拾遗》	原产于我国西南地区,现各地广泛栽培	利尿通淋,解毒排脓,润肠
大黄	《神农本草经》	分布于我国四川、甘肃、青海、西藏等地,另有我国新疆大黄亦作大黄使用	泻热毒,破积滞,行瘀血
罂粟壳	《本草发挥》	—	敛肺止咳,涩肠,定痛

10. 寒喘祖帕颗粒 组成：小茴香、芹菜子、神香草、玫瑰花、芸香草、荨麻子、铁线蕨、胡芦巴、甘草浸膏。功效：镇咳，化痰，温肺止喘。用于急性感冒，寒性乃孜来所致的咳嗽及异常黏液质性哮喘。药物组成出处、分布及功效见表14-13。

表 14-13　寒喘祖帕颗粒

药　名	出　处	分　布	功　效
小茴香	《中药大辞典》	我国各地均有栽培	散寒止痛,理气和胃
芹菜子	维药常用	我国各地均有栽培	散气,消肿,利尿,开通阻滞,降低血压(维医)
神香草	《中华本草》	分布于我国新疆北部	清热发表,化痰止咳
玫瑰花	《食物本草》	主产于我国江苏、浙江、福建、山东、四川、河北等地。	理气解郁,和血散瘀
芸香草	《四川中药志》	分布于我国甘肃、陕西、四川、贵州、云南等地	解表,利湿,平喘,止咳
荨麻子	《本草图经》	分布于我国东北、华北及陕西、甘肃、青海、山东、湖北、湖南、四川、云南、西藏等地	治风湿疼痛
铁线蕨	《中华本草》	分布于我国四川、云南等地	清热解毒,利尿通淋
胡芦巴	《嘉祐本草》	主产于我国河南、安徽、四川等地;云南、陕西和东北等地亦产	补肾阳,祛寒湿
甘草	《神农本草经》	分布于我国东北、华北及陕西、甘肃、青海、新疆、山东等地区	健脾益气,清热解毒,祛痰止咳,缓急止痛,调和诸药

十个常用维药成药所用药物统计见表14-14。

表 14-14　十个常用维药成药所用药物统计

药物名称	山奈	睡莲花	破布木果	薄荷	大枣	洋甘菊	甘草	蜀葵子	大黄	罂粟壳
数量	1	1	1	1	1	1	2	1	1	1
药物名称	一枝蒿	大青叶	板蓝根	没食子	小茴香	芹菜子*	神香草	玫瑰花	芸香草	荨麻子
数量	1	1	1	2	1	1	1	3	1	1
药物名称	铁线蕨	胡芦巴	石榴皮	苦豆子	蛇床子	珊瑚	花椒	冰片	蚕茧	小豆蔻*
数量	1	1	1	2	2	1	1	1	3	1
药物名称	牛舌草	黄花柳花*	丁香	甘松	薰衣草*	松罗	肉豆蔻衣	香青兰	麝香	西红花
数量	4	2	2	1	2	1	1	3	1	1
药物名称	三条筋	地锦草	司卡摩尼亚脂*	诃子肉	芦荟	毛诃子肉	西青果	欧矢车菊根*	檀香	大叶补血草
数量	1	1	1	1	1	1	1	1	2	1

药物名称	家独行菜子	紫苏子	芫荽子	驱虫斑鸠菊*	补骨脂	何首乌	当归	防风	白鲜皮	乌梅
数量	1	1	1	1	1	1	1	1	1	1
药物名称	白芥子	龙涎香	珍珠	琥珀	金箔*	银箔*	红宝石*	—	—	—
数量	1	1	1	1	1	1	1	—	—	—

注：＊表示该药物中(汉)医不常用药物

通过表 14 - 4～表 14 - 14 的分析发现,10 种维药复方说明书中功效描述皆有中(汉)医功能主治的描述,说明这些复方药物皆有明确的中(汉)医阐述,可归属中(汉)医范畴。这 10 个复方共计使用药物 67 种、84 次,其中中(汉)医用的较少的药物 10 种、12 次;其余大部分是与中(汉)医共用的药物,而且关于功效主治的认识基本一致。除小豆蔻、司卡摩尼亚脂、欧矢车菊根等 3 种药物外,其他药物均为我国地产药物。这些融合性同样体现在当前维医的临床实际应用和描述上,如维医"辨证施治,随症加减"就是中(汉)医论述,其汤剂煎煮方法更是一致。故而推测,维医复方的组方过程中,由于其理论形成时期根植中华传统文化,深受中国古代哲学和社会自然科学的影响,自觉不自觉地将当地用药经验融入中(汉)医体系,因而临床中可利用中(汉)医理论来解释病理、辨证用药[符合中(汉)医对疾病和药物认识]。这些复方基本可以利用中(汉)药理论来阐释。维药成方在实际操作中模仿或利用中(汉)医理论来解释病理、辨证用药,但对外阐释时却较多利用了一些非中(汉)医词汇。

六、吐鲁番回鹘文《针灸图》残卷与敦煌汉文《针灸图》对比

目前的维医临床,针灸基本不用,但或许这是一个逐渐退出的过程。有研究发现在德藏吐鲁番回鹘文本《医理精华》正文前面的三幅针灸图残卷(Mainz725,图 14 - 9),1923 年德国医学家 R. Müller 曾撰文对这三幅针灸图像做过探讨,提出有标记的部位很可能对应于中(汉)医和日医中针灸穴位之位

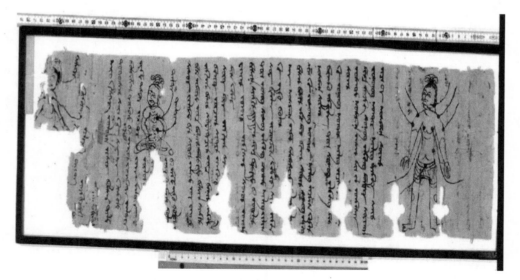

图 14 - 9　吐鲁番本《针灸图》(Mainz725)

置。杨富学的研究进一步发现回鹘文《针灸图》中留存的10个腧穴,其中7个可在敦煌所出汉文《经灸图》(图14-10)中找到对应部位,并包含服务于《针灸图》的人神所忌。而《针灸图》和《人神所忌》属于典型的中原文化,可知其来源应为中(汉)医针灸学。此图更直观地展示了回鹘医学与中(汉)医学间的渊源关系,而回鹘医学正是维医的前身。由于《医理精华》源于印度,而《针灸图》和《人神所忌》属于典型的中原文化,故而有认为其可视作回鹘人善于学习外来文明,然后加以改进以便获得新知,"融通合成而成回鹘文明之特征"之最佳注脚。

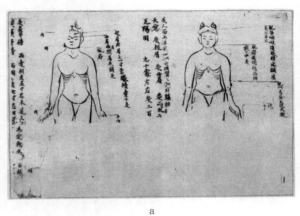

a

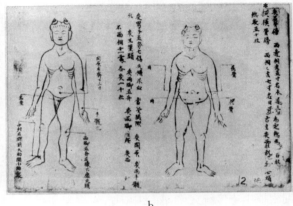

b

c

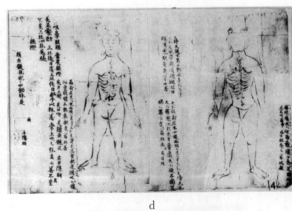

d

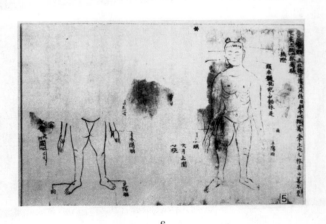

e

图14-10　S.6168《经灸图》(敦煌)

七、在中国传统医学框架下促进其内部学术流派的深度融合

（1）中国各民族传统医学既不是土生土长的，更不是舶来品，而是根植中华传统文化，秉承中国传统哲学思维，在各地原初医疗经验和用药习惯的基础上，经过中（汉）医药文化的激荡发蒙而产生。在此过程中，中国各地有着悠久历史的中（汉）医学对民族医学的形成和发展起了决定性的作用，构成其发展的基石；而波斯医学、古印度医学、阿拉伯医学等经由丝绸之路与之交流，也成为各民族传统医学发展过程中的重要知识来源。中（汉）医学是中国各民族传统医学发展的"干细胞"，即不论现存的中国传统医学所涵盖之民族传统医学曾经所用的语言、表述方式，以及分析、诊断、防病治病的方法等方面是否存在差异，但其形成之初和过程中植根优秀中华传统文化，其所针对的主体始终是患病或者易于患病的人；其所用的诊断方法和中（汉）医类似或一致，皆以望、闻、问、切等宏观诊断为主，皆由其体感来认识气机变化的程度和轻重，医家必须通过自己的觉知去感知病家。其诊断所形成的结论皆类似中（汉）医"证候"对于患者症状、体征之综合表述；其借由治病的药物和中（汉）医绝大部分相同或相似，皆出乎自然[比如植物药、动物药、矿物药等，而且多数收录于历代中（汉）医本草学著作]，皆成乎炮制，其剂型也多为丸、散、膏、丹等。其导引、推拿、放血疗法、祝由术皆异曲同工。且随着现代生命科学的发展，其疗效评价的指标体系亦逐渐趋于一致，即渐渐分成中国传统医学的疗效指标评价体系和现代医学的疗效评价体系两种。不同民族医学有关病因和现象的解释、解决问题的手段虽有不同，但相似、相通之处远远多于不同。

（2）传统医学的产生与构成，基本上都是由原初的基础医学知识、古典哲学、区域性文化、群体性信仰、临床经验等五要素组成。当前，随着循证医学理念的兴起和推广，医学界关注的焦点已经不是中国传统医学各学派之间在具体干预手段上的细微差异问题，而是"强调任何医疗决策应建立在最佳科学研究证据基础上"，即以患者获益为中心的理念，以疗效为本。即处于较低层次、未能"成系统"的固有医药知识与治疗技艺，自然会逐渐淡出本民族的文化传承与实际生活。纵观中国传统医学发展历史，不难看出，中国传统医学学术的发展脉络是"总—分—总"的模式，即初始阶段散布各地的中国先民积累了丰富的用药经验，通过不断的交流融合形成相对一致的中医理论体系，然后这个中医理论体系再经指导中国各地医疗实践的过程中进行局部修正（依托中医学派、医派等），最终反馈回来再形成一个更高水平的中国传统医学理论体系。中国传统医学的特质是以合为主，尽管这个形成的过程具有长期性、曲折性和复杂性。

（3）随着互联网、物联网的发展，传统医学也逐渐退去了某种神秘色彩，回归防病治病本质，逐渐走出了自说自话的发展阶段，交流交融成为主流。疗效成为医学界关注的焦点问题。现代医学的各种检测手段也部分实现了过去传统医学苦苦追求的所谓"以常达变"和"疾病预测"问题，可以在疗效方面实现中国传统医学和现代医学的融合，也为中国传统医学各学派的交融共通提供了方法学基础。

（4）维药的药理作用、炮制加工、功能主治和用法用量与中（汉）药基本相同，那么是否需要对同一种草药进行中（汉）医、维医不同名称的二次研究呢？答案显然是否定的。比如一篇发表于2009年文章论述了"维医草药五味子治疗糖尿病的作用"，通篇文章引用的参考文献全是维医的著作，初看之下可能以为是维医对糖尿病的新贡献。但通过检索发现，1993年日本人辻和之就发现"汉方"药五味子有治疗糖尿病的效果，1998年《中医杂志》专题笔谈连续两篇文章谈到五味子的降糖效果，后续中（汉）医有相关研究陆续发表。这或许与作者的检索信息获得不全有关。

由于历史上中（汉）医在漫长的历史发展中已经在当时的历史条件下实现了对民族医部分内容吸

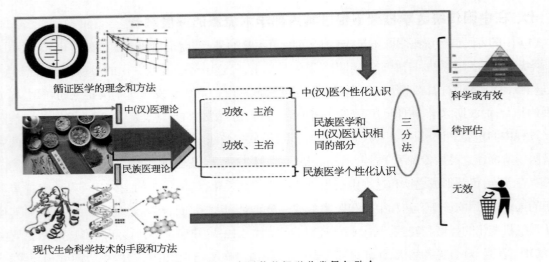

图 14 - 11　中国传统医学的发展与融合

收融合(图 14 - 11),所以中(汉)医理论更多体现的是中国传统医学的一般规律,而维医等民族医学则更多体现的是尚未融入中(汉)医理论部分的特殊规律。本文从中国传统医学视野下维医的产生与发展,维医的理论核心、指导思想,以及诊断方法、治疗等层面对维医与中(汉)医之间的关系作了论述,发现维医对病证在认识体系、方法、治疗等方面与中(汉)医同中有异,大同小异。当然,无论中(汉)医和维医都尚有一小部分鱼目混珠、良莠不齐的相对独特的用药经验需要辨别。在后续的研究中,我们可以秉承"三分法",即将现有证据资料分为不自觉领先于现代医学的部分、已和现代医学达成共识的部分、需要重新认识或加以摒弃的部分等三部分,并分类予以处理。首先针对这部分相对独特的用药经验,借鉴循证医学的理念和方法、现代生命科学的手段和技术对这些用药认识进行研究,去伪存真,进行有益的探索并提出新的融合理论和方法,发扬中国原创医学优势,以促进中国传统医学内部学术流派的深度融合,形成合力以提升中国传统医学整体实力和影响力。

藏医学五源学说与中(汉)医学五行学说

一、藏医五源学说

　　五源学说是藏族古代朴素唯物主义哲学思想,以五源的性相来将其抽象推演、诠释、归类,用以说明物质世界的结构和运动形式,是一种系统的逻辑思维方式。五源学说认为,宇宙万物是由土、水、火、风、空 5 种物质所构成,这 5 种物质的不断运动以及相互作用导致了事物的发展变化、形成存灭。藏医学以五源学说来阐述人体的三因素、生理、病理及药物等诸多方面。《四部医典》中说:"人体形成由五源,疾病产生于五源,治疗药物亦由五源生。"与中(汉)医学"五行"认识一致,五源虽来自土、水、火、风、空,但实际上已超越了土、水、火、风、空具体物质本身,而具有很广泛的涵义。土为承载之源,属性为重、稳、钝、绵、腻、干,具有坚固聚拢机体、促进身体生长等作用。水为滋润之源,属性为湿、润、柔、重、钝、稀、寒,有滋润、下沉和聚拢机体等作用。火为熟化之源,属性为热、锐、干、糙、轻、动,具有增加体温、促进成熟等作用。风为动力之源,属性为轻、动、干、糙、寒、涩,具有促进机体运动、输送血液和精华等作用。空为生长空间之源,属性为空、虚,具有对机体的存在、增长、运动提供空间等作用。

　　1. 人体形成由五源　藏医认为同自然界的其他生物一样,人体也是由五源形成,五源是人体发育、生长、衰老、死亡的主要物质基础。《论说医典·身体形成》记述了人体形成的三个条件："第一父母精血无病失,意识遇昧促使动情尚,五源聚集相结为胎因……无土无躯,无水骸难聚,无火不熟,无风不发育,若缺虚空肢体怎分离。"其中还提到了五源对于人体生长发育的作用及重要性:"土生骨肉鼻间有嗅觉,水滋血液舌味湿润感,火炽热暖色泽眼体亮,风产气息触角和皮肤,虚空生窍自司音响间。"《论说医典·身体哲理》中也说"土、水、火、风、空等五源食,其功更使人体五源兴。"

2. 疾病产生于五源 在病理观上,《四部医典·诸续概论》说:"不知所知医学方法连,方法所致五源平衡连,五源平衡连接身安泰,术及源由此所连,只缘所为欲效决定焉。"五源的平衡与协调维持着人体的正常生理活动与生长发育,当五源因各种原因失衡时人体就会进入病理状态。而治疗疾病,就是根据疾病的情况,确定治疗原则,并结合药物的五源属性及功效,选择相应的药物,以使五源盛衰紊乱的异常现象复归于平衡协调的过程。

3. 治疗药物亦由五源生 在藏药学方面,五源学说是藏药学理论的基础。藏医认为一切药物的性味、功效取决于五源。药物因所含的五源以及相应效力和性相有所差异而有六味(甘、酸、咸、苦、辛、涩)、八性(重、润、寒、钝、轻、糙、热、锐)、十七效(寒热、温凉、干稀、润糙、轻重、稳动、钝锐、柔糙软)。其中,土与水结合生出甘味,火与土结合生出酸味,水与火结合生出咸味,水与风结合生出苦味,火与风结合生出辛味,土与风结合生出涩味。在药物性能与功效上,甘、苦、涩属寒,咸、涩、甘属润,苦、涩、甘属钝,酸、苦、辛属轻和糙,辛、酸、咸属热和锐。土性药其性重、稳、钝、柔、润、干,能使身体坚实,可医治隆病。水性药其性稀、凉、重、钝、润、柔、软,能滋润身体,可医治赤巴病。火性药其性辛、锐、干、糙、轻、润、动,能生热促熟,可医治培根病。风性药其性轻、动、寒、糙、燥、干,能使身体坚实,精气通行,可医治培根、赤巴病。空性药物统帅其他四源,遍行全身,主治综合性疾病。

4. 五源与脏腑、黑白脉 在五源与脏腑的关系上,藏医认为心、小肠属空;肺、大肠属风;肝胆属火;脾胃属土;肾、膀胱和精府属水。此外,五源与脉也有密切关系,白脉(神经)属水、土性,是水、土流通的脉道;黑脉属火性,是火流通的脉道。

二、中(汉)医五行学说

中(汉)医五行学说也是我国古代朴素唯物论和辩证法哲学思想。五,指木、火、土、金、水五种物质;行,意为运动变化。五行学说,是研究木、火、土、金、水五行的概念、特征、生克制化乘侮规律,并用以阐释宇宙万物的发生、发展、变化以及相互关系的一种古代哲学思想。五行最初的涵义说法众多,以"五材说"认可度最高。《尚书·洪范》载:"水火者,百姓之所饮食也;金木者,百姓之所兴也;土者,万物之所资生,是为人用。""木曰曲直""火曰炎上""土爰稼穑""金曰从革""水曰润下",是古人对木、火、土、金、水五种物质的特征进行的高度抽象概括,并以此为根据对事物和现象进行识别与归类。中(汉)医将五行学说运用到医学领域,将人体的脏腑、形体、官窍、生理病理现象按照其不同的形态、性质、作用分别归属于五行之中,用五行间的生克制化乘侮法则来阐明人体脏腑组织之间在生理病理的复杂联系,并以"五脏一体观"指导临床。

五行学说在生理上的应用主要是以五行特征类比人体五脏(及所对应的五腑)的生理特点,构建天人一体的五脏系统并以生克制化说明五脏之间的生理联系。中(汉)医认为肝(胆)属木,心(小肠)属火,脾(胃)属土,肺(大肠)属金,肾(膀胱)属水,在此基础上以五脏为中心,通过推理演绎将人体的各种形体、官窍、精神、情志分归五脏,构建了以五脏为中心的生理病理系统。五行学说还运用五行之间的生克制化理论阐释脏腑生理功能的内在联系,以五行相生说明五脏的资生,以五行相克说明五脏的制约关系。

五行学说亦可用以说明五脏之间的病理影响,如相生关系的母病及子、子病及母;相克关系的相乘、相侮。在临床用药上,中(汉)医根据药物色、味的五行归属指导脏腑用药。具体表现为药物以颜色分有青、赤、黄、白、黑五色,以气味分有酸、苦、甘、辛、咸五味,分别入五行木、火、土、金、水所对应脏腑肝、心、脾、肺、肾。

三、藏医五源学说与中(汉)医五行学说的比较

1. **藏医五源与中(汉)医五行的相似性** 中(汉)医学与藏医学在文化背景、基础理论等方面都颇有渊源,藏医五源学说借鉴与吸收了中(汉)医五行学说的部分知识,两者存在许多联系。首先,性质上两者均为古代朴素唯物观与辩证法,均认为世界是由物质组成的且物质的相互作用引起事物的发展变化。其次,内容上均有土、水、火这三种物质,且这三种物质所代表的内涵也有相似性。作用上均用来阐释人体生理病理及指导临床用药。具体表现在与脏腑的联系上均认为脾胃属土,肾、膀胱属水等。

2. **藏医五源与中医五行的差异性** 在认识到五源学说与五行学说的相似性的同时,也应该看到两者之前也存在一定程度的差异性,不可片面地认为五源学说与五行学说等同,但也要看到这种不同更多地体现在具体认识上,而不是体现在思维和方法层面。

(1) 中(汉)医五行赋予了木、火、土、金、水这五种物质与其性质所对应的功能与作用,强调其功能性。藏医五源则侧重于土、水、火、风、空的物质性,其功能性更多地由三因学说阐述。

(2) 虽都强调五种物质间的平衡协调与天人合一的整体观,但藏医五源学说未具体阐释五源间的相互关系。而中(汉)医五行以五行间的生克制化乘侮法则将五行紧密联系起来,并以此解释五脏间的生理病理联系,建立了以五脏为中心的生理病理体系,以五脏一体观来指导临床。

(3) 在疾病观上,藏医有其特殊的病因观和疾病的分类方法,与三因素息息相关。而三因学说是以五源学说为根基的。中(汉)医五行学说则侧重说明五脏病变的相互影响。

(4) 内容上的差异为五源学说的风、空与五行学说的金、木不同。

(5) 与脏腑的联系上,五源学说认为心、小肠属空,五行学说则认为其属火。

(6) 关于药物的性味功效,藏医与中(汉)医虽都认为药物有酸、甘、辛、苦、咸五味,但藏药学以五源学说为基础,认为药物的味、性、效与五源密切相关,因五源成分强弱不同而产生6种不同药味。中(汉)医则根据药物的色、味,按照五行归属指导脏腑用药。

藏医学与中(汉)医学在病因病机认识上的异同

藏医学与中(汉)医学是劳动人民在生活中与疾病斗争的经验总结,具有成熟而丰富的理论体系,同属祖国传统医学的瑰宝。藏医学的形成和发展,深受中(汉)医学及印度医学的影响,这就从源头上决定了藏医学与中(汉)医学之间具有的相似性,但受各自文化及经济发展等因素影响,又各具特色。本文试从病因病机学方面对这两者进行一个客观比较,以期促进两者之间的交流与发展。

一、中(汉)医学与藏医学病因认识的异同

1. **中(汉)医学对病因的认识** 远在《内经》时期,即将病因分为阴阳两类,如《素问·调经论篇》云:

"夫邪之生也,或生于阳,或生于阴。其生于阳者,得之风雨寒暑。其生于阴者,得之饮食居处,阴阳喜怒。"至汉代,张仲景在《金匮要略》中指出:"千般疢难,不越三条,一者,经络受邪入脏腑,为内所因也;二者,四肢九窍,血脉相传,壅塞不通,为外皮肤所中也;三者,房室、金刃、虫兽所伤。以此详之,病由都尽。"后宋代陈无择在前人基础上明确提出"三因学说",认为六淫邪气为外因,情志所伤为内因,而饮食劳倦、跌仆金刃以及虫兽所伤为不内外因。现代中(汉)医学理论一般将病因总括为外感病因、内伤病因、病理性因素及其他病因。外感病因中主要包含六淫(风、寒、暑、湿、燥、火)及疠气;内伤病因包含七情(喜、怒、忧、思、悲、恐、惊)、饮食失宜(饮食不节、饮食偏嗜、饮食不洁)及劳逸(过劳、过逸);病理性因素包含痰饮、瘀血、结石等;其他病因包含外伤、寄生虫、胎传等。

中(汉)医病因学的主要特点是整体观念和辨证求因。中(汉)医学认为,人体内部各脏腑组织之间,以及人体与外界环境之间是一个统一的整体。因此,中(汉)医学将人体与自然环境,人体内部个脏腑组织的功能联系起来,用整体的、联系的、发展的观点,来探讨致病因素在疾病发生、发展、变化中的作用。这就是中(汉)医学的整体观念。中(汉)医学也认为,一切疾病的发生,都是某种致病因素影响和作用于机体的结果,由于病因的性质和致病特点不同,以及机体对致病因素的反应各异,所以表现出的症状和体征也不尽相同。因此,根据临床表现,通过分析疾病的症状、体征来推求病因,为治疗用药提供依据,即辨证求因,这也是中(汉)医学特有的认识病因的方法。

2. 藏医学对病因的认识 藏医学认为,人体内存在着三因素、七大物质和三秽物;人体又由五脏六腑、经脉、肌肉、骨骼等构成。三因素为隆、赤巴、培根,七大物质为食物精微、血液、肌肉、脂肪、骨骼、骨髓、精液,三秽物为粪便、尿液和汗液。人体由三因素所支配。三因素如互相配合协调,则人体正常而健康。"隆",其意为气为风,身体无病变时为气,身体发生病变时则为风。隆的特性是粗糙、轻浮、寒冷、细微、坚硬和动摇。"赤巴",其意为胆为阳,身体无病变时为胆阳,身体发生病变时则为火。赤巴的特性是滋润、锐利、湿热、轻浮、恶臭、下泄和潮湿。"培根",其意为涎液,是人体内部的一种功能,身体无病变时起吸收营养素、感觉饥饱、结合关节等作用,身体发生病变时即成寒病病源,相当于中(汉)医所说六气中的寒湿两气。培根的特性是润滑、清凉、沉重、迟钝及形成黏糊状。

藏医学认为,疾病都有其发病的具体原因,总的来说有内因和外缘。《四部医典》中说:"一切众生虽然安乐地生活着,但是由于无明之故,也与疾病始终不能分离。特别是由于无明而产生的贪欲、嗔怒、痴愚三毒之故,使隆、赤巴、培根失调,产生了三种灾害。"所谓的"三种灾害",就是三因和合失调,成了病因,这就是疾病的内因。这些原因,一因是另一因的近取之因,或是一因为另一因的基础,依此又分远因和近因。无明是一切病因的基础,因而是远因;无明所生的贪欲、嗔怒、痴愚三者分别产生隆、赤巴、培根三灾,是具体病因;形体本性未改变的隆、赤巴、培根三因,一遇诱发之因,即过甚、不及、紊乱相攻,成为疾病,是近因。总因是根,具体病因是枝叶,近因是果,相依而存。赤巴紊乱时,因其本性属火,身体的元气就要受到灼热燃烧之害,所有热证均由它产生。培根紊乱时,因其本性属土和水,沉重而凉,身体就要降温,一切寒证都是由它产生。隆具有寒热两者的性能,当有太阳的性质时,则成为燃烧身心元气的助推;当有太阴性质时,则成为寒冷的助推。因此,隆是在身体上下、内外各处运行着,是寒热紊乱的主因。所以,隆是产生一切疾病的总原因。

外缘是使疾病明显发病的病源,与内因结合,使人体发病。外缘有三,即产生蔓延、潜伏发病、具体外缘。产生蔓延,是指疾病的产生、病势增重,或扩大蔓延而言。疾病产生蔓延的外缘,有时令的不及过甚颠倒、器官的不及过甚颠倒、起居行为的不及过甚颠倒三种。潜伏发病,分潜伏、发病、痊愈三个阶段的原因、性质和时间,依据隆、赤巴、培根三因的特性,各自的潜伏、发病、痊愈阶段的原因、性质和时间各有特色。具体外缘,分共同的发病外缘和特殊的发病外缘两类。共同的发病外缘是季节、邪气、转化等毒、不合适的饮食、医生的误诊等;特殊的发病外缘则与隆、赤巴、培根三因特性有关,如隆病的外缘是过量饮食味苦的药物和饮食、比如诃子和毛诃子等味涩的药物和饮食等。

综上,我们可以看出,中(汉)医学与藏医学都认为季节气候、饮食起居、情志因素等造成人体内物质和功能的失调,引起疾病发生。且,隆在生理条件下,大致类似中(汉)医的"气",病理条件下则相当于中(汉)医的"风邪";赤巴,生理条件下,相当于中(汉)医的"阳气,少火",病理条件下则类似中(汉)医的"火邪";培根,生理条件下,相当于中(汉)医的"水液、津涎",病理条件下相当于中(汉)医的"水湿、痰饮"。然而相较于中(汉)医学,藏医学由于受宗教观念影响,认为前世的罪孽是引发疾病的一个重要内因。

二、中(汉)医学与藏医学病机认识的异同

1. **中(汉)医学对病机的认识** 中(汉)医病机学说是以五脏为中心的藏象学说,把局部病变同机体全身状况联系起来,从机体内部脏腑经络之间的相互联系和制约关系来探讨疾病的发生和转变,从而形成了注重整体联系的病理观,其主要特点有:① 正气不足是发病的关键,居于主导地位,即"正气存内,邪不可干"。正气,是人体正常功能活动的统称,包括自我调节能力、环境适应能力、抗邪防病能力和康复自愈能力等。② 邪气是发病的重要因素。邪气,是对各种致病因素的总称。从整体来说,疾病的发生、发展与变化,无外乎邪正盛衰、阴阳失调、气血失常、津液失常等病机变化的一般规律。

就邪正盛衰而言,中(汉)医认为正气和邪气在疾病的发展变化过程中是不断发生消长盛衰的变化,正盛则邪退,邪胜则正衰。"邪气盛则实,精气(正气)夺则虚"。虚与实是相对的而不是绝对的,在疾病发展变化过程中,由实转虚、因虚致实和虚实夹杂,常常是必然趋势,因此,在临床上当以运动的、相对的观点来分析虚和实的病机。

阴阳失调,既是机体阴阳消长失去平衡的统称,也是脏腑、经络、气血、营卫等相互关系失调及表里出入、上下升降气机运动失常的概况,主要表现为阴阳盛衰、阴阳互损、阴阳格拒、阴阳转化及阴阳亡失等几方面,主要通过疾病性质的寒热表现出来。

气血失常方面,气血是人体一切组织器官进行生理活动的物质基础,《素问·调经论篇》云:"血气不和,百病乃变化而生。"气血的病理变化总是通过脏腑生理功能的异常反映出来,且由于气血之间有着紧密联系,因此在病理状态下,气病及血,血病及气,其中以气病及血为多见。

津液失常,是津液的输布失常、津液的生成和排泄之间失去平衡,从而出现津液不足,或输布失常、排泄障碍,致津液在体内环流缓慢,形成水液潴留、停阻、泛滥等病理变化。津液的代谢,由多个脏腑相互协调才能维持正常的代谢平衡,其中与肺、脾、肾关系最为密切。肺、脾、肾等脏腑中任何一脏功能异常,均能导致津液的代谢失常,形成津液不足,或津液在体内潴留,内生水湿或痰饮。

2. **藏医学对病机的认识** 藏医学认为,病入途径是内因由外缘增强诱发,病入身体,发生疾病。隆居位在骨骼,赤巴居位在血液和汗液,培根居位在上述三者剩下的其他部位,即精华、肌肉、脂肪、骨髓、精液、大便、小便等。精华等十大受害处与隆等三大损害者之间是相互依存的关系。由于时令、邪气、饮食、起居行为等四大病源产生的疏、烈等与隆、赤巴、培根三者任何一种属性相适合的功效,使隆等遭受与自身属性相同的损害时,首先隆、赤巴、培根三灾在自己的居位和容量方面发生紊乱相攻,损伤精

华等依存的身体元气。这样,三灾紊乱相攻和元气受害二者,使大便等秽物也受到损害。疾病一旦发作,通过皮肤、肌肉、脉道、五脏、六腑等六条途径侵入,表现出疾病各自的症状。

疾病侵入人体后,表现为隆病、赤巴病和培根病。消化食物之位大肠、髋骨眼、骨骼、关节、皮肤、耳等是隆病依存之位和发病部位,其中以大肠为主要部位;赤巴的发病部位是脐眼至胃中间或饮食消化未消化的半消化之际,同样血液、汗液、食物精华、黄水、眼睛、皮肤等处也是依存和发病部位,培根病的发病部位在胸部、喉部、肺脏、头部、精华、肌肉、脂肪、骨髓、精液、二便等处,同样还有鼻和舌,尤其是饮食未消化之位胃,是培根病发病的重要部位。

三因转化为三灾,成为疾病,其特征是各自的容量增多、减少、紊乱相攻。而增多、减少、紊乱相攻,是从隆病等疾病、精华等元气、二便等秽物三者产生和表现出来的。这三者各有其内因和特征。三灾增减的内因主要是个体疾病的转向增多或减少时,对饮食和起居行为颠倒而产生的。增多的特征分疾病增多的特征、元气增多的特征、秽物增多的特征三种。如隆病增多的特征为肌瘦色黑、喜欢温暖、身体颤抖、腹胀便秘、体力减弱、睡眠减少等;元气增多的特征为体温下降、身体沉重等;大便增多的特征为身体沉重、腹胀肠鸣等。减少的特征分三灾减少的特征、元气减少的特征、秽物减少的特征和精华减少的特征四种。如隆减少的特征为身体懒动、不喜说话、身体不适、记忆衰退等;元气减少的特征为肌肉消瘦、咽食困难、皮肤粗糙、忍受不了巨大声响等;大便减少的特征为小肠气胀而鸣、有时气逆上行、肋侧胸口疼痛等。紊乱相攻的特征分隆紊乱相攻、赤巴紊乱相攻、培根紊乱相攻三种。

病机是疾病发生发展和变化的机制,即致病因素作用于人体所出现的各种病理变化,是制定治疗原则、处方用药的前提。中(汉)医学以五脏为中心,从脏腑的功能特点及其相互关系的角度,进行综合分析,以阴阳失调、气血失常为主线,以明辨寒热虚实为要务。藏医则以隆、赤巴、培根三因为中心,认为三因的平衡协调在维持人体正常功能发挥中具有关键作用,从三者之间平衡关系的破坏导致量的增多或减少而引起的功能失常着眼,尤以病理性物质的增多为主要病机。

三、结语

由于历史、文化、政治等因素,藏医学在其发展过程中深受中(汉)医学影响,但又因其自身的宗教文化、经济特征等原因,又具有其独特性,是中华民族医药大家族里的一枚瑰宝。本文通过对中(汉)医与藏医药在病因病机认识上的异同,以管窥豹,简要介绍了两者的主要异同点,从中可以看出,两者都重视整体,以联系的观点来看待病因病机,但两者又有其不同,藏医药更注重内在三因的失衡引起机体一系列紊乱,中(汉)医则更注重外因对内在正气的影响,邪气干正,引起疾病发生。明辨中(汉)医学与藏医学之间的异同,有助于我们更好地理解两者,促进两者的交流与发展。

蒙医学与中(汉)医学对病因认识的异同

病因的研究历来是医学研究的核心问题之一。中(汉)医学经典《素问·五脏生成篇》曰:"欲知其始,先建其母。"传统医学的这种探求疾病原因,了解疾病本质的研究方向无疑是正确的。在当时科学技术水平条件下,只能在实践观察的基础上,借助取象比类的方法反推出病因,即审证求因。由于缺乏实证根据,又没有对致病过程细致研究,这些病因与现代医学相比不免有些笼统,确定性差。中(汉)医学如此,蒙医学亦然。探讨两种传统医学之间对病因认识的差异与相似之处,对于正确理解传统医学的认识方法和认识特点,提高临床诊疗水平具有重要意义。

一、蒙医学与中(汉)医学对病因的认识

1. **蒙医学对病因的认识**　蒙医学认为,身体内正常赫依、协日、巴达干、血、黄水以及"黏"虫是引起疾病的六大原因。其中三根称为基本病因,是产生一切疾病的根本原因。这里所指的三根,是人体内正常存在的赫依、协日、巴达干三种生命物质。三根只是引发疾病的潜在因素,在正常情况下,它们有保持平衡的内在机制,可谓"正气存内,邪不可干"。只有当外部条件的影响超过了其自我调节的限度,才会引起功能障碍或紊乱,出现各种症状。这里的外部条件一般称为外缘,也就是外因,通常分为四类:① 饮食,某种饮食过多或过少会引起相应的五元成分增多或减少而影响三根。② 起居,包括日常起居环境、行为、语言和思维活动等过多或过少引起三根变化。③ 气候,四季气候太过不及或异常引发三根变化。④ 其他,包括跌打损伤、突发事件、致病微生物侵入等临时意外原因。

蒙医学理论认为,六种病因所致六基证各有典型的临床表现和发生、发展、转归的规律。它们或分布于皮肤,或扩散于肌肉,或窜行于脉,或渗于骨骼,或降于脏,或落于腑,或侵入五官。有时单一,有时并发,有时继发,表现出相应的症状。疾病的过程一般分潜伏、发作、转归三期。蒙医还认为,疾病的种类虽然有多种,但本质上只有寒热两种。三根中协日为一切热病的原因,巴达干为一切寒证的原因。赫依有两面性,与两者均可结合而加重病情。寒热理论是蒙医学对一切病症本质的高度概括,具有总纲的性质。

2. **中(汉)医学对病因的认识**　中(汉)医病因学的发展经历了漫长的历史阶段。以《内经》为标志的中(汉)医理论形成时期,把病因分为阴阳两类。如《素问·调经论篇》说:"夫邪之生也,或生于阴,或生于阳。其生于阳者,得之风雨寒暑。其生于阴者,得之饮食居处,阴阳喜怒。"汉代张仲景著《伤寒杂病论》中把病因按其传变概括为三个途径,指出:"千般疢难,不越三条,一者,经络受邪入脏腑,为内所因也;二者,四肢九窍,血脉相传,壅塞不通,为外皮肤所中也;三者,房室、金刃、虫兽所伤。以此详之,病由都尽。"宋代陈无择著《三因极一病证方论》,在前人病因分类的基础上明确提出了"三因学说",将病因分为外感性致病因素、内伤性致病因素和其他致病因素三大类。"六淫,天之常气,冒之则先自经络流入,内合于脏腑,为外所因;七情,人之常性,动之则先自脏腑郁发,外形于肢体,为内所因;其如饮食饥饱,叫呼伤气,金疮踒折,疰忤附着,畏压溺等,有背常理,为不内外因。"始以六淫邪气为"外所因",情志所伤为"内所因",而饮食劳倦、跌仆金刃,以及虫兽所伤等则为不内外因。这种把致病因素与发病途径结合起来进行研究的分类方法较之以往更为合理、明确,对后世影响很大,故沿用至今。

现代中(汉)医学理论一般将病因归为六类,分别为:① 六淫,即风、寒、暑、燥、湿、火六种外感病邪的统称。② 七情内伤,七情即喜、怒、忧、思、悲、恐、惊七种情志变化。③ 疠气,是一类具有强烈传染性的病邪。在中(汉)医文献记载中,又有"瘟疫""疫毒""戾气""异气""乖戾之气""毒气"等名称。"疫者,感天地之疠气。此气之来,无论老少强弱,触之者即病,邪从口鼻而入。"④ 饮食劳逸不节或不及。⑤ 外伤,包括枪弹、金刃伤,跌打损伤,持重努伤,烧冻伤和虫兽伤。"饮食饥饱,叫呼伤气,金伤踒折,疰忤附着,畏压溺等,有背常理,为不内外因。"⑥ 痰饮、瘀血,是在病理过程中产生的病理产物。

蒙医学和中(汉)医学的病因理论在实践中经过长期发展和演变,逐步形成了各具特色的理论认识。但总的来说,两者仍然有很多相似之处。

二、两种医学病因理论的比较

1. **致病因素之一：气候变化**　人生活在自然界,自然界的气候变化是导致疾病的主要外因,疾病的发生无不受自然规律的影响和制约,所谓"夫人禀五常,因风气而生长,风气虽能生万物,亦能害万物。如水能浮舟,亦能覆舟"。天有六气,淫生六疾。淫者,过也,即邪气。"六气病源"说被称为中(汉)医学病因理论之创始。

中(汉)医"六淫"病因与蒙医所说的气候方面的外因相似。蒙医认为,气候变化的太过、不及或反常导致"三根"的不正常变化而导致疾患,特别是热病中的疫热与气候异常有很大的相关性。蒙医学上把一年分为六时,即初冬、隆冬、春季、盛夏、季夏、秋季。把一天也分为六时,即清晨、上午、中午、下午、初夜、半夜。疾病与季节和时辰有关,如赫依病多在夏季发作,日暮、黎明时发病;协日病主要多在秋季发生,中午、半夜时发病;巴达干病多在春季发生,初夜、上午时发病。中(汉)医外邪致病也有明显的季节性。《素问·生气通天论篇》有"春伤于风""夏伤于暑""秋伤于湿""冬伤于寒"之说。《素问·金匮真言论篇》曰:"春善病鼽衄,仲夏善病胸胁,长夏善病洞泄寒中,秋善病风疟,冬善病痹厥。"同时,地域有高下,气候有差异,邪因地而异。《素问·异法方宜论篇》有:东方者"鱼盐之地,海滨傍水",西方者"其民陵居而多风",北方者"其地高陵居,风寒冰冽",南方者"阳之所盛处也",中央者"其地平以湿"。《素问·阴阳应象大论篇》谓"东方生风""南方生热""中央生湿""西方生燥""北方生寒",都含有邪气因地域方位之不同而异的特点。蒙医则没有这种明显的地域特点,只局限在北方者"其地高陵居,风寒冰冽"而导致"生满病"而已。

从病理机制看,中(汉)医强调,外邪致病各随其脏气所应。《素问·阴阳应象大论篇》曰:"天之邪气,感则害人五脏。"吴崑注云:"风寒暑湿燥热,不当其位,是天之邪气也。风气入肝,寒气入肾,暑热之气入心,湿气入脾,燥气入肺,是害人之五脏也。"肝与春季相应,风气通于肝,风邪伤肝,春多肝病;肝开窍于目,主筋,故其病又多有目、筋的证候表现。故《素问·生气通天论篇》说:"风客淫气,精乃亡,邪伤肝也。"《素问·阴阳应象大论篇》说:"风伤筋。"

蒙医则认为,不同季节气候有不同的性质。即春季温暖、盛夏燥热、季夏雨季湿润凉爽、秋季燥热、初冬寒冷、隆冬严寒,周而复始。一日中的不同时辰,不同性质的气候变化交替出现,具有一定的规律性。如清晨和下午呈凉性、上午和初夜呈温性、中午和半夜呈热性。作为致病因素之一的气候变化所引起的疾病,就是与气候的这种性质有关。这种性质蒙医称为"十七效能",具有抑制(相反的)或增多(相同的)"三根"的二十种特性的作用。在正常情况下,人体内的"三根"随着季节的变换而出现变化,一日之内也有所增减,是一个动态变化的过程。这种变化往往影响着疾病的蓄积、发病和痊愈。因此蒙医强调季节养生的重要性。气候的变化是大自然的规律,为了保持健康,人们要学会适应气候变化。如《四部医典》曰:"季夏骄阳之光渐炎烈,只为耗力宜进甜凉食……春秋泻吐下赞润物,低剩反常酌情可施诊。"

2. **致病因素之二：情志变化**　情志又称情感,它是人在接触和认识客观事物时,精神心理活动的综合反映。七情六欲,人皆有之,在一般情况下,属于正常的精神生理现象。如果情志波动过于持久,过于剧烈,超越了常度,则将引起机体多种功能紊乱而导致疾病。此时,七情便成了致病因素。人的情志变化是由内外刺激引起的,即内源性因素、外源性因素。社会因素、环境因素、病理因素,都是导致情志变动的内外因素。

中(汉)医学上把七情作为内伤,蒙医则视为外因。蒙医认为人们的起居行为可以概括为"身、语、意",身体包括体力劳动、环境、穿着和临时性生理活动(如呼吸、哈欠、睡眠、饥饿、口渴、放屁、射精等,不可强忍或强作);语就是言语,喋喋不休或沉默寡言都会导致疾病;意就是情绪变化或心理活动。这种外因一般指人们日常生活中的情绪或心理变化,是一种常态化的行为,是相对平稳,长期作用于人体才能引起疾病,如经常生气或抑郁的人。还有一种情况是,情志变化是突如其来的,比较剧烈的反应,这种外因包括在其他外因中。从病理的角度看,蒙医学认为心理活动与饮食、气候变化一样,是通过影响人体"三根"的特性,引起三根的偏盛、偏衰或紊乱,进而影响三根之优势部位导致各种疾病症状。如赫依增多容易侵犯心和大肠,协日增多容易引起肝和小肠、胆的病变,巴达干增多容易累及肺、脾、肾胃、膀胱、精府等脏腑。

中(汉)医学则认为,情志与五脏相应,病则首伤五脏。《素问·阴阳应象大论篇》说:"人有五脏化五气,以生喜怒悲忧恐。"情志活动归属五脏而称五志,脏腑气血是产生情志活动的基础,情志活动又是脏腑气血功能活动的一种表现形式。情志过用则会伤及五脏,如《灵枢·百病始生》说:"喜怒不节则伤脏。"根据情志与五脏的相应关系,而有"怒伤肝""喜伤心""悲伤肺""思伤脾""恐伤肾"之不同。又因心主神明,为"五脏六腑之大主,精神之所舍",故情志所伤,五脏各有所属,总由于心。

蒙医重三根,情感的变化直接影响三根,如喜→赫依增多→影响心脏,怒→协日增多→影响肝等,与中(汉)医之"喜伤心""怒伤肝"可谓殊途同归。蒙医理论认为情志的变化多数引起赫依的变化,进而影响全身。中(汉)医认为:"怒则气上,喜则气缓,悲则气消,恐则气下,惊则气乱,思则气结。"(《素问·举痛论篇》)可见七情致病主要是通过影响脏腑气机,导致气血运行紊乱而发病的。这与蒙医有异曲同工之妙,如恐则气下,指恐惧过度使肾气不固,气陷于下,出现二便失禁等症。在蒙医理论看来,则是恐惧导致赫依增多而功能紊乱,影响位于心脏的普行赫依出现心悸等症,影响位于肾的下清赫依则会出现大小便失禁。由此可知,虽然不同的民族因其体质、民族心理、民族文化、社会环境的不同,情志对人体的作用和影响有所不同,但总体上说影响的部位和出现的症状大同小异,只是不同的医学体系的解释不同而已。

3. **致病因素之三:疠气** 疠气,是一类具有很强传染性的病邪。对此中(汉)医早有详细记载。明代名医吴又可在《瘟疫论》中提道:"夫瘟疫之为病,非风、非寒、非暑、非湿,乃天地间别有一种异气所感。"就是说疠气是一种自然界的毒疠之气,与普通的六淫邪气不同,它具有传染性强、易于流行、发病较急、病情严重、一气一病(即一种疠气导致一种传染病)、症状不同的特点。疠气可致传染性疾病方面,古人或多或少地对其发病规律有了认识。蒙医称其为"黏"病,黏(音 nián)是译音。蒙医学病因理论中属于六个总病因之一。蒙医认为"黏"是一种肉眼看不见的致病小虫,相当于现代医学的微生物一类病原体。"黏证"是具有急、烈、顽固等特点的一种病证。黏证多见于温热病中,在寒性病中亦见,其病种范围很广,不仅包括流行性脑脊髓膜炎、细菌性痢疾、霍乱、白喉等传染性疾病,还包括不具传染性的一些感染性疾患。在蒙古族聚居地区瘟疫在古代称为"Zhar"。"Zhar"在蒙语中意为广告,说明当时蒙古人对瘟疫传播迅速的特点有了相当了解。至后世,根据其发病急骤、病情较重、症状相似、传染性强等特点,将它列为"六基症"之一。蒙医很早就认识到不同的"黏"侵犯部位不同,出现不同症状,所以一般按其侵犯部位命名。

4. **致病因素之四:痰饮瘀血** 中(汉)医学病因中的痰饮瘀血与蒙医理论中的病因黄水和血相似。痰饮、瘀血与蒙医理论中的病态黄水、血的来源有相似之处,但在具体病理变化、导致的疾病以及症状方面有很大差别。中(汉)医认为,痰饮多由外感六淫,或饮食及七情内伤等,使肺、脾、肾及三焦等脏腑气化功能失常,水液代谢障碍,以致水津停滞而成。蒙医学认为,三根功能紊乱导致七素的正常分解生成发生异常,从而使病态黄水和血增多。蒙医认为血液性热,是保障润身养命的基本物质。过多食用热、锐性和辛、酸、甜味食物,长时间在烈日光下暴晒或高温中作业,情志暴怒,用力过度,刃伤,跌打震荡等均能导致血热旺盛性疾病。患者出现双目及颜面潮红,头痛,全身发热,口舌及齿龈糜烂,胸刺痛,衄血痰,脉象洪滑,尿色赤而气味大,大便发黑等症状。当寒冷等与血液本性相反之各种条件过多,长期食用缺少营养之食物或因某种原因大量失血等均可导致血液偏衰。此时患者出现头晕眼花,耳鸣,心悸,口唇发白,月经不调,脉象空虚等症状。

在蒙医理论中黄水是血液代谢的产物,也是人体的重要成分之一,存在于全身各处,尤其在肌肤及关节较多。正常时具有润滑关节、润泽皮肤的功能。过多食用未成熟之水果,腐败变质和不易消化之食物,长时间在寒湿环境中生活,使巴达干、赫依增盛,为巴达干赫依所转化与寒相结合则导致寒性黄水病的发生。患者过食锐、热性食物,用力过度,过于劳累,挫伤,震伤,长期在干旱环境生活,使血、协日增盛,为血、协日所转化与热相结合则导致热性黄水病的发生。黄水病患者主要出现湿疹,皮肤粗糙,瘙痒,黄水疮,全身水肿,肩毛头发脱落折断,关节疼痛,脉象抖动等症状。

5. 致病因素之五:饮食劳逸与外伤 饮食习惯对发病有一定影响,如饮食不节、过度,暴饮暴食则伤脾胃而致伤食或食滞,过食生冷易损脾。有阳气而致腹痛、泄泻;过食辛辣、油腻,易生湿热、生痰;饮酒过量,易生湿热,伤人气血。劳逸失常也是影响发病的因素,坚持劳动和体育锻炼的人,气血充盛,抵抗力强,不易生病。华佗云:"边摇则谷气得消,血脉流通,病自不生。"但持续性过度疲劳则伤气,即所谓劳则伤气。而过度的安逸少动则会引起气血不运,食欲不振,肥胖,多湿少气等。在蒙医中饮食劳逸,分别可归类于饮食和起居范围内。外伤,在蒙医里是其他外因,一般来说都是突发性的,是伤热的主要外因。而且既然是外因,它是通过三根起作用的,即外伤引起七素的损伤,如肌肉损伤、失血过多或动筋伤骨,引起三根的紊乱而出现各种症状。

另外,由于年龄性别不同,发病也有差异。如小儿脏腑娇嫩,气血未充,故易寒易热,易虚易实;妇女"产前多热,产后多虚"等。在蒙医理论中,认为不同年龄的人"三根"所占比例不同,如儿童"巴达干"占有优势,容易患巴达干病,青壮年协日偏盛,易患协日病,老年人则赫依增多,易患赫依病。年龄因素在发病原因中是一个不可忽视的因素。

三、蒙医学与中(汉)医学对病因认识的特点

作为传统医学的蒙医学和中(汉)医学,在阐释人体生命活动规律时都强调,人是一个有机联系的整体,人体脏腑组织器官在组织结构上不可分割,生理功能上相互协调,病理上相互影响;人生活在自然界,与自然界有着密切的关系。由此形成人体局部与整体统一,人与自然统一的天人内外统一体。这一观点反映在病因学方面,是从人与自然统一关系的破坏、机体本身整体联系失调两方面来认识致病因素。因而,自然界气候变化、情志失调、饮食劳倦都作为致病因素来研究。从现代医学的角度来说,中(汉)医学所提到的许多病因只是某些疾病的诱发因素,是它们引动了某些致病因子而导致疾患的。而且,这些病因不仅脱离病证而独立存在,其医学认识论的意义与客体的本体论意义是有巨大差异的。而蒙医学中当从外部诸因素里不能确定病因时,便转向人体之内,把"三根"的存在认为是基本病因,而把外部因素作为疾病的不可缺少的条件。总体上,中(汉)医与蒙医比较而言,中(汉)医在诊断治疗过程中主要以病症的临床表现为依据,即辨证论治,有时也通过分析疾病的症状、体征来推求病

因,为治疗用药提供依据,但应用很少。而蒙医则往往通过分析临床表现和其他因素,首先确定病因及病变部位,再针对病因和疾病侵犯部位选择相应的治疗方法。这种差别在其药学和方剂学的分类上亦有鲜明的体现。

蒙医药学中以"三根"的平衡失调为基本病机。"三根"的基本属性在病态下或增强,或减弱,表现出复杂的变化,是各种临床症状的内在原因。病机多围绕"三根"的运行规律,优势部位以及外缘,结合患者的具体情况(如年龄、体质等)得到合理的阐释。中(汉)医学病机则以五脏为中心,从脏腑的功能特点,脏腑之间的相互关系以及脏腑与经络、诸窍、形体关系的角度,进行综合分析,以阴阳失调、气血失常为主线,以明辨寒热虚实为要务。

四、结语

医学理论是医学体系的核心内容,是医学思想观念的直观体现,对各种临床诊疗技术起着规范和指导作用。通过对蒙医学和中(汉)医学病因理论的比较可以发现,建构两种医学体系框架的主要概念存在较大差异,即使是相似的概念,其内涵也有所不同,从而使阐释人体生命和疾病现象的基本原理亦不同。蒙医学的"三根""七素""五元"是中(汉)医学所没有的独特概念。由于五元有明显的构造性自然观,五元组合构成的"三根"与"七素"就具有了实物性质,因此蒙医学是以实物为本体的。蒙医学吸收了中(汉)医学的藏象学说和阴阳五行学说的部分内容丰富了脏腑理论,但始终未能占据主导地位。把正常状态的"三根"视为基本病因,其实质是一种预设的病因,这种病因只有在病理过程的结果中才能找到。从"六基症"来看,蒙医学在病因方面内在化倾向非常突出,外因无论如何,最后的结果总是由内因决定。

蒙医学与中(汉)医学诊断技术比较研究

蒙医学与中(汉)医学均为中国传统医学的重要组成部分,虽然两者在学术体系上看似不同,但由于两者均产生和发展于中华传统文化、长时期相互影响、相互渗透,使得两者的相似性大于差异性,近年来医学体系之间的比较研究成为国内传统医学学术界的热门课题。本文即在中(汉)医学与蒙医学的脉诊、舌诊、尿诊诊断技术等方面的相似性与差异性进行初步的比较研究。

一、舌诊

舌诊是中(汉)医诊断学中具有鲜明特色的诊断法之一。无论八纲、病因、脏腑、六经、卫气营血和三焦等辨证方法,都以舌象为重要的辨证指标。蒙医舌诊方面的研究相对于中(汉)医来说较滞后。在中(汉)医与蒙医都注重望舌质与舌苔的变化。蒙医注重的是舌苔,而中(汉)医舌诊认为舌质的变化比舌苔更重要。中(汉)医与蒙医在舌象主病方面差异较大,如蒙医认为赫依性病舌体短缩或僵硬,苔干而粗糙;协日性病舌色偏淡白或鲜红起刺,苔厚黏腻,巴达干性病舌体肥厚柔软湿润,苔灰白。中(汉)医认为心火盛舌尖红,苔干黄;肝气郁舌苍暗,苔薄白;脾虚湿困舌胖嫩,苔白腻而厚;肺气虚舌淡,苔薄白;肾阴虚舌红,少苔。

二、脉象

蒙医脉象学源于中(汉)医,但在传承和发展过程中,蒙医逐渐形成了具有蒙古族传统医学文化特色的脉象学理论体系。中(汉)医与蒙医的脉诊方法是一致的,即划分寸关尺,从不同脉象进行判断其病症的方法。但中(汉)医与蒙医在切脉部位与脏腑分属关系问题上有着很大区别,蒙医脏腑分属因男女不同。男左寸候心,关候脾,尺候左肾;而右手寸候肺,关候肝,尺候右肾。男女则相反。而中(汉)医脏腑分属不分男女,均以左寸候心,关候肝,尺候肾,右寸候肺,关候脾,尺候命门。中(汉)医与蒙医在脉诊部位和脏腑分属方面的差异有其理论基础,中(汉)医主要依据经络学说,而蒙医则侧重于解剖基础。这也许就是两种传统医学的最大区别所在。另外,中(汉)医与蒙医在脉象的分类及其属性方面也不太一致,蒙医有 12 种病脉,而中(汉)医有 16 种、24 种、27 种等不同分类。蒙医脉象分寒热,而中(汉)医脉象分阴阳。但有些脉象的主病,中(汉)医与蒙医有显著差异,如中(汉)医"滑脉主痰,或伤于食。下为蓄血,上为吐逆。涩脉少血,或中寒湿。反胃结肠,自汗厥逆",而蒙医"滑脉主血热证,如果其脉滑而明显,主胸部血热证;其脉滑而低沉,主血热与巴达干聚合证藏于内脏;其脉滑而数,主血、协日聚合证;其脉滑而缓,主血痢;其脉滑而粗,主消化不良初期",因此对临床指导意义就各不相同。

三、尿诊

尿诊是蒙医最具特色的传统诊断手段之一,其在发展过程中借鉴和吸收了中(汉)医学、古印度医学及藏医学的理论和经验。蒙医的尿诊内容相对于中(汉)医更丰富,中(汉)医认为尿液的形成与肾、膀胱、肺、脾、三焦以及津液的盈亏有关,以此了解津液的盈亏和病性的寒热虚实,而蒙医尿诊的发展与三根七素学说密切相关。此尿液可反映身体的情况特别是三根七素的代谢功能的正常与否。蒙医对尿诊前的准备、注意事项、采样时间、容器和观察光线都有严格的规定。望尿有"三时九候"法,即在尿液热、温、凉三个时段观察九个事项,分别是热时观察尿液的颜色、蒸汽、气味和泡沫;温时观察尿液中沉淀物和浮沫;凉时观察尿液变化的时间、变化的情形搅后回施的情况。患者的尿液分为总验尿法和具体验尿法两种。在总验尿法中列举了赫依、协日、巴达干、血等常见病的尿液征象。具体验尿法特别列举了热性尿和寒性尿的尿液征象,及容易误诊的几种病尿的鉴别法则。死兆尿液列举了 10 余种危重疾病的尿液征象。

总之,中(汉)医学与蒙医学体系哲学指导思想、诊断方法、药物方剂及治则治法方面既有相似之处,也存在一定的差异,其差异主要体现在一些具体的疾病认识方面,但随着与中(汉)医交流的日趋频繁,这种差异有逐渐缩小的趋势。长期以来,人们热衷于中(汉)医与现代医学的比较研究,呈现蒙医与中(汉)医之间,或者说传统医学之间的比较研究则相对薄弱,需要在今后的医学研究工作中更加重视。

傣医学四塔理论与中(汉)医学五行理论的异同分析

傣医学作为中国传统医学的一个重要组成部分,长久以来为傣族人民用以治病防病、强身健体。由于中(汉)医学与傣医学同属中国传统医学,在各自的理论体系中,如整体观、生命观、疾病观等方面有着相似之处,但与此同时,由于两者在地域及文化上等的差异,在理论体系中又各有独到之处。本篇从中(汉)医学的五行理论与傣族医学的四塔理论入手进行归纳与比较,以期取长补短,完善中国传统医学的理论构架,推动中国传统医学的发展与进步。

一、中（汉）医五行理论的内涵

中（汉）医学深受中国古代哲学思想的影响，其五行理论滥觞于殷商时代的五方观念，用五方对空间方位进行总括。及至春秋时期，出现了五材说，即将一切有形物体归纳为木、火、土、金、水五大类，并肯定了世界的物质性。其后，《尚书·洪范》的出现标志着五行理论的形成，该书记载："五行，一曰水，二曰火，三曰木，四曰金，五曰土；水曰润下，火曰炎上，木曰曲直，金曰从革，土爰稼穑；润下作咸，炎上作苦，曲直作酸，从革作辛，稼穑作甘。"将五种具体的物质材料从哲学高度进行抽象概括，并推演至其他事物，按此五种特点进行归纳总结。在此基础上，之后又出现了五行相生相克学说，以解释自然界中事物的相互联系及其变化规律。从具体到抽象，从简单事物到复杂世界，从相互独立到相互联系，五行理论逐渐发展成熟，成为中（汉）医基础理论中不可或缺的一部分。

具体而言，五行指具有木、火、土、金、水五类物质材料属性的事物之间的相互联系及其变化规律，"行"可代表次序，也可代表运行变化，兼具静态与动态之意。古代中华民族在长期的生活实践中，通过对木、火、土、金、水五种具体的物质材料的观察从而得到了初步的感性认识，并逐渐形成了抽象的理性理解，使得五材说得到了发展与升华。五行理论中的木、火、土、金、水五者，已不再局限于对这五种事物本身的描述，而是对复杂世界中各类事物进行分析与归纳，具有更广泛而抽象的涵义。

木曰曲直，指树木的树干笔直向上、树枝向外伸展的生发特性，将具有生长生发、条达舒畅特性的事物归属于"木"；火曰炎上，指火的温热、升腾的特性，将具有炎热、升腾、繁茂特性的事物归属于"火"；土爰稼穑，指土能接受播种庄稼与收获农作物，将具有受纳、承载、运化特性的事物归属于"土"；金曰从革，指金的肃杀、潜降的特性，将具有肃降、收敛的事物归属于"金"；水曰润下，指水的滋润、下行的特性，将具有寒凉、滋润、下行的事物归属于"水"。先人将各类事物的特性与五行进行比较并归纳，从而将事物划分为五大类，这其中既包括自然界的事物，也包括人体自身的物质。如季节与五行相配属，春季万物萌发、生机盎然，故归属于"木"，而秋季万物萧条、生机潜降，故归属于"金"。再如人体五脏与五行相配属，肝主疏泄喜条达，故归属于"木"，而肺具有清肃宣降之性，故归属于"金"。将事物按五行的特性进行分析与归纳，帮助人们更好地了解自然界的万事万物，而更为重要的是，也使人们对自身的组织结构与心身变化有了更系统的理解与认识。

在根据五行对各类事物进行分析与归纳的基础上，诞生了五行的相生相克学说，从而使对某一事物本质的独立认识上升到对事物与事物间相互联系的系统认识。相生是一种事物对另一种事物具有促进、资助的作用，如木生火、火生土，而相克（相胜）则是一种事物对另一种事物具有抑制、约束的作用，如土克水、水克火，这一关系在汉代董仲舒的《春秋繁露》中概述为"比相生而间相胜"，意即相邻者为相生，而相隔一位者为相克（相胜）。五行的相生相克属于自然界活动或人体内部活动的正常现象。相生是事物间的积极作用，使得万事万物生机盎然，而相克则是事物间的消极作用，《素问·宝命全形论篇》云"木得金而伐，火得水而灭，土得木而达，金得火而缺，水得土而绝"，正是由于这种相克关系的存在，五行相生不至太过而转为害，因此自然界得以蓬勃发展，人体生命活动得以正常运行。如果五行相克太过则为相乘，五行反克为害则为相侮，是五行间不正常的相克关系，将导致自然界的生机失衡，人体生命活动出现病理变化。在这一点上，五行理论与阴阳理论中所提及的阴阳相互依存、相互资生与相互制约的关系有着异曲同工之妙，而从《素问·阴阳应象大论篇》一篇中所载对阴阳与五行的描述中不难得出，五行理论应是阴阳理论的"升级"，《类经图翼》中也指出"五行即阴阳之质，阴阳即五行之气，气非质不立，质非气不行"，以"二分法"为核心的阴阳理论是古人用于认识自然、改造自然的方法论,而根植于"多元论"的五行理论更是对复杂世界进行了进一步的解释与归纳,帮助人们更好地认识自然以及认识自己。

在中(汉)医学中,五行理论得到了充分的运用,说明了人与自然环境的统一性,阐述了人体的生理功能与病理变化,并指导了疾病的诊断与治疗,从而构筑了中(汉)医基础理论的重要框架:① 说明人与自然环境的统一性:如《素问·阴阳应象大论篇》中记载"东方生风,风生木,木生酸,酸生肝,肝生筋,筋生心,肝主目"。② 说明五脏的生理功能及其相互联系:如肝喜条达而恶抑郁,故归属于木;木生火,则有肝藏血以济心;木克土,则有肝制约脾,肝性条达以疏通脾土之壅塞。③ 说明五脏的病理变化及其相互联系:如肝病传心,则心肝火旺;肝病传肾,则肝肾精血不足;肝病传脾,则肝郁脾虚;肝病传肺,则肝火犯肺。④ 指导疾病的诊断与治疗:如面色发青、胁痛、易怒、脉弦,则提示肝病,治宜疏肝理气;若肝病传肾,肝肾不足,治宜滋水涵木;肝病传心,心肝火旺,治宜清泻心火;肝病传脾,肝郁脾虚,治宜抑木扶土;肝病传肺,肝火犯肺,治宜佐金平木。此外,还能以情志相胜法治疗情志病,如肝在志为怒,肺在志为悲,《素问·阴阳应象大论篇》中指出"怒伤肝,悲胜怒",意即以金克木。

二、傣医学四塔理论的内涵

傣族主要分布在我国的云南地区,温暖潮湿的气候以及草木丛林的覆盖为病菌的滋生与繁殖提供了温床。傣族在长期的生产实践以及与疾病的斗争中,积累了许多宝贵的诊疗经验,与此同时,由于中原文化、古印度文化的传入,傣族吸收了小乘佛教中的"四大",即地、水、风、火四种构成物质世界的基本元素,逐渐发展形成了极具民族特色的四塔理论,是傣医学的一个重要组成部分。

四塔是"塔都档细"的简称,"塔都档细"是汉语音译,其中"塔"意为元素、要素。四塔理论广泛记载于《巴腊麻他坦》《帷苏提麻嘎》《嘎牙山哈雅》等文献中,与佛教之"四大"有众多相似之处。佛教认为,自然界的万事万物与人体都是由"四大"即地、水、风、火四种基本元素构成,"四大"因缘凑合则生,因缘分散即灭。四塔理论在佛教"四大"的基础上,提出了以四塔来描述人体的组织结构、生理功能与病理变化,包括风、火、水、土四类。傣医学认为,风能使万物长,火能使万物熟,水能使万物润,土能使万物生,风、火、水、土是构成人体的基本要素,是维持生命的重要物质。

风塔(傣语"塔拢")具有流动、转动的特性,形如凛冽的寒风,泛指人体各脏器的生理活动以及人体生命活动的外在表现,凡具有生长、资助作用的物质与功能归入"塔拢",包括呼吸、消化、排泄、生殖、站立、行走等,与中(汉)医学中的"气"类似。"塔拢"是人体生命活动的物质基础与原动力,促进了机体的新陈代谢与生长发育。由于风动而不定的特性,若机体感受病邪或脏腑功能异常,会导致体内风(气)运动失调,出现各种病症,同时还可夹杂病邪侵犯人体引起其他病变。傣医学认为"百病皆为风作怪",因此"以风论病"是其特色之一。

火塔(傣语"塔菲")具有温暖、温热的特性,形如炽热的火焰,泛指人体的热量、能量,凡具有温煦、成熟作用的物质与功能归入"塔菲",包括人体的正常体温、促进生长发育的热能、促进消化吸收的热能、维持生命活动的能量等。"塔菲"具温煦机体之功,是生命活动的根本,体内的火亢奋或不足,会损耗风(气),从而影响机体正常的生理活动。

水塔(傣语"塔喃")具有滋润、聚合的特性,形如奔腾的江河,泛指人体中正常运行的各种体液,凡具有滋养、补益作用的物质与功能归入"塔喃",包括血液与其他体液,与中(汉)医学中的"血"与"津液"类似。"塔喃"是有形之物,具有维持组织器官正常功能与调节体温的功能,是人体生命活动不可缺少的物质本源。

土塔(傣语"塔拎")具有坚实、坚固的特性,形如巍峨的群山,泛指人体五脏六腑以及其他组织器官所构成的整体,凡具有承载、保持作用的物质与功能归入"塔拎",包括心肺、胃肠、肾、骨骼、肌肉等。"塔拎"包含了整个机体,是构成人体的最重要的物质本源,涵盖了消化食物、化生气血、滋养躯体、排泄糟粕等作用,并协调机体各组织器官的生理功能,维持了人体全身的正常生理活动,是四塔之本。

与中(汉)医学的五行理论类似,四塔中每一塔也不能孤立存在,在四塔间存在着共栖平衡的关系,确保了人体正常的生理状态。如风塔("塔拢")与火塔("塔菲")之间,风塔依赖于火塔的温煦与成熟,火塔依赖于风塔的推动与资助,两者相辅相成;火塔("塔菲")与水塔("塔喃")之间,火塔维持了体内正常的生机能量,若机体之火过亢,水塔可通过吸收热量进行代偿调节,从而维持人体的正常体温与正常的生理活动,两者相互制约;至于作为四塔之本的土塔,则统管协调了各塔之间的正常协作。因此,《巴腊麻他坦》称四塔间"依照俱生,相互依止,互不离缘"。此外,机体内的四塔与自然界的风、火、水、土四种物质元素间也存在着平衡关系,自然环境的变化可导致人体四塔间的失衡,包括四塔不足("塔都软")、四塔过盛("塔都想")以及四塔衰败("塔都迭"),使得原本作为维持人体生理活动重要元素的四塔转变为致病因素,从而引起人体的各种病理变化。

四塔理论作为傣医学的理论核心之一,是傣医对自然界与人体的发生发展变化规律的认识,用以阐述人体的生理活动与病理变化,并指导临床诊断与治疗,构建了傣医学理论体系的基本构架。

三、中(汉)医五行理论与傣医学四塔理论的比较

中(汉)医学的五行理论与傣医学的四塔理论在各自的理论体系中,如整体观、生命观、疾病观等方面有着相似之处,而与此同时,由于两者在生存环境与原初用药经验等认识上的差异,对于人体结构与功能上的认识有所不同,对于五行间关系与四塔间关系的阐述亦有所区别,因此这两套理论体系同中有异。

1. 五行理论与四塔理论的相似点

(1) 两者的整体观:整体观是在观察与分析事物时,注重事物的统一性、完整性与联系性。中(汉)医与傣医在对人体的认识上,均十分重视人体在结构与功能上的统一、形体与精神上的统一以及人与自然界的统一。两者都认为,人体是一个有机整体,体内的组织器官在结构上相互联系,在生理功能上相互协调,在病理状态下相互影响,同时强调人体正常的生命活动应包含形体与精神的有机融合,形体是精神的依托,精神是形体的主宰,意即"形神合一"。此外,人与自然界的关系密不可分,人体通过自我调节来主动适应自然环境变化,以维持正常的功能活动。

在五行理论中,人体可按照五行属性分为五大类,如五脏、五志,五行间的相生相克确保了人体生命活动的正常运行,而若五行间相克太过(相乘)或反克为害(相侮)则会导致人体生命活动出现病理变化。同样,在四塔理论中,人体按照四塔属性分为四大类,四塔既各司其职,又由土塔进行统一协调,共同维持人体的正常生理活动,而任何一塔的变化都将会影响到其他三塔的功能,引起机体的病理变化。由于人生活在自然界中,环境的变化会对机体产生正面或负面的影响,五行间或四塔间通过相互协调,维持了人体对自然环境的良好适应性。

因此,五行理论与四塔理论在对人体生理活动与病理变化的阐述中,都强调了整体观的重要性,无论是在人体内部还是人与自然界之间,都不应孤立片面地分析问题。人体的生理活动或病理变化,不

是简单的一个点或是一个面上的问题,而是由于广泛联系的存在使得在整体中发生了改变。

(2)两者的生命观:生命观是人类对自然界一切生命体的态度,医学理论的本质就是阐释人类对于自身生命的根本看法。在哲学范畴中,一元论认为世界的本原是物质或意识,二元论则认为世界的本原是物质和意识,而多元论则主张世界由多种本原构成,五行理论与四塔理论的结构基础正是多元论,且确切来说,两者都将世界归结为具有多种物质本原,是唯物主义的多元论,是在当时的时代背景下做出的对人体生命现象较为完整的阐述。

生命的诞生是一种自然现象,人的生命是自然界发展过程中所孕育的产物。生命现象的一大基本特征就是恒动不止,这一特征贯穿了人体的整个生命过程。然而,恒动不是杂乱无章,也不是简单的周而复始,而是能随着自然环境或体内的变化而作出自我调控。生命活动中的各个环节既能相互促进,又能相互制约,从而形成了一个相互协调的始终处于动态平衡中的生命系统,五行理论与四塔理论正是如此。五行理论中提到了五行间相生相克的密切联系,五行的相生起到了正向作用,推动了旺盛的生机,而五行的相克则起到了负向作用,避免了生机过亢转而为害。在生中有克、克中有生的动态平衡中,维持了人体生理活动的正常进行,正应《类经图翼》中所言"造化之机,不可无生,亦不可无制,无生则发育无由,无制则亢而为害"。同样,在四塔理论中,四塔存在着共栖平衡的关系,在相济相制间亦可相互转化,如火塔过旺,则水塔制之,火塔不足,则水塔济之,从而维持人体正常的体温与正常的生理活动。

另外,五行理论与四塔理论都提及先天、后天与生命活动的关系。先天即先天禀赋,主要与父母相关,父母的体质、胎儿的孕育与分娩都会影响到先天禀赋,后天即胎儿出生后影响其生长发育的各种因素,健康的躯体与旺盛的生机有赖于先天禀赋与后天因素的共同作用。五行理论中,五行分别对应人体之五脏,其中肾为先天之本,主藏精,肾精为机体生长、发育与生殖的物质基础,而脾为后天之本,主运化水谷精微,营养物质的消化与吸收对出生后机体的生命活动的维持与延续起到了至关重要的作用。四塔理论中,火塔意味着体内的能量与热量,水塔意味着体内正常运行的各种体液,火塔与水塔在先天受禀于父母,在后天受水谷精微之补充,机体有赖于火塔的温煦成熟以及水塔的滋养补益,从而保证生命活动的稳定与延续。

因此,五行理论与四塔理论在对人体生命活动的阐述中,都根植于唯物主义的多元论,强调了五行间或四塔间的动态平衡,以及良好的先天禀赋与健全的消化吸收功能对于维持正常生命活动的重要性。

(3)两者的疾病观:疾病观是对于健康、疾病及两者间关系的基本观点,是医学理论的重要组成部分。正确的疾病观将引导人类采取正确的态度和措施与疾病进行斗争,促进人类的健康与繁衍,并推动医学的发展与进步。自古以来,人类对疾病的发生有着各种不同的看法。在愚昧落后的原始社会时期,由于人类认知世界的能力与手段有限,疾病的"鬼神说"曾经一度被奉上神坛。将疾病归因于鬼神之类的超自然力量所为,使得人类对于疾病只能抱以听天由命的消极态度,全然迷信于巫术与祷告。随着社会的发展,人类对世界与自身的认识开始深入,逐渐摒弃了鬼神说,并认识到疾病是一种伴随健康而来的自然过程,其变化有规律可循,五行理论与四塔理论正是在对疾病的探索中所建立起的特有的医学理论体系。

五行理论与四塔理论均认为,五行间或四塔间的动态平衡维持着人体正常的生理活动,如果原有的动态平衡被打破,则将导致疾病的发生。五行理论认为,五行间的相生相克是维持正常生理状态的重要因素,如五行中一行过于强盛或虚弱,都会由于五行相克异常而导致相乘或相侮,表现为机体功能过亢或功能不足的病理变化,故《素问·五运行大论篇》中言"气有余,则制己所胜而侮所不胜;其不及,则已所不胜,侮而乘之,已所胜,轻而侮之"。在四塔理论中也有类似的描述,四塔间通过自我调节来维持共栖平衡的关系,若内外致病因素导致四塔失衡,则会出现四塔过盛、不足甚至衰败的病理变化,正应《巴腊麻他坦》所言:"我今此身,四塔合和,四塔各离,今者身亡。"

正因疾病的发生是打破了五行间或四塔间原有的动态平衡,在治疗上,纠正失衡以重新达到动态平衡是治疗的主要目标。相乘相侮所引起的功能过亢或功能不足的病理变化,在治疗时往往同时采取抑强扶弱的手段,若一行过强为主则侧重于制其强盛,而一行虚弱为主则侧重于扶其不足。同样,一塔的偏盛或偏衰会引起其他三塔的功能失调,在治疗时遵循有余者损之与不足者补之的原则,并根据偏盛或偏衰的主次关系进行权衡。

五行理论或四塔理论在疾病的认识上,都认为应该在对功能状态作出评估后,以药物等多种手段来恢复五行间或四塔间的平衡,将机体的各个系统纠正到正常状态,意即《素问·至真要大论篇》所言"以平为期"。两者都强调相互协调与动态平衡的重要性,在治疗时不执着于某一致病因素,也不拘泥于某一特定疾病,而是在全面考虑内外各种致病因素对人体的综合影响后,从人这样一个整体入手,通过治人来治病,通过恢复机体的正常状态来达到自我调节、治愈疾病并抵御疾病的目的。

2. 五行理论与四塔理论的不同点

(1) 两者在发展过程中对知识源的倚重程度有所不同:中(汉)医学与傣医药学都是中国传统文化的重要组成部分,但由于汉族与傣族所处环境和获取知识的途径及扬弃有所不同,故而,相同知识源对两者的发展产生的影响有所不同。

中(汉)医的发展深受道家与儒家的影响。道家的"顺乎自然""无为而治"的思想对中(汉)医"天人合一"的观点以及养生观的形成功不可没,而儒学作为中国传统文化的主要标志,对五行理论的形成起到了提纲挈领的作用。儒家重"仁",即要求对他人尊重与友爱;儒家重"礼",即重视社会秩序与等级观念;儒家提倡"中庸",即强调平衡与协调。《尚书》是儒家经典之一,也是先秦时期论述五行的重要著作。在《尚书·大传》一篇中记载了"水火者,百姓之所饮食也;金木者,百姓之所兴作也;土者,万物之所资生,是为人用",对五材进行了分类,并对各自的性质进行了概括,其后在《尚书·洪范》一篇中描述了五行"水曰润下,火曰炎上,木曰曲直,金曰从革,土爰稼穑"的特性,将物质材料上升到了抽象理论的层面,五行理论初具雏形。及至西汉时期,儒学受到推崇,其文化地位获得了巩固。西汉思想家、哲学家董仲舒继承并发展了五行理论,在《春秋繁露·五行对》篇提出"天有五行,木火土金水是也。木生火,火生土,土生金,金生水",归纳出五行间的相生关系,并进一步在《春秋繁露·五行对》篇总结了五行间"比相生而间相克"的变化规律,说明了五行间井然有序、相互协调对自然界与生命活动的重要性,体现出"礼"与"中庸"的观念,五行理论也臻于成熟。此外,儒家的"仁"也融入了中(汉)医的行医实践中,足见儒学对中(汉)医学的影响力。

不同于中(汉)医,傣医的发展则主要受到了佛教的影响。伴随着佛教文化传入傣族地区,傣族吸收了其小乘佛教的精髓。在文字方面,傣族在古印度巴利文的基础上创造了傣文,并将傣文以贝叶为载体记录下来,形成了具备傣族特色的贝叶文化,其文化核心贝叶经中记载了众多关于医药卫生的内容;在思想方面,则借鉴了佛教的"四大"与缘起观,衍生出傣医的四塔理论。佛教认为,地、水、风、火是构成物质世界的四种基本元素,称为"四大",是物质世界存在的根本原因,而所谓缘起指的是世间一切事物都不是独立存在且恒定不变的,而是由于各种条件的聚合而相互联系且处在永恒变化中,万事万物因缘聚合而成,因缘离散而亡。四塔理论在"四大"与缘起观上进一步发展,提出以风、火、水、土四塔来描述人体的组织结构、生理功能与病理变化,探讨了四塔间"依照俱生,相互依止,互不离缘"的关系,阐明了四塔间共栖平衡对人体正常生命活动的重要性,成为傣医探讨自然界与人体生命活动的方法论。

(2) 两者对于人体结构与功能的分类:五行理论与四塔理论都对人体生命活动进行了详细的阐述,虽然都属于唯物主义的多元论,但在对人体结构与功能的分类上有所区别。

五行理论中,木、火、土、金、水五种属性分别对应人体的肝、心、脾、肺、肾五脏,此外尚能对应目、舌、口、鼻、耳五官,筋、脉、肉、皮、骨五体,泪、汗、涎、涕、唾五液等,对人体结构与功能划分较为明确,每一部分既具有各自的功能,又与其他部分相互联系。而四塔理论中,风、火、水、土并非与人体结构一一对应,而是更侧重于根据四塔动、暖、湿、坚的特性对人体生理功能进行归纳,其中风塔包含 6 种,火塔包含 4 种,水塔包含 12 种,土塔包含 20 种,以土塔最为重要。

具体来看,五行中的火、水、土与四塔中的火、水、土在人体结构与功能上有所不同:① 五行中火具有温热、升腾的特性,与心、舌、脉、汗等对应;四塔中火塔具有类似的温煦、推动的特性,但火塔所对应的并非人体有形的结构或物质,而是指人体的正常体温与维持各种生命活动的能量。② 五行中水具有滋润、下行的特性,与肾、耳、骨、唾等对应;四塔中水塔具有类似的滋润、补益的特性,但水塔对应的是机体内正常流动的体液,包括血与其他体液,因此代表了机体内的物质储藏。③ 五行中土具有受纳、承载的特性,与脾、口、肉、涎等对应;四塔中土塔具有类似的承载、保持的特性,但土塔的范围更为宽泛,一方面具有消化食物、化生气血、滋养躯体、排泄糟粕的功能,另一方面代表了由脏腑以及其他组织器官所构成的整体,是构成人体的第一物质本源,是四塔之本。

因此,五行理论根据人体的脏器、组织、体液等不同类别的结构或物质进行了较为细致的划分,每种结构或物质都可以在五行中找到相应的位置,而四塔理论则是直接对整个人体的所有有形与无形之物进行笼统的分类,一一对应的关系并不明显,而且从概念上来看更为抽象。

(3) 两者各组成部分之间的相互联系:五行理论与四塔理论均强调五行间或四塔间的动态平衡对维持人体正常生理活动的重要性,但两者在阐述五行间或四塔间的关系时各有侧重。

五行的"行"含有次序的意义。五行理论明确指出了五行间"比相生而间相克"的生克制化关系。由于五行间正常的相生相克,自然界得以蓬勃发展,人体生命活动得以正常运行,而当五行间出现不正常的相生相克,即相乘相侮时,将导致自然界的生机失衡,人体生命活动出现病理变化。引起相乘相侮不外乎两种原因:一种是由于五行中一行过于强盛,造成对被克一行的克制太过(相乘),甚至反克原先克制其自身的一行(相侮),此时机体病理表现以实证为主;另一种是由于五行中一行过于虚弱,对被克一行的克制不足,易被反克(相侮),同时也可出现被克制其自身的一行克制太过(相乘),此时机体病理表现以虚证为主。因此,五行理论着眼于次序,强调了五行间的有序平衡,可以认为是儒家思想"礼"的体现。

四塔的"塔"则是元素、要素的意义。在四塔理论中,四塔间的关系不如五行间明确,而是着重阐述了四塔间的和合共生,人体疾病的发生是由于四塔间的不合,这种不合可能是一塔与其他三塔的不合,也可能是几塔相互不合,出现了四塔不足、四塔过盛或四塔衰败的病理表现,正应《巴腊麻他坦》所言"我今此身,四塔合和,四塔各离,今者身亡",而且,四塔的偏胜偏衰并非独立存在,只是主次的不同。因此,四塔理论着眼于元素,强调了四塔间的共生平衡,是佛教"四大"与缘起观的进一步发展。

根据上述五行理论与四塔理论的特点,两者在中(汉)医学与傣医学辨证论治的应用上也有所差异(表 14 - 15)。五行理论逻辑上较为严谨,可以根据五行的特性研究脏腑等组织器官的五行属性,以相生相克说明脏腑间的生理功能联系,以相乘相侮分析脏腑间病理情况下的相互影响,病位与病机比较明确;四塔理论因为强调元素,四塔间的关系不甚明确,且四塔中侧重于土塔,所有组织器官皆由土塔所主,因此在分析疾病时不易辨明病位,在生理功能与病理变化的阐述上具有一定的局限性。

表 14-15　中(汉)医五行理论与傣医四塔理论的相似点与不同点

类别	比较方面	五 行 理 论	四 塔 理 论
同	整体观	人体内部的整体性,人与自然的统一性	
	生命观	根植于唯物主义的多元论,强调了人体动态平衡以及先天后天因素对于维持正常生命活动的重要性	
	疾病观	疾病的发生是由于动态平衡的打破,通过纠正失衡来恢复正常生理状态,通过治人来治病	
异	主要知识源	道家"顺乎自然""无为而治"思想,儒家"仁""礼""中庸"思想	佛教"四大"与缘起观
	对人体结构与功能的分类	对应关系明确,分类较细致、具象	对应关系不明确,分类较笼统、抽象
	内在联系	侧重次序,强调五行有序平衡	侧重元素,强调四塔共生平衡

四、总结

中国传统医学不仅仅是医学理论,在其中更是包含了浓厚的文化底蕴与深刻的哲学思想。要真正了解一种民族传统医学,在医学理论的基础上还应包括对其背后文化与哲学的深入认识,从而更好地理解其内涵。中医学与傣医学均为中国传统医学的重要组成部分,其中五行理论与四塔理论都是探讨自然界与人体生命活动的方法论,以这两者作为切入点进行比较,不难发现两者既在整体观、生命观与疾病观上有共通之处,又因所处环境及原初用药经验等不同而各具特色。

目前,中(汉)医学作为中国传统医学的主流而受到重视,但同时也应该看到,其他各民族传统医学亦各有千秋。因此,应梳理理法方药,通过相互交流,并借助现代化的技术与手段,以期取长补短,完善中国传统医学的理论构架,促进融合推动中国传统医学的发展与进步。

傣医学与中(汉)医学的"望、闻、问、切"的比较

中国历史源远流长,中华文化作为古老文化之一始终持续,首要条件是要保持一定的人口数量与质量,这方面中国传统医学的保驾护航功不可没,其中最成熟、影响最大的是中(汉)医学,此外尚有其他民族传统医学也发挥了相应的作用。如傣医学不仅是傣族传统文化的精华,也是中国传统医学的重要组成部分,它是傣族人民长期在与自然和疾病的斗争中,不断认识、积累、总结出来的,具有鲜明的地域特色及民族特色的传统医学,以"四塔""五蕴"理论为核心,具有较完整的理论体系。

汉族和傣族的文化背景的相似性和差异性,决定了中(汉)医和傣医既有相似点,也存在差异。比如:汉、傣两个民族的生活都较为广泛地受到宗教及哲学思潮的影响,汉、傣两个民族都有发达的长时间的农耕史,且有着长期、广泛的与其他民族进行文化交流的历史,更重要的是汉、傣两个民族一直生活在中华文明的氛围中,这些相同或者相似的文化背景,决定了中(汉)医学与傣医学的同质性,如:哲

学层次的理论、整体观等。而汉族属于中原文化圈,主要是受道教、儒家文化的影响,也有佛教文化参与。傣族虽有中华文化的鲜明底色,但曾经也被归为属于小乘佛教文化圈,主要受佛教的影响,这决定了两种传统医学同中有异。中(汉)医以"阴阳五行、脏腑经络、气血津液、精气元气"等理论为指导,傣医以"四塔、五蕴、三盘、雅解"学说为指导,诊断方面中(汉)医有"八纲辨证、脏腑辨证、六经辨证、卫气营血辨证"等疾病的判断方法,而傣医则是"四塔辨病、三盘辨病及以年龄、季节、居住地、肤色等辨识疾病"的方法。但不管中(汉)医还是傣医在采集临床资料的方面都是以"望、闻(听)、问、切(摸)"为基本方法的,下面就分望诊、闻诊、问诊及切(摸)诊四个方面介绍中(汉)医及傣医的诊法异同。

一、望诊

望诊,傣医称"短朴害",是医生运用视觉对患者整体和局部变化进行有目的的观察,以了解健康状况,测知病情的方法。望诊在中(汉)医诊断学中属于四诊之首,并有"望而知之谓之神"之说。《医门法律·明望色之法》说:"凡诊病不知察色之要,如周子不识风汛,动罹复溺,鲁莽粗疏,医之过也。"望诊在傣医诊断学中也占有重要地位。

1. **望神** 中(汉)医神的意义有二:一是"神气",是指脏腑功能活动的外在表现;二是"神志",是指人的思维、意识和情志活动。神有五神:神、魂、魄、意、志。具体来说,神包括人体生命活动规律及生命活动中的外在表现、思维意识等;魂指一些非本能的,较高级的心理活动;魄指的是一些与生俱来、本能的、较低级的神经活动;意指意念和记忆,表现为对一定事物的指向和集中;志指有明确目标的意向性心理过程。神的产生依赖于精气,《灵枢·本神》曰:"生之来谓之精,两精相搏谓之神。"中(汉)医望神主要望目光、色泽、神情、体态等方面,判断是否得神、少神、失神或假神,而诊察眼神的变化是望神的重点,有"神藏于心,外候在目"的说法。

望神在傣医诊断学里属于"短夯塔"的内容,主要望的是"色、识、受、想、行"这五蕴,其中,色蕴指人体形态、容颜等外貌及人的精神状况,是人体结构及生命活动的外在表象;识蕴指人对外界的认知、识别、判断能力;想蕴指人的理性活动,想象能力、思维能力,思想和欲望等;受蕴是外界信息刺激而产生的各种情绪体验,也包括好恶、喜乐、苦忧等感受;行蕴具有"动""变化"之意。指人体各种生理功能的内在变化,即从自受精卵开始,生长、发育,至衰老、死亡,这种生命的运动变化就称为行蕴。傣医把五蕴视为构成人体的各种物质成分和精神要素的聚合体。通过对患者的精神、意识、动作、反应等方面的观察,来初步诊断一些精神、神志、神经系统有关的各种疾病。傣医的"五蕴"类似于中(汉)医的"精、气、神"的结合,只不过中(汉)医里是先有精气后有神,而傣医强调的是生命体和神同生同长,无先后主次之别。

2. **望色** 色诊是通过观察人体皮肤、体表黏膜、分泌物和排泄物色泽变化来诊察病情的方法。中(汉)医的色有常色和病色,都分为青、赤、黄、白、黑五色,五色都有相应的五脏所主,且常色中分为主色和客色,病色中又细分为善色、恶色来表示病情的轻重。辨别时不仅看色还看泽,通过望色来辨别脏腑气血的盛衰和病证的性质,如赤色是热证,白色是虚、寒和失血,黄色是脾虚、湿证,青色是寒、气滞、血瘀、疼痛和惊风,黑色主肾虚、寒证、水饮、血瘀、剧痛。望肤色傣医称"短难飘",傣医望肤色来辨别血性,从而对症下药:肤色白的人血甜,可选用苦辣味之药治之;肤色红的人,血咸,可选用辣味之药治之;肤色黄白的人,血淡,可选用辣、咸味之药治之;肤色黑的人,血苦,可选用酸甜药治之。故望肤色在傣医的诊疗中占的地位比中医要重得多。傣医望肤色把常色分为白、白黄相兼、黑、黑红相兼 4 种,通过诊察肤色可判断人体内血性、血味及胆汁的味道,病色有苍白、淡白、蜡黄、金黄、黑、红、紫黑等7种;但各色所主病症,傣医除了没有青色,还有黑色指火过盛,水血干枯和中(汉)医不同之外,其他颜色所主病症和中(汉)医是相似的,只是表述方法不一样。

3. **望舌** 舌诊在中(汉)医中是具有鲜明特色的诊法,无论八纲、脏腑、病因、六经、卫气营血辨证中都以舌象作为重要指标。《中医诊断学》中舌诊包括舌质、舌苔、舌的形态、舌下络脉、舌与脏腑联系等,每一项又包括很多内容,关于舌诊的书籍也有很多。在中(汉)医里舌诊临床意义极大,舌象可以判断邪正盛衰、区别病邪性质、辨别病位深浅、推断病势进退还可以估计病情预后。傣医望舌称为"短林",傣医的古籍中只有《刚比迪萨可菊哈》中记载:"吹菊哈(看舌尖),知疾病在心肺。""稿菊哈,呗麻恒郎(看舌后根),则知肾脏之疾患。""短坑宁(看舌边),可知肝胆病。""短甘宁(看舌中部),可知脾胃病。"这和中(汉)医舌诊的内容十分相同,极可能是傣医借鉴中(汉)医的内容。傣医舌诊也包括望舌态、舌色、舌苔。舌质红而干裂为"塔菲"(火)过盛,"塔喃"(水)不足;舌体白而嫩,苔白水滑为体内"塔菲"不足,"塔喃"过盛,土不充。如舌体内缩或偏歪、外伸、活动不灵,不能语言者为病危或将发"拢沙力坝";舌体有红点,苔白腻者为发痧或将发痧;舌红而干者为热证等。但傣医的舌诊在临床诊断中的地位并不高。

4. **望其他** 其他方面包括望五官、望二阴、望二便、望排泄物等。望颜面傣医称"短纳",望眼傣医称"短答",望耳鼻傣医称"短乎、郎",望口唇傣医称"短说",望牙傣医称"短候",望二便傣医称为"短习、尤",望二阴傣医称为"短领约"。中(汉)医学和傣医学内容相似,但是因指导理论不同,中(汉)医学与傣医学的解释不同。比较特别的是傣医的望眉毛在中(汉)医里没有,傣医认为正常眉毛是顺一边倒的,如眉毛未经外力而自行竖起者,说明体内有寄生虫,倒眉说明风、火过盛,眉毛枯黄无泽说明体虚,脱落稀疏为麻风病;而中(汉)医的望小儿指纹是傣医没有的。望诊中(汉)医与傣医基本都是相似的,遵循整体观与恒动观的哲学思想,都遵循以外测内、以常衡变、以小见大的原理。望诊内容也是相同的,包括望头面、望五官、望皮肤、望二便及二阴。但两者的望诊也存在差别:两者望诊的理论基础不同,所以很多望诊内容代表的意义也是不同的,比如颜面身目发黄如鲜橘,中(汉)医代表湿热,傣医代表饮食不洁、误食毒物、药物;头发在中(汉)医代表肾气的强弱、精血的盛衰,傣医则是代表水、血不足或者寄生发根的小虫"暖"的侵蚀等。

二、闻诊

听、闻诊在傣医称为"反、聋朴害","反朴害"(听声音)是医生利用听觉通过诊察患者的语言、咳嗽声、呼吸音、肠鸣音、哭笑声、呃逆声、嗳气声、呻吟声、叹气声等的高低强弱及其特异变化,了解病情的方法;"聋朴害"(嗅气味)是通过诊察疾病主体散发出的异常气味、排泄物的气味及病室的气味等来判断疾病的方法。人体各种声音和气味的产生,是在脏腑生理活动和病理变化过程中所产生的,也反映着人体功能正常协调与否。因此,通过诊察声音和气味的变化,判断脏腑的生理和病理变化,为诊病、辨病提供依据。傣医的闻诊内容与中(汉)医基本相同。

三、问诊

问诊傣医称"探朴害",是医生向患者或陪诊者询问了解疾病发生、发展、诊疗用药的过程以及现在症状和其他疾病的相关情况,以诊察疾病的方法,是中(汉)医和傣医诊察、诊断疾病最重要的一项,在四诊中占有重要位置。询问内容为患者自觉症状、发病时间、治疗经过、平素体质以及既往病史、家族病史等,中(汉)医和傣医区别不大,但是傣医询问的同时重点询问患者居住环境、气候,认为:居住于高山丛林当风之地,人易被外界的热风毒邪侵袭而生"拢沙力坝"(高热、癫狂等病症)、"拢沙拢"(咽喉肿痛、疮疡肿痛等病症)。另外也很注重询问患者的饮食习惯,特别是产育期间的妇女,认为妇女在产育期间若饮食不注意,加之外感风邪,便可发为"拢匹勒"(月子病)。

四、切(摸)诊

切诊在中(汉)医包括脉诊和按诊,傣医称为"赶朴害"(摸诊),主要包括摸肌肤和摸脉,是医生用自己的示指、拇指、中指或五指及手掌或手背来触摸某些部位如:肌肤、四肢、头颅、鼻尖、耳部、胸腹、肩背部等或特定部位的动脉根据触觉体验对疾病进行诊察,为诊断疾病提供可靠的依据。切诊不仅可以进一步确定望诊之所见,补充望诊之不足,而且也可为问诊提示重点。通过切诊可以进一步探明疾病的部位性质和程度,使其表现客观化。

1. **按诊** 中(汉)医和傣医按诊的内容基本相似,主要包括按胸胁、按脘腹、按肌肤、按手足等。中(汉)医按诊内容比较特殊的是按腧穴,中(汉)医认为腧穴是脏腑经络之气转输之处,是内脏病变反映于体表的反应点。通过手指感应穴位上是否有结节、条索或有无压痛或其他敏感反应,然后结合望、闻、问诊所得资料综合分析判断疾病所属脏腑和疾病性质等。傣医特殊的则是摸前额时通过判断是否凹陷来诊断是否有"拢泵"(风水病);摸鼻尖的凉热判断疾病的寒热,若鼻尖凉,汗出如珠,神差则认为"四塔"功能衰竭的征兆;摸耳朵也是傣医的重点,其中耳冰凉、色黄、周身大汗出、闭眼不睁、四肢厥冷则为"火、水"衰竭,耳变黑质硬、发凉或后倒者为将死之兆。

2. **摸脉** 中(汉)医脉诊历史悠久,公元前5世纪,著名医家扁鹊擅长候脉诊病,《史记·扁鹊仓公列传》就记载"今天下之言脉者,由扁鹊也"。脉诊方法内容丰富,包括了脉诊部位、脉诊时间、医生指法、患者体位及对医患双方的要求等内容。从目前傣医文献记载来看,脉诊的时间、指法及体位的论述较少,但对脉诊部位的记载内容较全面。傣医中脉诊的地位远没有中(汉)医重要,它主要还是靠触诊机体各部。

中(汉)医脉诊有三部九候法、人迎寸口法、仲景三部诊法和寸口诊法。每个部位脉所候脏腑之气不同,寸口脉候全身。傣医的摸脉方法较多,有典型的地方特色。如景洪县老傣医温囡摸三部脉,即"赶贺"(耳前动脉)、"赶筛勒"(寸口脉)、"赶哈双欢"(跗阳脉),与中(汉)医遍诊法、三部诊法、寸口诊法在诊脉部位的选择上相似。通常情况下,不同部位的脉象变化反映着与之相应脏腑器官的病变。中(汉)医学与傣医药学脉诊基本上都遵循"上以候上、下以候下"的原则。如中(汉)医的遍诊法上部候头面、中部候心肺、下部候脾胃肝肾、独取寸口法候全身情况。傣医摸前额两侧脉、"赶塞勒贺、赶塞勒乎"(摸耳前脉)候人体上部病症,摸"赶塞勒哈"(足部脉)候病下趋之病症;摸"赶塞勒么"(寸口脉)候全身疾病,符合整体审察的诊断原则。然而,中(汉)医脉诊部位以寸口脉诊为主,寸口脉再划寸关尺三部各分候相应脏腑。傣医脉诊寸口脉没有进一步细分。老傣医的摸脉法,主要是摸患者腕关节及以前整个手掌部,并将其划分为若干部位。根据手掌各部位的跳动快慢、浮沉等,来判断疾病的起因、部位及性质。同时,中(汉)医脉象分得很细,西晋王叔和《脉经》分述三部九候、寸口脉法等,确定了24种脉象。李时珍《濒湖脉学》撷取明代以前脉学精华,载27脉。近代中(汉)医根据脉象的位、数、形、势将脉分为浮、散、洪、芤、革、濡、沉、伏、牢、迟、缓、涩、结、代、数、疾、促、动、虚、细、微、弱、短、实、滑、弦、紧、长等28脉论述。傣医脉象一般只有"有力无力、快慢、脉律整齐与否"之分。中(汉)医脉诊还着重从胃、神、根三个方面对正常脉象进行补充阐释,强调正常脉象具有随四时等内外因素作相应调节的特征。傣医脉诊虽然没有明确记载正常脉象的生理变异,但傣医非常重视季节、气候及地域对人体的影响,强调诊病时必须遵循审察内外原则。

五、讨论

中(汉)医和各民族传统医学是我国非常宝贵的医学财富。实践证明,传统医学不仅对一些常见病有丰富的防治经验,而且对一些慢性病、疑难病的治疗上尚含有高效特效的药方,而且功效显著奇特。中(汉)医和傣医同属中国传统医学,虽表达方式有异,但诊断学的原理和原则大多是相似的,都为司外揣内,见微知著,以常衡变;都坚持整体和恒动的原则,诊法合参。中(汉)医与傣医的诊断方法都有直观性和朴素性的特点,医生不借助仪器,只在感官所及的范围内直接地获得信息,并进行分析归纳,及时作出判断,非常简捷、直观、灵活,对检查环境的要求不大。

在我国几千年的发展中,虽然中(汉)医学占主导地位,但是各民族传统医学也发挥着重要的作用,其也部分成为中(汉)医学的知识来源。在信息化高度发达的今天,各民族传统医学之间也应该进行交流,互相借鉴,取长补短。构建具有中华民族共同体、各民族传统医学多元一体、存异求同的大中医,是时代发展和医学自身发展的要求。"一体"是建立在"多元"基础上的一体,"求同"是"存异"前提下的求同。

傣医学推拿与中(汉)医学推拿的比较研究

推拿是以特定的手法为主要手段作用于人体体表的特定部位或穴位,以防治疾病和强身健体的一种治疗方法。中华民族在长期的生产、生活实践中积累了大量关于手法应用方面的丰富的临床经验,为人类的健康做出了不可磨灭的贡献。由于地域、民族习惯、宗教信仰的差异,各民族在手法的具体应用中又具有自己的特色,有的具有文字记载,有的采用口授心传的方式推广,逐渐形成了独具特色的具有民族色彩的手法应用体系,丰富了手法医学的内容。

目前大多数地区常用的中(汉)医推拿实为汉民族常用的推拿方法,为汉族人民多用。其他民族中,目前具有文字记载的以傣医、蒙医、苗医、回医、壮医为多。以下笔者从手法的理论指导、操作形式、诊治范围及特色和优势等四个方面比较中(汉)医推拿和傣医推拿的异同点,为手法医学的进一步研究奠定基础。

一、理论指导

中(汉)医推拿古称按摩、按跷、乔摩、挢引等,以阴阳、五行、藏象、气血津液、经络等中(汉)医基础理论为指导,其中,尤其重视经络腧穴理论。《医学入门》引张子和语:"不诵十二经络,开口动手便错。"《内经》奠定了中(汉)医推拿的基础理论体系。

傣医推拿以"土、水、火、风"四塔,"色、识、受、想、行"五蕴理论为指导。四塔是构成自然界的四种物质,傣医用这四种物质解释人体的生长法则。五蕴(夯塔档哈),即色蕴(鲁巴夯)、识蕴(稳雅那夯)、受蕴(伟达那夯)、想蕴(先雅那夯)、行蕴(山哈那夯),是组成人体的重要因素。《嘎牙山哈雅》奠定了傣医推拿的理论基础,尼该档三(三诊)是傣医推拿的诊断基础。

两种推拿方法均具有较为完备的理论体系,为防治疾病和强身健体奠定了较好的基础。随着现代医学的引入和中(汉)医学的不断发展,中(汉)医推拿在理论指导方面不断融入现代医学解剖的内容,使其体系更加完善。傣医推拿因其应用地域的原因,吸收了古印度医学和汉民族等其他民族传统医学的精华,完善了自身的理论体系,如天竺国按摩法即带有浓郁的古印度按摩色彩。

二、手法的操作术式

中(汉)医推拿手法的操作术式繁多,分类方法也较为合理,如根据手法用力方向进行分类,可分为垂直用力、平面用力、对称合力、对抗用力和复合用力等几类;根据手法作用目的进行分类,可分为松解类、整复类等;根据手法的作用对象可分为成人手法和小儿手法;根据手法组合进行分类,可分为单式手法和复式手法。临床应用较为普遍的分类方式是根据手法的动作形态,即动作结构的运动学及动力学特征进行分类,按这种分类方法,把繁杂的手法归纳总结为摆动类、摩擦类、振动类、挤压类、叩击类和运动关节类等六大类。其中,除运动关节类手法中的"扳法"要求"稳、准、巧、快"外,其他手法要求"持久有力、均匀、柔和、深透"。中(汉)医推拿在漫长而曲折的发展过程中逐渐形成了许多各有特色的学术流派和分支。如一指禅推拿、滚法推拿、内功推拿、正骨推拿、小儿推拿流派,每个流派均有各自的特点。

傣医推拿手法的术式较单一,目前尚无系统有效的分类方法。据相关文献记载,通常可分为两类:一类为捏、拿、揉等理筋活络的基本手法;另一类为折、提摆、牵拉等关节整复手法。手法操作简单快捷,多在治疗同时配合膏摩。其中,一些手法操作带有浓郁的民族色彩,如"天竺国按摩法"的手法操作多是将古印度传来的手法进行合理组合而成,多用于自身保健。"口功疗法"也是一种带有浓郁民族色彩的推拿加膏摩的方法,傣语称"咪喔咪顿",操作者在用推、抹的方法将药涂于患处的同时,口中必须诵念相应的咒语,傣医大多有属于自己的秘传口功,这种操作法还融入了意念和催眠疗法的内容。另外,傣医推拿还常用单一的特色手法治疗某些常见病和多发病,如应用弯腰床摆法(哟腰拐哈)特色手法治疗腰椎间盘突出症,应用抱膝滚腰法(划好格腰)维持腰背部功能,缓解腰背部酸痛。

相比较而言,中(汉)医推拿手法的种类较多,分类也渐趋合理;傣医推拿手法有待进一步整理和完善。

三、诊治范围

中(汉)医推拿的诊治较为广泛,可以治疗内、妇、儿、骨伤诸科病症。其中,骨伤科疾病应用较为广泛,如腰椎间盘突出症、膝关节增生性关节炎等脊柱与四肢关节病症,网球肘、肩关节周围炎、腰肌劳损等各种筋伤类病症;内科病症,如感冒、头痛、咳嗽、半身不遂等;妇科病症,痛经、缺乳、带下等;儿科病症,如发热、呕吐、疳症、便秘等;五官科病症,如牙痛、近视、鼻渊等。

傣医推拿的诊治范围较为局限,仅以骨伤科病症及内科病症为主。如腰椎间盘突出症、肌肉劳损、慢性胃炎、便秘、腹泻等病证。妇科、儿科疾病涉及较少。

除了诊治常见病证,两种推拿方法均可用于养生保健。其中,中(汉)医推拿在保健市场形成众多流派,难以统计操作流程种类和术式;傣医推拿手法中用于养生保健的操作术式单一,常以按法、拿法、揉法为主,在民间应用较广。

四、特色及优势

中(汉)医推拿的特色及优势主要体现在基于中(汉)医基础理论指导下的整体观念和辨证论治,其发展历史悠久,从手法术式结构的分析到治疗疾病机制的现代研究,内容较为丰富,有利于该学科的不断完善和快速发展。随着"治未病"理念在广大群众中的不断普及和深入,这种具有系统理论指导、有较为成熟的技术及技术的分类应用方法,被临床较为广泛接受的绿色自然疗法将越来越受到人们的欢迎,迎来快速发展的机遇。

傣医推拿的特色及优势在于其融入了特殊的少数民族文化,具有浓郁的民族色彩,并集中在一定区域内流传,尽管文字记载很少,但通过调研,仍可发扬其优势。基于傣医推拿的"口功"特色疗法是集手法和心理治疗于一体的较为完备的综合治疗方法,临床上具有很好的治疗效果。傣医"膏摩"的广泛应用也是其特色之一。目前,傣医膏药制剂中,95%以上的药物均为傣族居住的当地所产,并以鲜品为主,可以保证膏摩的临床疗效。有调查表分析研究表明,傣医推拿治疗时,手法操作简单快捷,一般每次治疗为 7 min 左右,多在治疗同时配合膏摩。526 份调查中关统计有 467 份使用了膏摩治疗,占88.78%。另外,傣医在行推拿治疗时,会配合"暖雅"进行治疗。岩温龙还将其用于中风偏瘫,配合推拿手法取得良好疗效。

五、问题和展望

中(汉)医推拿与傣医推拿同为中华传统医学的重要组成部分,相对于药物治疗,两种治疗方法均属绿色自然疗法,不良反应较少,所需设施简单,运用方便,起效快捷,值得临床推广应用。但是,受地区差异、民族文化限制等因素,目前的医疗保健市场未将中(汉)医推拿和傣医推拿的优势放在一起进行研究,未能发挥两者优势互补的作用,进一步弘扬中华传统医疗技术的精华,让更多的人了解,更多的人使用中国的传统养生保健文化中的精华,使其更好地为人类的健康保健事业服务。

中(汉)医推拿从最早甲骨文中的相关文献记载,到导引、膏摩的出现,按摩工具的发明,经络腧穴理论的引入,推拿流派及手法种类的发展演化,直至现代解剖学、生物力学及康复医学知识的融入,都标志着中(汉)医推拿在不断地向前发展。本着海纳百川、与时俱进的思想,较为成熟的中(汉)医推拿学科如果不断渗入傣医推拿等其他民族的推拿理论和方法,去粗取精,去伪存真,将傣医推拿、蒙医推拿、苗医推拿、壮医推拿等其他民族的关于推拿医学的理论和方法融合在一起,建立一种较为完善的手法医学的学科体系,将能更好地服务于世界人民,为人类的健康事业做出更大的贡献。

苗医学、傣医学、中(汉)医学经络、针刺相似性与差异性比较

中国传统医学主张内外兼治,认为"外治之理,即内治之理,外治之药,亦即内治之药;所异者,法耳"(《理瀹骈文》)。外治法具有简、便、廉、验之特点,治疗范围遍及各科。经络与针刺,作为外治法中最具特色疗法之一,从古至今被中(汉)医、苗医、傣医用于预防和治疗各种疾病,且疗效显著。三种民族传统医学对用经络理论指导针刺均有记载或流传,对经络、针刺释义具有相似性,"经"者径也,"络"者网之意,经与络有主干与分支的关系,为气血运行之通道,维持机体各部分功能平衡运行;"针刺"是运用各种不同的针具刺入腧穴或经络,以达到防治疾病的方法。传统医学的产生和发展除与原初的用药知识和诊疗经验等有关外,同时受到当时相对先进医学的激荡发蒙,还受本民族的古典哲学、若干群体信仰、生活习惯、区域性文化等影响,三种民族传统医药虽对经络与针刺的理解大致相同。但从经络、针刺认识与发展、临床治疗的方式方法都存在较大差异,且这些差异颇具本民族特色,如中(汉)医经络

腧穴的运行的规律,苗医的"弩药针",傣医的"沙雅"疗法等。为能更好地促进民族传统特色疗法的发展,推动现代医学对民族传统医学外治法的认识研究,故对三种民族传统医学中关于"经络、针刺"理论、临床及特色疗法等各方面进行比较。

一、"经络"起源、构成、生理功能及与疾病关系的比较

1. **"经络"起源** 中(汉)医经络起源较早,从《内经》与《说文解字》对经络的释义看来,经"织也",络"絮也",经为主干,络为分支,首尾相接,共同网罗全身。在中(汉)医理论中,经络最早以"气"的概念出现,意为一种循行性感觉。后按其走行路线和需求命名为"脉",即"别人之脉各名之",循行性感觉也演变为"气行于脉外,血流于脉内"。相应刺激点称之为"俞",是脉气传输的地方,谓"过俞循行"。有种观点认为,随着中(汉)医解剖学、医疗实践与养生的发展,与"精气""阴阳五行""气一元论""天人相应"学说相结合,把"线"和"点"结合上升到完整的经络腧穴体系。可以说经络、腧穴是中(汉)医古代医家对人体气血运行现象的认识和总结。

苗族没有文字,苗医是通过口耳相传得以继承,苗医在口耳相传的过程中,并没有关于"经络"一词的描写,只有"筋脉"的说法,且对于这个说法黔、湘、滇等地的苗族医家各有不同。后经历代苗族医家融合、归纳、整理,最终提出"四大筋脉"的理论,被各地区苗族医家认可。"筋"由精微物质与气演变而来,是主要河道;"脉"由血而来,有水流之意。"四大筋脉"就像河流由主流与支流,共同组成交汇成一个完整的水系,遍布全身。

傣医经络起源和傣族人民信仰与风俗习惯密切相关。傣族拥有本民族文字,对本民族传统医药有书籍详细记载,如《档哈雅龙》,但傣医"经络"的描述尚未在傣医古籍中找寻到。傣医经络是通过傣族男子身上的纹身与人们口耳相授才得以一代代继承下来。据"摩雅"(傣族对医生的称谓)描述,傣医经络的起源是在劳作后,人们通过对四肢揉捏、按压缓解疲劳,在按压某些部位会出现酸胀感、放射感,傣族把有酸胀感的部位称之为"节、点",有放射感的部位标记下来,便于按压。随着南传上座部佛教由缅甸、泰国进入中国云南傣族聚居地,《泐史》记载:南传上部座佛教与西双版纳"召片领"的统治已经难解难分。南传佛教思想几乎渗透到各个方面,包括傣族的传统医药,它带来了泰医经络中关于10种主要经脉的论述(包括 itha, ping gala, sumana, kalatharee, sahatsarangsi, tawaree, chantapusang, rucham, sikkhini, sukumang)。但宗教的进入并没有完全替代该地区的民族文化,而是被傣族人民运用自己的思想和愿望把宗教和傣族传统文化相互融合,使之本土化、傣族化,其中传统傣医药文化就是文化、思想融合的产物。

2. **经络的构成** 中(汉)医经络主要由十二经脉、十二经别、十二经筋、十二皮部、十五络脉、奇经八脉与孙络、浮络共同构成。其主体十二经脉按照"手足、阴阳、脏腑"的原则来命名;分布按照四肢、头面躯干规定了具体循行的位置;规定十二经脉循行走向、交接及气血循环流注规律;其手足三阴、三阳与经别、别络,组成六对阴阳表里相合关系,扩大经穴的主治范围。总体分布在人体的内外上下,每条经脉都有自身循行与交接规律,它们环绕相连、周而复始,经脉中的气血阴阳是流动不息、循环贯注的。详述十二经别"离、入、出、合"的流注特点;规定十二经筋是十二经脉之气输布于筋肉骨节的体系;体现十二皮部是十二经脉功能活动反映于体表的部位,也是络脉之气散布的所在。对十五络脉、奇经八脉等的定义、循行分布及作用进行详细描述。并对经络系统中,每条经络所包括的腧穴、解剖、主治范围、禁忌作出了明确规定,并把腧穴大体上分为十四经穴、奇穴、阿是穴三类。在十四经中具有特殊性能和

治疗作用,并有特定称号的腧穴被称为"特定穴",根据其不同的分布特点、含义和治疗作用,分为"五输穴、原穴、络穴、郄穴、下合穴、俞穴、募穴、八会穴、八脉交会穴、交会穴"等。

苗医对四大筋脉的构成做了详细描述,筋脉由筋和脉构成,筋起于脑,行于脊,散于四肢,主管四肢运动与大脑指挥的关系,同时筋也是"气"运行的载体;脉起于心,联系内脏,结于四肢,主行血。筋与脉关系密切,又各自成为一个体系。四大经脉是人体躯干和四肢联系的主要通道,起到组织、协调躯干、四肢的作用并在全身形成一个细密的网络。但苗医"四大筋脉"学说中,并未提及"筋脉"的命名原则、分布、交接规律及相对应穴位的解剖、主治等。

傣医经络按照自然元素分类法分为六条,太阳、茉莉花、火、水、土、风(来源于民间老傣医波岩叫的口述)。鉴于傣族民族丧葬风俗,傣医有关于人体解剖的详细描述,在对经络走向、循行路线描述较为详细,大致为:六条经脉皆起于脐周位置,太阳的走向大致为从脐部至胸中,主动,包括心、肺;茉莉花以脐为中心,以环状方式绕行整个腹部,包括肝、肾、胃肠;风、火、土、水皆由脐部,风流于关节处,结于四肢,主四肢血脉;火走于全身骨骼;土管理肌肉、皮肤;水主各类液体。所有关节连接处均为"点",类似于中(汉)医的"穴"。总的来说传统傣族经络无交接规律,也没有对穴位的具体描述。

中(汉)医、苗医、傣医对经络的认识比较见表 14-16、表 14-17。

表 14-16　中(汉)医、苗医、傣医经络系统组成、命名规律比较

经络组成及命名	中(汉)医十二经脉	苗医四大经脉	傣医六条经脉
经 脉	十二经脉、十二经别、奇经八脉	筋、脉	六条经脉
络 脉	十五络脉、孙络、浮络	未明	未明
连属部分	十二经筋、十二皮部	未明	未明
命 名	手足+阴阳+脏腑	未明	自然物质名称

表 14-17　中(汉)医、苗医、傣医经络循行比较

规 律	中(汉)医十二经脉	苗医四大经脉	傣医六条经脉
起	胸	筋—脑、脉—心	脐
止	胸	四肢	胸中、腹部、四肢
交接	有规定	无规定	无规定

3. **经络的生理功能**　中(汉)医把经络的生理功能称为"经气"。据《内经》记述:"经脉者,所以行血气而营阴阳,濡筋骨,利关节者也。"说明经络是运行气血、联络脏腑肢节、沟通上下内外的通道。可见经络的主要生理功能为:通行气血,调和脏腑阴阳;抵御外邪,保卫机体;传导经气,调整虚实;保持机体与外环境的平衡;网络周身,联通整体。在正常情况下,通过经络具有运行气血,沟通脏腑,濡养肌肤和调节阴阳平衡的作用,保证营行脉中,卫行脉外,使营卫之气密布周身,抵御外邪侵入人体,保持人体内外环境与周围自然环境协调、统一,让人成为一个有机的整体。

苗医认为筋是"气"运行的载体,主行气,以气推动血脉的正常运行"脉"起到输送营养、水分、血液

的功能;脉主行血,以其血液及精微物质濡养筋,让筋的功能得以正常发挥。"筋"与"脉"的关系体现了气与血,物质与能量的关系,是"苗医生存学"中量、物质、结构的三本一体观的体现。"四大筋脉"的功能在"苗医三肚论"的指导下,把人体联系成为一个整体,在"筋脉"的主导作用下,通过发挥分支作用,起到沟通脏腑、联络全身的作用。

傣医经络生理功能受"三盘学说"的影响主要为:太阳是生命的中心,主管思想、意识;茉莉花主消化吸收、排泄,为生命提供营养物质;风主四肢血脉,为四肢运动提供物质基础;火主骨骼的连接、运动;土管理肌肉、皮肤;水用于润滑骨骼等各类组织和从尿中排泄有害物质。六条经络分别从思想意识、脏腑功能、关节运动等方面使机体维持正常运转。

4. 经络与疾病关系 《灵枢·经别》:"夫十二经脉者,人之所以生,病之所以成,人之所以治,病之所以起,工之所以止,粗之所易,上之所难也。"指出经络与疾病的关系。中(汉)医认为"正气存内,邪不可干""阴平阳秘,阳气乃固",人体疾病的产生使气血紊乱、阴阳失衡的体现,而经络为气血运行的通道,经络功能失常是疾病发生的根本原因。人生活于自然界,感受六气,外在六气与人体皮肤相接触,形成阴阳气血物质能量相交换,三焦合、血液充、阴阳衡是机体健康的基础。一旦机体这种相对平衡的关系被打破,就容易致病。故疾病的发生是人体经络先病,而致人体气血与外界失衡。

苗医认为筋脉的重要生理功能使四大筋脉在疾病产生和治疗中往往有着特殊的作用。筋脉的特点是"以通为用,以畅为安,以塞为病,以绝而亡",而外伤、内损都可能导致筋脉受损。外伤必然导致气血淤阻或外泄,出现肿、红、痛等症状。外界的风、寒、湿、毒入侵筋脉导致相应部位出现疼痛、麻木等疾病,如风湿。由于内脏失养或受损,气弱血不行,气血不能养筋,出现四肢软痛无力的疾病。"顺筋风""冷骨风"是与筋脉受损为主的疾病,而各种"惊"病所表现出来的四肢抽搐、角弓反张也与四大筋脉受损收缩息息相关。

傣医对经络与疾病的关系描述并未有文字古籍记载,在"四塔五蕴"理论的指导下,傣医认为外界土、水、火、风是世间万物的构成要素,也是构成人体生命的物质生机。傣医四塔失衡与外界密切相关,由外界入侵人体的疾病都是由皮肤进入,病邪损伤风塔形成了疹、斑、点;损伤火塔出现寒、痛、手足抽搐拘急;损伤土塔出现血瘀;损失水塔出现骨关节干涩、疼痛等疾病。而这些疾病的起源均是从皮肤开始,损伤于六条经脉。

二、针刺法比较

1. 针刺起源 中(汉)医针刺从远古时期用植物刺破痈排脓及砭石排脓的砭法到殷商时期的针刺放血疗法,可见中(汉)医针刺法从理论形成到用于临床都是比较早的。后《内经》中记载"微针通脉",把针直接刺入经脉中调气血;《素问·调经论篇》对微针通脉进行了详细讲解,提出血"不足,则视其虚经内针其脉中,久留而视,脉大急出其针,无令血泄",充分体现了中(汉)医针刺疗法的特色。自《针灸甲乙经》后,医家循经取穴,沿用至今。

苗医"以外治为先",尤擅长外治法,且疗效显著,使用十分广泛。针刺起源于与疾病、伤害作斗争的实践,素有"无毒不生病"之说。在苗族语言中,没有与汉族中词义完全相同的"病"字,只有相近的"么"和"母"。"么"的本意为劳累,"母"即疼痛,病的意思是引申出来的。如果一个人身体某部位,或心理或精神抵御不住过量的负荷,必然会导致气血、经络的运动不正常,产生疼痛难受的现象,而治病就是要采取种种手段使气血、经络疏通,恢复正常,达到疼痛消除,各个器官发挥正常功能的目的。基于此,油针挑脓、刺络散瘀、火针、弩药针等外治手段出现。

傣医针刺法起源于傣族纹身文化,纹身傣语称作"沙墨",图案有动物、花卉、傣文佛经、文字及几何图形。纹身过程中为减轻疼痛,可先在局部涂擦药物消毒并喝下适量麻醉剂,再用鱼骨、仙人掌刺或者尖锐的石头进行纹刺,纹刺后再用药水或动物胆汁擦拭直到脱痂恢复。在纹刺过程中,发现药物涂擦加上针刺以后局部疼痛、皮肤病等逐渐减轻或消失,特别是在"节、点"的部位疼痛减轻、消失更为明显,傣医刺药疗法由此出现。

2. **针具的演变及选择** 中(汉)医针灸针最早的雏形是针石,多由砭石制成,谓之"觜";后又出现木制针"箴";在商周遗址中出现长8 cm的骨针;仰韶文化时期,黄河流域又出现了陶针;商周时期出现青铜砭针,后出现金针、银针,针分类为"九针",包括镵针、圆针、锃针、锋针、铍针、圆利针、毫针、长针、大针。老"九针"也演变为新"九针",镵针演变为皮肤针和漆针,圆针发展为圆头针,圆针和锃针改进为推针,锋针成为型号不同的三棱针,铍针和圆利针用作割刀,毫针除常用型号外,也截短制成皮内针,长针演进为芒针,大针演变为火针。现在,所用针一般多由不锈钢制成,工业化生产,除特殊针具外,长度0.5~3寸不等。

苗医针具多为自制,除火针以外,基本以断针为主,材质、形状、粗细、长短均不同。瓦针,多由瓦片或陶瓷碎片尖锐部;火针、挑针、硫黄针、弩药针一般使用缝衣针加工而成,约1.5寸。

传统傣医的针具选择方面从打磨锐利的石块、宝石碎片、动植物的刺到金属针具均有,后有梅花针的出现,特征为所有针具都较为短小。现基本为不锈钢短针和梅花针两种,长度不超过1寸。

3. **针刺的深度** 从整体上看来,中(汉)医的银针刺入较深,一般要刺入3~10 cm;苗医用针的刺入较浅,一般刺入深度是0.2~0.3 cm;傣医最浅,仅透皮即可。

4. **针刺部位及其意义** 《黄帝内经》云:"凡刺之理,经脉为始。"并指出针刺的作用是"通其经脉,调其气血"。中(汉)医针刺是根据经络腧穴分布用针,分布于人体的腧穴为指导,其特点是以经脉为线,以穴位为点而采取点线结合的方式,起到调经脉、通气血从而达到治疗多种疾病的目的。

苗医针刺主要是针对局部或在某一部位上选点,所以特点是点线结合,如药弩针多是在疼痛部位的面上进行散刺,挑针式在与疾病的部位选极点挑刺,如治疗眼翳在耳郭上寻找极点(有凸起,红点或长白毛处),疗痔疮在尾椎骨附近寻找极点等。其中瓦针主要用于局部放血,挑针主要用于局部点刺、挑毒根,弩药针用于顽固性痛症,硫黄针、梅花针用于治疗风湿麻木。

傣医针刺是针对局部选点,由点成面,特点是点面结合。通过局部大面积叩刺让药物通过皮肤进入肌体,主要用于关节疼痛、跌打损伤、骨折和皮肤病的治疗。

中(汉)医、苗医、傣医针具长度、针刺深度及特点比较见表14-18。

表14-18　中(汉)医、苗医、傣医针具长度、针刺深度及特点比较

分　类	中(汉)医	苗　医	傣　医
长度(寸)	0.5~3	1.5	≤1
深度(cm)	3~10	0.2~0.3	0.2~0.3
特　点	点线结合	点线结合	点面结合

三、苗医、傣医外治特色针法比较

苗族沿山而居,在长期生产活动中易出现外伤等疾病,当时较为低下的医疗水平,造就了苗医"以

外治为精",尤擅长外治法,且疗效显著,使用十分广泛。弩药针疗法是苗医外治法中颇具代表性的针刺疗法,由针和药两部分共同构成。弩药针来源于苗族捕猎时用弓弩的,在箭上涂毒,达到见血封喉的目的。弩针的制作是将 3 cm 的铁针插入 15 cm 竹棍的尖端制成,现代苗医多用梅花针取代。弩药的来源主要为箭毒木树干的汁液,具有麻痹动物的作用,后用于治疗人类疾病的弩药经过减毒以后主要具有祛风活络、通经散血、排毒止痛的功效,多用来治疗风湿、腰腿痛等疾病。弩药针的临床运用多将弩药和弩针配合使用,先针后药或先药后针,取病变部位,针刺一针或数针,刺入约 4 mm,治疗后加拔火罐,能消炎、退热、祛风、止痛,用于"半边风""顺经风"等的治疗。运用弩药针的原理在于通过刺破皮肤,打开皮肤通道,排除机体"毒素",利于外用药物的吸收,达到治疗疾病的目的。

"沙雅"刺药疗法是传统傣医的特色针刺疗法,在传统针具的选择上主要三种,植物刺(仙人掌刺)、动物刺(鱼刺、豪猪刺)、金属针,现多被梅花针所取代,刺入深度多为 1～2 mm。刺药所用的药物分消毒药(多用动物胆汁)、麻醉药(罂粟制剂)、治疗药物(减毒的动、植物药)三个部分。传统"沙雅"的过程大致为:"摩雅"在患者疼痛部位或者皮损部位涂上具有清凉消毒作用的动物胆汁,用尖刺状物轻微刺破皮肤,以不出血为度,用傣药涂搽几次,然后用动物胆汁再涂搽一遍,这种浅刺疗法主要用于皮肤病的治疗。关节疼痛、跌打损伤、骨折等疾病针刺深度稍微深,疼痛感较强,可让患者先喝下麻醉剂再行针刺和用药。一般针刺较深的用药后会出现全身红肿,痛痒交加,待痂皮脱落,疼痛感减轻。刺药疗法以后忌食被别人、老鼠咬过的食物和狗肉、羊肉等。在治疗关节疼痛时,也有把痛处皮肤切开,将天然金属片或矿物嵌入体内,等皮肤长合封口即成,用于减轻疼痛。多用于关节疼痛、跌打损伤、骨折和皮肤病的治疗。

四、讨论

经过对中(汉)医、苗医、傣医的"经络、针刺"内容进行比较,在理论构成上具有一定相似性,但各民族间生存条件、古典哲学、文化背景与社会发展等方面不同,在具体操作过程中具有差异性。

值得思考的是,现代医学经过很长时期的研究后才提出药物透皮吸收起效快,缓释效果好,作用时间长。而苗医"弩药针"和傣医"沙雅"刺药疗法很早就提出应用微针刺破皮肤,提高药物吸收速度和程度,并在治疗实践中,对外用药物不断改进,减轻外用药物过敏及中毒等毒副作用。对于相同时期的发展来说我国民族医药在这一部分不自觉地领先于现代医学。据世界针灸学会联合会和 WHO 不完全统计,已经有 160 多个国家和地区使用经络和针刺的内容来治疗疾病。特别是循经传感现象的研究、刺镇痛与麻醉的现代研究已经被国际所接受。但针刺过程中针具及操作的消毒灭菌是十分重要的,传统针具逐步被一次性无菌针灸针所取代,临床已有完善的消毒灭菌操作规程。民族传统医学外治法中外用药物在使用过程中仅凭经验来确定剂量,势必会造成某些药物的过敏,甚至中毒,这就要求我国民族传统药物需要完善整个药物过程,确保药物在使用过程中的安全性,取其精华,去其糟粕,扬长避短,为今所用。

苗医学外治法与中(汉)医学外治法在理论、运用及方法上的差异

中(汉)医外治法是中(汉)医学古老的治疗方法之一,中(汉)医外治大师吴师机在我国现存最早的中(汉)医内病外治法专著《理瀹骈文》中即明确指出中(汉)医外治法的治病原理,运用原则和操作方

法。苗医外治法是苗医的一大特色,在临床使用中占有重要比例和地位。本文就中(汉)医外治法与苗医外治法在理论、运用原则和方法上的区别做一些初步的分析探讨,也是从一个侧面揭示中(汉)医和苗医两种医学体系的差异和特色。

一、理论指导的差异

吴师机在《理瀹骈文·略言》中开宗明义提出颇有哲理的重要观点,"外治之理,即内治之理……所异者法耳。医理药性无二,而法则神奇变换",阐明外治与内治一样均是以中(汉)医基本理论为指导,明阴阳五行,识脏腑经络,辨寒热虚实,分标本缓急等。外治与内治在医理与药性上并没有区别,只是在方法上的不同,所异者只是饮之于内与施之于外,这些外治与内治机制统一的原则,一直有效地指导着临床实践。

苗医外治法是以苗医基础理论为指导,在长期的医疗实践中,苗医药逐渐形成了两纲、五经、三十六证、七十二疾,即纲、经、证、疾的医理模式,而苗医外治法则主要是以苗医"四大筋脉学说"以及"毒"学说作为理论支持。

1. **苗医"四大筋脉"学说**　"四大筋脉"学说是苗医生理学内容之一。苗医认为筋与脉是人体中两个关系十分密切的重要生理系统,它们既是各自独立的体系,又相互有着不可分割的紧密联系,故常常合而称之为筋脉。人体的筋脉有干流与支流之别,就像纵横交错的水系一样,从大江大河分支为小河、沟渠、小溪,均从主干流上不断分支,从粗到细,从大到小,直至分布至全身的严密网络。其中"干流"起着举足轻重的作用,而苗医认为人体有四条筋脉干流,是人体三界和四肢联系的主要通道,这就是苗医所称的"四大筋脉"。

而就广义上来说,四大筋脉已称为筋和脉两大网络体系的总称。就筋脉而言,是气、血输布全身的两大系统。它们向内联系内脏和大脑,向外形成各种分支以联络整个躯干,深入各肌肉组织,是四肢与三界联系中最重要的生理系统。

苗医认为,筋与脉之间有着十分紧密的联系,筋主行气(惠气),而气是能量的表现形式。筋以气推动和控制血脉的正常运行,补充体内各组织所需的水分和营养物质,带走污秽和毒物,使人体能维持正常的生理功能。而脉主行血,并以其血液、精微濡养筋,使筋得到所需的基本物质以源源不断地输送人体惠气,充实体内能量。反之,当筋脉受损时气必受阻,则难以推动和控制血液正常运行,从而导致血脉瘀滞或血行无力;当血脉受损时则筋无所养,以致筋枯不舒、气行不畅。可以说,筋脉之间是一种相互依存、相互配合,也相互制约的紧密关系。故苗族民间有"筋导脉,脉养筋"的说法。在某种意义上来说,筋与脉的关系体现了气与血、能量与物质之间的关系,也是"苗医生成学"中的能量、物质、结构三本一体观哲学思想的一种体现。

苗医的筋脉理论不及中(汉)医的经络学说分类明晰、指向明确,它在形态上相对模糊,不像中(汉)医的十二经脉、奇经八脉那样线路清晰而具有与脉的共存、共济、互制、互约的紧密联系,甚至在称呼上将筋脉合而为一。重视作为主干线的四大筋脉,并把四大筋脉作为许多外治法的理论基础。

2. **苗医"毒"学说**　苗医认为,"毒"是致病最重要的因素。苗医所说的"毒"的内涵非常广泛,认为"毒"是多种多样的,无处不在,无处不有。人们每时每刻都在接触毒气,摄入毒气,调控毒和排除毒。苗医可从基本物质、来源、程度、性质等各角度对毒进行分类,一般来说,性质是毒素的本质所在,也是最常用的分类,所以将"苗医四大毒"冷、热、风、湿,作为分类的重点。

苗医的"毒"学说是病因病理的理论基础和指导临床实践的要旨,在对疾病的治疗中如何消除毒素自然就成为治疗疾病最重要的一类方法,也是苗医诊疗学的精髓之一。"百病由毒生,毒为百病之源",苗医们创造出各种治疗毒的方法,如表毒、赶毒、清毒、解毒、败毒、攻毒、克毒、排毒、拔毒等一系列的特色手段,体现了对毒的治疗是苗族医学中最重要和最根本的方法之一。

二、运用原则的比较

1. 中(汉)医外治法的运用原则

(1) 外治须辨证:中(汉)医外治施法之要,首当辨证,证之阴阳,寒热属性,病位之在表在里,在脏在腑,均须慎审细辨,做到辨证分明。吴师机在《理瀹骈文》提道:"用膏之法有五,审阴阳……察四时五行……求病机……度病情……辨病形。"

吴氏在《理瀹骈文》中首先明确提出八纲辨证在外治领域的应用,"形症昭著,务细核其六变(即表里、寒热、虚实之变)"。在用药上,"有表里、寒热、虚实之分用之膏",八纲辨证是中(汉)药外治辨治的总则,是中(汉)医辨证论治的总纲,在中(汉)医外治领域同样起到提纲挈领的作用。

(2) 外治法需灵活运用:中(汉)医外治法遵循三焦分治原则,"三焦分治"是《理瀹骈文》一书在外治辨证论治方法上的创新。吴师机通过数十年的丰富外治经验,经过思考提炼,将各外治方法提升归纳为"三焦分治法",以上、中、下三焦分治为纲要,主张三焦应三法。头至胸为上焦,胸至脐为中焦,脐至足为下焦:上焦心肺居之,中焦脾胃居之,下焦大肠、小肠、膀胱居之,此为三焦三法,即治三焦之病各有对应之法。

2. 苗医外治法的运用原则

(1) 以通散为要:"气以通为用,血以散为安",以通散为要是指苗医在治疗疾病时以通、散为主,重视通气和散血法的使用,即所谓"壅塞为病、通达为康"的观念。认为一切疼痛、肿胀、包块均因壅塞不通所致,各种性质的壅塞是造成病痛的主要因素,故有"胃不通则积、肺不通则喘、肝不通则昏、脑不通则乱、肾不通则肿、心不通则弊、身不通则痛"之说。加之"气受阻则血成瘀",气壅和血瘀往往相伴为病,故通气法和散气法也常联合为用,成为苗医外治的一重要原则。

(2) 以治毒为法:苗医理论认为"有毒于内必发于外",即体内的毒素会通过体表表现出来和发散出来。以治毒为法的含义是祛除致病之毒治疗疾病,是苗医外治的重要原则。其祛除毒邪的方法也最为丰富,并总结为"祛毒九法",以对应于不同性质、不同部位、不同程度的毒邪。

两大治疗原则与"热病冷治,冷病热治"的两纲治则及"弱漏用补,邪重用攻"虚实治则相结合,说明苗医外治理论体系已较为系统,但仍需进一步完善和挖掘。

三、外治方法的比较

1. 中(汉)医外治方法的特点

(1) 外治部位的选择:皮肤隔而毛窍通。人体虽脏腑在内,但毛窍在外,遍布于全身的经络系统使之相互联系,药性能通过肌肤、孔窍等处深入腠理,由经络直达脏腑,从而发挥治疗作用,故曰"由毫孔入之内,亦取其气之相中而矣""病先从皮毛入,药即可由此进"。经络系统网络全身,沟通表里、上下,十二经内则属络脏腑,外在分布十二皮部相对应,故能不见脏腑恰直达脏腑。结合经络,创用贴穴的中(汉)医外治法强调外治用药是通过经络而作用于体内的,主张"膏药贴法亦与针灸相通",应"并参古针灸法,以知上下左右前后之所取",创立以膏贴穴位为主的治疗方法,此乃外治法的见病则治的局部作用,故外治有良好的局部作用。

(2) 以膏施法:膏施法之要,吴师机强调,首当辨证,证之阴阳,寒热属性,病之在表在里,在脏在腑,尤宜慎审细辨,如文中所说审阴阳而知病之属性,察四时、五行而知之发病,求病机而知证候原委,度病情而知发病原因,辨病形而知病在何脏何腑,精于此五者,方可辨证分明,施膏有效。

据医理,按阴阳、虚实、寒热、表里、脏腑之理论,创立了临床各种"膏",属阳证,有清阳膏;属阴证,有散阴膏;热证有清膏,寒证有温膏;虚证有补膏;有专主一脏之膏,有专主一腑之膏;又有表里、寒热、虚实分用之膏,专用之膏,兼用之膏;可一膏单用,也可诸膏合用,其可谓灵活多变,全当辨证而施,临证而取。

(3) 以药助法:吴氏提倡"膏统治百病",又恐力单势薄,便创以药助法,创立"三焦三法"分治的外治理论,大大丰富了外治法的内容,提高了外治的临床效用。即针对三焦之疾以"嚏、脐疗、坐"三法为代表的外治法。病在上焦,宜发散病邪,解肌宽胸,外治则以嚏法为捷,达到"连嚏数次则腠理自松,即解肌"的目的。此外,上焦之病,还有"涂顶、覆额、罨眉心、点眼、塞耳、擦项及肩,又有扎眼、握掌、敷手腕、涂臂之法"。病在中焦,吐之不出,泻之不下,故以填法作用于脐,药之气味,"由脐而入,无异于入口中,且药可逐日变换,更使药力持久,可收和中之效"。此外,治中焦病还有"熏脐、蒸脐、填脐及布包轮熨等法",可见中焦脐疗之法,实兼具补、温、清、消诸法也。病在下焦,用坐法治疗,近于病位,便于发挥药物作用,并强调下部之病无不可坐。此外,治下焦之病还有"摩腰法,暖腰法,兜肚法,又有命门……足心诸法",可见坐法实兼下、消、清、温、补诸法。疗法的灵活多样为临床提供了广阔的应用前景。

2. 苗医外治疗法方法多样、内容丰富

(1) 部位的选择:中(汉)医是根据经络学说,十二正经和任、督二脉等与脏腑有着密切的联系,运用中选取经脉或是经脉上的腧穴,采取点线结合的方式。而苗医主要是针对四大筋脉的特点,由外界的风、寒、湿、热毒侵入筋脉会导致筋脉受损而产生痛、肿、红、热,出现游走性疼痛、冷痛、热痛、麻木等不适表现。主要针对患部、某一局部或在某一部位上选点,点面结合,通过对筋脉的疏通和刺激来达到治疗局部疼痛,从而改善全身病变的作用。如弩药针多是在疼痛部位的面上进行散刺,挑针是在与疾病相应的部位选极点挑刺,如治疗眼翳在耳郭上寻找极点(有凸起,红点或长白毛处),疗痔疮在尾椎骨附近寻找极点等。

(2) 外治法多药用生鲜,炮制简单:喜欢使用鲜药是苗医的外治特点之一。苗医认为鲜药的质量好,疗效高,见效快。石启贵于1940年编写成的《湘西土著民族考察报告书》中有"草药兼用木本、草本两种,少用市里药店之官药。因官药放存过久,正气散尽,性较平和,治难见效,纵见效而需日久。不如草药性质较烈,鲜药尤佳"之描述。故苗医治疗用鲜药,时间短而效速,人人乐用之。事实上在一般情况下鲜药的有效成分保存完全,而且处在原生状态,故能较好地发挥疗效。究其原因,一方面苗族医生专业行医者少而业余行医者众,患者不是很多,用药的数量也就不是太大,有充分的时间挖药治病。另一方面,他们大都居住在广阔的山区,有得天独厚的天然药场,而且往往就地取材,用药十分方便,也没有必要对于常用药进行储存。

苗族药物加工炮制的品种很少,方法也比较简单。对少数有炮制要求的药材,目的是在于减毒和增效。其方法主要有汗渍法、煨制法、酒制法、尿制法、霜制法、煅制法、雪水制法等。对于有毒的药物如三步跳、乌头、茶枯、蜈蚣等均先行炮制然后入药。如用石灰水浸渍制半夏、火灰曝烫制乌头、酒浸法制蜈蚣、煅碳法制茶枯等可以减低其毒性。而有的药物为了增强疗效以进行炮制,如火烤法制生姜以增

强其温热之功,用蒸晒法制白及、黄精等以增强其补益之功效等。

(3) 外治方法及器械简单实用,多一证一法:苗医的外治方法多且简便、见效快。苗医使用的器具大都比较简单实用,往往可以就地取材,随手可用,这是苗医的治疗特色之一,值得借鉴和深入挖掘。民间常用的传统疗法有针挑法、针刺法、放血法、刮痧法、灸法、拔罐法、推章法、结扎法、药针法、贴药法、履蛋法、洗浴法、抹火酒法、拔毛法、气角疗法、外敷药法、外擦法、化水疗法等 20 余种。以上各种疗法的采用视病症而定,有的是单独治疗一种病症,如:用艾灸法治疗蛤蟆翻,用拔毛法治疗眉风症。而有的则是采用多种疗法配合治疗一种病症,如:用药针(或瓦针)法、放血与拔罐法配合治疗蓝蛇症等。

中(汉)医和苗医同归属于中国传统医学体系,在历史上互相借鉴和彼此渗透,但在具体的治则治法上又同中有异。造成这种不同的原因与中(汉)、苗民族的思想观念、民族习惯、历史背景、生存环境息息相关。总体来说,中(汉)医更加完整、更加深厚、更加广博、更加精细,曾经在历史上作为集大成者汇集各民族传统医学精华。苗医显得更加收放自如和简练实用,并有许多独到的认识和特殊的经验与方法,在对不少疾病的治疗上具有特殊的优势,实非中(汉)医目前所能取代。笔者认为,应加大对中(汉)医、苗医的研究力度,找出共同点,分析不同处,争取早日实现两者的融合发展,互补共进,促进中国传统医学的整体提升。

回医学七行学说与中(汉)医学五行学说的异同探析

回医是中国传统医学的一个分支派系,其形成之初,虽然具有阿拉伯医学的部分特点,但是其深受中国古典哲学和中国传统医药文化的影响,主要吸取了中(汉)医学的精髓,是中国传统医学吸收部分阿拉伯医学的产物,是东西合璧的结晶。

回医是以人天浑同与有机整体思想为核心,以元气学说为基础,以阴阳、四元、三子、四性、四液学说为理论框架,以动态和谐与过程论为观念,探索人类身心健康的整体规律与疾病发生发展关系的医学体系。而中(汉)医是以整体观念为主导思想,以精气、阴阳、五行学说为哲学基础和思维方法,以脏腑经络和气血津液为生理病理学基础,以辨证论治为诊治特点的独特的医学理论体系。回医重视四元与三子之间的和谐整体关系,而中(汉)医强调五行之间生克制化关系,"盖'五行'生克之理,'清真'造化之根",回医在吸收中(汉)医五行部分理论的基础上,又秉着"传承、创新与发展"的理念,在中国传统医学大范畴中独树一帜。

一、回医七行学说

1. **七行的起源** 回医认为四元为阴阳所化,"阴阳化而为水火,水得火则生气,火暴水则生土,是故水、火、土、气,四象成焉"。四元即气、火、水、土,先天之气也;三子,为四行生化而成,天地定位,水火交错,大德所生,为精气所聚、后天之气、四元之子。四元三子,谓之七行,七行分布,万物生成。

2. **七行的内涵** 四元,又称四行、四象、四气、四奇行。分析其不同的命名,有助于了解其内涵。"四元",说明它是同时成为一切有形物质("行")与无形物质("色")这两个方面的"元宗";"四行","行"即行动、运行,指运动不止,可理解为自然界四种相互联系、相互作用,永不停止的运动过程;"四象","象"是指象征、现象,应包括有形运动的形象和无形运动的形象,就是能够反映自然规律的四种动态形象的总称;"四气",指无时不有,无时不在,"弥漫无隙",渊源于阴"静"阳"动",而出现在自然生化中,四类千变万化的运动形态,其更能集中反映回回先贤对其本质的概括;"四奇行",奇,单也,谓之"四象"皆单自成"行",而无配故也(后此"金木"生,则为"耦行")。

三子,又称为"三母",滋生万物,为纳载精气的实体,"皆有所配合而成者也",化育万物之纲。金者,本地水之凝结,而得乎气,火之变化以成。木者,本气、火之施授,而得乎地、水之滋培以生。活者,本气、火、水、土四者之凑合而洋溢充满于空中者也。自天地之化育观之,则金、木、活为天地之三子;自三者之化育观之,则三者又为万物形色之母。

3. **七行功能** 虽说"万物于兹而生",四行为万物之母,但是不能把四行理解为是万物的"基本物质",或是构筑人类生命和宇宙大厦的"建筑材料",四元不是四种"物质元素",而是四种生化运动方式。而回医重视四元连续性的生化方式及相互关系,世间万物的生长盛衰都受到四元的影响和作用。默瓦吉福《格致全经》有云:"风以动之,火以发之,水以润之,土以奠之。"风(气)大以动为性,能舒散郁结,以助活物;火大以暖为性,能熏蒸,以助温暖,成熟物;地大以坚为性,能载万物,以助稳定;水大以润湿为性,能包容物,以益万物生长。

土和水合而生金,气和火合而生木,水、火、气、土四者合而生活,金、木、活在天地化育之中,天地定位,水火交错,大德所生,故称"三子",资生万物,又为"三母","三者代天气之化育者也,故曰万物母"。正如老子所说:"道生一,一生二,二生三,三生万物。""金则善于定固者也,木则善于建立者也,活则善于运行者也。""三子"是构成生命机体的能量基础,是万物进行生命活动的根源,而在自然生化的过程中,万物又有一定的生成次序,并"以其胜者为名"。"金气流行,山得之为玉石;水得之为蚌珠……而各成其为坚明定固也",五金矿石等一切无生物首先出现;接着"木气流行,山得之生嘉植,水得之生萍藻,沃土得之生禾稼……而要皆得此木气以化育者也",各种植物接着生长;"活气流行,生于山者为走兽,其形体与丘陵似;生于林者为飞禽,其毛羽与枝叶似……四生之中,禀气火胜者能飞,禀土水胜者能走……而要皆得此活气以化育者也",诸类动物发育成长。

4. **七行定位与四时生态** 七行中只有"四行"有方位,四奇行出,天地定位,而"未有'四气'之先,空中无四时也""天即气,即水受火炽而上腾者也,地即土也,土即火与水相搏而存迹,以下坠者也",四气定位,"各有一专注之位"。气位于东,火位于南,水位于北,土位于西。"至于弥漫无隙之处,则'四气'互相搀人,而滚为一气矣。"但是,"四者单行,则万物无自而生;四者相搀,则万物于兹化而化育焉"。而回医又提出:"南为火之正位,北为水之正位,东为木之正位,西为金之正位。"这是否与"气位于东,火位于南,水位于北,土位于西"相矛盾呢?这是由于木之母为气,居于东。水中之真阳上升也,气虽不名于水,其实"水之精""木之母"也,故其位不仅为气之正位,而为木之位。同样,金为土之子,金未生前,为其母正位,专注于西;金即圣后,而其子与母同宫,故曰"母子同宫"。四时,即四气轮转流行而成,具体来说,流行至东方,所专盛之"气",则其时为"春";流行而至于南,所专盛之"火",则其时为"夏";流行至西方,所专盛之"土",则其时为"秋";流行至北方,所专盛之北方,所专盛之"水",则其时为"冬"。"气与火之流行,以发越为流行者也",故春夏也有"发越"之象;"土与水之流行,以作收藏为流行者也",故秋与冬亦有"收藏"之义。"而收藏之力尽,则发越之机又起;发越之机起,则东方所专盛之气,又于兹而复始矣,此四时之所以往复也。"周而复始,四季交替(图14-12)。

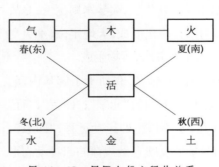

图14-12 回医七行之间的关系

5. **七行与四液、四色** 四体液,是指人体从一点种子分为清阳和浊阴,之后得到母宫的温养,"清"和"浊"又各自分半,分成四层:最外一层,色黑属土;近于黑者,色红属风;近于红者,色黄属火;其居于中者,色白属水。四者,人身血肉精气之本,四液质之所以分为四类,"分之以其色也",四色源于子宫阴火之所炽,居外而最与火近者,故色黑;其二层稍与火相格,故其色红;再稍近于内而仅得火之气者,故其色黄;居于最中而火相远者,故其色白。四色分,而土、气、火、水四行,因其色所成而各有所属。

6. **七行与五脏六腑** 从人生一点种子,结胎化育,"离四色初成之层次,而各归于四行之本位"。风(气)归风位,则升而至于其里,因人身以内为上,故其至内者,为至上;火归火位,则升而至于风之位,其位亦内也。风、火居内,居上,则水不能内存上位,其势不得不降而就下,以与土相降依。"就下者,就于其表也。"风火内升,其形为心;四元,四液交互,化育始蕃,是故人身五脏六腑,四肢百骸,筋脉肌肤成形。故言:"表里各有变化矣。其表之属土者,化为周身之肉。属水者,流为脉络之路,其里之属气者,化为心之质。属火者,发为灵明,而对峙于心之左右。心身既成,而即于心身之间,结聚四脏,以为四行专住之位。四脏即成,而六腑亦次第皆具。耳、目、口、鼻、四肢、百体,悉皆分著,是为定质品也。"人身之小世界,先有六品有形之象,后有六品无形之理也。

7. **七行之间的关系** "气、火、水、土"四行为先天之气,三子之母;"木、金、活"三子乃后天之气,四行之子。无木则火不生,无金则水不生,而四行相聚,实为后天木金之母,阴势之"水""土",孕育了矿石之"金";阳势之"气""火",化生植物之"木",而四元的"水、火、气、土"共同作用,才产生高级生命之力的动物"活",木、活,是有机物组成成分。木金之子怀孕于水火,以后,适木即生;而木之力亦能助火,是则"子助母力",木能生火也;同样,适金即生,而金之力所未尽,气火上达,土水下坠,万物生息而永存也,实属"先后天相互资生"。若这种生态环境遭到破坏,"木金"竭尽,即"水火"无助,自然生态失调,"水火"同居相搏,则两气耗伤,水不能常润,火不得常炽,万物生息即破坏。"三子"为化育万物之纲,"金、木、活三者,皆有所配合而成者也",并且"三者之气,互入于万有之中,而以其气胜者为名,金气胜名金,木气盛名木,活气胜名鸟兽,要知万物中有万物也。其生也有自然之次第,先金、次木、次鸟兽。所以然者,无金则木不生,无木则鸟兽不育者也",故称三子"万物母"。在三子之中,金与木既相互对立,又相互依存。"无金则木不生,无木则金不化",任何一方都不能脱离对方而单独存在,而"活"介于阴阳之间,是金和木资化的保证,对任何一方的盛衰均起着调节、保持动态平衡的作用。总之,回医十分重视先天、后天的和谐整体关系。

二、中(汉)医五行

1. **五行的起源与内涵** 目前众多学者认为,五行学说源于"五方说"和"五材说"。《尚书·洪范》载:"一曰水,二曰火,三曰木,四曰金,五曰土。"之后我国古代劳动人民在长期生活和实践中逐渐意识到五材的重要性,"水火者,百姓之所饮食也;金木者,百姓之所兴也;土者,万物之所资生,是为人用"。五材乃万物的物质来源,"以土与金木水火杂,以成百物"。《辞海》"五行"条说:"指木、火、土、金、水五种物质。"《说文解字》云:"五,五行也,从二,阴阳在天地间交舞也。"《尚书·洪范》曰:"水曰润下,火曰炎上,木曰曲直,金曰从革,土爰稼穑。润下作咸,炎上作苦,曲直作酸,从革作辛,稼穑作甘。"这就说明五行不仅是五种物质,还是阴阳运动变化形成的结果以及五种属性的概括,五行乃"木、火、土、金、水"五种物质及其属性和运动变化也。到秦汉时期,五行学说被广泛地应用于医学,形成中(汉)医的五行学说,成为中(汉)医基础理论三大哲学体系之一;其标志是《内经》。"木得金而伐,火得水而灭,土得木而达,金得火而缺,水得土而绝,万物尽然,不可胜竭。"(《素问·宝命全形论篇》)开始将五行的相克关系广泛应用于医学领域。

2. **五行的特性** 《尚书·洪范》已经将五行的特性进行了经典的概括:"水曰润下,火曰炎上,木曰曲直,金曰从革,土爰稼穑。"水的特点是滋润、下行、寒凉、闭藏,凡是具有这种特征的事物其属性便称之为水;火的特点是温热、上行、光明,凡是具有这种特征的事物其属性称之为火;木的特点是生长、升发、条达、舒畅,凡是具有这种特征的事物其属性称之为木;金性的特点是沉降、清肃、坚劲、收敛,凡是具有这种特征的事物其属性称之为金;土性的特点是生化、承载、受纳,凡是具有这种特征的事物其属性称之为土。

3. **五行与方位、时令** 在对自然界的事物和现象进行五行归类时常采用取象比类之法,日出东方,与木生发特性相类似,故东方归属于木;南方炎热,与火特性相类似,故南方归属于火;日落西方,与金之沉降相类似,故西方归属于金;北方寒冷,与水之特性相类似,故北方属于水;中原地带土地肥沃,万物繁茂,与土之特性相类似,故中央归属于土。

中国古人在谈论阴阳五行时常与四时相联系,如《管子·四时》:"阴阳者,天地之大理也;四时者,阴阳之大经也。"《素问·四气调神大论篇》:"故阴阳四时者,万物之终始也,死生之本也。""天有四时五行,以生长收藏,以生寒暑燥湿风。"董仲舒在《春秋繁露》中说:"天地之气,合二为一,分为阴阳,判为四时,列为五行"以上诸文,足可证明,五行与四时的关系,十分密切。

《素问·水热穴论篇》云:"春者木始治,肝气始生……夏者火始治,心气始长……秋者金始治,肺将收杀,金将胜火……冬气水始治,肾方闭,阳气衰少,阴气坚盛……"但是为何无"土"之时令?直到唐代,王冰在《素问·六节藏象论篇》注释中说:"所谓长夏者,六月也。"夏季长于其他三季,夏季的后半至入秋之前正值梅雨季节,古人称此季节为"长夏",而此时气候潮湿,草木正处于结果化育种子,阴阳交替的季节,取象比类与"土"性相近,故长夏对应"土"。

4. **五行与五脏** 据记载,最早《尚书》提出五行与五脏的对应关系:"脾木也,肺火也,心土也,肝金也,肾水也。"许慎谨按:"《月令》春祭脾,夏祭肺,季夏祭心,秋祭肝,冬祭肾。"与《尚书》相同。之后演变发展应用于医学领域,《内经》分别把肝、心、肺、肾四脏与春夏秋冬四时、木火金水四行分别对应。

5. **五行与五色、五味** 《灵枢·五色》曰:"以五色命脏,青为肝,赤为心,白为肺,黄为脾,黑为肾。"而五脏各有所好,"酸先入肝,苦先入心,甘先入脾,辛先入肺,咸先入肾""风生木,木生酸,酸生肝,肝生筋,筋生心,肝主目……热生火,火生苦,苦生心,心生血,血生脾……湿生土,土生甘,甘生脾,脾生肉,肉生肺……燥生金,金生辛,辛生肺,肺生皮毛,皮毛生肾……寒生水,水生咸,咸生肾,肾生骨髓,髓生肝"。木火土金水分别与肝心脾肺肾、青赤白黄黑、酸苦甘辛咸相对应。

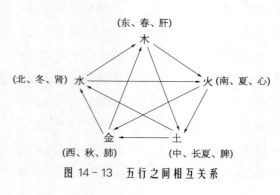

图 14 - 13 五行之间相互关系

6. **五行之间生克制化关系**(图 14 - 13) 明张介宾的《类经图翼》曰:"造化之机,不可无生,亦不可无制。无生则发育无由,无制则亢而为害。"只有相生相克才能维持事物之间的动态平衡。而五行相生相克是五时气候、物候运转规律的抽象概括。恽铁樵《群经见智录》提出:"五行为四时之代名词,并以季节间的更替解释相生。""木生火者,谓春既尽,夏当来,夏从春生也。火生土者,谓夏之季月为长夏,长夏从夏生也……春主生,所以能成生之功者,实拜冬日秘藏之赐。夏主长,所以能成长之功者,拜春日发陈之赐,故曰相生也。"东汉《白虎通》云:"木生火者,木性温暖,火伏其中,钻灼而出,故木生火;火生土者,火热,故能焚木,木焚而成灰,灰即土也,故火生土;土生金者,金居石,依山津润而生,聚土成山,山必生石,故土生金;金生水者,少阴之气润泽,流津销金,亦为水,所以山云而从润,故金生水;水生木者,因水润而能生,故水生木也。"故水生木,木生火,火生土,土生金,金生水,万物生生不息。

春行秋令,勾萌乍达,肃杀之气加之,春之功用败矣。夏行冬令,严寒折盛热,闭不得发,长养之功瘳矣。

三、回医七行与中(汉)医五行的比较

七行与五行均是探索生命运动规律的方法论,且七行和五行中"木火土金水"是相同的,但是由于在后续的发展过程中各自的知识来源与取舍不尽相同,故两者有显著的相似性同时还具备一定的差异性,具体如下。

1. **两者含义基本相同** 五行学说是古人在总结自然气候变化规律、自然界万物的生化、现象和气候变化的相互关联的规律基础上而抽象形成的。中(汉)医用以表达人体生理和病理变化时,认为五行是五种不同的功能属性,是自然界气的运动规律,与"五材"并非一回事。七行学说是在阴阳观念的基础上演化而形成的,不仅仅是"物质元素"和"基本物质",而是生化运动方式。概而言之,五行是功能属性和运动规律的概括;七行是生化中连续运动方式的概括。

2. **两者方位和时序的对比** 在中(汉)医学中,东方木位,西方金位;而回医学认为,东方气位,西方土位。南方火位,北方水位,两者则相同。对于时序,中(汉)医学和回医学关于"水之时为冬、火之时为夏、木之时为春"的认识是相同的,但是中(汉)医学认为"土之时为夏,金之时为秋",而回医主张"土之时为秋、气之时为春",无"中央属土,时序长夏"之说。

3. **对人体结构及功能的属性认识的对比** 中(汉)医认为,木行特性为舒畅、条达,其配属是肝、胆、目、筋;火行特性为炎上,其配属是心、小肠、舌、脉;土行特性生化、承载、受纳,其配属是脾、胃、口、肉;金行特性沉降、肃杀,其配属是肺、大肠、鼻、皮;水行特性润下,其配属是肾、膀胱、耳、骨。而回医认为,水能滋润,以益生味;火能熏蒸,以助温暖;气能舒郁,以助活物;土能负载,以助稳定;"三子"为精气所聚,金善于定固,木善于建立,活善于运行。两者对于"水、火、土"特性的理解相似,但在回医中,各脏腑无确切的相对应的"七行",而其认为"表之属土者,化为周身之肉""属水者,流为脉络之路""里之属气者,化为心之质""火者,发为灵明之孔,对峙于心之左右",心身即成,结聚四脏;四脏即成,六腑皆俱,与七行无一一对应的关系。说明回医对中(汉)医基础理论的接受过程中有以自身文化背景和思维认识的取舍改动,其方法是一致的,但具体认识上稍有差别,且回医的对应不出中(汉)医五行的范围,具体见表14-19。

表 14-19 回医七行与中医五行的比较

回医				中医			
方位	四时	四脏	七行	五行	五脏	五时	方位
北	冬	—	水	水	肾	冬	北
南	夏	—	火	火	心	夏	南

回　　医				中　　医			
方　位	四　时	四　脏	七　行	五　行	五　脏	五　时	方　位
西	秋	一	土	土	脾	长夏	中
东	春	一	气	一	一	一	一
一	一	一	金	金	肺	秋	西
一	一	一	木	木	肝	春	春
			活	一			

4. **两者内容和结构对比**　回医学七行比中(汉)医学五行多了"气"与"活"。中(汉)医学认为,五行互藏,缺一不可,"水为造化之原,万物之生,其初皆水,而五行之中,一无水之不可也……且火为阳生之本,虽若无形,而实无往不在,凡属气化之物,非火不足以生,故五行之中,一无火之不可也……土之互藏,木非土不长,火非土不荣,金非土不生,水非土不蓄,万物生成,无不赖土,而五行之中,一无土之不可也……凡发生之气,其化在木。即以人生而言,所衣所食皆木也,得木则生,失木则死……一无木之不可也……故凡气化之物,不得金气,无以坚强。所以皮壳在外而为捍卫者,皆得干金之气以固其形。此五行万物之中,一无金之不可也……"并且中(汉)医学认为,世间万物的生成,是土与木火金水相融合的结果,"土与木火金水杂以成万物",而"土居中央,掌控四方",中土为枢纽,其气之升降以维持"木金左右升降、水火上下交济"的平衡。

回医学认为,"天地定位,而水火存于其中矣"是由于"真阳之气外发而为天,真阴之质内敛而为地"。天,即气也。而气,即水受火炽而上腾者,所以天定位上也,且包乎地。地,即土地。土,即火与水搏而存迹以下坠者,此地之所以定位于下也。这就是天高地低,天外而地内。火无所着而附于天,飞扬散布,遂成日、月、星、辰之象;水性善下而附于地,高下坚泄流浸,遂成江、海、河、渎之形。总之,火之存迹下坠,而其清者上附于天,水之真阳上升,而其浊者下附于地。这与中(汉)医"故清阳为天,浊阴为地;地气上为云,天气下为雨"(《素问·阴阳应象大论篇》)的表述一致。

5. **两者阐释事物间相互关系的方法有别**　中(汉)医学是以有序的"生克乘侮""制化胜复""母子相及"等规律来阐释事物间的相互关系。中(汉)医学认为,"木生火,火生土,土生金,金生水",与中(汉)医学认为"水火者,阴阳之征兆也"(《素问·阴阳应象大论篇》)一致,回医也将"阴阳"与"水火"对应,认为水火为阴阳之化,如"阴阳化而为水火,水得火则生气,火暴水则生土"和"土和水合而生金,气和火合而生木,水、火、气、土四者合而生活",但与中(汉)医相对复杂的"土生金""金生水"不同,回医表述为"土和水合而生金",是将"土生金"的正向作用与"金生水"的负向作用相结合合而为之,是从减少所"生"即为所保留的意思的合一。《类经图翼》曰:"盖造化之几,不可无生,亦不可无制。无生则发育无由,无制则亢而为害。生克循环,营运不息,而天地之道,斯无穷已。"一直以来,中(汉)医学认为万物相生相克,防止太过与不及,方可平衡。回医认为,"四元"为先天之气,"三子"为后天之气,"四元"之子,"盖'五行'生克之理,'清真'造化之根",生克乃后天,造化乃先天,重视先天与后天的相互资生,但世间万物均有相制约的一面,同样回医中"水之凉润克制火之炎热;土之凝敛克制气之升腾",只不过不似五行有明确的生克制约关系。

四、总结

回医产生于中华文化,脱胎于中(汉)医学,在发展过程中消化吸收中(汉)医药文化、阿拉伯医药文化的精华,进行归纳创新,形成独具回族特色的医药文化。如七行理论,而七行理论十分重视七行之间的整体和谐关系。中(汉)医学是在中国古代哲学的文化背景下,以五行为理论框架,五行之间生克制化关系以维持和调节机体平衡。两者理论部分有所交叉,但相似性大于差异性,通过对中(汉)医学与回医理论的核心内容五行学说和七行学说进行分析比较,可以对两者有更深层次的理解,并促进各自医学理论体系进一步完善和发展,提高对中国传统医学的研究水平。

回医学元气学说与中(汉)医学精气学说、"元气"的比较

一、回医元气学说

回医认为:"因性理之所余而有元气焉,元气之所发挥,而有两仪四象焉。"元气说具有实物(人之身心)与性理(气质禀性、灵觉之性)两方面的内涵。性,指生长、知觉、灵慧之性。理,指事物本身的规律和本质。性与理被认为是人与物最直接的根据和本原。"元者,一切精粹之所聚;气者,一切精粹所寓之器",元气"不得仅名之为气,而必名之曰元气""(万物)无不于此元气之所发露,而因之发露"。元气具有生化功能,元气发露则自然化生开始,从"承元妙化,首判阴阳"到"唯独人也,妙化天真",均由元气统摄生化,元气为其原动力。元气为"第二实有",是第二种无限的存在,与第一种无限的存在"真一"相应,又名"数一"。"真一化育之事,皆由其代为发挥"并成为"先天之末,后天之根"。后天指后天形器世界,即回医学所说大世界(宇宙)与小世界(人体)的根本。

回医元气学说可理解为:第一,元气为宇宙的本原,事物的发生、发展变化是由元气的运动所引起。宇宙中的一切事物都是由真一元气流溢化育而成,人类作为宇宙万物之一其本原也是元气;作为第二物质与动力的元气,其运动不息使宇宙处于不停的运动变化之中,一切事物的发展变化都是元气发露、运动之结果。第二,元气是天地万物相互联系的中介。天地万物既是相互独立的实体又是相互作用、相互关联的统一体。元气作为天地万物的本原,其无形之气充斥于万物之间,与已经构成有形实体的气可进行各种形式的交换活动。

二、中(汉)医精气学说与"元气"

中(汉)医的精气有其哲学基础与生理观两方面的涵义。

中(汉)医精气学说认为,精,精气,一般泛指气,是一种充塞宇宙之中的无形(肉眼看不见的形质)而运动不息的极细微物质,是构成宇宙万物的本原。在某些情况下特指气中的精粹部分,是构成人体的本原。中(汉)医生理观中,人体中的精是构成人体并维持人体生命活动的基本物质,广义的精可分为先天之精(狭义之精)与后天之精。先天之精,又称生殖之精,指肾中所藏的具有生殖功能的精微物质。后天之精,又称水谷之精,指人体从外界获得的营养物质以及由此化生的血、津、液等精微物质。

中(汉)医哲学概念中,气,为存在于宇宙之中的不断运动的极细微物质,是宇宙万物的本原。北宋张载的《正蒙·太和》曰:"太虚无形,气之本体。"无形是气的基本存在形式,指弥散而运动的状态,不占

有固定空间,不具备稳定形态,充塞于无限的宇宙之中。《素问·六节藏象论篇》曰:"气合而有形。"无形(神)与有形(精)处于不断转化之中。中(汉)医认为,气是宇宙万物相互感应的中介。气分阴阳,以成天地。天地交感,以生万物,这种感应由气所作用。气运动不息,变化不止。升降聚散(出入)为气的运动形式。《素问·六微旨大论篇》说:"非出入,则无以生长壮老矣;非升降,则无以生长化收藏。是以升降出入,无器不入。"气的运动使得事物发生、发展、变化。

中(汉)医生理观上,人体中的气指人体内活力很强、运动不息的细微物质,同血、津液、精共同构成人体和维持人体生命活动,是最基本的物质基础。人体之气按照其来源和功能的不同又可分为元气、宗气、营气、卫气。其中"元气"又称原气,是人体中最基本、最重要的气,是人体生命活动的原动力。元气根于肾中,由肾藏的先天之精所化生,又赖后天水谷精气的培育,通过三焦流行于全身。其主要功能有两个方面:一是推动和调节人体的生长发育和生殖功能;二是推动与调控各脏腑、经络、形体、官窍的生理活动。

三、回医元气学说与中(汉)医精气学说、"元气"的比较

通过对回医元气学说、中(汉)医精气学说以及中(汉)医"元气"三者的简要介绍,又一次印证了中(汉)医学对于回医学的重要影响。回医元气论与中(汉)医精气学说均为阐释宇宙万物的本原及其发展变化的哲学理论,两者因共同生活在中华文化的氛围中和中(汉)医学长久以来作为先进医学的影响而存在很大的相似性,但又因民族生活习惯、生存地域环境的不同而具有自己的个性(表14-20)。两者均认为宇宙本原为"气"(人体作为宇宙万物之一,本原也是"气"),其作为宇宙万物相互感应的中介,运动不息导致万物的纷繁变化。具体来讲,中(汉)医为"(精)气",回医为"元气"。但两者亦有所差异,第一,回医认为元气为"第二实有",第二物质与动力,是与纯真独一的"真一"所对应的"数一",强调"真一"之核心,元气是代"真一"行化育发挥之事。第二,回医元气有性理方面的内涵。第三,中(汉)医"精、气"在生理观上又有其丰富涵义,其中人体中的气按照来源和功能不同另有分类,元气(原气)为生理之气的一种。第四,回医强调"元气"为一整体概念。元气"不得仅名之为气,而必名之曰元气"。回医元气学说与中(汉)医精气学说的异同见表14-20。

表14-20 回医元气学说与中(汉)医精气学说的异同

共 性	个 性
宇宙本原(包括人体本原)为"气";"气"为宇宙万物相互感应的中介;"气"运动不息导致万物纷繁变化	① 回医认为元气为"第二实有"。② 回医元气有性理方面的内涵。③ 中(汉)医"精、气"有其生理观涵义,元气(原气)为生理之气的一种。④ 回医强调"元气"为一整体概念

回医形成初期虽具有阿拉伯医学的特点,但其扎根中华传统文化,又深受中(汉)医学的影响,吸收借鉴了中(汉)医学的精华,形成了独特的医学体系,是中(汉)医学与回族聚居区原初的用药经验及理论认识的结合,并在发展过程中吸收了阿拉伯医学的精华。回医基础理论便是在本民族原初用药经验和理论认识的基础上,借鉴吸收了中(汉)医学的基础理论知识,并在发展过程中受阿拉伯医学影响的产物。对回医与中(汉)医的相关理论进行对比研究,能够更好地理解中国传统医学,促进两者更好地各取所长,相互借鉴、共同进步,对于构造与完善现代中国传统医学体系也有着重要意义。

宗教文化对藏医学与中(汉)医学的影响

各国传统医学在起源和发展过程中几乎都受宗教影响,甚至与宗教有同一起源,源于<u>巫</u>或者说医巫同源。医学与宗教都是从不同方向来阐释生命的起源与发展。"哲学起源于宗教,哲学的发展过程就是进一步摆脱宗教束缚的过程。"而哲学是万王之王,凌驾于科学之上的科学。因此,起源于宗教的哲学必然影响科学的研究,医学也会必然受到宗教的影响。

在中国传统医学形成与发展的早期阶段,深受宗教文化思想的影响,正确认识和看待宗教文化对传统医学的影响和作用,可以更加全面深刻地理解本民族的传统医学。

一、宗教对中(汉)医的影响

多种宗教并存,而不以某一种或两种宗教为主是我国历史上宗教发展的特点,中国古代以佛教、道教、儒教为主,天主教和基督教主要在近代从西方国家传入。对中(汉)医形成与发展,特别是早期影响较大的是道教和佛教。

1. 道教对中(汉)医发展的影响 道教发源于中国春秋战国的方仙家,是一个崇拜诸多神明的多神教原生的宗教形式,在中国传统文化中占有重要地位。在两汉时期,道家思想被五斗米教等宗教吸收,逐渐演变成道教。

中(汉)医的哲学思想和基本理论在某些方面与道教是统一的,如"阴阳""五行"等学说。而从时间点上来看,道教的理论体系建成应当是早于中(汉)医理论体系的,这可以从道家的理论经典《道德经》和《庄子》与中(汉)医经典著作《内经》问世的时间得出结论。因此我们可以推断在中(汉)医理论形成的早期阶段借鉴吸取了道教的理论精髓。

道教是世界上最重视生命存在的宗教,道教养生的鲜明特色是:养生即修道。养生在修道中具有重要意义,并且认为是必不可少的。"天人相应"是道教的宇宙观,同时也是道教养生的重要思想基础。道教认为人的行为应该仿效自然、服从自然、顺应自然而动,而不应违背自然、破坏自然,如此人与自然才能保持和谐统一的状态,这对传统中(汉)医"整体观念"具有重要影响。中(汉)医整体观念中一个重要的方面就是形神的统一,"形者神之质,神乃形之用",形无神则无所立,神无形则无所依,"形"是人体的一切组织结构,"神"即精神意识思维活动。形神统一是形体与精神的结合,是形态与功能的统一。道教《太平经》云:"人有一身,与精神常合并也。常合则吉,去则凶。"

中(汉)医吸取了道家"道"的养生概念,"道"是道家思想体系的核心,老子认为"道"为宇宙的本体,为万物变化之始源,为"万物之宗",《淮南子·天文训》云:"道者,规始于一,一而不生,故分为阴阳,阴阳分而万物生。"而《素问·阴阳应象大论篇》曰:"阴阳者,天地之道也,万物之纲纪,变化之父母,生杀之本始。"说明人只有掌握宇宙运动的规律,掌握阴阳之道,方能养生防病。

在中(汉)医发展历史上,道教对中(汉)医的影响另一方面主要表现在许多医学家同时是道教人士,及道家在炼制丹药过程中对药物发展的影响。如东晋时期医家葛洪在《抱朴子·内篇》中总结了强身健体的方术,包括守一、行气、导引和房中术等。同时又将神仙方术与纲常名教相结合,强调了其对养生的重要性,如"若德不修,而但务方术,皆不得长生也"。《抱朴子》一书中还具体描写了炼制金银丹药等多方面的有关知识和许多物质性质变化,这对中(汉)医药学的发展无疑具有推动作用。唐代著名医药学家孙思邈同时也是一位著名的道士,主要医著有《千金要方》和《千金翼方》等。孙思邈将道家、儒家、古印度佛家的养生思想与中(汉)医学的养生理论相结合,提出许多切实可行的养生方法,至今还指导着人们的日常生活,如心态要保持平衡,不要一味追求名利,饮食有节制,不暴饮暴食,生活起居有常,不违反自然规律等。

道教对中(汉)医理论及实践产生了一定的推动作用的同时,中(汉)医也对道教产生一定的影响。《内经》理论中"济世救人"等医学思想被道教思想家吸收。《素问·疏五过论篇》中"圣人之术,为万民式,论裁志意,必有法则,循经守数,按循医事,为万民副"的济世思想,道教徒结合东汉末年社会衰败形势,在《太平经》中认为"今天地阴阳,内独内其所,故病害万物,帝王其治不和……"进而提出了"兴至道可以就之"的思想。此外,道教驱鬼避祸、防病养生等思想也是借鉴了中(汉)医的思想理论。

2. 佛教对中(汉)医发展的影响　佛教起源于古印度,大约在公元纪元前后传入中国,到三国、两晋、南北朝时期获得很大发展,佛教传入中国后,经过中国艺术家和民间工匠的吸收、融合和再创造,形成了具有中国特色的佛教艺术,至唐代时期佛教发展最为兴盛。佛教文化作为中国古代文化的重要组成部分,对中国传统医学理论的发展和体系的建立产生了重要影响。

中国佛教文化中的"百一"理论是佛教的核心理论,《佛说佛医经》中说:"人身中本有四病,一者地,二者水,三者火,四者风。风增气起,火增热起,水增寒起,土增力盛。本从四病,起四百四病。"中(汉)医是在天人合一的整理观念基础上吸取佛教中的"百一"理论的,两者的共同特点就是都把人与自然当成一个整体,都是承认物质是第一性的朴素唯物论,认为世界上一切事物现象都不是永恒的,而是具有生、长、化、收、藏的属性。《肘后方》中有云"人用四大成身,一大辄有一百一病",而且多部医著中都有关于"四大"的引用和论述。"四大"学说对中(汉)医理论五行学说起到了丰富补充的作用。

在病因方面,佛教医方明认为:"病起因缘有六,一四大不顺故病,二饮食不节故病,三坐禅不调故病,四鬼神得便,五魔所为,六业起故病。"这与中(汉)医病因学中的"三因"学说相似,其将病因分为内因(饮食劳倦、情志所伤)、外因(外感、六淫、外力所伤等)、不内外因。

佛经中对药物品种的认识和利用丰富了中(汉)医的用药体系,如《佛说柰女耆婆经》说"天下所有,无非是药"。许多佛经中提到的药物如安息香、乳香、珍珠、阿魏等,这些药物品种的增加丰富了中(汉)药品体系。佛经中一些治疗技术和养生手段也被中(汉)医吸收和利用,如佛经中有金针拨障术,经过临床实践和改良逐渐发展成为眼科的白内障针拨术;孙思邈《千金要方》记载有"天竺国按摩"十八势,并说明这是"婆罗门法",是一套活动身体的自我按摩术,宋代张君房《云笈七签》和明代高濂《遵生八笺》都收载了此法,证实这一源于佛经的健身方法受到历代医家重视。

在临证方面《大正新修大藏经》制定了诸病治疗法则"八术总摄诸医方":"一疗被针刺法,二疗破伤法,三疗身疾,四鬼损,五中毒药,六疗孩童,七延寿,八养生。"除了药物治疗之外,还有多种治疗方法,如香囊治病、药浴治病、修禅治病等。

佛教医学宣扬四大皆空,六根清净,力求精神超脱,其修禅养性,摄生保健内容在一定程度上影响中(汉)医学心理疗法。佛教最擅长者当为心理疗法,有学者认为,在疾病扰身之时,通过静养、暗示、调息起到保健康复的作用。佛教中的禅修作为调节心绪的一种手段,作为精神心理治疗的一种传统的方法,已被中(汉)医学纳入养身康复的范畴。

二、藏传佛教对藏医学发展的影响

公元 7 世纪印度佛教传入藏区,在发展过程中印度佛教与本波佛教之间各自相互吸收了许多内容从而各自得到了发展,印度佛教与本波佛教在信仰本源是一致的。印度佛教大量吸收了本波佛教的内容,使其能够更深入地根植于当时的社会,并逐渐发展成了现代的"藏传佛教"。佛教是藏族地区最主要的宗教形式,在其历史文化发展进程中起着非常重要的作用,它对西藏的政治、经济、文化、艺术、民俗风情等有着深远的影响,其作为藏族地区重要的文化形式对藏医学的发展有着重要的影响。与汉传佛教对中原地区传统医药学发展的影响相比,藏传佛教对藏医药学发展的影响更加明显,甚至可以说一部藏医药史就是一部佛教不断参与、形成与推动藏医药发展的历史。

1. **藏传佛教对藏医药学医理的影响** 《四部医典》是一部对藏医发展具有深远影响的重要经典著作,是藏医教学的主要教材,也是研究藏医的重要文献资料。全书涉及藏医药的起源、人体构造和胚胎发育、病因病机、诊断方法、治疗方法和药物方剂等各方面内容。该医典中"三因学说"即是引自古印度阿育吠陀医学,该学说认为构成人体最根本的元素是隆、赤巴、培根。其中隆(风)具有动的特性,是推动人体生命功能的动力;赤巴(火)具有热的特性,为人体提供热量,维持人体内脏功能;培根(水和土)具有湿和坚的特性,在体内起到滋润、消化、坚固骨节的作用。在病因方面,认为疾病的诱因有三种:一是今世体内固有的隆、赤巴、培根三邪在体内外因素影响下发生太过、不足、紊乱而产生的疾病;二是前世做下十恶业报应于今生产生的宿孽疾病;三是上述两原因兼有而产生的疾病。这说明藏医药学医理的形成借鉴了佛教中的理论,而佛教与藏医药学之间的渊源从藏医萌芽发展阶段就形成了紧密的联系。

2. **藏传佛教对藏药发展的影响** 藏民受藏传佛教影响,在看待人与自然关系时,持有"无情有性,真爱自然"的思想,认为大自然中的一草一木皆有佛性,均有存在的价值。在佛教中,将自然界的物种元素分为"五大种",包括土、水、火、风、空五大元素,佛教学依次解释万物的形成的发展,藏药的理论体系也在这一思想影响下应运而生,这就是五源学说构建的藏药理论体系,因此藏药非常重视药物与自然环境的统一关系。在藏族地区,在配置藏药时,会请喇嘛念经,以示加持,然后进行加工配置,因此,藏药也被称作宗教与精神、科学与艺术的结合体。

3. **佛教冥想与藏医** 冥想是一种自我控制的心理调整方法,通过调节认知、情绪、行为而达到生物学效应,能够促进情绪平静、身体放松,从而使机体变得安详和平静。冥想从佛教心理学、印度的瑜伽开始,其核心理论和技能来自佛教冥想实践经验。冥想与藏医学有着密切的关系,其可以归纳入藏医的行为疗法之中。冥想疗法在治疗"未病",如压力、焦虑、愤怒等方面广泛应用。临床研究发现长期不良的情绪和心态引起神经内分泌免疫系统的紊乱,从而导致各种心身疾病。冥想疗法与佛教和藏医学有着密切联系,其在现代社会中对于各种心理疾病具有良好的效果,具有很大的挖掘潜力。

4. **藏传佛教发展传播对藏医药学的影响** 西藏地区几乎每个寺院都设有曼巴扎仓(即医学院),是培养藏医药学人才的地方,学院分为初、中、高不同等级,僧人们依次学习、进修。课程设置包括了《药王经》《四部医典》等理论学习以及教学实践、采集标本、配置药剂等,这鲜明地体现了藏族地区佛教与医学紧密联系的特点。这种佛医结合的教学方式使得藏传佛教与藏医结合更加密切,使得藏医学带有鲜明的宗教特点。

药师佛在藏传佛教密宗中有着崇高的地位,药师佛信仰在藏民中也很普遍。由于对佛教和药师佛的信仰,藏民们在患病后会前往寺庙求拜,或延请精通医术的喇嘛进行治疗。喇嘛在治病之前通常也会进行一些简单的宗教仪式。佛教高僧中不乏精通医药学者,这些高僧在同印度、尼泊尔等国家进行宗教交流时,同时进行着医药学的交流。

公元13世纪,忽必烈开始扶植藏传佛教,藏医学伴随佛教的传播进入蒙古地区,藏医名著《四部医典》被引入蒙医学中,约在18世纪被译成蒙文,丰富了蒙医基础理论和临床实践,在蒙医中出现了藏医学派,人们称这一学派为"雄根额木其",意为经典医家。

综上所述,中(汉)医学和藏医学在漫长的发展历史进程中均受到了宗教的影响,宗教自然发展和传播在一定程度上促进了不同地区医学的交流与互动,在这方面可以说宗教在医学发展中起到了积极的作用。爱因斯坦说"没有宗教的科学是跛子,没有科学的宗教是盲人"。宗教瑕瑜并存,并一定程度上带有迷信色彩,只要拨开其神秘外衣,努力挖掘和探讨中国传统医学和宗教文化之间的联系和发展脉络,取其精华,弃其糟粕,只有这样我们才能正确地认识各民族传统医学的发展进程,才能客观评价其自认的可取之处及局限性,从而为推动中国"多元一体"的民族传统医学的发展做出努力。

从《内经》《难经》与《四部医典》浅析藏医学、中(汉)医学解剖学的异同

解剖学是医学中最基本的知识,任何一个医学的产生和发展都离不开解剖学。如果完全不了解人体构造及其在生存发展中的复杂性,而试图有效地战胜疾病,保障人类健康,那必然是一件不可想象的事情。在中国传统医学经典著作中关于解剖学方面的书籍,从春秋战国到两汉之际的《内经》《难经》,南宋的《洗冤集录》,到清代王清任的《医林改错》,已有关于人体某些内脏、骨骼、肌肉等的记载与描述,它们无不见证了中(汉)医学解剖方面的发展与成就。藏医学作为祖国宝库中的一个重要组成部分,从萌芽到形成,到建立起一套完整的理论体系,走过了一条不平凡的道路,显示出强大的生命力。其中藏医学在人体解剖学领域,以其丰富的内容和独特的理论表达方式而称著于世,不仅有相当数量的文字记载,而且还有大量的绘图资料,是祖国医药学伟大宝库中的一份重要文化遗产。

一、中(汉)医、藏医解剖学探源

人类在古代的生产、生活、社会活动及医疗实践中,如在宰杀动物、庆典祭祀、战争屠杀、囚徒行刑时,不可避免地要运用解剖手段,接触解剖现象,总结解剖规律,不自觉地获得一定的解剖学知识。生产生活中长期积累的解剖知识,使人类对人体的大体结构有了初步了解,为以医学为目的的人体解剖奠定了基础。古代有关外科类手术的记载层出不穷,上古名医俞跗治疗疾病时就不仅仅限于"对症下药",而已经懂得使用"割皮解肌,洗涤五脏"的外科技术;《列子·汤问》记载了扁鹊进行的开胸探心术,马王堆出土的《五十二病方》中也有关于刀箭金创的外科处理等。

最早提出"解剖"一词的是《内经》,《灵枢·经水》曰:"若夫八尺之士,皮肉在此,外可度量切循而得之,其死可解剖而视之,其脏之坚脆,腑之大小,谷之多少,脉之长短,血之清浊,气之多少……皆有大数。"这里所说的"其死可解剖而视之",说明当时的人体解剖已是常见之事;"皆有大数",大数指平均数或常数,没有一定数量是得不出平均数的,说明当时的解剖量也是相当可观的。可见《内经》时代认为要进行医学研究,必须重视人体形态结构。解剖的目的,是为了研究人体的生理、病理而为诊断、治疗服务的,对人体形态结构了解的方法有两种,对外通过度量切循而得知,对内则通过解剖来观察。《难

经》对解剖学同样做出了巨大贡献,它补充了《内经》的不足,增添了对五脏形态、重量等的记录。关于脏腑重量《内经》没有记载,但《难经》却对每个脏腑的重量均有描述,而且补充了喉咙、胆、膀胱、肛门的形态和重量以及后三者之所盛。《难经·四十四难》提出,食物从进入人体到排出体外要经过七道关隘,将之称为"七冲门"。其中贲门、幽门的名称与部位与现代解剖学完全相同。可见,《难经》时代解剖水平已经达到一个很高的层次。史书对两汉至宋代这段时期的解剖记载不多,仅在《汉书·王莽传》和《南史·顾觊之传》中有记载,但并无具体器官的解剖内容,以后至宋之前再无记载。宋代绘《欧希范五脏图》,另有当时名医杨介著《存真图》一卷。元代滑伯仁的《十四经发挥·十四经脉气所发》更加形象、细致地描述了五脏的形态及具体位置。明代李中梓的《医宗必读·行方智圆心小胆大论》结合前人的成果有所发挥,其中包括《新改正内景脏腑图》和其他脏腑的解剖图。赵献可《医贯·玄元肤论·内经十二官论》不仅记载了咽喉、会厌、食管、呼吸道的位置、解剖结构,还说明了咽喉与食管、呼吸道相通,食管与呼吸道并列而不相通,其中会厌起到了协调呼吸与进食的作用。张介宾《类经图翼》详细记叙了肺的形态、组织结构,进一步解释了"肺得水而浮"的原因,说明肺为内含腔隙的疏松组织,并记录了其一呼一吸式的形态变化。同时更为精确地描述了脾脏的位置、进一步详细计量了全身骨度,对大肠也做了细致分类。及至清代,解剖学研究最著名的当属王清任和他的《医林改错》,此外,吴谦等人编的《医宗金鉴·刺灸心法要诀》也有大量解剖学记录。

由此可见,通过解剖了解人体是中(汉)医学的一个基本认识手段,也可以说古人已经非常明确地意识到,研究医学离不开对人体解剖结构的探讨,及以解剖为基础的生理病理。中国传统医学在奠定理论基础的重要时期,并非完全立足于哲学史的思维和对临床经验的归纳总结,许多重要基础理论,包括对生理、病理的解释,直接来源于形态学的观察。

藏医的人体解剖学知识,具有相当悠久的历史。居住在青藏高原的藏医人民,在长期与疾病作斗争的过程中,以独特的理念和研究方法,对人体基本构造进行了深入细致的研究和叙述。藏族自古就有丧葬习俗,与藏医解剖学的产生和发展关系较为密切的是断尸葬、二次葬和天葬,这些风俗习惯为探讨和论述人体的结构及功能奠定了朴素的唯物主义基础,为藏区先民客观地认识人体构造创造了条件,说明藏医的解剖是从认识人体开始的,而且一开始就是人体解剖。藏区人民在各类殡葬和献祭仪式中,积累了丰富的解剖学技术和人体形态及器官结构的知识,为藏医学这一传统医学体系的形成和发展积累了宝贵的人体形态学资料。藏医在很早的时候就有了对人体解剖学的记载,自公元 6 世纪后半叶开始,藏区先民们广泛吸收其他民族的先进医疗技术,并在不断地总结概括前辈们的医疗经验,编撰医学著作。公元 7 世纪,已有藏医学最早的两部古籍《医学大全》和《无畏的武器》问世,至公元 8 世纪,随着《尸体图鉴》《活体及尸体测量》《内脏展显示·神奇大镜》《月王药诊》和《四部医典》的问世,标志着藏医解剖学已趋成熟。8 世纪上半叶著成的《月王药诊》论述了人体生理功能和胚胎形成、人体骨骼构造、人体的测量及五脏六腑等内容。8 世纪下半叶,宇妥·元丹贡布编著的《四部医典》,对人体解剖生理及功能进行了详论和评述。《四部医典》从 8 世纪下半叶成书直至 11 世纪重新面世以来,被历代藏医学家视为学医的依据和行医的指南,是藏医的必修教科书。该书作为一部医学百科全书,在对待疾病、治疗法则、生理解剖、药物疗法等方面都具有浓郁的藏区特点。《四部医典》充分总结了藏区先民的人体解剖知识,对人体的构造有着比较具体深入的研究,它的著成使藏医的解剖学理论形成较系统的学说。至公元 12 世纪前后,天葬体制形成时,藏医解剖学已比较完善。在此期间以及其后的几个世纪里,藏医学家不断概括总结解剖学研究成果,编撰了《伤疗复活秘诀》《解剖明灯》,绘制了人体解剖挂图等难得的解剖学资料,为藏医学的成熟奠定了坚实的基础,极大地促进了藏医学稳步快速的发展。

二、从经典著作浅析中(汉)医、藏医解剖学内容

1. 中(汉)医　中(汉)医解剖学经典著作《内经》系统运用古代解剖知识,认识人体结构、人体形体层次、五官九窍,认识内脏相互关系,发现内脏部分功能,利用大量的解剖术语构建了中(汉)医学的基本概念,为中(汉)医基础理论的形成奠定了基础。

《内经》确立了人体众多脏腑器官(脾、直肠、膀胱、子宫等)、骨骼官窍(头骨、肩骨、胸骨、椎骨、腰骨、髋骨、耻骨、股骨、胫骨等)、体表各部位(眼睑、发际、颜面部肌肉、耳郭、会阴部、尿道口等)的名称,其中多数被后世医学继承,沿用至今;从体表测量了人的头围、胸围、腰围的尺寸,以及头面、颈项、胸腹、四肢等各部位骨的长短、大小和宽窄,用以探知经脉的长短以及脏腑的大小,同时《内经》还对人体内脏器官的位置、形态、大小进行了观察描述。由于人的性别、年龄、身高、体重等各方面存在个体差异,为了使依靠解剖及测量取得的数据适用于有不同差异的个体,古人巧妙地设计出"同身尺寸度量法"。这种方法是将每一个被测量对象的前额发际至其下颚,或前臂小指侧的骨骼(即尺骨)长度,定为"同身尺寸度量法"的标准一尺,然后运用丈、尺、寸、分十进位制测量人体的各个部分。这种度量方法的优势是适合于所有人体,适用范围广,测量结果可以不受个体差异的影响。如《内经》中根据"同身尺寸度量法"测得的人体食管与肠管长度之比为 1.6 尺∶55.8 尺 = 1∶34.87,而现代医学解剖测量成人食管与肠管长度之比为 25 cm∶850 cm = 1∶34,两者误差很小,足见这种"同身尺寸度量法"对于准确测量人体结构的可取之处。2 000 多年前的古人就能采取这种科学的方法来认识人体结构实在是难能可贵,这也是中(汉)医学历经 2 000 多年现在仍能有效指导临床的原因之一。

运用解剖手段,《内经》将人体分为躯壳和内脏两大部分。躯壳在外属阳,有外侧面和内侧面,有头、颈、胸、腹及四肢。躯壳的胸腹部为身形的主干而称为躯干。躯干有胸和腹两部分,"脏腑之在胸胁腹里之内也,若匣匮之藏禁器也。各有次舍,异名同处""夫胸腹,脏腑之廓",将躯干外壳喻为一个珍藏"禁器""宝藏"的匣子,生命活动中具有十分重要的五脏六腑全都包容其中。在《内经》成书之前,脏、腑的概念并不明确,方士"或以脑、髓为脏,或以肠、胃为脏,或以为腑",殊无定准。至《内经》问世,始对脏、腑有明确定义。凡"藏精气而不泻,慢而不能实"者,称为脏,包括心、肝、脾、肺、肾。凡"传化物而不藏,实而不能满"者,称为腑,包括胃、大肠、小肠、膀胱、三焦、胆。凡"藏而不泻"者,称为"奇恒之腑",包括脑、髓、骨、脉、胆、女子胞。《内经》还指出分布于躯干内的"五脏六腑,各有畔界",心、肺、心包在膈膜以上的胸部,肝、胆、脾、胃、小肠、大肠、膀胱、子宫等在膈膜以下的腹部。《内经》在对各内脏所在"畔界"部位不同的解剖认识前提下,又运用事物阴阳属性的规定性和可分性原理来进一步研究其生理和病理,对胸、腹、背及内部五脏六腑的阴阳属性分别进行了确定,指出"阴中有阳,阳中有阴""夫言人之阴阳,则外为阳,内为阴。言人身之阴阳,则背为阳,腹为阴。言人身之脏腑中阴阳,则脏者为阴,腑者为阳。肝、心、脾、肺、肾五脏皆为阴,胆、胃、大肠、小肠、膀胱、三焦六腑皆为阳""故背为阳,阳中之阳心也;背为阳,阳中之阴肺也;腹为阴,阴中之阴肾也;腹为阴,阴中之阳肝也;腹为阴,阴中之至阴脾也。此皆阴阳、表里、内外、雌雄相输应也,故以应天之阴阳也"。这里要特别注意的是肝为"阴中之阳"的属性划分,"阴"指肝位于膈之下属阴的腹部,何以为"阳"?虽然肝气应于春季,有主升特征支持其属"阳",但此处确定五脏阴阳属性是以肝、脾、肾三者在腹腔解剖部位之发现为前提的,肝的实体解剖部位在右胁肋之内的腹腔最高处,这应当就是"腹为阴,阴中之阳,肝"结论形成的基本依据。躯干、四肢的层次结构同

样运用解剖手段获得,通过对躯干外壳和四肢进行较深层次的解剖观察,《内经》将肢体横断面从表至里分为皮肤、肌肉、血脉、筋膜、骨骼五个层次,并称其为"五体",然后在此基础上分别对"五体"(筋、脉、肉、皮、骨)的功能及其与内脏、与生命活动的关系进行研究,形成了相关的理论。

《内经》将"筋、脉、肉、皮、骨"五个层次即"五体"中分布于人体最外层,面积最大者称之为"皮"或"皮肤",由于皮肤上有毫毛,有一定的纹理,于是又将皮肤称为"皮毛""皮腠"或"腠理"。皮肤上还有汗孔分布,汗孔开合启闭的机制很玄妙,因此称之为"玄府",又叫"气门"。由于皮肤像屏障一样位于人体最表层,所以在临床实践中发现当人感冒时,在出现头痛、鼻塞、流清涕、打喷嚏、咽喉痒痛、胸闷咳喘咯痰的同时,常伴有怕冷、发热、不出汗,甚至皮疹等表皮的症状。于是在解剖直视和临床实践观察的基础上,就逐渐形成了"肺在体合皮,其华在毛"以及"肺主身之皮毛"的认识。

肉是五体之一,又称肌肉。肌肉纤维也有其相应的纹理,所以又称为"肉理""肉腠",与皮肤之纹理合称为"腠理"。《内经》在解剖直视下发现肌肉呈不均匀分布,肌肉块的大小也不一致,故有"谷属骨,各有条理"的认识,说明肌肉的分布有一定规律可循,并包裹连接着骨骼,参与肢体的运动。这就从解剖学角度确立了肌肉的大小分布规律、与骨骼的关系及其主运动的功能。在此基础上,结合长期观察到的临床表现,发现脾胃虚弱的患者,不能运送水谷精气营养四肢肌肉等组织,四肢的"筋骨肌肉,皆无气以生",肌肉松软,张力下降,甚至"痿废不用"。可见,脾"在体为肉"及脾"病之在肉"理论的形成是以肌肉的解剖发现为其认识的起点,并逐渐发展为脾主肌肉、脾主四肢的理论。

《内经》运用解剖手段发现了五体之一的筋(又叫"筋膜")的分布规律及其功能。"诸筋者皆属于节""膝者筋之府",都是运用解剖手段,发现全身的筋都分布在骨关节周围的事实。在此基础上,又观察到筋的牵拉可使骨关节产生屈伸运动,因此便有了"宗筋主束骨而利机关"的生理作用认识,并对筋在病理下所致病症进行了研究,认为"宗筋弛纵,发为筋痿""阴阳虚,则宗筋纵,带脉不引,故足痿不用""膝者筋之府,屈伸不能,行则偻附,筋将惫矣""大筋𫐄短,小筋弛长。𫐄短为拘,弛长为痿"。可见,《内经》是在形体解剖中对筋的分布规律及其约束骨骼、构成关节、与肢体运动有关功能的发现基础上,结合临床实践观察和反复验证,形成了筋的相关理论,并以此为据,指导临床实践。

脉是五体之一,又称为血脉、经脉。《内经》运用解剖学方法发现人体所有的红色血液广泛存在并循行于人体上下内外、大大小小的血脉之中,而血脉之外是没有血液的,这即是"夫脉者血之府也"论断发生的解剖依据。指出全身所有的脉是营运全身血液的通路,并与心脏连通。因此,身体一切正常的血都由心主宰,是心脏推动着血液沿着与心连通的全身血脉不断地"阴阳相贯,如环无端""往复不已""周流不休"循环运动着的。还发现人体血脉中有的用手触摸不搏动,相对静止,有的则"独动不休",如寸口、人迎、足背上的血脉,正因为这些血脉触摸时搏动不已,《内经》将其命名为"动输"或"动脉"。还发现这些部位动脉的搏动与肺的呼吸之间呈现"一呼脉再动,一吸脉亦再动,呼吸不已,故脉动而不已"的动态比率关系。还发现刺破血脉后有的"血黑以浊,故不能射",有的则"血滑,刺之则射"。可见,《内经》运用对血脉及与血、与脉、与生命的相关知识的认识,结合长期积累的丰富临床实践经验,在"心生血""心在体为脉""诸血者,皆属于心""心藏血脉之气""心主身之血脉""心者,生之变也,其华在面,其充在血脉"等相关论证后形成了"血—脉—心—人体生命之本"的理论。

《内经》对骨骼已有深刻认识,不但发现骨骼居于五体的最深层,而且是主体,认为人的躯体是以"骨为干,脉为营,筋为刚,肉为墙,皮肤坚而毛发长"的结构模式。筋、脉、肉、皮肤四者必须在以"骨为干"的支撑下才构成相对稳定的外表形态,筋、脉、肉、皮肤才能发挥其相应的作用。在解剖基础上对全身的大骨骼、骨关节和骨骼的体表标志予以度量和命名,并发现骨骼上分布有一定数量的骨孔,血脉出入其间,以输送气血精微,充养骨骼,化生骨髓,但长骨有骨孔而"扁骨"无,以及"诸髓者皆属于脑"和"骨者髓之府"的重要解剖发现。在此基础上,根据长期积累的丰富临床实践知识,从骨髓或脑髓与生殖之精的解剖直视性状近似的角度出发,运用"精气是万物形成来源"的哲学理论和认识方法构建了"肾—精—髓—骨"这一独具特色的理论。其他脏腑功能及相关理论的建立也有与此基本相同的认知经历。

《内经》对五官九窍的认识及相关理论的建立,主要是在对生命活动的长期观察基础上形成的,官窍外部特征及主要生理活动的发现属于广义解剖学范畴,但对其中部分官窍的认识仍借助了狭义解剖学知识。

体表官窍分为头面七窍和下体两窍,头面七窍又称"五官"或"五官七窍"。《内经》中人体阴阳之气运动的规律是阳主升、阴主降,头面的五官七窍不但解剖部位在上(上者为阳),而且是在五脏化生的阳气充养下发挥着"目能辨五色""耳能闻五音""鼻能知臭香""口能知五谷""舌能知五味"的功能,所以有"清阳出上窍"及"五脏六腑、十二经脉、三百六十五络,其精阳气皆上于面而走空窍"之论,其中《内经》对目的认识及以目为主体的相关理论构建最具代表意义。

《内经》将眼部外观和"目系"分为两个解剖层面。眼部外观又分解为瞳子、黑眼、白眼、内外眦部血络和约束(上下眼睑)五部分,以此解剖观察为基础,联系临床实践知识和经络等相关理论,于是就有"五脏六腑之精气,皆上注于目而为之精。精之窠为眼,骨之精为瞳子,筋之精为黑眼,血之精为络,其窠气之精为白眼,肌肉之精为约束,裹撷筋骨血气之精而与脉并为系"的经典论述。其中"骨、筋、血、气、肌肉"分别指代肾、肝、心、肺、脾五脏。这是以眼睛局部大体解剖观察为基础建立了眼睛局部与五脏六腑密切相关的理论,自此以后成为后世运用脏腑辨证、六经辨证方法治疗眼病的理论源头和依据。

《内经》认为:"目系"是由包裹五脏六腑精气凝聚形成并营养着的"筋骨血气之精而与脉并为系,上属于脑",这就依据解剖解决了眼球与大脑连通并受大脑支配的相关问题。如果邪气"入于脑则脑转,脑转则引目系急,目系急则目眩以转矣",这亦是从以解剖发现为出发点,提出眼睛及其视觉功能是直接受其所在头部大脑的支配和影响的观点,头面其他器官的理论发生过程也基本如此。

"下窍"的解剖部位是在人体最为隐秘之处,由于部位在下属阴,受人体内具有沉降重浊阴气的滋养,又有排出内脏代谢后的污秽浊物之作用,故将其称为"二阴"。男子的前阴称为"茎(阴茎)""垂(阴囊)",阴囊内有"睾""卵","茎"又分为"本"和"首"。女子前阴有"溺(尿)孔"上通膀胱,有"廷孔"上通于子宫,正因为将阴道及阴道口称为"廷孔"的解剖名称,所以后世将子宫脱垂病称为"阴挺"。

《内经》以解剖术语将大肠末端称为"肛",发现其有排泄胃肠消化后食物残渣及机体代谢所生成糟粕的功能,又称其为"魄门",并据此提出了"魄门亦为五脏使,水谷不得久藏"的著名观点,成为后世在临床实践中通过调理五脏六腑治疗肛门局部疾病,或者通利"魄门"调治脏腑之病的重要理论依据。

《内经》是以解剖发现为前提,结合对人体生命现象长期的观察,以及丰富临床实践知识积累的基础,经过分析和反复验证后认识形体功能、官窍功能,并逐渐构建形成相关理论的。形体官窍在人体的表浅层,其人体的形态结构和浅层次的功能是最容易通过直观观察和解剖直视予以认识的,这就是《内经》认识研究形体官窍,并以此构建相关理论的出发点。

《内经》通过解剖不但发现五脏六腑"各有畔界""各有次舍",还发现相关内脏的解剖关系。就上焦胸腔而言,发现肺是分叶性器官,位居各脏腑之上的最高处,"肺叶"像伞盖一样覆盖在心脏之上,所以有"肺者,脏之长也,为心之盖也"的认识。居于肺叶之下的心脏之外廓被称作"膻中"的"心包络"裹扩其外,认为"膻中者,心主之宫城也"。《内经》就是根据心脏之外有"膻中"裹护,又有肺叶覆盖,又有胸腔、胸壁像城郭一样卫护,心脏自身又有血脉支撑及维系等解剖发现,于是《内经》将心类比为一国之"君主",是生命之根本。并在此认识的前提下,论证了心与心包在生理和病理上的关系。认为"心者,五脏六腑之大主也,精神之所舍也,其脏坚固,邪弗能容也。客之则心伤,心伤则神去,神去则死矣。故诸邪之在于心者,皆在于心之包络也",从而产生了心包保护心脏,代替心脏感受邪气的重要理论,并成为至今指导相关病症机制的分析和治疗用药研究的依据。

就膈下腹膜内腔(即中焦)中的脾胃而言,指出咽喉至胃上口贲门为"嗌"(即食管)的长度为"长一尺六寸",位在膈上胸中。脾"与胃以膜相连",是《内经》确立脾胃为表里关系的解剖学基础。《素问·太阴阳明论篇》《难经》在此基础上进一步通过解剖发现脾有两部分,主体部分"扁广三寸,长五寸",有"主裹血"作用。另一部分是"散膏半斤",能"温五脏"。胃的下口为幽门,与小肠(又称"赤肠")连接,小肠在阑门处与位于下焦的大肠相连(《难经·四十二难》)。

肝胆虽然也在右上腹之胁肋下,但其与肾、大肠(的末端)等内脏一样,都在腹膜外腔,这就是《内经》确定肝胆位于下焦的解剖学依据。在《内经》对肝、胆及肝胆解剖关系认识的基础上,《难经》对此又加以量化、细化而近乎精确。如在肝也是分叶性器官认识的基础上,将"肝叶"细分为"七叶",这同现代医学将肝脏局部解剖分为七区段的认识相一致;还发现"胆附于肝之短叶(即右叶)间",能盛肝脏分泌的"精汁""三合"(《难经·四十二难》)。这就准确地发现了肝胆的解剖位、肝分七叶、肝胆解剖关系、胆为"囊"状器官,能盛胆汁的功能等,这是《内经》形成"肝合胆,胆者中精之府"、肝胆表里关系及胆有贮藏胆汁功能理论的解剖学基础,并将其运用于临床,这也是中医将胁肋不舒疼痛症状(尤其是右侧)定位于肝胆的依据。"夫腰者,肾之府也",附于腰部脊膂的肾是人体唯一有两枚即成对的内脏,气化所生成的"溺"液从输尿管到达膀胱,经过解剖观察,发现了成对的肾脏及其位置,发现肾与膀胱相连的关系,以及膀胱是"盛溺"的器官。通过肾、膀胱延伸部分的解剖观察后发现,排泄尿液和担负生殖作用的前阴都与肾相通,由此确定了肾与膀胱为表里,"开窍于二阴"的理论。

"肺合大肠""心合小肠"表里关系理论的建立。《内经》是在借鉴腹腔中三对脏腑的表里关系认识的基础上,认为心肺能输布"荣卫",而小肠和大肠下传秽浊属阴的水谷残渣。心与小肠、肺与大肠的解剖部位相离虽然较远(《难经·三十五难》),但是小肠由于血脉丰富而色赤,其色与心及心主的血一致;大肠的颜色灰白,与肺叶一致,此中还有五行归类的理念,于是运用经络联系、功能配合、病理变化相互影响的实践观察和验证,使其亦成为表里关系。

可见,《内经》运用解剖手段认识了人体内脏,发现了内脏所在部位及分区,确立了脏腑表里关系的理论。

《内经》对内脏部分主要功能的认识和研究也是通过解剖知识实现的。首先,运用解剖知识确定了心的功能。"心"象形也,"心"字的造字本身就体现古人是通过解剖发现了心脏所处部位、相关的解剖关系及主要功能的,构成"心"字的四笔,是解剖中发现心脏有四支大血管支撑和维系着,如果结合甲骨文"心"字的演变过程就不难发现,笔画中较长的一笔有多层涵义:一指心脏位于胸腔的侧影写形;二指未从胸腔取出时心脏侧影的写形;三指将心脏从胸腔取出后,"其形如未开莲蕊"、不规则圆锥形特征的写形。正因为如此,《难经》补充心脏有多孔多腔的解剖特征,还发现人体血液是贮藏脉中的,全身血脉都与心连通的解剖事实,于是便确定了"夫脉者,血之府也"和心"其充在脉""诸血者皆属于心""心藏血脉之气"以及"心主身之血脉"的观点,这就是心主血脉理论发生的背景及其基础。

《内经》中肺是位于左右胸腔中的多叶性器官,有粗大气管(即"息道"),与喉咙及口、鼻连通,"口鼻者,气之门户也"。由于有血脉与心脏相连,所以肺通过心脏而汇积于分布全身血脉中的血。"肺朝百脉"的结论就是以解剖发现为前提产生的,《内经》通过解剖总结肺的这一功能模式可概括为:肺—脉—心—全身血脉及其中运行的血液,由此抽象出肺助心行血的功能。自然界新鲜空气经口鼻、喉咙吸入到肺,由心肺间相连通的大血脉到达心脏,在心脏作用下,气随着血输布于全身。体内各脏腑代谢产生的浊气也随血脉到达于肺,由肺经喉及口鼻呼出体外。故曰"呼则出,吸则入"。这也就是《内经》"天气通于肺""五气入鼻,藏于心肺,上使五色修明,音声能彰……以养五脏气"的认识基础,并进一步抽象出"肺者,气之本"这一重要理论。可见肺主气、司呼吸、主喉、开窍于鼻,以及"肺朝百脉",助心行血等主要功能的确定是无法摆脱解剖发现这一事实的。

再次,"肾者水脏,主津液"理论的确定仍然是以解剖发现为前提的。古人在进行腹膜外腔的解剖时,发现了附于腰背脊膂部位两旁的肾与膀胱、尿道连通,膀胱所"盛溺液"来自肾气化处理后津液中的残液,然后经前阴的"溺孔"排出体外,是人体代谢后废水清除的主要途径。还通过解剖发现了男子的"茎""垂"及女子的"溺孔""廷孔"都与膀胱和肾的部位相连或邻近。"茎,垂者,身中之机,阴精之候,津液之道也。"除排尿外还有排精、排出月经等与生殖有关的活动,并将此解剖发现与生理活动的观察、生殖活动的切身体验,以及积累的丰富实践知识等结合起来,总结出了肾藏生殖之精、肾主生殖的相关理论。尿液的生成与排泄对全身水液代谢的影响相当重要,因此,《内经》在解剖发现的基础上逐渐有了"肾合膀胱,膀胱者,津液之府""膀胱者,州都之官,津液藏焉,气化则能出矣"等相关认识,这就是肾主水液这一重要功能发生的背景。

至于胃肠功能的确定,更是主要凭借解剖知识完成的。在解剖直视下发现咽喉之下的食管与胃相通连,胃体膨大,可容纳较多谷物,故称之为"太仓",为"水谷之海"。其外形"纡曲",胃下口与小肠相连通,胃消化后的糊状食糜的蠕动从其胃下口幽门传送到小肠。"小肠后附脊,左环回周叠积,其注于回肠",回肠下至广肠,食物残渣在大肠中转化为粪渣糟粕,从其末端粕门排出体外。还发现胃肠在消化过程中,通过蠕动,其内容物的运行是自胃至肠不断地"胃满则肠虚,肠满则胃虚,更虚更满,故气得上下,五脏安定,血脉和得,精神乃居"。在解剖观察的基础上,《内经》形成了"胃为水谷气血之海",肠胃"能化糟粕,转味而入出者也,其华在唇""脾,肾者,仓廪之官,五味出焉""大肠者,传道之官,变化出焉。小肠者,受盛之官,化物出焉"等主要相关的胃肠理论。

解剖是揭示机体组织形态结构及构造的直观手段,中(汉)医解剖是古代医家在医疗实践中从宏观到微观探索人体脏腑组织器官结构而取得的重大成就,中(汉)医解剖带动了对器官、组织功能及病理的研究,使医学对一些重大基础问题的认识更为深刻。中(汉)医理论的形成可以说,古代解剖功不可没。虽然中(汉)医对人体生命活动规律的认识更注重对活着的人体生理、病理现象的观察和反复的医疗实践,但假如没有实地解剖对人体内脏形态的观察,是不可能得出那么精确、可靠、科学的理论的。比如心主血脉、肺朝百脉、肝藏血、肾主水等。随着时代的发展,人们对解剖的认识越来越深入,越来越细致,而这正是历代医家不断探索的结果,它使人们对人体生命活动规律的认识越来越清楚,越来越科学,使中(汉)医理论越来越完善。

可以说,中(汉)医理论的创立独具特色,它是从不同的角度通过对人体的观察所得出的结论。中(汉)医理论是科学的、真实的,是有一定形态学基础的,这也是中(汉)医理论历经几千年不衰的原因之一。相信随着中(汉)医解剖学研究的不断深入,中(汉)医药对人类健康会做出更大的贡献。

2. **藏医** 藏族的人体解剖知识,已有相当长的历史。但形成系统的学说,大约是在公元 8 世纪,这可以从公元 8 世纪初成书的《月王药诊》和公元 8 世纪末成书的《四部医典》得到证明。

《四部医典》藏文名为《居悉》,是藏医学重要的经典著作,总结了藏医学的基本理论和具体临床实践,共分四部分:《根本部》《论说部》《秘诀部》《后续部》,156 章,内容涉及藏医学的基础理论、生理解剖、病因病理、临床各科、诊断治疗原则、药学知识、方剂和疾病的预防、保健方法等诸方面,充分体现了藏医学的独特内容和民族特色。该著作中解剖学的内容较为丰富,有许多关于对人体解剖知识的记载和描述。藏医解剖学有其独特而极深的研究,认为人体有七种基础物质和三种排泄物。这七种基础物质,为食物精微、血液、肌肉、脂肪、骨骼、骨髓和精液,三种排泄物则是指粪便、尿液和汗液,《四部医典》认为人体内存在着三大因素:隆、赤巴、培根,藏医三因支配着七大基础物质及三种排泄物的运动变化,三者相互协调、平衡,维持着人体正常生理功能。按《四部医典》中对一名正常成年男女按计量方法来计算:如女子的月经量和男子的精子量各为 2 捧量(双手合拼作碗状为捧),人的脑髓也只有 2 捧。男性全身的肌肉量,约合 500 拳(握拳),女性则是 520 拳,其原因是女性的胸部及臀部的肉各多出 10 拳的量。一般的血液,不论是男是女,其量均一样,为 14 捧。人体还有三种排泄物,即汗液、尿液和粪便。藏医认为,人体内的汗液共有 4 捧,尿液共有 8 捧,粪便有 14 捧。这三种排泄物有固定的量,保持固定的比例,无论哪一种失调都可使人致病。这里的汗液、尿液、粪便量指在正常人体生理状态下所有肉眼可见与不可见的排泄物。此外藏医还按自身计量法详细记载了血管及神经的种类及量、位置、形态、功能,各种脏器和每块骨的位置、形态、功能。对于身体各器官结构生理功能的描述也非常具有科学性,精华是促使身体生长发育所必需的物质,血液滋养身体、维护生命,肌肉覆盖全身,脂肪润泽各部分,骨骼支撑整个身体,骨髓产生精华,精液起生殖作用等,与现代医学的生理认识基本一致。

藏医学的经典巨著《四部医典》,在充分总结藏区先民知识的基础上,对人体的构造已有了比较具体和深入的研究,系统地论述了人体的五脏六腑、骨骼、经脉。藏医认为:人体内的器官有五脏、六腑。五脏是心脏、肺脏、肝脏、脾脏、肾脏,六腑为小肠、大肠、胃、胆、膀胱和三姆休(指男性的精囊、女性的卵巢),五脏六腑的孔窍有 9 处。《四部医典》中运用形象的比喻描述了各脏腑:心脏如同国君,其他脏腑都是他的属下;肺五母叶就是五大臣,肺五子叶好像五太子;肝脾为大小妃嫔;肾如托屋梁的外臣;精囊、卵巢就像珍宝库;胃可消食,如一口炒锅;大肠、小肠是王后的使女;胆是悬挂起的鼓风皮袋;膀胱像盛水的陶罐;胸腔腹腔如同上下两庭院;胰脏犹如中间拉帐幔等。同时《四部医典》中还强调:大臣丧命则王亦驾崩,意喻"呼吸终止会导致心脏停搏",形象地体现了呼吸与心跳的密切关系。这与中(汉)医的"心为君主之官,肺为相傅之官"等说法颇为类似。藏医通过对人体器官的这种富有哲理性的类比,使五脏六腑的解剖位置、功能及对机体的重要程度都得到了较系统的描述。

藏医对人体骨骼有较深入的研究,认为骨有 23 种,椎骨 28 块,肋骨 24 条,牙齿 32 颗,四肢大关节 12 个,小关节有 210 处,人体全身共有骨头 360 块。其中:头颅骨共有 61 块、颈躯体骨共有 159 块、上肢骨共有 70 块、下肢骨也共有 70 块,合计 360 块骨,并且也运用形象的比喻对脊椎、胯骨、肋骨、胸骨、锁骨、肩脚骨、头盖骨、四肢等形态结构进行了记载和描述,指出骨骼的生理功能主要在于支撑和构成机体的框架,保护机体内脏和行使运动功能。如果用现代医学来衡量,藏医的骨骼总数多计算了指甲和牙齿,而听小骨没有加进来,假若扣除因统计方法不同而造成的骨数误差,实际上已十分接近现代医学的骨学总数 206 块。

藏医在人体内的脉络方面也有较独特的认识,藏医认为,人体有一系列管线系统,也就是我们所讲的脉络。《四部医典》第四章对脉理作了详细记载,认为人体有定、有、联结、寿数四种脉,可针刺的脉道有77条,不能针刺的要害脉道有112条。定脉,一形成大脑,二予中部主血脉运行,三贯注成隐处。有脉可分四类,一司官能,二司记忆,三司发育,四司繁衍。寿数脉又分三路,一条遍住全身首,一条随呼吸运行,一条"犹如灵魂"。而对联结脉的论述最为详细:人体存在有各种脉络,种类繁多,其中有些是相互连接的,叫联结脉。联结脉分白脉络(即神经)和黑脉(即血管)两种。脑为百脉之海,白脉发源于脑髓,从脑部脉的海洋里,像树根一样向下延伸,布于五脏六腑及四肢,主理感觉和运动。白脉无气无血,从体外看不见,是像乳汁一样的细丝状,其中司管传导的水脉有19条,这里6条显脉分布于四肢,双臂各两支,每支有四个小分支。双腿各一支,每支又有八个小分支。还有十三支隐脉分布于胸腹内的各脏腑,如白脉发生病变,丧失功能,则受其支配的肢体相应部位就会出现麻痹和运动障碍,不能活动。黑脉,则相当于血管,并明确区分了动脉和静脉,指出黑脉有会搏动的"如玛脉"(动脉)和不搏动的"江玛脉"(静脉)两种,大致有初成、普遍脉、联合脉和维持生命脉。藏医认为"如玛脉"有二十四支分布于脏腑和四肢,其中八支隐脉分布于脏腑,十六支显脉连接四肢,包含颈部的左、右四支睡脉。藏医认为所有黑脉系有几个中心,像车轮一样向四周辐射分布:脐轮、冠轮、喉轮及阴部轮。这种脉系观点对藏医进一步了解脏器结构和功能的关系问题上起到重要的指导意义。藏医同时认为人体内的脉络是气血运行的通道,是维持生命的根本。心脏是血液运行的总枢纽,肝脏为造血之海,气是血液流动的动力,血液流动产生知觉。比如:藏医认为从心脏发出的脉络有八支;其中四支血液丰盈,充斥气流;另有四支只有血液而无气;有四支向上经胸沿颈两侧至头,再绕行上肢;另四支下行分别入肾、胃、肠、膀胱、股,其中一支沿脊椎进入下肢,经足趾绕行。上、下行的脉络经绕行后又回到心脏。藏医认为,主管人体的主要脉络是命脉,又称"正中脉""魂魄脉"。其中会聚成五个脉络中心,各有各的作用。头脉,又称"头顶脉",主管五官部的感觉;颈脉,又称"咽喉脉",与语言和发音有关;心脉主管记忆活动;脐脉主管人体的生长发育;生殖器官脉主管生育。在公元8世纪,《四部医典》对人体解剖有如此深刻的认识,这不仅对藏医学,而且对祖国医学都做出了重大的贡献。

需要特别指出的是,藏医学在人体解剖方面不仅对人体结构有系统精细的叙述记载,而且还绘制了人体结构彩色挂图。在《四部医典》的第三部《秘诀部》中第八十五章,较详细地叙述了人体内脏腑图的具体划线和测量方法,表明在此之前藏医就有绘图的传统,而到这一时期,藏医已经能绘制出较精确的人体解剖图了。现在的藏医解剖图是以藏医的稀世珍宝——"医学唐卡"的形式遗传保留下来的。在西藏人民出版社出版的《四部医典系列挂图全集》第五图"人体胚胎图",这是古代世界上最早、最先进的人胚发育图,极为形象地表达了人胚由父精和母血的结合开始,逐周发育至38周左右准备分娩的概况,其中需经鱼期、龟期和猪期三个阶段,第五周至第九周为鱼期(脊椎动物),第十周至第十七周为龟期(爬行动物),第十八周至第三十八周为猪期(哺乳动物),形象地表明人胚的发育是动物进化过程的重复。值得一提的是,以上三期的分法恰好吻合英国科学家达尔文的生物进化论思想,比达尔文的生物进化论思想形成年代却早200多年(与《居悉》成书年代相比),说明藏医学早就发现了最为根本的生物进化理论,藏医基础理论思想中的唯物观点具有非常重要的历史价值。而且藏医叙述的胚胎发育过程及基本思想都与现代医学的胚胎学思想相符,更加体现了这一理论体系在医学界的世界领先地位。第九、第十图"人体骨骼"基本正确描述了形态位置,绘出32颗牙齿,前12颗用于语言,后12颗用于咀嚼。另有若干图专绘人体脉络,对脉络的分布、放血的穴位、白脉的构造等都表明了藏医对人体内管线系统构造的认识。例如第十五图"人体的白脉",显示出从头部发出的神经向全身的走向,其中可看到从坐骨大孔处发出的一支大的白脉,其所绘行程可以认为是坐骨神经。第五十一图为"人体脏腑解剖形态",是公元17世纪由藏医兼画家洛扎·丁津诺布根据尸体解剖后亲自观察、正确地绘制了心脏在胸腔正中偏左的位置,心尖朝左下方,同时对食管、肺、腹腔内各脏器的形态部位都描绘得更加符合人体的实际情况,纠正了长期以来心脏在胸腔正中而且心尖朝上的错误绘图。这充分说明藏医学唐卡的绘制时间早在五世达赖喇嘛之前就有。藏医把对人体结构的认识以"医学唐卡"的形式,用图像表达出来。这种表现形式,在世界传统医学中独树一帜,开创了传统医学与应用的先例。可以肯定地说藏医的"医学唐卡"出现时期较公元16世纪意大利画家、解剖学家达·芬奇的人体解剖图要早,并以其丰富的内容,成为医学史上没有先例的珍贵文物,即使在科学发达的今天,藏医学的这种绘图传统,仍有着重要的科学价值。另外,《四部医典》还记载了60余种外治器械,这些器械各有其特点和不同的用途,它们主要是根据不同的解剖部位而制作的,这些更有力说明了藏医对解剖学的贡献以及藏医解剖学的不断发展和完善。

三、总结

在不同的理论思想中,有着相同的思想结果。中(汉)医和藏医都是运用解剖的方法通过实际观测来获得一定的解剖学知识,同样中(汉)医解剖学对中(汉)医基础理论体系的形成也起到了奠基作用。中(汉)医在当时的历史条件下正是因为有了这个基础,才有可能对所认识的组织器官进行命名及研究讨论,并把所观察到的许多人体外在客观表现与内脏器官、组织功能联系起来加以认识,然后再通过大量的临床实践,对疾病本质进行解剖分析。与此同时,还融入古代社会人文思想诸学说的成分,希望在不改变人体完整性的情况下对活体进行系统的认识,从临床表象中推理出组织器官的生理功能、病理机制。在临床方面,古代中(汉)医解剖学对中(汉)医临床起到了直接而有效的指导作用,《内经》中记载的外科手术都需要有相应的解剖知识做基础,而外科手术同时又促进了解剖学的发展。另外,古代中(汉)医解剖学也是创立经络理论的基础,对针灸学的形成与发展起到了巨大的推动作用。经脉起止、循行路线与脏腑络属等都是以解剖为基础的,经络的生理功能、病理变化也是在此基础上派生与推演的,直至临床治疗取穴也还是需要解剖骨性标志来确定,针刺过程同样需要了解针下所属脏器,以免误伤。因此,从基础到临床都体现了解剖与针灸经络的紧密相连。综上所述,中(汉)医解剖对中(汉)医理论的形成和早期的临床实践都起着相当重要的作用,中(汉)医学巧妙地回避了自身的短处,充分发挥比类取象、抽象思维的长处,以中(汉)医解剖学为基础,在儒、道等各种文化的影响下,始终沿着辨证论治的方向来研究探讨疾病的因证脉治,是祖国民族传统医学的华丽瑰宝,是世界各民族传统医学的宝贵财富。

藏医理论认为,不懂人体结构则不懂人体的性质,不懂人体的性质就不懂药物、食物及行为起居对人体影响的规律,不懂这些规律则不懂医学。故懂得人体结构是医学科学的前提,这足以说明藏医体系对人体结构的理解和运用是相当重视的。以生活之常见推论人体各部结构,以万物联系器官的生理功能,《四部医典》以比喻的方式形象地描述了人体各组织器官的主要功能及解剖位置,体现了藏医解剖学对人体各系统、各部位的形态、功能及它们对机体重要程度的认识,这对于进一步指导疾病诊治有非常重要的作用,如藏医火灸疗法和放血疗法,就需要认准每个穴位的位置,并知其危险程度。《四部医典》集古代藏医学之大成,有独特并较完整的理论体系,强调整体观念,又具有民族特色和高原高寒地域特点,为藏医学体系的进一步形成和完善奠定了坚实的基础,是历代藏医学的必修课本,至今仍有效地指导藏医的临床实践。藏医对人体构造有着全面而深入细致的认识了解，其描述形式之独特，内容之丰富，其所体现出来的领先性和科学性，在世界各民族传统医学体系之中，可谓独树一帜，其人体解剖学蕴含的科学思想，直到今天仍有重要的现实意义和科学价值。

维医学、蒙医学、藏医学、中(汉)医学护理的特点对比

基于维医、蒙医、藏医、中(汉)医理论体系，分别形成了维医、蒙医、藏医、中(汉)医护理，因其所形成的理论体系不同，其各自有特点，下面就做一综述。

一、维医护理特点

维医在长期实践过程中，创造了许多有效的护理技术，这些独具特色的维医护理技术，可达到治疗和减轻患者病痛，促进患者康复的目的。一般来说包括苏库普法、特地民法、孜玛德法、医尼克巴布法、波胡日法、都苏呢孜玛德法、布斯拉甫法、吾克纳、膝关节风湿孜玛德法等。它以维医理论为指导，整体护理观为重点，护士的专业技能为基础，通过药液对体表的作用，进行良性刺激，深入器官，活血，消肿止痛，清除异常体液，调整机体的生理功能，从而达到预防和治疗疾病的目的。

1. **维医辨证施护**　在护理工作中根据维医四诊即望、问、闻、切所收集到的患者的基本情况、病因及诱因、舌象、舌苔、脉象、口味、大小便等资料，进行全面评估，运用"气质学说"和"体液学说"说明发病机制、病理变化、症状表现、治疗原则、治疗方法等。通过分析确定患者的维医辨证分类，判断患者的气质，制定护理措施。

2. **心理护理**　古人早已注意到许多情志活动直接影响人体生理、病理的现象。维医将健康的标准定为身心健康。在治疗过程中按照维医整体观念和辨证施护的原则，重视人的心理状态，根据患者的体液和气质变化，比如血液质的人多外表乐观、黏液质的人多安静怯弱、胆液质的人多急躁易怒、黑胆质的人多郁郁寡欢，此时护理人员就应根据患者不同的气质特点，进行相应的心理护理。通过心理护理，护理人员要尽可能为患者创造有利于治疗和康复的最佳心身状态。护理人员在与患者交往过程中，通过良好的言语、表情、态度和行为，改变其不健康的心理状态和行为，解除患者对疾病紧张、焦虑、悲观、抑郁的情绪；协助患者适应新的社会角色和生活环境。帮助患者建立新的人际关系，特别是医患关系、护患关系、患者之间的关系，以适应新的社会环境。

3. **饮食护理与禁忌**　饮食护理是维医护理的又一重要特征。在治疗过程中根据患者的体液与气质、病情变化，适当调整饮食结构，提高治疗疗效。维医早已认识到"病从口入"的道理，认为饮食与人的健康有直接的关系，强调重视食物和饮水的卫生，特别是在患病调理期间。比如患者在内服成熟剂阶段给予清淡、低蛋白、低热量、易消化食物，如囊、稀饭、汤饭、农民饭等。要保证食物的质量、数量和进餐时间，特别要注意食物的煮熟和卫生，要及时进餐，不可暴饮暴食，进食时充分咀嚼食物。尽量避免摄取高热量、高蛋白及寒凉等刺激性强的食物。

4. **给药护理**　给患者调药时要注意药物的使用方法，明确注明用药细节，必要时护士协助患者服药，维药宜饭后服用，汤剂宜温服。

5. **生活护理**

(1) 注意生活习惯，根据自己的年龄、身体状况选择适宜的活动，安排好休息和活动时间，避免过度

疲劳,加强体育锻炼,增强体质,提高免疫抗病能力。

（2）解释保持充足睡眠的重要性。指导患者迅速入睡的方法,饭后避免睡眠,要适当地活动,注意睡眠姿态与时间。

（3）注意保暖,衣物和被褥需及时更换,保持病床、病服整洁,给患者提供舒适、干净的环境。注意个人卫生,衣物以柔软、宽松、纯棉为主,患者皮肤保持干燥及清洁。

（4）告知患者避免生活中的物理和化学等物质刺激。

（5）说明戒烟、酒、浓茶的必要性及由此带来的危害。

二、蒙医护理的特点

1. **整体观护理**　蒙医认为人体是一个以三根、七素、脏腑、五官、脉络为核心的有机整体。人体生命现象,是综合性的复杂的活动过程。人体通过感受器和外界自然环境保持着密切联系,自然环境的变化,必然对人体产生影响。人体在三根、七素的作用下,人体脏腑之间,脏腑与体表之间的生命活动彼此协调,相互制约,维持人体内环境的相对平衡。人和自然界一切事物都是对立、统一的两个方面。疾病的发生、发展也是遵循这个对立统一、阴阳失调、邪正斗争的过程,其中内因起到了主要作用。当人体某一部分发生病变时,就会影响到身体其他部分乃至影响到整体,引起三根平衡失调、功能障碍,出现一系列病症。因此,治疗疾病时,不能头痛医头,从整体出发来考虑,从身体局部的变化来推断整体的反应状态,得知体内各脏器的病变。

2. **辨证施护**　辨证施护是蒙医护理最具特色的护理方法,是蒙医学对疾病的一种特殊的研究和护理方法。所谓的辨证施护就是将蒙医望、闻、问、触的方法收集起来的患者与疾病有关的临床资料,汇总分析对应辨证判断的疾病的病因、部位、程度,制定出相对应蒙医护理方法。患有同一种疾病的人由于存在个体之间的差异性,发病的病因与病机不同,可出现不同的症状,在不同的环境下一种病在同一个人的身上也可出现不同的临床表现。对不同的病在不同人的身上也可出现相同的临床表现,只有正确地辨证才能正确地护理,辨证是蒙医护理的最基本前提。辨证和施护是护理工作密不可分的,贯穿整个护理过程,是理论联系实践的具体表现。蒙医辨证施治的理论是蒙医护理最基本原则,用辨证的理论来指导护理工作,对不同的疾病采用不同的护理方法。

3. **起居饮食护理**　蒙医认为生活起居、饮食要顺应外在环境(自然、社会)作出适当的安排和节制,应做到"日出而作,日落而息"。"食药同源",药补不如食疗,食物一定程度上也是一种药物,具有"五行、六味、八性、十七效"的性能,也有对疾病的治疗和滋补身体的作用。蒙医饮食护理推崇辨证择食,根据每一个患者三根(赫依、协日、巴达干)、体质、年龄、生理特点以及病因、季节变化、生存环境、个体之间差异性等情况进行有机的合理搭配饮食。注重饮食卫生,避免食用不干净的食物导致疾病的发生。

4. **独特的心理护理**　蒙医认为人的心理与生理、病理之间有密切的关联。突然、强烈、持续性的精神刺激,可导致患者气血逆乱,三根失调功能紊乱而发病。相反,心情舒畅,精神愉快,气血畅通,身体一般不会生病,生病也是非常容易治愈,患者的心理也影响着疾病的治疗。采用调理患者的心理来治疗疾病的方式就是精神护理,这种护理方式是操作方便,适用范围广,疗效快的护理方法。故蒙医护理的特点是采用整体观护理,辨证施护,生活起居护理,饮食护理,精神护理等方式,对患者进行全面、有效的护理。

三、藏医护理的特点

藏医学认为人体内存在着三大因素(隆、赤巴、培根)、七大物质基础[饮食精微、血、肉、脂肪、骨、骨髓、精(含津液)]、三种排泄物(大便、小便及汗)。三大因素主宰并支配着七大物质基础和三种排泄物的运动变化。在正常生理条件下,三大因素保持平衡,起着主宰支配人体正常生理活动的功能;一旦三大因素失调,平衡遭到破坏,则导致人体出现疾病,此时三大因素又起着病理功能的作用。

1. **饮食、行为起居护理** 藏医非常讲究未病先防的原则,因此不管对患者还是健康者日常的饮食、行为起居非常注重。藏医理论认为一切疾病的发生原因有内因和外因两个方面。内因是三大因素的失调,平衡遭到破坏;外因是生活不当,起居不适,邪魔作祟。内因与外因有机联系,互为因果关系。如过度服用苦味药或进食苦味食物,饥饿时暴食,工作过度疲乏,房事过度,悲伤至极,流血过多等都可引起隆病;过食味辛,性热、锐、腻之食物,在烈日下暴晒过久,过度疲劳,奋力过猛,饮酒过度等均可导致赤巴病;过服味甘、性凉之食物,饱食静坐,在阴湿处睡觉均可导致培根病,因此在平时的饮食起居方面应尽量避免这些可能导致疾病或对病情不利的因素,并根据每种疾病各自的性质,应用藏医理论采取相应的护理措施。

2. **服用藏药期间的护理** 藏医非常讲究药物服用的时间,如赤巴属热,中午及午夜为其偏盛时间,因此在这两个时间点宜服寒凉性药物来清赤巴之热;傍晚和早上为温胃的最好时间,此时应服性热或性温的药物来温培根之寒;晚上和凌晨宜服性温而富有营养的药物或食物来消隆之长。另外根据具体疾病各自不同的性质又有饭前服用、饭后服用、同食物一起服用、饮食间隙服用等多种服药时间和要求。作为藏医护士应按藏医理论严格实行护理措施,提醒患者准时服用药物,确保药物的最佳疗效。

四、中(汉)医护理特点

中(汉)医护理是遵循中(汉)医药理论体系,体现中(汉)医辨证施护特点的护理理论和护理技术。随着医学模式的发展及人们对疾病认识的深入,中(汉)医护理已成为医疗活动中的重要组成部分。中(汉)医护理内涵丰富、源远流长,千百年来为维系中华民族的健康做出了巨大贡献,中(汉)医护理因其自身的特点和优势,也越来越受到国际护理界的青睐。将中(汉)医护理的特点有效运用于临床中,可突出护理工作的系统性,为患者提供高质量和全方位的服务,从而促进人们达到最佳健康水平。现代医学日新月异的发展和护理专业内涵的加深,使中(汉)医护理不断向多元化发展,体现了以人为本的先进性护理理念。中(汉)医护理的特点在于强调整体观念,运用辨证施护的思想和方法,根据临床所见病症,针对不同症状通过望、闻、问、切四诊手段获取患者病情、个体状况、心理、社会等信息,应用扶正祛邪、标本缓急、同病异护、异病同护、正护反护的方法加以分析、归纳并确立患者的证型及存在或潜在的健康问题。中(汉)医护理中整体观是强调人是一个以脏腑、经络、气血为内在联系的有机整体,强调人体与自然界与社会的关系。辨证施护是运用四诊法、中(汉)医八纲辨证法提出因时、因地、因人、因地制宜的护理措施。

1. **整体观在中(汉)医护理中的应用** 首先,中(汉)医认为人体是一个以脏腑经络为核心的有机整体,人和自然界一切事物都存在对立、统一两个方面。疾病的发生、发展是阴阳失调、邪正斗争的过程,其中内因起主要作用,因此在护理工作中不仅要注意局部病变,同时还要注意相关脏腑的变化。体表的变化可影响有关脏腑的功能,而相关脏腑的疾病也可在体表反映出来,因此可从机体局部的变化来推断整体的反应状态,测知内脏病变。根据疾病发生的原因、脏腑经络的病理变化、患者的体质情况及外界环境对患者的影响等,进行全面观察、了解,正确认识疾病,施以妥善护理。在疾病的护理上,中(汉)医十分重视良好的生活环境、稳定而舒畅的情志、合理的饮食调养和必要的功能锻炼,关于这些方面的论述,历代医书均有记载。

其次,中(汉)医认为人和自然界是相互制约、统一的整体。中(汉)医将自然界正常气候变化称为六气,当气候急剧变化或六气侵犯人体成为致病因素时称为六淫。六淫致病多与季节、气候、居住环境有关,故要求护理上主动掌握气候变化规律,做好防范工作,并提倡春夏养阳、秋冬养阴、动静结合的养生方法。护理工作要求做到因人、因时、因地制宜,针对患者不同年龄、不同体质和发病的不同季节以及所处的不同环境,采取差异化的护理措施。因此,中(汉)医关于整体观护理论特点与现代护理所提倡的对患者作系统、全面、全身心的护理是一致的。

2. 辨证论治在中(汉)医护理中的应用 中(汉)医辨证是用望、闻、问、切的方法,采集患者的自觉症状和临床表现来分析、辨别、认识疾病的证候。中(汉)医护理的原则是以中(汉)医辨证治疗指导护理工作的,针对不同病情,应用扶正祛邪,标本缓急,同病异护,异病同护,正护反护,因人、因时、因地制宜及预防为主等护理原则来制定相应的护理措施。所谓辨证,就是将四诊所收集的资料、症状和体征,通过分析、综合,辨清疾病的原因、性质、部位及邪正关系,概括、判断为某种性质的证候。施护,则是根据辨证的结果,确定相应的护理方法,辨证是决定护理模式的前提和依据,是护理疾病的手段和方法之一,通过施护的效果反过来可以检验辨证的正确与否。

(1)应用扶正祛邪护理原则来制定护理措施:扶正祛邪是指通过各种护理手段达到扶助正气、祛除病邪的目的,根据不同病情采用扶正为主或祛邪为主等护理措施。

(2)应用标本缓急护理原则来制定护理措施:标与本是相对而言,临床上疾病有缓急之分,标和本是说明病症的主次关系,护理时也应有缓急之分。根据病情的主次轻重,护理上遵循急则护其标、缓则护其本的原则,在标本并重的情况下,可采用标本同护的方法。

(3)应用同病异护、异病同护的护理原则来制定护理措施:同一种病,在病程发展的不同阶段,出现不同证候时所采取不同的护理措施为同病异护;而不同疾病在病程某一阶段出现相同证候时,采取相同的护理措施为异病同护。由于一种疾病可包括几种不同的证候,而不同的病在其发展中又可出现同一证候。故在临床护理时,不应着眼于疾病的异同,而应着眼于证的区别,相同的证候用基本相同的方法护理,不同的证候用不同的方法护理,此方证同护亦同,证异护亦异。

(4)应用三因制宜的护理原则来制定护理措施:三因制宜,就是因时、因地、因人制宜。三因制宜护理,就是在护理上要根据季节、地区、人的体质和年龄等的不同来制定相适应的护理措施。

(5)应用预防为主的护理原则来制定护理措施:护理中以未病先防和既病防变为原则,掌握疾病传变途径,防止并发症,在疾病康复期防止病情反复。突出了中(汉)医在病因、观察病情、诊断、治疗、护理、预防中的整体观和现代医学的社会—生物—心理的医学模式特点。

综上所述,维医、蒙医、藏医、中(汉)医同为我国传统医学,在历史上相互之间有借鉴和渗透,但是基于不同的原初医学知识、古典哲学、群体性信仰、区域性文化、临床经验等,其又属于相对独立的医学体系。这种特点表现在护理上,是它们都强调辨证施护、整体施护等,同时又在生活习俗、起居饮食、服药期间等护理方面呈现差异化。

第二节
中国主要民族传统医学与现代医学比较研究

维医学原发性力气与现代医学免疫学的相互关系

维医学基础理论认为机体有一种力称为"自然",其主要功能是支配所有生命力和各种活动的正常运转,若机体出现异常变化,自然力会自动进行纠正,从而对抗各种疾病的发生。它对体内外的各种变化非常敏感,一旦出现异常它能及时做出反应,确保机体各种生命活动的正常运行。维医将人从出生到死亡的整个过程中,推动人的智力和体力活动的因素称之为力,根据特点分为原发力(先天力),继发力(后天力)。原发力根据所在位置和功能分为三种:第一是位于心脏的生命力,第二是位于大脑的精神力,第三是位于肝脏的自然力。若以上三种力中任何一种失去功能,生命不可存在。因此这些力称之为原发力。机体的免疫系统由免疫器官(骨髓、胸腺、脾脏、淋巴结)、组织和细胞、细胞因子和免疫分子所组成,它们具有高度的识别能力,能准确地识别非己并进行清除,同时具有接受、传递、记忆免疫有关的信息等功能。从概念、组成、作用、种类、气质等不同角度分析,维医的"自然"概念与现代医学免疫学的概念在某些方面基本一致,但是对所含的器官、分类和作用而言,维医力学说和现代医学免疫学概念之间有很大的区别,不属于同一范畴。

一、免疫与自然力的概念不同

自然力是将人从出生到死亡的整个过程中,推动人的智力和体力活动的因素、免疫是指机体免疫系统能够及时地识别和清除外来的病原微生物等抗原物质和在体内变性物质的坏死、退化、衰老、死亡,从而保证机体生理功能的一种保护性反应。

二、自然力的中枢器官和免疫器官不同

自然力的中枢器官是脑、心、肝脏。免疫器官是中枢免疫器官(骨髓、胸腺)和周围免疫器官(脾脏、淋巴结)等所组成的。

三、自然力和免疫的种类与作用不同

自然力的种类非常多,大致上可分为两大类即原发力和继发力;原发力又可分为44种类型,它们在体内可完成知觉力、激发力、功作力、诱发力、启动力、抑制力、产生力、成形力、生长力、营养力、改造力、吸收力、排泄力、消化力、摄住力等不同的任务,如每一种自然力最少发挥一种功能,44种自然力共发挥44种功能。免疫的种类也较多,如:原发性免疫和继发性免疫,它们在体内可完成抗感染、抗肿瘤、抗自身免疫性疾病、抗移植排斥反应性疾病、各种超敏反应性疾病、免疫缺陷病等任务。

四、处理致病菌的方法和效果不同

在维吾尔医医院治疗疾病过程中首先要给患者应用成熟剂(使致病物质堆积在一起并成熟)、然后

应用清除剂(已成熟的致病物质被排出体外),从而调整机体气质的平衡,能够使原发力恢复正常状态。

在西医医院里治疗疾病过程中,直接对致病物质用抑菌、杀菌的药物进行治疗,致病菌虽然在体内被控制或杀死,但是往往不重视它是否完全从体内排出体外的情况。这种没有完全被排出体外的已控制或杀死的致病物质对机体来说仍然是异物(抗原物质),这种抗原物质还是诱发机体引起疾病的。所以对于一些病种,维医虽然治疗时间较长,但也会取得相对较好的疗效。

五、自然力的中枢器官和免疫器官的气质不同

生命力的位置在心脏,它的气质是湿热性的;精神力的位置在大脑,它的气质是湿寒性的;自然力的位置在肝脏中,它的气质是湿热性的。

免疫器官里面中枢免疫器官骨髓的气质是湿热性的;胸腺的气质原来是湿寒性的,但它的位置在心脏附近,所以它的气质变为湿热性的;周围免疫器官脾脏和淋巴结的气质是干寒性的。

六、界定死亡标准界定的器官不同

现代医学中对死亡的标准里面有脑死亡、心脏死亡的标准;但中枢免疫器官中没有提到脑和心脏;维医对疾病的死亡标准里面有脑死亡和心脏死亡,因为脑和心脏已经列入中枢(支配)器官中。维医十分重视脑和心脏的功能,虽然现代医学免疫学的发展迅速,成果丰硕,如:已经研究出多种免疫器官、免疫分子和200余种的细胞因子,但还没有关于有关脑、心、肝等器官免疫功能的线索。2006年中国医学科学院发布《肝脏是属于中枢免疫器官》的研究成果,从某种程度上印证了维医关于肝脏是中枢免疫器官的观点。

从现代医学免疫学的角度出发研究维医古籍文献中所提到的自然力及其中枢(支配)器官是脑、心、肝脏等的内容,具有一定的研究价值。

中国传统医学与现代医学在解剖学上的比较

一、背景

当今的医学可分为现代医学和传统医学[其中最重要的中国传统医学又包含了中(汉)医、藏医、蒙医、维医、傣医等民族医学]两大医学体系。虽然由于思维方式的不同导致两者对人体健康及其与外界联系上存在较大差异,但随着对传统医学的研究,中西医结合实践经验的积累和理论的完善,必将诞生更完善的整合医学。2016年12月25日第十二届全国人大常委会通过了《中华人民共和国中医药法》,明确了中医药是包括汉族和少数民族医药在内的,我国各民族医药的统称,中医药事业是我国医药卫生事业的重要组成部分,国家实行中西医并重的方针,鼓励中西医相互学习,相互补充协调发展,发挥各自优势,促进中西医结合。无论是传统医学还是现代医学,都构建在相应的基础理论之上,解剖学更是最基础的医学知识。没有解剖学,就没有真正意义上的医学。能在当今两大医学体系间建立更多的联系,以促进两者深层次的结合,在解剖学上的比较融通则是关键环节。

二、相关概念

1. **中国传统医学** 即包含了汉族在内的我国各民族医药的统称,在连续五千年的中华文化传承与

交融中,汉族和其他民族之间,在文化上相互影响相互渗透,形成了具有各自民族特色、地域文化特色的民族医学,同时组建形成了相互包容、相互融通的大中医学。

2. **中医学** 一般的中医学是指中(汉)医学,是我国汉族在古代唯物主义和辩证法思想指导下,以取象比类等象数思维方法为认识、理解人体的构造及其发生发展变化的规律,通过长期的医疗实践,逐步形成的以整体观念为主导思想,以阴阳五行、藏象经络学说为理论核心,以辨证论治为诊疗特点的医学理论体系。这是人类认知规律及中华文化相统一的结果。这也决定了传统中(汉)医学与现代医学在解剖知识体系上必然存在巨大的差异。

3. **藏医学** 藏医学是在藏区人民固有文化及传统医药基础上吸收中(汉)医学以及古印度医学的部分理论形成的民族医学,以三因(隆、赤巴、培根)学说为理论核心,以五元学说(空、风、水、火、土)为指导思想,以七物质(血、唾液、骨、髓、脂肪、肉、精)、三秽物(汗液、尿液、粪便)及脏腑经络的生理病理为基础,以整体观辨证论治为特点的独特理论体系。

4. **维医学** 维医学是中国新疆地区维吾尔族人民固有丰富文化及传统医学的基础上,吸收中(汉)医学及古希腊、阿拉伯医学精华,以四大物质(火、气、水、土)学说为理论核心,以气质学说、体液学说为指导思想,包括力学说、素质学说、器官学说等为构成的独特理论体系。

5. **蒙医学** 蒙医学是以蒙古族人民在传统医学实践经验基础上,吸收藏医学及印度医学的部分基本理论和中(汉)医学的知识,在朴素唯物论和自发的辩证法思想指导下,形成的以五元(土、水、火、气、空),三根(巴达干、协日、赫依)学说为理论基础的民族传统医学。

6. **傣医学** 傣医学是指起源和发展于以中国西南为主要地域的,以傣族贝叶文化为背景,以四塔(风、火、水、土)、五元(色、识、受、想、行)为理论核心,以聚居区天然药物为资源,适应于本民族生产、生活的行医方式为医疗模式,研究人的生命规律及疾病的发生发展防治规律,是傣族人民在不断实践总结积累上创造的独特的医学理论体系。

7. **现代医学** 现代医学,是指通过科学或技术的手段处理生命的各种疾病或病变的一种学科,促进病患恢复健康的一种专业。该医学体系起源于近代的西方国家,是在否定摒弃了古希腊传统医学体系之后,以解剖生理学、组织胚胎学、生物化学与分子生物学等作为基础学科所发展而来的一门全新的医学体系。

8. **人体解剖学** 人体解剖学是一门研究正常人体形态和构造的科学。人体解剖学由于研究方法、着重点和目的不同可作分类:按照组成人体的各系统,逐一研究和叙述各系统器官形态、结构的系统解剖学;按照人体的局部及医疗手术学的需要,研究和论述局部结构的形态、位置和毗邻关系的局部解剖学;研究人体器官和结构在体育运动和训练中其形态构造和功能关系的运动解剖学;专门阐述临床各种手术层次结构基础的应用(手术)解剖学等。依据不同的研究手段,又有以肉眼观察和解剖操作为主的大体(巨视)解剖学和以显微镜及电子显微镜观察组织——即微视和超微解剖学;依据CT、MRI、PET-CT、超声等检查手段对人体的观察而形成的影像解剖学。近年新兴技术如示踪技术、免疫组织化学技术、细胞培养技术和原位分子杂交技术等在形态学研究中被广泛采用,使得解剖学已深入到分子水平。还有专门以个体发生和发育过程和规律的人体胚胎学或人体发生学。

三、中(汉)医解剖学的特点及其与现代医学的比较

早在公元前约400年,"解剖"一词即出现在《内经》之《灵枢·经水》中,其曰:"若夫八尺之士,皮肉

在此,外可度量切循而得之。其死可解剖而视之,其脏之坚脆,腑之大小,谷之多少,脉之长短,血之清浊,气之多少……皆有大数"《内经》强调以五脏为中心的整体观,司外揣内,并且不过多地依赖解剖形态学的细微结构知识来探究人体。中(汉)医的解剖学不单纯从形态学来研究,而是形态结构与功能调节合为一体的,并与时间、空间结合形成的自洽的、多维的理论体系,能更全面地为临床诊治服务。而西方传统医学经典《希波克拉底全集》强调具体的解剖结构的认知,其对人体的解释往往比较机械和局限。这些差异为两者的日后分向而行埋下了伏笔,前者愈发地注重整体、牵一发而动全身的变化,西方医学则愈发的分科细化、条块分割,虽有精准医学之优,却可能存一叶障目之弊。

公元 2 世纪东、西方的两位医学巨匠张仲景和盖伦,传承了上述的学术思想,创建了迥异的医学范式,发展和完善了各自的理论体系。张仲景总结了汉代以前的医学成就,继承了《内经》《八十一难》《阴阳大论》《神农本草经》等经典理论和丰富医药知识,结合自己的临床实践,写成了《伤寒杂病论》,该书原序中即曰:"夫天布五行,以运万类,人禀五常,以有五脏,经络腑俞,阴阳会通,玄冥幽微……"既有人的整体观,又有把人作为一个与自然环境和社会环境相统一的天人合一的自然观。盖伦继承希波克拉底的学术思想,著述颇丰,其内容涉及解剖、生理、病理、卫生、药物等。倡导实证医学,他的科学方法论具有重视实验、疾病局部定位思想、重视形式逻辑、强调演绎法等特点,对后世西方传统医学的发展影响深远。随着当今医学现代化的研究不断向微观和宏观两个方向发展,将逐渐在两种医学知识体系中找到更多沟通的桥梁,中西医结合医学的发展必将成为一门具有丰富的科学内涵及兼有两者优点的医学,并有可能在将来中医与西方医学自然融合为一体,其善莫大焉。

四、中(汉)医解剖学的特点

(1) 中(汉)医解剖学是以实体解剖为基础的。这与现代医学的解剖学基础是一致的,而绝非单纯的哲学思辨和临床经验的积累,以实体解剖为基础,结合临床的内证思维形成以藏象、经络学说为体的中(汉)医解剖学。作为中(汉)医的经典基础理论《内经》《黄帝外经》中藏象学说所提之五脏六腑与现代医学解剖上大体一致。《灵枢·平人绝谷》对消化系统的描述中有"胃大一尺五寸,径五寸,长二尺六寸,横屈受水谷三斗五升,其中之谷,常留二斗,水一斗五升而满,上焦泄气,出其精微,慓悍滑疾,下焦下溉诸肠……"对其形态与功能做了实际的观察;距今 2 000 多年前的马王堆文献记载,当时我国的尸体解剖及测量等技术同样已非常先进;然而由于学术之古朴,使中(汉)医学仍处于对生命现象的宏观和定性的认识上,在微观和定量认识上难以避免地存在着局限性和盲目性,哲学观的合理性、深刻性,并不等于科学知识的客观真实和先进,中(汉)医理论数千年来一直停步于自然哲学水平,而无法发展成现代的科学理论。解剖知识被禁锢在某些表象属性上,不能深入揭示人体内部和自然间相互联系的内涵,以至于使人们感觉中(汉)医的表浅性、抽象性、模糊性,甚至是玄妙感,以至于其理论的可证伪性极弱,在临床实践中造成主观性、随意性较大。而以还原论为世界观的西医,以解决局部病灶为首务,使人们在逐渐深入的认识人体的过程中,逐渐形成了完备的解剖体系。

(2) 中(汉)医解剖学强调以五脏为中心的表里相协调的动态整体观。在《内经》成书之前,我国古人即把人体划分为阴阳两大系统,再以"会通六合"把人体五脏六腑通过十二经脉表里相合成为相互影响、相互参照、相生相克的动态体系。如《灵枢·经脉》肾脉之"直者,从肾上贯肝膈,入肺中,循喉咙挟舌本。其支者,从肺出络心,注胸中"揭示了肺肾同源,肺属金,肾属水,金生水,为母子关系。这也是为什么有"以肺治肾,以肾治肺"的道理。以至于中(汉)医解剖学后来的发展可以不依赖解剖形态学的探究,而是基于取类比象、内证的方法逐渐形成完善的理论体系。而作为西方医学的标志性著作《希波克拉底全集》强调具体的解剖结构,其解构性思维观一直延续至今,以至于现代系统解剖学按照功能不同把人体划分八大系统,并逐渐具体和细化,走向成熟。但是却忽视了人是一个高度整合的有机动态整体,人体的运动不是简单的理化和机械运动的过程,因此在处理多脏器疾病时陷于两难的尴尬。

(3) 中(汉)医解剖学强调人与自然统一的天人观。中(汉)医研究强调的是人与自然界整体效应,如气血运行的子午论即已认识到人体内在的生物钟;五脏相对应的五色、五味、五气、五方、五季,说明人体脏腑与自然环境间的丰富联系。即便是今天的科技仍未能完全揭示其内在的道理。

(4) 中(汉)医解剖学认识到脏腑与七情六欲之间的联系,对情志致病的认识契合了现代医学的"生物—心理—社会"整体观。

(5) 中(汉)医解剖学中表面解剖、骨骼体系的成熟为高效的临床诊治(针灸、推拿、正骨)奠定了基石。中(汉)医在表面解剖方面,即使是与现代医学的表面解剖学相比也丝毫不逊色。《灵枢》已建立起完备的表面解剖学体系。马王堆所出土的文物显示距今2 000多年前我国有关脏腑的解剖名词已大致成形,尤其体表解剖的名词丰富,许多重要的体表部位都有命名。以下肢部的表面解剖部位来看,几乎现代表面解剖学的体表标志都被涵盖在内,更为惊叹的是在舌、耳、眼、手、足、腹部探究出全身内脏的投射区或效应区,虽然现代医学对人脑感觉中枢体表投影可以部分解释此现象,但我们应承认我国古人对人体体表认知的超前性以当今全息术的发展可作为解释。《灵枢·骨度》篇里已完成了40处体表标志间距的测量。骨度(即体表测量)在临床上的用途,除了可以用来寻找穴位和解说经脉循行路线以外,还可以用来推测脏腑的大小和位置。《灵枢》里还有两种利用体表组织的巨观状态来判断体内脏腑状况的方法,如《五色》的颜面色诊和《本脏》的五"应"望诊,这两种和《骨度》篇里的躯干形态望诊共组成了《灵枢》的司外揣内法。拿正骨来说,中(汉)医对于人体骨骼的认识和了解程度远强于同时期的西方医学。在没有麻醉技术的时代,对骨折复位的正骨手法之巧妙远非西方传统医学能够比拟。

五、在解剖学发展史上的比较

1. **古代** 西周甲骨文中即有人体部位"首、耳、目、齿、项、肱、臀、趾、心"等的描述;《内经》中记有:"其死可解剖而视之,其脏之坚脆,腑之大小,谷之多少……皆有大数。"说明尸体解剖已作为了解人体构造的方法,其中对五脏六腑的描述已较为准确,诸如:"心居肺管之下,隔膜之上,附着背之第五椎……"其后的《难经》曰:"心重十二两,中有七孔三毛,盛精汁三合,主藏神。"其对心脏的内部构造及功能已相当清楚。至汉代王莽,曾派太医与屠夫进行解剖,度量五脏,以竹枝测血脉。到了宋代,人体解剖学有更大的发展,据实物绘制人体解剖图谱,著名的有《欧希范五脏图》,杨介的《纯真图》。而此时的西方解剖学并不比中(汉)医解剖学先进。西方第一部比较完整的解剖学著作当推盖伦的《医经》,该书对血液运行、神经分布及诸多脏器已有较详细而具体的记叙。但由于西欧很长历史时期均处于宗教统治的时期,禁止解剖人体,故西方传统医学的解剖学知识主要来自动物解剖观察所得,故错误之处甚多。

2. **近代** 16世纪,维萨里发表《人体的构造》,揭开了近代西方医学解剖学发展的序幕。达·芬奇与帕维亚大学年轻的解剖学教授德拉·托瑞合作,持续、系统地进行人体解剖,并画有240幅清晰生动的人体解剖图和超过13 000字的笔记。随着西方显微解剖学的发展,人们对人体组织、细胞有了更深入的了解。而此时中(汉)医仍以自然观来解释人体,很大程度上放弃了解剖实践上的探索,在这种世界观的影响下,解剖学的发展几乎停滞不前。直到清代王清任再次通过尸体解剖,所著《医林改错》纠正了很多长期存在的错误认识,然而其本身也存在着一些错误的认识。《医林改错》附图 25 幅,首先记载了人体腔由膈膜分为胸、腹两腔,而非古书图中所写两个膈膜三个体腔(三焦);改正了古图肺有六叶两耳二十四管的错误,他记有:"肺有左右两大叶,肺外皮实无透窍,亦无行气二十四孔。"他认为肝有四叶,胆附于肝右第二叶,纠正了古图肝为七叶的错误;他肯定了"脑主思维",并发展了瘀血理论,这是应用解剖学纠错医学理论并创立新学说的典型医史。

3. **现代** 随着中(汉)医学的现代化研究,运用现代科学技术来研究探索中(汉)医基础理论的成果不断呈现。比如经络研究发现电生理通道循经走行的存在,20 世纪 60 年代开始对肾本质的研究发现,中(汉)医的肾与现代医学中的肾功能有了更多的关联,如除了泌尿功能外还包含了免疫及内分泌功能;20 世纪 80 年代开始,随着生物分离技术、微量分析方法等技术的应用,人们认识到心脏具有分泌心钠素、脑钠素、肾素等内分泌功能,而中(汉)医早已有"心主血脉、主神"的认识。对针灸在镇痛、治疗疾病等机制上的研究发现:针灸通过穴位经络管道的刺激达到对"神经—内分泌—免疫"网络的调节。虽然中(汉)医在解剖学上停滞于微观的发展,但其合理性却不断地被现代医学所印证。

六、中(汉)医与现代医学在解剖知识上的比较

1. 解剖方法

(1) 解剖姿势与方位术语

1) 现代解剖学姿势是指身体直立,面向前方,两眼平视正前方,两足并拢,足尖向前,双上肢下垂于躯干的两侧,掌心向前。《内经》提到解剖学姿势为"圣人南面而立,前曰广明,后曰太冲",与现代解剖学是基本一致的,唯一不同的是拇指向前,掌心向内。这在马王堆的医书中同样得到了印证。

2) 方位术语:① 上下:上,在人体靠近头部的位置,或朝向头部的方向;下,指靠近足部的位置,或朝向足部的方向。如《素问·太阴阳明论篇》曰"故阴气从足上行至头,而下行循臂至指端"。② 左右:主要指人体矢状面两侧的两个部分,有时也表示方向,如《灵枢·九针十二原》曰"正指直刺,无针左右"。③ 前后:前,指靠近或指向胸腹侧的部位或方向;后,则反之。④ 内外和表里:相当于现代解剖学的内、外和内侧、外侧。中(汉)医解剖学姿势和方位术语与现代解剖学基本上一致的。中(汉)医强调肢体的自然状态,同时更注重于外界方位的对应,这使得人体的结构与天地自然联系起来。

(2) 观察、测量方法:中(汉)医解剖学的观察方法可以分两大类,一类和现代解剖学的方法一样,使用解剖刀对尸体进行解剖用肉眼观察、用量具测量所得的实证方法;另一类则是中(汉)医特殊的方法,对人体隐形的部分进行的解剖,包括经络、穴位、藏象、真气等,中(汉)医所看到的宇宙和人体,很大程度上属于"无"这类物质。"无"也是一种特殊的"有",只是你用肉眼暂时观察不到,却可以用内证的方法观察到的东西,比如"精、气、神"。当你观察到了,"无"对你就成了"有",观察不到就是"无"。比如基因与细菌,对于传统医学来讲就是"无"这类物质。内证是研究中(汉)医基本原理、探索中(汉)医解剖学的重要方法,也是区别于现代医学的研究方法。

2. 有形的比较

(1) 中(汉)医的脏腑与现代医学系统解剖的比较:中(汉)医五脏与现代解剖学中的心、肝、脾、肺、肾的关系,中(汉)医藏象学说认为,五脏指心、肝、脾、肺、肾五个功能活动系统,人体是以五脏为中心、通过经络联结六腑、形体、官窍的有机整体,与自然环境相统一。中(汉)医与现代医学中的五脏所指基本上是相同器官,但由于中(汉)医在形成时期解剖发展的局限性,必然导致其功能的涵盖范围要超出现

代医学中所指的范围。比如"心主神明",说明心具有了现代脑的功能;"脾主运化"说明脾具备了现代胰腺等消化器官的功能。再如"肾藏精,主水,主生长发育"说明肾涉及现代解剖学中泌尿、生殖、内分泌的功能(即下丘脑—垂体—甲状腺、肾上腺、性腺轴的功能)。所以藏象理论中的脏腑不能理解为现代解剖学上的同一概念,这并不妨碍其作为中(汉)医基础理论的正确性和实用性,并且在日后的应用中不断发展其科学的内涵,这有超前于现代医学的理论,如五脏通过经络—筋膜的联系,使之与六腑相联系,由内而外联系形体、官窍,再在五华、五液、五志有所表现,即所谓见微知著。

(2) 中(汉)医的经络、腧穴与现代医学的神经、内分泌、体液循环的比较

1) 中(汉)医中另一重要的解剖知识体系即经络与腧穴系统。经络是人体气血运行的通路,内属于脏腑,外布于全身,将各组织器官联结成为一个有机的整体。尽管我们在物质层面上至今仍不能直观地解释它的存在,然而针灸、推拿、导引等构建在这一系统上的医学技术却在世界范围内越来越受到医患的欢迎。其临床上的高效性说明其内在的科学性,也指引了众多研究者不断地运用现代技术去研究它,于是有了经络测量仪、脉诊仪等诊断设备。

2) 经络腧穴的解剖研究:中(汉)医解剖学的研究有别于西方医学解剖,常以鲜尸解剖或病患治疗中观察为主,尽量呈现完整的网络状的结缔组织支架,在筋膜中寻找经络,为研究活体气血流注的动态变化,引进先进的高分辨率磁共振仪,实现活体数字人重建,并发现其与神经、内分泌、体液循环相关性。中(汉)医解剖学侧重于人体结缔组织支架——经络系统。这一系统一直不被西方医学学者重视,西方医学传统解剖多把结缔组织去除(即脂肪、筋膜、肌膜、骨膜、腱膜、滑膜、组织液、淋巴、淋巴液等),而多留存功能器官。殊不知,人体重要的支持与储备系统就在这结缔组织中,经络系统就在这其中,绝大部分疾病的发生演变就在这其中,人的生老病死就在这其中(古语"经络决生死,经络通百病消"即是此理)。经络遍布全身,是人体气血运行的主要通道,内属脏腑,外络于肢节、五官、皮毛,沟通内外,贯穿上下,将人体各部的组织器官联系成一个有机的整体。

西方医学与之对应的大概为神经、体液调节系统,包含神经、内分泌、免疫、循环系统。尽管现在两大医学体系在解剖学等基础理论上还存在着巨大的差异,但随着两者在这一领域的不断深入研究会发现越来越多共通的地方。如"肾主耳"(《素问·阴阳应象大论篇》),"肾气通于耳,肾和则耳能闻五音矣"(《灵枢·脉度》)的理论,结合现代医学研究的资料,肾和耳蜗中的某些细胞在生理功能、形态结构、酶含量与分布、药物反应等方面的近似特点,以及临床观察到的抑制肾功能的利尿剂同样可以造成人和动物的耳聋。

(3) 中(汉)医的精血津与现代医学的物质能量代谢的比较

1) 精:《灵枢·决气》和《灵枢·经脉》对先天之精的论述都指明一点,精,是在人体形成之前已经存在,是男女交合的产物。据此可将精解释为是受精卵。明代张介宾把先天之精的本质作了更深入的揭示:"元阳者,即无形之火,以生以化,神机是也,生命系之。元阴者,即无形之水,以长以立,天癸是也,强弱系之。"(明代张介宾《景岳全书·阴阳篇》)指出元阳元阴共同起着孕育生命,决定人出生后的生长、发育、强壮、羸弱。其生理功能总的是孕育生命,支配人体生长、发育,这与现代医学的基因决定表象的生理功能基本相同。另外,还有后天之精来源于饮食水谷。即饮食物经消化吸收后,变成水谷的精微物质,进入人体血液中,营养五脏,灌溉六腑,从而保证了人体继续生长发育,以维持人体生命活动,由于这种水谷之精微,是由脾胃与其他脏腑协作所化生,所以称其为"后天之精"。这与现代医学中的消化系统的功能较近。

2) 血：血在脉中，循行全身，血是水谷精微与营气结合所化生，因此血携带大量营养物质供给全身组织器官，身体各处赖血的滋养才能发挥其生理功能。正如《素问·五脏生成篇》所说的："肝受血而能视，足受血而能步，掌受血而能握，指受血而能摄。"现代医学所说的血是指血液。血液是由血浆和血细胞组成的流体组织。中(汉)医学认为血能滋养全身各组织器官，使其发挥正常生理功能，这与现代医学的观点是一致的，可见中(汉)医学所说的血其实就是指血液。红细胞是血液中数量最多的血细胞。红细胞的主要功能是运输 O_2 和 CO_2。在成年人，骨髓是生成红细胞的唯一场所。红细胞的生成受促红细胞生成素(EPO)调节，肾是产生 EPO 的主要部位。肾皮质肾小管周围的间质细胞可产生 EPO，因此，肾对红细胞生成有重要作用。中(汉)医学认为肾精可化生血液，可能就是指肾具有生成 EPO 的功能，进而对形成血液(指红细胞)有重要作用。

3) 津：津液是体内各种正常水液的总称，包括各脏腑组织内的液体及其正常分泌物，如涕、泪、唾液、胃肠液、关节液等。津液是血液的组成部分，是构成人体和维持人体生命活动的基本物质。中(汉)医学所说的津液，其实就是体液。"营气者，泌其津液，注之于脉，化以为血。"营气，即是消化系统功能和血液循环系统功能。消化系把饮食消化吸收变成营养物质(泌其津液)，送入血液循环系统("注之于脉")，成为血液的组成物质("化以为血")。津液不仅仅在血管内运行，它还能"外溢"和"渗出"于血管外，因此津液不是血浆而是体液。中(汉)医学的津液病证，属于现代医学水、电解质紊乱疾病。

3. 无形的比较 无形就是看不见摸不到，即使借助现代科学检测手段也未必能探查到的物质，比如传统中(汉)医里的"神""气"。高明的医生能通过望闻问切而识患者的阴阳、表里、虚实之谓何证，并能在病未成形之前(即使用现代检测手段也不能发现时)就给予诊断(见微知著)，并予以治疗之，此所谓治未病。这也是传统医学较现代医学高明之处，也是当今预防医学倡导的一级预防。

(1) 中(汉)医气与现代医学的相关知识的比较：气是流动着的世界三元素"信息，能量，物质"混合统一体，气是构成宇宙的最基本物质。气在宇宙中有两种形态：一种是弥漫而剧烈运动的状态，由于细小、弥散、加上不停地运动，难以直接察知，故称"无形"。另一种是凝聚状态，细小而弥散的气，集中凝聚在一起，就成为看得见、摸得着的实体，故称"有形"。气的种类，依气的来源作标准划分：① 元气：是人体中最基本、主要之气。乃由肾中精气、脾胃水谷之气及肺中清气所组成，分布于全身各处。其现代医学的本质主要体现为"机体所有细胞基本功能及它们之间联系的有机集合"，肾精化生元气和脏腑之气的异常导致衰老及衰老性疾病相关。② 宗气：由清气(氧气)及谷气(食物消化吸收到血液中的营养成分)相合而成，以贯心脉而司呼吸。③ 营气：谷气之精专部分(经肝脏转化而成的血糖、血脂、蛋白质、电解质等)，旨在化生血液、营养全身。④ 卫气："卫气者，为言护卫周身，温分肉，肥腠理，不使外邪侵犯也。"(《医旨绪余·宗气营气卫气》)卫气温养脏腑、肌肉、皮毛，卫气的这一作用是气的温煦作用的具体体现。卫气可以保持体温，维持脏腑进行生理活动所适宜的温度条件。"卫气者，热气也。凡肌肉之所以能温，水谷之所以能化者，卫气之功用也。虚则病寒，实则病热。"(《读医随笔·气血精神论》)可见卫气与现代医学的新陈代谢、免疫调节机制有关。⑤ 脏腑经络之气：和全身的气一样，是精气清气、水谷之气经肺、脾、肾共同作用而化生，可转化为推动和维持脏腑经络进行生理活动的能量，并可更新充实脏腑经络的组织结构，并生成五脏六腑之精而贮存，现代研究认为气与线粒体的功能有关。

(2) 中(汉)医神与现代医学的相关知识的比较："神"通常是作为人体生命活动现象的总称而出现的，它包括大脑的精神、意识思维活动，以及脏腑、经络、营卫、气血、津液等全部机体活动功能和外在表现。"神"的生成主要以先天之精为基础，以后天的精气为补养培育而成。所以"神"的盛衰与精、气的盈亏密不可分。只有作为生命物质要素的精气充足,作为生命活动功能外在表现的"神"才可能旺盛。至于"神"的生理功能主要体现在它是人体生命活动的主宰上。人的整个机体,从大脑到内脏,从五官七窍到经络、气血、精、津液,以至于肢体的活动,都无一不是依赖"神"作为维持其正常转动的内在活力。中(汉)医对神志的认识与现代心身医学的概念基本是一致的,如《灵枢·通天》和《灵枢·二十五种人》的人格体质学说与埃克森的人格维度图高度的吻合。

七、其他民族传统医学与现代医学在解剖上的比较

1. **藏医学在解剖上的特点**　藏医经典著作《四部医典》对人体胚胎的形成和发育有着许多独特的见解和先进的理论。藏医认为胎儿是由父亲的精与母亲的血,还有中阴的魂魄三者结合而成的,还需要正常的"五源"(土、水、火、风、空)为条件,其中土源可使胚胎固硬,水源使之聚合,火源使之发育成熟,风源使之发育长大,空源为其发育所需空间。并对胎儿的发育做了深入细致的观察,对胎儿38周的发育情况做了详尽的记录。

随着骨针的使用,藏医积累骨结构的知识,并逐渐认识和了解骨、动物内脏的外形特征,逐步积累和开始了藏医解剖学的比拟描述法,逐渐比较清楚地掌握了人体部分器官的形态及其基本结构和功能。公元7世纪已有藏医学最早的两部古籍《医学大全》《无畏的武器》,至公元8世纪后半叶,随着《尸体图鉴》《月王药诊》《四部医典》的问世,标志着藏医解剖学已趋成熟;后期编纂的《伤疗复活秘诀》《解剖明灯》绘制了人体解剖挂图。

藏医最显著的人体解剖特点即人体的比象。其解剖姿势为:人体取坐姿,两手臂平伸,其整体以转轮王的圣宫为喻。左右两髋骨是骨骼中较大的,并为支撑全身的基础,喻为砌起的根基。脊椎骨二十八节,如同府库中叠起的金币。人体的组织结构分为四类:身体七精的正常量、主联络之脉、要害部位、管道空窍。藏医也认为人体有五脏六腑,但其功能的叙述较笼统,不如中(汉)医明确,如藏医认为心脏主要与人的精神状态,甚至意识形态有关;六腑中没有"三焦",而代之的为"三姆休",其功能与生殖有关。藏医对人体骨骼有较深入的研究,认为人身共有骨骼360块,这与现代解剖的数目不一致,这主要是其统计方法的不同造成的。值得一提的是,藏医认识到人体内有些管线系统,其中白脉起自脑部,在《四部医典》中提到"从脑部脉的海洋里,像树根一样向下延伸,司管传导的水脉有19条",这相当于神经。白脉如受伤或患病,可引起肢体运动失调。而黑脉相当于血管,共计21条,分布到头颈部21条,躯干、上肢34条,下肢18条,另外男性性器官、胃各2条支脉。

2. **维医学与现代医学在解剖上的比较**　维医根据火、气、水、土四要素在生物体内的变化提出了人类生命活动有关的体液学说,并由此延伸出气质学说。维医学在主要脏器形态和功能上的认识与现代医学解剖已基本相同。

(1) 体液学说:它是维医的基本理论之一。它认为从外界吸取的营养物质进入人体,在各器官、腺体内的代谢过程中产生,在体内专门部位储存,供给生命活动需要的液体,称为体液。体液的前身首先在肝脏生产,并在肝脏储存,其余大部分通过血液运送到各脏器,一方面供给他们活动需要,另一方面在各器官参与生产具有特异功能的新体液。新体液送到血液,数量及质量上补充血液中体液。肝脏还有对人体有害、有毒成分解毒的作用。体内生产的体液可分为胆汁、血液、黏液、黑胆质等4种。在正常人体内,这4种体液数量和质量上保持相对稳定状态,如在体液中的数量和质量发生变化,失去其相对稳定状态,可引起功能性疾病。

体液是因从自然界吸取的营养物质在体内转变而形成的产物,其性质与四要素的性质相同。胆液质的性质是干热型(是"火"在体内代表),血液质是湿热型(是"风"在体内代表),黏液质是湿寒型(是"水"在体内代表),黑胆质是干寒型(是"土"在体内代表)。

(2)气质学说:四要素相互结合而形成的新物体而具有相应的性质。物质要素构成人体时,其中很多微小正负情绪相互结合而形成的新情绪,称为气质。因为构成个体的四要素含量不同,在个体形成的气质也不同。在个体中哪一种要素占优势,其气质以那一种要素的性质来而决定。人类气质可分为干热、湿热、湿寒、干寒型等4种。如:构成某一人体的四要素含量中"火"的(高能物)含量占优势,其气质为干热型;如"气"的含量占优势,其气质为湿热型;如"水"的含量占优势,其气质为湿寒型;如"土"的含量占优势,其气质为干寒型。根据"气质"学说的概念,组成人体的各器官、组织、细胞都有一定的气质。自然动、植、矿物而制成的药物也有一定的气质。故在维医使用气质相反的药物可以达到治病的目的。例如:在维医中认为湿寒型药物有利尿、退热、降低血压的作用,这与现代医学中降血压的方法是相同的。

(3)器官学说:器官学说是维医阐述器官定义、种类和功能的学说。维医把体内的脑、心、肝、肺、脾、肾、胆、胃、食管、十二指肠、大肠、小肠、膀胱、子宫、血脉、管道、腺体、皮下脂肪、内脏脂肪、骨骼、脊髓、肌肉、筋肌、软骨、韧带、腱膜、腹膜、胸膜等,体外的皮肤、毛发、指甲、眼、耳、口、牙、舌、前阴、睾丸、后阴等统称为器官。又根据各自的功能和作用,分为三大支配器官(脑、心、肝)、主要被支配器官(肝、心、肺、胃、胆、肠、脾、肾、神经)和次要被支配器官(骨骼、肌筋、韧带、腱膜、脂肪、皮肤、毛发、指甲)等,各器官还有与自己功能相应的特有气质。

器官的气质是维医学气质学说与器官学说相结合产生的一种独特观念。维医学认为,各器官均有特定且与本身功能相符的气质,了解其气质,掌握其变化,对指导各类器官相应病证的立法治则具有重要意义。维医学将各器官的气质概括为干热、湿热、湿寒、干寒和平和等五类气质。属于干热气质的器官有胆囊;属于湿热气质的器官包括肝、心、肺、肌肉、食管、十二指肠和小肠;属于湿寒气质的器官包括脂肪、胃、脑、肾、脊髓和最小单位(细胞);属于干寒气质的器官包括脾、骨髓、毛发、指甲、筋肌、软骨、韧带、膜、大肠和膀胱;属于平和气质的器官包括手指、手掌、手背和皮肤。

3. 蒙医学与现代医学在解剖上的比较 人体之内脏总称为脏腑,五元精华所藏之实心器官为脏(如:心肝肺肾脾),五元精华之糟粕积聚的具有空腔的器官为腑(胃肠胆膀胱),蒙医认为脏腑与机体各种组织(皮肉脉筋骨等)、各器官(五官)之间通过基本物质元素(七元素)的运化收藏形成了各种联系,而构成人体完整的统一体。这与中(汉)医学的藏象理论较相似。

蒙医的脏腑不单纯是一个解剖学的概念,更重要的是一个生理学方面的概念。比如"心"虽然在解剖学的实体上以及主管血液运行的功能上与现代医学大致相同,心为五脏之首,位于胸中巴达干之总位,外有心包络裹护,全身脉管、孔道的中心,主宰生命活动,故称为君主器官。与现代医学不同的是它还具有能成协日,具有增强智力、精神饱满的功能;"肺"位于胸中,巴达干之总位,五元中之"气"元素所藏之处,运行于鼻、喉、气管等呼吸道之司命赫依、上行赫依同肺有着密切关系,所以肺主气、主声、司呼吸。与现代医学不同的是肺与大肠的联系,气元素的精华藏于肺,而其糟粕聚积于大肠,如肺有疾病,大肠功能亦出现异常。"肾"除了尿液生成排泄之外,还有包括人的生长、发育、生殖功能有关。

4. 傣医学在解剖学的特点 傣医学的解剖学经典著作《嘎牙山哈雅》是傣医对生命起源、胎儿生长发育、人体的基本组织结构及脏腑功能的认识和论述。该书记载,人体是由1 500多种组织、32种说嗬

(细胞)组成,生命来源于父母所授,男性体内的物质巴敢先体(精子)与女性体内的阿书的(卵子)相互结合,再在四塔的作用下,尤其是塔菲的温煦下产生生命。该书详细地描述了人身体的各种内脏器官、骨骼、肌肉、肌腱等组织,基本上与现代人体解剖学一致。傣民族虽然没有现代组胚学详尽,但对生命的孕育生长及对人体结构的认识已经达到了相当的深度。另外还有《三界五蕴四元素》《巴腊麻他坦》等古籍也都反映了傣医学对生命的孕育生长及人体结构已有一定程度的认识。傣医学的内脏器官所指基本建立在实体解剖基础之上,这与现代医学相同,但在一些功能上又与中(汉)医相似,均注重运用司外揣内、援物比类和经验反证等方法,说明其思维体系与中(汉)医同源或有很大程度的借鉴。但中(汉)医的脏腑更为注重"以象测脏",本质上是人体的一种唯象功能模型,脏腑的名称不一定表示物质实体,如三焦、脾、肾,只是一组功能的代称,如胰腺在中(汉)医来看,其功能隐含在脾脏中。而傣医的内脏与实体联系紧密,这与现代医学较接近。

傣医四塔理论的现代解读,所谓四塔即组成生命的四种基本物质——"风、火、水、土",也是促进生命生长发育的四种基本要素。风以动为性,是生命生长发育的动力所在;火以热为性,是生命的势能所在,凡体内新陈代谢及生化反应均属火塔主管;水以湿为性,是生命的营养所在,是体内物质运输及信息交换的载体及网络;土以坚为性,是生命的结构所在,具体见表14-21。

表 14-21 四塔理论对人体部分器官结构与功能的解读列举

| 器官 | 四 塔 的 功 能 | | | |
	风	火	水	土
颅脑	脑血管的血流、脑脊液及组织液的流动	控制脑内组织细胞的新陈代谢及生化反应,调节温度	脑脊液、脑血液、脑组织液、血脑屏障间物质交换及信息传递的载体	维持颅脑各组织及附属器官的结构及形态
心脏	心脏及大血管搏动,瓣膜开合以及血液、组织液传送的动力	负责心肌细胞的新陈代谢及生化反应,调节温度	心脏动静脉系统中营养输送、物质交换及信息传递的载体	维持心脏、瓣膜、心脏血管及其附属器官的形态及结构
肺	使肺及其附属器官动的功能,是呼吸动力、血流动力和排痰动力	控制肺组织的新陈代谢及生化反应,调节温度	肺血管、淋巴管、肺组织间液物质交换及信息传递的载体	维持肺及其附属器官的形态及结构
肝脏	肝内血流、胆汁、淋巴流动的动力	负责肝细胞的新陈代谢及生化反应,调节温度	肝内血管、淋巴管、胆道系统、组织间液物质交换及信息传递的载体	维持肝及其附属器官的形态及结构

八、中(汉)医解剖学未来发展的趋势

1. 运用现代科学手段,进一步从实体解释中(汉)医解剖学

(1) 与现代医学完全不同的解剖理论——经络腧穴理论,随着现代科学手段的应用逐渐揭开其神秘的面纱:经络—筋膜学具有客观的形态学支持,有组织液、淋巴液等物质学支持,又有巨噬细胞代谢造成胶体渗透压差,形成管道充盈和液体流动的动力学支持(例如用矿泉水渗透压补水和疏通经络即此理),这一学说综合了筋膜学说和组织液学说,在世界研究领域具先进性,也最接近古中(汉)医理论,并被无数人反复证明。现要进一步完善立体、动态的网络支架图,探明组织液的全部成分和管道温度、压力变化等。经络根其实就是骨膜,骨膜是筋膜的重要部分,是软性结缔组织。传统解剖仅认为它是

滋养骨的神经末梢和细小血管丰富的膜状物。殊不知它有重要的经络总汇功能。中(汉)医的解剖学者，对骨膜这一看得见摸得着的组织进行重新研究，将形成立体多维透视感的网状支架的整体概念。

（2）从"形气神"的角度，运用现代科学方法来研究人体的解剖与生理。用现代信息控制论来阐释传统医学，"形"即人体中物质能量系统(形态结构系统)，"气"即信息控制系统，"神"即心理精神系统。传统医学对于人体信息控制系统及其疾病只是作了黑箱式的外部描述，对其内部的真实内容并不清楚。所以，运用信息控制系统分析方法揭示并阐明人体信息控制系统及其疾病，使古典传统医学理论白箱化，也正是传统医学走向现代化的主要途径和方向。

2. 运用宏观研究、系统控制论研究的方法，更好地探索中(汉)医"天人合一，人体整体动态联系"的科学内涵

（1）运用系统科学的知识与方法来研究中(汉)医学的解剖学，坚持从整体动态联系的角度把握和研究人体的生命活动规律。比如用现代技术对中(汉)医在心身疾病、精神性疾病的机制进行研究以及生理解剖学基础的研究。

（2）从整体观出发研究中(汉)医学的解剖学，重新认识人体本身的统一性、完整性及其与自然界的相互关系。中(汉)医学认为人体是一个有机整体，构成人体的各个组成部分之间，在结构上是不可分割的，在功能上是相互协调、相互为用的，在病理上是相互影响的。同时也认识到人体与自然环境有密切关系，人类在能动地适应自然和改造自然的斗争中，维持着机体的正常生命活动。这种内外环境的统一性，机体自身整体性的思想，称之为整体观念。

1）人体是有机的整体：人体是由若干脏腑、组织和器官所组成的，它们有各自不同的生理功能，而这些不同的生理功能又都是整体活动的一个组成部分，这就决定了机体的整体统一性，决定了它们彼此之间在生理上相互联系、相互制约，以维持其生理活动的协调平衡，在病理上相互影响而产生复杂的病理反应。这种整体的联系或影响，是以五脏为中心，通过经络系统的联络作用而实现的，具体表现在生理、病理、诊断和治疗等各个方面。

在生理上相互联系、相互制约：中(汉)医学认为五脏六腑和皮、肉、脉、筋、骨等形体组织，以及口、鼻、舌、眼、耳、前后二阴等官窍组织之间存在着有机的联系，形成一个整体，共同完成人体统一协调的功能活动。而且脏腑组织彼此之间的关系也是相互分工合作，相互制约调节的不可分割的关系。

在病理上相互影响、相互转变：病理上的整体观，主要表现在病变的相互影响和传变方面。如脏腑功能失常可以通过经络而反映于体表；而体表组织器官的病变亦可以通过经络而影响脏腑。同时，脏与脏、脏与腑、腑与腑之间，也可以通过经络而相互影响，发生疾病的传变。

在诊断上司外揣内，以表知里：中(汉)医临床诊察疾病，其主要理论根据是"有诸内，必形诸于外"，故"视其外应，以知其内脏，则知所病矣"。这就决定了中(汉)医学可以通过五官、形体、色脉等外在的异常表现，由表及里推断和了解内脏之病变，从而作出正确的诊断以做治疗的根据。如舌体通过经络直接或间接地与五脏相通，人体内部脏腑的虚实、气血的盛衰、津液的盈亏，以及疾病的轻重顺逆，都可通过经络而呈现于舌，所以察舌可以测知内脏的功能状态。

在治疗上从整体出发，辨证论治：中(汉)医治疗学强调治疗要从整体出发，注意整体的阴阳气血失调情况，并从协调整体阴阳气血及脏腑的平衡出发，扶正祛邪，消除病变对全身的影响，切断病变在脏腑间相互传变所造成的连锁反应，从而通过整体的治疗效应，达到消除病邪、治愈疾病的目的。如心开窍于舌，心与小肠相表里，所以可用清心泻小肠火的方法治疗口舌糜烂。其他如"从阴引阳，从阳引阴，以右治左,以左治右""病在上者下取之,病在下者高取之"等,都是在整体观指导下确定的治疗原则。中(汉)医临床学的辨证论治,实际上即是整体治疗观的具体体现。

2) 人与自然界的统一性:人体不仅本身是一个有机的整体,而且人体与自然界也存在着对立统一的整体关系。人生活在自然界之中,自然环境和自然条件是人类所赖以生存的物质基础。同时,自然界的各种变化,又直接或间接地影响着人体,而机体则相应地产生反应。属于生理范围的,即是生理的适应性;超越了这个范围,即是病理性反应。

季节气候对人体的影响:一年四季的气候各不相同。春温、夏热、秋凉、冬寒,这是一年四季中气候变化的一般规律。人体在四季气候的规律性影响下,也以不同的生理功能来适应。如春夏阳气升发在外,气血容易浮于体表,故皮肤松弛,腠理开泄,人体就以出汗散热来调节。秋冬阳气收敛内藏,气血闭于内,故皮肤致密,出汗减少,体内必须排出的水液就从小便排出。在病理上人体也同样受自然界气候变化的影响。当气候变化过于剧烈,超过了机体调节功能的一定限度,或由于机体本身不够健全,不能与外在的变化相适应时,就会产生疾病。如春天多温病,夏天多热病,秋天多燥病,冬天多伤寒。临床上某些疾病如痹证、哮喘之类,也往往在气候急剧变化之际,或节气交替时节,病情复发或加剧。

昼夜晨昏对人体的影响:《素问》云"平旦人气生,日中而阳气隆,日西阳气虚,气门乃闭"。这说明了人体内阳气的昼夜波动。这与现代生理学研究所揭示的体温日波动曲线吻合,说明人体功能随着昼夜的寒温变化出现节律性的改变。昼夜晨昏的变化,同样对疾病有一定的影响。《灵枢》指出:"夫百病者,多以旦慧,昼安,夕加,夜甚。"即一些疾病多在清晨、上午比较轻微,从下午起逐渐加重,特别是夜晚更甚。这是由于昼夜阴阳之变化,人体正气也有消长的缘故。

地区方域对人体的影响:因地区气候的差异、地理环境和生活习惯的不同,在一定程度上,也影响着人体的生理活动。如江南多湿热,人体腠理多疏松;北方多燥寒,人体腠理多致密。生活在这样的环境中,一旦易地而处,环境突然改变,初期多感不太适应,但经过一定时间,也就逐渐地能够适应。生活在不同的地理环境条件下,在病理上也有不同的变化,特别是某些地方性疾病,更是与地理环境有密切关系。如处于低洼潮湿之地的人,多发关节疼痛或痿弱不能行走等病;居住高山上的人,多出现瘿病;湖区多见虫臌病等。许多地方病都与当地地理环境及生活习俗密切相关。由于人与自然界存在着既对立又统一的关系,所以因时制宜、因地制宜、因人制宜,也就成为中(汉)医治疗学上的重要原则。因此,在辨证论治过程中,就必须注意和分析外在环境与内在整体的有机联系,从而进行有效的治疗。

3. 结合现代科技手段以动物模型和临床实验对中(汉)医解剖学进行阐释 这样的研究早在 20 世纪五六十年代就已开展:20 世纪 50 年代中期邝安堃就用现代科学方法从内分泌角度研究中国传统医学的基础理论,他与上海第二医科大学同位素室首先测定各种虚证患者血浆中环磷酸腺苷(cAMP)和环磷酸鸟苷(cGMP),这为甲状腺疾病和冠心病患者的治疗开辟了可喜的前景。同时他又研究了性激素与糖尿病、高血压、冠心病一系列疾病的关系,并用中西医结合治疗方法,获得了满意的疗效。同时又研究了阴阳学说在临床上的应用,甲状腺功能亢进症(简称甲亢)和甲状腺功能减退症(简称甲减)是一对个性矛盾;按中(汉)医辨证甲亢属阴虚,甲减属阳虚,是一对共性矛盾。实验中他们在测定血浆cAMP 和 cGMP 过程中发现 cAMP/cGMP 值上升(甲亢、阴虚)和 cAMP/cGMP 值下降(甲低、阳虚)为另一对共性矛盾。他将内分泌学比作中西医结合的桥梁,认为激素的对抗与阴阳学说、激素的反馈与五行学说极为相似。沈自尹自 20 世纪 50 年代率先对中(汉)医称为"命门之火"的肾阳进行研究,从"异病同治"的学术观点,沈自尹发现在现代医学全然不同的病种,按照统一的辨证标准,患者只要符合肾阳虚证,其反映肾上腺皮质功能的尿 17 -羟皮质类固醇值明显低下,经补肾中(汉)药治疗可以恢复正常。可推论肾阳虚证主要发病环节在下丘脑。首次用现代科学方法在国际上证实肾阳虚证有特定的物质基础。近来采用分子水平的检测方法证明唯有补肾药才能作用提高下丘脑的双氢睾酮受体亲力以及 *CRF mRNA* 的基因表达,对肾阳虚证达到能定性、定量以至于将主要调节中枢定位在下丘脑提出多方面有力证据。近年来,生物力学、免疫学、组织化学、分子生物学等向解剖学渗透,相信传统医学将因此焕发出新的生命力,并借助这些技术促进人类医学的进步。

第三节
中国主要民族传统医学比较的综合研究

傣医药文化与多种文化的关系

一、概述

傣族居住于海拔 1 000 m 以下的平坝之中,这些地区地质古老,自然条件优厚,雨量充沛,气候属亚热带、热带、高温、湿润静风,年平均温度在 21℃ 左右。森林茂密、绿色葱茏,生长着种类繁多的热带植物和蕨类植物共 5 000 多种,西双版纳州就占云南全省的三分之一,其中可以药用的植物有 2 500 多种,脊椎动物 530 多种,其皮肉、内脏、骨、甲皮毛、屎便均可药用,被誉为植物王国、动物王国、药物王国,是美丽富饶的天然宝地。

傣医药是祖国传统医学的重要组成部分,傣族先民们在长期的生产、生活及与疾病斗争的过程中,总结形成了以"四塔、五蕴"理论为核心的一门传统医学,具有鲜明的民族特色和地方特色。傣医药在我国西南边疆民族地区乃至湄公河流域的东南亚地区发挥着不可替代的作用,与中国传统医学同源异流,是中国传统医学不可或缺的重要组成部分。

二、傣医药学的起源与发展

据贝叶经记载,傣族民间已有零零散散以口授、手教传播的傣医药知识的历史。南传上座部佛教传入以后,掌握了傣泐文化的傣族,在认真总结民间流传的傣医、傣药基础上,吸收了随佛教经典传入的印度医学、药学知识,同时又汲取了中(汉)医药学知识的营养,创造了具有民族特点和地域特色的傣医学、药学理论,发明了许多辨别疾病、治疗疾病的方法及奇方妙药,使傣医药文化得到了快速发展。

据有关资料介绍,傣医药文化的发展主要经历了原始时期、神药两解时期、兴旺时期和发展升华时期。

三、傣医药文化与多种文化的关系

1. **傣医药文化与中(汉)医药学文化的关系** 中国是一个传统医药积淀丰厚的国家,除了中(汉)医药学以外,还有许多民族传统医药学,傣医学便是其中之一。纵观傣医药学的发展史和内容,可看出中原文化随着官方、通商和移民戍军三个渠道传入傣族地区后,傣医药文化在长期的对外合作交流中,也和内地的中(汉)医药学文化在学术上有不少的交叉、互补和借鉴,吸纳了中(汉)医药学的理论和经验。

故傣医药根植优秀中华传统文化,与中(汉)医药学有着紧密的联系。据有关史籍记载,在唐代就出现了傣族首领与汉族首领相互交换名贵药材,如鹿茸、人参之类,故在傣医经书中出现了人参及其他外来药材的配方。因此从其民族性、历史性、传承性而言,它和中(汉)医药学有着许多相似的哲学思维、医疗特点、用药经验,都属于中国的传统医药。

2. **傣医药文化与佛教文化的关系**　传统医学的起源,基本都与原始宗教相关,傣医学也不例外,傣医最早的医生也几乎都是由巫担任,可以说是医巫同源。傣族原始宗教是傣族先民最初的信仰和世界观。据傣文古籍记载傣族原始宗教产生于傣族原始社会采集狩猎时期的沙罗时代。原始宗教对傣医的影响是深刻的,直至今天傣医在行医时仍然部分保留着原始信仰的习俗。傣族的原始宗教就此沿袭发展了千余年,传入傣族地区的佛教支派是南宗,又被称为南传上座部,其在与傣族当地的原始信仰融合后,带有鲜明的傣族特色,故被称为傣传佛教。佛教的传入主要从以下几方面对傣医药的形成、发展产生了深远的影响。① 佛教传入,为傣族人民学习医药文化知识提供了有利条件,佛寺成为培养傣医医生的学校。② 佛教传入为傣族人民完善了傣文,为傣医药的记录、学习、交流、传播提供了工具。③ 傣医的世界观和核心理论"四塔、五蕴"脱胎于傣传佛教。④ 傣医的很多思想和治疗方法是对佛教理论的运用或者直接来源于佛教医学。⑤ 佛寺中保留的大量佛经,也保留了大量傣医药文化遗产。

由此得知傣族医学理论的形成与佛教有着千丝万缕、不可分割的联系。

3. **傣医药文化与农耕文化的关系**　传统医学知识与农耕生产实践关系密切,据《档哈雅龙》《罗格牙坦》(《坦乃罗》)等文献记述说:傣族民间就有八大名医,他们各自都创造了自己的"巴雅"(方药),称"八大要方"。一直沿用至今的"雅叫哈顿"(五宝药散)就是由八大名医中的五位共同创方的。同时,农耕经济对自然的依赖,农耕中密切的人天互动,对形成贯穿于整个傣族传统医学理论之中的"天人统一观"明显有重大影响。傣医"天人统一观"认为人与自然有着密不可分的联系,对人体自身,人与气候、自然环境的顺应关系极为重视,并将人体的生理、病理变化和自然界的变化融为一体,用于指导临床实践。水稻的发现和引种栽培对机体产生了极大的影响,人以之为食也以之为药,在很多傣药的配方中,都具有加入谷和米、米汤、洗米水为引的记载,米既可作为解除药物的毒副反应,增强疗效、滋补机体,又可作为辅料制取药物。

4. **傣医药文化与贝叶文化的关系**　傣医药文化的起源与贝叶文化关系密切,据传说,傣族先民将文字刻写在戈兰树的叶片上,不仅字迹清晰,且不易退变,这种戈兰树叶就是贝叶。因为自从傣文产生后,傣族的各种医学原理、单验秘方除了口传、手授以外,大多被刻、写于贝叶经和纸板经上。西双版纳民族传统医药研究所就收藏了大量的记载着傣医药知识的贝叶经,如《嘎牙山哈雅》《三给尼》《昂各腊尼阶》《迪长尼阶》等。傣族人民应用贝叶文化传播傣医傣药,使得先民们创造的傣医药文化得以保存和广泛流传与应用。可以说贝叶文化为傣族医药知识的普及、继承,傣族医药经验的传播、交流做出了不可磨灭的贡献。

5. **傣医药文化与茶文化的关系**　茶是傣家人餐餐不少、顿顿不缺的饮品,具有清热生津解渴作用,又有防病、治病功能。狭义的茶在傣族特指"普洱茶",傣族民间传说茶叶是孔明用于医治眼疾的良药。西双版纳茶区流传的《茶与孔明》的传说中说,孔明南征时,许多兵丁双眼患疾,眼皮难睁。当时孔明便采茶树鲜叶煮熬成汤,让兵丁内服解毒,外用洗眼,使患疾兵丁疾消眼明。广义的茶包括了"普洱茶"和具有医疗保健作用的药食两用植物,如:"芽尤麻""芽糯妙""波丢么""更方""哈宾蒿"等。

6. **傣医药文化与水文化的关系**　在自然界中水是生命的源泉,是自然界万物生长、生存不可缺少的重要物质,没有水万物就要枯竭,人也就要死亡。在傣医学中"水"这一名词有着重要的医学内涵,傣医借用"塔喃"(水)这一名词来解释人体的生理、病理及对药物的归属。认为水是有形之物,是一种流体组织,遍布全身各处,是人体生命活动过程中最重要而又不可缺少的物质本源。傣医指出:"没有水就没有生命。"水在机体内起着滋润养荣脏腑、保护组织器官的作用。水使万物润,故而生理方面将人体内具有"湿"性特征的物质,包括无色的体液(如组织液、尿液、泪液、汗等)和红色的血液都归属于水塔,并认识到水血同源、汗血同源,水塔的正常是保障人体正常的重要因素之一;在病理方面人体缺乏水(血)就可发生干燥性疾病、热性病,因而创造了专治水病的药物,称为"雅塔喃"(治水病的方药)。

7. 傣医药文化与土文化的关系 中国的土文化,几乎与中国人的历史一样长。土是自然界万物生长之源,人类没有土地就没有赖以生存的物质基础、立足之处。傣族也认为土能使万物生。傣族人民将人体内有生化、滋养、排泄作用的系统比喻为自然界能生发万物的土,因此土的重要性也从傣医药理论体系的方方面面中折射出来。如在生理上,傣医理论认为:凡消化饮食物、吸收营养、化生气血、滋养机体、排泄糟粕的功能,均由"土"所管(脾胃之功能),土为后天之本,共包括 20 种组织。在病理上认为:若因外因或内因而导致巴塔维塔(土)之功能失调,便会出现相应的土所属的脾胃、肠道病,土的功能失调又将会影响其他脏器的功能,而发生一系列的疾病。因此傣医特别重视土的功能。在治疗方剂上则列有专门用于土塔病的基础方——雅塔铃(土塔方),用于调节土塔过盛或不足;在用药方面则认为:傣药依靠土生长,不同的土地生长不同的药材,功效也有所差异;而有入土塔,治疗土病的药物。在傣药的配方中也出现了以土补土、以土治土的治疗方法,如选用墙根陈土、河中沙土、钟乳石、石灰等加入配方中为引,治疗以脾(土)有关的病变。充分说明了傣医药与土文化有着密切的关系。

8. 傣医药文化与雨林文化的关系 得天独厚的热带、亚热带雨林,为傣医药文化的起源和傣族人民的生存提供了重要的物质条件,有可以药用的植物有 2 500 多种,包括了各种名贵药材,是全国 5 000 多种药用植物的 40%,因而又被称为"天然药物宝库"和"傣药王国"。全国中药资源普查的 395 个重点品种,仅西双版纳就有 208 个,占 52.66%。工作人员通过调查,在云南西双版纳发现了龙血树、皮氏马钱、胡黄连、诃子等稀有资源。在热带雨林的恩赐下,上千种天然药物在治疗地方病、常见病、疑难病方面被开发利用。20 世纪 60 年代,蔡希陶等科学家从"植物寿星"、寿命可达 8 000 多年的龙血树中提取出活血化瘀生肌圣药——血竭,结束了中国不产血竭,用黄金向海外购买的历史。发现乙型肝炎病毒而获得诺贝尔医学奖的美国科学家布鲁贝格的抗乙型肝炎病毒药苦味叶下珠子草早已被傣家人入药治黄疸病几千年。近代,当国际上的药物学家在研究、开发新的天然药物时,曾预言,未来的包括抗癌药物在内的很多重要天然药物可能就存在于热带雨林之中。

9. 傣医药文化与饮食文化的关系 傣族的食疗保健理论是从傣族医学理论中形成发展而来的。傣族人民根据"未病先治,重在调理"的原则,依据傣医的"四塔"理论总结出一套独到的食疗保健理论,展现了傣族医学文化与饮食文化中的特点之一药食同源。在西双版纳,很多植物具有食品、药物双重功能,既可以用于日常饮食,又可达到预防疾病、治疗疾病、强身保健的目的。如萝秀,傣语即白花,学名为白花羊蹄甲。民间常采食的蔬菜,花瓣略带甜味,味道不失鲜美,傣族的食用方法为蒸、炒、腌等,其味清爽甘甜,树皮具有清热解毒治疮的功能。称为苦凉菜的小花龙葵,是傣族最喜欢的野生蔬菜,素炒煮汤均可,具有清热解毒利尿的作用。全草均含有甾类生物碱、茄微碱、茄达碱、替告皂代元素等。其煎剂对金黄色葡萄球菌、溶血型链球菌、痢疾杆菌、伤寒杆菌、变形杆菌、大肠埃希菌、铜绿假单胞菌均有一定抑菌作用,是热季和雨季最宜食用的蔬菜,所以傣族的饮食文化中无不渗透着傣医药的理念。

10. **傣医药文化与竹文化的关系** 竹对于傣族人民来说,是大自然的恩赐,云南的竹林面积分布十分广泛,竹全身的实用价值及竹与生存环境的关系,早已被傣族先民所认识和利用。傣族中流传着这样的谚语:"大象跟着森林走,气候跟着竹子走,傣族跟着流水走。""有寨就有竹林绿,有竹就有傣家人。"傣族的竹文化保留着与生产、生活密切相关的特点,较多地保留了原始文化的痕迹,傣族用竹防病治病,祈福消灾的历史久远悠长。佛寺中常常要栽象征代佛的树种"佛树",弯钩刺竹便列为"佛树"之一。

傣族在食竹、用竹的漫长生涯中对竹子的利用特性、药用价值等有了细致而深切的认识,在傣族防治病中,竹的身影更是无处不在。如傣族用黄金间碧竹皮、叶煮水喝治疗老人的水肿病、肝炎病、糖尿病;打洛滇竹的竹根、竹芽眼熬水喝,可治妇科病,可以药用的竹有十多种。竹还与傣族民众预防疾病结下了不解之缘。

四、傣医药的研发现状与科研成果

1. **傣医药研究发展** 为了抢救、继承、发展、弘扬傣医药文化,中华人民共和国成立后云南省成立了民族传统医药的相关机构,均开展着一些傣医药的研究工作。据不完全统计,目前我国从事傣医药管理、临床、科研、教学、生产的相关单位有 30 多家,西双版纳州民族医药研究所、西双版纳州傣医医院是重点开展傣医药研究的主要机构,已成为傣医药重要的临床、科研和教学基地。以下为傣医药相关单位的大事记:1970 年普洱成立民族传统医药研究所;1972 年景洪市成立民族医药推广站;1977 年西双版纳州成立州民族医药调研室;1978 年云南省成立民族医药研究所;1983 年西双版纳州成立傣医药研究所;1984 年西双版纳州建立州傣医医院;1988 年德宏傣族景颇族自治州成立民族医药研究所;2002 年景洪市成立傣医药研究所;2003 年云南省中医中药研究所、西双版纳州民族医药研究所(州傣医医院)、思茅区民族医药研究所,联合成立了云南民族医药研发中心;2005 年西双版纳州成立傣医药学会;2006 年西双版纳州组建人民政府傣医药产业办,在北京理工大学合作成立傣医药研究室;2007 年西双版纳傣医医院成为云南中医学院附属傣医医院;2007 年全国首个傣医执业医师考点在西双版纳建立,西双版纳职业技术学院傣医学专科专业正式招生;2008 年西双版纳州人民政府与上海交通大学合作在上海交通大学成立傣医药研究中心;2013 年云南中医学院傣医学本科专业申报成功,2014 年第一批本科专业 30 名学生正式招生入学;2014 年中国民族医药学会傣医药分会成立;2015 年滇西应用技术大学傣医药学院获得批准筹建。

2. **傣医药研究主要成果** 中华人民共和国成立后,在党和政府的关怀支持下,西双版纳州收集了各种傣医药贝叶经、纸板经 200 多部,傣医药单方、验方、秘方和传统经方 10 000 余个,挖掘、翻译、整理、编撰出版了《西双版纳傣药志》《嘎牙山哈雅》等 20 余部傣医药学专著,完成了多项省部级傣医药科研项目。已收集整理了 7 000 余个单验秘方和传统经方,现有国家傣药成药品种标准 38 个,傣药发明专利 5 项,医院制剂 43 种。

中国主要民族传统医学心理学理论的比较

一、中(汉)医学心理学理论

中(汉)医认为,引起疾病的原因是多样的,在一定条件下,风、寒、暑、湿、燥、火六淫之气,情绪异常,饮食劳伤等均可产生疾病,人的情绪波动过于激烈或者持久,是疾病产生的重要原因。情志病发病的机制为内脏气血,尤其是五脏气机失调。《素问·举痛论篇》指出:"百病生于气也,怒则气上,喜则气缓,悲则气消,恐则气下……惊则气乱,劳则气耗,思则气结。"忧伤、思虑、惊恐等不良情绪憋屈在心里会导致人体气机升降失调,进而引起脏腑气血失衡,伤及内脏,导致疾病发生。

中(汉)医心理治疗的主要方法包括中(汉)医情志疗法、中(汉)医认知疗法和中(汉)医行为疗法。情志疗法最具中医特色,中(汉)医认知疗法和中(汉)医行为疗法与现代心理治疗有相通之处。情志相胜疗法是根据不同情绪之间相生相克的关系来治疗心理疾病。国外研究者亨利提出的消极、积极情绪神经内分泌模式有助于解释情志相胜的生理基础。《内经》中有系统的情志治疗思想,此思想一直为其后的中(汉)医沿用、发展和运用。情志疗法今天仍有极大的应用空间。中(汉)医认知疗法主要包括开导劝慰法和抑情顺理法,还有类似于现代认知疗法的检验负性自动想法。抑情顺理法采用迂回的方式达到治疗目的,这种新思路有待于改进和应用。中(汉)医行为疗法包括习见习闻法(系统脱敏法)、冲击疗法、反应预防法、厌恶疗法、模仿法、气功疗法和课业疗法等。其中类似现代系统脱敏法的运用比西方早600多年。

中(汉)医理论认为心对于人体的精神情志活动起主宰作用,即所谓"心主神明",但从心理应激的发生及其病理机制和中(汉)医各脏腑的具体功能特点以及临床实际而言,中(汉)医"肝主疏泄"的功能在机体心理应激中起着决定性的作用,中(汉)医的肝是机体调节心理应激反应的核心。肝主疏泄功能中最为首要的是调节气机,气机调畅则气血津液运行正常,脏腑功能得以正常发挥(内环境稳定)。而五脏的精、气、血、津液是情志活动产生的物质基础,即所谓"形与神俱";情志活动以五脏功能活动为基础,而五脏的功能活动又有赖于气机的调畅,故情志活动与肝的疏泄功能密切相关。若肝的疏泄功能失常,一可因肝疏泄不及,肝气郁结,引起情志活动的抑郁,出现郁郁寡欢,善太息等;二可因肝疏泄太过,肝气上逆,引起情志活动的亢奋,常表现为急躁易怒、失眠多梦等。因此,肝失疏泄,气机不畅,调肝是治疗的基本方法。现在中(汉)医临床上对于一些情志异常或与情志失调有关的疾病(心身疾病)如神经症、情感障碍、心因性反应病症、高血压、甲状腺功能亢进症、糖尿病、溃疡性结肠炎、支气管哮喘、偏头痛、妇女月经病、不育不孕等亦多采用疏肝解郁之法,疗效显著。

二、藏医学心理学理论

藏医学在人类心理学方面,积累了十分宝贵而丰富的经验。藏医心理学是根据传统藏医三因学或三情学、五大元素学等理论对人的心理活动过程、个性特征和心理与生理基本规律的研究,从而用其知识和方法解释心理因素在疾病的发生、发展和诊断、治疗中的作用等,寻找其疾病的有效治疗方法。

1. **藏医心理病因学理论** 藏医学认为,贪欲、嗔怒和痴愚为人体心理疾病之原因,简称"三毒"。由于"三毒"的约束和影响,人体就有了疾病的根源,当遇到致病因素时,经过一定时间的积累或及时引发各种病症。除了"三毒"以外,藏医学讲到了五境六识等意识的反映,这些均是通过人的大脑起作用,这一理论论述在《四部医典》及其历代不同注释本中有详细记载。

对心理器官的认识,藏医学具有自己独特的观点,认为五官接受外界信号而传导给大脑便产生"六识",人的心脏也对记忆和"六识"产生作用。同时,心理学研究的对象是人,既是生物的人,又是社会的人。藏医心理学注重分析患者的意识形态或心理状态等,针对其心理疾病的致病原因,强调辨证治疗。

2. **藏医学对心理器官的认识** 藏医学认为,脑是心理的器官,脑是心理的功能,大脑皮层的功能和一切心理现象极为密切,是人的心理得以产生的总基地,人对五境六识等意识的反映是通过大脑起作用。关于大脑是心理器官的认识在《四部医典》及其论释本等书中论述说："大脑、脊髓、白脉等是神经系统的组成部分,脑为白脉之海。"而中(汉)医认为"脑为髓之海"(《灵枢·海论》),这里的海就是汇集的意思,如水大量汇集则称之海洋,知识大量汇集称之智海,这里是说脑是无数细小的白脉或神经汇聚的海洋。这一认识与西班牙著名神经解剖专家卡赫尔在 20 世纪初期才得出脑是许多神经细胞构成的观点是一致的。对心理器官的认识,藏医学还有其自己的特殊看法,这就是强调心脑有思维功能的观点。在认为五官接受外界信号而传导给大脑便产生六识之外,认为心脏也是记忆和六识产生的器官。

古代希腊哲学家亚里士多德曾看到心脏是人体重要的思维器官之后说道"动于前,止于后",说心脏跳动是生命的开始,而停止跳动是生命的终结。从这一含义中我们不难理解心脏的重要性。近代瑞士心理学家荣格说:"如果我们把思维看作大脑的唯一产物,对于我们来说获得的只是一个离开灵魂的心理学。"这一说法不无道理。因此,藏医强调心脏也有心理活动的功能是一种独特的见解。一般来说,心理活动,特别是情绪是个难以掌握的复杂过程,西方著名心理学家对情绪曾有过不同的解释并著有许多论文。心脏在藏医理论中有着灵魂八识运行的孔道,心同情感有关系的这一重要观点,其正确性很难在一个短时间内有定论,但随着科学技术和检测手段的不断发展,也许会得到明确的证明。例如,藏医学中有"心脏五门灵通行的孔道",其中有性格、心意及染污意三者通行的孔道即灵魂八识通行的孔道,它们与人的聪敏、自持、思考等心理活动和情绪有密切关系的阐述,与中(汉)医所谓"心者,君主之官,神明出焉"(《素问·灵兰秘典论篇》)有异曲同工之妙。

藏医学还指出,人的心脏功能与人的情绪有极为密切的关系,如造成心脏病的原因是悲痛、思虑过度、生气发怒、闻听不悦之言、惊恐等。在《四部医典》疾病的病因、症状归类中指出,人的心理就有"贪、嗔(愤)、痴、悲、忧虑、寡言、惊恐、心情不快",或是"隆、赤巴、培根三因素失调",是人对外在环境各种刺激所引起的反应,属于生理现象,通常不会引起疾病,但若过于强烈或持久,或过于敏感,就会影响人体健康,导致疾病。关于心理的器官问题,藏医学还从辩证的观点阐述了三因决定人的情志,是维护人的精神活动的物质。《四部医典》论述部指出"维命隆居头顶部,敏锐五官生六识""能足培根在头司满足""能视赤巴在目司视觉""能味培根在头司味觉""能作赤巴居于心脏中,自豪骄傲欲望意志生",说明人的精神活动是大脑和心脏等的功能所决定的。对于大脑,藏医认为"脑为白脉之海",白脉像树根状自大脑沿脑底、延髓、脊髓向全身分布,白脉色白,是髓运行的脉道,主知觉的传导,白脉显然指的是神经。也就是说,在存在于头脑中的维命隆、能足培根等三因的某些具体物质的作用下,大脑司理知觉,产生意志、勇气、耐力、满意感及思维意识等,进行精神活动。同时,大脑通过白脉的传导,支配存在于眼睛中的能视赤巴、存在于舌头上的能味培根及存在于五官和皮肤中的不同的具体三因,反馈视觉、味觉、听觉、嗅觉、触觉等意识。心脏,藏医认为它是人体器官的"国王",遍行隆和能作赤巴存在于心脏。心脏通过这两处具体三因的作用司理人的思想意识、语言,产生各种神识、胆略、计谋、雄心、智慧、果断、高傲、进取心、欲望等情志和精神活动,正所谓"心为思之官"。可见三因不但是维护人体生命活动的功能物质,也是维护人的精神活动的功能物质。

三、维医学心理学的气质理论

维吾尔族先民在社会实践的过程中,逐步认识到构成世界万物属性的根本可归为火、气、水、土四大物质。这四大物质以不同的属性、功能、形态等存在于自然界中,认为四大物质极微细单元的属性相互作用形成的属性,叫作气质。气质是人最典型最稳定的一种个性心理特征。巴甫洛夫认为,神经系统有三种基本特性,即神经兴奋和抑制过程的强度、平衡性及灵活性。这些特性的不同组合构成了高级神经活动的四种类型,即强、不平衡型为胆汁质,强、平衡、灵活型为多血质,强、平衡、不灵活型为黏液质,弱型为抑郁质。气质作为人的个性心理特征之一,表现着一个人独特的心理风格、特有的心理倾向,使人的日常活动带有一定的色彩。要想全面了解一个人,首先要研究他的气质,因此测定气质类型就显得尤为重要。

维医对人体构造和功能及疾病的认识都是基于四大物质理论之上的,认为人的气质是指人从生到死的过程中:构成人的组织器官的正常结构及进行生命活动所必不可少的自然属性。人的气质可分为干热气质、湿热气质、湿寒气质和干寒气质。另外,维医按人的四种体液(血液、黏液、胆汁和黑胆质)的多寡来区分和命名气质,将人的气质分为胆汁质、多血质、黏液质、抑郁质的观点与艾森克观点相吻合。且维医描述的四种气质特性一一对应的四种气质,即干热气质——胆汁质;湿热气质——多血质;湿寒气质——黏液质;干寒气质——抑郁质。人究竟属于哪种气质,决定于四大物质中哪种物质占优势。各类气质的特性不同,干热气质:暴躁易怒、敏感、慌张、动作迅猛、情感强烈等;湿热气质:热情大方、思维力较强、反应快、克制力较好等;湿寒气质:沉稳、不易激动、反应较慢、反应后恢复较缓等;干寒气质:反应慢、好幻想、胆小、联想丰富而不切实际、思维力较差、倾向悲观、精神压抑、易感痛苦、不愿交际等。无论维医还是现代医学都强调气质的先天特性或者说是与生俱来的,所以气质更能反映人的生物特性,研究气质与心理疾病的关系主要揭示心理疾病的生物学因素在疾病中的作用。维医认为不同气质类型的人好发不同的躯体和心理疾病,在心理疾病方面:认为干热气质的人易患失眠、烦躁、心悸、多梦、梦魇等,属于焦虑范畴;而干寒气质的人易患抑郁、失眠、口干等。

四、蒙医学心理学理论

蒙医学认为,人是由三根(赫依、协日、巴达干)、七精、三秽共同组成的有机整体,如果三根失调就会影响七精的分解及三秽代谢而导致疾病。《四部医典》指出:"赫依既是一切疾病的前导,也是一切疾病的终了。"换而言之,赫依伴随着疾病的发生、发展和变化的整过程,赫依的主要功能是协调协日与巴达干的平衡而维持人的正常生理。《中国医学百科全书·蒙医学》指出,过于忧伤,突发的惊恐,极度兴奋等不良的心理社会因素都会引起赫依偏盛而导致疾病。中(汉)医、蒙医在诊断和治疗疾病上,对心理社会因素也有很深刻的认识。如《医学入门》指出七情异常与脉象的变化时所述:"喜则伤心脉必虚",即喜气绶,脉虚必散;"思则伤脾脉结中居",即思则气凝,脉短而结;"因忧伤肺脉必涩",即忧则气滞而脉沉;"怒气伤肝脉定濡",即怒则气逆而脉濡;"恐伤于肾脉沉",即恐则气下,怯而沉脉。在治疗上,医学家李中梓指出:"境缘不遇,营求不遂,深情牵挂,良药难医。"强调了心理社会因素在治疗上的作用。蒙医学主张医生首先要作好患者的思想工作,解除其心理压力,稳定其情绪,使之树立战胜疾病的信心。

五、傣医学心理学理论

傣医学理论对精神意识、心理生理活动的认识如下。傣医学文献《帷苏提麻嘎》、李朝斌《傣医四塔五蕴的理论研究》云:"心蕴"具有了知为慧,知晓各种事物变化,通达事理,决断疑念的作用,有主宰、统领、推度(支配)、派生(确定)的功能,是精神现象的总称。由于心蕴以一切事物为现象,起到认识、了解的作用,沟通了"眼识,耳识,鼻识,舌识,身识",使之对世间一切事物产生了新的联想和认识能力。傣医认为:"不论任何受、任何知、任何识,都是由心蕴来主持和体现的,它有高于一切能。"故说:"心不生而无生,由心现起而生存,心灭则世间灭,生命与身体均依心而立。"因而称作"根本识"。这与中(汉)医学主张的"心者,五脏六腑之大主也,精津之所全也"(《灵枢·邪客》)一致。

傣医阐述精神心理的理论较为广泛,在五蕴(形体蕴、心蕴、受觉蕴、知觉蕴、组织蕴)学说中谈道:机体的健壮仅仅是人体物质的时空存在,健康还必须包括"心蕴、受觉蕴、知觉蕴"(即正常的心理和生存能力),另外,"受觉,包括喜受、乐受、苦受、忧受、不苦不乐受"等。但不论哪一种受觉,都要反映到"知觉蕴",然后注于心(实为大脑),从而对其新的概念进行新的综合分析,以之产生新的思量,作出保护性的行为。这些现象傣医称"结生""转起"。这些理论在《档哈雅》(医书)中有较多的记载,傣医认为"结生""转起"是精神心理、病理变化的过程,当心蕴(精神意识)受到过度强烈持久刺激的情况下就会导致精神疾患的发生。

当精神症状出现后,有的痴呆不语,有的躁动不安,有的口出狂言,有的舞刀弄棒,装神弄鬼,傣医统称为"拢批坝"(精神病)。傣医认为"拢批坝"的发生根源是外界力量导致的一种情感创伤,无论是痴呆不语(忧郁),狂言躁动之症都是人们受到伤害、恐吓后人体出现的一种反应。这种反应往往表现在"基达"(情志)方面的变化,如忧郁、焦虑、紧张,对周围的一切事物漠不关心;烦躁、易怒、爱发脾气,疑心重,对周围的一切事物看不顺眼,这些表现傣医称之为"不善受",即苦受无乐。

由于情感的创伤,可以导致五蕴(机体)内脏功能的变化,主要是正常心理功能的改变,心理功能一旦改变,心理活动和行为亦随之改变。因为感情是进行物质与精神交流的纽带,是人们对客观事物是否符合需要所产生的一种心蕴的最高体验,如果客观事物符合其人的需要,他就会持欢迎态度,傣医将此心理活动称为"喜受""乐受";当事物不符合其人的需要,他就会持拒绝态度,从而体验到憎恨、愤怒、鄙视的情感,傣医把这类心理活动称之为"苦受""忧受""不善受"。

六、苗医心理学理论

苗医人体学把人体分为三隶,即头隶、胸隶、腹隶。头隶由脑架、身架、窟架等组成,主管人体能量,对生命起主宰作用;胸隶由肺架、心架、肾架组成,主管输布血气、排除废弃及分泌激素等,对生命起决定作用(如心跳、呼吸停止,人则死亡);腹隶由肚架、肝架组成,主管吸取、加工、分配利用等,对生命起保证作用。三隶共同发挥各自生理功能,则实现人体生命活动。而根据三本论之能量第一论的见解,人体三隶,以脑架功能最重要,它可统管全身,故脑为生命之源。苗医大师龙玉六所述的脑灵说、脑动说、脑电说,与现代医学的生理学基本相符,具体如下:① 脑灵说:《苗族医药学》第三章"生灵学"曰"生灵能,是生命体能";第四章"人体学"曰"脑是生命之源,脑架是人体最高权能机构,生灵能的贮所"。脑中生灵能陆续发挥灵动效用而治理全身,因而主宰生命全程,故脑为生命之源。② 脑动说:苗医大师龙玉六说过,脑髓像蚂蚁一样一拱一拱的,于是人就会想事、做事;拱不动,累了,就要睡觉、休息。这形象的脑动说,显示苗医师对大脑的独特认识。生命在于运动,因为脑神经元时时进行有节制的运动,故使各架组产生生理活动,故脑为生命之源。③ 脑电说:苗医大师龙玉六说脑髓中有电,通过筋丝传电,人就会活动。龙玉六是祖传八代苗医。他的脑电说不论来自师传或为自己领会,都说明苗医老前辈对大脑电生理学有所感知。苗族古老传说"仡索"造生命,"仡索"是苗语,译为雷公,雷公是上天中的雷电。此传说也与现代生命电学有共同点,人之胚胎先化为脑,脑中有电,脑电对全身各架组的生成及功能发挥都有控制作用,如无脑电,人就不会生成存在,故脑为生命之源。

脑为生命之源,是苗医学的认识。《苗族古老话·事物生成共源根》曰:"徕个碑扳各斗处,早细莽登莽来由吾处记豆记那。"这是苗语,翻译为汉语即"人脑想事手做事,从古到今掌乾坤"。此见解与明代李时珍在其《本草纲目》中提出"脑为元神之府"一说基本一致。苗医的"脑为生命之源"学说,符合科学之理论,当进一步充实、发扬。

七、壮医心理学理论

壮医理论中并未涉及情志致病,原因与壮族人民较少罹患七情所致的病证有关。究其原因,壮族人民酷爱唱山歌是其中的主要因素。

壮族是一个在歌海中生活的民族,唱山歌是壮族交际和表情达意的方式,山歌是壮族日常生活的一部分。众多汉文史料对此都有记载,如《岭外代答》:"广西诸郡,人多能合乐。城郭村落祭祀、婚嫁,丧葬,无一不用乐,虽耕田亦必口乐相之。"在壮乡,人们逢事必歌,习惯以歌代言,用山歌表达他们喜怒哀乐的情感和对生活的要求愿望;用山歌来结朋交友、寻找意中人、记录历史文化等,形成了以"歌"会友、以"歌"传情、以"歌"择偶的风俗。另外,唱山歌是古代壮族祛烦怡情的方式。《岭表纪蛮》云:"蛮人生活痛苦,居地荒凉,工作繁多,若不以唱歌宜其湮郁,则绝无祛烦怡情之余地。"而山歌吟唱的形式具有通达血脉、畅通人体气机、振奋精神、疏通不良情绪、防治身心疾病的作用。如《史记·乐书》所言:"音乐者,所以动荡血脉,通流精神而和正心也。"恰如清代吴尚先所言:"七情之病,看花解闷,听曲消愁,有胜于服药者矣。"

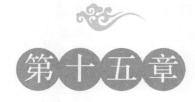

第十五章

临床比较研究

中国各民族传统医学治疗支气管哮喘比较

一、中(汉)医治疗支气管哮喘

1. **中(汉)医学对支气管哮喘的认识**　哮病是由于宿痰伏肺,遇诱因或感邪引触,以致痰阻气道,肺失肃降,痰气搏击所引起的发作性痰鸣气喘疾患。发作时喉中哮鸣有声,呼吸气促困难,甚至喘息不能平卧为主要表现。中(汉)医学对本病积累了丰富的治疗经验,方法多样,疗效显著,不仅可以缓解发作时的症状,而且通过扶正治疗,达到祛除凤根,控制复发的目的。

《内经》虽无哮病之名,但有"喘鸣""够贻"之类的记载,与本病的发作特点相似。《金匮要略》将本病称为"上气",不仅具体描述了本病发作时的典型症状,提出了治疗方药,而且从病理上将其归属于痰饮病中的"伏饮",堪称后世顽痰伏肺为哮病凤根的渊源。《诸病源候论》称本病为"呷嗽",明确指出本病病理为"痰气相击,随嗽动息,呼呷有声",治疗"应加消痰破饮之药"。直至元代朱丹溪才首创"哮喘"病名,阐明病机专主于痰,提出"未发以扶正气为主,既发以攻邪气为急"的治疗原则,不仅把本病从笼统的"喘鸣""上气"中分离出来,成为一个独立的病名,而且确定了本病的施治要领。明代《医学正传》进一步对哮与喘作了明确的区别。后世医家鉴于哮必兼喘,故一般通称"哮喘",又为了与喘病区分故定名为"哮病"。

病因病机:哮病的发生,为宿痰内伏于肺,每因外感、饮食、情志、劳倦等诱因而引触,以致痰阻气道,肺失肃降,肺气上逆,痰气搏击而发出痰鸣气喘。

根据本病的定义和临床表现,本病相当于现代医学的支气管哮喘,现代医学的喘息性支气管炎或其他急性肺部过敏性疾患所致的哮喘均可参考本病辨证论治。

2. **中(汉)医治疗支气管哮喘辨证分型**

(1) 发作期(病期诊断中属急性发作期和部分慢性持续期患者)

1) 风哮:时发时止,发时喉中哮鸣有声,反复发作,止时又如常人,发病前多有鼻痒、咽痒、喷嚏、咳嗽等症,舌淡苔白,脉浮紧。

2) 寒哮:喉中哮鸣如水鸡声,呼吸急促,喘憋气逆,痰多、色白多泡沫,易咯,口不渴或渴喜热饮,恶寒,天冷或受寒易发。肢冷,面色青晦,舌苔白滑,脉弦紧或浮紧。

3) 热哮:喉中痰鸣如吼,咯痰黄稠,胸闷,气喘息粗,甚则鼻翼煽动,烦躁不安,发热口渴,或咳吐脓血腥臭痰,胸痛,大便秘结,小便短赤,舌红苔黄腻,脉滑数。

4) 虚哮:喉中哮鸣如鼾,声低,气短息促,动则喘甚,发作频繁,甚至持续哮喘,咳痰无力,舌质淡或偏红,或紫暗,脉沉细或细数。

(2)缓解期(病期诊断中属缓解期和部分慢性持续期患者)

1)肺脾气虚:气短声低,喉中时有轻度哮鸣,痰多质稀,色白,自汗,怕风,常易感冒,倦怠乏力,食少便溏,舌质淡,苔白,脉细弱。

2)肺肾气虚:气短息促,动则为甚,吸气不利,咳痰质黏起沫,脑转耳鸣,腰膝酸软,心慌,不耐劳累,或畏寒肢冷,面色苍白,舌苔淡白,质胖,脉沉细。

3. **治疗原则** 《丹溪治法心要·喘》:"未发以扶正气为要,已发以攻邪为主。""发时治标,平时治本。"以上为治疗哮病的基本原则。发作时痰阻气道为主,故治以祛邪治标,豁痰利气,但应分清痰之寒热,寒痰则温化宣肺,热痰则清化肃肺,表证明显者兼以解表。平时正虚为主,故治以扶正固本,但应分清脏腑阴阳,阳气虚者予以温补,阴虚者予以滋养,肺虚者补肺,脾虚者健脾,肾虚者益肾,以冀减轻、减少或控制其发作。至于病深日久,发时虚实兼见者,不可拘泥于祛邪治标,当标本兼顾,攻补兼施;寒热错杂者,当温清并用。

(1)辨证论治口服中药和中成药

1)发作期(病期诊断中属急性发作期和部分慢性持续期的患者):① 风哮:治拟祛风解痉,宣肺平喘。推荐方药:黄龙舒喘汤加减。选用:炙麻黄,地龙,蝉蜕,紫苏子,石菖蒲,白芍,五味子,白果,甘草,防风等。② 寒哮:治拟宣肺散寒,化痰平喘。推荐方药:射干麻黄汤或小青龙汤加减。选用:射干,麻黄,细辛,半夏,杏仁,生姜,紫菀,款冬花,甘草等。③ 热哮:治拟清热宣肺,化痰定喘。推荐方药:定喘汤加减。选用:麻黄,黄芩,桑白皮,紫苏子,半夏,银杏,杏仁,款冬花,甘草等。④ 虚哮:治拟调补肺肾。推荐方药:调补肺肾方和补肾益气颗粒方加减。选用:五味子,党参,丹参,茯苓,山茱萸,淫羊藿,黄芪,生地等。常感脐腹不适者,加服参蛤散。

2)缓解期(病期诊断中属缓解期和部分慢性持续期的患者):① 肺脾气虚证:治拟健脾补肺益气。推荐方药:玉屏风散和六君子汤加减。选用:黄芪,白术,防风,党参,茯苓,甘草,陈皮,半夏等。自汗、怕风、易感冒者玉屏风散为主;倦怠乏力者六君子汤或颗粒方为主。② 肺肾气虚证:治拟补益肺肾,纳气平喘。推荐方药:补肾益气颗粒方和生脉地黄汤。选用:黄芪,淫羊藿,茯苓,葶苈子,白术,山药,山茱萸,枸杞子,甘草,熟地黄,川贝母等。也可单独使用补肾益气颗粒方,用黄芪,淫羊藿,生地等。中成药:可服用金水宝补益肺肾,每次3粒,每日3次,饭后服。偏肾阳虚者,金匮肾气丸。偏肾阴虚者,六味地黄丸。

(2)针灸治疗:可根据不同分期、不同证候选择针刺清喘穴(发作期)、火针疗法、热敏灸疗法(缓解期)、雷火灸(缓解期)和拔罐等。采用传统针灸、拔罐方法需辨证取穴和(或)循经取穴,在选择治疗方案的同时,根据发作期常见症状如痰多、发热、气喘等加减穴位。如实证选用肺俞、膻中、天突、尺泽。风寒者配风门,风热者配大椎、曲池,肝郁者配太冲,痰盛者配丰隆,喘甚者配定喘;虚证选用肺俞、肾俞、膏肓、太渊。肺气虚配气海,肾气虚配太溪,盗汗配阴郄,喘甚配定喘、天突。

(3)冬令膏方:根据患者体质辨证使用。哮喘发病其标在肺,其本在肾,虚实夹杂,故临床在扶正补虚的同时,宜兼顾祛邪治病;同时应重视顾护脾胃,不可滋腻太过。方以二陈汤、七味都气丸、人参养荣汤等为主加减。

(4)其他疗法:根据病情可选择其他有明确疗效的治疗方法,如穴位贴敷、穴位注射、穴位埋线、电磁波治疗、经络(针)刺激法等。经络刺激法可选用数码经络导平治疗仪、经络导平治疗仪、针刺手法针疗仪。电磁波治疗可选用特定电磁波治疗仪等设备。对于证属寒哮证、肾虚寒哮证者,在口服中药的同时,可在肺俞、肾俞等穴位外敷固本咳喘膏、注射喘可治注射液、埋线等。

二、维医治疗支气管哮喘

1. **维医对哮喘病的认识** 对哮喘患者进行异常体液分型,分为异常黑胆质型、异常血液质型、异常黏液质型和异常胆液质型。研究还发现哮喘发病人群中以异常黑胆质型人群为最多见,占 70.27%。维医认为应首先根据引起疾病的异常体液的性质,使用相应的成熟剂使异常体液成熟和堆积,然后再使用对应的清除剂使已成熟的异常体液排出体外,使气质复原、体液恢复均衡,为个体化治疗奠定基础。

2. **维医哮喘证候分析** 分为淡味黏液质型、石膏状黏液质型、数量过多的异常黑胆质型、乃孜来型。

3. **治疗原则** 清除和立体调节密杂吉(气质),抗乃孜来,平喘止汗,抗炎消肿,止咳化痰,提高台比艾提(防御力),增强免疫力。疗程:30 日。

(1)基本疗法:使用具有平喘止汗、抗炎消肿、止咳化痰的维医成药治疗。基本药物各分型不限制,可以与调理剂一起使用,也可以选用。

1)石膏状黏液质型哮喘的治疗:成熟治疗处方,铁线蕨、玫瑰花、牛舌草、甘草、香青兰、薰衣草、小茴香、地锦草、甘草根、破布木实、无核葡萄干、无花果干、枣、刺糖、玫瑰花膏等。

2)淡味黏液质型哮喘的治疗方法:成熟治疗处方,铁线蕨、玫瑰花、洋茴香、无核葡萄干、甘草根、无花果干、蜂蜜或玫瑰花糖膏。清除疗法:可上述两种分型同用。处方:粗研的小茴香、去皮并粗研的甘草根、铁线蕨、无花果干、玫瑰花、无核葡萄干、番泻叶、阿里洪、盒果滕根、巴旦杏油、刺糖、蓖麻油。

3)数量过多的黑胆质型哮喘的治疗方法:成熟治疗处方,破布水果、红枣、牛舌草、香青兰、薰衣草、铁线藤、小茴香、地锦草、甘草根、刺糖。清除治疗处方:清泻山扁豆、刺糖、菟丝草、诃子、西青果、玫瑰花、欧亚水龙骨、甘草根、小茴香、薰衣草、铁线蕨、地锦草、牛舌草、蜜蜂花、天山堇菜、睡莲花、巴旦仁、葡萄干、破布木果、玫瑰花糖浆、番泻叶。

4)乃孜来型哮喘的治疗方法:处方,破布木果、甘草根、药蜀葵花子、天山堇菜、琉璃菊花、琉璃菊。

(2)巩固疗法:使用具有提高台比艾提(增强免疫力)的维医成药(巩固药物各分型不限制,可以与基本药物一起使用,但不能与调节剂一起使用)。

(3)外用疗法:此药各分型不限制,可以与调节剂、基本药物、巩固药物一起使用。

三、藏医药治疗支气管哮喘

1. **藏医学对哮喘病的认识** 藏医学认为风、胆、痰是维持人体正常生命功能的三大因素,他们彼此协调,相互制约,保持平衡。若发生失调,就会产生疾病。肺为痰之根源,支气管哮喘为痰症所致。

2. **治疗原则** 藏医药治疗支气管哮喘的原则是清热利肺、止咳平喘的同时调理消化系统、调节免疫功能,从而达到治愈的目的。

3. **治疗方法**

(1)艾灸法:藏医治疗支气管哮喘主要采用艾灸疗法。取艾叶做成橄榄状,对患者进行敷贴,火烧艾叶以治疗。藏医艾灸疗法是通过穴位对患者进行温肺化痰以达到平喘的目的。肺俞、心俞及第三胸椎、第四胸椎、第五胸椎为"痰"、支气管和肺之穴位。艾灸治疗通过穴位以温盛衰而达到平喘之目的。

长期临床实践发现,藏医治疗支气管炎哮喘有良好疗效且无副作用,藏医艾灸疗效明显优于常规疗法。

(2) 药物治疗:藏医在对支气管哮喘进行防治时,主要是根据藏医相关理论,选用天然药材补肾健脾,标本兼治。十五味龙胆花为治疗支气管炎之方。此方具有平喘化痰的作用,配十五味沉香散能辅助十五味龙胆花丸及扶虚延缓衰老的作用。

四、蒙医学治疗支气管哮喘

1. **蒙医学对哮喘病的认识** 蒙医学认为支气管哮喘属蒙医喘病、呼吸不畅症范畴。蒙医喘病最早记载于蒙医《四部医典》,哮喘症即以胸憋、气短,甚至窒息或呼吸停止样发作为症状表现的气血相搏性呼吸道疾病。《医决补遗》将其称为"气盛病"。《秘诀部》所记八味沉香丸加木香、胡黄连、土木香、毛连菜口服。赫依为主者:取第六、第七椎关节穴、黑白际穴、施热针刺或灸疗;血性为主者,取肘源脉行针刺放血。一般施拔罐或在相关穴位涂油按摩为宜。《蒙医内科学》述其病因指出,此病"由气血相搏所致"。三根相搏,普行赫依遍生,并与血合并而生热,在胸内与巴达干相搏,导致气道功能紊乱或气道阻塞而发病。诱发因素有饮食起居不当、其后突变、中毒。由于食物不消化引起培根激增,阻闭了精华之道;痰液增多,咳嗽时痰液阻塞了气行之道。体内巴达干、赫依激增和血相搏引起,病位在肺、支气管为主,心、肾为次之。

2. **蒙医对哮喘的分型** 现代蒙医分为偏寒性哈布斯日森或胡日木勒型、偏热性哈布斯日森或胡日木勒型、赫依型、协日型、巴达干型、虫和黏型等6种。

3. **治疗原则**

(1) 赫依型:即以腻性、营养四施剂滋补体素,降赫依镇逆治则。如:食用油腻、营养丰富的饮食,居于温暖、安静的环境,心情愉悦,服用重、腻、温效、甘、酸、咸、辛味药物并辅以灸疗、按摩等疗法,禁忌峻施。以八味沉香散、沉香安神散为主要药物治疗喘病。

(2) 协日型:即以凉、钝施剂清协日热治则。例如:让患者食用寒、凉、稀性饮食,在凉爽清洁环境中静养,同时使用寒、凉、钝效、甘、苦、涩味药物,并辅以泻泄、放血、发汗疗法,禁忌锐、热、腻施。以清肺十八味丸、清热二十五味丸为主要药物治疗喘病。

(3) 巴达干型:即以热、锐施剂助胃火、消巴达干黏液治则。如:让患者食用热、轻、烈性饮食处于温暖舒适的环境中,多行身、语、意活动,同时服用锐、烈、轻效、辛、酸、咸味药物,并辅以催吐疗法、灸疗、针刺疗法,禁忌寒、凉、腻、重四施。五味清浊丸和五味沙棘散或十六味冬青叶为主要药物治疗喘病。

(4) 虫及黏型:即在使用杀虫、杀黏专施的前提下与病性结合治疗的治则。其中若虫与血协日相搏,应遵循使用杀虫施剂,同时采用清血协日的治则。若虫与巴达干相搏,应遵循使用杀虫施剂,同时采用祛巴达干、赫依的治则。在安静、温暖处调养,忌凉、寒、生食物,注意防寒。黏病治疗,遵循杀黏,预防传染,结合病情进行治疗的原则。治疗黏瘟疫等传染性黏病,应注重预防传染。嘎日迪五味丸、扎冲十三味丸为主要药物治疗喘病。

(5) 偏热性哈布斯日森或胡日木勒型:应遵循使用与其病性相反的寒性四施清热的治则。十五味玉玺和沙参止咳汤或六味丁香散和五味金诃散选优择用。

(6) 偏寒性哈布斯日森或胡日木勒型:应遵循使用与其病性相反的温热四施驱寒的治则。七味葡萄散、查干汤或十六味冬青叶、十一味木香等。

中国各民族传统医学对高血压认识及诊治的异同

一、各民族传统医学对高血压的认识

1. **中(汉)医对高血压的认识** 中(汉)医没有高血压的病名,按其症状归属于"眩晕""头痛"等病证的范畴。其病因病机与以下四方面因素有关:① 肝阳亢盛,上扰清窍:早在《内经》中就有"诸风掉眩,皆属于肝"的论述,《千金方》也指出"肝厥头痛,肝为厥逆,上亢头脑也"。② 肾气亏虚,脑髓失充:《灵枢·海论》云"髓海不足,则脑转耳鸣,胫酸眩冒,目无所见",认为肾虚是导致本病的原因,肾虚无以充养脑髓,加之肾为人体之根本,肾虚则变证蜂起,相互交织,发为眩晕。③ 脾虚湿盛,痰浊中阻:《丹溪治法心要·头眩》"此证属痰者多,无痰则不能作眩"。认为痰湿中阻,清阳不升,脑失所养;浊阴不降,上蒙清窍,导致眩晕。④ 瘀血停滞,脑络不通:明代虞抟《医学正传》提出了至今仍颇受重视的"血瘀致眩"的观点,清代吴谦《医宗金鉴》也认为"瘀血停滞,神迷眩晕,非用破血行血之剂,不能攻逐荡平也"。

2. **藏医对高血压的认识** 藏医经典医著《四部医典》中载有"查隆紊乱失调致查龙堆仓病……"此病因为血与气的功能失调,"查"指血,"隆"指气,"查隆病"指血与气紊乱失调,使血液循环发生障碍或血液内在因素发生改变所致的一种疾病。藏医学认为本病属"查隆堆仓病"的范畴。"查隆堆仓病"系指人体气血偏盛或功能紊乱,特别是"恰布欺隆"的功能失调,使血管内的血液循环受到障碍或血液内在因素的改变而发生的疾病。可分为"隆"偏盛型和"查"偏盛型两类。"隆"偏盛型是由于过多食用浓茶等苦味寒性物质,或长期饥饿、过度劳累、睡眠不足等,导致机体免疫力降低,再加上思虑或悲伤过度、大量失血、过分恐惧等使得血液的本质发生改变及功能失调;"查"偏盛型是由于过度食用酒类、油腻、咸性食物,长期在烈日下暴晒或高温作业,情绪暴怒等导致。藏医认为临床症状中以头脑昏涨明显的为"隆"偏盛型,以头部疼痛明显的为"查"偏盛型。"查隆"病中隆与血之间关系很密切,如各种原因引起"查隆"的功能失调,正常的血液循环受到破坏,因而引起血液动力的改变,发生"查隆"病,即现代医学所称高血压病。

3. **维医对高血压的认识** 高血压维医名为"juxani hun"。维医认为原发性高血压是由人体四大体液运动平衡失调引起的尤其是黑胆质和胆汁质数量及质量异常失调直接或间接导致人体机体功能紊乱、人体吸收力和排泄力不能正常发挥作用,最后应排泄到人体机体外的新陈代谢衍生物未能及时排泄沉淀组织器官,使血管壁钙化降低正常收缩、舒张功能,加重心脏前后负荷引起一系列和血管有关的疾病。

4. **蒙医对高血压的认识** 蒙医将高血压病归属于传统蒙医学的"黑脉病(黑脉泛指全身血液运行之脉道,包括整个血液循环系统)"。在蒙医经典著作《蒙医金匮》中记载"黑脉病者,脉刺疼、剧烈跳动、麻、热、堵、僵硬、粗隆、肿、胀等为特征的病症,病因是三根(赫依、协日、巴达干,是人体生命活动的三种能量和基本物质,由三根素的关系来解释人体的基本生理、病理现象,所谓赫依含有气、风、神经、经络之意,属中性,是指各种生理功能的动力;巴达干含有津液、痰、寒之意,属寒性,能滋润皮肤、濡养组织器官、滑利关节,化为唾液、胃液、痰液等分泌物)失调,协日乌苏(蒙医认为正常情况下机体生理需要的黄色液体物质,偏盛或过多引起风湿类病或炎症、皮肤病等)、疫、毒入脉所致损伤黑脉引起。黑脉者,血之处,协日依赖血以存,故黑脉病属于热症"。有的学者认为高血压归属于"赫依(气)血相搏证""赫依病""白脉病(白脉泛指神经系统,包括大脑、小脑、延脑、脊髓及多种神经)"。

二、各民族传统医学对高血压的辨证分型

1. **中(汉)医对高血压的辨证分型**　中(汉)医各家对高血压的辨证分型并不统一,一般认为可分为如下几种主要证型。

(1)肝阳上亢型:眩晕头痛或胀痛,面红目赤,急躁易怒,口干口苦,便秘溲赤,失眠多梦,遇劳、恼怒加重,舌红苔黄,脉弦数。

(2)阴虚阳亢型:眩晕头痛,腰膝酸软,耳鸣健忘,五心烦热,心悸失眠,舌苔红,薄白或少苔,脉弦细而数。

(3)阴阳两虚型:眩晕头痛,耳鸣如蝉,心悸气短,腰酸腿软,夜尿频多,失眠多梦,筋惕肉瞤,畏寒肢冷,舌淡或红,苔白,脉沉细或细弦。

(4)痰湿壅盛型:眩晕头痛,头重如裹,胸闷腹胀,心悸失眠,口淡食少,呕吐痰涎,舌苔白腻,苔滑。

(5)瘀血阻络型:眩晕时作,头痛如刺,面色黧黑,口唇紫暗,肌肤甲错,健忘,心悸失眠,舌质紫暗,有瘀点或瘀斑,脉弦或细涩。

2. **藏医对高血压的辨证分型**

(1)"隆"偏盛型:表现为头晕、四肢麻木、记忆力减退、乏力、视物模糊、大便干燥、脸色发黑、心慌、谵语等。辨证:气运行不畅致"隆"偏盛,符合以上标准者,皆可以确定为"隆"偏盛型高血压。

(2)"查"偏盛型:表现为半身不遂、口眼歪斜、面瘫、头晕头痛、失眠心慌、气短、躁狂等。辨证:瘀血阻络致"查"偏盛。符合以上标准者,皆可以确定为"查"偏盛型高血压。

3. **维医对高血压的辨证分型**

(1)异常血液质型:头颞部胀痛,面色发红。舌尖红、舌苔光滑,脉粗宏,口干,便秘等异常血液质体征较明显。

(2)异常黑胆质型:脑干胀痛,眩晕,耳鸣,易怒,失眠忧郁,面色发青,口干,舌边发红,脉硬细快等异常黑胆质体征较明显。

(3)异常胆液质型:头部阵痛,情绪较紧张,面色发黄,口干苦,尿色较黄,便秘,舌边发红,舌苔黄腻,脉细较快等异常胆液质的体征较明显。

(4)异常黏液质型:头晕,耳鸣,腰痛,四肢酸痛,乏力,情绪低落,四肢凉感,夜尿次数多、遗尿,舌苔白厚腻,脉缓慢弱等异常黏液质体征较明显。

4. **蒙医对高血压的辨证分型**

(1)赫依血相搏型:临床表现为头晕、眼花、面目赤红、心悸、气促、失眠多梦、脉象洪滑。

(2)亚玛血型:临床表现为剧烈头痛、头晕、面目赤红、口干舌燥、身热、脉象洪而实。

(3)白脉型:临床表现为头晕、头痛、头昏、颈项强直、手足麻木、脉象细而弱。

(4)肾赫依型:临床表现为腰酸腿软、倦怠无力、头晕、耳鸣、听力减退、尿频、脉象虚乳。

三、各民族传统医学对高血压的辨证论治

1. **中(汉)医对高血压的辨证论治**

(1)肝阳上亢型:治宜平肝潜阳,选用天麻钩藤饮加减。肝火过盛可加龙胆草、菊花、牡丹皮以增强清肝泻热之力。如大便秘结者,可加用当归龙荟丸泄肝通腑。如眩晕积聚,泛泛欲呕,手足麻木,甚则震颤,筋惕肉瞤,有阳动化风之势,可再加龙骨、牡蛎、珍珠母镇肝息风,必要时加羚羊角增强清热息风之力。

（2）阴虚阳亢型：治宜滋阴潜阳，选用杞菊地黄丸。如兼见腰膝酸软，遗精疲乏，脉弦细数，舌质红，苔薄或无苔。属肝肾阴虚，肝阳上亢。可用大定风珠。

（3）阴阳两虚型：偏阴虚者，宜补肾滋阴。偏阳虚者，宜补肾助阳。补肾滋阴宜左归丸为主方。补肾助阳宜右归丸为主方。

（4）痰湿壅盛型：治宜化痰降浊，选用半夏白术天麻汤。若眩晕较甚，呕吐频作，加代赭石、竹茹、生姜镇逆止呕。若脘闷不食，加白豆蔻、砂仁等芳香和胃。若耳鸣重听，加葱白、郁金、菖蒲以通阳开窍。若痰阻气机，郁而化火，症见头目胀痛，心烦口苦，渴不欲饮，苔黄腻，脉弦滑者，宜温胆汤加黄连、黄芩等苦寒燥湿之品以化痰泻热。

（5）瘀血阻络型：治宜活血化瘀，选用通窍活血汤。头痛甚者，可加虫类搜逐之品，如全蝎、蜈蚣、䗪虫等。如久病气血不足者，可加黄芪、当归。如头痛缓解，但有头晕、健忘、不寐、多梦等症状，上方可去麝香，加何首乌、枸杞、熟地、菖蒲、枣仁、天麻等养心安神、益肾平肝。

2. 藏医对高血压的辨证论治

（1）"隆"偏盛型：气运行不畅致"隆"偏盛，通络通气、顺气疏导的治疗方法。内服药物：口服二十五味珍珠丸、二十五味余甘子丸、十八味降香丸等。外治法：先以五味甘露汤为主，配以儿茶、五根、紫檀香等，酌情配伍。以上药物加水沸煮，清渣，将药汁倒入浴盆，加入适量麝香酒，药水温度降至30~40℃，令患者入浴盆药浴，每日1~3次不等，每次10~30 min（根据个体差异而定），每疗程7~10日药浴结束后，在百会穴施温针疗法，亦在第一颈椎处放火灸。饮食起居调理内容如下：维持理想体重，食用低盐、低油饮食，预防便秘，适度的运动，充分的睡眠及休息，戒烟酒。

（2）"查"偏盛型：因瘀血阻络致"查"偏盛，故采取疏经活血、开痹通络的治疗方法。内服药物：口服七十味珍珠丸、如意珍宝丸、二十味沉香丸等。外治法：以五法甘露汤加味药浴后，在合谷穴和太冲穴点刺放血治疗，亦从百会穴至第二十椎骨依次火灸，艾炷大小同成人示指尖大小。通过通络通气促进疏经活血，高血压病自愈。

3. 维医对高血压的辨证论治

（1）异常血液质型：以清血为目的服用檀香糖浆，其拉尼糖浆等；口服埃提勒菲力开西尼子、檀香蜜膏等调血脂制剂。

（2）异常黑胆质型：首先给予异常黑胆质的成熟剂和清除剂加减煎服，服用合米日高滋斑、檀香糖浆等制剂。

（3）异常胆液质型：首先给予异常胆液质的成熟剂和清除剂加减煎服，服用买提布合艾菲提蒙等制剂。

（4）异常黏液质型：首先给予异常黏液质的成熟剂和清除剂加减煎服，服用苏拉甫散、罗补比开比热丸等制剂。

4. 蒙医对高血压的辨证论治

（1）赫依血相搏型：首选阿嘎日-17或阿嘎日-15的基础上，赫依偏胜加用阿米·巴日格其-11或以肉汤引服，血热偏胜加栀子，每日2次口服。

（2）亚玛血型：首选敖必德森·古日古木-13或查格德日基础上，亚玛赫依偏胜加嘎日迪-5，血热偏胜加德额都·古日古木-7，每日2次口服。

（3）白脉型：首选额尔敦·乌日勒或嘎日迪-13，根据病情加减其他蒙药。

（4）肾赫依型：首选苏格木勒-10,尿频、尿急明显加用章古-3汤或阿拉坦·额勒斯-8,每日2次口服。

四、展望

各民族传统医学对高血压的认识各不相同,但又有共同之处,均是多种致病作用于机体,引起机体气血运行失常而致病。深入研究各民族传统医学对高血压认识及诊治的异同,有助于各民族传统医学的融合和汇通,也为各民族传统医学进一步发展奠定了理论及实践基础。

中国各民族传统医学推拿手法治疗腰椎间盘突出症的比较

一、中(汉)医推拿治疗腰椎间盘突出症

1. **中(汉)医对治疗腰椎间盘突出症的认识**　腰椎间盘突出症是发生腰腿痛最主要的原因,是一个多发病、常见病,其中椎间盘源性引起下腰痛占到42％。腰椎间盘突出症主要是由于腰椎间盘各个组织,主要是髓核,发生不同程度的退行性改变后,受到外力的作用,椎间盘中的纤维环破裂,髓核组织从破裂之处突出到后方或椎管内,导致邻近脊神经根遭受刺激或压迫,由此产生腰部疼痛,一侧或双侧下肢麻木、疼痛等一系列临床症状。国内众多学者对腰椎间盘突出症进行了大量研究,目前腰椎间盘突出症的基础研究及诊治方面均有了很大的进步,临床诊断标准明确,治疗方法较多,手法治疗腰椎间盘突出症具有安全性,与手术治疗相比创伤小,能有效地缓解疼痛,在临床上广为使用。

腰椎间盘突出源于现代医学病理名词,根据腰椎间盘突出症的症状特点,可将其归于中(汉)医的"腰痛""腰腿痛""痹证"的范畴。对于腰痛,古代书籍早有相关记载,并对此有丰富深刻的认识,《素问·刺腰痛篇》中记载:"衡络之脉令人腰痛,不可以俯仰,仰则恐仆,得之举重伤腰。"《灵枢·经脉》中记载:"项如拔,脊痛,腰似折,髀不可以曲,腘如结,踹如裂,是为踝厥。"上述古籍中描写的症状与腰椎间盘突出症的临床表现基本一致,这说明古时历代医家对腰椎间盘突出症已有了一定的认识。

对于腰痛的病因病机,历代医书也有详细记载。《丹溪心法·腰痛》指出:"腰痛主湿热,肾虚,瘀血,挫伤,有痰积。"《景岳全书》对外感腰痛及内伤虚损的腰痛也有明确论述。如:"腰痛虚证十之八九,但察其既无表邪,又无湿热,而或以年衰,或以劳苦,或以酒色所伤,或七情忧郁所致者,则悉属真阴虚证。郁怒而痛,气之滞也,劳伤而痛,肝肾之衰也。"外感实邪多有余,内伤虚损多不足。中(汉)医认为腰椎间盘突出症发生的关键是肾亏气损,筋骨失养。外伤或寒湿之邪侵袭为其诱因。经脉郁闭,气血运行不畅是疼痛出现的病机。单纯因严重跌仆损伤而致者,则与损伤筋肉、瘀血留滞有关,在临床中要求我们辨证论治。

推拿治病最早发源于我国中部地区。《内经》曰:"中央者,其地平以湿,天地之所以生万物之众,其民食杂而不劳,故其病多痿厥寒热,其治宜导引按跷,故导引按跷者,亦从中央出也。"手法治疗腰椎间盘突出症在古籍中亦有记载,《医宗金鉴·正骨心法要旨》中提及:"夫手法者,谓以两手安置所伤之筋骨,使仍复于旧也。"书中系统总结提出了正骨八法,强调"脊骨正则疾患除",其中对类似腰及坐骨神经痛的治疗手法,与现在临床上应用的过度背伸手法十分相似。《简明伤科学》作为最早的推拿教科书,书中也有提及不同推拿整复手法治疗腰椎间盘突出症,后世医家在不断经验积累下,开创了不同学派的推拿手法,为手法治疗开拓了前景。

2. **腰椎间盘突出症分期**

（1）急性期：主要表现是剧烈的腰部及下肢疼痛，活动明显受限，站立行走转侧困难，咳嗽打喷嚏腰腿部疼痛加重，严重影响生活质量。急性期治疗方案主要是卧床休息，相对制动，配合推拿手法、针灸、牵引、理疗、中（汉）药熏蒸、中（汉）药涂搽或贴敷、中（汉）药口服等，对于临床症状明显，难以耐受疼痛的患者可以选择非甾体类镇痛消炎药物、脱水剂及激素类药物；配合使用镇静剂、抗抑郁制剂、肌肉松弛剂或甲钴胺等营养神经类药物。必要时使用椎间孔、侧隐窝神经阻滞、骶管阻滞或硬膜外阻滞等封闭治疗术。

（2）缓解期：主要表现是腰部及下肢疼痛、活动受限较急性期好转，仍有一定疼痛，不耐久行久坐，对生活质量造成一定影响。缓解期的治疗方案以推拿治疗方案为主，采用皮部经筋推拿与关节推拿结合的治疗原则。皮部经筋推拿手法主要包括滚法、按揉法、弹拨法等，手法操作以刺激腰部华佗夹脊、足少阳胆经、足太阳膀胱经路线为主，脊柱关节推拿可以使用脊柱腰椎微调手法，腰部改良斜扳法等。其余治疗方法的选择与急性期大致相同。

（3）康复期：主要表现是腰部及下肢疼痛等临床症状基本消失，偶有酸痛，久站、久坐、久立及活动基本不受限，日常生活工作基本不受影响，生活质量得到极大改善。康复期治疗方案以滚法、按揉法、推法、擦法等皮部经筋推拿手法治疗为主，主要施术部位为腰部及下肢，配合牵引及导引技术，强度较急性期、缓解期可适当逐步增大，同时进行自主功能锻炼。

3. **腰椎间盘突出中（汉）医推拿治疗**　脊柱调整手法：患者取俯卧位，先用滚法、按法、一指禅手法等松解手法使患者腰部肌肉放松。术者站于其患侧，先以一侧手掌根部骨凸起点按住错位椎骨关节的健侧横突，再将另一手掌根紧贴于其下方，按住下节段椎骨患侧横突。先以较沉缓柔和的力量将患者腰椎下压至弹性位，再嘱患者深呼吸，术者在其呼气期以短促有控制的动作同时冲压脊柱两侧横突并相对扭转，使组成活动节段的两椎骨间相互旋转错动而得以整复。

二、维医推拿治疗腰椎间盘突出症

1. **维医对腰椎间盘突出症的认识**　维医学认为腰痛是腰部椎体、椎间盘及其周围软组织以及器官病变的症状，以反复出现腰部一侧或两侧疼痛为主要表现。其发病率较高，易于复发，病程较长。维医认为体内外环境因素的影响时机体的自然力下降，此时外环境影响（如受凉、潮湿、扭伤等）导致体内产生异常体液并沉积在腰部组织，影响腰部组织代谢，破坏腰部肌肉、肌腱组织，同时影响腰部组织的代谢功能，最终导致腰痛。在维医古代文献中此病称为"外吉欧力·再合日"。

2. **维医推拿治疗腰椎间盘突出症**　维医采用传统推拿手法结合盐敷热疗法治疗腰椎间盘突出症，孜麻特土盐热敷疗法是传统维医特色外治疗法之一，根据维医辨证分型，采用维医草药组方，做成孜麻特贴敷于腰部疼痛部位，用炒热土盐贴敷于孜麻特上部，它的原理是药物通过毛孔渗进皮下组织后，通过血液循环到达各个组织器官，畅通阻塞，清除腰部未成熟的异常体液和寒气，从而达到祛湿散气、消肿止痛、强健筋骨的目的。

三、藏医推拿治疗腰椎间盘突出症

1. **藏医对腰椎间盘突出症的认识**　藏医药将疾病预防和治疗方法归为四大法，即"食、行、药、外治"。藏医外治法是藏医四种基本疗法之一，是藏医最具鲜明特色的疗法。藏医外治疗法，包括外治疗器械、油涂、按摩、针灸、放血、火灸、针刺、冷热敷、发汗、药浴等共98种。其中,放血疗法和火灸疗法是藏医治疗中特色的治疗技术,对各种疑难杂症、药物疗效差的疾病如腰椎间盘突出症等有显著效果。腰椎间盘突出症属于藏医肾扩散和肾痹的范畴。藏医六联法是综合口服藏药、涂搽按摩、针灸、牵引、药浴和功能锻炼等六种疗法为一体的特色治疗方法,对腰椎间盘突出症具有显著的治疗效果。

2. 藏医推拿治疗腰椎间盘突出症 综合使用口服藏药、涂搽、按摩、针灸、牵引、药浴逐层施治。涂搽按摩方法为将藏医自制的药物涂搽剂涂于腰部并按摩,手法可轻可重,由按到点,亦可实施揉捏、点压、弹拨,或双手平行放于脊柱中央,用腕肘力量轻柔地上下连续抖动数次,特别是有条状硬结物处,用两手拇指对称在腰椎两旁自上而下向两边剥离,手法治疗每次涂搽应以患者舒适感为宜。故手法要柔和、稳重,应做到轻而不浮,重而不滞,使药效和力量一同深层进入,然后照射腰部,这样更有利于打开毛孔,使药效进一步渗透于腰部深层组织,涂搽及照射完毕可用湿毛巾擦掉药物,也可用宽绷带缠于腰部。

四、蒙医推拿治疗腰椎间盘突出症

1. 蒙医对腰椎间盘突出症的认识 腰椎间盘突出症是属于蒙医学"白脉病"的范畴,因"巴达干""协日乌素"之邪损伤白脉引起,"白脉"是脑、脊髓、白脉的总称,白脉属阴,五行中属水,是正常"巴达干"存在之处,是正常"赫依、协日乌素"运行之道,病变赫依、协日乌素运行之路。《四部医典》中论述:"白脉之内脉连接于脏腑,外脉连接于肌腱、骨骼、关节。"故白脉症之涉及范围较广,如肌腱、筋脉、脊髓、关节及五脏六腑均受其害。腰椎间盘突出症属于蒙医中关节白脉病,即"查干胡英型"白脉病,其发病多由关节白脉损伤导致脉窍不利、气血运行失畅所致。蒙医认为腰椎间盘突出症是由于风寒、久居寒冷湿地、冒雨涉水而巴达干偏胜、寒邪攻肾,或巴达干、协日乌素相搏于腰府,或经常弯腰作业,体位不正,跌打损伤而"琪素"偏胜等引起腰痛、下肢麻木、萎缩、拘挛为特征的病症。

2. 蒙医推拿治疗腰椎间盘突出症 蒙医治疗腰椎间盘突出症的主要手法如下。

① 按压法:用拇指进行点按压痛点由轻到重。再用双手掌重叠按压。② 尬法:用右手小鱼际沿脊柱及两侧进行尬动。③ 掌推法:用右手掌根沿脊柱及两侧反复推数次,再用双掌向腰部两侧横推数次。④ 掌揉法:用单掌在腰脊部进行。⑤ 三搬法:患者俯卧位,自然放松,医生立于健侧。a. 搬肩推腰:左手搬起患者肩部、右手在腰部痛处推压。b. 搬腿推腰:右手搬起患者大腿,左手在腰部痛处推压。c. 搬肩推臀:患者侧卧,上边腿屈膝屈髋,下腿伸直,医生一手搬肩向后,另一手推臀向前,使腰部旋转,推搬数次后,令患者放松,医生再逐渐用力。待有固定感觉,突然用力推之,此时腰部常发出响声。⑥ 仰卧晃腰法:仰卧位,医生立于侧方,令患者屈膝屈髋,医生双手置于小腿部作环转摇晃,然后用力压小腿使膝关节极度屈曲,最后伸直下肢。⑦ 抖腰法:快速抖动牵拉,使腰部肌肉放松,松解小关节的交锁及粘连,调整其错位,患者俯卧位,双手抓住床边,助手在前方拉住肩部,医生双手握住患者双侧踝部,医生与助手作对抗牵行,医生提起踝部先轻轻上下抖动数次,然后突然将患者快速抖起。⑧ 腰部旋转法:患者坐位弯腰,助手用两腿夹住患者的右膝,医生坐在患者身后,左手从腋下绕过放在患者左肩颈部,右手拇指放在棘突左侧,医生左手搬动患者,使患者腰部旋转,这时,助手推右肩搬左肩,常可听到响声。⑨ 脊挎法:医患背对背站立,双足分开与肩等宽,医生双手通过患者腋下,将患者双臂揽住,医生将患者弯腰背起,轻轻摇动或抖动数次放下。⑩ 虚掌叩击法:沿脊柱及两侧用虚掌叩击数次,使患者有舒适感为度。上述方法,灵活运用,行每一手法之前,需在腰背部喷洒白酒。

维医学、蒙医学、藏医学、中(汉)医学对肺系疾病认识及诊治的比较

一、各民族传统医学对肺系疾病的认识

(一)中(汉)医对肺系疾病的认识

中(汉)医认为肺为清虚之脏,轻清肃静,不容纤芥,不耐邪气之侵袭。《内经》云:"五脏之应天者肺,肺者,五脏六腑之盖也。"肺位最高,覆盖于五脏六腑之上,具有保护诸脏免受外邪侵袭的作用,是以人体受邪,而肺最易为之侵袭。

1. **肺的生理** 肺者,相傅之官,生理功能极为重要,主气、司呼吸,通调水道,朝百脉、主治节。"诸气者,皆属于肺。"肺主气的功能是指一身之气皆由肺所主。肺的宣发肃降功能,一呼一吸,完成了体内浊气与自然界清气的交换过程,不断吐故纳新;肺的宣发肃降功能,对全身的气机起到调节作用,带动着全身气机的升降出入,并且宣发卫气。此外,肺主气的生理功能还体现在参与宗气的生成,进而影响着全身之气的生成。肺主通调水道,所谓通调水道,是指肺的宣发肃降功能对水液的输布、运行、排泄起着疏通和调节作用。通过肺的宣发,将津液与水谷精微布散于全身,输精于皮毛,并通过宣发卫气,司腠理开阖,调节汗液排泄。通过肺的肃降,将津液和水谷精微不断向下输送,通过代谢后化为尿液由膀胱排出体外。肺朝百脉、主治节是指全身血液都通过经脉汇聚于肺,通过肺的呼吸,进行气体交换,然后再输布至全身。通过肺气宣发,血液通过百脉输送至全身;通过肺气肃降,全身血液通过百脉又回流至肺。

肺的功能首先是主管呼吸,影响气的生成与气机调节;其次是对水液代谢的调控;再次是对血液运行的助推与促进。中(汉)医肺病学也不仅仅指"肺"的疾病。

2. **肺的病理** 肺的病理主要有气机升降出入失常,通调水道失常,管理调节血液运行失常。肺气为邪壅闭,宣降不利,则常表现为咳嗽,甚则喘证、哮病。肺开窍于鼻,外合皮毛,且为娇脏,不耐寒热,故感受外邪,常首先犯肺,而发为感冒。肺有通调水道、下输膀胱的功能,若肺气不降,通调失利,可导致水液储留,发为水肿和小便不利。肺朝百脉,主治节,助心管理调节血液的运行。若肺气失调,可引起心血运行不利,表现胸闷、胸痛、咯血,发为肺痈等。此外,肺与大肠相表里,肺气不降则大肠积滞不通,反之,大肠积滞不通,亦能影响肺之肃降。

3. **疾病范围** 肺系病包括肺脏本病及相关疾病。肺脏本病主要指肺脏主要功能如主气、司呼吸、宣肺肃降等形态及其功能异常所发生的疾病,如:① 与主气、司呼吸有关类病证:感冒,咳嗽,喘证,哮病,肺胀,风温肺热病,肺痿。② 与主通调水道有关类病证:肺胀,痰饮,喘证。③ 与朝百脉、主治节有关类病证:肺痈,肺痹,肺痿,肺癌。相关疾病主要指肺的在液(涕)、在体华(皮毛)、在窍(鼻)等异常所发生的疾病,如感冒、瘾疹、痰饮、鼻衄、鼻渊等,包括感受外邪类:感冒,风温,秋燥,肺风,劳风等;水液运化异常类:痰饮,水气等;鼻咽疾病类:鼻衄,鼻渊,喉喑,喉痹等。肺脏本病及相关疾病两者有时相互影响,如感冒诱发喘证、哮病加重,喘病日久损伤正气又易反复感受外邪,容易感冒。

4. **病因病机** 通观《内经》《伤寒论》《金匮要略》《温病条辨》等经典著作中对于肺系疾病病因病机的论述颇多:① 六淫邪气:自然界六淫之邪皆可犯肺,《河间六书·咳嗽论》谓:"风、寒、暑、湿、燥、火六气,皆令人咳嗽。"② 七情内伤:喜、怒、忧、思、悲、恐、惊均可损伤五脏气机,直接或间接影响肺气之宣发、肃降。③ 饮食失宜:患者饮食不节或贪食生冷、肥甘厚味,脾胃受损,脾失健运,痰浊内生,上干于

肺,肺失宣降,导致咳喘。④ 劳逸失度:劳欲伤肾,精气内夺,肺阴亏损,虚火上炎,灼津为痰,肺失宣降,引致咳喘;肺阴亏耗不能下滋于肾,肾之真元不固,失于摄纳而喘息加重。⑤ 瘵虫疫疠:瘵虫相当于现代医学的结核杆菌,具有传染性,极易侵袭肺脏,损伤肺阴,阴虚肺燥,肺失宣降。疠气也有传染性,易自口鼻而入,入侵肺中,化生毒热。

(二) 维医对肺系疾病的认识

体液学说是维医基础理论之一,是在四大物质和气质论上产生的一种学说,其认为体液是在火、气、水、土等自然界四大物质和人体气质的影响下,以摄取的各种饮食为基础,通过肝脏的正常功能所产生的胆液质、血液质、黏液质、黑胆质四种体液。维医体液论认为,哮喘、肺炎、慢性阻塞性肺疾病(简称"慢阻肺")、肺肿瘤等肺系疾病常由异常体液所致。体内异常体液长期在气道沉积,使具有干寒气质的气道进一步加强其干寒特点,并使异常体液渗透到气道间隙,从而刺激气道使气道发生损伤,最终引发异常体液型疾病。

1. **维医对咳嗽的认识** 在维医古籍中见于"有时咳嗽的原因在于肺部的肿;有时咳嗽的原因在于浓且稠的体液质(在这里指黏液质)在肺部堵塞;有时咳嗽是因为气管的粗糙导致的,粗糙是因为灰尘、烟雾、部分气体或其他原因引起的"。"肺部出现的各种肿、疮痍都可算咳嗽的原因。"

2. **维医对喘息的认识** 有关喘息的病因有:① 乃孜来:浓稠的黏液质以乃孜来的形式,经胸、胸膜和其他器官淤积在肺部支气管。② 库外提(力)的减弱:身体自然体温下降,胸部肌肉不能够收缩和舒张。③ 干性和肺萎缩:其原因是斯力热也(肺结核)和消瘦性发热引起的。④ 肺肿:有时肺及邻器官的肿导致呼吸道的狭窄。⑤ 过敏原:有些东西专有的气味引起本病,如:烟草、灰尘、冷空气等。⑥ 其他:心、肾、胃疾病、水痘、百日咳、便秘、鼻疮、咽喉疾病、子宫疾病、胎儿重量、消极情绪也属本病的致病原因。"喘息就是呼吸抑制。其原因是肺或者其他器的,尤其是胃与肝的肿而引起疾病发作,胸部或者肺部的多种有害气体的原因,呼吸道出现的浓且稠的体液质或者干性偏盛或者呼吸气管受寒的原因使患者出现呼吸困难。此种病因也引起扎提尔日也(肺炎、肺肿)和许多肺部的其他疾病。"

3. **维医对肺炎、肺肿的认识** 肺炎、肺肿叫作"扎提尔日也",病因多由各种体内外不良因素引起气质的体液型或非体液型失调,导致热性或寒性乃孜来毒液流窜肺、咽喉、气管,从而发生炎肿所致。伤风感冒后的乃孜来流入咽喉、气管等引起炎肿,并侵蚀肺部或胸膜炎肿和膈肌炎肿等侵犯肺部均可引发此症。寒冷及污染空气,素质较差,身体虚弱,欧腐乃提(腐气)性因素等均可诱发此病。

4. **维医对 COPD 的认识** COPD 在维医学病因病机涉及四大物质的紊乱:乃孜来的形成,支配器官功能失调和器官结构异常,气质、体液平衡失调,库外提(力)的失衡,艾非阿勒(形)和艾尔瓦(神)的虚弱,野力(败气)刺激气道,气道艾沙甫(神经)敏感性增加,细菌感染空气污染及遗传等因素共同作用下生成异常体液影响肺组织,使肺及气道受损,使其发生吾腐乃提(炎症),反复发生咳、痰、喘,经久不愈而导致的一种疾病。在维医学上本病的发病机制的认知是基于"乌米热太比也"学说。

(三) 藏医对肺系疾病的认识

藏医学是传统医学之一,丰富的内容承载着藏族社会生活和人文内涵,经过数千年的发展形成了独具特色的理论体系。藏医理论认为人体内存在三大因素,即隆(气)、赤巴(胆)、培根(涎);七大物质基础,即饮食精微、血、肉、脂肪、骨、骨髓、精;三大排泄物,即大便、小便、汗。三大因素支配着七大物质基础及三种排泄物的运动变化。

隆翻译成汉语即风或气,但含义比中(汉)医的风或气广泛,它的功能是主呼吸、血液循环、肢体活动、五官感觉、大小便排泄、分解食物、输送饮食精微,是维持人体生理活动的动力。隆一旦失调,会出现心、肺、肝、胃、肠、肾、骨、胆、血液等器官功能的疾病。隆的特性轻、粗、细、坚、寒;赤巴特性为腻锐、热、轻、臭、泻、潮;培根特性为腻、凉、重、钝、稀、稳、黏。在未受到外因干扰时,三因在体内保持平衡,成为人体生命活动的功能物质。但一旦受外因干扰,三因平衡失调,就会变成引发疾病的罪魁祸首。

(四)蒙医对肺系疾病的认识

蒙医理论中,肺脏是内臣器官,它是呼吸系统的中心,也是五脏之中唯一一个与体外环境直接相通的器官。肺脏是居于巴达干之位,也是赫依的通拉嘎为主的内呼吸之神。肺病系一种由三根失调而伤及肺脏,以咳嗽、咳痰、气急为特征的肺部疾病。病因主要由于血、巴达干偏盛,导致三根失调而累及肺脏功能紊乱所致。气候骤变、伤风感冒、长期吸烟过多或生活于空气不洁之环境等,均为诱发肺病之因素。而在蒙医经典著作《四部医典》上写的肺病八病是频繁咳嗽、水肿、肺热、肺脏浸水、镇咳、肺的陈旧性病、肺胀、肺脓肿等 8 种疾病,由此可见这符合蒙医上赫依、协日、巴达干及因素的失调诱发咳嗽病的原则。

二、各民族传统医学对肺系疾病的辨证分型

(一)中(汉)医对肺系疾病的辨证分型

八纲辨证为中(汉)医辨证的纲领,其中阴阳为总纲,统领表、里、寒、热、虚、实,即二纲六变。肺系疾病的辨证,应在应用八纲辨证基础上进一步具体化包括六变的具体化,即虚、实、寒、热、表、里、脏、腑的肺病辨证八纲,其中以虚实为总纲,统领寒、热、表、里、脏、腑。

1. 实证类

(1)表证类

1)风寒证:多见诸感冒、急性气管支气管炎(以下简称急支)、COPD 急性加重期等。后两者的风寒证多称为风寒袭肺证。症状:恶寒、无汗,或并发热;鼻塞、流清涕;头痛,或肢体酸楚甚则酸痛;舌苔白,或脉浮或浮紧。感冒有喷嚏、咽痒;急支有咳嗽、痰白清稀,或干咳;COPD 急性加重期有咳嗽或喘息,痰白清稀。

2)风热证:多见诸感冒、急支、社区获得性肺炎(以下简称肺炎)早期等。后两者的风热证多称为风热犯肺证。症状:恶风或并发热;鼻塞、流浊涕,或鼻窍干热;头昏、胀甚至头痛,或肢体酸楚;口干甚则口渴;咽干甚则咽痛;舌尖红,或舌苔薄白干或薄黄,或脉浮数。急支、肺炎有咳嗽,痰黄或白黏,或痰少、咯痰不爽甚至难咯,或干咳。

3)风燥证:多见诸感冒、急支等。后者的风燥证多称为燥邪犯肺证,多为温燥范畴。症状:恶风或并发热;唇鼻干燥;口干燥甚则口渴;咽干燥甚则咽痛;干咳;舌尖红,或舌苔薄白干或薄黄,或脉浮或浮数。急支有干咳,或痰少黏、难以咯出。

4)暑湿证:多见诸感冒。症状:恶风,或并发热、身热不扬;头重如裹,或肢体困重;口黏腻或纳呆,或口干甚则口渴;汗出不畅或无汗;胸闷,或心烦;舌质红,或舌苔白腻或黄腻,或脉濡或滑或濡数。上述风寒证、风热证、风燥证等在感冒中为表证,当出现咳嗽、咳痰等风寒袭肺证、风热犯肺证、燥邪犯肺证时多为以表证为主的表里同病,临床不可不识。

(2)表里同病类

1)外寒里热证:多见诸感冒和急支、肺炎的早期等。症状:发热、恶寒、无汗,或肢体酸痛;咳嗽;痰

白干黏或黄,咯痰不爽;口渴或咽干甚至咽痛;舌质红、舌苔黄或黄腻,或脉数或浮数。常有外寒与内热的轻重所偏而表现有所不同。

2)外寒内饮证:多见诸 COPD、慢性肺源性心脏病(以下简称肺心病)、支气管哮喘(以下简称哮喘)等。症状:咳嗽或喘息;恶寒、无汗,或鼻塞、流清涕,或肢体酸痛;痰白稀薄或兼泡沫、痰易咯出;喉中痰鸣;胸闷甚至气逆不能平卧;舌苔白滑,或脉弦紧或浮弦紧。若无风寒表证表现的恶寒、无汗,或鼻塞、流清涕,或肢体酸痛等,有畏寒、肢冷等,称为寒饮伏肺或寒饮停肺;如果痰稠者称为寒痰阻肺。临床实际上常因感受风寒诱发寒饮或寒痰发作。肺心病的咳喘较重,常呈咳逆喘满不得卧。

(3)里证类

1)风邪恋肺证:多见诸感染后咳嗽、咳嗽变异型哮喘、急支等。症状:咳嗽阵做,或伴咽痒;干咳或少痰、咯痰不畅;常因冷热空气、异味、说笑诱发;常因外感诱发或加重;无明显寒热,舌脉象变化不明显。

2)风痰阻肺证:多见诸上气道咳嗽综合征、哮喘、急支等。风痰阻肺证也称风痰恋肺证,因其经久不愈并容易反复。症状:喘促或咳嗽或胸闷、气短;遇异味等则喘或喉中痰鸣;鼻痒或喷嚏、流清涕或咽痒;痰白黏或咯痰不爽;脉滑或弦滑。上气道咳嗽综合征白天咳嗽明显,清喉频繁,咽后有黏液附着感、鼻后滴漏感等;哮喘常呈发作性喘促或咳嗽或胸闷、气短,容易反复发作,此类临床特征在其他证候常现,不再赘述。本证与风邪恋肺证的区别在于,后者少有或无痰,无喘促、胸闷、喉中痰鸣等。

3)肺热炽盛证:多见诸急支、肺炎等。症状:干咳或少痰,或喘息;口鼻气热;发热,或口渴;咽干热甚至红肿热痛;大便秘结;舌质红,或舌苔黄,或脉数或滑数。本证与痰热壅肺证的区别在于,后者有痰或多痰而热轻。

4)痰热壅肺证:多见诸急支、肺炎、弥漫性间质性肺病(以下简称间质性肺病)、特发性肺纤维化(以下简称肺纤维化)、慢阻肺、慢性呼吸衰竭(以下简称呼衰)、肺心病、哮喘、支气管扩张(以下简称支扩)等。症状:咳嗽;痰黄或白干黏,或咯痰不爽;发热,或口渴;大便秘结;舌质红,或舌苔黄或黄腻,或脉数或滑数。肺炎有咳嗽甚则胸痛;间质性肺病如肺纤维化有喘促、气短,或干咳;慢阻肺、呼衰、肺心病、支扩有喘急、动则加重;支气管扩张有痰黄或有腥味,或咯血。

5)痰湿阻肺证:多见诸急支、肺炎、肺纤维化、慢阻肺、呼衰、肺心病、哮喘、支扩等。症状:咳嗽;痰多、白黏或泡沫;口黏腻,或纳呆或食少;胃脘痞满;舌边齿痕,或舌苔白或白腻,或脉滑或脉濡或弦滑。肺炎有气短或腹胀;肺纤维化、支扩有气短、胸闷;慢阻肺、呼衰、肺心病有喘促、胸闷、气短,动则加重,或腹胀。支扩痰黄白或有腥味,或腹胀。

6)饮停胸胁证:多见诸渗出性胸膜炎、肺心病胸腔积液等。症状:胸闷、气促甚至呼吸困难;胸胁胀闷甚至疼痛,咳唾则痛甚;身体转侧或深呼吸时牵引胸胁疼痛;舌苔白滑或白腻,或脉沉弦或弦滑。

7)血瘀证:多见诸肺纤维化、COPD、呼衰、肺心病、哮喘、支气管扩张等,在肺疾病的血瘀证也称为瘀阻肺络、血瘀肺络。血瘀为兼证,多兼虚实证中,常兼有疾病和其他证候的主要症状。血瘀症状:面色晦暗;口唇青紫;舌质暗红或紫暗或有瘀斑;舌下脉络迂曲、粗乱。

2. 虚证类

(1)肺气虚证:多见急支、肺纤维化、COPD、哮喘、支扩等。肺气虚甚者可见畏寒、痰白清稀,称为肺气虚冷或肺气虚寒。肺气虚,常兼实邪,如虚体感冒多兼风寒等,其他疾病常兼有痰热、痰湿、血瘀。症状:① 神疲或乏力或气短,动则加重。② 自汗,动则加重。③ 平素畏风寒,或易感冒。④ 舌质淡,或脉沉细或沉缓或细弱。虚体感冒尚有恶风寒或并发热,鼻塞,流涕;急支有咳嗽,或咯痰无力;肺纤维化、慢阻肺、支扩有咳嗽，或喘促，动则加重。

(2) 肺阴虚证：多见诸间质性肺疾病特别是特发性肺纤维化、尘肺早期等。肺阴虚常与内生燥热共存，也称阴虚燥热或肺虚热。症状：① 喘促，或气短。② 干咳，或咳嗽少痰，或咳痰不爽。③ 口干或咽干。④ 手足心热或午后潮热。⑤ 盗汗。⑥ 舌质红，或舌苔少或花剥或无苔、干燥，或脉细数。尘肺、肺癌可见胸闷甚至胸闷胀痛。

(3) 气阴两虚证：多见诸虚体感冒、急支、肺炎、支扩等。肺的气阴两虚多兼实邪，如虚体感冒多兼风热、风燥等；急支、肺炎多为风热、风燥伤及气阴或者素体气阴两虚而感受燥热；或者急支、肺炎、支气管扩张中痰热日久伤及气阴、痰热减消而气阴两虚显现，常呈现以气阴两虚为主兼见痰热。症状：① 神疲或乏力或气短，动则加重。② 平素畏风寒，或易感冒。③ 自汗或盗汗。④ 手足心热。⑤ 口干甚则口渴。⑥ 舌体胖大甚至边有齿痕或舌体瘦小，或舌质淡或红，或舌苔薄少或花剥，或脉沉细或细数。感冒有恶风寒或并发热、鼻塞、流涕；急支、肺炎有干咳或少痰或咯痰不爽；支扩有干咳或少痰，痰白黏或黄白，痰中带血或反复咯血。

(4) 心肺气虚证：多见诸呼衰、肺心病等。心肺气虚证以虚证为主，常兼有痰饮（痰湿、水饮、痰热）瘀。症状：① 咳嗽或胸闷气短，动则加重。② 心悸或怔忡，动则加重。③ 易感冒。④ 神疲乏力，或自汗。⑤ 面目虚浮。⑥ 舌质淡、舌苔白，或脉沉细或细弱。

(5) 肺脾气虚证：多见诸肺炎、COPD、哮喘、支扩等。症状：① 咳嗽。② 气短，或乏力，动则加重。③ 自汗。④ 纳呆或食少。⑤ 胃脘胀满或腹胀。⑥ 舌质淡或苔薄白、舌体胖大或有齿痕，或脉沉细、沉缓、细弱。支扩、COPD、哮喘有喘息，或胸闷、动则加重，恶风、易感冒，痰多或白黏。

(6) 肺肾气虚证：多见诸肺纤维化、COPD、呼衰、肺心病、哮喘等，肺肾气虚证以虚为主，常兼实邪如痰热、痰湿、血瘀等。症状：① 喘息、胸闷、气短，动则加重。② 乏力或自汗，动则加重。③ 易感冒，恶风。④ 腰膝酸软。⑤ 耳鸣，或头昏，或面目虚浮。⑥ 小便频数，夜尿多，或咳而遗溺。⑦ 舌质淡、舌苔白，或脉沉细或细弱。肺纤维化有咳嗽、干咳。

(7) 肺肾气阴两虚证：多见诸间质性肺病、肺纤维化、COPD、呼衰、肺心病等，肺肾气阴两虚证以虚为主，常兼实邪如痰热、痰湿、血瘀。症状：① 喘息、气短，动则加重。② 自汗或乏力，动则加重。③ 易感冒。④ 腰膝酸软。⑤ 耳鸣，或头昏或头晕。⑥ 干咳或少痰、咯痰不爽。⑦ 盗汗。⑧ 手足心热。⑨ 舌质淡或红、舌苔薄少或花剥，或脉沉细，或细弱，或细数。间质性肺病如肺纤维化有咳嗽，神疲乏力或肢体倦怠、动则加重。呼衰、肺心病有胸闷、气短，动则加重，甚则不能平卧。

(8) 肺肾阳虚证：多见诸哮喘、COPD、呼衰、肺心病等。症状：① 喘息或胸闷或气短，动则加重。② 畏风寒，或肢体欠温。③ 神疲或乏力，动则加重。④ 易感冒。⑤ 腰膝酸软。⑥ 耳鸣，头昏。⑦ 夜尿频多，或咳而遗溺。⑧ 舌质淡，或舌苔白或白滑，或脉沉或沉缓。

(9) 阳虚水泛证：多见诸呼衰、肺心病等。阳虚水泛证为阳虚兼水饮，为虚中兼实证，常兼有痰、瘀。症状：① 咳嗽，或喘促或胸闷气短甚者不能平卧、动则加重。② 肢体水肿。③ 畏寒甚则肢冷。④ 心悸，动则加重。⑤ 神疲乏力，或精神萎靡，甚则嗜睡。⑥ 舌质淡或暗红，或脉沉细或滑或弦滑。

3. 危重证类

(1) 热陷心包证：多见于肺炎等危重时。症状：① 咳嗽或喘息、气促。② 心烦不寐、烦躁甚或神志恍惚、昏蒙、谵妄、昏愦不语。③ 高热，身热夜甚。④ 舌红甚至红绛，或脉滑数或细数。

(2) 痰蒙神窍证：多见诸 COPD、呼衰、肺心病等危重时，为痰热、痰湿所致窍闭神昏的实证，常兼血瘀。症状：① 神志异常(烦躁、精神恍惚、嗜睡、谵妄、昏迷)。② 肢体瘛疭,甚则抽搐。③ 喘息气促。④ 喉中痰鸣。⑤ 舌质淡或红、舌苔白腻或黄腻,或脉滑或数。呼衰、肺心病或伴头痛。

(3) 阴竭阳脱或阳气暴脱证：多见于肺炎、哮喘等危重时。肺炎多见阴竭阳脱或邪陷正脱证,表现：① 呼吸短促或气短息弱。② 神志恍惚,烦躁,嗜睡,昏迷。③ 面色苍白或潮红。④ 大汗淋漓。⑤ 四肢厥冷。⑥ 舌质淡或绛、少津,或脉微细欲绝或疾促。偏于阴竭者可见面色潮红、舌绛少津、脉细数或疾促;偏于阳脱者可见面色苍白、四肢厥冷、舌质淡、脉微细欲绝。支气管哮喘多见阳气暴脱,症状：喘促、气急或伴张口抬肩、不得平卧;神志异常(恍惚、烦躁、嗜睡、昏迷);面色苍白、大汗淋漓,或四肢厥冷;脉微细欲绝或脉急促。

以上所有各种证候在临床常见,可单独存在并容易理解,但常常呈现复杂情况需要思考、辨识。一是证候的复杂性：可单独表现的证候常常呈现两种甚至更多的证候兼杂而形成复杂证候,如痰热壅肺与血瘀、痰热壅肺与气阴两虚、痰湿壅肺与肺脾气虚、痰湿壅肺与阳虚水泛及血瘀等,这些复杂证候既可表现在同一疾病也可表现在不同疾病。二是异病同证的证候个性：异病包括多种肺系病中的同一证候,有共同表现,也有个性特征,这些差异因素包括,异病同证但证的要素如病因、病位、病势、症状主次、兼症等有所差异,即证同而病因不同、证同而病位不同、证同而病势不同、证同而主症不同、证同而病性不同、证同而程度不同、证同而兼症不同;异病同证但疾病的性质不同;异病同证但疾病某一阶段的病理本质不同。

(二) 维医对肺系疾病的辨证分型

肺系疾病在新疆维吾尔族、哈萨克族等民族发病率高,并具有一定的族群发病特点。根据患者精神状态、面色、肌肤、眼部变化、皮温、睡眠、是否欲饮与口味、小便、大便、舌象、脉象等代表异常体液的证候特点为依据分为异常白里海密合力体(异常黏液质)、异常赛维达依合力体(异常黑胆质)、异常赛非拉依合力体(异常胆液质)、异常胡尼合力体(异常血液质)四种证型。

1. **异常黏液质** 主要是由异常黏液质体对肺部影响所致。由种种原因导致异常黏液质产生,通过血液循环达肺组织时,黏液质性气质失调,损害肺部所致。症见发热不高,咳嗽多痰,气喘较重,口流涎水,肺有鸣音,肺无灼感,面目不红,憔悴肿胀等。

2. **异常黑胆质** 主要是由异常黑胆质体对肺部影响所致。由种种原因导致异常黑胆质产生,通过血液循环达肺组织时,黑胆质性气质失调,损害肺部所致。

3. **异常胆液质** 主要是由异常胆液质对肺部影响所致。由种种原因导致异常胆液质产生,通过血液循环达肺组织时,胆液质性气质失调,损害肺部所致。

4. **异常血液质** 主要是由异常血液质对肺部影响所致。由各种体内外不良因素的影响下,异常血液质产生,通过血液循环达肺组织损害肺部所致。症见起病突然,发热而持续不退,时高时低,多咳气喘,咳出脓痰,口出热气,胸部憋闷,有时两肩胛间疼痛,有时疼痛持久,有时咳嗽即痛,面目潮红,发热时面目肿胀,有时双眼多眼屎,有时双眼灼痛,眼球突起,口渴舌红,大便秘结,小便赤黄,喜饮冷食,喜待冷处,脉洪数。

(三) 藏医对肺系疾病的辨证分型

藏医学以三因学说为基础,将体质划分为三种单维型体质、三种双维型体质和一种三维型体质,这是由隆、赤巴、培根三因各自的特性来决定的。三种单维型体质即隆型体质、赤巴型体质、培根型体质,临床证型多由体质决定。

1. **隆病**　隆的紊乱,其征象包括气虚,稍微活动即气喘;晨起咳嗽;脉象虚浮。隆侵入肺脏所致疾病叫肺隆,患者有经常干咳、无痰、痰带气泡,尤其是黎明和晚上咳嗽等症状。

2. **赤巴病**　赤巴紊乱,其征象包括头痛、发热、鼻干、失眠,常有痰咯出,色黄而厚黏;脉象多细弱,有时也可表现为洪脉或紧脉;尿色浑,味臭,蒸汽量大,搅之可有沉渣,口中常有酸感,舌苔厚而灰黄。

3. **培根病**　培根过盛时,表现为身体发凉、体温不足、消化不良、皮肤苍白、容易倦怠、四肢怠惰、多痰、嗜睡,口中常多唾液分泌,有时甚至可有呼吸困难。培根侵入肺脏时,可见胸部胀满、黏痰、咳嗽多、头晕、不愿进食。

(四)蒙医对肺系疾病的辨证分型

根据《蒙医基础理论学》所述,肺病的分类虽有很多种类,但临床常将其辨证分成赫依型、协日型、巴达干型。

1. **"赫依"型**　患者主要症状为气息短促,眼睑、颜面出现水肿,长期咳嗽,且痰难以咳出,在夜晚、早晨时间段的病情更为严重,痰呈现出泡沫状,脉象芤,尿清而泡沫多等。

2. **"协日"型**　患者主要症状为气逆上冲,难以保持平卧状态,咳嗽,痰呈现红黄色,为咸味,出现发热、颜面潮红、音嘶不扬、脉象粗、尿色黄等。

3. **"巴达干"型**　患者主要症状为心胸胀闷,气息喘急,咳嗽频作,痰为青色或灰白色黏痰,口唇发紫,神疲乏力,当气候变冷或冬季时病情更为严重,脉象微弱,尿色灰白等。

三、各民族传统医学对肺系疾病的论治

(一)中(汉)医对肺系疾病的论治

1. **发汗解表**　《内经》曰:"皮者,肺之合也,人之阳也。"病邪在表,可用汗法发散之,《类经》言"所谓汗者,治表证也"。汗法有二:寒邪客肺宜辛温解表,热者宜辛凉解表。《伤寒论》云:"太阳病,头痛发热,身疼腰痛,骨节疼痛,恶风,无汗而喘者,麻黄汤主之。""太阳病,脉浮紧,无汗,发热,身疼痛,八九日不解,表证仍在,此当发其汗……麻黄汤主之。"临床上多用麻黄汤加减以治疗多种肺系疾病兼有实寒闭表者。《温病条辨》曰:"太阴风温,但咳,身不甚热,微渴者,辛凉轻剂桑菊饮主之。"

2. **通腑泄热**　肺与大肠相表里,大肠传导正常,糟粕下行,腑气通畅,有利于肺气肃降。若阳明腑实,邪热燥结,气逆犯肺可致咳喘、气急等症。如《内经》曰:"阳明厥逆,喘咳身热。"治当攻下通腑以泻热降气。《温病条辨》曰:"阳明温病,下之不通,其证有五……喘促不宁,痰涎壅滞,右寸实大,肺气不降者,宣白承气汤主之。"又如《金匮要略》云:"支饮胸满者,厚朴大黄汤主之。"《伤寒论》曰:"阳明病,虽汗出,不恶寒者,其身必重,短气,腹满而喘;有潮热者,此外欲解,可攻里也,手足戢然汗出者,此大便已硬也,大承气汤主之。"可见临床上对于肺气上逆之短气、咳喘等症的治疗,在无明显表证,且伴有潮热、大便干结者,方药之中可酌加大黄、芒硝等泻下药物,以通畅腑气,肺气亦随之肃降,而短气、咳喘诸症可平。其法又名釜底抽薪,薪去则釜内可平。

3. **温药和之**　《金匮要略》云:"病痰饮者,当以温药和之。"所谓"和之"指温药使用,即非燥之,亦非补之,其性不可太过。因过于燥者伤正,而专事补者恋邪,应以和为原则,调和人体阳气。故在肺系疾病中治阳虚水饮不化,水气犯肺之喘咳、短气等病症者多用和法。法当温阳健脾以利水饮,如《伤寒论》言:"伤寒若吐下后,心下逆满,气上冲胸,起则头眩,脉沉紧,发汗则动经,身为振振摇者,茯苓桂枝白术

甘草汤主之。"《金匮要略》言:"心下有痰饮,胸胁支满,目眩,苓桂术甘汤主之。""夫短气有微饮,当从小便去之,苓桂术甘汤主之,肾气丸亦主之。"痰湿水饮的形成与脾失健运密不可分,而且常常先伤脾,后伤肺,故云"脾为生痰之源,肺为贮痰之器",因此治肺的同时也应重视实脾、健脾之法。

4. 辛寒清气 《类经》曰:"所谓清者,清其热也,有热无结,本非大实,不清之何由而散?"此法用于风温犯肺,邪入气分,肺胃同病。如《温病条辨》有云:"太阴温病,脉浮洪,舌黄;渴甚,大汗,面赤,恶热者,辛凉重剂白虎汤主之。"用白虎汤重剂,才能达到辛透退热、甘寒保津之作用。

5. 温补肺胃 此法用于肺胃虚寒,肺气上逆之咳嗽。如《金匮要略》言:"肺痿吐涎沫而不咳者,其人不渴,必遗尿,小便数,所以然者,以上虚不能制下故也。此为肺中冷,必眩,多涎唾,甘草干姜汤以温之。"脾为肺之母,脾胃又为气血生化之源,故治肺痿当从肺胃入手,用甘草干姜汤散寒,培土生金以温补肺胃之气。临床上治疗虚寒咳喘常用温补肺胃之法。

6. 补肺益肾 疾病日久过度消耗肺之正气,可致肺脏功能减退,出现一系列不足表现,如:胸闷、气短、乏力、懒言等。《难经》云:"损其肺者,益其气。"《内经》曰:"肺主气。"故补肺重在调补肺气。因肾主纳气,肺肾同源,故调补肺气的同时亦当注重补益肾气。

(二) 维医对肺系疾病的论治

基于维医的四种异常体液证型,在临床上以清除异常体液,恢复体液平衡,调整气质,促进正常体液的生成,继而恢复各脏器的功能状态,并恢复机体自然力为原则进行治疗。疗法含两个关键步骤,即首先使用异常体液成熟剂,对导致疾病的异常体液进行调理[对所失调异常体液的质量和(或)数量进行调整,并将所调理的异常体液聚集在肠黏膜、血液及组织间隙等处,使其处于便于排出的状态],然后用相应的异常体液清除剂,使已成熟好的异常体液排出体外,从而使气质复原,体液恢复平衡,为本脏的治疗奠定基础,进而治愈疾病。

1. 异常黏液质 治疗上给予异常黏液质的成熟剂(蒙孜吉),以便成熟致病体液。成熟剂组方由铁线蕨、薰衣草等各 10 g,甘草根、小茴香根皮、芹菜籽、洋茴香、葡萄干各 15 g,无花果 30 个玫瑰花糖浆 60 g 组成。药物研成粗粉,放入 1 L 水中,温煎剩一半时,过滤去渣,过滤以后,放入古丽坎尼古丽苏如合花膏即可。内服,每日 2 次,每次 50 ml(服用 7 日左右)。异常白里海密合力体被成熟以后,为排泄该异常白里海密合力体,而给予艾比阿亚热吉小丸,每日 2 次,每次 5 个,每饭后服用(服用 3 日左右)。

2. 异常黑胆质 治疗上给予异常黑胆质的成熟剂(蒙孜吉),以便成熟致病体液。成熟剂组方有破布木果 10 g,牛舌草、蜜蜂花、薰衣草、铁线蕨、小茴香、地锦草各 9 g,每次内服 100 ml,每日 2 次,根据病情服用 7~30 日。异常赛维达依合力体被成熟以后,为排泄该异常赛维达依合力体,而给予清除剂处方:清泻山扁豆、刺糖各 45 g,诃子、西青果各 15 g,玫瑰花 12 g,欧亚水龙骨 6 g,番泻叶 6 g,酌病情取 50 ml 清除剂,每日 2 次,疗程 2~3 日。

3. 异常胆液质 治疗上给予异常胆液质的成熟剂(蒙孜吉),以便成熟致病体液。成熟剂组方由天山堇菜、荷花、玫瑰花、地锦草、甘草根各 15 g,药蜀葵花、蜀葵子、神香草各 10 g,菊苣子 20 g、红枣、菊苣根、乌梅各 30 g,刺糖 60 g,砂糖 200 g。以上草药制备成 1 000 ml 糖浆即可,酌患者病情及年龄,每日 2 次,每次饭后趁热服用 80 ml,服用 5 日。异常赛非拉依合力体被成熟以后,为排泄该异常赛非拉依合力体,而给予买提布合艾非提蒙汤内服,每日 2 次,每次 50 ml,服用 2 日。

4. 异常血液质 治疗上,以降低胡尼的刺激、消炎、清血为目的,给予维药成药谢日比提欧那比糖浆、谢日比提艾那罗糖浆、谢日比提阿那尔糖浆、谢日比提外尔地糖浆等药物选项服用。

炎肿化脓时，助于排脓，用谢日比提祖法糖浆内服，同时外敷强药。痰中带脓时，若无发热、谵语、神志不清等，用内服台日亚克解毒剂为宜；睡前可内服艾比阿亚热吉小丸加药西瓜；助于彻底清除脓痰，宜用神香草、去皮甘草、鸢尾根煎汤加谢热比提艾赛力酸糖浆等。

止咳、祛痰，顺畅呼吸，给谢日比提高孜班蒸露、谢日比提祖帕糖、谢日比提安斯力糖浆等每日3次，每次60～80 ml；罗欧克开塔尼吸入剂、罗欧克赛尔皮斯堂吸入剂，每日3次，每次10～15 g，根据患者的病情选项服用。

发热、口渴、气喘较重、胸痛者方用谢日比提阿那尔糖浆或谢日比提尼鲁法尔糖浆，内服的同时可服用斯日坎吉本醋糖浆剂；热性较强者，蜂蜜水加大麦水内服。热性不强、体力较好者，宜用神香草、牛至、无花果加蜂蜜煎汤内服或大麦水煎汁加买提布合苏维散汤内服即可。

以改善肺功能、营养支配器官为目的，给予谢日比提祖帕糖浆、谢日比提安斯力糖浆、买朱尼达瓦衣米西克糖膏、合米日艾比日西米糖膏、克孜古力古力坎尼糖膏和爱维心口服液等。

(三) 藏医对肺系疾病的论治

藏药的使用和藏医的理论体系紧密结合，在临床用药时，根据疾病的性质和药物的属性不同，采用与疾病性质相反的药物治疗疾病，即寒者热之，热者凉之，虚者补之，实者泻之。藏医主张用药引子，以便把所用的制剂引向患病的部位。如用白糖做药引子治疗单纯的热病，红糖块做药引子治疗寒性病，蜂蜜做药引子治疗培根病或黄水病等。为保证较好的疗效，藏医对药物的服法也很讲究，如药丸一般用开水送服，寒性病用热开水吞服，热性病用凉开水送服，混合型的疾病，即寒热兼有的，就用温开水送服。凡隆病宜用动物骨汤送服，赤巴病宜用獐牙菜汤送服，培根病宜用芫荽子汤送服。

1. **隆病** 在饮食治疗方面，以新鲜肉、新鲜酥油等既凉性而又有营养的食物为好，以冰糖、红糖、蜂蜜为主的肉豆蔻、白豆蔻、甘青青兰、桂皮、荜茇糖浆，也有很好的疗效。至于隆病引起的疑难肺病，可用在第四、第五胸椎穴位火灸疗法治疗。

2. **赤巴病** "赤巴"入侵五脏，总的治疗药物有藏茵陈、藏黄连、龙骨、波棱瓜、止泻木、葡萄、秦艽、船形乌头等，如侵入肺另加甘草、竹黄、茵陈蒿。

3. **培根病** 培根侵入肺或心时，用催吐法引发疾病，然后以石榴、桂皮、小豆蔻、荜茇等为主药；侵入肺者，再加沙棘、广木香、石灰华，以白糖和蜂蜜为药引，开水冲服。

(四) 蒙医对肺系疾病的论治

采用蒙医方法对肺病进行治疗时，主要是止咳化痰平喘，助胃火，清巴达干热邪，调理体素作用辨证给药原则。止咳化痰平喘药物有北沙参、竹黄、葡萄干、甘草、火绒草、拳参、白花龙胆花、狐肺、青蒿、川贝母、香附、胡芦巴、沙棘、赤铜灰、远志、羚羊角、角蒿、香旱芹等。治疗肺病的方剂为扫日劳-4、扫日劳-7、乌珠木-7、敖斯根-18、齐齐日干-5、竹黄-25等。其中扫日劳-7汤，能清肺热、止咳；枇杷叶单汤能清热解毒，除去协日乌素，消肿；冰片二十五味散也能清盛热，主治盛热、陈旧热、扩散于肉、皮、脉、骨之热；十八位清肺丸(天竺黄、白檀香、紫檀香、牛黄、拳参、红花、黑云香、草乌牙、诃子、木香、沉香、甘草、北沙参、肉豆蔻、苦参等)，有清黏热、止咳功效，主治重感冒咳嗽，肺热咳嗽，痰呈赤黄、灰色带白沫，小儿肺炎，百日咳，温热病咳嗽等；七味葡萄散(白葡萄干、天竺黄、红花、甘草、肉桂、石榴等)，有止咳、益气平喘之功效，主治慢性支气管炎、喘息性咳嗽等；沉香十五味散煎汤送服；通拉嘎-5味丸加用阿木日-6味散3～5 g送服；咳痰不易可合用五味沙棘散(沙棘、木香、白葡萄干、甘草等)用葡萄水做药引送服，可清陈久性、潜伏性肺热,发挥止咳祛痰作用,主治感冒咳嗽、慢性支气管炎、肺脓痈、咯痰不利等。

1. **赫依型疾病** 除以上药物外,宜投沉香八味散加北沙参四味汤共煎送服,也可加用阿嘎日-8汤而能达到很好的药效,还可根据病情采用外治疗法,可用第一、第五椎及喉窝等穴位,施以火针或艾灸;腰部第四、第五穴位可用温针或针灸。

2. **协日型疾病** 除以上药物外,宜投女贞子十六味散,用查干汤3g做药引子送服,亦可加用沙日汤。

3. **巴达干型疾病** 除以上药物外,还可加用如大-5汤或者高勒都宝日-6汤,或者女贞子十六味散加查干汤而取得更好的药效。

四、小结

中(汉)医、维医、藏医、蒙医等传统医学都是古代中华民族在几千年的实践生活中的经验总结,都为人民的保健事业和民族的繁衍昌盛做出巨大的贡献。通过总结归纳,我们可以看出各民族传统医学在对肺系疾病的认识和诊治上有许多的相同性,这就为我们提供了各民族医学融合的理论支持和治疗多样化。我们要发挥民族特色,突出传统医药优势,采用多民族医药的综合治疗。通过我国特色的多民族传统医药融合治疗提高肺系疾病临床疗效,改善临床症状,提高生存质量,延长生存时间。

《内经》与《四部医典》放血疗法适宜病证初探

一、引言

《内经》是中(汉)医药的经典著作,《四部医典》是藏医药的经典著作,两者是比较研究中(汉)医与藏医理论体系、学术特色最为重要的学术著作。放血疗法的理论与实践在两部著作中占有重要的地位。近年来,对放血疗法的研究越来越多,有些学者从比较研究的角度,较为系统地开展了中(汉)医、藏医放血疗法的理论研究,具体如下。

二、《内经》刺血疗法

1. **主治范围** 《内经》全书162篇中,有48篇(其中《素问》有20篇,《灵枢》有28篇)涉及刺血疗法,主要见于《素问》的《脏气法时论篇》《刺腰痛篇》《刺疟篇》和《灵枢》的《热病》《癫狂》《厥病》《杂病》等篇章。刺血疗法主治的病证有实证、虚证、热证、瘀证、痛证,其中对发热、癫狂、疟疾、腰痛、头痛的论述较多。此外还论及水肿、鼓胀、癃闭、痿厥、痹证、尸厥、疮痈、外伤肿痛、重舌、音哑、衄血等40余个病种。《内经》常用刺血法治疗头部疾、下肢部疾、热疾、内科病证、伤科病证,治疗各疾的症次为头部疾12、脾胃疾14、下肢部疾11、热疾8、神志疾21、腰臀部疾18、肺疾14、脊背疾12、疟疾12、腹部疾11、寒疾10、肝胁疾8、心疾8症次。《内经》治疗五官科疾证的次数不高,治疗目疾、口疾、咽喉疾,分别为4症次、5症次、2症次。《内经》运用刺血络法治疗的病证中以对内科病证的治疗占绝大多数,尤以对治疗脏腑病、神志病、痛证、疟疾的论述较多。由此可以看出,古人运用刺血络法已能治疗人体脏腑功能失调所致的多种内科疾病,而不是仅仅限于治疗疮、痈等外科疾病。

2. **主治病证** 《内经》中关于针灸治法的论述中,大多数与刺血疗法有关,对其治疗机制、针刺手法、刺血原则、刺络部位、主治病证、取穴方法、注意事项等内容作了详述。目前,学术界对刺血疗法主治病证有不同认识,一些学者认为,中(汉)医放血疗法的临床适应范围主要包括实证、热证、瘀血、疼痛等证,虚证一般不用放血疗法。刺络法属于泻法,不应该用于虚证。一部分学者提出刺血疗法用于虚证的治疗。如《灵枢·癫狂》中"短气,息短不属,动作气索,补足少阴,去血络也",即在治疗虚实夹杂的癫狂患者时可在足少阴肾经上施行补法,其脉有瘀血时,针刺其血络,使之出血。瘀血除,则脉道通畅,血气复行,由此达到补足少阴的效果。刺血疗法早在《内经》中就已经用于虚证的治疗,刺血疗法是通过疏通而达到补虚的目的。刺络放血疗法既可用于实证的治疗,也可用于虚证的治疗,当然,刺络放血治疗虚证有一定的适应证,不是任何虚证都可刺络放血。可见,中(汉)医放血疗法的临床适应病证都需先辨虚实,不能妄加放血,以防产生不良后果。

3. **辨证依据** 《内经》刺血疗法临床运用主要体现在以虚实为要的辨证施治上,虚实是中(汉)医八纲辨证论治的理论基础之一,是《内经》的重要内容,是对疾病的基本性质进行初步诊断的重要方法。从正邪交争的角度来看待人体正气的虚实、多寡。《素问·通评虚实论篇》中所说:"邪气盛则实,精气夺则虚。"至今被认为是八纲中虚实的定义,对后世医家影响颇大。《素问·针解篇》亦言:"言实与虚者,寒温气多少也。"八纲辨证在《内经》中的呈现并非任何疾病都要尽数其详,它们常常会单独出现,或者两两结合,就可以给疾病定性了,故而并不是以我们今天所说的"八纲辨证"的形式存在,而是各自独立地以"阴阳辨证""表里辨证""虚实辨证""寒热辨证"的形式分别存在的。就虚实辨证的内容而言,有虚证、实证、虚实夹杂证,虚实还与表里寒热相联系,形成多种证候。常见有表虚证、表实证、里虚证、里实证、虚热证、实热证、虚寒证、实寒证。笔者认为,刺血疗法属于泻法,主要用于实证,不宜用于虚证,所谓用于治疗虚证,大多也是虚实夹杂的一些的疾病,并不是单纯的虚证。因此,刺血疗法适用于实证和部分形成气血瘀滞的虚实夹杂的病证。

三、《四部医典》刺血疗法

1. **主治范围** 《四部医典》共有156篇,除《四部医典·后续部》放血疗法专章外,78篇对放血疗法机制、治疗原则、主治病证、操作方法、放血工具、注意事项、治疗功效等方面作了阐述,此外对放血疗法作为疾病诱因和鉴别诊断也作了具体周详的论述,这些内容中有独特的恶血病因病机学说、作用机制、严格的正血与恶血定义、明确的适应证和禁忌证、实用的诊断鉴别方法以及放血疗法的副作用。主要见于《四部医典》的第三部《秘诀部》中,《四部医典·秘诀部》是藏医临床实践部分,约占全书的68%,内容分为15篇、92章,其中13篇提及放血疗法,各篇提及放血疗法的次数分别为《热病治疗篇》98次、《伤科治疗篇》88次、《三邪治疗篇》43次、《头病治疗篇》28次、《脏腑治疗篇》28次、《杂病治疗篇》25次、《先天疮疖治疗篇》16次、《妇科治疗篇》11次、《小儿病治疗篇》10次、《解毒篇》9次、《内病治疗篇》5次、《神志篇》5次、《阴部病治疗篇》1次,共计371次,分布在热病总论等65章的内容中,主治的病证有躯体伤、肢体伤、紊乱热、赤巴病、扩散伤热、疫病热、热病、口病、肝病、耷干和血隆等隆病、妇科病、头颅伤、小儿病、木布病、盛热、眼病、浊热、肾病、痛病、瘤病、神志病、伏热、黄水病、白脉病、合成毒、头部疾病、心病、肺病、丹毒、行与不行毒症、瘤病、肿病、陈旧热、鼻疾、瘿病、脾病、喘病、虫病、尿闭、真不病、淋巴病、足腿肿病、创伤、转化毒、黄色培根、消化不良、未成熟热、耳病、胃病、大肠病、阴部病、音哑、痛风、皮肤病、痔疮、日轮脓疡、疝气、会阴病、癫狂、妇科各病、天花、瘟疫、肠痧、麻风病、喉蛾疔毒等内外妇儿等诸科63种疾病,从实践上看内容十分丰富,揭示了放血疗法是藏医临床的常用治疗手段。

2. **主治病证**　《四部医典·后续部》放血疗法专章从工具、辨别、方法、弊端、功效等 5 个方面进行了详尽的论述,其中辨别分为辨病论治和辨时施治,方法分为术前准备、操作方法、术后处理,其中术前准备分为远期准备和近期准备,操作方法分为鼓脉、刺法、取位、验血、放血量、并发症处理等 6 个方面,术后处理则是松绑和止血,包扎以及行为和饮食禁忌等环节。其中对适宜证和禁忌证主要依据疾病的属性法进行了系统论述,认为放血疗法适应证是赤巴(具有"腻、锐、热、轻、臭、泻、潮"7 个特性)和七精之一的血液发生病变后,引起的扩散热、紊乱热、痛风、丹毒、麻风病以及肿胀、外伤等热性疾病;禁忌证是邪病、体虚、孕妇、产后体虚,以及隆(具有糙、轻、凉、微、坚、动等 6 个特性)和培根(具有油、寒、重、钝、柔、稳、黏等 7 个特性)引起的灰色水肿、正精耗竭、胃火衰败等寒性疾病,还有未分离恶血、未成熟传染热、空虚热、尚未解毒的中毒症、疫热及体质虚弱等。即便是热证,也不宜放血,但是隆和培根病夹杂热证者可行放血之术。要以患者体质为前提、疾病属性为根本进行寒热辨证,体现了藏医放血疗法的辨病论治特点。可见,专章中有着完整的理论体系、详细的操作规程、系统的寒热辨证、明确的适应证和禁忌证、周详的术前准备、多样的放血工具,可以说是藏医放血疗法的集大成之作。

3. **辨证依据**　《四部医典》放血疗法的临床运用主要是以"寒热辨证"为依据,藏医认为寒热既是疾病的本质属性,又是临床征象各种临床证候的根本反映,是藏医三因即隆、赤巴、培根的高度概括,任何错综复杂的证候,都可归类为寒证和热证。凡是赤巴引起的疾病者属于热证,凡是培根引起的疾病都属于寒证,隆从本质上是寒性,但因为其轻飘的特征,介于寒热两证之间,往往助推偏盛的寒证或热证。《四部医典》曰:"隆和培根为寒属水性,血与赤巴为热属火性,虫及黄水性平兼寒热。"认为人体所有疾病中隆和培根所致疾病属寒证,血与赤巴所致疾病属热证,所有疾病无不属于寒、热两证。其内容有内外皆热证、内外皆寒证、外热内寒证、内热外寒证 4 种,对病证性质进行分析、归纳、判断,进行寒热辨证,实施放血疗法的重要依据。

总之,《内经》刺血疗法主治 40 余个病种,不仅治疗疮、痈等外科疾病,还对内科病证的治疗占绝大多数,尤以对治疗脏腑病、神志病、痛证、疟疾的论述较多,适用于实证和部分虚实夹杂的病证,以"虚实辨证"为主要依据。《四部医典》放血疗法主治 63 种疾病,涉及内、外、妇、儿等诸科,对热病和伤科疾病治疗居多,主治热性疾病和隆、培根病夹杂的热证,以"寒热辨证"为根本。有效病种的总结,主治范围的扩大,推广以及操作规范化等是放血疗法发展面临的主要问题,藏医放血疗法的理论体系与其他医学相互借鉴、融合是中(汉)医、藏医发展和推广的关键所在,值得中(汉)医、藏医学工作者们重视。

蒙医学与现代医学对传染病病程认识比较

传染病是由病原微生物和寄生虫感染人体后所产生的具有传染性的疾病。根据临床过程的长短可分为急性、亚急性、慢性;根据病情的轻重可分为轻型、中型、重型、暴发型;根据临床特征可分为典型及非典型。传染病在蒙医学属温病学的疫热范畴,是由黏、疫毒等侵入人体所致的一组疾病。历史上,广大蒙古地区受当时生产力水平、卫生及生活条件影响,经常有传染病流行,尤其遇到严重的自然灾害时常造成传染病暴发和大流行。故多年来蒙医学家在诊治传染病的过程中积累了丰富的临床经验,从而形成了具有较完整的理论体系及系统诊治方法的一门医学分支学科。重症急性呼吸综合征(SARS)、人禽流感等急性传染病的流行使国际社会重新认识加强防治传染病的重要性和紧迫性。现代医学和蒙医学对传染病既有着不同的认识和看法,同时又因所研究的对象相同亦有许多类似之处。在此仅就两者对传染病病程发展的认识之异同作一比较。

一、现代医学对传染病病程发展的认识

现代西学将传染病的发生、发展和转归,通常分为以下阶段。

1. **潜伏期**　从病原体侵入人体起,至开始出现临床症状为止的时期。潜伏期通常相当于病原体在机体内繁殖、转移、定位,引起组织损伤和功能改变,导致临床症状出现之前的整个过程,因此潜伏期的长短一般与病原体感染的量成反比。如果主要由毒素引起病理生理改变,则与毒素产生和扩散所需时间有关。

2. **前驱期**　指从起病至症状明显期开始为止的时期。此期病状通常为非特异性的,如头痛、寒战、发热、疲乏、食欲不振、肌肉酸痛等,为许多传染病所共有,一般持续1～3日。起病急骤者,可无前驱期。

3. **症状明显期**　指急性传染病患者度过前驱期后,在某些传染病中,大部分患者直接转入恢复期,临床上称为顿挫型。仅少部分患者则转入症状明显期。在此期间该传染病所特有的症状和体征通常都获得充分表达,如具有特征性的皮疹,肝、脾肿大和脑膜刺激征,黄疸等。

4. **恢复期**　指机体免疫力增长至一定程度,体内病理生理过程基本终止,患者症状体征基本消失。在此期间体内可能还有残余病理改变或生化改变,病原体还未完全清除。许多患者的传染性还要持续一段时间,但食欲和体力均逐渐恢复,血清中的抗体效价亦逐渐上升至最高水平。

5. **复发与再燃**　有些传染病患者进入恢复期后,已稳定退热一段时间,由于潜伏于组织内的病原体再度繁殖至一定程度,使初发病的症状再度出现,称为复发。有些患者在恢复期时,体温未稳定下降至正常,又再发热时,称为再燃。

6. **后遗症**　传染病患者在恢复期结束后,机体功能仍长期未能恢复正常者,称为后遗症,多见于中枢神经系统传染病如脊髓灰质炎、脑炎、脑膜炎等。

二、蒙医学对传染病病程发展的认识

蒙医学认为急性传染病在机体内发生和发展一般要经过三个不同阶段,即未成熟热期、增盛热期、寒热间期。同时在这三个阶段若因治疗不当或遇其他因素而影响治疗亦可再燃或转变成虚热、隐伏热、浊热、陈旧热等不同的病理改变,从而使病情更加复杂。

1. **未成熟热期**　指急性传染病的最初阶段。当黏或疫毒等侵入人体刚刚发病时,随着协日等热属性因素的增加,机体内巴达干、赫依等也随之增多来阻止热属性成分的发展,致使热证难以成熟为单纯热证。一般认为发病后的第一周为未熟热阶段,但因病种、个体差异、发病部位及所遇条件之不同而导致此期长短可不同。故又可分为自熟热、速熟热、迟熟热等3种。此期的主要症状是周身不适,头痛,骨骼关节肌肉酸痛,寒颤,不规则热,哈欠多,懒惰,喜热,脉象浮而数,尿色赤黄、稠而混浊,舌苔苍白,舌缘密布红色疹刺。

2. **增盛热期**　指病程第二阶段。随着病情发展,寒性因素随之消失,热证逐渐成熟,发展为单纯热证,热性达到最盛时期。在此期除原发病特有的表现外还表现为:高热,口干舌燥,汗臭,呼吸困难,全身衰竭,乏力,喜凉爽,重则出现昏迷,惊厥,抽搐,脉象粗、洪、数,苔黄腻,尿色深黄、味臭。

3. **寒热间期**　病程的第三阶段。指急性传染病经过治疗或随着病情缓解,热势已去,热属性症状

基本消失,尚未出现寒性症状的这一阶段。如果饮食及护理得当,大部分患者此时病情好转而治愈。但同一种传染病在此阶段因个体差异、年龄、季节、所处环境、饮食等诸多因素影响,患者会有三种不同的寒热间期表现,医者应预先察知辨证论治。否则易复发或转变为虚热、隐伏热、浊热、陈旧热等不同的病理变化而使病情更加复杂,给治疗带来困难。

4. **虚热** 在急性传染病的治疗过程中,由于治疗不当或遇其他因素影响而产生赫依将余热吹起导致的本质为寒、外象为热的证候。主要表现为体表高热,呼吸短促,痛无定处,睡眠不实,谵语,尿色赤黄,多泡沫,脉象虚而数,舌质红而干燥。

5. **隐伏热** 在急性传染病的治疗过程中,由于治疗不当或遇其他因素影响产生寒性因素掩盖热象,寒象之下隐伏了热,即本质为热、外象为寒的一种证候。主要表现为神志朦胧,面生油腻,食欲不振,有时出汗,身体沉重,过冷过热均感不适,口干舌燥,脉象沉而紧,尿色黄,难以转清。

6. **浊热** 在急性传染病的治疗过程中,由于治疗不当或遇其他因素影响导致黄水增多使热证浑浊,扩散至全身所致。主要表现为眼睑水肿,动则气喘,全身乏力,嗜睡,舌质、齿龈及指甲皆失色泽,尿色红,脉象细数,深处游走。

7. **陈旧热** 在急性传染病的治疗过程中,未能彻底及时治疗,病在体内迁延不愈,时日长久扩散到全身并与七素等混为一体的证候。一般情况下患病后迁延不愈,病程超过1个月将变为陈旧热。表现为眼有红丝、斑点、常流泪,动则心悸,四肢与下半身沉重、麻木,脉细而紧,尿色赤而气消缓慢。

三、现代医学与蒙医对传染病病程发展认识之比较

从以上我们不难看出两者对急性传染病程阶段性的认识总体上是基本一致的,如蒙医未成熟热期相当于前驱期,增盛热期相当于症状明显期,寒热间期相当于恢复期。同时也可看到许多不同的观点和认识。

1. **蒙医在诊治传染病的整个病程中始终坚持辨证分析** 同诊治其他疾病一样,蒙医在治疗传染病时亦注重辨证论治,并贯穿整个病程,是蒙医鲜明的特征。如未成熟热期根据临床表现可分为自熟热、速熟热、迟熟热来辨证诊治,增盛热期根据病情轻重可分为轻型和重型辨证施治,根据疾病所侵及部位不同治疗方法也各异。寒热间期又分赫依型、协日型和巴达干型寒热间期均采取不同治疗方法。这一点与现代医学治疗传染病时注重选择敏感的抗病原微生物药物联合治疗有明显的不同。

2. **蒙医基础理论对疾病潜伏期有较详细论述** 就疾病的潜伏期在蒙医基础理论中有比较详细的论述,而在温病学中未提及这一点,这不能不说是一个重要的漏洞,因潜伏期的患者临床毫无症状及体征,发病与否与病原微生物的毒力、数量、侵入途径,以及人体免疫状态等多种因素有关,可能与当时条件所限、认识不足等多种因素有关。而潜伏期在现代传染病学,预防医学中有着举足轻重的地位,如对接触患者及潜伏期患者进行隔离、医学观察,对控制传染病的传播及流行有重要意义。所以在今后的工作中广大蒙医工作者特别是从事蒙医温病教学及临床工作者应根据蒙医基础理论并结合现代医学知识加以补充以求更加完善。

3. **蒙医学更重视急性传染病恢复期的辨证论治** 蒙医温病学自古以来就充分认识到急性传染病恢复期若不加以正确的治疗有可能发生再燃,复发及留下后遗症的可能性,故特别加以重视,称之为温病治疗之"三关"。并根据患者的个性体质、年龄、发病部位、所处季节环境、临床表现等的不同制定不同的治疗原则及治疗方法并加以辨证施治,以求治疗更加完善彻底。

4. **蒙医学治疗药物分类相对笼统**　现代医学对病原微生物所致的疾病治疗时所用药物要相对区分,如抗病毒、抗菌、抗寄生虫等。这是因抗病毒药物往往无抗菌作用,抗菌药物亦无抗病毒作用,这是由病原微生物的生物学特性及体内致病机制所决定的。病原微生物在蒙医学属黏或疫毒,受当时条件所限未能进一步分类,故治疗时所用药物相对较笼统,所用药物除了具有抗病原微生物作用外,可能具有增加机体免疫力功能,有待于进一步探讨。

第十六章

药物比较研究

藏医学、蒙医学、维医学、傣医学及中(汉)医学等
传统医药理论体系对药物的认识

中国传统医药学包括中(汉)医药学、藏医药学、蒙医药学、维医药学、傣医药学等组成部分,在鸦片战争之前,中(汉)医药学始终是中国社会的主流医学,它与其他民族医药学既有共性又有差异性,其中相似性大于差异性。

一、维医对药物的认识

跟中(汉)药一样,藏族、蒙古族、维吾尔族、傣族、苗族等民族亦有它们自己的医药理论体系。维医药,产生于中国新疆地区先民长期同疾病作斗争过程中,得益于中(汉)医药学的激荡发蒙和其他知识源的充实而形成,具有丰富的实践经验和独特的理论。维医药是中国传统医学不可分割的组成部分,在其形成和发展的过程中,主要受到中(汉)医药的影响,同时吸收部分古希腊、阿拉伯等民族医药之所长,历史上为西域各族人民的繁衍和昌盛做出过重要贡献。中国新疆地区人民在长期防病治病的过程中,亦积累了丰富的应用植物、动物、矿物防病与治病的实践经验和生产技术,并逐渐形成了独具特色的药物学。

维医药物学包括药物性级、矫正药、代用药、药物剂型四个方面。

药物性级,是说明药物属性(气质)的强弱程度、分类等级和应用的学说。维医认为,药物的性不但分为热、湿、寒、干四大类,而且大多数为混合性,即:干热、湿热、湿寒、干寒。性属(气质)强弱程度也有不同,根据药性的强弱,将它分为四级,即:一、二、三、四级。一级为性质最弱,四级为性质最强,并且四级性属药大多数为具有毒性。例如:胡豆的性为一级干热,故它不但作为性质最弱的药,用于治疗较轻的疾病,而且平时可作为食品食用。巴豆的性为四级干热,故它不但药性最强,而且具有毒性。不但不能食用,而且用于治病也要慎重,内服一定要先去毒精制后才能用于治疗病情较重的顽固性疾病。维医认为,产生药物混合性属的二方性质的级度,也在多数药物中有所不同,如某一种药的药性为干热,但它的干和热二方的性质也有不同,即:干性程度为一级,热性程度为三级,故它的性属称之为一级干,三级热,等等。例如:骆驼蓬子的性属为三级热,二级干;石榴的性属为一级湿,二级寒;沙枣的性属为二级干,一级寒。

二、藏医对药物的认识

藏医学是藏民族优秀文化的瑰宝之一,也是中国传统医药学的重要组成部分之一,为我国藏区人民的健康和繁衍昌盛做出了重要贡献。藏医认为宇宙是由小五行(金、木、水、火、土)和大五行(气、火、土、水、空间)组成,小五行在人体则指心、肝、脾、肺、肾;大五行则包括整个宇宙,整个宇宙都依赖大五行的运行。隆(气)、赤巴(火)、培根(水、土)是构成人体的三大元素(三因学说),任何一个元素的盛衰都会引起疾病发生。藏医学以其独特的"三因学说""人体七大物质"和"三种排泄物"为基础理论,在多个学科领域都有自己独特的建树。

藏药的使用与藏医的理论体系紧密结合。藏药理论认为,药物的生长、性、味、效与五源即水、土、火、风、空有密切关系,而药物的性、味、效是临床用药的理论基础,即"八性""六味""十七效"。药物的生长来源于五源。其中,土为药物生长之本源,水为药物生长汁液,火为药物生长热源,气为药物生长动力,空为药物生长之空间。五源缺一,药物则无生机。这一理论阐明了药物生长与自然环境的辩证关系,即生态环境对植物生长的特殊性。同时,它认为药物的性、味、效亦源于五源,土与水结合生出甘味,火与土生成酸味,水与火的成分大时则生出咸味,水与风的成分大时则生出苦味,火与风的成分大时则生出辛味,土与风的成分大时则生出涩味。这就产生了药物的六味。藏药药物具有八种性能,即重、润、凉、热、轻、糙、锐、钝八性。重、钝两者能医治隆病和赤巴病;轻、糙、热、锐能医治培根病;重、润、凉、钝四者能诱发培根病。同时也将药物和疾病归为寒、热两大类,临床依据对治原则,热性病以寒性药物治之,寒性病以热性药物治之,寒热并存之病则寒热药兼用。寒与热,轻与重,锐与钝,润与糙是相互对立而又相互制约的矛盾统一体。土性药其性重、稳、钝、柔、润、干,能使身体坚实,主要医治隆病;水性药其性稀、凉、重、润、柔、软,能滋润身体,主要能医治赤巴病;火性药其性辛、锐、干、糙、轻、润、动,能生火热,主要医治培根病;风性药物性轻、动、寒、糙、燥、干,能使身体坚实,精气通行,主要医治培根病和赤巴病;空性药物统帅其他四种药物,遍行全身,主要治疗综合性疾病。火性药和风性药是上行药,土性药和水性药是下行药物。舌对药物的感觉就是味。药味有甘、酸、咸、苦、辛、涩六种。酸味药能生胃火,增长消化能力,使油脂糜烂稀释,还能顺气;咸味药能使身体坚实,有疏通作用,能治闭塞梗阻证,用以罨熨时则产生胃火,有健胃作用;苦味药能开胃、驱虫、止渴、解毒,能医治麻风、眩晕、瘟疫、赤巴病等疾病,有收敛作用,能使溃烂、大小便干燥,使心智敏锐,能治乳房炎症、声音嘶哑等病;辛味药物能医治血病、赤巴病、脂肪增多症,祛腐生肌、愈合伤口,使皮肤滋润光泽。藏医认为,药物服用后,与胃火相遇,这时培根和赤巴被隆消化,甘味、咸味被消化后变为甘味;酸味处于中间阶段,消化后仍为酸味;苦、辛、涩味消化后变为苦味。消化后的每一种药味能医治两种疾病,即藏医的"三化味"理论。藏药在临床应用复方甚多,单味药很少。藏医组方讲究君、臣、佐、使的配伍,君药是方中主药,臣药方中主药之臂,佐、使则是根据主导药的味、性、效配伍。另外,藏医强调,用药时必须根据病的属性决定其药的味、性、效来组方。味是主导,性、效是对治关系即因果关系。病有其性,药亦有其性,同性治之(寒性病用寒性药)必遭其祸,对性治之(寒性病用热性药治之)必得其愈。在藏医理论中,异性对治是首要原则。同理,温与凉,润与糙,稳与动,轻与重等均为互为对治。因此,配方制剂时,要把药味起作用的药物加在一起,全面考虑,把功效起作用的药味加在一起,消化后变化作用的药物加在一起。

三、蒙医对药物的认识

蒙医药是蒙古族人民同疾患作斗争的经验总结,在其医学体系形成过程中主要吸收中(汉)医药学、藏医药学的精华。蒙药理论主要内容包括:五元、六味、药力、药性、药物功能。

1. **五元**　蒙药学以古代朴素的五元(土、水、火、气、空)为理论基础,认为植物发育生长与五元有密切的关系。

2. **六味** 药物有不同的味道,这些味道,是五元在药物形成的过程中,经过复杂作用而造就的,概括起来可分为甘、酸、咸、苦、辛、涩六种。甘味,在五元中以土、水含量为主,其他元素为辅。酸味,在五元中以火、土含量为主,其他元素为辅。咸味,在五元中以水、火含量为主,其他元素为辅。苦味,在五元中以水、气含量为主,其他元素为辅。辛味,在五元中以火、气含量为主,其他元素为辅。涩味,在五元中以土、气含量为主,其他元素为辅。除单一味道外,还有两种以上的味结合而产生的"中性味",以及由于味的转化、相互作用而产生的苦中苦、甘中甘等结合成复杂的"复合味",尽管变化复杂,仍可归纳于基本六味的范畴之内。

3. **药力** 药物品种虽然繁多,但不外寒热两性,即阴性和阳性两大类型。热性药物多生于热处及向阳处,获得了充足的阳光,阳性药物药力充沛,才有完备的热性药力,有升阳、消食、祛风寒、除痰湿的作用。应用过量则引起头晕、头痛、发热、烦渴等症状。寒性药物多生于寒处及阴凉处,获得充足的月辉,阴性药物药力充沛,才有完备的寒性药力,有镇静安神、健身泽肤、祛瘀、降火的作用。

4. **药性** 药物的性能或药理作用。蒙医用药的基本原则就是利用蒙药的性能调整机体内部的赫依、协日、巴达干的偏盛偏衰。若三者保持平衡和协调,就健康无病;如果三者失去平衡,便会产生各种病变,甚或导致死亡。古人在临床用药中,将药物性能总结为重、脂、寒、钝、轻、涩、热、锐等八种。其中,重、脂二性克制赫依病证,寒、钝二性克制协日病证,轻、涩、热、锐四性克制巴达干(痰、寒、湿)病证。再者,轻、涩、寒三性生赫依(风);热、锐、脂三性生协日(火);重、脂、寒、钝四性生巴达干(寒)。

5. **药物功能** 有柔、重、温、脂、固、寒、钝、凉、和、稀、燥、淡、热、轻、锐、涩、动等17种。

蒙医根据药物的寒热两性,派生出8种药物性能,最后又发展成为药物的17种功能。

四、傣医对药物的认识

傣医药学的产生除受中(汉)医药的影响外,还受到与印度医药学和印度小乘佛教的影响。其中四塔理论是傣医理论的主要内容之一,"塔"一词来源于佛经之中,其把外界万物归属于"风""火""水""土"四大类来认识,统称四塔。傣医借用四塔一词来形象地解释人体的生理现象、病理变化,指导临床辨病,立法选方用药,是人体内不可缺少的4种重要物质。傣药理论主要内容包括:药性、气味、药味和入塔等。

1. **药性** 寒、热、温、凉、平五性。

2. **气味** 香、臭、恶臭。

3. **药味** 分为8种,即:酸,多用于收涩、止汗止泻等;涩,多用于收敛止汗、固精、止泻、止血等;甜,多为补药;咸,多用于软坚、补虚;苦,多用于清热、解毒、除湿、止痛;麻,多用于止痛、镇惊、祛痰;辣,多用于散寒、止痛;淡,多用于渗湿利水等。

4. **入塔** 即归属某塔,用以治疗某塔的疾病或对某塔所起的作用。有些药不是单纯入某一塔,可同时入二塔或三塔,具体入何塔,是根据药性及药物本身对机体所起的作用而划分的。傣医认为药物的疗效和其生长环境关系密切,生长环境不同,药效也不同;认为根据季节、时间、方位的不同所采取的药材具有不同的疗效。

五、中(汉)医对药物的认识

中华民族几千年来在与疾病作斗争的过程中,通过实践,不断认识,逐渐积累了丰富的医药知识。

中(汉)药,是指在中(汉)医学理论指导下用于预防、诊断、治疗或调节人体功能的药物。中(汉)药的认识和使用是以中(汉)医理论为基础,具有独特的理论体系,其中中(汉)药药性理论是中(汉)药理论的核心,中(汉)药药性理论即是研究中药的性质、性能及其运用规律的理论,主要包括四气、五味、归经、升降沉浮、毒性等。

1. **四气** 就是寒热温凉四种不同的药性,又称四性。它反映了药物对人体阴阳盛衰、寒热变化的作用倾向,为药性理论重要组成部分,是说明药物作用的主要理论依据之一。

2. **五味** 是指药物有酸、苦、甘、辛、咸五种不同的味道,因而具有不同的治疗作用。有些还具有涩味或者淡味,因而实际上不止五种。但是,五味是最基本的五种滋味,所以仍然称为五味。

(1) 辛:"能散,能行",即具有发散,行气行血的作用。

(2) 甘:"能补,能和,能缓",即具有补益、和中、调和药性和缓急止痛的作用。

(3) 酸:"能收,能涩",即具有收敛、固涩的作用。

(4) 苦:"能泄,能燥,能坚",即具有清泄火热、泄降气逆、通泄大便、燥湿、坚阴(泻火存阴)的作用。

(5) 咸:"能下,能软",即具有泻下通便、软坚散结的作用。

3. **归经** 是指药物对于机体某部分的选择性作用,即某药对某些脏腑经络有特殊的亲和作用,因而对这些部位的病变起着主要或特殊的治疗作用,药物的归经不同,其治疗作用也不同。中(汉)药归经理论的形成是在中(汉)医基本理论指导下以脏腑经络学说为基础,以药物所治疗的具体病症为依据,经过长期临床实践总结出来的用药理论。"酸入肝经,苦入心经,甘入脾经,咸入肾经,辛入肺经。"

4. **升降浮沉** 指药物作用的趋向而言。升是上升,降是下降,浮是发散上行,沉是泻利下行。升浮药上行而向外,有升阳、发表、散寒等作用。凡气温热、味辛甘的药物,大多有升浮的作用;凡气寒凉、味苦酸的药物,大多有沉降作用;花、叶及质轻的药物大多升浮,种子、果实及质重的药物,大多沉降。

5. **毒性** 古代常常把毒药看作是一切药物的总称,把药物的毒性看作是药物的偏性。基本上把毒性分为"有毒,无毒,微毒,小毒"。

从民族药用植物资源来看,相同植物药在不同民族医药体系中存在着异同,另外,有些民族地区长期使用的药用植物,它们大多以地方名相称。

在各民族传统医学的形成和发展过程中,受到不同的区域性地理环境、区域性变化、区域性用药经验等影响,在广袤的中华大地上,产生了中(汉)医、藏医、蒙医、维医、傣医等各民族传统医学,在各自医学体系的指导下,以及长期的民族文化、用药经验的影响下,各民族又相继发展形成了本民族的药物学,作为该民族传统医学体系的重要补充。从中(汉)医、藏医、蒙医、维医、傣医等的药性、药味、药效、归经、升降、沉浮、毒性等理论看,各民族药相似性大于差异性,皆为中国传统医药的有机重要组成。对各民族药物理论进行全面深入的比较研究,有助于推进中国传统医药一体化的研究和应用。

基于中国各民族医学核心理论基础上的民族药物的性味归经理论比较

中(汉)医药学与其他民族传统医药学的整体观念、形象思维是中国文化的特征,而中(汉)医药的阴阳五行、维医药的四大物质论理论、藏医药的三因学说、傣医药的四塔五蕴理论中都是采用"取类比象"的思维方法,所以中(汉)医药学与其他民族传统医药理论的思维模式都有相同或交叉之处。基于各民族传统医药学基础理论发展起来的药物性味归经的理论也有相同及差异之处。药性理论是研究药物的性质、性能及其运用规律的理论。除了狭义上的中(汉)医药外,中国的少数民族医学也源远流长,并且越来越受到人们的重视。我国有 30 多个少数民族具有较为系统的民族传统医药学背景,其中以藏、蒙、维吾尔、傣、壮、回、苗、瑶族等少数民族的医学体系与医药品种最为丰富。对各个民族常用药物的药性、药味进行对比研究具有重要的理论及实践意义。

一、中(汉)医药

(一)中(汉)医基础理论

中(汉)医药是以汉文化为背景的中国传统医学的一种,药性理论体系是其重要组成部分,其形成以《内经》的问世为标志。中(汉)医学认为人体是一个有机的整体,以五脏为中心,通过经络系统,把六腑、五体、五官、九窍、四肢百骸等全身组织器官联系成有机的整体,并通过精、气、血、津液的作用,完成机体统一的功能活动。

中(汉)医理论主要概括为:

1. **气一元论** "气"在中国哲学史上是一个很重要的范畴,在中(汉)医学的学术思想中占有特别重要的地位,是中(汉)医学的哲学和医学理论的基石。气是物质实体,是构成宇宙天地以及天地万物的最基本元素,具有运动的属性。气的运动是气内部的相互作用,是事物发展变化的源泉,气和形以及两者的相互转化是物质世界存在和运动的基本形式。

2. **阴阳学说** 阴阳学说是在"气"的基础上建立起来的,与气一元论紧密地结合在一起,是中国古代朴素的对立统一理论。阴阳是标示事物状态特征的范畴,一是代表两种对立的特定属性,二是代表两种对立的特定的运动趋向或状态。阴阳是宇宙的总规律。但是阴阳范畴不仅具有对立统一的属性,而且还具有另外一些特殊的质的规定,与现代辩证法的矛盾范畴相对应。

3. **五行学说** 五行学说是中国古代朴素的普通系统论。中(汉)医学运用五行学说,从系统的整体观点观察事物,认为任何一个(类)事物的内部都包含着具有木、火、土、金、水五种功能属性的成分或因素,并且木、火、土、金、水这五个方面按照一定规律相互联系,形成这一事物的整体功能结构。五行结构系统,通过与反馈机制相似的生胜乘侮关系,保持系统的稳定性和动态平衡,从而论证了人体局部与局部、局部与整体之间的有机联系,以及人与环境的统一,即人体是一个统一整体的观念。五行学说的朴素的系统观念是现代系统理论的原始形态,在最一般的原则上与现代系统论相一致。药性理论是在上述中(汉)医基础理论的基础上,对药物治疗后性能作用的具体描述。

(二)中(汉)医药性理论

广义的药性包括中(汉)药配伍、毒性反应、妊娠禁忌、十八反、十九畏等,在这里我们主要研究狭义的药性:药物的性味、归经、升降沉浮等。中(汉)医学认为四气五味是构成药物性能的基本部分,所谓四气就是寒、热、温、凉四种不同的药性,五味指的是辛、酸、甘、苦、咸。中(汉)医药学种类繁多,至今已达到 8 000 余种,常用者在 500 种左右。

1. **中(汉)药的四气理论** 中(汉)药分为寒、热、温、凉四种不同的药性,凡是具有清热解毒、凉血滋阴泻火功能,能治疗热证的药物,根据起作用程度不同分为寒性或凉性药;具有祛寒、温中、补阳、补气作用,能够治疗寒证的药物为温热药。

中(汉)药的药性主要是针对证的寒热阴阳而提出的,是古人在长期的医疗实践活动中,对药物作用于人体所发生的不同反应的概括。中(汉)医认为寒证主要表现为：形寒肢冷,面色苍白,恶寒喜热,口淡不渴,喜静,小便清长,大便稀溏,腹痛喜按,关节疼痛,舌淡苔白,脉迟等。热证则有相反的表现：面红目赤,畏热喜冷,身热,口渴喜冷饮,烦躁谵妄,小便短赤,大便秘结,痰黄稠,腹痛拒按,舌红苔黄,脉数。

2. **中(汉)药五味的研究**　五味是指药物的辛、甘、酸、苦、咸五种不同的味道,五味的由来主要是通过味觉器官辨别出来的,但是部分是根据临床效果来确定的。如葛根味辛、石膏味甘均与口尝的味道不相符,这些药物的味主要是根据药物对机体的作用特点决定的。所以五味是中(汉)药固有的性质,是其药理作用的基础,而四性是在五味的基础上,药物对机体发挥作用后的结果,故药物通过五味产生四性。药味的产生与其所含有的化学成分之间有关系,辛味可以发散、解表,因其所含挥发油成分居多,如枳实、陈皮、厚朴、香附等;另外,辛味药中含有多种生物碱,如川芎、红花、益母草等,可促进血管扩张、活血化瘀。酸能涩能敛,酸味药中的酸性成分大多为鞣质,能使黏膜的表面得蛋白凝固,形成保护膜,起到收敛止泻的作用。苦能泄、能燥、能降、能坚,与苦味药中所含的生物碱等成分相关,如黄连、黄柏中含有小檗碱具有抗菌、抗病毒等作用。苦味药物通过其燥湿泻火的功效治疗湿热痢疾、痈肿疔毒等感染性疾病。甘味能补、能缓,与这类药物中所含氨基酸、微量元素等营养成分有关。咸味药能够润燥通便与其中含有的多种无机盐如钾、钠、钙、镁等有关,这些物质在肠道中造成高渗透压状态,吸收大量水分,增大肠容积,促进排便。

3. **中(汉)药的升、降、浮、沉**　阴阳学说是中(汉)医理论的核心,也是中(汉)药性味、功效、归经的理论依据。中(汉)药治病即是根据人体疾病的阴阳盛衰而应用适当的药物使其达到阴阳平衡。升、降、浮、沉是中(汉)药药性另一重要表现,是药物进入体内后的一种作用的趋势,药物进入体内后发挥升举提陷的作用,其药性具有向上向外的作用,称为升浮;而药物进入体内后发挥下降平逆、下行泄利作用,其药性向下向内的作用称为沉降。升浮药大多味辛、甘,性温热,而沉降药多酸、苦、咸,性寒凉。所以升浮沉药物具有升阳、发表、散寒、催吐作用;沉降药物具有清热、泻下、沥水、降逆、平喘、潜阳功效,但是药物的这些药效也可通过炮制部分的改变,如制大黄降低了大黄苦寒之性,增加了其抑菌、解热、止血等功效。另外,药物的升、降、浮、沉也可因配伍不同而发生改变,如桔梗能够"载药上行",而牛膝则可"引诸药下行",以上说明药性的升、降、浮、沉,是可以相互转化的。

4. **中(汉)药的归经**　中(汉)药的归经理论是中(汉)医脏腑经络学说结合药物对机体的选择性作用归纳而成的,是指药物的作用部位、作用范围等范畴。中(汉)医基础理论对证的理解是,每一个证候都是脏腑、经络发病的表现,并可追溯到其相关的脏腑,所以治疗该脏腑疾病的药物需要归属到该经络。如黄连泄心火,该药物归心经,而麻黄宣肺平喘则入肺经。药物药理作用的发挥与药物归经的关系密切,且与中(汉)医理论中脏腑功能的理解一致。如中(汉)医理论中认为"诸风掉眩皆属于肝",平肝息风的药物皆入肝经。"海马能补肾,枸杞能补肝"就是说海马主要归肾经,枸杞主要入肝经;失眠与心有关,柏子仁、酸枣仁能治失眠所以入心经;咳喘属肺的病变,杏仁、桔梗能治咳喘,所以入肺经;胁肋胀痛,多因肝郁气滞,柴胡、青皮能疏肝理气,所以入肝经。概括地说,"归经"就是指药物对机体某些脏腑经络的选择性作用,即每种药物进入机体对某脏腑(或部位)的病变其作用是有特殊性的,该特殊性就叫"归经"。

中(汉)药的四气五味、升降沉浮学说与归经理论只有有机地结合起来,才能做到准确诊断,合理用药。

二、维医药

（一）维医基础理论

维医理论体系包括：四大物质论、气质论、体液论、器官学说、力学说、素质学说、形与神学说、健康学说、疾病学说、危象学说等，它们解释了人体与外界的相互辩证关系，创立了一套诊治疾病的治疗学说和药物学说。维医认为自然界由四大物质（即火、气、水、土）构成，自然界中的人类也受其影响，没有这四大物质，就没有物质的形成，就不会有生命存在。四大物质分别具有不同属性：火为干热，气为湿热，水为湿寒，土为干寒。它们之间既相互依赖又相互制约，四种属性在人体内相互作用，最终即可形成气质。维医气质说认为人体气质可分为正常气质和异常气质两大类，异常气质同时又可分为单纯异常气质（热、寒、湿、干）和复杂异常气质（干热、湿热、湿寒、干寒）。维医体液论以四大物质、属性和气质论为基础而产生的，是维医重要学说之一。维医认为四种体液是自然界四大物质在人体内的具体体现，人体是由四种不同的体液（胆液质、血液质、黏液质、黑胆质）构成的。胆液质体液属性干热，血液质体液属性湿热，黏液质体液属性湿寒，黑胆质体液属性干寒。它们不断被利用，又不断产生。体液之间保持着相对平衡和相互制约又相互补充。体液失衡、数量或质量发生异常变化可引起疾病发生。体液的平衡以及数量与质量的变化，是疾病产生的内部原因。自然界中的四大物质和其他因素的异常作用，则是疾病产生的外因。维医器官学说认为人体是一个完整的统一体，根据人体器官的位置和作用，维医将器官分为支配器官和被支配器官两大类。心、脑、肝为支配器官，肺、胃、脾、肠、肾等为被支配器官。大脑是思维和感觉以及精神的中心，心脏是活力的源泉，肝脏是人类生命中自然力的中心。

四大物质对人体的影响，形成了人体热、湿、寒、干等四种属性，这些属性是人类不可缺少的重要因素。四大物质极微细单元的属性相互作用形成的属性，叫作气质。当时四大物质理论不仅运用于其他领域，而且也运用于医学。它认为，人体的病灶主要是由气质失调，异常黑胆质所致。要治病，首先要清除病体内的异常黑胆质。自然界中所有的生物和非生物都有其各自的属性，自然界中生物和非生物的气质特点，都是以四大物质为基础而形成的。人的正常气质有四种，即干热气质（胆液质气质）、湿热气质（血液质气质）、湿寒气质（黏液质气质）和干寒气质（黑胆质气质）。属于哪种气质，决定于四大物质中哪种物质占上风。维药药性理论是建立在上述理论基础上的。

（二）维药的药性

1. **基本药性理论**　维药中的药性是根据药物作用与机体后发生的不同反应和疗效而决定的药物的属性。这些属性即为药性。维医认为药物的药性不但分为热、湿、寒、干四种，而且相当部分的药物具有混合的药性，即：干热、湿热、湿寒、干寒。

（1）热性药：具有生热、驱寒的功能，适用于非体液型寒性病证及非体液型寒湿性、干寒性的病证；或者体液型黏液质性和黑胆质性的寒性偏盛的病证。

（2）湿性药：具有生湿、润燥的功能。适用于非体液型干性病证和非体液型干热、干寒性的干性偏盛病证；或者体液型胆液质性和黑胆质性的干性偏盛病证。

（3）寒性药：具有生寒、清热的功能，适用于非体液型热性病和非体液型干热性、湿热性的热性偏盛病证；或者体液型胆液质性和血液质性的热性偏盛病证。

（4）干性药：具有生干、燥湿的功能，适用于非体液型湿性病症和非体液型湿热性寒湿性的热性偏盛病证；或者体液型血液质性和黏液质性的湿性偏盛病证。

（5）干热性药：具有生干生热、燥湿祛湿的功效，适用于非体液型寒湿性病证或体液型寒湿性（黏液质)病证。

（6）湿热性药：具有生湿生热、润燥驱寒的功效，适用于非体液型干寒性病证或体液型干寒性(胆液质)病证。

（7）湿寒性药：具有生湿生寒、润燥清热的功能，适用于非体液型干热性病证或体液型干热(胆液质)性病证。

（8）干寒性药：具有生干生寒、燥湿清热的功能，适用于非体液型湿热性病证或体液型湿热(血液质)性病证。

2. **维药特色理论——药性分级** 药物的药性分级，是维药学独有的特色理论之一，是说明药物的属性的强弱程度、分类等级的学说。维医学认为药物的属性有强弱程度的差异，根据药物性质的强弱不同，分为一、二、三、四级。一级为药性最弱，四级为药性最强。四级药大多具有毒性。如巴豆的药性为四级干热，药性最强，具有毒性，不能食用，入药应用也应该炮制后使用避免中毒。维药认为，混合性质药物的药性，在多数药物证两个以上的性级是不同的，例如：干热性药物的干性、热性的性级不同，干性程度可以为一级，热性级别可为三级，故它的药性称之为一级干三级热。

3. **维药药味** 维药的药味也是根据药物作用于机体后发生的不同反应和治疗效果而决定的。维药药味分为9种：烈味、辛味、咸味、酸味、苦味、涩味、油味、甜味、淡味。

（1）烈味药：可使舌感强烈，药物能够迅速渗透，这类药物本身具有热性或挥发性，具有损烧组织、开通瘀阻、清热、腐化、挥发、稀化等作用，如胡椒、芥子等。

（2）辛味药：使舌感辛辣、干燥，药味渗透快，具有挥发、稀化、分化、燥化、热化、防腐等作用，该类药物药性较烈味药稍弱，但燥化、防腐作用较强。

（3）咸味药：使舌感到咸味、不烈，使舌发红，药味渗透较快，具有开通阻塞、稀化体液、散发物质、清理生辉、分化体液、洗净器官、防腐、热化作用，药物作用较平和。

（4）苦味药：使舌感到苦味、发燥、发硬。药物本身干寒性具有浓化、固化、收化、敛化、粗化和寒化作用。

（5）酸味药：使舌感到酸味、微烈，使得舌迅速积液，药物渗透性好。该类药物本身为寒性、湿性、挥发性，具有开通阻塞、分化、将药物的功效疏松到深远的组织、顺通血管，使得器官生寒的作用。

（6）涩味药：使舌感到涩味，发燥、发硬具有固化、浓化、敛化、开化、开胃、止泻和寒化器官的作用。

（7）油味药：使舌感到油腻、润滑、变软、扩展感的药物，该药物本身具有水样、气体样和挥发物质，具有湿化、软化、松解、润滑和调节体液稀度的作用，也有一定的热化功能，容易渗入偏盛体液中的特点。如各类油类和动物油。

（8）甜味：使舌感到甜味，并保持舌面的原状、软润。该类药物本身性平和，其成分中的物质精粹和挥发性具有洁肤生辉、松软器官、调节体液浓度、软化、稀化、溶化等作用，并有一定的热化作用，比较容易渗入血液和偏盛体液中。

（9）淡味药：使舌感到淡味并保持舌的原装、软润、不讨厌，但吸引力处于不向往的状态。该类药物具有降热、解渴、润滑、软化的作用。

三、藏药

藏药代表著作《晶珠本草》记载，藏药资源有 2 294 多种，其中植物类 2 172 种、动物类 214 种、矿物类 50 种。藏区自古以来便是我国药用植物的"聚宝盆",贝母、三七、天麻、灵芝、红景天、冬虫夏草等数百种珍贵药材畅销海内外,而鬼臼、红豆杉、八角莲、软紫草等抗癌药用植物也得到了广泛地开发应用。藏药的临床应用与藏医的理论基础的发展密不可分。

(一)藏医基础理论

《四部医典》是一部阐述藏医理论的经典著作,在该书中认为宇宙由五行(气、火、土、水、空间)组成,整个宇宙都依赖于五行的运行。藏医基础理论认为隆(气),赤巴(火)、培根(水、土)(三因学说)、七种物质和三种排泄物是维持生命的物质基础,任何一个元素的盛衰都会引起疾病发生。三大因素中的隆是气,聚集在脑髓、心肺和骨髓中,主管呼吸、循环、感觉、运动;赤巴是火,分散在肝脏和血液中,促进消化、吸收及热能、智慧的产生;培根是水和土,存在于脾、胃、膀胱内,可以调节消化及水分代谢,影响人的体重和性情。七种物质包括乳糜、血、肉、脂、骨、髓和精,它们均可在赤巴产生的热能作用下,逐渐变成精化,精化散布全身,使人发育、成长、保持健康。三种排泄物包括粪便、尿和汗,可以通过它们将体内废物排出体外。

藏药学理论认为药物也与五行有关,其性味、效亦源于五行(土、水、火、气、空),即土为药物生长运行之本源;水为药物生长之汗液;火为药物生长之热源;气为药物生长运行之动力;空为药物生长之空间。五行缺一,药物则不能生长。该理论同时说明:土水偏盛的药物味甘;火土偏盛的药物味酸;水气偏盛的药物味辛;土气偏盛的药物味涩;火气偏盛的药物味咸;气水偏重的药物味苦。

(二)藏药的药性理论

藏医认为万物之生机来于五源,药物的生长亦来于五源。其中,土为药物生长之本源,水为药物生长之汁液,火为药物生长之热源,风为药物生长之动力,空为药物生长之空间。五源缺一,特别是空缺了,药物则无生机。同时藏医认为药物的性、味、效亦源于五源。土与水使其生出甘味,火与土使其形成酸味,水与火的成分大时则生出咸味,水与风的成分大时则生出苦味,火与风的成分大时则生出辛味,土与风的成分大时则生出涩味。这就是四大种的成分配合不同,随之药物也产生了六种味。

1. **六味**　目前藏医理论把藏药分六味即甘、酸、苦、涩、辛、咸,其主要的药理作用介绍如下。

(1)甘味药物:适宜身体的需要,能增长元气和体力,对老人、小孩有补益作用,治疗消瘦、气管炎、肺病有特效,还能使身体的肌肉丰满、愈合疮伤、焕发容颜,使五官灵敏,延年益寿,治疗中毒症、隆病、赤巴病等都有效用。但是甘味药物运用过量时,则会诱发培根病。

(2)酸味药物:能生胃火,增长消化能力,能使油脂糜烂稀释,还能顺气。但是用量过多,则会产生血液病、赤巴病,使肌肉松弛、视物昏花、头晕、水肿、鼓胀,发生丹毒、疥癣、皮疹、口渴等疾病。

(3)咸味药物:能使身体坚实,有疏通作用,能治闭塞梗阻症,用以罨烫时则产生胃火,有健胃作用。但是应用过量时,则会导致头发脱落、头发变白、面部皱纹增多、体力减退,也能诱发麻风、丹毒、血液病、赤巴病等许多疾病。

(4)辛味药物:能医治血病、赤巴病、脂肪增多症、祛腐生肌、愈合伤口、使皮肤滋润光泽。若服用过量时,则产生胃液淤积、便秘、腹胀、心脏病、消瘦等症。

(5)涩味药物:能开胃、驱虫、止渴、解毒,也能医治麻风、晕眩、瘟疫、赤巴病等疾病。有收敛作用,能使大小便干燥,使心智敏锐,能治乳房炎症、声音嘶哑等病。服用过量时,则会诱发体力减弱、隆病、培根病等。

(6)苦味药物:具有清血热、赤巴热、健胃的功效,能医治赤巴病,引起培根病和隆病。

2. **三化味**　三化味是藏药药味学说的特色理论,指的是药味消化后变化的情况。药物服后,与胃火相遇,这时培根、赤巴被隆依次消化。甘味和咸味被消化后变为甘味;酸味处于中间阶段,消化后仍为酸味;苦、辛、涩味消化后,成为苦味。消化后的每一种药味,能治疗两种疾病。

3. **八性** 八性是指藏药药物具有八种性能,即重、润、凉、热、轻、糙、钝、锐八性。藏医药理论认为火性药其性锐、糙、轻、润、动,其作用是能生火热,主要医治培根病。风性药物其性轻、凉、糙、燥,其作用是使身体坚实,精气通行,主要能医治培根、赤巴病。空性药物统帅其他四大种所生的药物,遍行全身,主要治疗综合性的疾病。因此,五大种相合生成各物,地上无物不为药。向上运行的药物是火性药和风性药,下行药物是土性药和水性药,泻药大部分是甘味药。重、钝两者能医治隆病和赤巴病,轻、糙、热、锐能医治培根病,重、润、凉、钝四者能诱发培根病。将药物的性归为寒、热两大类,这是主导,其他六性介于其间,也把疾病归并为寒性与热性两大类。隆病、培根病属寒性,赤巴病和血病属热性,黄水病和虫病为寒热并存。临床依据对治原则,即热性病以寒性药物治之,寒性病以热性药物治之,寒热并存之病则寒热药兼用。

如上所述,藏医学认为疾病的发生是"三大因素"(即隆、赤巴、培根)失调所致,而"三大因素"失调又是所用药物的性质不当、饮食不和、起居不适作为病因或诱因所致。所以在治病时要综合考虑,辨证定性对症治之。如隆的病因是性轻、性糙的药物或饮食所致,当选择性重、性润的药物或食物对症治之;赤巴病的病因是性热、性锐的药物或食物所致,当选用性寒、性钝的药物或食物对症治之。若所用药物或饮食的性质和疾病性质一致,不但不能治愈,反而会导致疾病恶化。由此表明药物的性质是和疾病的属性对应而治的,寒与热、轻与重、锐与钝、润与糙是相互对立又相互制约的矛盾对立统一体。

4. **十七效** 对治是藏医临床用药中的主要理论与原则,所谓对治,就是两两相对,其性相反,一为药性,一为病性。如寒与热,寒性病用热性药治之,热性病用寒性药治之。其他对治的原则相同,即温与凉、轻与重、柔与燥等均形成对治。这些藏药的药效性理论也与中(汉)药的有异曲同工之效。十七效是指藏药对疾病具有十七种对治功效。寒—热,温—凉,干—稀,润—糙,轻—重,稳—动,钝—锐,柔—燥及软。藏药学理论认为药物的性、味、效与五行有渊源关系,即土性强的药物具有重、稳、柔、钝、润、干之效,可强筋骨,治隆病;水性强的药物具有稀、寒、重、钝、润、软、温、干之效,可使七大物质基础聚集,亦治赤巴病;火性强的药物具有热、锐、燥、轻、润、动之效,可生热促使七大物质基础的成熟,能治培根病。十七效亦源于药物的药味,如药味甘、苦、涩者属于寒性效能;咸、涩、甘者属于润性效能;苦、涩、甘者属于钝性效能;酸、苦、辛者属于轻和糙的效能;辛、酸、咸者属于热和锐的效能等。药物的药味若和"三化味"相同,在临床上疗效较好。

总之,藏药的功效是以寒热为主导,热的效能医治寒性病,寒的效能医治热性病,其他效能依次对治。十七种效能大都是从药物六味产生的。药味又是由土、水、火、风、空五源决定的。重、润等性质是由此而产生的,咸、涩、甘三味依次增重。辛、酸、咸三味依次变温而锐。药味没有任何改变时,都具有各自的效力。药味虽然相同,但由于各自性能依赖于五源的成分有大有小,这时药力将发生变化。配方制剂时,要把药味起作用的药物加在一起,把功效起作用的药物加在一起,消化后变化作用的药物加在一起全面考虑。

四、蒙药

(一) 蒙医基础理论——五体素学说

蒙医药学是吸收中(汉)医学、藏医学及印度医学知识,以阴阳五元学说,以赫依、协日、巴达干的三根理论和七素理论为基础的医药体系。蒙医药是结合本地区的特点和民间疗法,创造和发展起来的。主要理论形成受到中(汉)医经典著作《内经》、印度古典著作《医经八支》、藏医经典著作《四部医典》影响,与中(汉)医学相似,蒙医理论体系的基本特点是整体观念论、辨证诊断理论和重病因辨证施治理论。有蒙医理论认为五体素中的前3种赫依、协日、巴达干为"三根",后两种的楚斯、协日乌苏为"五体素"。人体是由三根、七素、三秽构成。构成人体和维持生命活动的7种基本物质——食物精华、血液、肉、脂肪、骨骼、骨髓、精液和使其不断生化的精华统称为七素;3种主要排泄物粪、尿、汗称为三秽。七素为三根赖以生存的物质基础,以保身体发育成长;七素、三秽的吸收、排泄运动过程是不可分割的,是人体进行新陈代谢的过程,共同维持人体正常生理功能。在各种致病因素的影响下,三根、七素的任何一方出现病变,则相互为害,人体内外环境的相互平衡受到破坏,导致发生疾病。赫依病属中性偏冷,需要温性药物来克制;协日是人体的重要成分,属热,有生体温、保热力的作用,需要凉、涩性药物克制;巴达干性寒,有降温、润色作用,巴达干病需干性药物治疗。

(二)蒙药的药性理论

1. **药物八性**　蒙药最基本的性能在于调整机体内部的赫依、协日、巴达干的偏胜偏衰。若三者保持平衡和协调,就健康无病;若三者失去平衡,各种疾病即随之而来。蒙药药性分为:重、油、寒、钝、轻、糙、热、锐等八种。其中重、油二性能克制赫依的主要特性;寒、钝二性能克制协日(火)的主要特性;轻、涩、热、锐四性能克制巴达干(痰、寒、湿)的主要特性;热、锐、脂三性生协日(火)的主要特性;重、脂、寒、钝生巴达干(痰、寒、湿)的主要特性。所以,久服或过量用轻、糙、寒性药物或饮食可引起赫依病;久服或过量用热、锐、油性药物或饮食可引起协日病;久服或过量用重、钝、油、寒性药物或饮食可引起巴达干病。蒙药药物功能有柔、重、温、脂、固、寒、钝、凉、和、稀、燥、淡、热、轻、锐、涩及动等17种,临床应用中,用17种功能去克制疾病的20种基本性质达到治疗目的。大概情况是:克制赫依病:柔→糙,重→轻,热→寒,脂→细,柔→强,固→动。克制协日病:淡→脂,钝→锐,寒凉→温热,和→轻,稀(清泄)→臭燥,燥涩→湿泄。克制巴达干病:淡→脂,热→寒,轻→重,锐→钝,涩→柔,燥→黏,动→固。"→"表示克制。

2. **五元与六味**　阴阳及五行学说在蒙医中也经常提到,与中(汉)医略有不同的是蒙医药学以古代朴素的五元(五行)——土、水、火、风、空为理论基础,认为植物发育生长与"五元"的关系密切(与藏医药五元理论相似):土是植物的基础,药物靠土生长成形,是吸养之源,生命之根本;水使其潮湿,是植物所需要养料的溶媒,亦是植物体内的运化因子,有滋润营养植物、促进其生长的作用;风在植物内为生化因子,外界空气具有养育植物、促进其生长的作用;火在植物内为能量,使其生出温热的动力因子,外界的阳光,温度,使植物生长成熟;空在植物内为间隙因子,是物质形成管腔孔道之因素,外界是使其发育长大的空间。因此,药物生长的情况也大致相同。

蒙医五元理论认为,药味之源,除"空"之外还包括土、水、火、气四大元素,即"五元",每两个元素合为一,产生一味。以二元素为主,其他元素为辅而生成药味。该理论认为:以土元素偏盛的药物,其性质重、固、钝、柔、脂、燥,具有滋补、强身、收敛之效,主治风、气病;水元素偏盛的药物,其性质稀、凉、重、钝、脂柔软,具有滋润内脏、养身、收敛之功,主治火、热病;火元素偏盛的药物,其性质热、锐、燥、涩、轻、脂、动,有健身、升阳、调养之功,主治痰、寒病;气元素偏盛的药物,其性质轻、动、寒、涩、润、燥,具有强健、动移、输送津液物质到达全身之功效,主治痰、火合并证;空元素遍及其他四大元素生成的药物当中,但也有空元素偏盛于其他元素的药物,其主要特点是内空而声强,具有宽胸、开窍之功效,主治积聚证。

药物有不同的味道,这些味道是由五种基本元素在药物形成过程中的复杂作用造就的。蒙药有单味和复合味两类,单味共六种,即甘、酸、咸、苦、辛、涩,称之为基本六味。

(1) 甘味药物:在五元中由土、水二元素为主组成,该类药物具有重、钝、寒、稀、固、脂、柔、和8种功能,可治疗赫依、协日病。

(2) 酸味药物:在五元中由火、土二元素为主组成,该类药物具有热、燥、脂、固、重、锐、涩7种功能,可治疗巴达干、协日病。

(3) 咸味药物:在五元中由水、火二元素为主组成,该类药物具有脂、涩、锐、热、重、稀、和、动8种功能,可治疗巴达干、赫依病。

(4) 苦味药物:在五元中由水、气二元素为主组成,该类药物具有寒、稀、钝、涩、轻、和、动7种功能,可治疗协日、楚斯病。

(5) 辛味药物:在五元中由火、气二元素为主组成,该类药物具有轻、涩、燥、动、锐、热6种功能,可治疗巴达干、赫依病。

(6) 涩味药物:在五元中由土、气二元素为主组成,该类药物具有凉、钝、燥等3种不同的功能,可治疗协日、楚斯病。

一种药材具两种以上味道,称为复合味,复合味共有7种;即二味复合味有15种,三味复合味有20种,四味复合味有15种,五味复合味有6种,六味复合味有1种。

3. 药味特色理论——六味转化 蒙医认为药物入胃后,遇到巴达干(黏液汁),协日(胃火),赫依(气化)等物质后,即发生变化,导致药物的气味改变,即六味的转化,所以相应的疗效也发生改变,所以药物应用过程中应注意药味的转化。

五、苗药

(一) 苗医基础理论

苗医理论建立在"一分为二"苗族生命哲学理论的基础上。苗医理论将疾病分为两纲、两病及药物的两性。两纲即冷病和热病,一冷一热构成了疾病的两面性;疾病治疗原则即:冷病热治、热病冷治;所以药物的分类上也分为热药和冷药。除了疾病的两纲,苗医药在疾病的诊断中强调五经、36 证及 72 病理论。疾病的五经包括冷经、热经、半边经、快经(包括哑经)和慢经,所以苗医理论遵循先辨别冷热、再辨五经中何经、再辨 36 证中何证,最后辨别 72 病中何病。在人体物质结构组成上,苗医理论认为气(苯)、血(象)、水(沃)是构成人体的物质结构基础,人体生老病死与气、血、水密切相关。疾病的病候共有 17 种,即:积毒病候、雄毒病候、恶毒病候、疼痛病候、急热病候、急冷病候、内冷病候、火毒病候、泻肚病候、胃弱病候、交环不和病候、亏损病候、风冷气水毒病候、气壅病候、外漏病候、危急病候、混杂病候。总的归结起来,苗医药认为致病有三大原因:各薄港搜(物质)缺乏、搜媚若(能量)亏损、玛汝务翠(结构)破坏。

(二) 苗药的药性理论

1. **"两性学说"和"三性学说"** 苗医的两纲理论把疾病从宏观上分为冷、热两类,相应地,苗药的药性也有冷、热之分,通过药物的冷、热属性以纠正由身体的冷、热失衡而产生的病变,这是苗医治疗学的核心,而药的冷、热划分就是药物基本属性的重点。在苗族医药界,目前有两种认识,即"两性学说"和

"三性学说"。

以贵州苗医为代表的"两性学说"是严格按照"两纲理论"的基础把药物分为冷和热两种性质,以强调"冷药治热病,热药治冷病",这种观点比较分明,简洁实用;而以湖南苗医为代表的"三性学说"认为,冷和热是对立的两极,而这两极之间是相互联系的,这种联系相当于从一个点中发出相反方向的两条线,从中点到线两端的极点是冷或热逐渐产生、形成和发展的过程,因而在冷、热两端的中点是冷和热都不明显的缓冲区域,因此把介于冷性和热性之间的一类冷热偏性不明显的药物归为"和"性,并认为"和"性药物的主要功能是补虚弱、健脾胃等作用。

2. 苗药的药味特色理论及归经

(1) 苗药的药味理论:包括气和味。气(嗅觉味)有香、臭、腥;味(味觉)有甜、麻、辣、酸、苦、涩、咸、淡。香气的药有发散、通气、醒脑、健胃、避秽等作用;臭气有赶毒、清毒作用;腥气能补虚、益气血;甜味能补虚扶弱、生津止渴;麻味能止痛、杀虫止痒;辣味能通气散结、开胃;酸味能开胃、止泻、解暑、生津止渴;苦味能清热解毒、泻火燥湿;涩味能收敛固涩;咸味能软坚散结、泄热通便;淡味能利水消肿、帮交环、赶尿窟毒。

(2) 苗药的归经:苗医理论中具有与中(汉)医的药物归经理论相似的理论。苗药的属经综合起来有两种:一是黔东南的五经理论,二是源于松桃一带的十二主经理论。十二主经理论认为一年有十二个月,人有十二主经,这十二主经是冷经与热经、快经与慢经、轻经与重经、强经与弱经、内经与外经、昼经与夜经。它并不像中(汉)医的归经理论表达药物的具体走向,而是对药物的基本属性做进一步说明。而"五经"和"十二主经"的含义相似,各有特色,同时也各有其不足。五经理论比较精简、明确,容易掌握和应用,但其中半边经(指半身瘫痪类疾病)的病种很少;十二总经的内容比较全面,包括了五经中的冷、热、快、慢四经,另有强、弱、内、外、轻、重、昼、夜八经。其中强、弱针对患者的体质而言,内、外针对病变部位而言,轻、重针对疾病的程度而言,昼、夜针对疾病的时间而言,但强、弱、轻、重对于药性来说是一个相对的概念,可变因素较多,在使用中很难区别;内、外虽然较易区别,理由也比较充分,但是与药物的走关理论有重复之处;昼、夜经符合苗医的基本理念和用药习惯,具有民族特色。

总之,中(汉)药用"四气"来表示,苗药用"三性"来表示,虽表示方法不一,然其实质是相同的。中(汉)药用辛、甘、酸、苦、咸五味来反映药物的功能,苗药则是用香、臭、腥、麻、辣、甜、苦、咸、淡、酸、涩来反映;中(汉)药用归经来反映药物的作用部位,苗药则是以入架理论来反映药物的作用部位;中(汉)药以升降浮沉来表示药物的作用趋势,苗药则是用"走关"来反映。除此以外,苗药独特的药性理论还包括苗药的五性、公母性、属经、质征等。通过上述比较分析,可以看出,在对药物外部形态特征与性能功效关系的认识上,中(汉)药、苗药药性理论的认识均较为深入。苗药的走关、属经理论从药物的作用强度、作用性质、作用快慢和作用时间等多个方面认识药性和药效的关系,并以此作为选用药物的依据,值得借鉴。

六、傣药

(一) 傣医基础理论

"四塔五蕴"是傣医药核心理论,傣医理论认为人体由风(气)、水(血)、火、土"四塔"构成,四塔是促进和构成世界万物的基本物质元素,也是促进和构成人体生命的四种物质元素,四者平衡则身体健康,四者不平衡人则生病。四塔本来是合在一起"共生"的,发生疾病则是"不合"所引起的。这种"不合"可以是一个塔不合,也可以是几个塔不合,根据具体疾病情况而定。所以药物治疗方面也是根据四塔之盛衰,选用药物调整患者体内四塔之间的平衡,从而达到治病目的。五蕴傣语称"夯塔档哈",源自佛教的佛经,是梵文 skandha 的意译,意即"覆盖、积聚、堆积"。具体包括山哈纳夯塔(组织蕴、色蕴)、稳然纳夯塔(心蕴、识蕴)、稳达纳夯塔(受觉蕴、受蕴)、先牙纳夯塔(知觉蕴、想蕴)、鲁巴夯塔(形体蕴、行蕴)。

在早期佛教中,五蕴主要是有关人或人身心现象的构成要素的一种观点。傣医认为五蕴的产生和存在既是生理现象,又是精神现象。五蕴其先天与四塔一起禀受于父母,靠后天四塔滋生而发育成熟。四塔、五蕴完整地阐明了组成人体的物质要素和精神心理要素,它们随人体生命的产生而产生,随之结束而消失。人体必须保持体内四塔、五蕴的相对平衡和协调,同时必须与自然界的四塔保持平衡关系,人体才能保持健康,否则百疾丛生。

(二)傣药药性理论

1. 傣药药性的特色——雅给　傣药研究将药性分成寒、热、温、凉、平五性,与中(汉)医的药性一样,傣药也是根据药物作用于身体后的反应决定的。凡是具有清热、解毒、凉血、泻火,可以治疗洒烈坝(热性病)的药物,多属凉性。凉性药如麻尚(毛瓣无患子)、竹杂领(宽筋藤)等。凡是具有驱除风寒、壮阳、补气、补血等作用,能治疗拢旧、拢威(风湿、痹证)的多属温热药;如辛(姜)、报光(鹿茸)等。

傣医还有一个独特的药物分性法,即雅给(解药),该理论认为:首次给患者用药时,视患者原用的方剂不对症,需要先给患者应用一剂解药,解掉体内其他的药性,然后再用药性正确的治疗药物。当遇到药物中毒时,也应该先用解毒药后,再服用其他药物。

2. 傣药药味　傣药的药味是傣族人民千百年来,使用自己的味觉器官——宁(舌头)对某些特殊的味道的反应辨别出来的。药味分成雅宋(酸)、雅万(甜)、雅发(涩)、雅景(咸)、雅烘(苦)、雅闷奔(麻)、麻批(辣)、雅荒(香)八味。

在治则上,傣族药物与中(汉)医药有很多相似之处,如酸味药的收敛功效、甜味药的补益作用、涩味药的收敛固涩之效等;然而傣药物的特殊性味药味如麻味、辛香味药等具有独特的功效,具体介绍如下。

(1)酸味药:能收、能涩,多用于健胃、清热、镇咳等,例如麻药(柠檬),可用于治疗乳腺炎。

(2)甜味药:能补、能缓、能和,有补气、补血、提神醒脑的功效,如沙腊比罕(台乌)、哥麻报(椰子)等。

(3)涩味药:能固,具有止血、止泻、祛风通络、镇痛的作用,如麻故(湄公硬)、嘿烈苗(无瓣枣)等。

(4)咸味药:能软坚散结,具有滋补的功效,能健脾和胃、清热解毒、消炎杀菌、止吐,如哥麻婆(盐肤木)等具有上述作用。

(5)苦味药:能燥、能降,具有清热解毒、降压、收涩、泻火之效,如麻三端(云南萝芙木)、麻巴闷烘(苦冬瓜)等。

(6)麻味药:能串,具有消毒、消炎杀菌、镇痛等麻醉作用,如多烈瓦(多夹草)可用于治疗牛皮癣、蛮被(老虎芋)用于治疗肺结核、支气管炎。

(7)辣味药:有解表、发汗、通气之功效,如辛(姜)、喝荒(大蒜)、沙干(青藤)具有驱除寒湿、消炎、杀菌作用。

(8)香味药:能行散、开窍、止痛,有滋补、健脾和胃、消食、通气的功能,如麻罕(八角香兰)、界黑(云南五味子)、糯尖(丁香)等用于治疗脘腹满闷、胀痛、饮食内伤。

枸杞子的传统药用与现代药用比较

枸杞为茄科植物,是落叶的小灌木,可食用及药用的成熟果实被称为枸杞或枸杞子。枸杞在全国各地均有野生,以宁夏、河北、甘肃及云南等地栽培较多。宁夏产的皮薄肉厚,色泽艳红,质量优良,久负盛名。枸杞是我国传统的出口食品之一,远销我国港澳、东南亚、西欧及北美等地区和国家。

一、枸杞在传统医学中的功效

1. **枸杞子别名**　枸杞分布于我国东北、河北、山西、陕西、甘肃南部以及西南、华中、华南和华东各省区。不同的地区与民族对枸杞子有不同的名字。如枸杞(《神农本草经》),枸杞菜(广东、广西、江西),红珠仔刺(福建),牛吉力(浙江),狗牙子(四川),狗牙根(陕西),狗奶子(江苏、安徽、山东)。蒙药:侵瓦音-哈日玛格(《无误蒙药鉴》),异名有旁巴米、旁荚布柔(《认药白晶鉴》),西润-温吉勒嘎、赫日亚齐(《蒙药学》)。苗药:锐叉谋(贵州松桃),斗蛙播(贵州秦南)。藏药:扎才麻(《神器金穗》),异名有扎才、匝瓦相安曼巴(《神奇金穗》),止才玛(《甘露本草明镜》)。

2. **枸杞子药性**　《神农本草经》:"枸杞甘、平。归肺、肾经。"蒙药:味甘,性平。效轻、钝、软。苗药:为苦、淡,性微冷,入热经。《苗族医药学》:"入热经。"《贵州草药》:"性寒,味苦。"藏药:味甘,性温。《藏药志》:"味甘,性温。"《甘露本草明镜》:"味涩,消化后味甘,性平。"

3. **功能与主治**

(1)中(汉)医学:《神农本草经》"枸杞主五内邪气,热中消渴,周痹风湿,久服坚筋骨,轻身不老,耐寒暑"。《食疗本草》"枸杞坚筋耐老,祛风,补益筋骨,能益人,去虚老"。《名医别录》"枸杞下胸胁气,客热头痛,补内伤大劳,嘘吸强阴,利大小便"。《药性论》"枸杞补精气,诸不足,易颜色,变白,明目安神,令人长寿"。《本草纲目》"枸杞性味甘平,归肝、肾经,滋补肝肾,益精明目"。《汤液本草》"枸杞子主心病嗌干,心痛,渴而引饮,肾病消中"。《本草备要》"枸杞润肝清肝,滋肾益气,生精助阳,补虚劳,强筋骨,祛风明目,利大小便。治嗌干消渴"。

(2)蒙药:枸杞子清热,化瘀。主治心热,乳痈,闭经。《无误蒙药鉴》:"清心热,疗妇疾。"《内蒙古草药》:"清心热,滋补肝肾,补血,强筋壮骨,明目。"

(3)苗药:枸杞子清虚热,凉血。主治阴虚发热,盗汗,心烦,口渴,肺热咳喘,咯血,衄血,消渴。《中国苗族药物彩色图集》:"凉血,止血,祛风湿,散消肿。能养血明目,治久咳不止。"《贵州草药》:"滋阴清热,滋养肝肾。用于治疗肾虚久咳,肺结核,偏头痛,无名肿毒等。"

(4)藏药:枸杞子滋肾,补血。主治贫血和贫血引起头晕眼花及肝肾阴虚。《藏药志》:"治贫血,咳嗽及由心热引起的头痛、健忘、失眠、情绪反常和妇科病。"《甘露本草明镜》:"本品利贫血,肝肾阴虚及贫血引起的头晕眼花、糖尿病等。"

4. **传统应用**

(1)中(汉)医药:用于肝肾阴虚及早衰症。枸杞子能滋肝肾之阴,为平补肾经肝血之品。治疗精血不足所致的视力减退、内障目昏、头晕目眩、腰膝酸软、遗精滑泻、耳聋、牙齿松动、须发早白、失眠多梦以及肝肾阴虚、潮热盗汗、消渴等证的方中,都颇为常用。可单用,或与补肝肾、益精补血之品配伍。如《寿世宝元》枸杞膏单用本品熬膏服;七宝美髯丹(《积善堂方》)以之与怀牛膝、菟丝子、何首乌等品同用。因其还能明目,故尤多用于肝肾阴虚或精亏血虚之两目干涩,内障目昏,常与熟地、山茱萸、山药、菊花等品同用,如杞菊地黄丸(《医级》)。

常用处方:① 一贯煎:当归15 g,枸杞子30 g,北沙参15 g,麦冬15 g,生地黄20 g,川楝子9 g,钩藤12 g。治疗肝肾阴虚、肝气不舒所致的胸脘胁痛效果显著。② 用枸杞子加丹参、白芍、砂仁、鸡内金、五味子,治疗食后胃胀、脘腹疼痛,表现出疏肝活血、柔肝止痛的效果。③ 枸杞子加柏子仁、酸枣仁、五味子、远志,有养心安神之功效。④ 在一贯煎的基础上减去川楝子,加山药、制何首乌、五味子,治疗糖尿病显效。⑤ 金匮肾气丸加枸杞子、沙苑子可补肾壮阳,治疗阳痿、遗精、早泄。再加桑椹、制何首乌调节阴阳,促进排卵,治疗妇科不孕症或男性不育症都取得了一定的疗效。

(2) 蒙医药:① 治疗妇科月经不调,赤白带下。选用:沙棘、枸杞子、紫茉莉各50 g,栀子、肉桂、荜茇、当归、红花各15 g,血竭、火硝、玉竹、黄精、天门冬各9 g。制成散剂。每次1.5~3 g,每日1~2次,用白酒或白开水送服(《蒙医药方汇编》十三味沙棘散)。② 治疗闭经,妇血症,血痞,选用:枸杞子165 g,沙棘、木香、山柰、朴硝、肉桂、硼砂(制)各15 g。制成散剂。每次1.5~3 g,每日1~2次,温开水送服。孕妇禁服(《观者之喜》七味枸杞散)。

(3) 苗医药:① 治疗虚热咳嗽,选用枸杞根皮(地骨皮)10 g,水煎服(《苗族医药学》)。② 治疗跌打气血不通,选用(枸杞)嫩茎尖15 g,煎鸡蛋吃(《苗族医药学》)。③ 治疗肾虚久咳,选用枸杞根皮、土茯苓、板蓝根、大火草根各3 g,回回蒜根1 g,蒸蛋吃,每日3次。④ 治疗偏头痛,选用枸杞根皮10 g,煨水服,每日2次。⑤ 治疗骨折,选用枸杞叶、野薇叶各适量,捣绒敷患处。⑥ 治疗无名肿痛,选用枸杞叶、红子叶、金樱子叶各等量,嚼烂或捣绒敷患处。⑦ 治疗牙痛、火眼,选用枸杞嫩叶20 g,煨水服(《贵州草药》)。

(4) 藏医药:治神经衰弱引起的头痛及贫血症,选用:枸杞子20 g,鸡蛋参17 g,黄精20 g,当归19 g,杜仲15 g。以上五味研成粗粉,煎汤服用。每日1~2次,每次服10 ml(《西藏常用中草药》)。

二、枸杞的现代研究

现代医学研究,其主要化学成分为胡萝卜素、核黄素、硫胺素、烟酸、亚油酸、抗坏血酸等,具有降血糖、抗脂肪肝、抗肿瘤、抗动脉粥样硬化、延缓衰老、抗应激以及免疫等作用。

1. 药理作用

(1) 调节免疫功能:枸杞子中含有的枸杞多糖(LBP)是促进免疫功能的有效成分。枸杞多糖可以激活T淋巴细胞和B淋巴细胞,以增强细胞免疫为主,同时也能增强体液免疫功能。枸杞多糖对T淋巴细胞具有选择性免疫效应,低剂量可促进T淋巴细胞的转化,高剂量则抑制T淋巴细胞的转化,枸杞多糖具有免疫及生物双向调节作用。枸杞子润肺的作用机制与它能提高呼吸系统的免疫功能有关,从而能增强机体防御呼吸道疾病的能力。

(2) 调节神经系统功能:枸杞子对实验性动物学习记忆具有保护作用,并能对抗理化因素所致的记忆损害。研究表明,具有促智作用的中(汉)药多为补肾填精药。含有枸杞子原料的补肾名方,如左归丸、右归丸等是脑萎缩伴有智力障碍患者的主方。给小鼠按体重20 ml/kg右归丸水溶液灌胃,连续5日,能部分对抗记忆获得性障碍。

(3) 提高视力:根据测定,每100 g宁夏枸杞子鲜果中胡萝卜素的含量为19.61 mg,胡萝卜素可在人体内转变为维生素A。维生素A能促进视网膜内视紫质的合成或再生,维持正常视力。

（4）提高造血功能：枸杞煎剂对正常小鼠和环磷酰胺引起的白细胞受抑小鼠的造血功能都有促进作用。可增加小鼠外周血粒细胞数目，促进股骨骨髓细胞增殖、分化。

（5）提高生殖功能：现代研究证实，每日服用枸杞子 50 g，连续 10 日，可使男性血中睾酮含量显著升高。同时，它能增加垂体和卵巢的重量，改善神经内分泌的调节，具有诱发排卵作用，对女性不孕症有良好的治疗功能。

（6）保护肝脏的作用：枸杞子能抑制四氯化碳引起的血清和肝脏脂质过氧化，降低谷丙转氨酶水平，抑制脂肪在肝细胞内沉积和促进肝细胞新生的作用。现认为甜菜碱是保肝的有效成分。

（7）降低血糖作用：动物实验发现，宁夏枸杞子提取物可使大鼠的血糖持续降低，糖耐量显著增高，这与枸杞子中含有胍的衍生物有关。

（8）退热作用：枸杞子有退热的作用。有学者用发热大鼠做实验，给发热大鼠喂饲枸杞子等药后，结果显示，能降低发热大鼠的肛门温度，血清促甲状腺素含量也随肛门温度的下降而迅速降低。

（9）抗肿瘤作用：枸杞子抗肿瘤作用主要是抗基因突变功能。广西肿瘤防治研究所阮萃才等研究发现，用枸杞子提取液对致癌剂诱导的突变株的抑制率分别为 91.8% 和 82.6%，说明枸杞子含有抗突变物质和阻断致突变作用。欧阳卓志等发现，枸杞子冻干粉混悬液对大鼠肉瘤、枸杞乡糖对小鼠 S180 有一定的抑制作用，且与环磷酰胺有协同效果。其能促进 IL-2 的产生，IL-2 能促进 T 淋巴细胞生长、分化及 B 淋巴细胞的增殖、分化和产生抗体，并诱导产生新型杀伤细胞因子——淋巴因子激活的杀伤细胞，故可用以抑制肿瘤。实验结果表明，单独使用枸杞多糖对肿瘤生长无抑制作用，而枸杞多糖配合放疗时则显示明显的放射增敏作用。枸杞子因能增强机体免疫功能，促进骨髓造血功能，促进核酸和蛋白质生物合成，调节垂体、肾上腺皮质功能，因此可用于配合化疗、放疗，扶正抑瘤。

（10）延缓衰老：老年人服用枸杞子后，血液中某些反映机体功能状态的客观指标改善。如升高环腺苷酸(cAMP)，提高血浆睾酮水平，脑力、体力均明显增强。枸杞子提取液可显著提高小鼠皮肤中 SOD 的活性，增加皮肤中胶原蛋白含量，减少脂质过氧化产物丙二醛的含量，说明枸杞子提取物具有延缓皮肤衰老的作用。

2. 营养成分　枸杞子中含有的营养成分较为丰富，是当今营养较为完全的天然原料，含有丰富的枸杞多糖、蛋白质、脂肪、游离氨基酸、甜菜碱、牛磺酸、维生素以及铁、钙、磷、锌等微量元素。研究发现，100 g 枸杞果中含碳水化合物 9.12 g，粗蛋白 4.49 g，粗脂肪 2.33 g，类胡萝卜素 96 mg，抗坏血酸 19.8 mg，甜菜碱 0.26 mg，核黄素 0.137 mg，硫胺素 0.053 mg 等，并富含 22 种氨基酸及多种维生素。

三、食疗方法

枸杞子在民间常用来煮粥、泡酒、熬膏或和其他食物、药物一起食用。可作为零食生吃，但不宜多吃，否则会上火。泡成药酒服用能有效增强机体细胞免疫力，对造血功能有促进作用，能有效延缓衰老、降低血糖、保护肝脏，还可用于治疗头昏眼花、视力减退。也可以自制枸杞菊花茶，方法：3～5 朵菊花，一小撮枸杞，将其放入沸水中浸泡 10 min 左右即可饮用，具有养肝明目的作用，泡茶饮用能发挥延缓皮肤衰老、紧致皮肤的作用，且能降血糖、降血压，尤其适合长期从事办公室繁重工作的人群饮用养生。

枸杞子为滋补肝肾佳品。《诗经》曰:"集于苞杞。"那时枸杞子便已用于医药,迄今已有 3 000 余年的历史。枸杞子之名最早见于《神农本草经》,并列为上品,千百年来深受人们喜爱。通过枸杞在传统与现代中的应用看出,枸杞子具有扶正固本、滋阴补肾、生津补髓、增强免疫、延缓衰老等功效,主要用于治疗临床慢性肝炎、视神经萎缩、中心性视网膜炎等病症,具有抗肿瘤、降低血压、降低血糖等功效。在日常生活中,枸杞子还具有较好的保健作用,是较好的滋补品,能有效改善人们的健康状况,具有较高的药用和滋补价值。

木香在我国各民族传统医药中的临床应用比较

木香为菊科植物云木香 Saussurea costus (Falc.) Lipech. 的干燥根,主产于云南、广西。主根粗壮,圆柱形,稍木质,外皮褐色,有稀疏侧根。秋、冬二季采挖,过长者横断为二,粗大者纵剖为两半,使呈半圆柱形。药材呈圆柱形者称铁杆木香,如因加工呈有纵槽的半圆柱形者称槽子木香,可生用或煨用。在不同医学理论体系的指导下,对木香的性味、主治功效和临床应用及用法用量的认识既有相通之处又有各自的特点。以下从药性、功效主治、临床应用、用法用量等方面,比较木香在中(汉)医药、藏医药、蒙医药、傣医药和维医药中的异同,并列举一些现代研究与应用,希望能为拓宽木香的临床应用提供一些借鉴。

一、药性理论

1. **中(汉)医药** 中(汉)医药理论认为木香辛、苦,温。归脾、胃、大肠、胆、三焦经。
2. **藏医药** 木香在藏医药中称为如达,认为其味辛、苦,消化后味苦,性温,效润而湿。
3. **蒙医药** 蒙医亦称其为如达,味辛、苦,性温。效腻、糙、轻。
4. **傣医药** 傣医称为板荒,味微苦,气香,性温。入土、风塔。
5. **维医药** 在维医药中,木香被称为库斯台,药性是三级干热。

二、功效主治

1. **中(汉)医药** 在中(汉)医药理论中,木香能行气止痛,健脾消食。被称为行气止痛之要药,健脾消食之佳品。主治脾胃气滞证、泻痢里急后重、腹痛胁痛、黄疸、胸痹等。
2. **藏医药** 在藏医学中,木香能温胃,行气,止痛,破痞结,生肌。主治胃胀痛,隆病,血病,白喉,肺病,培根聚滞,热泄,疮口不敛等。
3. **蒙医药** 在蒙医学中,木香能破痞,调元,祛痰,排脓,防腐,解赫依血相讧,主治肺脓肿,咳痰,气喘,耳脓,包如病,胃病,嗳气,呕吐,胃痧,白喉。
4. **傣医药** 在傣医学中,木香能补土健胃,理气止痛,活血消肿。主治脘腹胀痛,便秘,不思饮食,头痛头昏,跌打损伤。
5. **维医药** 在维医学中,木香能增强支配器官功能,除湿健胃,温中开胃,强筋健肌,散风止痛,补身壮阳,驱虫。主治脑、心、肝等支配器官虚弱,胃纳不佳,胃脘虚寒,瘫痪,筋肌松弛,坐骨神经痛,胃痛,肝痛,腹痛,子宫痛。

三、临床应用

1. **中(汉)医药**　木香可单用或与砂仁、藿香等配伍,治疗脾胃气滞,脘腹胀痛。也可与党参、白术、陈皮等组成香砂六君子汤,治疗脾虚所致的气滞,食少便溏。木香味苦,入胆、三焦经,能疏肝利胆,可与郁金、大黄、茵陈配伍,治疗黄疸。此外,木香也是治湿热痢疾里急后重的要药,与黄连配伍。也可与郁金、甘草配伍,治疗气滞血瘀之胸痹。

2. **藏医药**　临床上,藏医用木香配伍余甘子、石榴子、轮叶棘豆、豆蔻、荜茇、齐当嘎、木棉花、诃子、马尿泡,制成散剂或丸剂,治急腹症。

3. **蒙医药**　蒙医常用木香、诃子制成散剂,治疗偏头痛,耳流脓水;常用木香配伍沙棘、甘草、葡萄干、栀子,制成散剂,治咳嗽,肺脓肿;也常用木香配伍栀子、全石榴、瞿麦、白豆蔻、荜茇,同样制成散剂,治疗痰湿结节如引起的呃逆、呕吐、胃痧等症。

4. **傣医药**　傣医用木香、砂仁、八角香兰煎服,治疗脘腹胀痛、便秘、不思饮食。用木香、生姜鲜品各适量,捣细,包敷颈部,治头痛头昏。用木香、虎杖、甘草、宽筋藤煎服,治跌打损伤。

5. **维医药**　维医常将木香研成细粉使用,与蜂蜜调制成膏,内服治疗胃痛、肝痛、腹痛、肾结石,外敷治坐骨神经痛、筋肌松弛。与橄榄油调制成软膏,涂于患处,治疗瘫痪。又可用木香煎汤洗身,治子宫寒痛。也可用醋糖浆冲服,治疗四日伤寒,用酒冲服,治疗大便不通。

四、用法用量

1. **中(汉)医药**　中(汉)医常用1.5～6 g,煎服,分生用和煨用,生用行气力强,煨用行气力缓而实肠止泻,用于泄泻腹痛。

2. **藏医药**　常用2.5～4.5 g,研末成细粉内服,或入丸、散剂。

3. **蒙医药**　常用3～5 g,煮散剂,内服,或入丸、散。

4. **傣医药**　内服则取5～10 g煎汤,外用则取鲜品适量,捣碎。

5. **维医药**　取3～4 g内服,或外用适量。也可入蜜膏、糖浆、汤剂、散剂、油剂、敷剂、软膏剂。

五、现代研究

1. **化学成分**　木香主要成分为挥发油,油中主要成分为紫杉烯、α-紫罗兰酮、α-木香烃及β-木香烃、水芹烯、木香烯内酯、木香内酯、二氢脱氢木香内酯、木香醇等。有机酸:棕榈酸、天台乌药酸。氨基酸:天冬氨酸、甘氨酸、瓜氨酸和谷氨酸等。

2. **药理活性**

(1) 促胃动力作用:陈少夫等发现木香汤剂能加速胃排空和增强胃动素的释放。朱金照等通过动物试验,发现不同剂量木香煎剂对胃排空及肠推进均有促进作用(剂量依赖性),结果与临床报道木香对胃肠动力障碍症状有效较为相符。此研究佐证了中(汉)医、蒙医、傣医、维医用木香治疗消化不良、胃纳不佳、不思饮食的理论。

(2) 利胆作用:有研究发现木香丙酮提取物和木香烃内酯具有利胆的功效。另有研究比较了木香醇提物对大鼠给药前后胆汁流量的影响,结果表明,木香醇提取物能增加胆汁流量,具有利胆作用。研究结果与中(汉)医认为木香有疏肝利胆作用相符。

（3）对心血管系统的作用：维医认为木香有治疗心、脑、肝等支配器官虚弱的作用，现代研究表明木香的确对心血管系统有作用，首先表现在降血压和抗血液凝集方面。经动物实验筛选，木香提取物中含有降低血液中胆固醇和三酰甘油水平的成分，以及扩张血管和降压的成分（去内酯油、总内酯、生物碱、木香内酯、二氢木香内酯、去氢木香内酯和 12 - 甲氧基二氢木香烃内酯）；木香水煎剂体外对纤维蛋白溶解有增强作用，木香挥发油、去氢木香内酯和木香烃内酯成分具有抑制血小板聚集作用。

（4）抗腹泻和抗炎作用：木香 75% 乙醇提取物能抑制二甲苯引起的小鼠耳肿、角叉菜胶引起的小鼠足跖肿胀，减少小鼠小肠性腹泻和大肠性腹泻次数，对小鼠墨汁胃肠推进运动也有弱的抑制作用。据此推测抗炎可能是木香治疗泻痢里急后重的主要药理基础。

六、小结

在漫长的历史长河中，我国的各民族医药理论体系逐渐形成。这些传统医药学的基本思想，尽管因地域、民族风俗习惯、宗教文化的差别而表述不同，但又都具有相通之处。根据照日格图教授对传统医药比较研究的思路，对木香进行研究，发现五大医学体系均认为木香性辛、苦，能行气、止痛、健脾胃，治疗脘腹胀痛，不思饮食，呃逆泛酸。不同之处在于，中（汉）医认为木香主治脾、胃、大肠、肝胆病；藏医认为能治肺病，蒙医认为木香具有滋补的功效，傣医认为木香能治跌打损伤。其中功效主治最多的为维医，认为木香能增强调节器官功能，除湿健胃，温中开胃，强筋健肌，散风止痛，补身壮阳，主治脑、心、肝等器官虚弱，瘫痪，筋肌松弛，坐骨神经痛，子宫痛等。在临床应用上，无论是哪个体系都有不同于中（汉）医的应用，即便是治疗相同的病症，各个民族均是因地取材，组成不同的药方，为临床提供了更多的参考。

除了中（汉）医药理论，我国各具特色的少数民族传统医药体系，也是祖国医学文化的瑰宝，是待开发利用的博大资源库。以上对木香的药性、功效主治、临床应用、用法用量等方面进行对比研究，并简单综述木香的现代研究进展，现代医学与传统医学相互佐证，有助于揭示评价木香功效科学内涵，拓展其临床应用。

五味子在藏医学、蒙医学、傣医学及中（汉）医学中的应用比较

五味子为木兰科植物五味子 *Schisandra chinensis*（Turcz.）Baill. 或华中五味子 *Schisandra sphenanthera* Rehd. et Wils. 的干燥成熟果实，前者习称"北五味子"，后者习称"南五味子"。中（汉）医用药时，南五味子和北五味子通用。然而传统认为北五味子的品质要高于南五味子，《本草纲目》云"五味，今有南北之分，南产者色红，北产者色黑。入滋补药，必用北产者良"的记载，因此临床常用北五味子。秋季果实成熟时采摘，晒干或蒸后晒干，除去果梗及杂质。北五味子主产于辽宁、吉林、黑龙江、河北等地。南五味子主产于山西、陕西、云南、四川等地。均以粒大肉厚、色紫红、有油性者为佳。而傣医药里面亦有五味子应用的记载，傣医药中所用五味子为木兰科植物滇五味子 *Schisandra henryi* var. *yunnanensis* A. C. Sm. 的根和藤茎，与蒙医药、藏医药、中（汉）医药中所用的五味子果实有明显区别。滇五味子主要分布于思茅、凤庆、临沧、勐海、屏边等地区。作为传统天然药材，中（汉）医和其他民族传统医学对五味子都有广泛的应用，本文旨在对比其在中（汉）医与民族传统医学方面的应用，以扩展其临床应用范围。

一、药性理论

1. **蒙医药**　蒙医药认为五味子(乌拉勒吉嘎纳《无误蒙药鉴》)味甘、酸,性平,效燥、轻、固、糙。《无误蒙药鉴》:"味甘、酸。"《金光注释集》:"味酸,效燥、轻、固、糙。"

2. **藏医药**　藏医药认为塔芝(五味子)味酸,性平。《晶珠本草》:"味甘而酸。"《甘露本草明镜》:"味酸、消化后味酸,性平而辛,燥而轻、糙。"

3. **傣医药**　傣医药认为嘿罕盖(五味子)味苦、气香,性温。入土、水塔。

4. **中(汉)医药**　五味子始载于《神农本草经》:"味酸温,主益气,咳逆上气,劳伤羸瘦,补不足,强阴,益男子精(《御览》引云,一名会及,大观本作'黑'字),生山谷。"中医认为五味子味酸、甘,性温,归肺、心、肾、脾经。

二、功效主治

1. **蒙医药**　蒙医药认为五味子功可止泻、止吐、开胃、平喘,主治腹泻、胃火衰败、呕吐、哮喘、肺固疾。《金光注释集》:"止泻。"《论说医典》:"治热,寒性腹泻。"

2. **藏医药**　藏医药中记载五味子可改善血液循环、止吐泻、助消化。主治寒热泄泻、呕吐呃逆、四肢无力、呼吸困难、高血压等症。《度母本草》:"特治泄泻。"《晶珠本草》:"止寒热泄泻、昏晕、呕吐,四肢血脉病。"《药名荟萃》:"治腹泻、呼吸苦难。"《新编藏药配方》:"治寒热泄泻、高血压、补肺、遗精早泄。"

3. **傣医药**　傣医药认为五味子补土塔,健胃消食,行气活血止痛。主治接崩短嘎(脘腹胀痛),冒开亚毫(不思饮食),割鲁了多温多约,贺接贺办(产后体弱多病,头痛头昏),阻伤(跌打损伤)。

4. **中(汉)医药**　中(汉)医药认为五味子有益气滋肾、止咳、止汗、止泻、涩精、生津、安神之功效,可用治久咳虚喘、自汗盗汗、久泻不止、遗精滑精、津伤口渴、心悸失眠多梦等。《神农本草经》云:"主益气,咳逆上气,劳伤羸瘦,补不足,强阴,益男子精。"《本草备要》记载:"性温,五味俱备,酸咸为多,故专收敛肺气而滋肾水,益气生津,补虚明目,强阴涩精,退热敛汗,止呕住泄,宁嗽定喘,除烦渴。"《名医别录》言五味子"补虚劳,养五脏,除热,生阴中肌"。首言补虚生肌,用于外科病证。

三、临床应用

1. 蒙医药

(1)治寒性腹泻:四味葫芦散,用茯苓、荜茇各3 g,五味子、葫芦各4 g。制成散剂。每次1.5～3 g,每日1～2次,白酒为引,温开水送服(《蒙医金匮》)。

(2)治胃鸣,嗳气:九味五味子散用五味子、石榴、荜茇、肉桂、山柰、葫芦、车前子、橡子、狗尾草子各等量,加适量白糖,制成散剂。每次1.5～3 g,每日1～2次,温开水送服(《蒙医诊疗鉴》)。

2. 藏医药

(1)治热性腹泻及赤痢:选用五味子30 g,车前子24 g,相赤玛布24 g,苦德醉9 g,多穗醇12 g,香附子18 g。以上六味药研细,混匀,制散,早晚各服1.5 g。热性引起的小孩腹泻,取五味子3 g煎汤效果显著(《度母本草》)。

(2)治胃胀腹痛,肠鸣,消化不良:选用五味子30 g,葫芦30 g,石榴子70 g,肉桂30 g,豆蔻13.5 g,荜茇15 g,车前子30 g,门恰热30 g。以上八味研细,混匀,制散,早晚各服1.5 g(《四部医典》)。

3. 傣医药

（1）治接崩短嘎（脘腹胀痛）：选用云南五味子 30 g，石菖蒲 10 g，姜黄 15 g。水煎服。

（2）治阻伤（跌打损伤）：选用云南五味子藤 30 g，苏木 15 g，红花 5 g，宽筋藤 15 g。

（3）治冒开亚毫（不思饮食）：选用云南五味子藤 30 g，黄樟 30 g，茴香豆蔻 30 g。水煎服。

（4）治割鲁了多温多约，贺接贺办（产后体弱多病，头痛头昏）：选用云南五味子藤 20 g，香茅草 10 g，石菖蒲 10 g。水煎服（以上四方均出自景洪市名傣医康郎仑验方）。

4. 中（汉）医药

（1）治肺虚久咳：小青龙汤，以麻黄、桂枝、制半夏、干姜各 10 g，白芍 12 g，五味子、炙甘草各 6 g，细辛 3 g。水煎服。有解表散寒，温肺化饮之功。主治外寒里饮证（《伤寒论》）。

（2）治外科疾患：五味竹叶汤，用竹叶、五味子、前胡、当归、生地黄、黄芩等组方治疗痈疽。五味子膏，取五味子 1 份，菟丝子 5 份，肉苁蓉 2 份，雄黄 1 份，松脂 2 份，蛇床子、远志各 3 份，雌黄、白蜜各 1 份，鸡屎半份。为细末，以猪脂煎，敷于患处。治疗头白秃疮，发落生白痂，经年不瘥者（《刘涓子鬼遗方》）。

（3）治虚汗证：① 生脉散，选用人参 9 g，麦门冬 9 g，五味子 6 g 以水煎服，可益气固表止汗，滋阴生津敛汗。可治阴虚盗汗，常与滋阴药同用，共收养阴敛汗之效（《内外伤辨惑论》）。② 麦味地黄丸：麦冬 60 g，五味子 40 g，熟地黄 160 g，酒萸肉 80 g，牡丹皮 60 g，山药 80 g，茯苓 60 g，泽泻 60 g。以上八味，粉碎成细粉，过筛，混匀。每 100 g 粉末用炼蜜 35～50 g 加适量的水泛丸，干燥，制成水蜜丸；或加炼蜜 80～110 g 制成小蜜丸或大蜜丸即得（《医级》）。

（4）治脾虚久泻不止：治脾肾虚寒，久泻不止者，常与其他温补固涩之品同用，共收温补脾肾、涩肠止泻之功。如四神丸，肉豆蔻（煨）200 g，补骨脂（盐炒）400 g，五味子（醋制）200 g，吴茱萸（制）100 g，大枣（去核）200 g。以上五味，粉碎成细粉，过筛，混匀。另取生姜 200 g，捣碎，加水适量压榨取汁，与上述粉末泛丸，干燥，即得（《内科摘要》）。

（5）治心悸，失眠，多梦：五味子能补益心肾，宁心安神。天王补心丹，选用：酸枣仁 12 g，柏子仁 10 g，当归 10 g，天冬 9 g，麦冬 10 g，生地 15 g，人参 10 g，丹参 9 g，玄参 10 g，云苓 12 g，五味子 8 g，远志肉 9 g，桔梗 8 g。以上各药配伍共达滋养心肾，宁心安神之功（《摄生秘剖》）。

四、化学成分与药理作用

1. 化学成分 五味子含有多种成分，主要含木脂素、多糖、挥发油、三萜、有机酸、氨基酸和无机元素等，种子中的挥发油主要成分为木脂素类成分，约占 8%。南五味子和北五味子都含有挥发性成分（萜类、脂肪酸及其衍生物）和木脂素成分，但它们的挥发性成分和木脂素成分的具体组成及其相对百分含量却存在很大的差异；南五味子中含有较高含量的五味子甲素，几乎不含五味子醇甲、五味子醇乙和五味子乙素等木脂素成分，而北五味子中含有较高含量的五味子醇甲、五味子醇乙和五味子乙素等，五味子甲素的含量则相对不高。

傣药云南五味子的化学成分未见报道，有试管预试验初步得出，该物质含有挥发油、黄酮、糖类、内酯、香豆精。

2. 药理作用 现代药理研究表明五味子对肝脏有保肝作用；对中枢神经系统有镇静、催眠、镇痛、保护脑神经细胞等作用；对心血管系统有增强心血管功能的作用；对肾脏有抗肾变态作用，对生殖系统有促进精子发生的作用；还有延缓衰老、增强免疫作用；抗肿瘤作用；益智、抗运动疲劳、降血糖、抗溃疡、抑菌等作用。五味子可增加中枢神经兴奋性,增强人体精神、体力和心血管系统张力及心脏收缩力,降低病毒性肝炎患者血清谷丙转氨酶等活性。还有镇痛、安定、解热作用,可以促进心脏活动和呼吸,对大脑皮层的兴奋和抑制过程也有影响。

有研究表明,五味子醇甲可改善小鼠记忆损伤、抗氧化、肝损伤保护、中枢抑制作用和神经保护等作用;五味子甲素有肝脏保护等作用。五味子挥发油具有镇咳作用,验证了五味子的味酸收敛而止咳功效。五味子酚对大鼠离体心脏具有保护作用,能够保护心肌结构和功能,降低心肌耗氧量,延长供体心的保存时间;五味子木脂素可抑制中性粒细胞浸润,降低炎性反应,从而减轻心肌损伤,还有抗心肌毒性、调节心肌细胞能量代谢、影响心肌收缩力等作用,与中(汉)医中五味子可补益心肾、治疗心悸不谋而合。有研究报道五味子多糖有保肝、耐缺氧与抗疲劳、增强机体免疫力、抗氧化与延缓衰老、抗肿瘤等药理作用,中(汉)医中的甘味药物有补虚、缓急止痛、缓和药性、调和药味等作用,五味子胃酸、甘,甘能补益或许与这些药理作用有一定关系。

五、总结

综上所述,五味子在蒙、藏、傣医药和中(汉)医药中的应用大致相近又各具特色。中(汉)医药、蒙医药、藏医药和傣医药临床用五味子的成熟果实入药,而傣医药则用的是滇五味子的根和茎入药,使得其与中(汉)医药、蒙医药、藏医药的功效主治明显区分开来。中(汉)医药认为五味子酸、甘,性温;傣医则认为其味苦,气香,性温;而蒙医药和藏医药则认为其性平。功效主治方面与中(汉)医药、蒙医药、藏医药都认为五味子有止泻作用,治疗腹泻。中(汉)医药中五味子味酸、甘,温,重在收敛及补益,可敛肺气、敛汗、涩肠止泻、补肾滋肾和补益心肾等。傣、蒙和藏医药则强调五味子开胃助消化,治疗不思饮食、脘腹胀痛、胃鸣肠鸣、消化不良等。藏医药中五味子还可改善血液循环,治疗四肢血脉病,还可治疗哮喘。傣医药因为其用药部位完全有别于中(汉)医药、蒙医药、藏医药,其临床应用还有产后体弱多病、头痛头昏、跌打损伤等。

我国各少数民族传统医药体系因为地域、文化和气候的影响,用药独具特色,将传统中(汉)药与民族药药效及临床应用等作对比,目的在于在更好地继承和发扬祖国传统医学,拓展传统药物的临床应用,让祖国的传统医学更好更广地服务于大众。

茜草在藏医学、蒙医学、中(汉)医学中临床应用异同

茜草为茜草科植物茜草 *Rubia cordifolia* L. 的干燥根及根茎。主产于安徽、江苏、山东、河南、陕西等地。茜草作为常用中(汉)药同时具有化瘀、凉血、止血三大功效,有着悠久的用药历史,早在《神农本草经》中就有记载。作为分布广泛的草药,在少数民族传统医药也有应用,其中包括:白族、阿昌族、布依族、傣族、德昂族、回族、哈尼族、景颇族、拉祜族、苗族、纳西族、藏族、彝族、傈僳族、水族、普米族等。此外,茜草也是人类最早使用的红色染料之一,可见茜草的使用范围之广。以下通过比较茜草的中(汉)医药、蒙医药和藏医药应用的异同以及现代研究,期望拓宽茜草的使用范围及提高临床用药安全性。

一、药性理论

1. **中(汉)医药**　味苦、寒,无毒。归肝经。《大明》:"酸。"《名医别录》:"根咸平,无毒。"甄权:"甘。"

朱震亨:"热。"张元素:"微酸,咸温。阴中之阴。"

2. **蒙医药**　味苦,性凉。效糙、钝、柔、燥。《金光注释集》:"味苦、辛。"《医疗手册》:"味苦,性凉。"

3. **藏医药**　味苦,涩,性寒。《论药性味琉璃明镜》:"味苦,性寒。"《鲜明注释》:"味辛、消化后味苦,性寒。"《新编藏药配方》:"味涩,性寒。"《甘露本草明镜》:"味苦、辛,消化后味苦,性寒,效重。"

二、功能主治

1. **蒙医药**　具有清伤热及血热,止血,止泻之功。主治血热,吐血,鼻衄,子宫出血,肾肺伤热,麻疹,肠刺痛,肠热腹泻。《认药白晶鉴》:"清肺、肾之热。"《蒙医药选编》:"清血热。"

2. **藏医药**　具有清热解毒,活血化瘀之功。根主治吐血,衄血,便血,血崩,尿血(炒炭用),月经不调,闭经腹痛,瘀血肿痛,跌打损伤,赤痢;全草主治肺炎,肾炎,阴道滴虫。《四部医典》:"治肺热及肾热。"《药名荟萃》:"治肠热。"《晶珠本草》:"治血病及跌打损伤。"《新编藏药配方》:"治失血,血病及肺部、肾部、肠部的热症。"

3. **中(汉)医药**　具有凉血化瘀止血,通经之功。治疗血热妄行或血瘀脉络之出血证,血瘀经闭,跌打损伤,风湿痹痛。《圣济方》:"喉痹风热。"《腹中论》:"生血通经。"

三、应用方剂

1. 蒙医药

(1) 治肺肾伤热,肺热咳嗽,痰中带血,膀胱热,尿痛,尿频等症:三红汤,茜草,紫草茸,枇杷叶。

(2) 治腑热,肠刺痛:三味叉分蓼汤,茜草,麦冬,叉分蓼。

(3) 治肺炎支原体肺炎:茜草,草乌芽,麝香,诃子,黑云香,银朱,多叶棘豆(七雄丸)(《经验方》)。

(4) 治精索鞘膜积液:益肾十七味丸,茜草,诃子,制草乌,石菖蒲,木香,石决明(煅),银朱,牛胆粉,黑云香,刀豆,红花,枇杷叶(制),香墨,人工麝香,白豆蔻,大蜀季花,紫草茸。

2. 藏医药

(1) 治肾部及肠部热症:茜草,诃子,紫草茸,矾叶汁(《四部医典》)。

(2) 治察隆病,血病:茜草,海仙报春,草红花,熊胆,龙胆花,紫草(《宇妥精选三部论》)。

(3) 治扩散伤热,咳吐青红色痰及感冒:茜草,翼首草,马兜铃,诃子,毛诃子,余甘子,藏木香,川木香,石灰华,无茎芥,红景天,紫草茸(《青海藏药标准》)。

(4) 治淋病,睾丸肿大,膀胱炎,腰痛:十三味蒺藜丸,蒺藜子,茜草,诃子,紫草茸,大托叶云实,杧果核,蒲桃,山矾石,圆柏枝,豆蔻,刀豆,波棱瓜子,巴夏嘎等。

3. 中(汉)医药

(1) 治肝硬化:茜草,制商陆,木香,山豆根,黄芪,白矾,生甘草,桔梗,茯苓皮,干姜,广防己,车前子,莪术(七味软肝汤)。

(2) 治便血:茜草,地榆,赤石脂,生蒲黄,阿胶,炒槐花(桃花汤加减)。

(3) 治功能失调性子宫出血病:茜草,当归,龙骨,牡蛎,蒲黄,白芍,熟地黄,海螵蛸,五灵脂,大黄,续断(调经止血汤)。

(4) 治流产后持续出血:茜草,仙鹤草,三七粉,白术,白芍,山茱萸,党参,海螵蛸,黄芪,生地炭炒黄芩(固冲汤)。

四、现代研究

1. **止血作用** 茜草水提取液的正丁醇萃取部分对凝血活酶生成、凝血酶生成、纤维蛋白形成三阶段均有促进作用。

2. **升高白细胞作用** 茜草酸酐以及茜草双酯均有升高白细胞作用。

3. **抗癌作用** 茜草中分离出的环己肽类化合物具有显著抗癌活性。

4. **镇咳祛痰作用** 茜草根煎剂具有明显的镇咳祛痰作用。

5. **抗菌作用** 茜草水提取液对金黄色葡萄球菌、肺炎链球菌、流感杆菌以及部分皮肤真菌有抑制作用。

6. **对尿路结石作用** 茜草对实验性的肾和膀胱结石的形成有一定抑制作用。

7. **对心血管系统作用** 茜草可降低血压、减慢心率、增加冠状动脉流量和缩小心肌梗死范围,实验发现其水提物注射后可使小鼠心肌和脑中 ATP 含量增加。

8. **其他作用** 茜草可抑制大鼠皮肤结缔组织的通透性。茜草中有效成分茜草酸衍生物茜草双酯,能加速成熟白细胞释放,促进造血干细胞增殖和分化。

五、分析与总结

综上所述,茜草在中(汉)医药、蒙医药、藏医药中应用有各具特色又不乏相似之处。从性味上看三者都认为茜草具有苦寒之性,藏医药还认为茜草还具有涩味,涩味能收敛疮疡,凉血降火,消脂,止泻,用于疮疡、泄泻、肿毒、血热疾病等。在临床应用上,中(汉)医药、蒙医药、藏医药理论均认为茜草具有凉血、止血之功。中(汉)医药、藏医药理论皆认为其可活血化瘀。不同之处在于中(汉)医药认为茜草可通经,蒙医药认为其可止泻,藏医药认为其清热解毒。中(汉)医药多将茜草用作化瘀止血药,可与蒲黄、黄芪、白术等伍用,也可单用。本品为末煎服,有实验研究发现茜草炭可明显缩短小鼠的凝血时间,具有显著的止血作用,这与用药经验一致。藏医药偏向于茜草的凉血活血之效。蒙医药则重于凉血止血之效。从分类学角度看中(汉)医药、蒙医药学采用的茜草来源于茜草科植物茜草的根及全草,藏医药学则为茜草科植物心叶茜草和茜草的根及全草,入药范围更广。从现代研究与传统用药关联角度看,中(汉)医药及藏医药认为的化瘀止血、通经之功与现代研究的止血作用及对心血管系统作用相关。蒙医药认为的清伤热及血热,止泻之功及藏医药认为的清热解毒之功可能与其抗菌作用相关。

茜草是中(汉)医药和民族传统医药学常用药之一,不仅用药范围广泛且用药历史悠久。我国各少数民族有着独特的用药经验,是祖国传统医药学重要的一部分。通过比较传统中(汉)医药和各民族传统医学用药经验,有利于挖掘开发资源,拓宽应用范围,提高临床疗效,促进传统中(汉)医药和民族传统医药事业的发展。

常用药用植物在维医学和中(汉)医学中的应用对比

目前已知有 20 000～30 000 种高等植物在全世界范围内的不同文化中被作为药物。与其他许多民族传统医药一样,药用植物是汉族和维吾尔族用来治疗疾病的主要物质基础。中(汉)药是汉族传统药,维药是维吾尔族传统药。中(汉)药在我国具有悠久历史,它是在中(汉)医理论指导下使用的药物,是中华民族传统文化中的瑰宝,在我国人民的医疗健康中占主导地位。由于我国中(汉)药材资源丰富,药用动植物达1万余种。维医药经历代医药学家深入研究,不断增补和完善,据文献资料记载的就有1 000多种植物、动物、矿物药材。西汉时期公元前136年张骞出使西域,带回了许多西域药材,其中包括胡桃、胡蒜、胡豆、石榴、红花、葡萄等。中原最早的药物学专著《神农本草经》就收载葡萄、胡麻、硫黄、鹿、羚羊角等西域药材。以后的史书中陆续记载了康居国(阿姆河和锡尔河之间昭武九姓之地)的"浮苡草",悦般国的"止血药、硫黄",龟兹国(今新疆库车)的"雌黄、胡粉和沙盐绿"等,可以看出在《神农本草经》《本草纲目》等中药本草古籍中,就有西域医药的经验用药和方剂记载。

中(汉)药和维药的种类有植物药、动物药、矿物药等多种,但不论在中(汉)药还是在维药中,植物类药所占比例都最大。中(汉)药和维药除自产自用当地产的药材外,还大量交叉应用。以下主要选择维药和中(汉)药常用的四种药材,对其功效、性质以及用途进行对比。

一、常用药材的对比

1. **小茴香在维医和中(汉)医中的应用**　小茴香为伞形科植物茴香 *Foeniculum vulgare* Mill 的干燥成熟果实,维医中有根、枝、叶均可入药。三级首热,根比其他部位都较热。主要有利尿、通经、催奶、健胃、明目、健脾、开通阻塞、增强视力等功效,用于治疗消化不良、腹胀、恶心、关节炎等疾病。中(汉)医中主要以果实入药,有散寒止痛、理气和胃的功效。盐小茴香有暖肾散寒止痛的功效,主要用于寒疝腹痛、睾丸偏坠、痛经、少腹冷痛、脘腹胀痛、食少吐泻。

2. **党参在维医和中(汉)医中的应用**　党参为桔梗科植物党参 *Codonopsis pilosula* (Franch.) Nannf. 的干燥根。色白者二级干热、色红者三级热、色红者药效为佳,两种性味均稍湿。主要有强生、生精、强心、健体等功效。用于治疗阳痿早泄、性功能减退、虚弱无力、心力不足、神经衰弱、肾道结石、浓痰病以及各种寒暑性者。而中(汉)医中党参味甘,性平,有补中益气、止渴、健脾益肺、养血生津之功效。用于治疗脾肺气虚,食少倦怠,咳嗽虚喘,气血不足,面色萎黄,心悸气短,津伤口渴,内热消渴。

3. **冬葵在维医和中(汉)医中的应用**　冬葵为锦葵科植物冬葵 *Malva crispa* Linn. 的干燥成熟果实,在维医中性味一级湿热,有软便、润质、清肝、利尿、消肿、催乳、止痛、止血、敞开阻塞等功效,主要用于治疗脾炎、黄疸、肠溃疡、痢疾、膀胱脓疮、小便灼痛等作用。中(汉)医中性寒,无毒,润肤利尿,通便,催奶、催产。治疗尿道黏膜炎引起的小便困难和疼痛,怀孕期水肿和产后胎盘滞留,乳房红肿。

4. **薄荷在维医和中(汉)医中的应用**　薄荷为唇形科植物薄荷 *Mentha haplocalyx* Briq. 的干燥地上部分,整个植株入药。在维医中性三级末热、中级干。主要有祛湿、开胃、止肠绞痛、除恶心、止郁闷、利尿、通经、除产后瘀血、化小结石等功效,主要用于治疗消化系统疾病。在中医中性寒。用以祛风、调味,治疗感冒、发热、喉痛、头痛、目赤痛、肌肉疼痛、皮肤风疹瘙痒、麻疹不透等症,此外对痛、疽、疥、癣、漆疮亦有效。

二、讨论与展望

不管是中(汉)医还是其他民族传统医药都是中华民族的瑰宝,为中华民族的繁衍昌盛做出了巨大的贡献。本研究可以看出,交叉药用植物之间的对比研究,让我们更广阔地了解植物的功效和用途,更好地去了解和开发利用这些药物,并促进不同民族传统医学彼此的交流发展。

第四篇

医学的本原和未来

人类医学包括传统医学和现代医学,发展至今,已经走过漫长的历程,取得了巨大的进步,但同时也不断面临新的严峻问题和挑战。站在新的历史起点,医学特别是传统医学发展何来何往、何去何从,依然是一个值得每位医学科学工作者甚至是普通民众去思考与实践的课题,同时也是一个不乏理论和现实意义的重大问题。

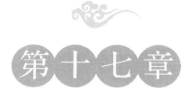

第十七章

医 学 的 定 义

　　医学我们似乎都不陌生,但是要给医学下一个科学的定义,却并非易事。随着人类文明的演进,医学文明也会日新月异,其内涵和实质也会时有所变。此外,不同时代的文化对医学的认识和认识方式也会存在差异。虽然人类的学科王国越建越大、人类的学科图景越来越壮观,但是具体到某一学科及其下属学科(所谓一级学科、二级学科、三级学科等),其研究边界和研究内容又是相对清楚的,其学科"个性"还是相对独立的。医学学科及其在漫长的历史发展过程中构建的学科分类,同样既表现为发展的复杂多样性,同时也延续着其之所以为医学学科的恒定性和独立性。

　　什么是医学? 是指以防治疾病、保护和增强人类健康为目的,研究人体自身以及人与自然、人与社会关系的一门综合学科,其包括世界上各国现有或曾有的传统医学,基于生物医学模式、生物—社会—心理模式的现代医学,以及后基因时代系统生物学兴起后的系统医学等。中国的《辞海》将之定义为:"研究人类生命过程以及同疾病作斗争的一门科学体系。"《现代汉语词典》给出的定义是:"以保护和增进人类健康、预防和治疗疾病为研究内容的科学。"还有维基百科中认为:"医学是关于疾病诊断、治疗和预防的科学和实践。"总之,医学是研究人类生命过程,以增进人类健康为目的,关于疾病诊断、治疗和预防的科学和实践。

　　什么是现代医学? 不同的文化背景、不同的医学发展道路,决定了人们对什么是现代医学的概念认识及其方式呈现复杂的多样性。一般认为,目前世界上绝大多数国家只有医学和补充及替代医学之分,现行的主流医学就是现代医学。而在中国,现代医学通常是指"近现代以来的西方国家医学体系",也是指建立在现代科技基础上,以解剖学、生理学、组织胚胎学、生物化学与分子生物学、病理学等学科为基础的防治疾病的科学与实践。此医学虽起源于西方国家,如今已发展成为世界的主流医学。

　　什么是传统医学? 是指在现代医学产生以前,已经独立发展起来的多种医疗知识体系,它有别于现代医学的主流体系部分,如实验医学、对抗医学等。根据世界卫生组织的定义,传统医学是在维护健康以及预防、诊断、改善或治疗身心疾病方面,使用的种种以不同文化所特有的理论、信仰和经验为基础的知识和技能及实践。传统医学因国家和区域而异及文明程度不同,其涵盖的各种疗法和实践也会有所差异,发展水平也不一样。一些国家亦将其称为"替代医学"或"补充医学"。

　　什么是中国传统医学? 中国传统医学即"中医",是一个随着中国传统医学史的演进和医学实践的发展而不断变化、深化和丰富的概念,而不是一个静态的、一成不变的概念。从学科的角度而言,其经历了从一个原初的区域性的医学概念,到一个具有等级层级的医学概念,再到一个表述与西医或现代医学某种程度上相对应的医学体系的概念的变迁过程;从主要表述单一的汉族传统医学的概念演变为表述包括汉族和少数民族医药在内的中国各民族传统医药统称的概念的变迁过程。2014 年,笔者在

《人民日报》等主流媒体撰文,就架构中国传统医学提出了"大中医""三分法""五要素""两个层面""中西医结合新内涵"等理念。所谓"大中医"理念,指新时期的中医学,是包括中(汉)医、藏医、蒙医、维医、傣医、壮医、苗医、瑶医、回医等中国各民族传统医学在内的中国传统医学,是建立在中华大地、中华民族命运共同体之上的我国各民族传统医学的统称。所谓"五要素",是指各民族传统医学构成要素大致相同,均为临床经验、原初的基础医学知识、古典哲学、区域性文化、若干群体信仰等构成要素的混合体。所谓"两个层面",是指临床经验,原初的基础医学知识构成了技术层面;古典哲学、区域性文化和若干群体信仰等则构成了文化层面。所谓"三分法",是针对传统医学整体架构而提出的,以便有利于认识和区分传统医学与现代医学相互之间的关系,其主要内容是各民族传统医学相似性大于差异性,其基本架构可以分为三个部分:即不自觉地领先于现代医学的部分、已和现代医学达成共识的部分、需要重新认识和加以摒弃的部分。2017 年国家实施的《中华人民共和国中医药法》,其"总则"中对中国传统医学(中医药)的概念进行了法律上的明确界定:"中医药,是包括汉族和少数民族医药在内的我国各民族医药的统称,是反映中华民族对生命、健康和疾病的认识,具有悠久历史传统和独特理论及技术方法的医药学体系。"

什么是中西医结合？毛泽东主席 1956 年首先论述:"把中医中药的知识和西医西药的知识结合起来,创造我国统一的新医学、新药学。"学术界认为的"中西医结合"的概念即来源于毛泽东的这一思想和论述。这个论述奠定了中西医结合学科的学科基础,也强调了中西医结合学科所具有的创新性的意义和在中国医学大学科门类中的重要地位。从世界医学学科发展看,它在世界大部分国家近代以来独宠现代医学而摒弃传统医学的大背景之下,显得弥足珍贵,同时又在近些年世界大部分国家逐渐认识现代医学局限性又转而开始重视传统医学建设的新形势下,更显得独领风骚,成为一种可以代表未来医学发展方向的医学学科,并受到关注。因此,"中西医结合"这个概念在目前的内涵,即所谓"中西医结合概念的新内涵",是指在目前这个历史时期,所谓中西医结合就是运用现代科学技术、理论和方法,特别是现代生命科学的技术、理论和方法,研究和挖掘包括各少数民族传统医学在内的中国传统医学体系中的精华,使其融入现代医学,为中华民族和全世界人民服务。其实代表传统医学与现代医学的融合,这个学科首先是中国的,是中国的创造,但是它又是属于世界的,是一种未来医学的发展方向。

医学应该是普适性的和国际性的,人类最初的医学和最终的医学只有一种,就是能够解除人类病痛、防病治病、增进健康的科学。但是从世界范围看,鉴于目前医学发展所处的发展阶段,以及不同的文化背景、不同的国家民族对医学不尽相同的认知,医学在概念上,目前尚且还有现代和传统之分,主流和补充与替代之分,中医和西医之分等。比如传统医学,就包括西方传统医学、东方传统医学,当然也包括一直以来代表着传统医学高位水平的中国传统医学。现代医学是西方文艺复兴之后,根植于西方传统医学,在工业革命和科技革命助推下,逐步建立起来的医学体系,是当代医学的主流。主流医学和补充与替代医学,是目前西方新型的一种医学格局,而中医和西医,则是中国在鸦片战争以后才有的一种约定俗成的医学格局。

第十八章

医学发展简史

　　医学从什么时候开始出现？一般认为，医学和人类相伴而生，自从有了人类，就有了医学。著名的医史学家阿尔图罗·卡斯蒂廖尼说："医学是随着人类痛苦的最初表达和减轻这份痛苦的最初愿望而诞生的。"但是严格地说，在那个钻木取火、刀耕火耨、飞土逐肉的原始农业和狩猎时期，人类还没有医学，甚至还不能称之为医术。人们用火取暖、兽皮裹身、泥巴驱虫等简单的行为，可能更多的还只是早期人类本能的防御行为。

　　后来随着人类文明的发展，比如在人类原初语言的基础上形成了简单的文字（图18-1、图18-2），从群居到定居再到城邦的出现，医学文明作为人类文明的重要构成，开始以一种可呈现的方式展示在世人面前。用楔形文字写成的《汉谟拉比法典》、用象形文字写成的埃及纸莎草医书等，留下了最早的关于西方传统医学的记载；我国古代镌刻在龟甲兽骨上的殷墟卜辞，同样记录了古代的中国人民关于"医"（时人并无"中医"概念）的最初认知。大概从那个时候开始，在人类文明最早出现曙光的两河流域、尼罗河流域、黄河流域等地区，本质上均为经验医学的传统医学虽有先后但几乎不约而同地出现在了人类东西方的文明版图，由此人类医学发展可谓初见端倪。

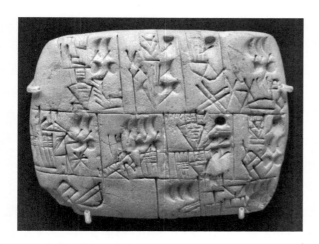

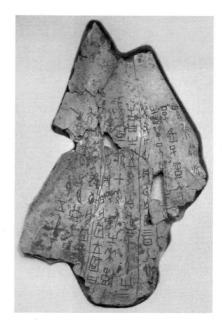

图18-1　发现于现伊拉克南部约公元前3000年左右的楔形文字手稿（https：//en. wikipedia. org/wiki/Cuneiform＃/media/File：Early_writing_tablet_recording_the_allocation_of_beer. jpg）

图18-2　殷商甲骨文（https：//en. wikipedia. org/wiki/Oracle＃/media/File：Shang_dynasty_inscribed_scapula. jpg）

文明早期人类认识和改造自然的能力极其有限,在这种情况下,原始宗教在世界范围内几乎无一例外地成为人类知识的重要源头,其中当然也包括医学。从这个意义上来说,早期的医学在宗教硕大的体系之内,经历了一段与之共生的历史。《素问·移精变气论篇》言"余闻古之治病,唯其移精变气,可祝由而已",祝由术在中国古代盛行,与古希腊人流行的拜谒医神阿斯克勒庇俄斯及其庙宇并接受托梦治疗并无多大区别。巫医是最早的医生,巫术是最早的医术,"医巫共混"是中西方传统医学无一例外的早期特征和必经阶段。

逐渐步入文明时代的古人和我们现代人一样,也在试图溯源医学的起源。比如在中国就有一直沿袭下来的诸如"神农尝百草""伏羲制九针"等医药起源的传说以及诸如"神农氏尝百草,始有医药"等医学起源的观点。事实上,关于医药的起源,因为时间久远、遗存文物不足等原因,不足以确切考证,所以今人似乎并不比古人知道得更多。但是神农、伏羲这些虚构的先哲形象,毕竟代表了中华民族在医药方面的最初探索,因而被国人约定俗成视为中国传统医学的起源。而后人类原初的医学基础知识和临床经验不断累积,并在区域文化、古典哲学、宗教信仰等导引、影响、刺激下,开始寻求医学自身知识体系的构建,人类医学开始步入独立发展的历程。原初的、简单的、零散的医学知识和经验构成的"医",逐渐向一种具有逻辑关系、系统医学理论以及丰富临床实践等特点的"医学"迈进。

然而受到不同的群体性信仰、古典哲学、区域性文化等文化层面构成要素的影响与渗透,东西方传统医学呈现差异化发展,比如古希腊医学以体液气质论为其理论的基本框架,中(汉)医学以阴阳五行学说为其理论的基本框架,但就总体而言,均不出经验医学的范畴,其实质是中西方不同的哲学基础、文化背景、宗教理念、认识方式等在医学思维和医学实践上的个性化体现,可以理解为不同的民族文化给各自的传统医学赋予了若干表面的结构特征,但是作为传统医学的基本内核互相之间还是相同的,比如都强调朴素的辩证唯物主义观念,注重天人合一的思想,追求人与自然的和谐;都追求体内稳态和平衡,不过是西方讲体液平衡而中国讲阴阳平衡;都普遍采用"补其不足泄其有余"的补泻法、"寒者热之,热者寒之"的对抗法等方法,使身体重归平衡。又比如人之脉络,由于是人类生命若干重要信息和血液流动的通道,其中无疑蕴藏着一些潜在的关于人体健康状态、疾病表征等的丰富信息;又因为脉搏往往位于人体表浅与明显的部位,故而切脉无疑是一种接近于人类本能的医学行为,是一种简便实用的人体状态诊察方式,也是一种人类不同的古典医学容易共同作出的选择,而并非中医独有,也并非东方才有。相互之间的差异很大程度上表现为因为不同的哲学思维、宗教习俗、文化背景等对人体经络血脉和切脉等生理现象和医疗诊断方式的差异化认知和具体实践。比如在西方脉诊主要是在触摸全身一律的心脉,基本没有超出脉与心脏的关系范围即机体循环系统的范围;而在中国脉诊则主要是在触摸试图反映人体不同部位信息的众多的脉象,不仅有技术层面的内容,还有文化层面的丰富内涵,即中西方脉学背后的哲学基础和文化不同。而中国传统医学内部(如中国不同民族传统医学之间)的差异不是体现在脉诊的哲学理论基础和方法论上,而是体现在一些脉诊具体概念和临床涵义上,属于同一脉学体系内部的争鸣。故总体而言,趋异是东西方传统医学发展的必然,而趋同却是东西方传统医学本质的要求。

人类传统医学发展的第一个高峰,出现在德国思想家卡尔·雅斯贝尔斯所谓的"轴心时代"。他在《历史的起源与目标》一书中把公元前500年前后同时出现在中国、西方和印度等地区的人类文化突破现象称之为"轴心时代"。以希波克拉底及其文集为代表的西方传统医学和以《内经》为成熟标志的中国传统医学,均出现于那个时代。从当时医学的发展水平和内容看,中西方传统医学均表现出对神学巫术的摒弃、对哲学的突破、对医学自身特点的探寻和对医学理论体系的构建等特点,人类在医学文明史上第一次出现了中西医学遥相辉映的空前盛景。

中西方传统医学在人类发展的轴心时代,共同完成了对各自医学的基础性构建,后来的古典医学大都沿着《希氏文集》和《内经》等指引的方向继续着新的征程。突出的表现是以盖伦为代表的古罗马医学成就,和以张仲景为代表的中(汉)医学的发展。前者继承了希波克拉底医学的衣钵,并在古朴的气质论、解剖学、生理学等方面颇有建树,使西方传统医学注重解剖、临床观察和实证的医学体系更加完善。后者奠定了中(汉)医辨证施治和理法方药的基础,促进了中(汉)医理论和临床实践的融合。随着中(汉)医学《内经》《难经》《伤寒杂病论》《神农本草经》四大经典等的出现,中(汉)医学在这一时期也初步完成了自身体系的构建。这一时期,可以看作是"轴心时代"的延续,也是中西方传统医学发展史上的第二个高峰(图18-3)。

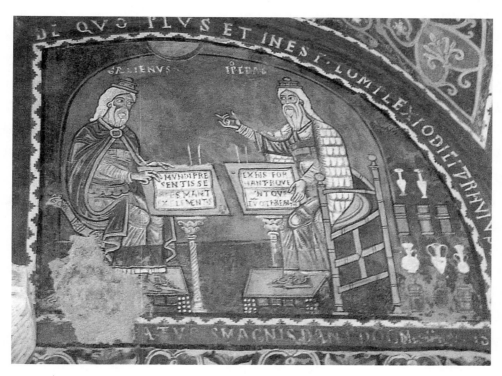

图18-3　12世纪意大利画家笔下的希波克拉底和盖伦(https://en.wikipedia.org/wiki/Hippocrates#/media/File:Galenoghippokrates.jpg)

此后,希波克拉底、盖伦为代表的古希腊-罗马医学为主的西方传统医学,在阿拉伯地区继续发展,出现了阿维森纳(又译作伊本·西拿)及其影响深远的著作《医典》,但是从那以后,西方医学明显由盛转衰,进入了中世纪医学发展的停滞阶段。而与此同时,中国传统医学则在不间断的中华文明和中华文化的滋养下,继续保持着稳健的发展态势,在后期特别是宋金元时期可以说又达到了一个高峰。但此后的中(汉)医学发展虽不似同时期西方医学那般沉寂停滞,却也开始表现出继承有余、创新不足的迹象,从而使中(汉)医学发展的速率和成绩明显地逊于此前的历史时期。

而在相当长的一段历史时期内,由于受到中国古代疆域不断变迁和行政管辖权变化等的影响,治理者所具有的"大一统"思维,经济社会发展带来的人流、物流、信息流涌动,以及中华文明开放包容的态度等因素共同作用,中华民族传统医学内部各民族之间的影响与交流交往日益频繁,今天我们称之为藏医、蒙医、维医、傣医、壮医、苗医、瑶医、回医等少数民族传统医学学派也分别得到了发展。这些医学学派中,实际上绝大部分既不是土生土长的,更不是舶来品,而是在中华传统文化的哺育下,在各自所在区域内人们原初的基础医学知识、临床经验、用药习惯等的基础上,经过中华文华和中(汉)医药文化的激荡发蒙而产生的,是中国传统医学与当地民族优秀传统文化相结合的产物。比如维医、回医,在古代西域地区有着悠久历史的中(汉)医学对这两种传统医学学派的形成和发展起了决定性的作用,并始终是其发展的基石和灵魂,而因为交通、地缘等关系,古波斯医学、古印度医学以及后来的阿拉伯医学等也成为维医、回医发展过程中的重要知识来源。而各少数民族传统医学的发展,又共同促成了中华民族命运共同体基础上"大中医"整体发展水平的提升。

纵观中西方传统医学的发展,虽然两者之间有发展先后、发展程度、水平高低等差异,但是并无好坏优劣、高低贵贱之分。比如中(汉)医学在延续不断的中华文明的母体内,发展相对稳定,但是也有相对保守和封闭之处;客观来说西方传统医学虽然总体发展水平不如中国传统医学,例如在断代的古巴比伦文明、古埃及文明、古希腊文明、古罗马文明等文明形态内,其传统医学发展显然不如中医学这样稳定和持续,但是其灵活性、可塑性(包括自我否定性)更强,这也在某种程度上说明为什么后来西方医学可以在西方社会整体变革中发生脱胎换骨般的变化。

而人类医学发展过程中的重大转折,无疑从现代医学开始。西方文艺复兴运动和科技革命的萌芽,带来了一种我们今天称之为现代医学的新兴医学,这导致了西方传统医学的巨变,也深刻地影响了西方直至世界医学的发展格局。在那里现代医学完全取代了传统医学的统治地位,从而逐渐成为西方主流的医学,甚至一度被认为是唯一真正的医学。

"广观大势,人类全部历史,不外自塞而趋于通。"(吕思勉《中国通史》)世界地理知识的丰富和新航路的开辟,使得世界日趋成为一个整体,包括医学在内,开始了前所未有的互通交流。

中国在鸦片战争之后,随着当时国门的打开和西学东渐思潮的盛行,逐渐现代化的西方医学即现代医学,开始大规模地输华,带来了对中国传统医学的巨大冲击。与当时国家的变法图强和救亡图存一起,医学界也掀起了对中医的改革和救亡运动,最终中国传统医学从中(汉)医的一枝独秀,逐步走上了中西医汇通直至中西医结合的道路。不同于西方医学由现代医学直接取代传统医学、一心一意发展现代医学的做法,中国医学走上了中西医并存和中西医结合的道路,在大力发展现代医学的同时,中医作为具有特色和优势的传统医学依然保留至今。中国传统医学与现代医学,即所谓中医与西医,在中国从对抗到汇通到融合,一方面既表明当时西方现代医学在某些领域的先进性及其对原有医学体系的强势冲击;另一方面也表明中医学作为一种世界上相对发达的传统医学,其本身具有不可小觑的竞争力及在中国与世界不同地区深厚的群众基础。从更深层次理解,中华文明的多元性和包容性既是五千年传承不息的主要原因,也是中医学能够屹立不倒并持续得到传承、创新、发展的重要原因。目前,兼容传统与现代医学的所谓中西医结合,已成为一支驱动当代医学创新发展的重要力量,是中国医学有别于他国医学的特色优势。

第十九章

医 学 的 当 下

在工业革命和科技革命的刺激下,现代医学在仅仅几百年的时间内取得了飞速的发展。16世纪以维萨里为代表的人体解剖学,17世纪以哈维为代表的人体生理学,18世纪以莫干尼为代表的器官病理学,19世纪以魏尔啸为代表的细胞病理学、以巴斯德为代表的微生物学,20世纪强势发展的临床医学,以及其他如医学影像学、免疫学、遗传学、预防医学、生物医学、分子医学等均取得巨大成绩。这些里程碑式连续不断地发展,铸就了现代医学辉煌的基础。到了20世纪中叶,之前对人类生命造成巨大威胁的传染病基本得到了控制,人类的平均预期寿命达到了前所未有的高水平。与此同时,以还原论为指导的医学思想,取代了之前体液学说的病理生理观,在科技的助推下,现代医学逐渐从最初的人体和器官宏观层面,层层还原深入到细胞水平、分子水平、基因水平等微观层面。循证医学、流行病学、精准医学、靶向治疗、免疫治疗、基因剪辑等先进的医学和治疗理念及方法层出不穷。可以说,现代医学作为一种有别于传统的新医学,在短短的几个世纪,创造了人类医学发展的奇迹。

现代医学虽然一路高歌猛进,但历史和实践越来越说明,先进的现代医学并非所向披靡,医学不是万能的,现代医学也是如此,医学正在新的历史节点上面临新的问题和挑战。比如在现代医学面前曾经节节败退甚至销声匿迹的一些传染病如疟疾、结核等而今大有卷土重来之势;受细菌耐药性影响,现代医学自发现青霉素之后所取得的辉煌成果正在逐渐被侵蚀,抗生素的滥用正不断受到质疑;埃博拉、寨卡、中东呼吸综合征等超级病毒使人类面临新的威胁;艾滋病和癌症的研究和治疗整体上仍未有根本性的重大突破;在常见病、慢性病的治疗方面,甚至对于不断变异的流行性感冒,现代医学都表现欠佳,对一些神经退行性疾病如阿尔茨海默病等发病机制至今无法彻底解释等。除此之外,现代技术不断催生下的现代医学,诊断技术越加进步,但是诊断水平和医患满意度等却没有同步得到提升,医学人文领域的诸多难题,也是现代医学发展迫切需要解决的问题。

当然,上述这些问题,不纯粹是属于现代医学的,传统医学同样有责任和义务去解决。这些问题更不是完全由现代医学引发的,现代医学大大推进了医学发展的进程,大大提升了人类的健康质量,这是毋庸置疑的。上述现象只是现代医学或者说医学目前尚不能解决的,是当前医学面临的共同问题和任务。

时下的传统医学,发展过程中也存在诸多问题。从世界范围看传统医学,以希波克拉底理论为代表的西方传统医学曾经盛行的欧洲国家、阿拉伯地区现在传统医学已经难觅踪迹;阿育吠陀医学在印度也没有得到很好的传承,只有类似于瑜伽等技艺还不同程度地在世界范围内流行。曾经的文明古国及与之相适应的传统医学形态,目前仅有中华文明及其中医学得到了较好地来自理论和实践层面的系统传承和创新。西方国家曾经为发展现代医学而怒怼、否定传统医学,目前又重新开始重视发展所谓主流医学之外的补充与替代医学,这是否从某种程度上意味着世界范围内传统医学发展的复兴以及医学新格局的建立,或意味着现代医学遇到了发展中的瓶颈,必须向传统医学寻求借鉴、帮助和支持。这些都是值得去探讨和求解的重要医学问题。同样,对于传承发展做得较好的中国传统医学,也存在诸多不足。首先是概念不清,中国传统医学至今始终存在诸多不够精确的观念与认识,影响其健康发展。比如什么是"中医",什么是"西医",什么是"中国传统医学",什么是"传统医学",什么是"民族传统医学",什么是"汉医",什么是"中西医结合",以及如何正确认识和应用传统医学等。这些困惑造成的问题显而易见,大到中华民族的共同认同感,小到医学教育和具体患者的诊治。其次是藏医、蒙医、维医、傣医等民族传统医学在少数民族聚居地区相对集中和封闭的建设和发展模式,不同程度上阻碍了其与其他医学甚至与其源头医学的交流,这是其自身发展难以快速提升的一个重要原因,也是民族地区的民族医院病源群体相对单一的原因之一。尽快解决此类问题,不仅可以促进中国传统医学自身更好地发展,也有利于中国传统医学整体实力和核心竞争力的提升,更好地为中国各族人民和世界人民服务,同时也有利于铸牢中华民族命运共同体之意识。

在中医学框架下实现中国各民族传统医学在更高水平上的融合创新,是当前我们传承、发展、创新中国传统医学的一个不可忽视的重要方面。如前所述,传统医学往往是在医学本体的基础上杂糅一些哲学等文化概念,医学本体体现得更多的是科学技术层面的问题,而其所杂糅的哲学概念等则更多体现了传统医学背后的世界观和方法论。传统医学基本上都是由临床经验、原初的基础医学知识、古典哲学、区域性文化、群体性信仰等五要素组成。在其发展过程中,原初的基础医学知识、临床经验属于技术层面的内涵,其不断吸收其他医学的先进认识会对该传统医学的相关内涵作有益补充。但如果涉及古典哲学、区域性文化、群体信仰层面,即哲学思维基础和理论体系等文化层面,则表面上无疑会引起传统医学本身属性的改变,会牵涉到其体系归属的问题,更会引起所谓到底是此医学还是彼医学等的争执。所以,研究传统医学的归属分类不仅是对其所使用技术方法的比对,更是对这些技术方法背后哲学基础和方法论等文化内涵的思考,而往往后者才是决定性因素。就拿维医举例,维医产生于中国古代西域(现新疆)地区,由于地处祖国边陲,与异域医学文化接触交流较多而特色鲜明,但是其与中(汉)医学在学术产生和传承过程中依然有很深的渊源。比如维医理论方面,最初是脱胎于中国古代西域(新疆地区)原初用药习惯和医疗实践,经过中华文化和中(汉)医药文化的激荡发蒙而产生的,是中国传统医学与当地民族优秀传统文化相结合的产物。在辨证论治方面,维医和中(汉)医一样,其所针对的主体始终是患病或者易于患病的人;其所用的诊断方法也是以望、闻、问、切等宏观诊断为主,皆由他体感来认识气机变化的程度和轻重,医家必须通过自己的觉知去感知病家。其诊断所形成的结论皆类似中(汉)医"证候"对于患者症状、体征之综合表述。随着现代生命科学的发展,其疗效评价的指标体系与中(汉)医亦逐渐趋于一致,即渐渐分成中国传统医学的疗效指标评价体系和现代医学的疗效评价体系两种。不同民族医学有关病因和现象的解释、解决问题的手段虽有不同,但实为相同过程的不同文本及语言表述,相似性远大于差异性。又比如在维医的方药方面,历史上,中国古代西域(新疆地区)的道地药材源源不断输入中原,被中(汉)医学吸收利用,并被赋予"中药"的概念(如性味归经、功效主治和使用宜忌等)后反哺中国古代西域(新疆地区),进而在复方组方规律和命名上影响维医。我们研究发现,部分维药复方的命名方式与组方原理与中(汉)医趋同,尤其是近现代整理的方剂,主要有如下5种:即以主要功能加剂型命名、以所治疗的疾病名称命名、以处方中主要药材名称命名、剂量加剂型命名和以主药名加剂型命名。同时,一些维药成药的说明书也大都采用中(汉)医的功效表述方式,即剥除一些特定的概念表述和称谓,大部分维药成药用中(汉)医化的语言可以明确表述其功效主治。部分维药成方在实际操作中利用中(汉)医理论或类中(汉)医理论来解释病理、辨证用药,但对外阐释时却较多利用了一些非中(汉)医词汇,以突显其特色,或许这也是出于一种药物保护层面的考量。

所以,维医等民族传统医学实际是中(汉)医药文化激荡发蒙下的有关地域原初医疗经验和用药等的总结。维医等中国少数民族传统医学都不同程度地带有本民族医学的鲜明特色,但究其根本,绝大部分都是植根于中华文化和中(汉)医药文化的土壤演变发展而来,是中国传统医学与其民族优秀传统文化相结合的产物,与中(汉)医药同宗同源,血脉相连。虽然它们经过长期的发展形成了自己的理论体系,但与中(汉)医学依然具有源头上、核心理论上、诊断和治疗上的可通约性。故而当下中国传统医学体系内部的关系梳理和归属问题,特别是在中医学框架下实现中国各少数民族传统医学在更高水平上的融合创新等问题,需要引起我们思考和重视。

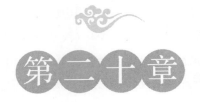

医学的未来

当前现代医学在一些领域的局限,一方面激励着当代的医学科学家和临床专家,不断深化研究,改进医疗技术,攻克医学难题,继续展望着现代医学以及未来医学的美好前景。另一方面,也促使人们更加理性和辩证地看待现代医学,以及整个医学、生命和健康,其中也包括更加理性地、辩证地看待传统医学。在现今的欧美等国家,在主流的现代医学之外,所谓的补充与替代医学正越来越受欢迎,如冥想疗法、催眠疗法、顺势疗法、按摩疗法、香味疗法、维生素疗法等;来自中国的针灸、中药、气功、太极,印度的瑜伽等都被纳入补充替代医学的范畴。而在中国,人们同样抱有这样的想法,大家在倚重现代医学的同时,普遍对包括中(汉)医、藏医、蒙医、维医、傣医等各民族传统医学在内的中国传统医学,依旧笃信。根据不同的疾病,不同的病情,选择不同的医学,或者综合两种医学的优势,所谓"取传统药理之所长""取现代药理之所长""取传统药理和现代药理结合之所长",已经成为社会和医患双方的共识。

如何正确理性看待传统医学和现代医学,以及两者并存的当今医学的现状,我们提出了"五要素""两个层面""三分法"的理念和"中西医结合概念的新内涵"。所谓"五要素",是指各民族传统医学构成要素大致相同,均为临床经验、原初的基础医学知识、古典哲学、区域性文化、若干群体信仰等五种构成要素的混合体。其中的临床经验和原初的基础医学知识等构成要素构成技术层面的内容;古典哲学、区域性文化和若干群体信仰等构成要素成为文化层面的主要内容。所谓"三分法",是指各民族传统医学相似性大于差异性,其基本架构均可以分为三个部分,即不自觉地领先于现代医学的部分、已和现代医学达成共识的部分、需要重新认识和加以摒弃的部分。"中西医结合概念的新内涵",是指在目前这个历史时期,所谓"中西医结合"就是运用现代科学技术、理论和方法,特别是现代生命科学的技术、理论和方法,研究和挖掘包括各少数民族传统医学在内的中国传统医学体系中的精华,使其融入现代医学,为全世界人民服务。传统医学与现代医学,属于各有特点、各有千秋的医学体系,从某种意义可以说都具有对方不可替代、无法取代的重要地位和作用。比如中国传统医学,目前来看,是对经验医学吸收最完整、融合最多的医学,其庞大的体系充满了实用的和逐渐被现代医学所认同的医疗技术和医学经验,也蕴含着预示人类医学某些发展方向和面貌的胚芽。故而和谐共处、取长补短、优势互补,共同致力于对某些疾病及疾病的不同阶段提出最优的解决方案,共同致力于人类医学难题、疑难疾病的攻克,才是两者正确的"相处之道"。当然,传统医学千百年来传承下来的东西并非都是金玉良言、金科玉律,可谓精华与糟粕同在,故而传统医学的发展过程,本身也是一个在不断扬弃中的演进提升的过程。

历史和时代的发展越来越证明,传统医学和现代医学,属于各有特点、各有千秋的医学体系,存异求同、和而不同,才是未来医学发展的阳光正道。展望未来医学,融合是大势所趋。对整个医学史长河来讲,现代医学至今发展不过 400 年左右的时间,虽然其发展迅猛,是医史长河中最为湍急、流速最快的阶段，但是从整个人类医学发展时空来讲，也仅仅是一个发展的阶段或者过程而已。在现代医学诞生之前的很长一段历史时期内，因为地域相隔、交通不便，医学更多的是一种区域内的医学或者是地方性医学，当时医学并无传统和现代之分、中医和西医之别，也没有今天诸如藏医、蒙医、维医、傣医等民族层面的医学之异。人们更多的只有生死、疾病、疼痛、医生、患者等要素的概念，以及这些要素构成的所谓医学行为。从概念及其内涵实质讲，这或许就是人类医学的本质和原初，医学就是一种解除疼痛、防病治病、增进健康的科学和行为，让医学回归其普适性、回归本质，可能是我们思考和展望未来医学的出发点和落脚点。

未来医学如何融合，如何发展？当今传统医学与现代医学并存的二元医学格局，当前世界医学发展的现状、问题和挑战，是展望未来医学绕不开的最大实际和关键立足点。尽管现代医学已是当今人类共同的医学文明，是人类医学认知的共同阶段，但传统医学能够丰富和助推现代医学文明的发展。传统医学与现代医学唯有融合，才能创造出人类更灿烂的医学文明。基于此，我们提出了未来医学发展的"三融合"理念：一是中国各民族传统医学之间的融合，建立一种基于中华民族共同体之上的中国传统医学新体系；二是世界各民族传统医学之间的融合，建立一种基于人类命运共同体基础之上的世界传统医学新体系；三是传统医学和现代医学的融合，利用现代科学和现代医学的技术、理论与方法挖掘和阐释传统医学的精华，丰富现代医学的内涵，提升现代医学的发展水平和服务能力。三种融合之间并无发展先后的关系，是一种同向并行的关系。

当然，就当前时代发展和人类医学整体而言，虽然我们认为要注重体现和发挥传统医学的重要作用，但是我们也要清醒地看到，现代医学已是当今人类共同的医学文明，是人类医学认知的共同阶段。与现代科学技术息息关联的现代医学，依然是当今人类共同的主流医学，是人类医学发展的重中之重。特别是当前，世界科技发展呈现新的潮流，量子力学、人工智能等的崛起，势必将为医学的发展增添新的机遇和动力。

站在新的历史起点，展望未来医学。一方面借助现代科技的力量，大力发展现代医学。对现代医学而言，这是一个不断修正、完善、发展的过程，是一个不断靠近绝对真理的无限过程。另一方面，在大力发展现代医学的同时，传统医学的重要性和地位同样应该受到重视。对传统医学而言，也是一个取其精华、与时俱进的过程，要让古老的医学智慧绽放异彩，使其融入人类当代医学文明的洪流。以中国传统医学（中医）为例，其核心在于传承创新好"中医"学科之所以为"中"的独特品质，特别是中医独特的原创思维，如天人合一的整体观、辨证论治的个性治疗、众多理法方药支撑的实践经验、治未病的养生理念等，在坚持"中医"本色的同时，以开放的姿态拥抱现代科学和现代医学，开展"中西医结合"，使其在此新的进程中，得到新的发展，展现新的内涵。故而传统医学和现代医学，其方向和力量在于融合，借融合之势，不断激发中医学的特色与优势，丰富传统医学的内涵，推动现代医学的发展，从而催生出兼容传统医学与现代医学的新医学。我们相信，未来医学一定是传统医学与现代医学共谱的恢宏与和谐的交响乐章，是一种"各美其美、美人之美、美美与共、天下大同"的医学。终归其一，要让人类医学更好地服务于人类的生命和健康，并在砥砺前行中始终坚持医学的本质、回归医学的初心。

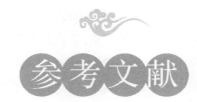

参考文献

［1］董竞成. 中国传统医学的哲学思考[N]. 人民日报,2014-10-17(7).

［2］董竞成. 论中国传统医学的哲学思想意蕴[J]. 人民论坛(学术前沿),2014(18)：84-94.

［3］董竞成. 重构中国传统医学体系[N]. 东方早报,2015-1-31(B10).

［4］董竞成,张红英,乌兰,等. 中国传统医学中的人文精神[J]. 中国医学人文,2015(1)：20-23.

［5］董竞成. 中国传统医学的哲学思想意蕴[J]. 中国医学人文,2018,4(5)：507.

［6］董竞成. "中医"作为学科概念的变迁过程及意义[J]. 人民论坛(学术前沿),2018(9)：62-68.

［7］WHO. Traditional medicine strategy：2014-2023[R]. World Health Organization, 2013：15.

［8］中国大百科全书编委会. 中国大百科全书：中国传统医学[M]. 北京：中国大百科全书出版社,1992.

［9］奇玲,罗达尚. 中国少数民族传统医药大系[M]. 赤峰：内蒙古科学技术出版社,2000.

［10］陈世奎,蔡景峰. 中国传统医药概览[M]. 北京：中国中医药出版社,1997.

［11］佚名. 黄帝内经·素问[M]. 北京：中国医药科技出版社,2006.

［12］牛兵占. 黄帝内经素问译注[M]. 北京：中医古籍出版社,2003.

［13］张珍玉. 灵枢经语释[M]. 济南：山东科学技术出版社,1983.

［14］印会河. 中医基础理论[M]. 上海：上海科学技术出版社,1984.

［15］王洪图. 内经学[M]. 北京：中国中医药出版社,2004.

［16］张杰,徐国成. 中医学[M]. 北京：高等教育出版社,2018.

［17］宇妥·元丹贡布(原著). 四部医典[M]. 拉萨：西藏人民出版社,1982.

［18］宇妥·元丹贡布(原著). 四部医典(汉文版)[M]. 北京：科学出版社,1987.

［19］宇妥·元丹贡布(原著). 图解《四部医典》[M]. 太原：山西师范大学出版社,2006.

［20］帝玛尔·丹增彭措(原著). 晶珠本草[M]. 北京：民族出版社,1986.

［21］帝玛尔·丹增彭措(原著),毛继祖等译.《晶珠本草》[M]. 上海：上海科学技术出版社,2012.

［22］毛继祖,马世林译注. 月王药诊[M]. 上海：上海科学技术出版社,2012.

［23］蔡景峰. 中国藏医学[M]. 北京：科学出版社,1995.

［24］毛继祖. 藏医基础理论[M]. 兰州：甘肃民族出版社,1999.

［25］国家中医药管理局《中华本草》编委会. 中华本草·藏药卷[M]. 上海：上海科学技术出版社,2002.

［26］土旦次仁. 中国医学百科全书·藏医卷[M]. 上海：上海科学技术出版社,1999.

［27］忽思慧(原著). 饮膳正要[M]. 北京：人民卫生出版社,1986.

[28] 胡斯力.蒙医志略[M].呼和浩特：远方出版社,2007.

[29] 阿古拉.蒙医药学[M].呼和浩特：内蒙古教育出版社,2010.

[30] 阴兆峰,任菊秋,邢纪成.中国北方少数民族医学史[M].北京：人民卫生出版社,1991.

[31] 白清云.中国医学百科全书·蒙医学(汉文版)[M].上海：上海科学技术出版社,1986.

[32] 阿不都热依木·卡地尔.中国新疆维吾尔医药学[M].乌鲁木齐：新疆人民卫生出版社,2012.

[33] 中国医学百科全书编辑委员会.中国医学百科全书·维吾尔医学(汉文版)[M].上海：上海科学技术出版社,2005.

[34] 中华本草编委会.中华本草·维吾尔药卷[M].上海：上海科学技术出版社,2005.

[35] 玉腊波,林艳芳.《嘎比迪沙迪巴尼》译注[M].昆明：云南民族出版社,2006.

[36] 张超.傣医基础理论[M].北京：中国中医药出版社,2007.

[37] 李朝斌.傣医四塔五蕴的理论研究[M].昆明：云南民族出版社,1993.

[38] 田兴秀.中国苗族医学[M].贵阳：贵州科技出版社,2013.

[39] 黄汉儒,黄景贤,殷昭红.壮族医学史[M].南宁：广西科学技术出版社,1998.

[40] 庞宇舟,林辰,黄冬玲.壮医药学概论[M].南宁：广西民族出版社,2006.

[41] 叶庆莲.壮医基础理论[M].南宁：广西民族出版社,2006.

[42] 董竞成,张红英,段晓虹,等.论"支气管哮喘发时治肺兼顾肾,平时治肾兼顾肺"[J].世界中医药,2013,8(7)：725-731.

[43] 董竞成,张红英,刘宝君,等.基于气道慢性炎症性疾病之肺肾气虚证型内涵的现代认识与实践[J].中国中西医结合杂志,2015,35(5)：521-528.

[44] 张红英,董竞成,弓唯一.肺肾两虚证与若干呼吸系统常见病[J].辽宁中医杂志,2013,40(4)：656-660.

[45] 董竞成,吴金峰,曹玉雪,等.若干同证疾病或状态异病同治的科学基础初探[J].世界中医药,2013,8(7)：715-720.

[46] 金华良,董竞成.支气管哮喘与下丘脑—垂体—肾上腺轴[J].中华结核和呼吸杂志,2012,35(7)：524-527.

[47] 宫兆华,董竞成,谢瑾玉,等.补肾益气药调节哮喘大鼠下丘脑—垂体—肾上腺轴及白细胞介素-6功能紊乱的实验研究[J].中国中西医结合杂志,2008,28(4)：348-351.

[48] 董竞成,赵福东,谢瑾玉,等.黄芪对哮喘大鼠神经内分泌免疫网络相关指标的影响[J].中国中西医结合杂志,2007,27(7)：619-622.

[49] 厉蓓,董竞成,段晓虹.中西医治疗社交应激对支气管哮喘不利影响的研究概况[J].中国中西医结合杂志,2011,31(10)：1431-1435.

[50] 赵福东,董竞成,崔焱,等.淫羊藿对哮喘大鼠神经内分泌免疫网络若干指标的影响[J].中国实验方剂学杂志,2007,13(9)：44-46.

[51] 沈自尹.同病异治和异病同治[J].科学通报,1961(10)：51-53.

[52] 沈自尹.对祖国医学肾本质的探讨[J].中华内科杂志,1976(2)：80-83.

[53] 谷衍奎.汉字源流字典[M].北京：华夏出版社,2003.

[54] 汉语大字典(第一卷)[M].成都：四川辞书出版社,1986.

[55] 〔汉〕班固. 汉书·艺文志[M]. 北京：中华书局，2012.

[56] 陈桐生译注. 国语[M]. 北京：中华书局，2013.

[57] 李今庸.《黄帝内经》在东方医学科学中的重要地位[J]. 天津中医药大学学报，2008，27（3）：143-146.

[58] 李如辉，管斯琦. 关于中医"四大经典"书目的界定[J]. 辽宁中医药大学学报，2013，15（12）：15-17.

[59] 田开宇，陈强. 中医英译之"TCM"或"CM"的溯源与现状[J]. 中国中西医结合杂志，2018，38（1）：102-104.

[60] 朱建平. "中医"一词的前世今生[N]. 健康报，2017-08-23（5）.

[61] 〔英〕合信. 西医略论[M]. 上海：上海仁济医馆刊本，咸丰七年（1857年）.

[62] 朱建平. "中医"名实源流考略[J]. 中华中医药，2017，7（32）：3043-3047.

[63] 郝先中. 兼容与并行：清末民初中国医界之二元格局[J]. 河南师范大学学报（哲学社会科学版），2009，36（2）：195-198.

[64] 洪士提译. 万国药方[M]. 上海：美华书馆，1890.

[65] 王咪咪，李林. 唐容川医学全书[M]. 北京：中国中医药出版社，1999.

[66] 董竞成. 海派中医恽氏中西医汇通[M]. 上海：上海科学技术出版社，2017.

[67] 杨杏林，陆明，杨奕望. 近代上海中西医汇通若干历史人物与事件[J]. 中医药文化，2014，9（5）：11-15.

[68] 毕丽娟，杨杏林，杨枝青，等. 近代上海中西医汇通运动的发展及其意义[J]. 中国中医药图书情报杂志，2014，38（5）：41-45.

[69] 沈自尹. 微观辨证和辨证微观化[J]. 中医杂志，1986（2）：55-57.

[70] 沈自尹. 中医基础理论研究进展[J]. 中医杂志，1982，23（1）：73.

[71] 赖世隆，谭芬来，温泽淮，等. 血瘀证临界状态的血液流变性、微循环及血浆 TXB_2、$6-keto-PGF-(1\alpha)$ 改变的观察[J]. 广州中医药大学学报，1991，8（1）：10-13.

[72] 曼玲. 血瘀证与活血化瘀研究获国家科技进步一等奖——5 项中华医学科技奖获奖项目榜上有名[J]. 中华医学信息导报，2004（5）：8.

[73] DONG JC, LU LW, LE JJ, et al. Philosophical thinking of Chinese Traditional Medicine[J]. Traditional Medicine & Modern Medicine, 2018, 1 (1)：1-10.

[74] 中国大百科全书出版社《简明不列颠百科全书》编辑部. 简明不列颠百科全书[M]. 北京：中国大百科全书出版社，1985.

[75] 中国百科大辞典编撰委员会. 中国百科大辞典[M]. 北京：中国大百科全书出版社，1999.

[76] 刘俊荣. 人文视野中的医学[M]. 北京：中国文史出版社，2014.

[77] 钟明华，吴素香. 医学与人文[M]. 广州：广东人民出版社，2006.

[78] 韦珂. 当代医学生人文素质教育对策研究[D]. 天津：南开大学，2008.

[79] 王红松，徐国龙，章健，等. 从孙思邈的医德思想谈中医人文精神[J]. 中医药临床杂志，2008（5）：541-542.

[80] 刘虹. 论医学人文价值[J]. 医学与哲学，2005（4）：29-31.

[81] 杨宝峰,孙福川,朱慧全.再议医学人文教育[J].医学与哲学,2005(4):32.

[82] 郑进,张超.云南民族医药研究[M].昆明:云南民族出版社,2008.

[83] 李倩,胥筱云,付新伟,等.傣医四塔病诊断思路分析[J].云南中医中药杂志,2011,32(6):23.

[84] 杨梅.傣医诊断学[M].北京:中国中医药出版社,2007.

[85] 张瑞麟,张勇.略论《难经》人体解剖学的成就与贡献[J].中医文献杂志,2001(1):1-3.

[86] 贾得道.中国医学史略[M].太原:山西科学技术出版社,2002.

[87] 汤惠生.藏族天葬和断身仪轨源流考[J].中国西藏,2001,67(1):51-67.

[88] 德司·桑杰嘉措著,强巴赤列、王镭译.四部医典系列挂图全集[M].拉萨:西藏人民出版社,2008.

[89] 张维耀.中医科学:中医学与阴阳五行学说[J].中华综合医学,2002(1):31.

[90] 陈桐生译注.国语[M].北京:中华书局,2013.

[91] 李泽厚.中国古代思想史论[M].北京:生活·读书·新知三联书店,2008.

[92] 王世舜,王翠叶译注.尚书[M].北京:中华书局,2016.

[93] 刘斌.中医学与中国传统文化[J].山东省农业管理干部学院学报,2011,28(5):128-130.

[94] 邱冬梅.文化自信视阈下的中医学与传统文化关系探析[J].亚太传统医药,2018,14(10):22-23.

[95] 薛公忱.儒道佛与中医药学[M].北京:中国书店,2002.

[96] 汪猛,翟笑枫.儒、释、道"无我"精神与中医养生[J].河南中医,2016,36(8):1315-1317.

[97] 甄雪燕.儒、道、佛与中医学[J].中国卫生人才,2016(4):90-91.

[98] 杨国荣."和""同"之辨及其哲学意蕴[J].教学与研究,2002(5):43-49.

[99] 杨宝峰,陈建国.药理学[M].北京:人民卫生出版社,2015.

[100] 侯家玉,方泰惠.中药药理学[M].北京:中国中医药出版社,2007.

[101] 侯文书,张力.丹参酮ⅡA对心血管系统的药理作用及其新剂型研究进展[J].中国药理学与毒理学杂志,2017(5):484.

[102] 路继刚,周长峰,杜娟.甘草及其制剂与西药联用概述[J].实用中医药杂志,2006,22(1):48.

[103] 国家食品药品监督管理局执业药师资格认证中心.中药学综合知识与技能[M].北京:中国医药科技出版社,2011.

[104] 包·照日格图,呼格吉乐图,包凤兰.试论传统医药比较研究[J].中国民族医药杂志,2006(1):2-4.

[105] 陈红波,段安,张尹.云南不同民族对同一药用植物功用诠释——以保山市世居少数民族为例[J].云南中医中药杂志,2015,36(7):104-109.

[106] 丁良,李静,杨慧,等.酢浆草的研究概况[J].医学研究与教育,2010(6):77-78.

[107] 姜俊玲,朱自仙,却翎,等.浅析决明子在中医药学与民族医药学临床应用的异同[J].中国民族医药杂志,2011,17(6):36-37.

[108] 黎光南.云南中药志[M].昆明:云南科技出版社,1990.

[109] 李晓雪,王垣苹,魏雅改,等.木香在中医药与民族医药中的临床应用比较[J].中国民族民间医药,2016,25(6):12-13.

[110] 梁峻.论民族医药[M].北京:中医古籍出版社,2011.

[111] 刘毅,陈羲之.云南常用中草药单验方荟萃[M].昆明:云南科技出版社,2007.

[112] 马清钧,王淑玲.临床实用中药学[M].南昌:江西科学技术出版社,2002.

[113] 钱子刚,李安华.高黎贡山药用植物名录[M].北京:科学出版社,2008.

[114] 田林,魏纪湖,蓝崇."一带一路"战略背景下中国传统医学的传承与创新[J].大众科技,2016(4):150-152,157.

[115] 魏雅改,田长江,庄馨瑛,等.香附在中医药和民族医药中的临床应用比较[J].中国民族民间医药杂志,2016(4):17-18.

[116] 杨瑞,李晓雪,包·照日格图.茜草在中医药与民族医药中的临床应用比较[J].中国民族民间医药杂志,2016(7):8-9.

[117] 叶冰,却翎,包·照日格图.龙骨在中医药与民族医药中的应用比较研究[J].中国民族医药杂志,2010,16(1):35-36.

[118] 云南省药物研究所.云南天然药物图鉴(第一卷)[M].昆明:云南科技出版社,2004.

[119] 周相均,包·照日格图,却翎,等.浅析中医药与民族医药对自然铁的临床应用异同[J].中国民族医药杂志,2007(7):42-44.

[120] 潘桂娟.日本汉方医学的起源与兴衰[J].中华中医药杂志,2005,(20)12:712-715.

[121] 柴山周乃,张伯礼.论日本汉方医学的衰退及复兴[J].天津中医药,2009,(26)5:431-432.

[122] 郑红斌,陈咸.中医学对日本汉方医学形成与发展的影响[J].浙江中医学院学报,2003(27)2:9-11.

[123] 林聚任,刘玉安.社会科学研究方法[M].3版.济南:山东人民出版社,2008.

[124] 栾玉广.自然科学技术研究方法[M].2版.合肥:中国科学技术大学出版社,2010.

[125] HILBERT M, LOPEZ P. The world's technological capacity to store, communicate, and compute information[J]. Science, 2011(332): 60-65.

[126] MEHTA N, PANDIT A. Concurrence of big data analytics and healthcare: a systematic review[J]. International Journal of Medical Informatics, 2018(114): 57-65.

[127] TAYLOR RC. An overview of the Hadoop/MapReduce/HBase framework and its current applications in bioinformatics[J]. BMC bioinformatics, 2010, 11 (Suppl 12): S1.

[128] SIRETSKIY A, SUNDQVIST T, VOZNESENSKIY M, et al. A quantitative assessment of the Hadoop framework for analyzing massively parallel DNA sequencing data[J]. Gigascience, 2015 (4): 26.

[129] MOHAMMED EA, FAR BH, NAUGLER C. Applications of the MapReduce programming framework to clinical big data analysis: current landscape and future trends[J]. BioData Min, 2014(7): 22.

[130] MERELLI I, PEREZ-SANCHEZ H, GESING S, et al. Managing, analysing, and integrating big data in medical bioinformatics: open problems and future perspectives[J]. BioMed Research International, 2014: 134023.

[131] DONG X, BAHROOS N, SADHU E, et al. Leverage hadoop framework for large scale clinical informatics applications[J]. AMIA Jt Summits Transl Sci Proc, 2013: 53.

[132] YAO Q, TIAN Y, LI PF, et al. Design and development of a medical big data processing system based on Hadoop[J]. J Med Syst, 2015, 39(3): 23.

[133] MA'AYAN A, ROUILLARD AD, CLARK NR, et al. Lean big data integration in systems biology and systems pharmacology [J]. Trends in Pharmacological Sciences, 2014 (35): 450 - 460.

[134] GUO R, ZHAO Y, ZOU Q, et al. Bioinformatics applications on Apache Spark[J]. Gigascience, 2018: 7.

[135] INTERLANDI M, SHAH K, TETALI SD, et al. Titian: Data provenance support in spark[J]. Proceedings VLDB Endowment, 2015, 9(3): 216 - 227.

[136] GULZAR MA, INTERLANDI M, YOO S, et al. BigDebug: Debugging primitives for interactive big data processing in spark[J]. Proc Int Conf Softw Eng, 2016: 784 - 795.

[137] BOUBELA RN, KALCHER K, HUF W, et al. Big data approaches for the analysis of large-scale fMRI data using apache spark and GPU processing: A demonstration on resting-state fMRI data from the human connectome project[J]. Front Neurosci, 2016(9): 492.

[138] AJI A, WANG F, VO H, et al. Hadoop - GIS: A high performance spatial data warehousing system over mapreduce[J]. Proceedings VLDB Endowment, 2013, 6(11): 121.

[139] COKELAER T, PULTZ D, HARDER LM, et al. BioServices: a common Python package to access biological web services programmatically[J]. Bioinformatics, 2013, 29(24): 3241 - 3242.

[140] HARVEY PA, WALL C, LUCKEY SW, et al. The python project: a unique model for extending research opportunities to undergraduate students[J]. CBE Life Sci Educ, 2014, 13(4): 698 - 710.

[141] NAPOLITANO F, MARIANI-COSTANTINI R, TAGLIAFERRI R. Bioinformatic pipelines in Python with Leaf[J]. BMC Bioinformatics, 2013(14): 201.

[142] ANDERS S, PYL PT, HUBER W. HTSeq —— a Python framework to work with high-throughput sequencing data[J]. Bioinformatics, 2015, 31(2): 166 - 169.

[143] TAM A, SIN DD. Pathobiologic mechanisms of chronic obstructive pulmonary disease[J]. The Medical Clinics of North America, 2012, 96(4): 681 - 698.

[144] LIU M, ZHONG X, LI Y, et al. Xuan Bai Cheng Qi formula as an adjuvant treatment of acute exacerbation of chronic obstructive pulmonary disease of the syndrome type phlegm-heat obstructing the lungs: a multicenter, randomized, double-blind, placebo-controlled clinical trial[J]. BMC Complementary and Alternative Medicine, 2014(14): 239.

[145] BARNES PJ. New therapies for asthma: is there any progress? [J]. Trends in Pharmacological Sciences, 2010, 31(7): 335 - 343.

[146] BARNES PJ. Immunology of asthma and chronic obstructive pulmonary disease[J]. Nature Reviews Immunology, 2008, 8(3): 183 - 192.

[147] HARPER RW, ZEKI AA. Immunobiology of the critical asthma syndrome[J]. Clinical Reviews in Allergy & Immunology, 2015, 48(1): 54 - 65.

[148] WANG Z, LI J, XIE Y, et al. Traditional Chinese medicine Zheng identification of bronchial asthma: clinical investigation of 2 500 adult cases[J]. Complementary Therapies in Medicine, 2017(30): 93 – 101.

[149] CHEN D, ZHANG F, TANG S, et al. A network-based systematic study for the mechanism of the treatment of zhengs related to cough variant asthma[J]. Evidence-Based Complementary and Alternative Medicine, 2013: 595924.

[150] NIE X, CAI G, LI Q. Bronchoscopy in China: the Chinese society of respiratory diseases survey[J]. Chest, 2009, 136(4): 1186 – 1187.

[151] VAN RENSEN ELJ, SONT JK, EVERTSE CE, et al. Bronchial CD8 cell infiltrate and lung function decline in asthma[J]. Am J Respir Crit Care Med, 2005, 172(7): 837 – 841.

[152] KURASHIMA K, FUJIMURA M, MYOU S, et al. Asthma severity is associated with an increase in both blood $CXCR3^+$ and $CCR4^+$ T cells[J]. Respirology, 2006, 11(2): 152 – 157.

[153] SIMONSON MT. Product review. Harrison's Online[J]. Natl Netw, 2000, 25(1): 28 – 29.

[154] KWAK C, CLAYTON-MATTHEWS A. Multinomial logistic regression[J]. Nurs Res, 2002, 51(6): 404 – 410.

[155] RILEY RD, ABRAMS KR, LAMBERT PC, et al. An evaluation of bivariate random-effects meta-analysis for the joint synthesis of two correlated outcomes[J]. Stat Med, 2007, 26(1): 78 – 97.

[156] TANG ZH, WANG L, ZENG F, et al. Association and predictive value analysis for metabolic syndrome on systolic and diastolic heart failure in high-risk patients[J]. BMC Cardiovasc Disord, 2014(14): 124.

[157] HUANG ZS, LUO YT, LIU JL. Mechod and practice of real world study[J]. the Journal of Evidence-Based Medicine, 2014, 14(6): 364 – 368.

[158] WANG P, CHEN Z. Traditional Chinese medicine Zheng and omics convergence: a systems approach to post-genomics medicine in a global world[J]. Omics: a Journal of Integrative Biology, 2013, 17(9): 451 – 459.

[159] CHEN Z, WANG P. Clinical distribution and molecular basis of traditional Chinese medicine Zheng in Cancer[J]. Evidence-Based Complementary and Alternative Medicine, 2012: 783923.

[160] DONG H, ZHANG W. The clinical effect of reding injection on treating acute exacerbation of chronic obstructive pulmonary syndrome of phlegm heat obstructing in the lung[J]. Journal of Emergency in Traditinal Chinese Medicine, 2015, 24(8): 1433 – 1435.

[161] QIAN W, ZHANG W, CAI X. The rule of cleaning heat and phlegm to treat bronchial asthma[J]. Chinese Journal of Ethnomedicine and Ethnopharmacy, 2011(18): 85 – 86.

[162] ZHOU A, ZHOU Z, ZHAO Y, et al. The recent advances of phenotypes in acute exacerbations of COPD[J]. International Journal of Chronic Obstructive Pulmonary Disease, 2017(12): 1009 – 1018.

[163] BRUSSINO L, SOLIDORO P, ROLLA G. Is it severe asthma or asthma with severe

comorbidities? [J]. Journal of asthma and allergy, 2017(10)：303 – 305.

[164] YUBAI L, SHUMING M, JINGCHENG D. Development of the TCM theory "inter-relationship of lung and kidney" in modern times[J]. World Chinese Medicine, 2013, 8(7)：734 – 737.

[165] RUI X, MINGDAN Z, NINI Q. Clinical observation of the combined treatment with modified Duqiwan and Tiotropium Bromide in treatment of chronic obstructive pulmonary disease (lung and kidney deficiency) at stable stage[J]. World Journal of Integrated Traditional and Western Medicine, 2017, 12(3)：365 – 368.

[166] PARTRIDGE MR, VAN DER MOLEN T, MYRSETH SE, et al. Attitudes and actions of asthma patients on regular maintenance therapy: the INSPIRE study[J]. BMC Pulmonary Medicine, 2006(6)：13.

[167] CHO KH, KIM YS, LINTON JA, et al. Effects of inhaled corticosteroids/ long-acting agonists in a single inhaler versus inhaled corticosteroids alone on all-cause mortality, pneumonia, and fracture in chronic obstructive pulmonary disease: a nationwide cohort study 2002 – 2013[J]. Respiratory Medicine, 2017(130)：75 – 84.

[168] ROGLIANI P, BRUSASCO V, FABBRI L, et al. Multidimensional approach for the proper management of a complex chronic patient with chronic obstructive pulmonary disease[J]. Expert Review of Respiratory Medicine, 2017：1 – 10.

[169] JINGCHENG D, HONGYING Z, XIAOHONG D, et al. Discussion therapeutic thoughy of "focus lung while consider kidney at asthma onset, focus kidney while consider lung at stable times"[J]. World Chinese Medicine, 2013, 8(7)：725 – 731.

[170] LEUNG JM, SIN DD. Asthma – COPD overlap syndrome: pathogenesis, clinical features, and therapeutic targets[J]. BMJ (Clinical research ed), 2017(358)：j3772.

[171] ALSHABANAT A, ZAFARI Z, ALBANYAN O, et al. Asthma and COPD overlap syndrome (ACOS)：a systematic review and meta analysis[J]. PloS one, 2015, 10(9)：e0136065.

[172] 艾尼瓦尔·卡德尔,哈木拉提,庞辉群.新疆维吾尔族夜间哮喘发作期患者维吾尔医辨证分型特点分析[J].中国民族医药杂志,2000,6(4)：29 – 30.

[173] 穆哈姆德·艾克拜尔.维吾尔医学治疗与诊断原则[M].4 版.乌鲁木齐：新疆人民卫生出版社,1972.

[174] 热娜古丽·艾则孜,阿依努尔·买提斯迪克,玉苏甫·吐尔逊,等.异常黑胆质证载体动物模型血栓前状态的研究[J].中医研究,2011,24(5)：22 – 24.

[175] 热娜古丽·艾则孜,穆塔里甫·吾布利哈斯木,等.2 型糖尿病维吾尔医分型及其神经—内分泌—免疫网络紊乱研究[J].科技导报,2009,27(22)：32 – 37.

[176] 阿不都卡德尔·库尔班,斯坎德尔·白克力,玉苏甫·吐尔逊,等.异常黑胆质证性 2 型糖尿病病证结合模型的建立[J].新疆医科大学学报,2011,34(11)：1191 – 1195.

[177] 王建农,顾士萍,臧雅丽,等.从传统医学尿诊看代谢组学对中医证型规范化的潜在价值[J].世界科学技术(中医药现代化),2009(1)：29 – 35.

[178] 李蓉.独特的藏医尿诊[J].中国民族医药杂志,2009(5)：21 – 22.

[179] 安尔建. 藏医尿诊[J]. 中国藏学,1999(2): 135-138.

[180] 拉毛吉. 藏医尿诊[J]. 西北民族大学学报(自然科学版),2004(2): 76-77,94.

[181] 罗布,洛绒拉姆. 论藏医尿诊[J]. 医学信息(中旬刊),2011(3): 862-863.

[182] 黄福开. 藏医尿诊学研究刍议[J]. 中国藏学,2007(3): 120-123.

[183] 卓尼·道知才让. 论藏医尿诊的科学性与使用价值[J]. 西藏科技,2007(12): 37-39.

[184] 马维骐,贾波,侯雪飞,等. 管窥藏医尿诊法[J]. 四川中医,2010(12): 34-35.

[185] 姚晓武,徐士奎,柏秀英,等. 藏医尿诊理论体系研究纵览[J]. 中国民族民间医药,2013(10): 1-2,4.

[186] 拉毛. 简介藏医学尿诊法[J]. 中国民间疗法,2008(5): 44.

[187] 王炼. 藏医尿诊简介[J]. 医学文选,1991(4): 77-78.

[188] 林扎西卓玛. 对藏医尿诊学的认识[J]. 中国民间疗法,2015(5): 75-76.

[189] 金学英. 藏医尿诊略论[J]. 甘肃中医,2010(3): 15-16.

[190] 李杰. 藏医尿诊与代谢组学关系研究的探讨[J]. 中国民族医药杂志,2012(4): 69-70.

[191] 汪毅. 中国苗族药物彩色图集[M]. 贵阳:贵州科技出版社,2002.

[192] 汪毅. 苗族医药开发与临床运用[M]. 乌鲁木齐:新疆科技出版社,2003.

[193] 包骏,冉懋雄. 贵州苗族医药研究与开发[M]. 贵阳:贵州科技出版社,1999.

[194] 陆科闵,王福荣. 苗族医药[M]. 贵阳:贵州科技出版社,2006.

[195] 汪建. 试论中医、西医与分子生物学的方法论及三者的辨证关系[J]. 医学与哲学,1984(12): 14.

[196] 杨永昌. 藏药志[M]. 西宁:青海人民出版社,1991.

[197] 罗达尚. 中华藏本草[M]. 北京:民族出版社,1991.

[198] 国家中医药管理局《中华本草》编委会. 中华本草·藏药卷[M]. 上海:上海科学技术出版社,2002.

[199] 杨竟生,初称江措. 迪庆藏药[M]. 云南:云南民族出版社,1987.

[200] 嘎务多吉. 晶镜本草(藏文)[M]. 北京:民族出版社,1995.

[201] 嘎玛群培. 甘露本草明镜(藏文)[M]. 拉萨:西藏人民出版社,1993.

[202] 《藏医药经典文献集成》编委会. 度母本草(藏文)[M]. 北京:民族出版社,2006.

[203] 第司·桑杰嘉措. 蓝琉璃(藏文)[M]. 北京:民族出版社,2006.

[204] 国家药典委员会. 中国药典(2000 年版)[M]. 北京:化学工业出版社,2000.

[205] 吴征镒. 西藏植物志[M]. 北京:科学出版社,1983.

[206] 薛燕,雷跻九. 中药复方霰弹理论——论中药复方现代研究方法[M]. 北京:中国环境科学出版社,1996.

[207] 赵立春,薛燕. 中药复方化学研究之霰弹靶点理论[C]//中华中医药学会. 中华中医药学会中药基础理论分会第二届临床中药学学术研讨会论文集. 南宁,2009: 479-482.

[208] 薛燕. 以现代科学阐明中药复方作用机理的霰弹理论及其重要意义[R]. 1997 中医药博士论坛:中医药现代研究与未来发展,北京,1997: 43-46.

[209] 邱峰,姚新生. 中药体内直接物质基础研究的新思路[J]. 中药药理与临床,1999,15(3): 1-2.

[210] 罗国安,王义明. 中药复方的化学研究体系[J]. 世界科学技术——中医药现代化,1999,1(1):

16－19.

［211］王喜军.中药血清药物化学的研究动态及发展趋势［J］.中国中药杂志,2006,31(10)：789－792.

［212］王喜军.中药血清药物化学［M］.北京：科学出版社,2010：12－35.

［213］吴水生.疾病缩减效应假说在中药复方作用机制阐述上的应用［J］.中国中医药科技,2006,13(1)：44－45.

［214］成旭东,封亮,贾晓斌,等.基于组分结构的中成药二次开发组方研究技术体系构建［J］.中国中药杂志,2014,39(21)：4272－4276.

［215］刘进怀,王璇,蔡少青,等.中药三七化学成分的 HPLC／ESI－MS 分析(英文)［J］.Journal of Chinese Pharmaceutical Sciences,2004(4)：225－237.

［216］梁静,徐风,尚明英,等.赤芍化学成分没食子酸丙酯在大鼠体内的代谢研究［J］.中国中药杂志,2013,38(22)：3970－3976.

［217］杨介.西双版纳的佛塔［M］.昆明：云南人民出版社,1990.

［218］朱海鹰.南传佛教塔寺艺术探索［J］.云南艺术学院学报,2000(1)：19.

［219］吴勇贵,陈普.南传上部座佛教与傣医学［J］.中国民族医药杂志,2007(10)：7－8.

［220］李朝斌.傣医基本理论简述［J］.中国民族医药杂志,1996(3)：9.

［221］张超.傣医基础理论［M］.北京：中国中医药出版社,2007.

［222］依专,吴永贵.傣医药学史［M］.北京：中国中医药出版社,2007.

［223］何晓晖.中医基础理论［M］.北京：人民卫生出版社,2010.

［224］《傣族简史》编写组.傣族简史［M］.北京：民族出版社,2009.

［225］刘岩.南传佛教和傣族文化［M］.昆明：云南民族出版社,1993.

［226］茶旭,肖妙娥.傣医"五蕴"理论简介［J］.云南中医学院学报,1993(4)：48.

［227］杨梅,王寅,胥筱云.中医精气神学说与傣医五蕴学说的比较［J］.中国民族医药杂志,2007(5)：4－6.

［228］依专,林艳芳,玉腊波.傣医药研发现状与思考［J］.中国民族医药杂志,2005(4)：173－174.

［229］曾君,管艳红.浅淡傣族与傣医药的起源［J］.中国民族医药杂志,2012(11)：7－8.

［230］岩峰,王松,刀保尧.傣族文学史［M］.昆明：云南民族出版社,1995.

［231］金锦,林艳芳,依专.傣族传统医药学研究概况［J］.云南中医中药杂志,2000(2)：38－39.

［232］林艳芳,邓群.中国傣族传统医药学发展概况［J］.中国民族医药杂志,2009(10)：1－5.

［233］刘斌,张婷,张超.从傣医传统疗法看傣医学传承与发展方式［J］.中国民族医药杂志,2010(10)：53－55.

［234］王志红,张超,陈普.傣医药的指导思想——"天人合一"观［J］.中国民族医药杂志,2007(10)：9－10.

［235］贾克林.论傣医十大传统疗法与自然疗法［J］.中国民族医药杂志,2007(7)：23,24.

［236］戴翥.傣医药文献整理研究综述与思考［J］.中国民族医药杂志,2009(10)：61－64.

［237］郑进,杨梅,王寅,等.傣医理论研究的现状及思考［J］.云南中医学院学报,2007(30)：22－24.

［238］谭勇.新疆维吾尔族医学家和医学文献略说［J］.科技情报开发与经济,2010,20(14)：72－81.

［239］孟庆才,方锐.维吾尔医学现代研究进展［J］.中国民族医药杂志,2006(6)：49.

[240] 达瓦俄噶. 八支精华[M]. 北京：民族出版社，2006.

[241] 旦正加. 藏医身心概论[M]. 北京：民族出版社，2006.

[242] 贡却坚赞. 藏医养生保健学[M]. 北京：民族出版社，2014.

[243] 王琦. 9 种基本中医体质类型的分类及其诊断表述依据[J]. 北京中医药大学学报，2005，28(4)：1 - 8.

[244] 王琦. 中医体质学的研究现状与展望[J]. 山东中医学院学报，1994：74 - 82.

[245] 李杰. 中藏医体质学内涵比较研究[J]. 中国民族医药杂志，2012(10)：4 - 7.

[246] 次仁德吉，占堆. 藏医体质学的研究和应用价值[J]. 北京中医药大学学报，2013，36(7)：447 - 449.

[247] 王琦. 中医体质学[M]. 北京：人民卫生出版社，2009.

[248] 王琦. 中医体质学研究与应用[M]. 北京：中国中医药出版社，2012.

[249] 丽霞. 医学院校人文素质教育的思考与探索[J]. 医学与社会，2013(9)：93.

[250] 强巴赤列. 藏医药学史(藏文)[M]. 北京：北京民族出版社，2004.

[251] 丰硕. 人文素质教育在工科院校思想政治教育中的重要性刍议[J]. 教育与职业，2010，14(5)：76.

[252] 完德才让. 藏医伦理学(藏文)[M]. 北京：民族出版社，2004.

[253] 贡布东智. 藏药研究现状与资源开发浅议[J]. 藏医药研究(藏文)，2004，15(2)：45.

[254] 苏卡娘尼多吉. 千万舍利[M]. 北京：民族出版社，2006.

[255] 帝玛尔·丹增彭措. 帝玛尔·丹增彭措文集[M]. 北京：民族出版社，2006.

[256] 强巴赤列. 藏族历代名医略传[M]. 北京：民族出版社，1990.

[257] 格桑陈来. 藏族医学史[M]. 北京：中国藏学出版社，1997.

[258] 第司·桑杰嘉措. 藏医学史[M]. 北京：民族出版社，2006.

[259] 邓都. 甘孜州南派藏医药[J]. 中国藏学研究，2011(4)：138 - 145.

[260] 直贡·曲扎. 直贡医学选集[M]. 北京：民族出版社，2006.

[261] EPSTEIN MM. Targeting memory Th2 cells for the treatment of allergic asthma [J]. Pharmacology & Therapeutics, 2006, 109(12)：107 - 136.

[262] MARSHALL GD. Neuroendocrine mechanisms of immune dysregulation：applications to allergy and asthma [J]. Ann Allergy Asthma Immunol, 2004, 93(2 Suppl 1)：S11 - S17.

[263] PEEBLES RS, TOGIAS A, BICKEL CA, et al. Endogenous glucocorticoids and antigen-induced acute and late phase pulmonary responses[J]. Clinical and Experimental Allergy, 2000, 30(9)：1257 - 1265.

[264] 沈自尹，张丽丽，查良伦，等. 肾阳虚病人的垂体—肾上腺皮质系统的改变[J]. 上海中医药杂志，1979(2)：34 - 36.

[265] 沈自尹，胡国让，许得盛，等. 补肾法预防哮喘的变态和非变态反应机理研究[J]. 中西医结合杂志，1989，9(2)：82 - 84.

[266] 沈自尹，王文健，王惠，等. 补肾药改善老年肾上腺皮质功能的临床和实验研究[J]. 中西医结合杂志，1989，9(9)：518 - 521.

[267] 赵福东,董竞成,谢瑾玉,等.补肾益气对哮喘模型大鼠神经内分泌免疫网络若干指标的影响[J]. 中国中西医结合杂志,2007,27(8)：715－719.

[268] 宫兆华,董竞成,谢瑾玉,等.补肾益气药调节哮喘大鼠下丘脑—垂体—肾上腺轴及白细胞介素-6功能紊乱的实验研究[J].中国中西医结合杂志,2008,28(4)：348－351.

[269] 沈自尹.肾阳虚证的下丘脑—垂体—甲状腺、性腺、肾上腺皮质轴功能的对比观察[J].医学研究通讯,1983(10)：21－25.

[270] 沈自尹.肾阳虚证的定位研究[J].中国中西医结合杂志,1997,17(1)：351－352.

[271] 钟历勇,沈自尹,蔡定芳,等.补肾健脾活血三类复方对下丘脑—垂体—肾上腺—胸腺轴及CRF基因表达的影响[J].中国中西医结合杂志,1997,17(1)：39－41.

[272] 蔡定芳,沈自尹,张玲绢,等.右归丸对大鼠下丘脑—垂体—肾上腺—胸腺轴抑制模型的影响[J]. 中国免疫学杂志,1994,10(7)：236－239.

[273] 刘宝君,董竞成,张红英.淫羊藿苷和黄芪甲苷对皮质醇所致原代培养海马神经元损伤的保护作用研究[J].中华中医药杂志,2013,28(7)：45－48.

[274] LI B, LUO QL, DONG JC, et al. Establishment and comparison of combining disease and syndrome model of asthma with "kidney yang deficiency" and "abnormal savda"[J]. Evid Based Complement Alternat Med, 2013.

[275] PATON J, JARDINE E, MENEILL E, et al. Adrenal responses to low dose synthetic ACTH (synacthen) in children receiving high dose inhaled fluticasone [J]. Arch Dis Child, 2006(91)： 808－813.

[276] PRIGIS KN, PAPADIMITRIOU A, NICOLAIDOU P, et al. The hypothalamic-pituitary-adrenal (HPA) axis in asthmatic children [J]. Trends Endocrinol Metab, 2008(19)： 32－38.

[277] FEI GH, LIU RY, ZHANG ZH. Alterations in circadian rhythms of melaton in and cortisol in patients with bronchial asthma[J]. Acta Pharmacol Sin, 2004(25)： 651－656.

[278] CAI C, ZHANG HY, LE JJ, et al. Inflammatory airway features and hypothalamic-pituitary-adrenal axis function in asthmatic rats combined with chronic obstructive pulmonary disease[J]. Chin Med J (Engl), 2010(123)： 1720－1726.

[279] 董竞成,赵福东,崔焱,等.淫羊藿对哮喘大鼠神经内分泌免疫网络若干指标的影响[J].中国实验方剂学杂志,2007,13(9)：44－46.

[280] 黄琦,刘仁慧,郭忻.培本方调节哮喘大鼠HPA轴紊乱的实验研究[J].上海预防医学杂志,2005, 17(12)：568－569.

[281] BAILEY MT, KIEMEIN S, SHACMA S, et al. Social stress enhances allergen-induced airway inflammation in mice and inhibits corticosteroid responsiveness of cytokine production [J]. J Immunol, 2009, 182：7888－7896.

[282] HACZKU A, PANETTIERI RJ. Social stress and asthma：the role of corticosteroid insensitivity[J]. J Allergy Clin Immunol, 2010(125)：550－558.

[283] SILVERMAN ES, BREAULT DT, VALLONE J, et al. Corticotropin-releasing hormone deficiency increases allergen-induced airway inflammation in a mouse model of asthma[J]. J

Allergy ClinImmunol, 2004(114): 747－754.

[284] BARNES P, FITZGERALD G, BROWN M, et al. Nocturnal asthma and changes in circulating epinephrine, histamine, and cortisol [J]. N Engl J Med, 1980(303): 263－267.

[285] FUJITAKA M, NOMURA S, SAKURA N, et al. Morning and afternoon serum levels of cortisone and cortisol in asthmatic patients [J]. Clin Chim Acta, 2000(299): 101－108.

[286] 沈自尹,施赛珠,查良伦,等.支气管哮喘采用补肾法防治及其内分泌和免疫方面的观察[J].中医杂志,1981(5): 21－25.

[287] 沈自尹,胡国让,施赛珠,等.温阳片预防支气管哮喘季节性发作及其原理研究[J].中国中西医结合杂志,1986(6): 17－20.

[288] 董竞成,石志芸,沈自尹,等.大剂量皮质类固醇吸入加补肾中药治疗激素依赖型哮喘的临床研究[J].中国中西医结合杂志,1994,14(8): 458－461.

[289] LIU B, ZHANG H, XU C, et al. Neuroprotective effects of icariin on corticosterone-induced apoptosis in primary cultured rat hippocampal neurons[J]. Brain Res, 2011(1375): 59－67.

[290] CHANG-QING X, JING-JING L, DONG J, et al. Anti-inflammatory effects of icariin on airway inflammation in OVA-induced rat asthma model [J]. Chin Med J, 2011,124(18): 2899－2906.

[291] 谢瑾玉,董竞成.淫羊藿对支气管哮喘大鼠嗜酸性粒细胞表面趋化因子受体3和肺组织嗜酸性粒细胞特异性趋化因子表达的影响[J].中华结核和呼吸杂志,2007,30(12): 951－952.

[292] 谢瑾玉,董竞成,崔焱,等.淫羊藿对哮喘大鼠肺组织 RANTES 及 MCP－3 表达的影响[J].中国中西医结合杂志,2008,28(3): 238－240.

[293] CHANG-QING X, BAO-JUN LI, JIN-FENG W, et al. Icariin attenuates LPS-induced acute inflammatory responses: involvement of PI3K/Akt and NF－Kb signaling pathway [J]. European Joural of pharmacology, 2010, 642(1－3): 146－153.

[294] 克丽别娜·吐尔逊,哈木拉提·吾甫尔,热娜古丽·艾则孜.异常黑胆质性哮喘与 ECP、IgE 及 FEV1 的关系研究[J].中国中医药信息杂志,2008,15(8): 22－29.

[295] 泽明,赵春霞,许国旺,等.基于液相色谱质谱联用系统的维吾尔医异常黑胆质证哮喘病的血清代谢组学研究[J].世界科学技术:中医药现代化,2009,11(1): 134－140.

[296] 厉蓓,罗清莉,董竞成,等.异常黑胆质证哮喘病证结合模型的建立及评价[J].中华中医药杂志,2012,27(12): 3086－3091.

[297] 仁桑.藏中医结合治疗高原红细胞增多症的疗效观察[J].中国民族医药杂志,2014(5): 27－28.

[298] 童丽,吴萍,张广梅,等.二十五味余甘子丸对血隆病大鼠肝肾功能及血脂的影响[J].甘肃中医,2008,21(12): 9.

[299] 达瓦次仁,央金,巴桑卓玛,等.慢性高原红细胞增多症藏医临床症状特征分析[J].中国民族医药杂志,2013(11): 12.

[300] 吴天一.高原红细胞增多症病理生理的研究[J].高原医学杂志,1998,8(2): 1－3.

[301] 于前进.与高原红细胞增多症有关的血清炎症因子的研究进展[J].西南国防医药,2014,24(9): 1026.

[302] 邹澍宣.中医药治疗高原红细胞增多症探析[J].天津中医药,2014,31(5): 278－279.

[303] 卓玛东智,秀措吉.藏医对高原病的认识[J].中国民族医药杂志,2014(3):66.

[304] 米玛,仁青加,巴珠.藏医放血疗法治疗158例高原红细胞增多症临床疗效评价[J].中国民族医药杂志,2011(9):24.

[305] 次仁央宗,格曲,德玉,等.藏医放血疗法治疗查培病(高原红细胞增多症)48例临床疗效评价[J].世界科学技术:中医药现代化,2013,15(5):1002.

[306] 鲁梦倩,于天源,尼玛次仁,等.藏医佐木阿汤与放血疗法对高原红细胞增多症模型大鼠的影响[J].中华中医药杂志,2014,29(8):2461.

[307] 黄学文,李素芝,黄跃,等.EPO单克隆抗体抑制CFU-E研究[J].西南国防医药,2014,24(1):15.

[308] 伍文彬,赖先荣,索朗其美,等.藏药多血康对家兔血瘀症模型全血黏度及红细胞流变性的影响[J].高原医学,2009,2(191):39-40.

[309] 马新福.对10例高原红细胞增多症合并血栓性肠坏死患者的手术治疗分析[J].高原医学杂志,2012,22(4):34.

[310] 吴小东,杜磊.高原红细胞增多症[J].中国输血杂志,2013,26(6):589-590.

[311] 戚秀中.高原红细胞增多症的中医治疗[J].西北国防医学杂志,2012,33(1):53.

[312] 第司·桑杰嘉措.藏医医诀补遗[M].兰州:青海民族出版社,1991.

[313] 李莎莎,贾冬英,姚开.青稞β葡聚糖对胆固醇的吸附作用研究[J].氨基酸和生物资源,2012,34(2):29-33.

[314] 陈洋,张永亮,李灵芝,等.蕨麻促进心肌缺血/再灌注小鼠NO生成[J].中国急救复苏与灾害医学杂志,2013,8(9):788-789.

[315] 噶务.藏药晶镜本草[M].北京:民族出版社,1995.

[316] 陈斌,郭志坚,黄慧群,等.3种复方抗缺氧药物对急进海拔4 600 m急性高原反应预防效果的对比分析[J].高原医学杂志,2006,16(4):8-10.

[317] 何晓敏.余甘子药理作用研究进展[J].中国中医药科技,2014,21(5):593-594.

[318] 漆伟,雷伟,严亚波.冬虫夏草药理学作用的研究进展[J].环球中医药,2014,7(3):227-230.

[319] 熊云珍,胡红艳,熊新刚,等.红景天药理作用研究进展[J].湖北中医杂志,2013,35(8):78-81.

[320] 邓颖,郭志刚,曾兆麟.藏红花的药理研究进展[J].中国中药杂志,2002,27(8):565.

[321] 乔晓鸣,任世存.沙棘总黄酮对血管性痴呆模型大鼠脑组织SOD活性、MDA含量的影响[J].中国中医药科技,2014,21(1):3.

[322] 范一菲,王云海,张建华,等.杜鹃花总黄酮对在体大鼠心肌缺血再灌注损伤的保护作用及其机制[J].中草药,2008,39(2):240-244.

[323] 崔殿波,李薇,王莹,等.狭叶荨麻提取物抗炎镇痛药理作用研究[J].中医药学报,2014,42(4):61-63.

[324] 薛世萍,姜华,杨丽霞,等.藏药甘青青兰的药学研究进展[J].中国中医药信息杂志,2010,17(9):111-112.

[325] 李淑珍,李进.黑果枸杞叶黄酮降血脂及抗氧化活性的研究[J].北方药学,2011(11):23-24.

[326] 秘诀补遗钥匙汇集:藏文(藏医药经典文献集成)[M].北京:民族出版社,2008.

[327] 索郎顿珠.藏汉合璧常用藏成药使用手册[M].北京：民族出版社,2006.

[328] 童丽,吴萍,张广梅,等.二十五味余甘子丸对血隆病大鼠肝肾功能及血脂的影响[J].甘肃中医,2008,21(12)：9.

[329] 杨全富.藏药余甘子二十五味的高原用药探讨[J].方药纵横,2005(21)：100.

[330] 云丹嘉措.藏医临床札记(藏文)[M].2版.兰州：青海民族出版社,2009.

[331] 杨继家,张艺,冀静,等.藏医药与印度传统医药对三果汤传统应用及现代研究概述[J].世界科学技术,中医药现代化,2012,14(1)：1311.

[332] 邝婷婷,张海伟,陈一龙,等.藏药三果汤散干预高原红细胞增多症模型大鼠的代谢组学研究[J].世界科学技术,中医药现代化,2014,16(1)：171.

[333] 伍文彬,赖先荣,索朗其美,等.藏药多血康对家兔血瘀症模型全血黏度及红细胞流变性的影响[J].西藏科技,2009,2(191)：39-40.

[334] 倪惠珍,马川.益心康泰胶囊对高原红细胞增多症患者体内同型半胱氨酸、一氧化氮和一氧化氮合酶水平的影响[J].高原医学杂志,2008,18(1)：15.

[335] 郗爱旗,张鑫生,吕雪梅,等.藏药三普红景天胶囊对高原红细胞增多症红细胞变形能力和氧自由基代谢影响的研究[J].中草药,2000,31(6)：443.

[336] 阿杂拉夏董.年桔伟文纳合布(音译名)：藏文(藏医药经典文献集成)[M].北京：民族出版社,2009.

[337] 帝玛尔·丹增彭措.放血疗法教诲·澄清谬误(意译名)(藏医药经典文献集成)(藏文)[M].北京：民族出版社,2010.

[338] 青海省藏医药研究所.嘎玛冉纳医著选集(藏医药经典文献集成)(藏文)[M].北京：民族出版社,2008.

[339] 姚光弼.临床肝脏病学[M].上海：上海科学技术出版社,2004.

[340] 卞霞.肝病治疗的细胞学进展[J].航空航天医药,2010,21(7)：1290-1291.

[341] 魏来,韩方正.肝脏疾病[M].北京：中国医药科技出版社,2006.

[342] 刘铁军.肝病治疗及用药原则的探讨[C].吉林省中医药学会中医肝病委员会第三届学术会议论文集,2007.

[343] 林艳芳,杨梅,贾克琳,等.傣医治则与治法研究[J].中国民族医药杂志,2008(10)：31.

[344] 蔡景峰.民族医学古文献概述[J].中国民族医药杂志,1998,4(4)：4.

[345] 舟山.对祖国医学"药食同源"的现代理解与展望[J].浙江中医药大学学报,2011,35(1)：11-12.

[346] 仲格嘉.藏医对2型糖尿病的认识和治疗探析[J].中国藏学,2010(4)：163-165.

[347] 刘倩.脂毒性与2型糖尿病浅析[J].山东中医药大学学报,2004,28(4)：266-268.

[348] 詹莉莉,杨志秋,傅正伟.肥胖与慢性炎症的研究进展[J].中国细胞生物学学报,2011,33(3)：297-305.

[349] 孙波,李辉,王宁.肥胖与慢性炎症[J].生物学杂志,2012,29(2)：88-90.

[350] 祝烨,黄德嘉.脂肪因子研究进展[J].生物医学工程学杂志,2010,27(2)：476-480.

[351] 于进海,周林康,李蓬,等.肥胖的基础研究[J].生命科学,2015,27(3)：265-279.

[352] 尤在泾.金匮要略心典[M].北京：中国中医药出版社,1992.

[353] 方有执. 伤寒论条辨[M]. 北京：学苑出版社，2009.

[354] 陈修园. 伤寒论浅注[M]. 北京：学苑出版社，2012.

[355] 〔唐〕王冰注解，〔宋〕林亿补注，孙国中、方向红点校. 重广补注黄帝内经素问[M]. 北京：学苑出版社，2004.

[356] 郑杏斌. BAEP 检测在脑震荡法医学鉴定中的应用[J]. 法医学杂志，2008，24(6)：433-434.

[357] 阿古拉. 蒙医震脑术[J]. 中国民间疗法，2001(1)：33-34.

[358] 孙传兴. 临床疾病诊断依据治愈好转标准[M]. 北京：人民军医出版社，2002.

[359] 内蒙古自治区卫生厅蒙医病症诊断疗效标准编审委员会. 蒙医病症诊断疗效标准[M]. 北京：民族出版社，2007.

[360] 游恒星. 脑外伤后脑震荡样症状早期药物治疗临床研究[J]. 实用医学杂志，2008，24(3)：440-441.

[361] 田应彪，陈泽慧，杨名慧，等. 16 种中药水煎液对 MRSA 和 MSSA 体外抑菌试验观察[J]. 中国医院药学杂志，2009(11)：897-899.

[362] 陈泽慧，田应彪，叶丽红，等. 五味子及石榴皮等中药对产与非产 MBL 铜绿假单胞菌的体外抗菌活性研究[J]. 中华医院感染学杂志，2010，20(2)：168-170.

[363] 陈晓月，赵承辉，刘爽. 大蒜素体外抗菌活性研究[J]. 沈阳农业大学学报，2008，(1)：108-110.

[364] 陈源红，唐华英，韦连登，等. 苦丁茶对五种细菌的体外抑菌试验[J]. 右江民族医学院学报，2009(1)：20-21.

[365] 万永红，周向宁. 八种中草药抑菌试验报告[J]. 生物学杂志，1999，16(2)：31-32.

[366] 高迎春，魏秀丽，张传津，等. 地锦草等中药提取物对大肠杆菌耐药消除作用的初步研究[J]. 中国兽药杂志，2013，8(10)：12-16.

[367] 赵敏，谭钢文，唐小异，等. 十种中药提取物与抗生素合用对铜绿假单胞菌最小抑菌浓度影响的体外实验[J]. 湖南师范大学学报(医学版)，2013，5(3)：80-83.

[368] 张霞，孙宝忠，哈斯格根，等. 五倍子抑菌物质的提取及其抑菌作用的研究[J]. 食品工业科技，2012，4(4)：290-294.

[369] 何明，吴峥嵘，李渊，等. 双黄连、清开灵对耐药大肠埃希菌 R 质粒及 β-内酰胺酶的影响[J]. 北京中医药大学学报，2014，1(2)：105-108.

[370] 郭威，周莹，叶露，等. 穿心莲内酯抑制铜绿假单胞菌外排泵 MexAB-OprM 的作用[J]. 中国医院药学杂志，2012，9(25)：1343-1347.

[371] 戴夫艳. 关于 29 种中药营养价值及对耐药大肠杆菌抑菌活性分析[J]. 医学信息，2014(31)：94-95.

[372] 李建志，王晓源，王亚贤. 8 种中草药抗菌作用实验研究[J]. 中医药信息，2015，32(1)：32-34.

[373] 陈灏珠，林果为. 实用内科学[M]. 北京：人民卫生出版社，2011.

[374] 葛均波，徐永健. 内科学[M]. 北京：人民卫生出版社，2013.

[375] 中华医学会结核病学分会. 肺结核诊断和治疗指南[J]. 中华结核和呼吸杂志，2001，24(2)：70-74.

[376] 李燕芬，高如珍，刘怡，等. 左氧氟沙星与莫西沙星治疗老年耐多药肺结核临床疗效对比分析[J].

中国实用医药,2014,9(13):175-176.

[377] 翟广.利福喷汀与利福平治疗肺结核疗效和安全性的 Meta 分析[D].吉林大学硕士学位论文,2009.

[378] 李艳萍,刘明亮,郭慧元.抗结核药物研究进展[J].国外医药抗生素分册,2009,30(6):241-247.

[379] 策·苏荣扎布.蒙医瘟病学[M].北京:民族出版社,1990.

[380] 赵田虎,邰富成.蒙医蒙药治疗肺结核53例临床观察[J].中国民族医药杂志,2004,1(1):33.

[381] 笋布尔达来,阿拉滕苏布德.蒙医药治疗浸润型肺结核[J].中国民族医药杂志,2013,8(8):27.

[382] 芒来,布仁巴雅尔,杨永平.策格-草原珍品[M].呼和浩特:内蒙古人民出版社,2013.

[383] 查哈达.酸马奶治疗肺结核56例临床观察[J].中国民族民间医药杂志,1999(36):13-14.

[384] 苏雅拉吉日嘎,胡毕斯哈拉图.用酸马奶治疗肺结核及结核性胸膜炎58例临床疗效观察[J].中国民族民间医药杂志,2005(74):142.

[385] 浩斯巴亚尔,宋海龙,包萨仁.蒙药苏日严其木格治疗陈旧性肺结核病1212例临床分析[J].中国民族医药杂志,2010(3):20-21.

[386] 斯钦毕力格,张力.化疗结合蒙药治疗肺结核疗效初步观察[J].中国民族医药杂志,2002,8(1):19-20.

[387] 乌力吉巴特尔,天晓.蒙西医结合治疗肺结核29例疗效观察[J].中国民族医药杂志,2002,8(1):15.

[388] 红花.蒙西医结合治疗30例空洞型肺结核[J].中国民族医药杂志,2010(8):35-36.

[389] 胡格吉乐图,立新.蒙西医结合治疗耐药性肺结核30例临床疗效分析[J].内蒙古民族大学学报,2010,16(2):90-114.

[390] 曹祯吾.红细胞增多症[M].北京:军事医学科学出版社,1996.

[391] 王毓杰,索朗其美,顿珠,等.藏药缺氧康胶囊质量标准研究[J].中成药,2007,29(4):607-609.

[392] 李生花,王建新,靳国恩.藏药二十味沉香散抗慢性低氧的实验研究[J].青海医学院学报,2008,29(2):119-122.

[393] 耿东升,兰建国,刘发.高原红细胞增多症及药物防治[J].高原医学杂志,2007,17(4):58-60.

[394] 王毓杰,张艺,冯雪梅,等.红景天化学成分的研究及其对低氧诱导因子-1α 表达的影响[J].华西药学杂志,2009,24(1):21-24.

[395] 吴丹玲,郑必胜.余甘子抗氧化活性成分的研究[J].安徽农业科学,2010,38(24):13045-13046.

[396] 海平.藏药唐古特青兰抗缺氧作用研究[J].山东中医杂志,2005,24(1):41-43.

[397] 李生花,靳国恩,李卫东.藏药红景天预防急性高原病和提高运动能力的作用[J].解放军预防医学杂志,2008,26(4):246-249.

[398] Zhang ZN. Cardio protective effect of chronic intermittent hypobaric hypoxia[J]. High Alt Med Phys, 2012:38-39.

[399] 傅瑜,廖琴,樊东升.神经保护剂治疗缺血性脑卒中的研究进展[J].中国新药杂志,2011,20(11):973-977.

[400] 谢学勤,韦再华,高燕琳.北京市 1949—2006 年居民死因分析[J].中国公共卫生,2008,24(7):797-798.

[401] WON CK, HASJ, NOH HS, et al. Estradiol prevents the injury-induced decrease of akt activation and bad phosphorylation[J]. NeurosciLett, 2005, 387(1): 115-119.

[402] BREUNIG JJ, SILBEREIS J, VACCARINO FM, et al. Notch regulates cell fate and dendritemorphology of newborn neurons in the postnatal dentate gyrus[J]. ProcNat AcadSci USA, 2007, 104(51): 20558-20563.

[403] 仁旺次仁. 藏医白脉疗法在中风病治疗康复中风中的作用[J]. 中国藏学,2012(4): 159-162.

[404] 郭文华. 运动训练与白脉软膏对脑梗死大鼠神经功能恢复及皮质 GAP-43 和 p38MAPK 表达影响的实验研究[D]. 重庆: 重庆第三军医大学,2009.

[405] 颜虹,徐勇勇,赵耐青,等. 医学统计学[M]. 北京: 人民卫生出版社,2005.

[406] 吾布力·吐尔迪. 维吾尔医成药学(维吾尔文)[M]. 乌鲁木齐: 新疆人民卫生出版社,2006.

[407] 如克娅木·沙迪克. 维吾尔医常用药材学(维吾尔文)[M]. 乌鲁木齐: 新疆科技卫生出版社(W),1993.

[408] 木克热木·克派吐拉. 浅谈维吾尔医药现代化和维西医相结合的关系[J]. 中国民族医药杂志,2006,12(72): 75.

[409] 阿米娜·卡斯木,阿衣古丽·阿卜杜热依木,穆巴拉克·派祖拉. 亚健康的维吾尔医治疗[J]. 中国民族医药杂志,2008(8): 53.

[410] 阿依古丽·阿不都热依木,阿斯亚·克依木,土尔逊·吾甫尔,等. 白癜风维吾尔医护理技术操作规范[J]. 中国民族医药杂志,2008,6(14): 77-78.

[411] 李鸣杲,金魁和. 医学心理学[M]. 沈阳: 辽宁科学技术出版社,1989.

[412] 努尔古扎丽·居麦,土尔逊·吾甫尔,等. 白癜风患者的维吾尔医护理探讨[C]. 世界中医药学会联合会皮肤病分会第二届年会,2010.

[413] 陆新茹,工崇顺,朱光斗. 白癜风患者心理问题的临床调查与分析[J]. 中国临床康复,2004,8(21): 4162-4163.

[414] 杨凯荣. 白癜风治疗体会探析[J]. 中国医学创新,2010,7(13): 153-154.

[415] 赵辨. 临床皮肤病学[M]. 3 版. 南京: 江苏科学技术出版社,2001.

[416] 吐尔洪·吾买尔,艾力·肉孜,吐尔逊·乌甫尔,等. 维吾尔医皮肤病学[M]. 乌鲁木齐: 新疆人民卫生出版社,2003.

[417] 阿维森纳. 医典[M]. 乌鲁木齐: 新疆人民卫生出版社,1998.

[418] 穆罕默德·艾拜尔艾力扎尼,提比艾克拜尔. 艾克拜尔医学之宝[M]. 乌鲁木齐: 新疆人民卫生出版社,1998.

[419] 艾克木艾力·苏里塔尼,塔斯图日依拉吉. 治典[M]. 乌鲁木齐: 新疆人民卫生出版社,1998: 720-731.

[420] 穆台力甫·艾力阿吉,艾尔肯·卡斯木. 试探维吾尔药"成熟剂"的成熟作用与组方[J]. 中国民族医药,2006,4(4): 32-33.

[421] 赵达明. 白癜风治疗现状和进展[J]. 人民军医,2002,45(8): 479-480.

[422] 徐观辉,李建军. 白癜风治疗新进展[J]. 皮肤性病诊疗学杂志,2010,17(1): 91-92.

[423] 赵辨. 临床皮肤病学[M]. 2 版. 南京: 江苏科学技术出版社,1992.

[424] 吐尔洪·吾买尔,艾力·肉孜,吐尔逊·乌甫尔,等.维吾尔医皮肤病学[M].乌鲁木齐:新疆人民卫生出版社,2003.

[425] 陆新茹,工崇顺,朱光斗.痛风患者心理问题的临床调查与分析[J].中国临床康复,2004,8(21):4162.

[426] 杨凯荣.白癜风治疗体会探析[J].中国医学创新,2010,7(13):153.

[427] 朱建平."中医"一词前世今生考[N].中国中医药报,2017-06-23(3).

[428] 王尔宁,林向."三因制宜"实质探析[J].福建中医学院学报,1996(1):4-5.

[429] 赵丽,孙外主,张瑞明.中医学术流派的形成与运气大司天理论[J].华西医学,2012,27(2):309-316.

[430] 闫海军,傅海燕.基于文献分析的当代中医学术流派研究[J].辽宁中医杂志,2017,44(4):720-722.

[431] 耿鉴庭,刘从.中外医药交流的一些史实[J].中医杂志,1958(3):209-213.

[432] 杨富学.高昌回鹘医学稽考[J].敦煌学辑刊,2004(2):132.

[433] 蔡景峰.论民族医学史的研究[J].民族研究,1985(5):37-43.

[434] 李涛.中国医学发展史大纲[J].中医杂志,1954(5):1-5.

[435] 袁玮,周一谋.中医基本理论的形成是不断实践验证与完善过程[J].陕西中医学院学报,1989(4):6-10.

[436] 〔唐〕魏徵等.隋书[M].北京:中华书局,1973.

[437] 王登正,王海鹰.维医发展概述(续)[J].新疆中医药,1989(2):42-44.

[438] 谭勇.新疆维吾尔族医学家和医学文献略述[J].科技情报开发与经济,2010,20(14):72-74.

[439] 曾育麟,关祥祖.《本草纲目》收载的民族药[J].中国药学杂志,1988(11):653-655.

[440] 尚衍斌,鲁明善.《农桑衣食撮要》若干问题的探讨[J].中国农史,2012,31(3):132-141.

[441] 袁玮,周一谋.中医基本理论体系形成过程的融合与扬弃[J].医学与哲学,1989(2):24-27.

[442] 胡建鹏,翟双庆,王键.中医学理论体系的形成与发展[J].中医药临床杂志,2015,27(8):1051-1054.

[443] 潘端.中医理论的核心价值[J].中医杂志,2010,51(S2):37-38.

[444] 李如辉,管斯琦.关于中医"四大经典"书目的界定[J].辽宁中医药大学学报,2013,15(12):15-17.

[445] 苗普生.略论东汉三绝三通西域[J].新疆师范大学学报(社会科学版),1985(2):56-63.

[446] 陈大舜.医苑百花略论汇通学派的形成——兼与《中医各家学说》三版教材商榷[J].吉林中医药,1989(1):44-45.

[447] 刘绍川.论毛泽东的民族团结思想[J].毛泽东思想研究,1986(2):81-85.

[448] 郎樱.试论《福乐智慧》中的佛教思想[J].新疆社会科学,1986(1):84-90.

[449] 夏雷鸣.《福乐智慧》与古代维医[J].喀什师范学院学报(哲学社会科学版),1993(1):34-43.

[450] 孙建德.《福乐智慧》与维医理论的密切关系[J].新疆中医药,1991(2):25-29.

[451] 阿布来提·吾买尔,刘兆云,玉素甫·哈斯.哈吉甫和他的《福乐智慧》[J].新疆大学学报(哲学社会科学版),1979(3):25-30.

[452] 陈恒富.《福乐智慧》与祖国传统文化[J]. 新疆社会科学,1990(4):108-123.

[453] 阿布都卡地尔·阿布都瓦依提,吐依洪·艾买提. 维医药学专著《阿日普验方》[J]. 中华医史杂志,2008,38(4):235-237.

[454] 王兴伊. 东西方文化融合的维医[J]. 中医药文化,2011,6(6):8-10.

[455] 廖育群. 读民族医学札记[J]. 中国科技史杂志,2013,34(4):432.

[456] 高栋梁. 鲁明善与《农桑撮要》研究[D]. 北京:中央民族大学,2007.

[457] 阿布力米提·伊力,刘莉,阿吉艾克拜尔·艾萨,等. 维医常用药材——芹菜籽挥发油化学成分的研究[J]. 天然产物研究与开发,2004(1):36-37.

[458] 吴孟华,张伟,邓庆华. 小豆蔻的化学成分与药理作用研究进展[J]. 中药材,2014,37(5):906-909.

[459] 古丽克孜·阿日甫,阿依古丽·塔西. 新疆维医药材黄花柳花中无机元素的测定[J]. 药物分析杂志,2008,28(11):1880-1882.

[460] 方贺,张雅,李佳,等. 黄花柳花总黄酮对心肌缺血再灌注损伤的保护作用机制[J]. 中国新药杂志,2016,25(8):949-953,960.

[461] 陈和平,周贺新,贺瑞振,等. 薰衣草与中草药零陵香辨异[J]. 农垦医学,2004(6):433-435.

[462] 刘伟新. 司卡莫尼亚脂同其伪品的鉴别研究[J]. 中草药,1996(2):115,123.

[463] 夏提古丽·塔西买买提,胡曙晨,热娜·卡斯木. 欧矢车菊根不同极性萃取部位体外抗氧化活性及其总黄酮的微乳薄层研究[J]. 新疆医科大学学报,2016,39(3):277-282.

[464] 古丽克孜·阿日甫,阿依古丽·塔西. 新疆维医药材黄花柳花中无机元素的测定[J]. 药物分析杂志,2008,28(11):1880-1882.

[465] 阿地里·塞买提. 维医草药几种煎煮方法[J]. 中国民族医药杂志,2007(8):44.

[466] 郝先中. 兼容与并行:清末民初中国医界之二元格局[J]. 河南师范大学学报(哲学社会科学版),2009,36(2):195-198.

[467] 热比亚·阿布力米提. 浅谈中医和维医同用一种药物的异同[J]. 中国民族医药杂志,2006(2):27.

[468] 张厚墉. 关于内蒙古地区医学史中几个问题的考察[J]. 陕西中医学院学报,1979(3):45-59.

[469] 古丽卡拉木·吾布力艾山,库尔班·乌布力. 维医草药五味子治疗糖尿病的作用[J]. 中国民族医药杂志,2009,15(11):51.

[470] 张志军. 五味子治疗糖尿病的效果[J]. 国外医学(中医中药分册),1994(3):27-28.

[471] 雍履平. 五味子治疗糖尿病功效卓著[J]. 中医杂志,1998(7):389.

[472] 刘志群. 五味子降尿糖效佳[J]. 中医杂志,1998(7):389.

[473] 谈克生,谈寅. 新疆枣树栽培历史研究[J]. 经济林研究,1993(S1):205.

[474] 李建生,余学庆. 普通感冒中医诊疗指南(2015版)[J]. 中医杂志,2016,57(8):716-720.

[475] 阿不都外力·阿不都克里木,斯拉甫·艾白,王平山,等. 维药新药治疗普通感冒的临床研究指导原则(草案)[J]. 中国中医药信息杂志,2017,24(5):1-4.

[476] 帕力旦·吾布尔,王敏,热娜古丽·艾则孜,等. 168例原发性高血压中医与维医病证关系对比研究[J]. 中华中医药杂志,2018,33(2):760-762.

[477] 周宇,艾尼瓦尔·买明,木巴热克·买买提.维医与中医治疗寒湿型腰肌劳损理论浅论[J].中国民族医药杂志,2013,19(10)：71－72.

[478] 戴应新.新疆历史论文集：从中医药看新疆地区与祖国内地的密切关系[M].乌鲁木齐：新疆人民出版社,1977.

[479] 于业礼,王兴伊.新疆出土医药文献研究概述[J].中医文献杂志,2014,32(3)：62－64.

[480] 王丹,杨富学.回鹘医学与东西方医学关系考[J].敦煌研究,2016(4)：119－125.

[481] 夏米斯巴奴·艾则孜,巴依尔太,孙芸,等.不同炮制方法对维药石榴皮中有效成分含量的影响[J].新疆中医药,2018,36(3)：34－36.

[482] 甫拉提·孜亚旦,阿不力米提·阿巴斯,居来提·托合提,等.中医学脉象训练仪与维医脉象分类对比研究[J].中国民族医药杂志,2014,20(11)：29－31.

[483] 杨富学.佛教"四大"与维医[J].五台山研究,2008(1)：49－53.

[484] 顾植山.也谈中医各家学说的研究范畴及流派问题[J].中医杂志,1982(3)：10－13.

[485] 孟庆云.论中医学派[J].医学与哲学,1998(8)：42－43.

[486] 王开义.论维药学的演变与发展[J].新疆中医药,1988(2)：51－54.

[487] ROYS CK. Chinese Medicine in America[J]. Cal State J Med, 1913, 11(3)：114－118.

[488] 李经纬.论《中国医学通史》古代卷编写诸问题[J].中华医史杂志,1994(1)：41－46,4.

[489] BEI L, QING-LI L, MAMMAT N, et al. Establishment and comparison of combining disease and syndrome model of asthma with "kidney Yang deficiency" and "abnormal savda"[J]. Evidence-Based Complementary and Alternative Medicine, 2013：658364.

[490] 刘丹丹,龙艺.医学人类学视角下医学的起源和发展过程研究综述[J].中国医学伦理学,2017,30(7)：901－907.

[491] 韦韬.论明、清时期的中医教育[J].贵阳中医学院学报,2010,32(4)：21－23.

[492] 赵华.吐鲁番出土伏羲女娲画像的艺术风格及源流[J].西域研究,1992(4)：100－107.

[493] 赵华.吐鲁番古墓葬出土艺术品[M].乌鲁木齐：新疆美术摄影出版社,1992.

[494] 陈明.汉唐时期于阗的对外医药交流[J].历史研究,2008(4)：17－39,190.

[495] 卢长桂.我国古代心理学的发展——从气质分类谈起[J].宁夏大学学报(社会科学版),1981(2)：38－42.

[496] 李经纬.中国少数民族传统医学[J].科学,1989(3)：183－188.

[497] 乐崇熙,谭建华.维吾尔族医药概况[J].中草药,1986,17(1)：40－46.

[498] 王登正,王海鹰.维医发展概述[J].新疆中医药,1988(4)：44－46.

[499] 新疆维医研究室.维医今昔谈[J].中国民族,1983(6)：17－18.

[500] 王国维.清华文丛之五：古史新证[M].北京：清华大学出版社,1994.

[501] 张万杰,阿尔甫.维医对中风的认识[J].新疆中医药,1985(2)：47,14.

[502] 朱琪.维医概况[J].中国民族民间医药杂志,1994(4)：1－4.

[503] 李涛.中国医学发展史[J].中级医刊,1954(10)：2－6.

[504] 季羡林.中国纸和造纸法输入印度的时间和地点问题[J].历史研究,1954(4)：25－51.

[505] RAVISHANKAR B, SHUKLA VJ. Indian systems of medicine：a brief profile[J]. Afr J Tradit

Complement Altern Med, 2007, 4(3)：319 - 371.

[506] 潘卫.维医药文献在我国期刊中的分布[J].医学信息,2008(5)：629 - 630.

[507] 齐耀东,李利平,肖培根,等.丝绸之路上的维吾尔医药[J].中国现代中药,2016,18(3)：375 - 378.

[508] 方铁.深化中国边疆史研究的若干重要问题及价值[J].云南师范大学学报(哲学社会科学版),2019,51(1)：9 - 17.

[509] 程雅君.中国哲学的萌芽与中医学的起源[J].江西社会科学,2009(3)：58 - 63.

[510] 黄震云.辽代医学[J].中华医史杂志,1995(3)：150 - 153.

[511] 贺继宏,李雪梅.西辽统治下的喀什噶尔[J].新疆地方志,2011(3)：39 - 45.

[512] 高伟.元朝君主对医家的网罗及其影响[J].兰州大学学报,1999(4)：111 - 117.

[513] 席榕,李昊昱,张凯文.《元典章》元代医政制度举隅[J].中国卫生法制,2017,25(5)：31 - 33,38.

[514] 崔京艳.清朝传统医学教育研究[D].北京：中国中医科学院,2007.

[515] 区结成.当中医遇上西医：历史与省思[M].北京：三联书店,2005.

[516] 斯坦因著,向达译.斯坦因西域考古记[M].上海：中华书局,1936.

[517] 洪梅,陈家旭.阿维森纳《医典》中脉诊与中医脉诊关系的澄清[J].中华医史杂志,2005,35(3)：183 - 186.

[518] 洪梅,陈家旭.伊本·西那《医典》中的脉学源流[J].北京中医药大学学报,2008(1)：35 - 38.

[519] 邹仲彝,曾敬光.中医的脉学[J].成都中医学院学报,1959(3)：61 - 65.

[520] 刘俊杰,王伟,孙晓丽,等.藏医脉诊源流考[J].中国民族民间医药,2018,27(13)：1 - 3.

[521] 姚鹏宇,王光泽,吕翠霞.陶汉华脉诊学术思想研究[J].长春中医药大学学报,2019,35(1)：23 - 26.

[522] 甫拉提·孜牙旦.维医把脉诊断的规律及其正确掌握在临床上的意义[J].中国民族医药杂志,2006(4)：40 - 41.

[523] 姜元川,姜岳甫.脉象的实质和归类问题的探讨[J].中医杂志,1962(1)：19 - 21.

[524] 〔日〕栗山茂久著,陈信宏、张轩辞译.身体的语言——古希腊医学与中医之比较[M].上海：上海书店出版社,2009.

[525] 〔宋〕朱肱.活人书[M].北京：人民卫生出版社,1993.

[526] 朱文锋.中医诊断学[M].北京：中国中医药出版社,2002.

[527] 安北江.北宋朝贡贸易中的于阗社会经济[J].和田师范专科学校学报,2016,35(2)：69 - 73.

[528] 王丹,杨富学.回鹘医学与东西方医学关系考[J].敦煌研究,2016(4)：119 - 125.

[529] 巴克力·阿卜杜热西提.古代维吾尔语医学文献的语文学研究[D].北京：中央民族大学,2013：274.

[530] 马继兴.敦煌古医籍考释[M].南昌：江西科学技术出版社,1988.

[531] 古艾尔尼沙·买沙地克.回鹘医学文书《医理精华》词汇研究[D].乌鲁木齐：新疆大学,2015.

[532] FIELDS A. The pulse in ancient Chinese medicine[J]. Calif Med, 1947, 66(5)：304 - 305.

[533] 宝龙.蒙医与中医脉诊技术比较研究[J].辽宁中医杂志,2008(10)：1484 - 1486.

[534] STEINER RP. Tibetan medicine. Part III：pulse diagnosis in Tibetan medicine. translated from

632

the first chapter of the Fourth Tantra（rGyud-bzi）[J]. Am J Chin Med, 1988, 16（3 - 4）: 173 - 178.

[535] 杨富学,张田芳. 回鹘文《针灸图》及其与敦煌针灸文献之关联[J]. 中医药文化,2018,13(2): 5 - 18.

[536] 王利器校注. 盐铁论校注(定本)[M]. 北京:中华书局,1992.

[537] NIU X, YANG X, FU C. Three-dimensional motion of the radial artery and the spatiality, rhythmicity, formability and intensity of TCM pulse diagnosis[J]. Afr J Tradit Complement Altern Med, 2013, 10(3): 550 - 560.

[538] 〔英〕ROY P 主编,张大庆主译. 剑桥插图医学史(修订版)[M]. 济南:山东画报出版社,2007.

[539] 〔英〕罗伯特·玛格塔著,李城译. 医学的历史[M]. 太原:希望出版社,2004.

[540] 戴应新. 祖国医药学史的重要文献——《吐鲁番出土文书》学习札记[J]. 文博,1984(2): 71 - 74.

[541] 国家文物局古文献研究室,新疆维吾尔自治区博物馆,武汉大学历史系. 吐鲁番出土文物(第二册)[M]. 北京:文物出版社,1981.

[542] 关晓光,黄琦,侣雪平. 中医脉诊与世界其他民族有关脉诊认识的差异[J]. 中医药管理杂志, 2018,26(1): 1 - 2.

[543] 〔清〕汪昂. 本草备要[M]. 北京:人民卫生出版社,1965.

[544] 〔德〕冯佳班著,邹如山译. 高昌回鹘王国的生活(850—1250)[M]. 吐鲁番:吐鲁番市地方志编辑室,1989.

[545] 〔唐〕李延寿. 北史·西域[M]. 北京:中华书局,1974.

[546] 〔唐〕玄奘. 辩机原著,季羡林等校注. 大唐西域记校注[M]. 北京:中华书局,1985.

[547] 马小玲. 试论塔里木盆地的印欧化[J]. 伊犁师范学院学报(社会科学版),2009(1): 45 - 49.

[548] 洪美云. 基于文化圈理论视域的维吾尔族传统文化地图[J]. 西北民族大学学报(哲学社会科学版),2018(6): 8 - 15.

[549] 吐送江·依明.《福乐智慧》回鹘文维也纳抄本的文字特点浅析[J]. 敦煌学辑刊,2018(1): 43 - 54.

[550] 郭霭春. 黄帝内经素问校注语译[M]. 贵阳:贵州教育出版社,2010.

[551] 王兴伊. 出土维吾尔医学典籍《杂病医疗百方》考探[J]. 中医药文化,2011,6(4): 32 - 34.

[552] 上海中医学院. 中医年鉴[M]. 北京:人民卫生出版社,1883.

[553] 巴哈尔·哈德尔,阿·卡地尔. 中医与维医望色诊病之比较[J]. 新疆中医药,2006(5): 64 - 66.

[554] 黄永武. 敦煌宝藏(第四十五册)[M]. 台湾:新文丰出版股份有限公司,1983.

[555] 李忠洋. 唐与西域书籍环流的参与者[J]. 湖北第二师范学院学报,2018,35(12): 124 - 129.

[556] 斯拉甫·艾拜,古力娜·达吾提. 维医医药理论论述一枝蒿的功能[J]. 中国民族民间医药杂志, 1995(5): 9 - 10.

[557] 陈明. 古代西域的两部印度梵文医典[J]. 自然科学史研究,2001(4): 332 - 351.

[558] 阿不都热衣木·哈德尔. 维医四大物质学说浅析[J]. 中国民族医药杂志,1995(1): 10 - 11.

[559] 买托合提·居来提,艾比拜·阿布都卡地尔,阿地力·阿不都克力木. 回顾与瞻望——维吾尔医学的现状与历史贡献[J]. 新疆医学,2017,47(5): 468 - 470,475.

[560] 艾山江·司马义.维吾尔医治疗癫痫病的体会[J].中国民族医药杂志,1998,4(1)：15.

[561] 北京中医药大学.濒湖脉学白话解[M].北京：人民卫生出版社,2013.

[562] 巴·吉格木德主编.蒙医学基础理论(蒙古文版)[M].呼和浩特：内蒙古教育出版社,1988.

[563] 特·特木热校注.四部医典(蒙古文版)[M].赤峰：内蒙古科学技术出版社,2002.

[564] 常存库,张天奉,毕焕洲.中医药学理论系统研究论纲[J].医学与哲学,2003,24(1)：58-59.

[565] 伊喜巴拉珠尔.四部甘露[M].呼和浩特：内蒙古人民出版社,1998.

[566] 刁红涛,刁晓露.回医学理论探究与临症心验[M].兰州：甘肃民族出版社,2014.

[567] 刘智.天方性理[M].兰州：甘肃文化出版社,2008.

[568] 王全年,李秀美.回医理论同构律[J].中国民族医药杂志,2014(12)：68-69.

[569] 〔明〕张介宾.类经图翼.[M].北京：人民卫生出版社,1965.

[570] 熊金富,郑进.中医五神学说与傣医五蕴学说的初步比较[J].中国民族医药杂志,2012(11)：5-7.

[571] 付新伟,牛菲,艾健,等.中傣医局部望诊比较[J].中国民族医药杂志,2009(10)：50-52.

[572] 岩罕单.浅谈傣医诊病的方法[J].中国民族医药杂志,2005(增刊)：149-150.

[573] 林艳芳.中国傣医药丛书：傣医诊断学[M].昆明：云南民族出版社,2003.

[574] 杨梅,郑进,胥筱云,等.中医与傣医之脉诊比较[J].中国民族民间医药杂志,2006,29(2)：9-10.

[575] 冯德强,蒋振忠,沙拉,等.傣医诊法述要[J].中医药学报,1993(1)：9-11.

[576] 朱文锋,庆泽澄,吴乘运,等.中医诊断学[M].北京：中国中医药出版社,2007.

[577] 华浩明.中医外治方剂发展简史[J].中医外治杂志,1996(1)：3.

[578] 田兴秀,关祥祖.苗族医药学[M].昆明：云南民族出版社,1995.

[579] 杜江.苗医"四大筋脉"学说的探讨[J].中华中医药杂志,2006,21(10)：633-634.

[580] 杜江.苗医治疗学的方法和特点[J].中华中医药杂志,2007,22(7)：483-485.

[581] 杜江,刘向阳,何康,等.苗医治毒法方法概说[J].中国民族医药杂志,2007,12(12)：15-17.

[582] 王政,钟全亮,袁涛忠.贵州省黔东南州苗族医药发展之探讨[J].中国民族医药杂志,2012,7(7)：2-5.

[583] 林良才.《理瀹骈文》外治法辨证规律探讨[J].辽宁中医学院学报,2006,8(1)：16-18.

[584] 陈仁泽.《金匮要略》外治内容与《理瀹骈文》三焦分治法的联系[J].吉林中医药,2009,29(5)：22-25.

[585] 陈德媛.苗族医药学[M].贵阳：贵州民族出版社,1992.

[586] 胡冬裴.医方百卷管窥外治[J].甘肃中医,2010,23(9)：12-15.

[587] 钟伟.关于开展中药透皮治疗系统的研究[J].中国医药学报,1996,11(1)：38-41.

[588] 彭方雄.浅谈吴师机"外治之理""外治之药"论[J].时珍国医国药,2001,12(3)：332-335.

[589] 郭洪寅.脐疗剂型及其经皮吸收概述[J].中医外治杂志,2014,23(3)：29-30.

[590] 谢博多.中医外治疗法研究近况[J].中华中医药学刊,2015(1)：54-56.

[591] 田华咏.苗族医药研究20年评述[J].中国民族民间医药杂志,2007,21(20)：6-8.

[592] 危莉.苗医侗医布依医传统疗法略述[J].中国民族医药杂志,2000,6(3)：1-3.

[593] 杜江.苗医用药特点浅析[J].亚太传统医药,2007(1)：35-37.

[594] 麻勇恒. 传统苗医治病用药特色及其生态智慧解码[J]. 原生态民族文化学刊, 2012, 3(6): 21-24.

[595] 冉樊雄. 苗族医药中的针疗[J]. 中国临床医生, 2001, 29(6): 61-65.

[596] 梁英爱. 浅谈中医护理的特点[J]. 吉林中医药, 2005(5): 38-39.

[597] 王莉, 边约娟. 中医护理技术的临床实践[J]. 青岛医药卫生, 2004(3): 229-230.

[598] 阿斯亚·克依木, 肉孜泥沙·克力木, 阿孜古丽·热依木江. 浅谈维吾尔医特色护理技术优势与发展前景[J]. 中医药管理杂志, 2013(1): 93-95.

[599] 满小. 浅谈蒙医护理的特点[J]. 中国民族医药杂志, 2015(2): 77-78.

[600] 尼玛穷达. 藏医护理特点[J]. 中国民族民间医药杂志, 2003(2): 75-76.

[601] 王华兰. 推拿治疗学[M]. 上海: 上海科学技术出版社, 2011.

[602] 赵毅, 季远. 推拿手法学[M]. 北京: 中国中医药出版社, 2013.

[603] 张超. 傣医基础理论[M]. 北京: 中国中医药出版社, 2007.

[604] 陈建. 中医推拿流派散论[J]. 按摩与康复医学(下旬刊), 2010, 1(2): 26-27.

[605] 伍琼华. 傣族医药与文化[J]. 云南民族学院学报(哲学社会科学版), 2001, 18(6): 55.

[606] 冯志江, 张超. 傣医"抱"疗法治疗外伤病案浅析[J]. 中国民族医药杂志, 2012, 11(11): 9-10.

[607] 岩温龙, 玉波罕. 傣医睡药推拿疗法治疗中风偏瘫 62 例临床疗效观察[J]. 云南中医中药杂志, 2003, 24(2): 36-37.

[608] 杨爱国, 张红参, 罗建, 等. 试论推拿疗法之特色与发展[J]. 中国中医药咨讯, 2010, 2(35): 217.

[609] 高也陶. 医学与宗教[J]. 医学与哲学, 2000, 21(7): 12-15.

[610] 任继愈. 哲学与宗教[M]. 郑州: 河南人民出版社, 1982.

[611] 吕宣新, 吕迪阳. 浅谈中医与道教[J]. 光明中医, 2014, 29(6): 1165-1166.

[612] 张明. 道教养生观对中医养生理论的影响[J]. 时珍国医国药, 2009, 20(1): 229-230.

[613] 刘翠清. 中医与道教[J]. 河南中医药学刊, 1998, 13(6): 2-3.

[614] 范敬. 佛教文化对中医基础理论的影响[J]. 河南中医学报, 2007, 20(119): 13-14.

[615] 卢祥之. 佛教与中医体系形成的重要联系[J]. 河南中医, 2003, 23(5): 17-18.

[616] 丁铭, 洪咏钟. 论佛教医学与中医学[J]. 福建中医药, 1994, 25(2): 26-27.

[617] 邓来送, 邓莉. 佛教与中医心理学[J]. 五台山研究, 2001(4): 27-29.

[618] 翟向阳, 魏玉龙. 禅修的心理学分析与中医养生[J]. 中医学报, 2012, 27(8): 961-963.

[619] 孙浩然. 论藏传佛教的历史地位与现代发展[J]. 江南社会学院学报, 2013, 15(4): 63-67.

[620] 史华, 周瀚光. 藏传佛教多藏族医药学发展的作用与影响[J]. 民族医药, 2014(5): 42-47.

[621] 程雅群. 论佛教对中藏医的不同影响[J]. 西藏民族学院学报, 2008, 29(5): 92-95.

[622] 李玉娟, 杨梅, 刘青. 藏传佛教文化对藏药的影响[J]. 医学与哲学, 2007, 28(332): 63-64.

[623] 仁青东主, 华青措, 仁增多杰. 冥想科学研究现状与展望[J]. 医学与哲学, 2013, 34(2A): 17-19.

[624] 高炳英, 吕玉珍, 吕建辉. 藏传佛教与藏医浅析[J]. 中医药学报, 1996(2): 7-8.

[625] 龚飞力. 医学免疫学[M]. 北京: 科学出版社, 2001.

[626] 张卓然. 医学微生物学[M]. 北京: 人民卫生出版社, 2001.

[627] 章育正, 吕乃群. 医学微生物学[M]. 上海: 上海科学技术出版社, 1991.

［628］阿布都外力·亚生,祖拉古丽·阿布拉,古海尔·胡结,等.支气管哮喘维医诊疗标准[J].中国民族医药杂志,2012,2(2)：36－39.

［629］姚晓武.藏医对支气管哮喘的防治研究[J].亚太传统医药,2014,10(5)：24.

［630］马脑武.藏药并用艾灸治疗支气管哮喘10例疗效观察[J].中国藏学,1997(4)：74－75.

［631］苏和巴特尔,奥·乌力吉,李英格.蒙医学对支气管哮喘的认识概述[J].临床医药文献杂志,2015,2(8)：1554.

［632］曹树琦,蔡卫根,张秀琴,等.《黄帝内经》刺血疗法概述[J].中华中医药杂志,2014(1)：229－232.

［633］张弛,周章玲.刺络放血疗法探源——析《内经》刺血络法[J].中国中医基础医学杂志,2003,9(4)：5－6,12.

［634］曹树琦,蔡卫根,陈荷光.《黄帝内经》络病与刺血疗法探讨[J].国医论坛,2013,28(3)：18－20.

［635］刘立公,胡冬裴.《内经》刺血特点的探讨[J].上海针灸杂志,2012,31(2)：136－138.

［636］夏有兵,程洁,童丽,等.中医与藏医学放血疗法的比较研究[J].中国针灸,2012,32(5)：464－467.

［637］张瑜,吴励仓.《黄帝内经》刺络放血疗法探析[J].陕西中医,2005,26(7)：703－704.

［638］张静莎,陈波,郭义.浅论刺血疗法的补泻[J].中国针灸,2012,32(4)：356－358.

［639］朱欢欢,张宾,庄礼兴.虚证也可刺络放血[J].新中医,2010,42(1)：89－90.

［640］陈建国,马家驹,陶有强.八纲来源于《黄帝内经》[J].中医杂志,2011,52(9)：804－806.

［641］李菲,翟双庆,梅乐章.《黄帝内经》中的"八纲"辨证[J].北京中医药大学学报,2010,33(11)：737－738.

［642］崔箭.论中医药和民族医药的结合[J].中央民族大学学报(自然科学版),2003,12(4)：320.

［643］王筠默.中药药理学[M].北京：人民卫生出版社,2009.

［644］耿东升.维吾尔医药基本理论及其药物研究进展(下)[J].中国民族医药杂志,2007,13(3)：9－14.

［645］王宇真,吕风民,韩勇明.维吾尔医药资源及药物学说简介[J].中国中药杂志,2005,30(4)：77－78.

［646］孟庆才,吕刚,马丽.维医学理论及中维医结合理论探索之我见[J].中国民族医药杂志,2006,13(3)：7－11.

［647］蔡景峰.西藏传统医学概述[M].北京：中国藏学出版社,1992.

［648］佟海英,白香辉,高学敏,等.中药与蒙药应用的比较研究[J].中华中医药杂志,2008(11)：1018－1021.

［649］巴·吉格木德.蒙医基础理论[M].呼和浩特：内蒙古教育出版社,1998.

［650］巴·吉格木德.蒙古医学简史[M].呼和浩特：内蒙古教育出版社,1997.

［651］祝军委,云雪林.浅析苗医对人体认识的理论学说体系[J].北方药学,2014(5)：96－97.

［652］袁航,郑健,陈抒云,等.苗族医药理论及发展现状概述[J].中医杂志,2014(17)：1513－1518.

［653］李飞雁,顾浩,郑虎占,等.苗药与中药药性理论之比较[J].世界科学技术：中医药现代化,2012(4)：1812－1816.

［654］唐永江.苗医学体系研究[J].中国民族民间医药杂志,1994(7)：10－13.

[655] 汤晓云.浅谈傣族医药学中的治则及方药[J].中国民族民间医药杂志,1996(2)：13-14.

[656] 李朝斌,关祥祖.傣族医药学[M].昆明：云南民族出版社,1996.

[657] 强巴赤烈.中华本草·苗药卷[M].上海：上海科学技术出版社,2002.

[658] 薛立文,李以暖.枸杞子的营养和保健功能[J].广东微量元素科学,2000,7(6)：1.

[659] 孙世成,王萍,王玉丽.枸杞子的现代药效分析[J].邯郸医学高等专科学校学报,2004,17(6)：514.

[660] 周晶,李光华.枸杞的化学成分与药理作用研究综述[J].辽宁中医药大学学报,2009,26(6)：22-24.

[661] 利仪奎,刘青云.中学药理学[M].北京：中国中医药出版社,1997.

[662] 邵邻相.佛手和枸杞提取物对小鼠皮肤胶原蛋白、SOD含量及毛发生长的影响[J].中国中医杂志,2003,28(8).

[663] 文建军.枸杞子提取物对各种常见细菌抑菌及抗炎作用实验研究[J].医学论坛,2012,57(30)：44-46.

[664] 王静.枸杞子的药理作用和临床应用价值分析[J].亚太传统医药,2014,10(7)：51.

[665] 《全国中草药汇编》编写组.全国中草药汇编(上册)[M].北京：人民卫生出版社,1975.

[666] 高学敏.中药学[M].北京：中国中医药出版社,2007.

[667] 魏华,彭勇,马国需,等.木香有效成分及药理作用研究进展[J].中草药,2012,43(3)：613-617.

[668] 林明侠.木香的药理及临床研究概况[J].中药研究进展,2005,22(3)：18.

[669] 包·照日格图,呼格吉乐图,包凤兰.试论传统医药比较研究[J].中国民族医药杂志,2006(1)：2-4.

[670] 张廷模.临床中药学[M].北京：科学出版社,2004.

[671] 史琳,王志成,冯叙桥.五味子化学成分及药理作用的研究进展[J].药物评价研究,2011,34(3)：208-212.

[672] 高雁,李廷利.五味子有效成分的药理作用研究进展[J].中医药学报,2011,39(6)：104-106.

[673] 姜明辉,张洁,台海川,等.云南五味子藤生药学研究[J].中国民族医药杂志,2007,12(12)：40-41.

[674] 高学敏.中药学[M].北京：中国中医药出版社,2007.

[675] 云南省药物研究所云南省民族药工程技术研究中心.云南民族药志(第三卷)[M].昆明：云南民族出版社,2010.

[676] 中华本草编委会.中华本草·蒙药卷[M].上海：上海科学技术出版社,2004.

[677] 中华本草编委会.中华本草·藏药卷[M].上海：上海科学技术出版社,2002.

[678] 敖都.蒙药七雄丸治疗21例肺炎支原体肺炎临床体会[J].中国民族医药杂志,2002,8(7)：28.

[679] 吴玉春.蒙药益肾十七味丸治疗精索鞘膜积液32例[J].内蒙古民族大学学报,2008,14(2)：102.

[680] 包·照日格图,郑进,海银梅.中药与蒙药药性理论比较研究[J].云南中医学院学报,2005,28(3)：31-34.

[681] 陈朝军,刘利平,王美龄,等.茜草炭炮制规范化研究[J].时珍国医国药,2009,20(2)：305-306.

[682] GROGERA M, KASPAREK. Directory of networks organization and projects on medicinal

plant[J]. Medicinal Plant Conservation, 1996.

[683] 秦旭华,金沈锐.中药概念与内涵的衍化[J].中医研究,2006,19(10):4-6.

[684] 万德光,裴瑾.论中药品种鉴定在中药质量控制中的地位和作用[J].药学实践杂志,2000,18(5):260-262.

[685] 王宇真,吕风民,韩勇明.维吾尔医药资源及药物学说简介[J].中国中药杂志,2005,30(4):316-317.

[686] 耿东升.维吾尔医药基本理论及其药物研究进展(上)[J].中国民族医药杂志,2006(3):5-6.

[687] 丁健,夏燕莉.中国药用植物资源现状[J].生物资源,2005,21(5):453-454.

[688] 吾布力·吐尔地.维吾尔医生药学(上册)[M].乌鲁木齐:新疆人民卫生出版社,2011.

[689] 国家药典委员会.中华人民共和国药典[M].北京:中国医药科技出版社,2010.

[690] 吾布力·吐尔地.维吾尔医生药学(下册)[M].乌鲁木齐:新疆人民卫生出版社,2011.

[691] 马伯英.关于我国医学起源问题的辩证思考[J].医学与哲学(人文社会医学版),1991(8):38.

[692] 张晔.关于医学起源的多元性探讨[J].医学与哲学(人文社会医学版),1991(8):54.

[693] 程雅君.中国哲学的萌芽和中医学的起源[J].江西社会科学,2009(3):58.

[694] 尹筱莹,焦志军,李晶,等.关于中医学的几点哲学思考——兼与西医学比较[J].河南中医学院学报,2009(4):15-17.

[695] 杨天才译注.周易[M].北京:中华书局,2016.

[696] 包小丽,杨昉."汗法"治疗机理的理论探索[J].辽宁中医药大学学报,2010,12(3):55-57.

[697] 柴瑞震.《伤寒杂病论》"汗法"探析[J].中华中医药学刊,2008(8):1658-1660.

[698] 张惜燕,田丙坤.下法的现代临床应用及机理研究述评[J].现代中医药,2014,34(5):58-60.

[699] 陈炜,张念志,韩辉.韩明向教授从温辨治慢性气道炎症性疾病经验[J].中国中医急症,2015,24(3):439-441.

[700] 王雅,孙克伟,张涛,等.温法治疗乙型肝炎相关性肝衰竭理论探要[J].中华中医药学刊,2013,31(6):1270-1272.

[701] 李京,韩涛,徐莹,等.从清法论治原发性肝癌的研究进展[J].辽宁中医杂志,2017,44(8):1773-1776.

[702] 赵诚,曹烨民.清法治疗非缺血性糖尿病足坏疽30例[J].中医外治杂志,2017,26(3):11-12.

[703] 赵凯,张磊,奚九一.清法治疗动脉粥样硬化闭塞症初探[J].中医杂志,2006(2):144-145.

[704] 刘建材,郑涵尹.和法在功能性胃肠病症状重叠中的运用[J].世界中西医结合杂志,2018,13(4):574-577.

[705] 王丽敏,张丽艳,谷松.解析小柴胡汤"和法"调节自身免疫性疾病机制[J].中华中医药学刊,2018,36(1):218-221.

[706] 李笑宇,王志红.中医"和法"的研究进展[J].中华中医药学刊,2011,29(11):2497-2500.

[707] 乔荣跃,廉滋鑫,张永康.和法之小柴胡汤在肿瘤治疗中的运用[J].中华中医药杂志,2018,33(4):1426-1428.

[708] 张伟恒,张宝松.清热补气法治疗特发性血小板减少性紫癜36例临床观察[J].河南中医学院学报,2004(2):67-68.

[709] 苗英丽.补气法在治疗慢性呼吸系统疾病中的应用[J].山西中医学院学报,2010,11(3):43-44.

[710] 郝清香.活血补气法治疗皮肌炎50例[J].实用中医药杂志,2013,29(3):175-176.

[711] 朱琦,殷洁,尚文斌.补气法和清热法治疗糖尿病的不同应用[J].中华中医药学刊,2010,28(7):1462-1465.

[712] 胡代录.对汗法作用的初步探讨[J].成都中医学院学报,1985,19(1):41-43.

[713] 吴忠泽.中医汗法的理论解构及实验研究[D].广州:广州中医药大学,2008.

[714] 张卫华,刘舟.论汗法的功效[J].南京中医药大学学报,2010,26(6):417.

[715] 韩文舫,赵梁,王志红.中医"汗法"的现代研究概况[J].中医药导报,2013,19(12):29-31.

[716] 段富津.方剂学[M].6版.上海:上海科学技术出版社,1994.

[717] 朱新豪.吐法探析[J].安徽中医学院学报,1991,10(3):13.

[718] 孙孝洪.吐法及其机理初探[J].浙江中医杂志,1982,17(5):230.

[719] 王春芳,李妍怡.中医下法的现代作用机理研究进展[J].甘肃科技纵横,2008(1):176,46.

[720] 赵静文.基于"和法"研究加味理肠饮对肝郁脾虚IBS-D内脏高敏的临床和实验研究[D].济南:山东中医药大学,2017.

[721] 金明华,吴伟康,罗汉川,等.四逆汤对实验性小鼠心肌I/R时心肌组织HO-1-CO体系的影响[J].中国中医急症,2009,18(12):2017-2019.

[722] 颜建云,吴伟康,侯灿.温法的研究进展[J].中西医结合学报,2003,1(4):301-303.

[723] 赵丽芸,单丽囡,何建茹.射干麻黄汤对哮喘祛痰作用的动物实验研究[J].中国中医急症,2011,20(8):1269.

[724] 刘璐,朱慧志,刘向国.阳和平喘颗粒对哮喘大鼠气道黏液高分泌的影响[J].安徽中医药大学学报,2014,33(5):73-77.

[725] 赵红,王长海,魏亚强.射干麻黄汤对哮喘大鼠气道炎症及外周血Th1/Th2平衡的影响[J].中国中医急症,2010,19(3):466-468.

[726] 张海英,闫玲玲,杨爱东,等.加味小青龙汤对慢性阻塞性肺疾病大鼠肺组织核转录因子-κB、锌指蛋白A20表达的影响[J].中国中医基础医学杂志,2015,21(2):149-152.

[727] 莫碧文,苏海英,江红,等.TLR4、p-Akt在哮喘大鼠气道平滑肌迁移的作用及小青龙汤对其影响[J].中国药理学通报,2011,27(5):723-728.

[728] 杨卓寅.谈谈中医的"清法"[J].江西医药,1963(4):19-21.

[729] 李瑞奇,白明,苗明三.清热药的特点及现代研究[J].中医学报,2013,28(7):1003-1005.

[730] 付玲珠,屠珏,凌云,等.鳖甲煎丸不同提取物对TGF-β1诱导的HSC-T6细胞的影响[J].中华中医药杂志,2016,31(10):4295-4299.

[731] 孙海涛,文彬,陈冠新,等.鳖甲煎丸对肝纤维化模型大鼠肝组织中Wnt/β-catenin信号通路相关蛋白及其靶基因表达的影响[J].中医杂志,2018,59(10):876-881.

[732] 黄鸿娜,黄晶晶,毛德文,等.鳖甲煎丸对大鼠肝癌癌前病变血管生成和微环境的机制探讨[J].时珍国医国药,2016,27(11):2570-2572.

[733] 孙阳,吴勃岩,车艳新,等.鳖甲煎丸诱导肝癌细胞凋亡及对STAT信号通路的影响[J].时珍国医国药,2016,27(4):849-851.

[734] 邱邦东,臧月,王生,等.鳖甲煎丸改善肠道菌群失调治疗大鼠非酒精性脂肪肝的机制探讨[J]中国实验方剂学杂志,2017,23(4):145-151.

[735] 杨卓寅.谈谈中医的"补法"[J].江西医药,1962(4):16-18.

[736] 陈方正.继承与叛逆[M].北京:三联书店,2011.

[737] 赵洪钧、武鹏译注.希波克拉底文集[M].北京:中国中医药出版社,2007.

[738] 高晞.古希腊第一位哲人医生:阿尔克迈翁——兼论古希腊早期哲学与医学的联系[J].医学与哲学,1991(10):9-10.

[739] 姚卫群.古印度哲学考略[J].中国高校社会科学,2014(1):62-71,158.

[740] 程雅群.论佛教对中藏医的不同影响[J].西藏民族学院学报(哲学社会科学版),2008(5):92-95,170.

[741] 贾波,马维骐,侯璐.藏医发展史小考[J].四川中医,2010,28(6):125-126.

[742] 姚卫群.古印度两大哲学体系的核心理念之异同[J].西南民族大学学报(人文社科版),2018,39(10):77-81.

[743] 张付新.从于阗佛国看佛教东传[J].前沿,2010(5):187-190.

[744] 李倩,胥筱云,付新伟.傣医诊断观、治疗观形成源流初探[J].中国民族民间医药,2011,20(2):6-7.

[745] 李应存,史正刚,魏迎春.印度《佛说医喻经》中的医学方法初探[J].甘肃中医,2006(9):9-10.

[746] 王学纯.对藏医三因学说的哲学思考[J].西北民族学院学报(哲学社会科学版·汉文),1998(1):56-61.

[747] 葛荣晋.先秦两汉哲学论稿[M].北京:中国人民大学出版社,2014.

[748] 刘长林.中国系统思维[M].北京:中国社会科学出版社,1993.

[749] 杨金才.小乘文化与傣医四塔五蕴学说[J].中国民族医药杂志,1996(2):8-9.

[750] 陈来.浅谈藏医《四部医典》对解剖学的贡献[J].上海中医药杂志,1987(10):48-49.

[751] 丁玲辉.藏医人体解剖学的科学思想试析[J].中国藏学,1997(4):32-39.

[752] 黄明玉,贾勉,李先加.藏医解剖学的起源[J].解剖学杂志,2006(3):369-371.

[753] 尼玛.领先于世的藏医解剖学[J].亚太传统医药,2006(10):34-35.